U0232814

当代中医专科专病诊疗大系

骨伤科疾病诊疗全书

主 编 孙永强 和艳红 李志强

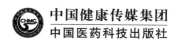

中国健康传媒集团

中国医药科技出版社

内 容 提 要

本书共分为基础篇、临床篇和附录三大部分，基础篇主要介绍了骨伤科疾病的相关理论知识，临床篇详细介绍了各种骨伤科疾病的中西医认识、诊治、预防调护、评述等内容，附录包括临床常用检查参考值、开设骨伤科疾病专病专科应注意的问题。全书内容丰富，言简意赅，重点突出，具有极高的学术价值和实用价值，适合骨伤科临床工作者阅读参考。

图书在版编目（CIP）数据

骨伤科疾病诊疗全书 / 孙永强，和艳红，李志强主编 . —北京：中国医药科技出版社，2024.1
（当代中医专科专病诊疗大系）
ISBN 978-7-5214-4190-1

Ⅰ . ①骨… Ⅱ . ①孙… ②和… ③李… Ⅲ . ①中医伤科学—诊疗 Ⅳ . ① R274

中国国家版本馆 CIP 数据核字（2023）第 200757 号

美术编辑　陈君杞
版式设计　也　在

出版　**中国健康传媒集团** ｜ 中国医药科技出版社
地址　北京市海淀区文慧园北路甲 22 号
邮编　100082
电话　发行：010-62227427　邮购：010-62236938
网址　www.cmstp.com
规格　787×1092mm $\frac{1}{16}$
印张　40 $\frac{1}{2}$
字数　982 千字
版次　2024 年 1 月第 1 版
印次　2024 年 1 月第 1 次印刷
印刷　三河市万龙印装有限公司
经销　全国各地新华书店
书号　ISBN 978-7-5214-4190-1
定价　**326.00 元**

获取新书信息、投稿、为图书纠错，请扫码联系我们。

《当代中医专科专病诊疗大系》
编委会

朱恪材	朱章志	朱智德	乔树芳	任　文	刘　明
刘　洋	刘　辉	刘三权	刘仁毅	刘世恩	刘向哲
刘杏枝	刘佃温	刘建青	刘建航	刘树权	刘树林
刘洪宇	刘静生	刘静宇	闫金才	闫清海	闫惠霞
许凯霞	孙文正	孙文冰	孙永强	孙自学	孙英凯
纪春玲	严　振	苏广兴	李　军	李　扬	李　玲
李　洋	李　真	李　萍	李　超	李　婷	李　静
李　蔚	李　慧	李　鑫	李小荣	李少阶	李少源
李永平	李延萍	李华章	李全忠	李红哲	李红梅
李志强	李启荣	李昕蓉	李建平	李俊辰	李恒飞
李晓雷	李浩玮	李燕梅	杨　荣	杨　柳	杨　楠
杨克勤	连永红	肖　伟	吴　坚	吴人照	吴志德
吴启相	吴维炎	何庆勇	何春红	冷恩荣	沈　璐
宋剑涛	张　芳	张　侗	张　挺	张　健	张文富
张亚军	张国胜	张建伟	张春珍	张胜强	张闻东
张艳超	张振贤	张振鹏	张峻岭	张理涛	张琼瑶
张攀科	陆素琴	陈　白	陈　秋	陈太全	陈文一
陈世波	陈忠良	陈勇峰	邵丽黎	武　楠	范志刚
林　峰	林佳明	杭丹丹	卓　睿	卓进盛	易铁钢
罗　建	罗试计	和艳红	岳　林	周天寒	周冬梅
周海森	郑仁东	郑启仲	郑晓东	赵　琰	赵文霞
赵俊峰	赵海燕	胡天赤	胡汉楚	胡穗发	柳忠全
姜树民	姚　斐	秦蔚然	贾虎林	夏淑洁	党中勤
党毓起	徐　奎	徐　涛	徐林梧	徐雪芳	徐寅平
徐寒松	高　楠	高志卿	高言歌	高海兴	高铸烨
郭乃刚	郭子华	郭书文	郭世岳	郭光昕	郭欣璐
郭泉滢	唐红珍	谈太鹏	陶弘武	黄　菲	黄启勇
梅荣军	曹　奕	崔　云	崔　菲	梁　田	梁　超
寇绍杰	隆红艳	董昌武	韩文朝	韩建书	韩建涛
韩素萍	程　源	程艳彬	程常富	焦智民	储浩然
曾凡勇	曾庆云	温艳艳	谢卫平	谢宏赞	谢忠礼

靳胜利　雷　烨　雷　琳　鲍玉晓　蔡文绍　蔡圣朝

臧　鹏　翟玉民　翟纪功　滕明义　魏东华

编　　　委（按姓氏笔画排序）

丁　蕾　丁立钧　于　秀　弓意涵　马　贞　马玉宏

马秀萍　马青侠　马茂芝　马绍恒　马晓冉　王　开

王　冰　王　宇　王　芳　王　丽　王　辰　王　明

王　凯　王　波　王　珏　王　科　王　哲　王　莹

王　桐　王　夏　王　娟　王　萍　王　康　王　琳

王　晶　王　强　王　稳　王　鑫　王上增　王卫国

王天磊　王玉芳　王立春　王兰柱　王圣治　王亚莉

王成荣　王伟莉　王红梅　王秀兰　王国定　王国桥

王国辉　王忠志　王育良　王泽峰　王建菊　王秋华

王彦伟　王洪海　王艳梅　王素利　王莉敏　王晓彤

王银姗　王清龙　王鸿燕　王琳樊　王瑞琪　王鹏飞

王慧玲　韦　溪　韦中阳　韦华春　毛书歌　孔丽丽

双振伟　甘陈菲　艾春满　石国令　石雪枫　卢　昭

卢利娟　卢桂玲　叶　钊　叶　林　田丽颖　田静峰

史文强　史跃杰　史新明　冉　靖　丘　平　付　瑜

付永祥　付保恩　付智刚　代立媛　代会容　代珍珍

代莉娜　白建乐　务孔彦　冯　俊　冯　跃　冯　超

冯丽娜　宁小琴　宁雪峰　司徒小新　皮莉芳　刑益涛

邢卫斌　邢承中　邢彦伟　毕宏生　吕　雁　吕水林

吕光霞　朱　保　朱文胜　朱盼龙　朱俊琛　任青松

华　刚　伊丽娜　刘　羽　刘　佳　刘　敏　刘　嵘

刘　颖　刘　熠　刘卫华　刘子尧　刘红灵　刘红亮

刘志平　刘志勇　刘志群　刘杏枝　刘作印　刘顶成

刘宗敏　刘春光　刘素云　刘晓彦　刘海立　刘海杰

刘继权　刘鹤岭　齐　珂　齐小玲　齐志南　闫　丽

闫慧青　关运祥　关慧玲　米宜静　江利敏　江铭倩

汤建光　汤艳丽　许　亦　许　蒙　许文迪　许静云

农小宝　农永栋　阮志华　孙　扶　孙　畅　孙成铭

孙会秀　孙治安　孙艳淑　孙继建　孙绪敏　孙善斌
杜　鹃　杜云波　杜欣冉　杜梦冉　杜跃亮　杜璐瑶
李　伟　李　柱　李　勇　李　铁　李　萌　李　梦
李　霄　李　馨　李丁蕾　李又耕　李义松　李云霞
李太政　李方旭　李玉晓　李正斌　李帅垒　李亚楠
李传印　李军武　李志恒　李志毅　李杨林　李丽花
李国霞　李钍华　李佳修　李佩芳　李金辉　李学军
李春禄　李茜羽　李晓辉　李晓静　李家云　李梦阁
李彩玲　李维云　李雯雯　李鹏超　李鹏辉　李满意
李增变　杨　丹　杨　兰　杨　洋　杨文学　杨旭光
杨旭凯　杨如鹏　杨红晓　杨沙丽　杨国防　杨明俊
杨荣源　杨科朋　杨俊红　杨济森　杨海燕　杨蕊冰
肖育志　肖耀军　吴　伟　吴平荣　吴进府　吴佐联
员富圆　邱　彤　何　苗　何光明　何慧敏　佘晓静
辛瑶瑶　汪　青　汪　梅　汪明强　沈　洁　宋震宇
张　丹　张　平　张　阳　张　苍　张　芳　张　征
张　挺　张　科　张　琼　张　锐　张大铮　张小朵
张小林　张义龙　张少明　张仁俊　张欠欠　张世林
张亚乐　张先茂　张向东　张军帅　张观刚　张克清
张林超　张国妮　张咏梅　张建立　张建福　张俊杰
张晓云　张雪梅　张富兵　张腾云　张新玲　张燕平
陆　萍　陈　娟　陈　密　陈子扬　陈丹丹　陈文莉
陈央娣　陈立民　陈永娜　陈成华　陈芹梅　陈宏灿
陈金红　陈海云　陈朝晖　陈强松　陈群英　邵玲玲
武　改　苗灵娟　范　宇　林　森　林子程　林佩芸
林学英　林学凯　尚东方　呼兴华　罗永华　罗贤亮
罗继红　罗瑞娟　周　双　周　全　周　丽　周　剑
周　涛　周　菲　周延良　周红霞　周克飞　周丽霞
周解放　岳彩生　庞　鑫　庞国胜　庞勇杰　郑　娟
郑　程　郑文静　郑雅方　单培鑫　孟　彦　赵　阳
赵　磊　赵子云　赵自娇　赵庆华　赵金岭　赵学军

赵晨露　胡　斌　胡永昭　胡欢欢　胡英华　胡家容
胡雪丽　胡筱娟　南凤尾　南秋爽　南晓红　侯浩强
侯静云　俞红五　闻海军　娄　静　娄英歌　宫慧萍
费爱华　姚卫锋　姚沛雨　姚爱春　秦　虹　秦立伟
秦孟甲　袁　玲　袁　峰　袁帅旗　聂振华　栗　申
贾林梦　贾爱华　夏明明　顾婉莹　钱　莹　徐艳芬
徐继国　徐鲁洲　徐道志　徐耀京　凌文津　高　云
高美军　高险峰　高嘉良　高韶晖　郭士岳　郭存霞
郭伟杰　郭红霞　郭佳裕　郭晓霞　唐桂军　桑艳红
接传红　黄　姗　黄　洋　黄亚丽　黄丽群　黄河银
黄学勇　黄俊铭　黄雪青　曹正喜　曹亚芳　曹秋平
龚长志　龚永明　崔伟峰　崔凯恒　崔建华　崔春晶
崔莉芳　康进忠　阎　亮　梁　伟　梁　勇　梁大全
梁亚林　梁增坤　彭　华　彭丽霞　彭贵军　葛立业
葛晓东　董　洁　董　赟　董世旭　董俊霞　董德保
蒋　靖　蒋小红　韩圣宾　韩红卫　韩丽华　韩柳春
覃　婕　景晓婧　嵇　朋　程　妍　程爱俊　程常福
曾永蕾　谢圣芳　靳东亮　路永坤　詹　杰　鲍陶陶
解红霞　窦连仁　蔡国锋　蔡慧卿　裴　晗　裴琛璐
廖永安　廖琼颖　樊立鹏　滕　涛　潘文斌　薛川松
魏　佳　魏　巍　魏昌林　瞿朝旭

编撰办公室主任　高　泉　王凯锋

编撰办公室副主任　王亚煌　庞　鑫　张　侗　黄　洋

编撰办公室成员　高言歌　李方旭　李丽花　许　亦　李　馨
　　　　　　　　　李亚楠

5

《骨伤科疾病诊疗全书》
编 委 会

主　编　孙永强　和艳红　李志强

副主编　王上增　冯丽娜　刘继权　徐道志　阎　亮　栗　申

　　　　刘　佳　阮志华　王彦伟　韦中阳　肖育志　李帅垒

　　　　万永杰　刘建航　卢　正

编　委　（按姓氏笔画排序）

丁　铜　丁立功　王　帅　王　珏　王　娅　王凯锋

王冠梁　王瑞琪　王瑞霞　王新立　冉阿否　冯　方

朱　奎　刘明勋　刘宗敏　刘晓雅　刘继权　闫　威

闫　磊　许　亦　孙　扶　孙　楠　杜晨飞　李云鹏

李亚楠　李军武　李正斌　李艳玲　李佳修　吴　淮

宋冠鹏　张　丽　张　侗　张　栋　张　啸　张　磊

张中义　张明明　张甜甜　陈　磊　陈武林　陈献韬

林学凯　林雪凯　和艳红　岳宗进　周松林　庞勇杰

郑永智　赵大伟　赵子龙　赵富强　荆　凯　荆亚飞

胡永召　孟　奇　秦　刚　秦孟甲　袁　峰　袁光辉

袁彦浩　徐灿灿　耿晓慧　贾林梦　徐弘洲　徐道志

高言歌　郭素娟　黄　洋　廖永安　潘世杰　穆世民

坚持中医思维　彰显特色优势
提高临床疗效　服务人民健康

王　序

中医药学是中华民族的伟大创造，是中国古代科学的瑰宝，也是打开中华文明宝库的钥匙，为中华民族的繁衍生息作出了巨大贡献。党和政府历来高度重视中医药工作，特别是党的十八大以来，以习近平同志为核心的党中央把中医药工作摆在了更加突出的位置，中医药改革发展取得了显著成绩。2019年10月20日发布的《中共中央 国务院关于促进中医药传承创新发展的意见》指出，传承创新发展中医药是新时代中国特色社会主义事业的重要内容，是中华民族伟大复兴的大事，对于坚持中西医并重，打造中医药和西医药相互补充协调发展的中国特色卫生健康发展模式，发挥中医药原创优势、推动我国生命科学实现创新突破，弘扬中华优秀传统文化、增强民族自信和文化自信，促进文明互鉴和民心相通、推动构建人类命运共同体具有重要意义。

传承创新发展中医药，必须发挥中医药在维护和促进人民健康中的重要作用，彰显中医药在疾病治疗中的独特优势。中医专科专病建设是坚持中医原创思维，突出中医药特色优势，提高临床疗效的重要途径和组成部分。长期以来，国家中医药管理局高度重视和大力推动中医专科专病的建设，从制定中长期发展规划到重大项目、资金安排，都将中医专科专病建设作为重要任务和重点工作进行安排部署，并不断完善和健全管理制度与诊疗规范。经过中医药界广大专家学者和中医医务工作者长期不懈的努力，全国中医专科专病建设取得了显著的成就。

实践表明：专科专病建设是突出中医药特色优势，遵循中医药自身发展规律和前进方向的重要途径；是打造中医医院核心竞争力，实现育名医、建名科、塑名院之"三名"战略的必由之路；是提升临床疗效和诊疗水平的重要手段；是培养优秀中医临床人才，打造学科专科优秀团队的重要平台；是推动学术传承创新、提升科研能力水平、促进科技成果转化的重要途径；是各级中医医院、中西医结合医院提升社会效益和经济效益的有效举措。

事实证明：中医专科专病建设的学术发展、传承创新、经验总结和推广应用，对建设综合服务功能强、中医特色突出、专科优势明显的现代中医医院和中医专科医院，建设国家中医临床研究基地，创建国家和区域中医（专科）诊疗中心及中西医结合旗舰医院，提升基层中医药特色诊疗水平和综合服务能力等方面都发挥着不可替代的基础保障和重要支撑作用。

《中共中央 国务院关于促进中医药传承创新发展的意见》对彰显中医药在疾病治疗中的优势，加强中医优势专科专病建设作出了规划和部署，强调要做优做强骨伤、肛肠、儿科、皮科、妇科、针灸、推拿以及心脑血管病、肾病、周围血管病、糖尿病等专科专病，要求及时总结形成诊疗方案，巩固扩大优势，带动特色发展，并明确提出用 3 年左右时间，筛选 50 个中医治疗优势病种和 100 项适宜技术等任务要求。2022 年 3 月国务院办公厅发布的《"十四五"中医药发展规划》也强调指出，要开展国家优势专科建设，以满足重大疑难疾病防治临床需求为导向，做优做强骨伤、肛肠、儿科、皮肤科、妇科、针灸、推拿及脾胃病、心脑血管病、肾病、肿瘤、周围血管病、糖尿病等中医优势专科专病。要制定完善并推广实施一批中医优势病种诊疗方案和临床路径，逐步提高重大疑难疾病诊疗能力和疗效水平。可以说《当代中医专科专病诊疗大系》（以下简称《大系》）的出版，是在促进中医药传承创新发展的新形势下应运而生，恰逢其时，也是贯彻落实党中央国务院决策部署的具体举措和生动实践。

《大系》是由享受国务院政府特殊津贴专家、全国第六批老中医药学术继承指导老师、全国名中医，第十三届和十四届全国人大代表庞国明教授发起，并组织全国中医药高等院校和相关的中医医疗、教学科研机构 1000 余名临床各科专家学者共同编著。全体编著者紧紧围绕国家中医药事业发展大局，根据国家和区域中医专科医疗中心建设、国家重点中医专科建设，以及省、市、县中医重点与特色专科建设的实际需要，坚持充分"彰显中医药在疾病治疗中的优势"，坚持"突出中医思维，彰显特色主线，立足临床实用，助提专科内涵，打造品牌专科集群"的编撰宗旨。《大系》共 30 个分册，由包括国医大师和院士在内的多位专家学者分别担任自己最擅长的专科专病诊疗全书的主审，为各分册指迷导津、把关定向。由包括全国名中医、岐黄学者在内的 100 多位各专科领域的学科专科带头人分别担任各分册主编。经过千余名专家学者异域同耕，历尽艰辛，寒暑不辍，五载春秋，终于成就了《大系》。《大系》的隆重出版不仅是中医特色专科专病建设的一大成果，也是中医药传承精华，守正创新进程中的一件大事，承前启后，继往开来，难能可贵，值得庆贺！

在2020年"全国两会"闭幕后，庞国明同志将《大系》的编写大纲、体例及《糖尿病诊疗全书》等书稿一并送我，并邀我写序。我不是这方面的专家，也未能尽览《大系》的全稿，但作为多年来推动中医专科专病建设的参与者和见证人，仅从大纲、体例、样稿及部分分册书稿内涵质量看，《大系》坚持了持续强化中医思维和中医专科专病特色优势的宗旨，突出了坚持提高临床疗效和诊疗水平及注重实践、实际、实用的原则。尽管我深知中医专科专病建设仍然不尽完善，做优做强专科专病依然任重道远。但我相信，《大系》的出版必将为推动我国的中医专科专病建设和进一步彰显中医药在疾病治疗中的独特优势，为充分发挥中医药在维护和促进人民健康中的重要作用，产生重大而深远的影响。

故乐以此为序。

国家中医药管理局原局长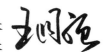
第六届中华中医药学会会长

2023 年 3 月 18 日

陈　序

　　由我国优秀的中医学家、全国名中医庞国明教授等一批富有临床经验的中医药界专家们共同协力合作，以传承精华、守正创新为宗旨，以助力国家中医专科医学中心、专科医疗中心、专科区域诊疗中心、优势专科、重点专科、特色专科建设为目标，编撰并将出版的这套《当代中医专科专病诊疗大系》丛书（以下简称《大系》），是在 2000 年、2016 年由中国医药科技出版社出版《大系》第一版、第二版的基础上，以服务于当今中医专科专病建设、突出中医特色、强化中医思维、彰显中医专科优势为出发点和落脚点，对原书进行了修编补充、拾遗补阙、完善提升而成的，丛书名由第一版、第二版的《中国中西医专科专病临床大系》更名为《当代中医专科专病诊疗大系》。其内容涵盖了内科、外科、妇科、儿科、急诊、皮肤以及骨科、康复、针灸等 30 个学科门类，实属不易！

　　该丛书的特点，主要体现在学科门类较为齐全，紧密结合专科专病建设临床实际需求，融古贯今，承髓纳新，突出中医特色，既尊重传统，又与时俱进，吸收新进展、新理论和新经验，是一套理论联系实际、贴合临床需要，可供中医、中西医结合临床、教学、科研参考应用的一套很好的工具书，很是可贵，值得推荐。

　　今国明教授诚邀我在为《大系》第一版、第二版所写序言基础上，为新一版《大系》作序，我认为编著者诸君在中华中医药学会常务理事兼慢病分会主任委员、中国中医药研究促进会专科专病建设工作委员会会长庞国明教授的带领下，精诚团结、友好合作，艰苦努力多年，立足中医专科专病建设，服务于临床诊疗，很接地气，完成如此庞大巨著，实为不可多得，难能可贵，爱乐为之序。

中国科学院院士
国医大师　陈可冀

2023 年 9 月 1 日

王 序

  传承创新发展中医药，是新时代中国特色社会主义事业的重要内容，《中共中央 国务院关于促进中医药传承创新发展的意见》明确指出"彰显中医药在疾病治疗中的优势，加强中医优势专科建设"。因此，对中医专科专病临床研究进行系统整理、加以提高，以窥全貌，就显得十分重要。

  2000 年，以庞国明主任医师、林天东国医大师等共同担任总主编，组织全国1000 余位临床专家编撰的《中国中西医专科专病临床大系》发行海内外，影响深远。二十年过去，国明主任医师再次牵头启动《大系》修编工程，以"传承精华，守正创新"为宗旨，以助力建设国家、省、市、县重点专科与特色专科为目标，丰富更新了大量内容和取得的成就，反映了中医专科研究与发展的进程，具有较强的时代性、实用性，并将书名易为《当代中医专科专病诊疗大系》，凡三十个分册，每册篇章结构，栏目设计令人耳目一新。

  学无新，则无以远。这套书立意明确，就其为专科专病建设而言，无疑对全国中医、中西医结合之临床、教学、科研工作，具有重要的参考意义。编书难，编大型专著尤难，编著者们在繁忙的医疗、教学、科研工作之余，倾心打造的这部巨著必将功益杏林，更希望这部经过辛勤汗水浇灌的杏林之树（书）"融会新知绿荫蓬，今年总胜去年红"。中医之学路迢迢，莫负春光常追梦，当惜佳时再登高。

中国工程院院士

国医大师　王琦

北京中医药大学终身教授

2023 年 7 月 20 日于北京

打造中医品牌专科　带动医院跨越发展

——代前言

"工欲善其事，必先利其器。"同样，肩负着人民生命健康和健康中国建设重任的中医、中西医结合工作者，也必当首先要有善其事之利器，即过硬的诊疗技术和解除亿万民众病痛的真本领。《当代中医专科专病诊疗大系》丛书（以下简称《大系》），就是奉献给广大中医、中西医结合专科专病建设和临床诊疗工作者"利器"的载体。期望通过她的指迷导津、方向引领，把专科建设和临床诊疗效果推向一个更加崭新的阶段；期望通过向她的问道，把自己工作的专科专病科室，打造成享誉当地乃至国内外的品牌专科，实施品牌专科带动战略、促助医院跨越式发展，助力中医药事业振兴发展。

专科专病科室是相对于传统模式下的大内科、大外科等科室名称而言的。应当指出的是，专科专病科室亦不是当代人的发明，早在《周礼·天官冢宰》就有"凡邦之有疾病者……则使医分而治之"。"分而治之"就是让精于专科专病研究的医生去分别诊疗。因此，设有"食医""疾医""疡医"等专科医生，只不过是没把"专科专病"诊疗分得那么细和进行广泛宣传罢了。从历代医家著述和学术贡献看，亦可以说张仲景、华佗、叶天士等都是专科专病的诊疗大家。因仲景擅伤寒、叶天士擅温病、华佗擅"开颅术"等，后世与近代的医学家们更是以擅治某病而誉满华夏，如焦树德擅痹病、任继学擅脑病等。因此，诸多名医先贤大家们多是专科专病诊疗的行家里手。

那么，进入 21 世纪以来，为什么说加强中医专科专病建设的呼声一浪高过一浪呢？究其原因大致有四：

首先是振兴中医事业发展、突出中医特色优势的需要。20 世纪 80 年代以后的中医界提出振兴中医的口号，国家也制定了相应的政策，中医事业得到了快速发展。但需要做的事还有很多很多。通过专科专病建设，可以培育、造就一大批高水平的中医、中西医结合专业人才，突出中医特色，总结实用科学的临床经验，推动中医、中西医结合专科专病的深入研究，助力中医药事业振兴发展！

第二是促进中西医协同、开拓医疗新领域的需要。中医、西医、中西医结合是健康中国建设中的三支主要力量，尽管中西医结合在某些领域和某些课题的研究方面取得了一些重大成就和进展，但仍存在着较浅层次"人为"结合的现象，而深层次的基础医学、临床医学等有机结合方面还有大量工作要做。同时，由于现在一些医院因人、财、物等条件的限制，也很难全面开展中西医结合的研究和临床实践。而通过开展专科专病建设，从某些病的基础、临床、药物等系统研究着手，或许将成为开展中西医协同、中西医结合的突破口，逐步建立起基于实践、符合实际的中西医协同、中西医结合的诊疗新体系，以开拓中医、中西医结合临床、教学、科研工作的新领域，实现真正意义上的中西医协同、中西医结合。

第三是服务于健康中国建设和人民大众对中医优质医疗日益增长新要求的需要。随着经济社会的发展和现代科学技术的进步，传统的医疗模式已满足不了人民群众医疗保健的需要，广大民众更加渴望绿色的、自然的、科学的、高效的和经济便捷的传统中医药。因此，开展中医专科专病诊疗，可以引导病人的就医趋向，便于病人得到及时、精准、有效的诊治；专科专病科室的开设，易于积累临床经验、聚焦研究方向、多出研究成果，必将大大促进中医医疗、医药、器械研发的进程，加快满足人民群众对中医药日益增长的医疗保健需求的步伐。

第四是提高两个效益的需要。目前有不少中医、中西医结合医院，尤其是市、县（区）级中医院，在当代医疗市场的激烈竞争中显得"神疲乏力"、缺少建设与发展中的"精气神"，竞争不强的原因虽然是多方面的，但没有专科特色、没有品牌专科活力是其重要的原因之一。"办好一个专科，救活一家医院，带动跨越发展"，已被许许多多中医、中西医医院的实践所证实。可以说，没有品牌专科的医院，是不可能成为快速发展的医院，更不可能成为有特色医院的。加强专科专病建设的实践表明：通过办好专科专病科室，能够快速彰显医院的专业优势与特色优势；能够快速提高医院的知名度，形成品牌影响力；能够快速带动医院经济效益和社会效益的提升；能够快速带动和促进医院的跨越式发展。

有鉴于上述四点，《大系》丛书，应运而生、神采问世，冀以成为全国中医、中西医结合专科专病建设工作者的良师益友。

《大系》篇幅宏大，内容精博，内涵深邃，覆盖面广，共30个分册。每分册分基础篇、临床篇和附录三大部分。基础篇主要对该专科专病国内外研究现状、诊疗进展以及提高临床疗效的思路方法等进行了全面阐述；临床篇是每分册的核心，以病为纲，分列条目，每个病下设病因病机、临床诊断、鉴别诊断、临床治疗、预后转归、预防调护、专方选要、研究进展等栏目，辨证论治、理法方药一线贯穿，使中医专科专病的诊疗系统化、规范化、特色化；附录介绍临床常用检查参考值和专科建设的注意事项（数字资源），对读者临床诊疗具有重要参考价值。

《大系》新全详精，实用性强。参考国内外书籍、杂志等达十万余册，涉及方药数万种，名医论点有出处，方药选择有依据，多有临床验证和研究报告，详略有序，条理清晰，充分反映了当代中医、中西医结合专科专病的临床实践和研究成果概况，其中不乏知名专家的精辟论述、新创方药和作者的独到见解。为了保持其原貌，《大系》各分册中所收集的古方、验方等凡涉及国家规定的稀有禁用中药没有做删改，特请读者在实际使用时注意调换药物，改换替代药品，执行国家有关法规。

本《大系》业已告竣，她是国内 1000 余位专家、学者、编者辛苦劳动的成果和智慧的结晶。她的出版，必将对弘扬祖国中医药学，开展中医、中西医结合专科专病建设，深入开展中医、中西医结合之医疗、教学、科研起到积极的推动作用，并为中医药事业的传承精华、守正创新和人类的医疗卫生保健事业做出积极贡献。

鉴于该《大系》编著带有较强的系统性、艰巨性、广泛性以及编者的认知差别，书中难免存在一些问题，真诚希望读者朋友不吝赐教，以便修订再版。

庞国明

2023 年 7 月 20 日于北京

编写说明

    近年来，国家高度重视中医专科专病、重点专科的建设，不但为解决各级中医医疗机构的生存问题提供了帮助，而且为各级中医医疗机构的长远发展确定了目标。同时人们的生活水平不断提高，对医疗质量、医疗服务的需求也越来越高，需求更加精细化、专科化，开展个体化、差异化的中医药特色服务，打造中医名院、名科、名医、名药品牌已成为未来发展的必然趋势。

    本书的编写就是为了响应国家中医药管理局大力推进专科专病建设的号召，助力专病专科临床建设，强化专病专科内涵建设，由各中医院有影响力的骨伤科专科团队耗时数年、倾情合力完成。本书共分为基础篇、临床篇和附录三大部分，基础篇主要介绍了骨伤科疾病的相关理论知识，临床篇详细介绍了各种骨伤科疾病的中西医认识、诊治、预防调护、评述等内容，附录包括临床常用检查参考值、开设骨伤科疾病专病专科应注意的问题。全书内容丰富，言简意赅，重点突出，具有极高的学术价值和实用价值，适合骨伤科临床工作者学习阅读参考。

    由于编者水平有限，书中不妥之处在所难免，希望各位读者、老师和专家批评指正，便于我们共同进一步完善本书内容，提高可阅读性和临床参考价值。

编委会

2023 年 6 月

目　录

基础篇

临床篇

数字资源

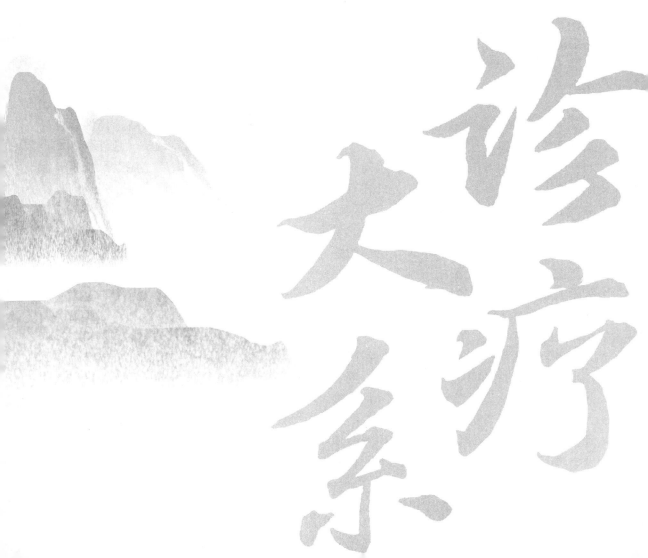

基础篇

诊疗大系

第一章 国内外研究现状与前景

一、现状与成就

中医骨伤科学与整个的中医学一样，它记录了中华人民几千年来同疾病作斗争的丰富经验和理论知识，有着悠久的历史，取得了令世人瞩目的成就。中医体系形成于先秦两汉时期，中医骨伤科学同时开始启蒙发展。随着历史的发展变换，尤其是战乱年代促进了中医骨伤科学的发展。传统的中医药发展依靠口手相传，家族传承，推广较为困难，局限于一地一隅，影响了中医骨伤科学的发展及推广。新中国成立后，推出一系列促进中医药发展的措施，真正的中医骨伤发展的高峰期到来，各地相继成立了中医院和中医学院，并成立了骨伤科研究所。骨伤科也随着医疗卫生事业的发展而逐步地成长了起来，"百花齐放、百家争鸣"，其中影响较大的有河南的郭春园所著《平乐郭氏正骨法》，北京中医学院刘寿山所著《刘寿山正骨经验》，福建的林如高所著《林如高正骨经验》，另外还有上海的石筱山、魏指薪、王子平、李国衡，天津的苏绍三，辽宁的孙华山，山东的梁铁民等，他们通过对传统中医骨伤科的整理研究，继承和发扬了中医学，在丰富西医学实践和理论的同时，对民间偏方验方也进行了收集整理、应用与推广。各地骨伤科流派争芳斗艳，蓬勃发展。

中国著名骨科学家方先之、尚天裕等，提出了治疗骨折的原则："动静结合、筋骨并重、内外兼治、医患合作"，这一治则很大程度上避免了骨折愈合慢、治疗时间长、骨质疏松、肌肉萎缩、肌腱粘连、关节僵硬、畸形愈合等情况的出现，并可明显减少再骨折的发生。他们开创的正骨十法，

按部位研制系列规范的夹板以固定骨折，推行各部位功能的练功方法，还进行了系列的科学论证。

进入20世纪中叶以来，在骨与关节损伤的治疗方面，北京积水潭医院孟继懋、王澎寰等率先成立了创伤骨科研究所并创办了"创伤骨科学报"，定期举办创伤骨科新技术学习班，培训进修生。徐苹香开展了骨愈合机制及内固定器械的研究；胡蕴玉开展了骨组织修复材料的研究；李起鸿开展了骨折外固定与肢体延长的研究。骨伤科先后承担了多项国家科研课题，比如，孙树椿、朱立国及张军结合科技部课题提出了颈椎不定点旋转手法和腰椎分步斜扳法。这些新的治疗方法，在强调手法安全性同时，也提高了临床疗效。广州佛山较早引进了一些先进的微创技术，如椎间盘镜等。山东文登则开展了高选择性脊神经后根切断术治疗脑性瘫痪、脑外伤、脑卒中后遗症、脊髓损伤后遗症以及全椎体截骨矫形固定治疗脊柱畸形等。张军建立了符合中医血瘀气滞脉络闭阻证理论的"神经根型颈椎病"动物模型；朱立国教授旋提手法治疗神经根型颈椎病；丛海波教授中西医结合早期治疗手部大范围多元组织缺损；温建民教授中西医结合治疗蹈趾外翻及相关畸形。天津医院采用"橡皮膏"治疗开放性感染性骨折，收到了满意的疗效；上海、南京等地用"长皮膏"治疗指端损伤，能有效恢复减少瘢痕形成，恢复手指功能。我国的骨伤骨病相关学会已组织了全国多家中医医院和科研单位制定了中医骨伤常见疾病的操作规范和诊疗指南。

随着20世纪80年代AO内固定技术与观念的引入，骨折诊断分型与生物学固定

方法逐渐丰富，LISS 系统、LCP 等新器械得到使用，关节镜监测下关节内骨折复位固定与手术治疗、骨盆与髋臼骨折现代手术治疗、微创骨科技术、计算机辅助下骨科手术等新技术渐渐发展起来。进入 90 年代后，随着电子计算机断层扫描（CT）、磁共振成像（MRI）等检查技术的相继引入和普遍的推广，骨伤科疾病的诊断准确率有了很大提高，尤其是对颈椎病、腰椎间盘突症、骨结核、骨肿瘤等疾病的诊断和定位更加明确，更精准指导手术及非手术治疗。

进入 21 世纪以来，骨伤学科得到了迅猛的发展，特别是近年来分子生物学理论与技术的发展和参与，基因测定、人工智能、可视化设备、虚拟现实等技术，为这一领域的研究提供了前所未有的手段，并成为一种发展趋势。而随着中国创伤骨科技术与国际的紧密接轨、专科医生日益频繁地参与国际学术交流与国际合作，同时专科医生培训及专科诊疗技术标准与国际逐步接轨，中国创伤骨科技术队伍的不断壮大。

二、问题与对策

骨伤学科总体技术水平与国际先进水平相比，并不存在实质性距离，许多先进技术已与国际同步进行。但我们应客观地承认目前我国在骨伤学科领域仍存在一些问题。

学科特色诊治手段的缺失是骨伤学科发展迟滞的症结所在，如今能够在临床中真正采用中医药手段诊治骨伤科疾病的是民间的个体诊所和名老中医的专家门诊，而应该作为中医骨伤学科实践前沿的各级中医院却常常以西医诊治为主，中医药的应用基本处于辅助地位，多数情况下流于一个形式。这种现象的存在，是由于现在多数的骨伤从业者对于中医药治疗骨伤科

疾病不自信、不作为等原因造成的。临床中缺乏中医药特色诊疗手段让患者失去了对中医药的支持和信任，也无形中挫伤了众多骨伤科医师和学习者对中医骨伤学科事业的信心。要想恢复骨伤学科昔日的生机，必须化解横亘在其发展道路上的障碍。我们骨伤科的从业者应以对患者负责的态度，怀揣着促进中医骨伤学科发展的理念，将中医药在临床中发挥的简、效、验、廉作用充分施之于民。同时不断健全完善专科医生规范化培训体系与制度，培养大批具有较高中医骨伤科疾病诊疗技术的专科人才。

科研水平高低是学科发展的根本动力，更是竞争实力的重要表现，但科研工作一直是骨伤学科中的弱项。对于骨伤科疾病，祖国传统中医药具有独特的治疗优势，如何与西医现代化、高科技诊疗技术相结合，需要我们在科技创新的工作中要具有超前意识，具有开拓精神，要有发展眼光，同时加大对科研方面的投入。

三、前景与思考

随着国家大力提倡发展中医药事业，骨伤学科的发展也更加活跃。施杞、王拥军等建立了"动、静力失衡性颈椎病"动物模型，提出并证明"动力失衡为先，静力失衡为主"的颈椎病发病机制，建立了符合中医理论的"风寒湿痹证型颈椎病"动物模型。孙树椿、朱立国及张军提出了颈椎不定点旋转手法及腰椎分步斜扳法，不仅能有效治疗颈椎及腰椎疾病，同时具有良好的安全性和可重复性。

成绩的取得固然可喜，但我们应清楚地认识到，骨伤学科的发展仍然面临着诸多的问题。面对着日新月异的社会、飞速发展的西方医学以及现代科学技术，曾经具有疗效、特色优势的中医骨伤学科如今面临着尴尬的境地；学科特色诊治手段的

缺失也阻碍了中医骨伤学科的发展。

学科的创新与发展经常伴随着时代的脉搏，是不同学科之间相互碰撞的结果。骨伤学科诊治理论建立在传统中医学理论的基础之上，与建立在西医学理论基础之上的骨科学有着巨大的差别。中西医结合并不是用谁的理论阐释谁的问题，而是在临床治疗中将中医和西医各自的特色和优势有机地结合起来，经综合分析患者的病情扬长避短制定治疗措施，从而提高治疗效果，取得优于单一的中医或西医的疗效的目的。在科技迅猛发展的今天，中医应在充分继承历代医家辛辛苦苦总结、积累下来的宝贵经验的基础上，充分利用一切现代科学技术，大胆进行诊疗技术的改进和学术理论上的创新。只有不断吸收、利用现代科学技术，紧跟科技发展前沿，挖掘中医骨伤科诊治规律与特点，在临床中不断加以实践，补其不足，发挥优势，推动骨伤学科的技术创新和理念创新，从而推动中医骨伤学科更好地与国际接轨。

第二章　诊断思路与方法

一、诊断思路

（一）明病识证，病证结合

中医学认为，病是从总的方面反映人体功能或形成异常变化或病理状态的诊断学概念，它具有一定的规律，有病情演变的大致轮廓，在治疗上有常规大法可循，特别是中医骨伤科疾病，每一个部位骨骼关节损伤、发育畸形都有其表现特点，不同的骨伤科疾病其表现有相同点，也有很显著的部位不同点。骨伤科的辨病主要通过望触动量、特殊检查、影像表现等分析。证一般认为是疾病本质的反应，身体气血脏腑功能的反应，它以一组相关的脉证表现出来，能够不同程度地揭示病位、病性、病因、病机，为治疗提供依据并指明方向。中医骨伤科疾病的辨证多数相同，如骨折的三期辨证等。对证的辨析就是运用中医理论，通过望闻问切四诊，详尽地了解临床症状和体征，经过去粗取精，由表及里，由此及彼的细心分析，归纳总结而得。它从总体上把握了人体阴阳失调后脏腑功能紊乱的状态，是中医整体观念的体现。中医骨伤科的辨病与辨证相结合是当前临床普遍采用的一种方式。

（二）审证求因，把握病机

中医骨伤科疾病诊疗的立足点即在于"机"，处处强调"无失病机""谨守病机"。"机"是对病态过程特异性的概括，不同的"机"表示不同的病态。不同的病证可以有相同的病机，同一病证可有不同的病机，因时因地因人而异。病证如枝叶，病机如根干。病态是病机的反映，病证是病机的显现。常见的病机如正邪斗争、阴阳失调、升降失常等。临床上通过"四诊"并不仅仅在于"了解症情""收集资料"，而是要通过对"四诊"收集的"证候"进行分析，实际上就是审证求因，把握骨伤科疾病的病机过程。

（三）审度病势，把握演变规律

病势的进退是任何疾病在发生发展过程中共有的基本规律。中医骨伤科疾病的病势发展往往是急性发病，逐渐转变，即起病 – 高峰 – 恢复或死亡。疾病由起病向高峰期发展，或由高峰期继续恶化即为病进；疾病自高峰期日趋向善，或由危转重，由重转轻，即为病退。大多数骨伤科疾病发生发展过程明确，往往有其典型的并发症及后遗症，要明确诊断治疗，审度病势，把握病因病机、疾病演变规律，提高辨证施治水平。

二、诊断方法

（一）辨病诊断

1.全身情况

中医骨伤科疾病中，轻微损伤一般无全身症状体征。严重损伤之后，由于气滞血瘀，往往有神疲纳呆、夜寐不安、便秘、形羸消瘦、舌紫暗或有瘀斑、脉浮弦等全身症状；妇女可见闭经或痛经、经色紫暗有块；若瘀血停聚，积瘀化热，常有口渴、口苦、心烦、便秘、尿赤、烦躁不安等表现，脉浮数或弦紧，舌质红，苔黄厚腻；严重损伤者可出现面色苍白、肢体厥冷、出冷汗、口渴、尿量减少、血压下降、脉搏微细或消失、烦躁或神情淡漠等休克表现。

2. 临床检查法

在骨伤科疾病的临床就诊中，通过详尽、严格的体格检查可以发现阳性体征以判断有无病变及其部位和性质，同时通过阴性体征可有效排除相类似疾患。在专科门诊中，有些疾患以主观症状为主，影像检查多无特异发现，故临床检查显得尤为重要，有些以病史为主，查看骨伤科疾病的症状体征。

（1）望诊　主要描述患者就医时的外部形态（主要包括特殊步态、特有姿态）及医者在患者局部病变部位暴露后观察到的异常形态（包括肿胀、畸形、疼痛等），站立、行走、坐卧及上下楼等特殊形态或异常姿态，如腰椎间盘患者的弯腰凸臀征、落枕患者的军人症、膝关节骨性关节炎患者的内外翻畸形等。同时应包括局部有无肿胀瘀斑、两侧是否对称等。

（2）触诊　医者通过触摸及按压检查患者全部及局部，从而获得有意义的手下感觉。主要包括疼痛、叩击痛、皮肤表现及关节的摩擦感及跳动。

①疼痛：通常需检查患者疼痛的部位、疼痛放射的部位、疼痛的深浅程度。骨伤后患处经脉受损，气机凝滞，经络阻塞，不通则痛，出现不同程度的疼痛。气滞者因损伤而致气机不利，表现为无形之疼痛，其痛多无定处，且范围较广，忽聚忽散，无明显压痛点。外伤伤处可直接压痛或间接压痛（纵轴叩击痛和骨盆、胸廓挤压痛等）。如骨折患者的局部环形疼痛，腰椎间盘突出症的患者在椎旁的压痛及放射痛，肩周炎患者在肩前、肩峰下、三角肌及肩后等整个肩关节周围软组织的压痛。

②叩击痛：通过重力叩击局部从而判定病变部位的深浅及有无下肢放射痛。如骨折患者的纵向叩击痛，说明骨骼的损伤；韧带的牵拉疼痛，说明有韧带撕裂损伤；

腰椎间盘突出症不典型患者，可在椎旁进行叩击，有些患者亦可出现下肢一过性放射痛，从而确定诊断。

③皮肤检查：触摸患者皮肤的弹性、硬度、温度，有无肿胀、瘢痕，以及与周围或深部软组织的关系。在局部损伤后患处络脉损伤，营血离经，阻塞络道，瘀滞于皮肤腠理，"血有形，病故肿"，因而出现肿胀。若血行之道不得宣通，"离经之血"较多，透过撕裂的肌膜与深筋膜，溢于皮下，一时不能消散，即成瘀斑。伤血者肿痛部位固定；瘀血经久不散，变为宿伤；严重肿胀时还可出现张力性水疱。

④关节摩擦感及弹响：髌骨软化症在伸屈膝关节时可触及摩擦感，桡骨茎突狭窄性腱鞘炎亦可触及摩擦感，膝关节盘状半月板可有小腿弹动并伴有响声，狭窄性腱鞘炎可触及扳机样弹动。

（3）动诊（或称运动检查）　主要检查患者的主、被动活动度，被动活动度一般大于主动活动度。正常的关节的运动方式及运动范围因部位而不同，一般有屈伸、内收、外展、内旋、外旋等。在检查关节活动度时先检查自主活动，后检查被动活动。关节强直时主、被动活动均受限。损伤后气血阻滞引起剧烈疼痛，肌肉反射性痉挛以及组织器官的损害，可引起肢体或躯干发生不同程度的运动功能障碍。

（4）量诊　主要用来测量患者活动度、患肢长度、肢体周径。骨伤科疾病患者肢体在这三个方面往往都会发生改变，需要详细检查。

（5）特殊检查

①畸形：发生骨折或脱位时，由于暴力作用以及肌肉、韧带的牵拉，常使骨折端移位，出现肢体形状改变，产生特殊畸形。

②骨擦音：骨折时，由于骨断端相互触碰或摩擦而产生，一般在检查骨折局部

时，通过手触摸可感觉到。

③异常活动：受伤前不能活动的骨干部位，在骨折后出现屈曲旋转等非正常活动。

④关节盂空虚：原来位于关节盂的骨端脱出，致使关节盂空虚，关节头处于异常位置，这是脱位的特征。

⑤弹性固定：脱位后，关节周围的肌肉痉挛收缩，可将脱位后骨端保持在特殊的位置上。对该关节进行被动活动时，仍可轻微活动，但有弹性阻力。被动活动停止后，脱位的骨端又恢复原来的特殊位置。这种情况称为弹性固定。

3. 影像学检查法

（1）X线检查　为诊断各种骨伤科疾病的最基本检查，可以初步判定骨关节本身病变所引起的疾患，如骨折、脱位、先天畸形、增生、狭窄及骨与关节的特异性或非特异性炎症等；同时亦可排除骨质疏松、骨折、肿瘤、结核等病变。

（2）CT检查　CT由于良好的密度分辨力，能较好地分辨骨骼位置、形态、骨折后错位的方向，又由于CT横断面图像可消除常规X线检查的重叠因素，从而清楚显示骨骼及周围软组织、脊柱骨质、椎管、硬膜、脊髓和神经根诸结构及其相互关系，因此对骨伤错位等骨骼病变有较大临床意义。

（3）核磁共振检查　对软组织病变，尤其是韧带损伤、神经损伤、骨病肿瘤、脊髓病变、半月板以及脑组织的灰质、白质等有较高的分辨力，因此对于骨伤科疾病软组织病变有较大临床意义。

（二）辨证诊断

（1）早期辨证

①阳明腑实证症状：损伤早期蓄瘀，大便不通，腹胀拒按，苔黄，脉洪大而数。

临床多见于胸、腰、腹部损伤蓄瘀而致阳明腑实证。

②气滞血瘀证症状：患处反复肿胀，触痛明显，异常活动，疼痛多为刺痛，痛有定处，夜间加重，局部触痛明显，纳差腹胀，舌质紫暗，或有瘀点瘀斑，舌下脉络迂曲，舌苔薄白，大便溏泄，小便不利，脉弦涩。

③热入营血证症状：心烦意乱，口干口渴，高热，出血或创伤感染。

④瘀血攻心证症状：头部损伤或跌打重症，神志昏迷，人事不省，眩晕嗜睡，胸闷恶心，心神不宁，眩晕头痛，或神昏谵语，高热抽搐。

（2）中期辨证

①气滞瘀凝证症状：损伤后，虽经消、下等法治疗，但肿痛尚未尽除，而继续运用攻下之法又恐伤正气。

②筋骨未坚证症状：损伤中期，筋骨已有连接但未坚实。

（3）后期辨证

①气血亏虚证症状：长期卧床，出现气血亏损、筋骨痿弱等证候。

②肝肾亏虚证症状：骨折、脱位、筋伤的后期，年老体虚，筋骨痿弱、肢体关节屈伸不利、骨折迟缓愈合、骨质疏松等。

③脾胃虚弱证症状：损伤后期，耗伤正气，气血亏损，脏腑功能失调，或长期卧床缺少活动，饮食不消，四肢疲乏无力，肌肉萎缩等。

④气滞筋凝证症状：损伤后期，气血运行不畅，瘀血未尽，腠理空虚，复感外邪，以致风寒湿邪入络，遇气候变化则局部症状加重的陈伤旧疾。

第三章　治疗法则与用药规律

一、治疗法则

治疗骨伤科疾病的最终目的是使受伤的部位最大可能地、尽快地恢复正常的功能。选择最为简便、安全而又利于骨伤愈合及功能恢复的治疗方法。这要求我们在治疗骨伤科疾病时，必须继承中医丰富的传统理论和经验，结合现代科学知识，充分贯彻执行动静结合、筋骨并重、内外兼治、医患合作的治疗原则，辩证地处理好整复、固定、功能锻炼、内外用药的关系，尽可能做到骨折复位不增加局部组织损伤。固定骨折而不妨碍肢体活动，因而可以促进全身气血循环，增强新陈代谢，骨折愈合和功能恢复齐头并进，并可使患者痛苦少、骨折愈合快。

（一）治疗原则

1. 早期正确的复位

复位是将移位的骨折段恢复正常或近乎正常的解剖关系，起重建骨骼支架的作用。在治疗骨折时，首先要进行复位。原则上主张复位愈早愈好。伤后 1~6 小时内，肢体肿胀较轻，手法操作容易，复位效果较佳。若延迟 1~2 天，软组织肿胀不严重，又无其他并发症，仍可用手法复位。若伤肢肿胀严重，或局部皮肤有水疱、血疱时，可暂时不整复，先做临时固定或牵引，抬高患肢，处理水疱、血疱，待肢体肿胀消退，皮肤条件好转后，再行手法复位或切开复位。

2. 牢固的内外固定

目前，常用的固定方法分为外固定和内固定两类。外固定有夹板固定、石膏固定、持续牵引和各种外固定支架、骨科复位外固定器及胶布、布兜、双圈固定等。内固定的方法有钢板、髓内针及其他内固定物。在选择固定方法时，应首选外固定，当外固定效果不佳时再慎重考虑选用内固定。

3. 正确恰当的练功活动

练功疗法是骨伤科疾病治疗的重要组成部分。骨折经整复固定后，必须尽早地进行练功活动，使伤肢及全身在解除疼痛的情况下，做全面的主动运动，以促进骨折愈合，防止发生筋肉萎缩、骨质疏松、关节僵硬以及坠积性肺炎等并发症。合理的活动不但能保持骨折断端整复后的良好位置，同时骨折断端间残余的成角及侧方移位，也可在固定中逐渐得到矫正。功能锻炼，由于有关节的活动和肌肉的收缩，因此能加速局部和全身的血液循环，促进骨折愈合，尽快地恢复伤肢肌肉、关节等的功能。因此，练功活动应贯穿骨折治疗的全过程。

练功活动必须根据具体的骨折部位、类型、骨折稳定程度，选择适当的练功方法。应在医护人员指导下进行，动作要协调，循序渐进，逐步加大活动量，并应以主动活动为主，被动活动为辅。

4. 内外辨证用药

内服和外用药物是中医治疗骨伤科疾病的两个重要方法，根据"局部与整体并重""外伤与内损兼顾"的原则，主张给予必要的内外用药。临床上内服药的基本法则，一般是按初、中、后三期辨证用药。初期以"攻、清、消"为主，酌情采用攻下逐瘀法、清热解毒法、行气活血法进行治疗。中期以"和、续、舒"为主，可分别采用和营止痛法、接骨续筋法、舒筋活络法治疗。后期以"补益、温通"为主，根据病情可选用补气养血法、补养脾胃法、补益肝肾法、温经通络法进行治疗。外用药可根据骨折初、中、后三期不同阶段选用活血消肿止痛类、接骨续筋类、温经通络类、舒筋活血类药。

（二）常规治疗

1. 辨病治疗

所谓辨病治疗，其本质就是辨别每个病可能存在的病理特点、基本病机，然后根据这一病理特点和基本病机进行立法处方。骨伤科疾病虽然繁多，但其病因病机相对简单，诊断与治疗一般并不困难。治疗策略常常是首先进行外治，运用各种手法作用于患者体表不同部位，通过皮肉、经络、穴位，由表入里，透达筋骨，达到整复疗伤、祛病强身的效果，必要时辅以辨证内治或者内外同治。这是骨伤科的学科特点。针对骨伤科疾病的辨病治疗主要包括手法、固定方法及锻炼方法。

（1）手法 手法在伤科治疗中占有重要地位，是伤科四大治疗方法（手法、固定、药物、练功）之一。《医宗金鉴·正骨心法要旨》说："夫手法者，谓以两手安置所伤之筋骨，使仍复于旧也。"该书还首次把"摸、接、端、提、按、摩、推、拿"归纳为正骨八法，并详细阐述了手法的适应证、作用及其操作要领。

①拔伸：是正骨手法中重要步骤，用于克服肌肉拮抗力，矫正患肢的重叠移位，恢复肢体的长度。按照"欲合先离，离而复合"的原则，开始拔伸时，肢体先保持在原来的位置，沿肢体的纵轴，由远近骨折段做对抗牵引。然后，再按照整复步骤改变肢体的方向，持续牵引。

②旋转：主要矫正骨折断端的旋转畸形。单轴关节（只能屈伸的关节），只有将远骨折段连同与之形成一个整体的关节远端肢体共同旋向骨折近端所指的方向，畸形才能矫正，重叠移位也能较省力地得以纠正。因此，肢体有旋转畸形时，可由术者手握其远段，在拔伸下围绕肢体纵轴向左或向右旋转，以恢复肢体的正常生理轴线。

③屈伸：术者一手固定关节的近段，另一手握住远段沿关节的冠状轴摆动肢体，以整复骨折脱位。如伸直型的肱骨髁上骨折，须在牵引下屈曲，屈曲型则须伸直。伸直型股骨髁上骨折可以在胫骨结节处穿针，在膝关节屈曲位牵引；反之，屈曲型股骨髁上骨折，则需要在股骨髁上处穿针，将膝关节处于半屈曲位牵引，骨折才能复位。

④提按：重叠、旋转及成角畸形矫正后，侧方移位就成了骨折的主要畸形。对于侧方移位，医者借助掌、指分别置于骨折断端的前后或左右，用力夹挤，迫其就位。侧方移位可分为前后侧移位和内外侧移位。前后侧（即上下侧或掌背侧）移位用提按手法。操作时，医者两手拇指按突出的骨折一端向下，两手四指提下陷的骨折另一端向上。

⑤端挤：内外侧（即左右侧）移位用端挤手法。操作时，医者一手固定骨折近端，另一手握住骨折远端，用四指向医者方向用力谓之端；用拇指反向用力谓之挤，将向外突出的骨折端向内挤迫。经过提按端挤手法，骨折的侧方移位即得矫正。但在操作时手指用力要适当，方向要正确，部位要对准，着力点要稳固。术者手指与患者皮肤要紧密接触，通过皮下组织直接用力于骨折端，切忌在皮肤上来回摩擦，以免损伤皮肤。

⑥摇摆：摇摆手法用于横断型、锯齿型骨折。经过上述整骨手法，一般骨折基本可以复位，但横断、锯齿型骨折其断端间可能仍有间隙。为了使骨折端紧密接触，

增加稳定性，术者可用两手固定骨折部，由助手在维持牵引下轻轻地左右或前后方向摆动骨折的远段，待骨折断端的骨擦音逐渐变小或消失，则骨折断端已紧密吻合。

⑦触碰：用于须使骨折部紧密嵌插者，模型骨折发生于干骺端时，骨折整复夹板固定后，可用一手固定骨折部的夹板，另一手轻轻叩击骨折的远端，使骨折断端紧密嵌插，复位更加稳定。

⑧分骨：用于矫正两骨并列部位的骨折，如尺桡骨双骨折，胫腓骨、掌骨与跖骨骨折等。骨折段因受骨间膜或骨间肌的牵拉而呈相互靠拢的侧方移位。整复骨折时，可用两手拇指及食、中、无名三指由骨折部的掌背侧对向夹挤两骨间隙，使骨间膜紧张，靠拢的骨折端分开，远近骨折段相对稳定，并列双骨折就像单骨折一样一起复位。

⑨折顶：用于横断或锯齿型骨折，如患者肌肉发达，单靠牵引力量不能完全矫正重叠移位时，可用折顶法。术者两手拇指抵于突出的骨折一端，其他四指重叠环抱于下陷的骨折另一端，在牵引下两拇指用力向下挤压突出的骨折端，加大成角，依靠拇指的感觉，估计骨折的远近端骨皮质已经相顶时，而后骤然反折。反折时环抱于骨折另一端的四指将下陷的骨折端猛力向上提起，而拇指仍然用力将突出的骨折端继续下压，这样较容易矫正重叠移位畸形。

⑩回旋：多用于矫正背向移位的斜形、螺旋形骨折，或有软组织嵌入的骨折。有软组织嵌入的横断骨折，须加重牵引，使两骨折段分离，解脱嵌入骨折断端的软组织，而后放松牵引，术者分别握远近骨折段，按原来骨折移位方向逆向回转，使断端相对，从断端的骨擦音来判断嵌入的软组织是否完全解脱。

⑪蹬顶：通常一个人操作，常用在肩、肘关节脱位以及髋关节前脱位。以肩关节为例，患者仰卧床上，术者立于患侧，双手握住伤肢腕部，将患肢伸直并外展；术者脱去鞋子，用足底蹬于患者腋下（左侧脱位用左足，右侧脱位用右足），足蹬手拉，缓慢用力拔伸牵引，然后在牵引的基础上，使患肢外旋、内收，同时足跟轻轻用力向外顶住肱骨头，即可复位。

⑫杠杆法：本法是利用杠杆为支撑点，力量较大，多用于难以整复的肩关节脱位或陈旧性脱位。采用一长1m、直径为4~5cm圆木棒，中间部位以棉垫裹好，置于患侧腋窝，两助手上抬木棒，术者双手握住腕部，并外展40°向下牵引，解除肌肉痉挛，使肱骨头摆脱盂下的阻挡，容易复位。整复陈旧性关节脱位，外展角度需增大，各方面活动范围广泛，以松解肩部粘连。本法因支点与牵引力量较大，活动范围亦大，如有骨质疏松和其他并发症应慎用，并注意勿损伤神经、血管。

（2）固定　为了维持损伤整复后的良好位置，防止骨折、脱位再移位，保证损伤组织正常愈合，在复位后必须予以固定。固定是治疗损伤的一项重要措施。目前常用的固定方法，有外固定与内固定两大类。外固定有夹板、石膏、绷带、牵引、支架等；内固定有接骨钢板、螺丝钉、髓内针、三翼钉、钢丝等。

①夹板固定：骨折复位后选用不同的材料，如柳木板、竹板、杉树皮、纸板等，根据肢体的形态加以塑形，制成适用于各部位的夹板，并用系带扎缚，以固定垫配合保持复位后的位置。夹板固定是从肢体功能出发，通过扎带对夹板的约束力，固定垫对骨折端防止或矫正成角畸形和侧方移位的效应力，并充分利用肢体肌肉的收缩活动时所产生的内在动力，克服移位因素，使骨折断端复位后保持稳定。夹板固定时应注意使用固定垫，常用的固定垫种

类有平垫、塔形垫、梯形垫、高低垫、抱骨垫、葫芦垫、横垫、合骨垫、分骨垫、大头垫等。

使用固定垫时，应根据骨折的类型、移位情况，在适当的位置放置固定垫。常用的固定垫放置法有三种。

一垫固定法：主要压迫骨折部位，多用于肱骨内上髁骨折、外髁骨折，桡骨头骨折及脱位等。

二垫固定法：用于有侧方移位的骨折。骨折复位后，将两垫分别置于两骨端原有移位的一侧，以骨折线为界，两垫不能超过骨折端，以防止骨折再发生侧方移位。

三垫固定法：用于有成角畸形的骨折。骨折复位后，一垫置于骨折成角突出部位，另两垫分别置于靠近骨干两端的对侧。三垫形成杠杆力，防止骨折再发生成角移位。

扎带的约束力是夹板外固定力的来源，扎带的松紧度要适宜。过松则固定力不够，过紧则引起肢体肿胀，压伤皮肤，重者则发生肢体缺血坏死。临床常用宽 1~2cm 布带，将夹板安置妥后，依次捆扎中间、远端、近端，缠绕两周后打活结于夹板的前侧或外侧，便于松紧。捆扎后要求能提起扎带在夹板上下移动 1cm，即扎带的拉力为 800g 左右，此松紧度较为适宜。

②石膏固定：将天然石膏捣碎，碾成细末，加热至 100~200℃，使其失去水分，即成白色粉状，变为熟石膏。使用时石膏粉吸水后又变成结晶石膏而凝固，凝固的时间随温度和石膏的纯度而异，在 40~42℃ 温水中，约 10~20 分钟即凝固。石膏中加少许盐可缩短凝固时间。石膏凝固后体积膨胀 1/500，故使用石膏管型不宜过紧。石膏干燥一般需要 24~72 小时。

③外固定器固定：应用骨圆针或螺纹针穿入骨折远近两端骨干上，外用固定器使骨折复位并固定，称为外固定器固定。

外固定器的类型有单边架、双边架、三角形架、半圆形架、环形架、梯形架、平衡固定牵引架等。适应于：（a）肢体严重的开放性骨折伴广泛的软组织损伤，需行血管、神经、皮肤修复者；或需维持肢体的长度，控制骨感染的二期植骨者，如小腿开放性骨折等；（b）各种不稳定性新鲜骨折，如股骨、胫骨、髌骨、肱骨、尺桡骨等；（c）软组织损伤、肿胀严重的骨折；（d）多发性骨折以及骨折后需要多次搬动的患者；（e）长管骨骨折畸形愈合、延迟愈合或不愈合，手术后亦可使用外固定器；（f）关节融合术、畸形矫正术均可用外固定器加压固定；（g）下肢短缩需要延长者。

④内固定：内固定是在骨折复位后，用金属内固定物维持骨折复位的一种方法。临床有两种置入方法：一是切开后置入固定物；二是闭合复位，在 X 线透视下将钢针插入固定骨折。内固定是治疗骨折的方法之一，但具有严格的适应证，也具有一定的缺点。在骨伤科，随着中西医结合的发展，复位与外固定技术不断提高，大多数骨折都能得到治愈，但是有些复杂骨折及合并损伤采用非手术治疗效果不佳，仍有切开复位内固定的必要。

（3）牵引　牵引疗法是通过牵引装置，利用悬垂之重量为牵引力，身体重量为反牵引力，达到缓解肌肉紧张和强烈收缩，整复骨折、脱位，预防和矫正软组织挛缩，以及对某些疾病术前组织松解和术后制动的一种治疗方法。多用于四肢和脊柱。牵引疗法有皮牵引、骨牵引及布托牵引等，临床根据患者的年龄、体质、骨折的部位和类型、肌肉发达的程度和软组织损伤情况的不同，可分别选用。牵引重量根据缩短移位程度和患者体质而定，应随时调整，牵引重量不宜太过与不及。牵引力太重，易使骨折端发生分离，造成骨折迟缓愈合和不愈合；牵引力不足，则达不到复位固定的目的。

①皮牵引疗法：皮肤牵引是指通过对皮肤的牵拉使作用力最终达到患处，并使其复位、固定的技术，一般使用胶布或者牵引带进行牵引。此法对患肢基本无损伤，痛苦少，无穿针感染之危险。由于皮肤本身所承受力量有限，同时皮肤对胶布黏着不持久，故其适应范围有一定的局限性。

②布托牵引疗法：布托牵引系用厚布或皮革按局部体形制成各种兜托，托住患部，再用牵引绳通过滑轮连接兜托和重量进行牵引。对于很多错位不严重的骨科损伤均可以考虑使用布托牵引，常用的有颌枕带牵引、骨盆悬吊牵引、骨盆牵引带牵引等。

③骨牵引疗法：骨牵引又称为直接牵引，系利用钢针或牵引钳穿过骨质，使牵引力直接通过骨骼而抵达损伤部位，并起到复位、固定与休息的作用。优点：可以承受较大的牵引重量，阻力较小，可以有效地克服肌肉紧张，纠正骨折重叠或关节脱位造成的畸形；牵引后便于检查患肢；牵引力可以适当增加，不致引起皮肤发生水疱、压迫性坏死或循环障碍；配合夹板固定，在保持骨折端不移位的情况下，可以加强患肢功能锻炼，防止关节僵直、肌肉萎缩，以促进骨折愈合。缺点：钢针直接通过皮肤穿入骨质，如果消毒不严格或护理不当，易招致针眼处感染；穿针部位不当易损伤关节囊或神经血管；儿童采用骨牵引容易损伤骨骺。

（4）练功疗法　练功又称功能锻炼，古称导引，它是通过自身运动防治疾病、增进健康、促进肢体功能恢复的一种疗法。临床实践证明，伤肢关节活动与全身功能锻炼对损伤部位有推动气血流通和加速祛瘀生新的作用，可改善血液与淋巴液循环，促进血肿、水肿的吸收和消散，加速骨折愈合，使关节、筋络得到濡养，防止筋肉萎缩、关节僵硬、骨质疏松，有利于功能

恢复。

（5）其他疗法　针灸治疗可行气活血止痛，通经活络，回阳固脱，调整阴阳。休克常选用涌泉、足三里、血海、人中为主穴。神经损伤可根据证候循经取穴配以督脉相应穴位或沿神经干取穴，或兼取两者之长，用强刺激手法或电针。如正中神经损伤：取手厥阴心包经穴，如天泉、曲泽、郄门、间使、内关、大陵、劳宫和中冲等。桡神经损伤：取手太阴肺经穴，如中府、侠白、尺泽、列缺、鱼际和少商等。尺神经损伤：取足少阳胆经穴和足阳明胃经穴，如阳陵泉、外丘、光明、悬钟、丘墟、足窍阴、足三里、丰隆、上巨虚、下巨虚、解溪、冲阳和内庭等。胫神经损伤：取足太阳膀胱经穴和足太阴脾经穴，如委中、合阳、承筋、承山、阴陵泉、地机、三阴交、商丘、公孙、太白和隐白等。

2. 辨证治疗

中医学的特色是整体观念和辨证论治，辨证论治是中医学治疗疾病的根本法则，是将四诊收集的有关疾病的各种现象和体征，加以分析、综合、概括判断为某种疾病的证候，再根据辨证的结果，确定相应的治疗措施。中医骨伤科学作为中医学的一个重要分支，其论治方法同样离不开大内科的辨证论治原则。内服与外用药物是治疗骨折的两个重要方法。古代伤科学家积累了不少秘方、验方，都各有特长，但总是以"跌打损伤，皆瘀血在内而不散也，血不活则瘀不能去，瘀不去则折不能续"和"瘀去、新生、骨合"作为理论指导的。内服和外用药物，对纠正因损伤而引起的脏腑、经络、气血功能紊乱，促进骨折的愈合均有良好作用。

3. 病证结合治疗

传统的骨伤科疾病的诊断方法主要是辨证与辨病相结合，一方面受大内科辨证体系的影响缺乏特异性，另一方面中医骨

伤病名少而大量采用西医的病名和疾病分型或病理分型替代中医证候分型，有悖于中医理论。既不利于发挥中医辨证特色施法与用药，又不能满足骨伤科快速发展的要求，骨伤临床中有些疾病仅辨病、辨位施治即可，如小儿桡骨头半脱位给予手法复位后悬吊固定即可，无需进行全身整体辨证论治或者辅助进行全身整体辨证论治以调理内脏功能和预防疾病复发。有些疾病无病可辨，但可辨证治疗，如肢体不明原因的疼痛麻木类疾患，无法确定具体的疾病名称，用中医传统辨证论治方法可以治疗，甚至可以取得很好的疗效。有些疾病无证可辨或者应用辨证治疗疗效极差，但可辨病治疗，如肿瘤性疾病根据影像和病理检查需要进行手术和化疗。而对于大部分骨折患者首先要辨病、辨位施法，也就是根据不同解剖部位、不同伤情，及伤后筋骨紊乱的具体情况，采用不同的手法治疗就可取得满意的疗效，在此基础之上再进行整体辨证治疗，效果会更佳。要当一个好的骨伤科医生，必须要精通辨位施法，又要灵活掌握中医辨证施治的原则。先"辨病、辨位施法"其次再进行辨病辨证治疗。《医宗金鉴·正骨心法要旨》云："夫手法者，谓从两手安置所伤之筋骨，使仍复于旧也"。"但伤有轻重，而手法各有所宜"。"盖一身之骨体既非一致，而十二筋脉之罗列序属又各不同，故必素知其体相、识其部位，一旦临证，机触于外，巧生于内，手从心转，法从手出，或拽之离而复合，或推之就而复位，或正其斜，或完其阙，则骨之截断、碎断、斜断、筋之弛、纵、卷挛、翻转、离合，虽在肉里，以手扪之，自悉其情，正骨者，须心明手巧，法之所施，使患者不知其苦"，由此可见辨位施法的重要性。

因此在治疗上多采用辨证论治与辨病论治相结合的方法。例如治疗骨折，在施行手法、夹缚固定等外治法的同时，内服药物初期以活血化瘀、理气止痛为主，中期以接骨续筋为主，后期以补气养血、强壮筋骨为主。若骨折后肿胀疼痛不严重者，往往在初期可直接用接骨续筋之法，稍佐活血化瘀之药；扭挫伤筋的治疗，初期也以活血化瘀为主，中期则用舒筋活络法，后期使用温经通络，并适当结合强壮筋骨的方法；开放性损伤，在使用止血法后，也应根据证候而运用上述各法。如失血过多者，开始即须用补气摄血法急固其气，防止虚脱，出血停止后，仍须补而行之。临证时变化多端，辨证论治与辨病论治相互结合，灵活变通，正确辨证施治，不可拘泥于一方一法。

二、用药规律

（一）辨病辨位用药

对于大部分骨折患者首先要辨病、辨位施法，也就是根据不同解剖部位、不同伤情，及伤后筋骨紊乱的具体情况，采用不同的手法治疗，在此基础上再进行整体辨证治疗。例如损伤虽同属瘀血，但由于损伤的部位不同，治疗的方药也有所不同。

1. 按部位辨证用药法

（1）根据损伤部位选方用药 头面部用通窍活血汤、清上瘀血汤；四肢损伤用桃红四物汤；胸胁部伤可用复元活血汤；腹部损伤可用膈下逐瘀汤；腰及小腹部损伤可用少腹逐瘀汤、大成汤、桃核承气汤；全身多处损伤可用血府逐瘀汤或身痛逐瘀汤加味。《活法机要·坠损》提出："治登高坠下，重物撞打，箭镞刀伤，心腹胸中停积郁血不散，以上、中、下三焦分之，别其部位，上部犀角地黄汤，中部桃仁承气汤，下部抵当汤之类下之，亦可以小便酒同煎治之。"

（2）主方加部位引经药 根据不同损

伤的性质、时间、年龄、体质选方用药时，可因损伤的部位不同加入几味引经药，使药力作用于损伤部位，加强治疗效果。损伤早期症见肿胀、皮下瘀斑、局部压痛明显、患处活动功能受限，治拟活血化瘀、消肿止痛，方选桃红四物汤；筋伤中期治拟活血舒筋、祛风通络，方选橘术四物汤；骨折者治拟接骨续筋，方选新伤续断汤。辨证加减：如上肢损伤加桑枝、桂枝、羌活、防风；头部损伤如伤在巅顶加藁本、细辛，两太阳伤加白芷，后枕部损伤加羌活；如肩部损伤加姜黄；胸部损伤加柴胡、郁金、制香附、苏子；两胁肋部损伤加青皮、陈皮、延胡索；腰部损伤加杜仲、补骨脂、川续断、狗脊、枸杞、桑寄生、山茱萸等；腹部损伤加炒枳壳、槟榔、川厚朴、木香；小腹部损伤加小茴香、乌药；下肢损伤加牛膝、木瓜、独活、千年健、防己、泽泻等。

（二）辨证用药

1. 中药内治法

根据损伤"专从血论""恶血必归于肝""肝主筋、肾主骨"以及"客者除之、劳者温之、结者散之、留者攻之、燥者濡之"等伤科基本理论，临床应用可以归纳为下、消、清、开、和、续、补、舒等内治方法。

（1）早期治法　早期常用治法有攻下逐瘀法、行气消瘀法、清热凉血法、开窍活血法等。

①攻下逐瘀法：本法适用于损伤早期蓄瘀，大便不通，腹胀拒按，苔黄，脉洪大而数的体实患者。临床多应用于胸、腰、腹部损伤蓄瘀而致阳明腑实证，常用方剂有大成汤、桃核承气汤、鸡鸣散加减等。

②行气消瘀法：为骨伤科内治法中最常用的一种治疗方法。适用于损伤后有气滞血瘀，局部肿痛，无里实热证，或有某种禁忌而不能猛攻急下者。常用的方剂有以消瘀活血为主的桃红四物汤、活血四物汤、复元活血汤或活血止痛汤；以行气为主的柴胡疏肝散、复元通气散、金铃子散；以及活血祛瘀、行气止痛并重的血府逐瘀汤、活血疏肝汤、膈下逐瘀汤、顺气活血汤等。

③清热凉血法：本法包括清热解毒与凉血止血两法。适用于跌仆损伤后热毒蕴结于内，引起血液错经妄行，或创伤感染，邪毒侵袭，火毒内攻等证。常用的清热解毒方剂有五味消毒饮、龙胆泻肝汤、普济消毒饮；凉血止血方剂有四生丸、小蓟饮子、十灰散、犀角地黄汤等。

④开窍活血法：本法是用辛香开窍、活血化瘀、镇心安神的药物，以治疗跌仆损伤后气血逆乱、气滞血瘀、瘀血攻心、神昏窍闭等危重症的一种急救方法。适用于头部损伤或跌打重症神志昏迷者。神志昏迷可分为闭证和脱证两种，闭证是实证，治宜开窍活血、镇心安神；脱证是虚证，是伤后元阳衰微、浮阳外脱的表现，治宜固脱，忌用开窍。头部损伤等重证，若在晕厥期，主要表现为人事不省，常用方剂有黎洞丸、夺命丹、三黄宝蜡丸、苏合香丸、苏气汤等。复苏期表现为眩晕嗜睡、胸闷恶心，则须息风宁神佐以化瘀祛浊，方用复苏汤、羚角钩藤汤或桃仁四物汤加减；息风可加石决明、天麻、蔓荆子；宁神可加石菖蒲、远志；化瘀可加郁金、三七；去浊可加白茅根、川木通；降逆可加法半夏、生姜等。恢复期表现心神不宁、眩晕头痛，宜养心安神、平肝息风，用镇肝息风汤合吴茱萸汤加减。若热毒蕴结筋骨而致神昏谵语、高热抽搐者，宜用紫雪丹合清营凉血之剂。开窍药走窜性强，易引起流产、早产，孕妇慎用。

（2）中期治法　损伤诸症经过初期治疗，肿胀消退，疼痛减轻，但瘀肿虽消而未尽，断骨虽连而未坚，故损伤中期宜和营生新、接骨续损。其治疗以和法为基础，即活血化瘀的同时加补益气血药物，如当归、熟地黄、黄芪、何首乌、鹿角胶等；或加强壮筋骨药物，如续断、补骨脂、骨碎补、煅狗骨、煅自然铜等。结合内伤气血、外伤筋骨的特点，具体分为和营止痛法、接骨续筋法，从而达到祛瘀生新、接骨续筋的目的。

①和营止痛法：适用于损伤后，虽经消、下等法治疗，但仍气滞瘀凝，肿痛尚未尽除，继续运用攻下之法又恐伤正气。常用方剂有和营止痛汤、橘术四物汤、定痛和血汤、和营通气散等。

②接骨续筋法：本法是在和法的基础上发展起来的。适用于损伤中期，筋骨已有连接但未坚实者。瘀血不去则新血不生，新血不生则骨不能合，筋不能续，所以使用接骨续筋药，佐活血祛瘀之药，以活血化瘀、接骨续筋。常用的方剂有续骨活血汤、新伤续断汤、接骨丹、接骨紫金丹等。

（3）后期治法　损伤日久，正气必虚。根据《素问》"损者益之""虚则补之"的治则，补法可以分为补气养血、补养脾胃、补益肝肾。此外，由于损伤日久，瘀血凝结，筋肌粘连挛缩，复感风寒湿邪，关节酸痛、屈伸不利者颇为多见，故后期治疗除补养法外，舒筋活络法也较为常用。

①补气养血法：本法是使用补养气血药物，使气血旺盛以濡养筋骨的治疗方法。凡外伤筋骨，内伤气血以及长期卧床，出现气血亏损、筋骨痿弱等证候，均可应用本法。补气养血法是以气血互根为原则，临床应用本法时常需区别气虚、血虚或气血两虚，从而采用补气为主、补血为主或气血双补。损伤气虚为主，用四君子汤；损伤血虚为主，用四物汤；气血双补用八珍汤或十全大补汤。气虚者，如元气虚常投以扶阳药补肾中阳气，方选参附汤；中

气虚方用术附汤；卫气虚用芪附汤；如脾胃气虚可选用参苓白术散；中气下陷用补中益气汤。对损伤大出血而引起的血脱者，补益气血法要及早使用，以防气随血脱，方选当归补血汤，重用黄芪。

②补益肝肾法：本法又称强壮筋骨法，凡骨折、脱位、筋伤的后期，年老体虚，筋骨痿弱、肢体关节屈伸不利、骨折迟缓愈合、骨质疏松等肝肾亏虚者，均可使用本法加强肝肾功能，加速骨折愈合，增强机体抗病能力，以利损伤的修复。临床应用本法时，应注意肝肾之间的相互联系及肾的阴阳偏盛。肝为肾之子，《难经》云"虚则补其母"，故肝虚者也应注意补肾，养肝常兼补肾阴，以滋水涵木，常用的方剂有壮筋养血汤、生血补髓汤；肾阴虚用六味地黄汤或左归丸；肾阳虚用金匮肾气丸或右归丸；筋骨痿软、疲乏衰弱者用健步虎潜丸、壮筋续骨丹等。在补益肝肾法中参以补气养血药，可增强养肝益肾的功效，加速损伤筋骨的康复。

③补养脾胃法：本法适用于损伤后期，耗伤正气，气血亏损，脏腑功能失调，或长期卧床缺少活动，而导致脾胃气虚，运化失职，饮食不消，四肢疲乏无力，肌肉萎缩。因胃主受纳，脾主运化，补益脾胃可促进气血生化，充养四肢百骸，本法即通过助生化之源而加速损伤筋骨的修复，为损伤后期常用之调理方法。常用方剂有补中益气汤、参苓白术散、归脾汤、健脾养胃汤等。

④舒筋活络法：本法适用于损伤后期，气血运行不畅，瘀血未尽，腠理空虚，复感外邪，以致风寒湿邪入络，遇气候变化则局部症状加重的陈伤旧疾的治疗。本法主要使用活血药与祛风通络药，以宣通气血，祛风除湿，舒筋通络。如陈伤旧患寒湿入络者用小活络丹、大活络丹、麻桂温经汤；损伤血虚兼风寒侵袭者，用疏风养

血汤；肢节痹痛者，用蠲痹汤、宽筋散、舒筋汤、舒筋活血汤；腰痹痛者，用独活寄生汤、三痹汤。祛风寒湿药，药性多辛燥，易损伤阴血，故阴虚者慎用，或配合养血滋阴药同用。

内治药物的剂型，分为汤剂、丸剂、散剂、药酒四种。近代剂型改良，片剂、颗粒剂、口服液应用也较普遍。一般仓促受伤者，多用散剂或丸剂，如夺命丹、玉真散、三黄宝蜡丸、跌打丸等，如受伤而气闭昏厥者，急用芳香开窍之品，如苏合香丸、夺命丹、黎洞丸调服（或鼻饲）抢救。治疗严重内伤或外伤出现全身症状者，以及某些损伤的初期，一般服汤剂或汤丸剂兼用。宿伤而兼风寒湿者，多选用药酒，如虎骨木瓜酒、损伤药酒、蕲蛇酒、三蛇酒等。此外，患者无出血，损伤处无红肿热痛者，可用黄酒少许以助药力，通常加入汤剂煎服，或用温酒冲服丸散。

2. 中药外治法

中药外治法是指对损伤局部进行治疗的方法，在骨伤科治疗中占有重要的地位。清·吴师机《理瀹骈文》说："外治之理，即内治之理；外治之药，即内治之药，所异者法耳。"临床外用药物大致可分为敷贴药、搽擦药、熏洗湿敷药与热熨药。使用时将药物制剂直接敷贴在损伤局部，使药力发挥作用，可收到较好疗效。正如吴师机论其功用：一是拔，二是截，凡病所结聚之处，拔之则病自出，无深入内陷之患；病所经由之处，截之则邪自断，无妄行传变之虞。

（1）药膏（又称敷药或软膏）

1）药膏的配制：将药碾成细末，然后选加饴糖、蜜、油、水、鲜草药汁、酒、醋或医用凡士林等，调匀如厚糊状，涂敷伤处。近代骨伤科医家的药膏用饴糖较多，主要是取其硬结后药物本身的功效和固定、保护伤处的作用。饴糖与药物的比例为

3：1，也有用饴糖与米醋之比为8：2调拌的。对于有创面的创伤，都用药物与油类熬炼或拌匀制成的油膏，因其柔软，并有滋润创面的作用。

2）药膏的种类

①消瘀退肿止痛类：适用于骨折、筋伤初期肿胀疼痛剧烈者，可选用消瘀止痛药膏、定痛膏、双柏膏、消肿散、散瘀膏等药膏外敷。

②舒筋活血类：适用于扭挫伤筋，肿痛逐步减退之中期患者。可选用三色敷药、舒筋活络药膏、活血散等药膏外敷。

③接骨续筋类：适用于骨折整复后，位置良好、肿痛消退之中期患者。可选用外敷接骨散、接骨续筋药膏、驳骨散等。

④温经通络类：适用于损伤日久，复感风寒湿外邪者。发作时肿痛加剧，可用温经通络药膏外敷；或在舒筋活络类药膏内酌加温散风寒、利湿的药物外敷。

⑤清热解毒类：适用于伤后感染邪毒，局部红、肿、热、痛者。可选用金黄膏、四黄膏。

⑥生肌拔毒长肉类：适用于局部红肿已消，但创口尚未愈合者。可选用橡皮膏、生肌玉红膏、红油膏等。

（2）药散　又称药粉、掺药。

1）药散的配制：是将药物碾成极细的粉末，收贮瓶内备用。使用时可将药散直接掺于伤口处，或置于膏药上，将膏药烘热后贴患处。

2）药散的种类

①止血收口类：适用于一般创伤出血撒敷用，常用的有桃花散、花蕊石散、金枪铁扇散、如圣金刀散、云南白药等。近年来研制出来的不少止血粉，都具有收敛凝血的作用，对一般创伤出血掺上止血粉加压包扎，即能止血。对较大的动脉、静脉血管损伤的出血往往采用其他止血措施。

②祛腐拔毒类：适用于创面腐脓未尽，腐肉未去，窦道形成或肉芽过长的患者。常

用红升丹、白降丹。红升丹药性峻猛，系朱砂、雄黄、水银、火硝、白矾炼制而成，临床常加入熟石膏使用。白降丹专主腐蚀，只可暂用而不可久用，因其纯粹成分是氧化汞，故也需加赋形药使用。常用的九一丹即指熟石膏与红升丹之比为9：1，七三丹两者之比为7：3。红升丹过敏的患者，可用不含红升丹的祛腐拔毒药，如黑虎丹等。

③生肌长肉类：适用于脓水稀少、新肉难长的疮面，常用的有生肌八宝丹等，也可与祛腐拔毒类散剂掺合在一起应用，具有促进新肉生长、疮面收敛、创口迅速愈合的作用。

④温经散寒类：适用于损伤后期，气血凝滞疼痛或局部寒湿侵袭患者，常用的有丁桂散、桂麝散等，具有温经活血、散寒逐风的作用，故可作为一切阴证的消散掺药。其他如《疡科纲要》之四温丹等都可掺膏内贴敷。

⑤散血止痛类：适用于损伤后局部瘀血结聚肿痛者，常用的有四生散、消毒定痛散等，具有活血止痛的作用。四生散对皮肤刺激性较大，使用时要注意皮肤药疹的发生。

⑥取嚏通经类：适用于坠堕、不省人事、气塞不通者。常用的有通关散等，吹鼻中取嚏，使患者苏醒。

（3）涂擦药 搽擦药法始见于《素问·血气形志》："经络不通，病生于不仁，治之以按摩醪药。"醪药是配合按摩而涂搽的药酒，搽擦药可直接涂搽于伤处，或在施行理筋手法时配合推擦等手法使用，或在热敷熏洗后进行自我按摩时涂搽。

1）酒剂：又称为外用药酒或外用伤药水，是用药与白酒、醋浸制而成，一般酒醋之比为8：2，也有单用酒浸者：近年来还有用乙醇溶液浸泡加工炼制的酒剂。常用的有活血酒、伤筋药水、息伤乐酊、正骨水等，具有活血止痛、舒筋活络、追风祛寒的作用。

2）油膏与油剂：用香油把药物熬煎去渣后制成油剂，或加黄蜡或白蜡收膏炼制而成油膏，具有温经通络、消散瘀血的作用。适用于关节筋络寒湿冷痛等证，也可配合手法及练功前后做局部搽擦。常用的有跌打万花油、活络油膏、伤油膏等。

（4）熏洗药 《仙授理伤续断秘方》中就有记述熏洗的方法，古称"淋拓""淋渫""淋洗"或"淋浴"，是将药物置于锅或盆中加水煮沸后熏洗患处的一种方法。先用热气熏蒸患处，待水温稍减后用药水浸洗患处。冬季气温低，可在患处加盖棉垫，以保持热度持久。每日2次，每次15~30分钟，每贴药可熏洗数次。药水因蒸发而减少时，可酌加适量水再煮沸熏洗。具有舒松关节筋络、疏导腠理、流通气血、活血止痛的作用。适用于关节强直拘挛、酸痛麻木或损伤兼夹风湿者。多用于四肢关节的损伤，腰背部也可熏洗。常用的方药分为新伤瘀血积聚熏洗方及陈伤风湿冷痛熏洗方两种。①新伤瘀血积聚者：用散瘀和伤汤、海桐皮汤、舒筋活血洗方。②陈伤风湿冷痛、瘀血已初步消散者：用八仙逍遥汤、上肢损伤洗方、下肢损伤洗方，或艾叶、川椒、细辛、炙川草乌、桂枝、伸筋草、透骨草、威灵仙、茜草共研为细末包装，每袋500g分5次开水冲，熏洗患处。

（5）湿敷药、湿敷洗涤 古称"溻渍""洗伤"等，在《外科精义》中有"其在四肢者溻渍之，其在腰腹背者淋射之，其在下部者浴渍之"的记载。多用于创伤，使用方法是"以净帛或新棉蘸药水""渍其患处"。现临床上把药制成水溶液，供创伤伤口湿敷洗涤用。常用的有金银花煎水、野菊花煎水、2%~20%黄柏溶液，以及蒲公英等鲜药煎汁。

（6）药条 药条又称纸捻，是将桑皮纸粘药后捻成细条线，或将桑皮纸捻成条后再粘药粉制成，是中医外科常用的制剂。用于插入过小过深疮口，有化腐排脓作用。

（三）中西药合用

在失血性休克、大手术和创伤抢救的早期，晶体液对于补充丢失的细胞外液是非常适当、有效的。但是在急性复苏期后可出现明显的血液稀释和胶体渗透压降低现象。胶体渗透压下降可造成水肿和漏出液形成。因此在后续液体复苏中应该使用胶体液，以减轻重要脏器的水肿，如心脏、肺和脑等。目前国际上对液体治疗较一致的意见是，对血流动力学稳定的患者，晶体液常作为液体治疗的一线用药，随后根据病情辅以应用胶体液；对血流动力学不稳定的患者，则常优先应用胶体液。晶体液常包括生理盐水、葡萄糖盐水、葡萄糖、平衡盐、高渗盐水等，胶体液常包括白蛋白、血浆、明胶、羟乙基淀粉等。

在骨伤科疾病治疗过程中或治疗前出现的问题，如血容量下降、局部感染等，需要应用晶体液及胶体液补充血容量，应用抗生素快速杀灭细菌，非甾体类抗炎药消除无菌性炎症，配合中医中药改善机体内环境，恢复全身正气，最终可以达到骨正筋柔气血以流的目的。

第四章　提高临床疗效的思路方法

一、辨病辨证准确

中医骨伤疾病诊疗的原则包括复位、固定、药物治疗和功能锻炼。中医在药物治疗上有丰富的经验，辨证论治主要体现在药物治疗方面，这是中医的优势所在。骨折的愈合过程是瘀去、新生、骨合的过程，因此骨折药物治疗分早、中、晚三期辨证治疗。早期指伤后一到两周。发生骨折、脱位、伤筋时，轻则震荡经脉，使经气逆乱，气结不散；重则损伤血脉，恶血留滞，壅塞脉道，气血不得畅流。那么这时候由于气滞血瘀，伤处肿胀、疼痛。

所以早期应该以活血化瘀、消肿止痛为主，采用下法和消法。主要方剂有鸡鸣散、大成汤、桃核承气汤、复元活血汤等等。中期指伤后3~6周。损伤经1~2周的治疗肿胀逐步减轻或消退，筋骨断裂处初步连接，疼痛明显减轻。这时候瘀肿虽消而未尽，断骨虽连而未坚，故宜和营生新、接骨续损，如果是内伤气血的话呢，应该来说以和营生新为主，外伤筋骨的话应以接骨续损为原则。所以这个时期其治法以"和"法为基础，在活血化瘀的同时加补益气血或强壮筋骨的药物。治疗法则分为和营止痛法、接骨续筋法、舒筋活络法。代表方剂有和营止痛汤、续骨活血汤、舒筋活血汤等。第三期就是骨折后期治法。这一时期我们可以分为补养气血法、补益肝肾法、补养脾胃法、温经通络法。损伤日久，正气必虚，那么这个时候应该补益气血，调治脏腑经络功能，加速损伤的恢复过程。另外在后期，瘀血凝结，筋肌粘连挛缩，或者复感风寒湿邪，关节酸痛，屈伸不利，那么这个时期患者需予以温经通络。年老体虚，筋骨痿弱，肢体关节屈伸不利，骨折迟缓愈合，骨质疏松等肝肾亏虚者，需要补益肝肾。损伤后期，耗伤正气，气血亏损，脏腑功能失调，或长期卧床缺少活动而导致脾胃气虚，运化失职，饮食不消，脾胃虚则体窍不荣，四肢疲乏无力，肌肉萎缩，则需用补养脾胃法。代表方剂有四君子汤、八珍汤、十全大补汤、左归丸、右归丸、健步虎潜丸、健脾养胃汤、麻黄桂枝汤等。

二、整体观念指导临床

中医学认为人体是由脏腑、经络、皮肉、筋骨、气血、精与津液等共同组成的一个统一的整体，人体功能正常有赖于气血、筋骨、脏腑、经络等各部分之间的功能正常。若机体受到外在因素的作用或内在因素的影响而遭受损伤后，气血、筋骨、脏腑、经络之间的功能失调，一系列症状便随之产生。正如《正体类要》所说："肢体损于外，则气血伤于内，营卫有所不贯，脏腑由之不和。"这就说明了局部与整体的关系是相互作用、相互影响的。我们在治疗骨伤疾病过程中，不仅要考虑局部的治疗，还要考虑全身情况，不仅要考虑骨折的复位、固定，还要考虑软组织的情况、全身脏器的情况。而西医治疗骨折的理念直到最近才有从坚强固定（AO）转到生物固定（BO）的理念。BO的理念是和中医筋骨并重相类似的。另外在整体观念指导下，中医在围手术期以及康复锻炼都有明显的特色治疗优势。

骨折整体辨证有以下几点。

1. 辨体质

患者受伤前的体质状况，对骨折的修

复过程有一定的影响。如在骨折前已存在肾阴亏虚或气血两虚的患者，在骨折后会加重这些证候的程度，有这些证候存在，也延迟了损伤的修复和瘀血滞气的消散，影响骨折愈合的速度。故在治疗骨折时应从整体观念出发，针对患者素质的强弱，进行辨证施治，使扶正与祛邪兼顾。

2. 辨气血损伤

（1）血瘀气滞 暴力作用导致骨折后，常使气血经络受到损害，影响气血运行，而会出现机体不适证候。

①血瘀生热证：为血气离经，凝聚于伤处，瘀滞于腠理之间，经络循行受阻，营卫运行不畅，郁久化热，故有发热的证候。一般体温在 38℃ 以下，有口渴、食欲不振、乏力、脉浮数或弦紧，舌质红或暗红，常发生于骨折后 2~3 天。

②瘀阻经络证：气滞血瘀，阻遏经络，渐致全身经络气血运行不畅，出现全身疲困乏力，疼痛，痛点较广泛而无定处，烦躁，胸胁胀满，咳嗽气急，掣引疼痛，夜卧不安，食欲减退，脉沉涩，舌暗红紫，或有瘀点。

（2）损伤气闭 亦名损伤晕厥。较严重撞击、坠堕损伤而发生骨折者，或多发性骨折，或素体血虚气弱，在受伤时因剧痛、惊恐，而气血错乱，气为血壅，致气闭不宣而发生晕厥。其证见面色苍白，出冷汗，恶心乏力，甚至晕厥，呼之不应，脉伏或沉细欲绝。测量血压收缩压下降而舒张压多无改变，为气机一时闭塞，经救治短期内可恢复。

（3）血失气脱 "气为血之帅，血为气之母"，气血是相互依存的，失血过多，气无所养，而致气弱，气弱则血不运，必致血亏。无论是闭合性骨折还是开放性骨折，均有血离经隧，或为瘀血，或为失血，均能使机体的正常血量受到损耗。

3. 辨脏腑损伤

《杂病源流犀烛》说："损伤之患，必由外侵内，而经络脏腑并与损伤。"脏腑损伤有以下两种。

（1）脏腑气机失调 骨折筋伤后通过气血经络的联系，致脏腑气机失调。筋骨是肝肾的外合，"筋束骨，骨张筋"，筋骨受伤，势必导致肝肾两脏的气机受损。两脏功能的受损，又可影响筋骨损伤的修复。此外由于损伤部位的影响，如胸胁部位的骨折，会伤及肺肝胆脏腑的气机，腰部骨盆骨折会伤及肾和膀胱气机，从而表现为这些脏腑气机失调的证候。

（2）脏腑器质损伤 系严重暴力造成的复合损伤，因遭受挤压暴力致骨折端刺伤内脏，致脏腑或大血管破裂。如肋骨骨折断端刺破肺脏，其他部位发生骨折的同时挫伤脑、肝、脾、肾脏，骨盆骨折致膀胱、尿道损伤等。故躯干部位或严重的复合损伤，如发现失血性休克症状或腹部剧痛、腹肌紧张、咯血、吐血、尿血、便血等应疑有内脏损伤，必须立即进行急症处理。

三、动静结合

骨伤科疾病的治疗原则：①动静结合：固定与活动统一。②筋骨并重：骨与软组织并重。③内外兼治：局部与整体兼顾；④医患合作：医疗措施与患者的主观能动性密切配合。

所有的骨伤科疾病都能导致骨骼及其周围软组织的损伤。一旦发生就会在修复阶段中看到局部血液循环障碍和炎症表现，及由此而产生的疼痛及反射性制动，造成循环障碍、炎症和疼痛这三种症状，将引起关节、肌肉功能废用，从而造成各种并发症，如慢性水肿、软组织萎缩、局部骨质疏松。水肿则引起肌肉的纤维化及肌肉萎缩，纤维化的过程是肌肉、骨骼和筋膜之间发生非生理性的粘连，因而出现关节僵硬。所以说，动静结合被认为是骨伤科疾病治疗的指导性原则。充分、主动、无痛的活动可使骨骼和软组织的正常血运得以迅速恢复；增加滑液对关节软骨及肌腱的营养；增加骨骼对钙、磷的吸收，大大减少疾病发生后骨萎缩的发生。动静结合实质上是保持肢体骨伤端的相对静止下的早期无痛的肢体运动。

四、筋骨并重

筋骨并重原则是中医学治疗骨折的核心理念，是对人体中骨与软组织关系处理的准则。其中，"筋骨并重"早在隋代巢元方的《诸病源候论》中得到体现。巢氏于《金疮伤筋断骨候》中说："夫金疮始伤之时，半伤其筋，荣卫不通，其疮虽愈合，仍令痹不仁也。"指出筋虽不断（半伤），一旦受伤，就算创口愈合，肢体仍会麻痹不知痛（痹不仁）。可知筋骨在骨折治疗中有同等重要的地位。强调在骨伤的诊断、治疗、康复各个阶段都要重视筋骨并重这一原则。这一原则体现了西医学中的微创理念。

1. 指导手法复位

手法复位在骨科中应用甚广、手法极多。在手法复位中，必须"知其体相，手随心转，法从手出"。筋骨并重原则要求术者要稳、准、敏、捷，不能多次反复的手法整复，造成软组织的多次损伤以及由软组织损伤造成的周围组织肿胀，神经、血管损伤，最后形成一系列并发症，如骨化性肌炎、神经损伤、骨筋膜间室综合征等。

2. 指导手术过程

无创外科操作技术已应用到医学的各个方面，无创操作技术要求对骨折周围的肌肉、神经、血管的保护。手术中一定树立"维护局部软组织的血运"，以生物学为主的骨折治疗概念，要求做到以下几点。

（1）远离骨折部位进行复位，以保护骨折局部软组织的附着。

（2）不以牺牲骨折部的血运来强求粉碎骨折块的解剖对位，如必须复位较大的骨折块，应尽力保护其血供的软组织蒂部。

（3）使用低弹性模量、生物相容性好的内固定器材。

（4）减少内固定与所固定骨之间的接触面（皮质外及髓内）。

（5）尽量减少手术暴露时间，将骨折局部医源性破坏降低到尽可能小的程度。

3. 指导术后调理

骨折患者都常伴有肌肉、筋膜、韧带等组织的损伤，手术又加重了这些创伤。术后会出现软组织的粘连、肌肉萎缩、挛缩、肢体的肿胀等，如果长期不动则会出现关节粘连、僵硬、骨质疏松、血栓形成等并发症。所以，功能锻炼也要注重筋骨并重的观念。

（1）促进肌肉的适应性改变　在制动时肌肉的废用性萎缩最明显，因此术后早期进行肌肉收缩练习能够避免肌肉萎缩，加快恢复速度。肌肉收缩有促进肢体血液循环的作用，从而减轻肢体的肿胀，避免静脉血栓的形成。

（2）对关节的影响　关节的制动可引起关节粘连，软骨失去营养。早期活动可使关节滑液的正常循行得以转化。有益于肉芽组织转变为透明软骨，促进软骨细胞合成基质。所以关节的早期活动可对关节面进行磨造塑形使关节面平滑，促进软骨修复。

（3）对骨折愈合的影响　现代生物学证明，骨折端的应力刺激，能促愈合，骨折端的应力作用早期能刺激骨痂生长，后期可加固并改造原始骨痂，符合生理要求。

五、内外兼治

内外兼治则主要强调整体与局部的统

一，要求医生既要重视创伤的局部病情，又要注意患者的全身情况。在骨科疾病的诊断中，这一原则尤其重要。现代创伤中，都是高能量损伤，大部分患者都是复合性损伤，病情复杂，诊断较难，不可疏忽。有可能在没有骨折的情况下，患者有内脏损伤，或多发骨折造成的脂肪栓塞综合征等等。在治疗的过程中，我们要根据患者的体质、年龄、既往史等综合分析患者的全身状况，制定出合理的治疗方案，促进骨折断端的愈合能力。

六、治疗方法的选择

治法是在辨明证候、审明病因病机之后，有针对性地采取的治疗方法，是解除患者痛苦的成败关键。由于骨伤科疾病种类繁多，证型各异，治法繁杂，所以为提高临床疗效，必须注重"择其善而从之"。故在选择治疗方法时临床上应注意以下几个方面。

1. 据证选法，随证而变

治法是在辨病辨证的基础上建立的。由于每一种治法均有一定的适应证，如活血化瘀法适用于骨折的气滞血瘀证，滋补肝肾法适用于萎缩型骨折不愈合等，手法复位夹板固定适宜于四肢长管状骨稳定性新鲜闭合性骨折等。据证辨证选择治疗方法突出了中医特色，是中医治病的精髓。因此在临床治疗骨伤科疾病时，首先要立足于辨病辨证，通过审查内外，四诊合参，三因制宜，辅助必要先进检查技术，明确辨别是某病某证，然后依证选法，才能获得满意的疗效。

2. 标本缓急，治有先后

在治疗骨伤科疾病时，要分清标本，权衡轻重缓急，然后分别以"治病求本""急则治其标，缓则治其本""标本兼治"为原则，选择不同的治法。如对一个闭合性新鲜胫腓骨骨折而言，骨折是病之本，出血疼痛是病之标。

若患者伤后及时就医，失血量较少，局部肿胀轻，则应以治病求本为原则，尽快地复位固定骨折，同时随着骨折的制动复位，也减少出血，缓解了肌肉痉挛性疼痛等。若患者伤后时间较长，且经长途搬运等，导致骨折处出血较多，引起伤处严重肿胀，此时则是标急本缓，应以"急则治其标，缓则治其本"为原则，首先给予使用脱水、止血药物，临时制动骨折，防止出现较为严重的如室筋膜综合征等并发症，待肿胀消退后再处理骨折，如果患者病情进一步加重，已继发室筋膜综合征，则应以"标本兼治"为原则，立即进行深筋膜减压术，同时进行骨折复位内固定术。另外，还要注意骨伤科疾病中的标本虚实变化，或本虚标实，或本实标虚等，在治疗时相应地采取攻补兼施，或寓补于攻，寓攻于补。如一个多发伤者因气血亏虚，血虚而津枯肠燥，气虚无力推动腑之运化，易出现创伤性便秘，此时便秘属标属实，而气血亏虚为本为虚。因此，临证用药，应辨别标本缓急，治有先后。

3. 证型兼夹，分清主次

一些骨伤科疾病的临床证候错综复杂，证型多为兼夹。临证之时，必须明辨何为主证，何为兼证，据主证而立法。兼证常随主证的治愈而自消，有时可待主证解决后再处理兼证，或治疗主证时兼顾处理兼证。主证代表了疾病的主要病机，是治疗的关键、核心。即主证是主要矛盾，兼证是次要矛盾。若不分主次，必致立法失当，引起病情迁延、恶化等。如一个闭合性左股骨干骨折、右尺桡骨骨折、脾脏Ⅳ级损伤的休克患者，其主证就是休克与脾破裂，需在抗休克治疗同时进行脾切除术，而骨折则为兼证，留待病情稳定后再处理。因此，医者必须善于四诊合参，去伪存真，抓住主证，才能获得良好的临床疗效。

七、正确锻炼

功能锻炼又称练功，古称导引，它是骨与关节损伤中辅助疗法，是通过自身运动防治疾病、增进健康、促进肢体功能恢复的一种疗法。锻炼可以起到扶正祛邪、活血化瘀、消肿止痛、濡养筋骨、防治筋肉萎缩、避免关节粘连等作用。

（一）锻炼的形式和步骤

1. 主动锻炼

主动锻炼是最好的锻炼形式。自主活动时，患者用力，保持肌肉紧张，利用肌肉的拮抗作用，使骨折断端稳定；以健肢带动患肢，使动作协调，对称平衡。按骨折愈合的临床过程将锻炼分为以下4个阶段。

第一阶段（外伤性炎症反应期）：伤后1~2周，局部疼痛，肢端肿胀，骨折断端不稳定，损伤的软组织需要修复。锻炼的主要目的是促进肿胀消退，防止筋肉萎缩，预防关节粘连。锻炼的主要形式是肌肉收缩锻炼。

第二阶段（骨痂形成期）：伤后3~4周。局部疼痛逐步消失，肿胀消退，一般性软组织损伤已修复，骨折断端初步稳定，出现纤维组织粘连和原始骨痂。除继续进行更有利的肌肉收缩锻炼外，上肢骨折患者可做一些自主性关节伸屈活动，如抓空增力的握拳动作，然后发展到多关节协同锻炼。下肢骨折患者在踝关节背伸或患肢抬高活动时足不发颤的情况下，可开始扶拐步行。牵引患者可通过全身自主活动带动患肢的关节活动。

第三阶段（骨痂成熟期）：伤后5~7周。局部软组织已恢复正常，肌肉坚强有力，骨痂接近成熟，骨折断端已相对稳定。在有效固定下，增加锻炼次数及范围不致发生骨折移位。除不利于骨折愈合的某一方向关节活动仍需限制外，在患者力所能及的情况下，其他方向的关节活动及范围都可增加和扩大。牵引治疗的患者，解除牵引后，扶拐负重，直至临床愈合，解除外固定为止。

第四阶段（临床愈合期）：伤后7~10周，骨折已达到临床愈合标准，除少数特殊情况外，外固定已解除。在固定期间所控制的某一方向不利于骨折愈合标准的关节活动，也应开始锻炼以恢复其功能。功能活动恢复后，即可做一些力所能及的工作，使各部位功能得到全面锻炼。

2. 被动锻炼

指患者肌肉无力尚不能主动活动需在医护人员的帮助下进行的辅助性活动。如骨多关节骨折，同侧肢体多发骨折，关节面受累的关节内骨折以及并发症严重不能自主活动的患者，均应在医护人员协助指导下做一些辅助性的被动活动。

（二）锻炼的原则

（1）锻炼必须以保持骨折对位、促进骨折愈合、功能恢复为前提。根据骨折的具体情况，对有利于骨折愈合的活动应加以鼓励；对骨折愈合不利的活动须严加控制。

（2）锻炼必须以恢复和增加机体的固有生理功能为中心。例如下肢骨折的锻炼以早期准备恢复肢体负重能力为目的；上肢锻炼时紧握拳头，目的是以筋束骨维持骨折断端稳定，恢复其握拳拿物的生理功能。

（3）锻炼应从整复后开始，贯穿骨折愈合的全过程。要循序渐进，由简到繁，逐步发展，顺势增强至功能恢复。

（4）锻炼要在医护人员的指导下进行，同时要发挥患者的主观能动性。医患密切配合，使患者掌握正确锻炼方法，可收到骨折愈合与功能恢复同时并进的效果。

（5）确定锻炼内容和运动强度，制定锻炼计划，应辨明病情，估计预后，应因人而异，因病而异。

（6）正确指导锻炼动作要领，是取得良好疗效的关键。主要是向患者解释锻炼的目的和意义及主要目标，鼓励患者坚持锻炼，提高患者的锻炼情绪。遵循循序渐进的原则，定期观察，评定效果，随时调整。

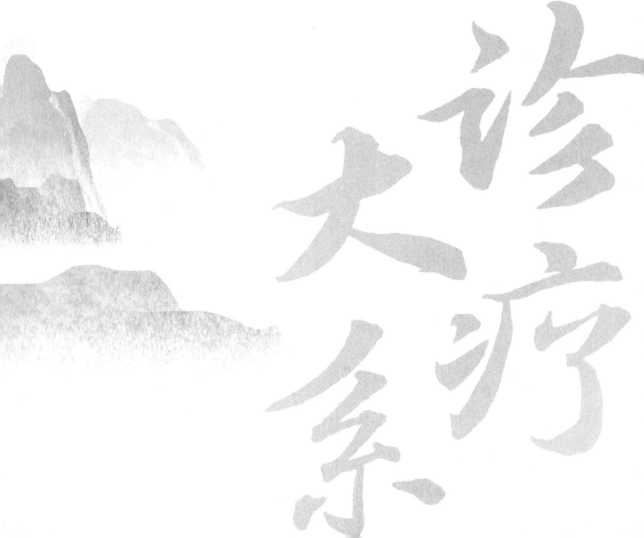

临床篇

第五章　上肢带骨及上肢骨折

第一节　肩胛骨骨折

肩胛骨骨折，是指位于背部的肩胛骨的骨折，多由直接暴力造成，因其前后均有丰厚的肌肉包绕，骨折较少见，约占全身骨折的 0.2% 左右，常常合并其他骨折或损伤，以上胸部多发肋骨骨折最常见，其他包括血气胸、肺挫伤、同侧锁骨骨折、颈椎损伤、臂丛神经损伤、锁骨下动脉损伤等。

一、病因病机

（一）西医学认识

肩胛骨位置表浅，可因直接暴力或间接暴力导致，其中直接暴力多见。单纯肩胛骨骨折一般情况下，虽有骨折但移位不严重。但肩胛骨骨折多伴有合并伤，骨折时遭受暴力较大，骨折类型因遭受暴力程度不同而不同。骨折的分类很多，有按解剖部位分类的 Bruce-Jesse 分型。

按骨折的解剖部位 Bruce-Jesse 分型

1 型　肩胛骨突骨折

　　1a：肩峰骨折。

　　1b：肩峰基底、肩胛冈骨折。

　　1c：喙突骨折。

2 型　肩胛颈骨折

　　2a：骨折线垂直，局限于颈部（位于肩峰基底和肩胛冈外缘）。

　　2b：骨折线斜行，穿过肩峰基底部或肩胛冈。

　　2c：骨折线水平走向。

3 型　肩胛盂窝，经关节骨折

4 型　肩胛体部骨折

（二）中医学认识

肩胛骨骨折在中医学中描述较少，见于清代吴谦《医宗金鉴·正骨心法要旨》的四卷，有肩髃骨折、肩髃板锹骨损伤、锹板子骨骨折、琵琶骨骨折、髃骨骨折等名称。《素问·宣明五气篇》曰："久视伤血，久卧伤气，久坐伤肉，久立伤骨，久行伤筋；肝主筋，脾主肉，肾主骨。"都说明肩胛骨的骨折分为内外两个方面，内为五脏虚弱，筋骨失养，外为遭受暴力，正所谓"邪之所凑，其气必虚"。

二、临床诊断

（一）辨病诊断

1. 临床表现

肩胛骨骨折多由直接暴力造成，多伴有合并伤，病情较重，出现背部及肩部的疼痛、瘀斑，肩部活动受限，呼吸活动时可有疼痛感，其诊断要点如下。

（1）外伤史　肩背部直接暴力史。

（2）疼痛　肩关节活动时疼痛加剧。

（3）瘀斑　肩胛部常有皮下瘀斑。

（4）功能障碍　肩关节不能充分外展。

2. 相关检查

（1）X 线检查　应拍摄肩部正后位、侧位、腋窝位及旋转前后位 X 线片。

（2）CT 检查　确定肩胛骨关节内骨折，查看肩胛骨骨折类型。

（3）MRI 检查　确定肩胛骨骨折线位置、关节囊等周围软组织及韧带的受损情况，鉴别病理性骨折。

（二）辨证诊断

肩胛骨骨折后局部瘀斑，肿胀疼痛，多为刺痛，痛有定处，夜间加重，局部压痛明显，可伴有纳差腹胀，舌质紫暗，或有瘀点瘀斑，舌下脉络迂曲，舌苔薄白，脉弦涩。骨折日久，可出现面色苍白、饮食减少、腰部酸困，头晕眼花、耳鸣、耳聋、倦怠乏力的症状，舌质淡白，舌苔薄白或薄黄，脉弦涩或细弱。

1. 气滞血瘀证

（1）临床证候　肩背部活动受限，活动时疼痛加重或不能活动，局部瘀斑，肿胀及疼痛，痛有定处，多为刺痛，夜间加重，局部压痛明显，舌质紫暗，或有瘀点瘀斑，舌下脉络迂曲，舌苔薄白，小便不利，脉弦涩。

（2）辨证要点　局部肿胀疼痛多为刺痛，痛有定处，夜间加重，舌质紫暗，脉弦涩。

2. 肝肾亏虚证

（1）临床证候　骨折日久，肌肉萎缩，活动时疼痛，屈伸不利，疼痛，多为闷痛，肢体静止时疼痛减轻或消失，同时兼有腰酸膝软、头晕眼花、耳鸣、耳聋、倦怠乏力的症状，舌质淡，舌苔薄白或薄黄，脉弦涩或细弱。

（2）辨证要点　骨折日久，有腰酸膝软、头晕眼花；兼阳虚者可见畏寒肢冷、面色苍白；兼阴虚者全身燥热，舌质红，苔薄黄。

三、鉴别诊断

（一）西医学鉴别诊断

1. 肩关节脱位

同样有外伤史，有肿、痛和肩关节活动受限，但外伤史中，肩关节脱位多为旋转性牵拉力所致。患肩有弹性固定和关节

盂空虚感。X 线片及 CT 可鉴别。

2. 锁骨骨折

同样有外伤史，有肿、痛和肩关节活动受限，主要是压痛的部位不一样，活动肩关节时疼痛的程度不一样，X 线片及 CT 可明确诊断。

（二）中医学鉴别诊断

1. 颈痹

颈痹是以颈部及肩背部疼痛、颈部僵硬，伴一侧肩、上肢痛或上臂和前臂的放射痛，内因过度劳损，外因风寒湿邪侵袭而引起经脉气血痹阻不通所致。

2. 肩背部筋伤

肩背部筋伤主要表现为肩背部疼痛，多有明确的直接暴力、扭伤、牵拉史，疼痛程度较骨折轻，肿胀较轻，一般不伴有畸形，经休息后可明显缓解。

四、临床治疗

（一）提高临床疗效的要素

（1）根据肩胛骨骨折的类型选择不同的治疗手段。

（2）一定要注意肩胛骨骨折是否合并周围组织结构损伤。

（3）选择手术治疗要注意保护周围血管神经等重要结构。

（4）坚强的固定后要注意早期的功能锻炼，以预防肩关节粘连。

（二）辨病治疗

肩胛骨骨折的治疗主要取决于患者的骨折部位、类型、移位程度、骨折的稳定性、患者年龄、受伤时间和伤前健康状况等综合因素。其治疗的方法不外乎两大类：第一类是保守治疗，也即非手术治疗，如牵引、夹板、石膏外固定等；第二类是手术治疗，主要是切开复位内固定等手术方

式。治疗的目的是使骨折处稳定，尽早进行功能锻炼，避免其他并发症的发生，恢复患肢的功能。

1. 非手术治疗

无移位或稳定骨折，都具有足够的稳定性，均可行非手术治疗。另外对于高龄患者，伴有高血压、冠心病、糖尿病等慢性疾病，全身状况较差不能适应手术，或坚决拒绝手术治疗的患者可行保守治疗。复位手法如下。

（1）肩胛体横断或斜形骨折　患者侧卧或坐位，术者立于背后，一手按住肩胛冈以固定骨折上段，另一手按住肩胛下角将骨折下段向内推按，使之复位。

（2）肩胛颈骨折　患者仰卧，肩外展70°~90°，术者立于患者外后侧，一助手握其腕部，另一助手用宽布带在腋下绕过胸部，两助手行拔伸牵引。然后术者一手由肩上偏后方向下，向前按住肩部内侧，固定骨折近端，另一手置于腋窝下方，将骨折远端向上向后推顶，矫正骨折远端向下、向前的移位；再将肩关节外展70°位置，屈肘90°，用拳或掌叩击患肢肘部，使两骨折端产生纵向嵌插，有利于骨折复位后的稳定和骨折愈合。

（3）肩胛盂骨折　患者坐位，助手双手按住患者双肩，固定患者不使动摇。术者握患侧上臂将肩关节外展至70°~90°，借肌肉韧带的牵拉，即可使骨折复位，整复时应注意不可强力牵引和扭转。

（4）肩峰骨折　肩峰基底部骨折向前下方移位者，患肢屈肘，术者一手按住肩峰，一手推挤肘关节向上，使肱骨头顶压骨折块而复位。

2. 手术治疗

（1）手术指征

①肩峰骨折：移位大于5~8mm，下陷畸形，妨碍肩峰下关节活动。

②肩胛冈骨折：移位大于8mm，影响功能。

③喙突骨折：压迫神经血管束或存在喙肩、喙锁韧带损伤。

④肩胛颈骨折：横断面或冠状面上成角畸形大于40°，骨折移位大于10mm，经牵引治疗无效或合并多发损伤。

⑤肩胛骨体部骨折：粉碎性肩胛骨骨折或肩胛骨体部外缘骨折刺入盂肱关节。

⑥盂缘骨折：合并肱骨头脱位，有肩关节失稳，骨折移位大于10mm。

⑦盂窝骨折：累及盂窝前部1/4或后部3/4，关节面阶梯移位在3~5mm以上或伴有多发损伤。

（2）手术入路

①前方入路：用于处理喙突和盂缘前部骨折。但牵开三角肌显露深层结构时，易伤及头静脉、胸外侧静脉、胸肩峰动脉，术中出血可较多，有时需结扎头静脉，且外侧方显露不充分，使适用范围较狭窄。

②后方入路：用于处理体部、肩胛冈、盂缘后部、盂窝及肩胛颈骨折，是最常采用的手术入路，可以充分显露肩胛骨体中内外缘、肩胛颈及盂缘后方骨折。对骨折行内固定时，应注意勿损伤肩胛上神经、血管及三边孔、四边孔内容物。

③外侧入路：肩胛骨外侧缘入路上段经冈下肌和小圆肌间隙进入，显露肩胛盂的后下方和肩胛体的外侧部分，下段由冈下肌和大圆肌间隙进入，显露肩胛体和肩胛角的外侧部分。该入路显露简便，术野满意，可任意向远端延长，尤其是显露肩胛骨颈肩峰基底部更是比较充分，为能满意复位接骨板内固定提供了条件，且创伤小，不易损伤血管、神经。但是该入路完全居于肩胛骨外侧，不利于充分显露和复位内侧的骨折。

（3）手术固定方式　大多数骨折类型（体部、颈部、肩峰、肩胛冈）多选择重建接骨板进行固定，接骨板可在各个方向上折弯后适应肩胛冈和肩胛骨外缘骨脊，固定恢复解剖结构，对于小片的盂窝、盂缘、肩峰及喙突骨折可用克氏针或螺钉，包括可吸收螺钉进行内固定。

（三）辨证治疗

根据骨折中医分型，可以按照分型辨证论治。

1. 气滞血瘀证

治则：活血行气，通络止痛。

方药：活血祛瘀汤。药用丹参 30g、当归 9g、赤芍 9g、鸡血藤 15g、桃仁 6g、延胡索 9g、郁金 9g、三七 3g（研）、香附 9g、枳壳 6g、广木香 6g、甘草 3g。若肿胀严重者加薏苡仁 50g、泽泻 20g；瘀血阻滞疼痛甚者加乳香、没药各 9g。

2. 肝肾亏虚证

治则：阳虚型补益肝肾，温阳通督止痛；阴虚型补肾，滋阴通督止痛。

方药：偏阳虚者，右归丸加减。药物有熟地黄 15g、怀山药 20g、山茱萸 15g、枸杞子 20g、菟丝子 20g、鹿角胶 20g、杜仲 25g、肉桂 20g、当归 15g、熟附子 15g、白芷 12g、防风 12g、香附 15g。偏阴虚者，左归丸加减。药物有熟地黄 15g、枸杞子 20g、怀山药 20g、山茱萸 15g、菟丝子 20g、鹿胶 20g、龟甲胶 20g、白芷 12g、防风 12g、香附 15g 川牛膝 20g。若兼有寒湿症状可加熟附子 5g、肉桂 10g。气虚明显者可加黄芪 15g、党参 15g。

（四）新疗法选粹

1. 桥接内固定系统治疗

陈西政等采用桥接内固定系统治疗肩胛骨骨折 20 例，术中采用后方改良 Judet 入路置入桥接内固定系统，结果 20 例均顺利完成手术，随访平均 7.2 个月未出现螺钉松动、固定棒断裂等并发症，优良率达到 90% 左右，他们认为桥接内固定系统治疗

肩胛骨骨折操作方便简单、固定灵活牢靠、手术损伤小、骨折愈合快，临床效果确切。

2. 3D 打印模型个性化治疗

胡海洋等报道 3D 打印模型个性化治疗肩胛骨粉碎性骨折 10 例患者，术前均行 CT 三维重建，数据输入 3D 打印机后实施 3D 打印制作肩胛骨骨折模型，根据模型确定手术方案。采用改良的 Judet 肩后方入路和外侧 Hardegger 入路相结合。平均随访 12 个月无骨折块移位、螺钉松动或钢板断裂、切口感染等并发症发生。优良率 > 90%。他们认为结合 3D 打印模型个性化治疗肩胛骨粉碎性骨折，可以在术前演练手术方案，术中减少对软组织的过多剥离，手术时间短，出血量少，并发症少，术后骨折愈合快，配合良好的康复锻炼，肩关节功能恢复好，疗效确切。

五、预后转归

肩胛骨骨折发生后，在治疗前应具体分析有哪些影响骨折的因素，也是影响预后的重要因素。

1. 年龄因素

肩关节功能因年龄和性别而异。这与关节软骨自身的修复能力、肩周肌群的生理状态及其恢复程度等有关。

2. 骨折错位情况

影响骨折复位的常见因素为手术时机、入路选择及骨折类型等。合并多发肋骨骨折、血气胸及颅脑损伤的患者，急需处理危及生命的损伤延误手术时机，造成复位困难。

3. 术前预估不足

术前对肩袖、韧带、盂唇或关节囊等软组织损伤的估计不足或术中处理不当。因此，对于严重肩盂骨折，术前应常规进行 MRI 检查。早期对神经损伤缺乏特异性检查及定位诊断，如臂丛神经不全损伤、桡神经损伤、肩胛上神经及腋神经损伤等。

4. 术后因素

术后并发症或康复治疗不当，这是影响早期关节功能恢复的主要原因。远期疗效主要与复位质量、固定强度及康复技术等因素有关，骨折残存移位＞3mm的患者，常有创伤性关节炎的发生。

六、预防调护

（一）预防

1. 肩胛骨骨折的预防

注意对肩部的保护，防止外来暴力的伤害，避免剧烈不适宜的活动，防止摔倒时肩部着地。

2. 肩胛骨骨折的并发症及预防

（1）术后切口感染 积极处理，维持固定，防止扩散。

（2）创伤性关节炎 直接因素是关节内骨折复位不良。潜在因素是肩袖损伤可使盂肱关节承载的压应力转变为剪切应力，引起关节失稳，诱发软骨退变及形成骨性关节炎，Neer称之为肩袖损伤性关节病。

（3）异位骨化 骨折早期避免不适宜的剧烈活动而加重出血造成骨化。

（4）创伤后肩关节不稳定 脱位不能自行复位，半脱位可自复，病因病理：①盂骨折，关节内有游离骨块、盂缘后下方缺损或骨折畸形愈合使肩盂变浅等。②肩盂倾斜角度改变。③肩袖后上方撕裂（冈上肌、冈下肌）或肩胛下肌破裂。

（5）肩关节外展受限、肌力减弱 好发于肩胛颈骨折。此外，骨折畸形愈合、肌肉瘢痕挛缩及骨痂过度生长等是导致肩胛胸壁粘连、固定，影响肩胛骨滑动的主要原因。

（6）肩胛胸壁综合征 又称肩胛肋骨综合征，其病因是肩胛胸壁之间的软组织异常，除引起局部症状外，疼痛可放射至颈肩、胸部和手。

（7）弹响肩胛 创伤因素包括：①肩胛骨脊柱缘骨折。②肩胛骨骨折错位畸形愈合或骨痂过度生长。③肋骨骨折畸形愈合。④肩胛下肌萎缩或瘢痕形成等。

（8）僵臂综合征 肩关节丧失活动能力，反复出现能缓解的关节绞索及疼痛。

（9）创伤性肩峰撞击征 肱骨头及大结节反复撞击肩峰前缘及其下面前方，引起局部骨赘增生、硬化，肩峰下滑囊受压，造成肩部疼痛，肌力减弱，活动受限。

（10）假性肩袖损伤 好发于体部及冈骨折，症状可能与伤后肩袖肌群的出血有关。

（11）肩胛上神经损伤 Ⅰ型盂窝上半横形骨折，常伴发肩胛上神经损伤。

（12）肩胛上神经术后卡压 在肩胛上切迹横韧带下或绕行冈盂切迹时受到嵌压，产生肩胛区疼痛、肌肉萎缩无力、肩关节外旋受限等。

（二）调护

1. 心理疏导

针对骨折后出现紧张、焦虑、悲观、痛苦等多种情绪反应，有的放矢地进行心理疏导。

2. 功能锻炼

正确指导患者进行患肢及全身功能锻炼，促进患者消肿及骨折愈合。

（1）肩胛骨骨折早期 整复固定1~2周。可以练习手部及腕、肘关节的各种活动。如"抓空增力""左右侧屈""掌屈背伸""托手屈肘""肘部伸屈"。

（2）肩胛骨骨折中期 整复固定2~3周。做肩部后伸活动（左"8"字绷带固定或三角巾固定下），如"屈肘耸肩""外展指路""后伸探背""弯腰划圈"等。

（3）肩胛骨骨折后期 整复固定3~4周。可逐渐做肩关节的各种活动。重点是外展和旋转活动。如"外展指路""弯腰划圆""上肢回旋"等。

3. 出院指导

出院后要告诫患者 3 个月内避免患侧提拉重物，以免再次骨折。定期复查。

七、评述

（一）中医中药应用

1. 肩胛骨骨折初期

肩胛骨骨折初期，肩胛骨的血供丰富，骨折必伴筋脉断裂，血溢脉外必成离经之血，瘀滞于肩部周围肌肤腠理、脏腑之间，气血同源，气滞则肿，血瘀则痛，则多气血瘀滞之实证。治宜攻破，辨证选用攻下逐瘀、行气化瘀、破血祛瘀等法。平乐正骨祖传方剂有加味血肿解汤、活血疏肝汤等，常用桃仁、红花、川芎、当归、生大黄、地鳖虫等药物，在破的同时，应重视有无亡血之证，亡血当补。总之，初期多为实证，治疗多用攻逐之法，但此类药性多峻猛，用药注意整体辨证，以免攻伐太过而伤气血。

2. 肩胛骨骨折中期

肩胛骨骨折中期，骨折经手法或手术治疗后，初期破血逐瘀等使用后，瘀血未尽，继用破法可伤正气，故应以"和"为主，用调和气血、通经活络之药，以达祛瘀生新、接骨续筋之功。平乐正骨常用方剂有活血灵汤、通络舒筋汤等。

3. 肩胛骨骨折后期

肩胛骨骨折后期，骨折经过系统治疗即将愈合，此期因久病体弱，或日久气血两虚，肝肾不足，多为虚证，虚则补之，治宜以补益气血、滋补肝肾为主。常用方有加味当归补血汤、加味益气汤、补肾益气壮骨丸等。

（二）保守治疗

一般来说，肩胛骨被肌肉包绕，形成保护肉垫，加之肩胛骨边缘部分明显增厚，且在胸壁上活动度甚大，受外力后的移位缓冲了暴力强度，一般移位小，属稳定性骨折，采用保守治疗即可。对体部、肩峰、肩胛冈及喙突的稳定性骨折，多数仅予三角巾悬吊 3~4 周，无需特殊处理。Zlowodzki 等对 520 例肩胛骨骨折进行了系统回顾，他们发现 99% 的单纯肩胛体骨折和 83% 的单纯肩胛颈骨折采用非手术治疗，分别有 86% 和 77% 的病例取得了良好的疗效。

（三）手术治疗

对于明显移位的肩胛骨骨折，严重影响患者的生活和工作，可采用开放复位内固定治疗，并发症少，疗效好，骨折愈合快。Dienstknecht 等回顾总结 22 篇研究文献中共 463 例肩胛骨骨折患者，其中手术治疗 234 例，分析提示手术治疗在缓解疼痛、骨折愈合等预后方面比非手术治疗更有优势，手术治疗患者术后运动幅度比非手术治疗患者稍差，但仍可满足生活需求。综合文献报道认为，对于伴有疼痛性骨不连、移位 >10mm 的肩胛骨突起部骨折应进行手术治疗，但要注意避免神经损伤、肩峰撞击等并发症。

第二节　锁骨骨折

锁骨骨折是上肢骨折的常见病之一，锁骨呈"S"形架于胸骨柄与肩峰之间，是连接上肢与躯干的骨性支架。锁骨位于皮下，位置表浅，受外力作用时易发生骨折，发生率占全身骨折的 5%~10%，占肩部骨折的 53.1%。多发生在儿童及青壮年。锁骨中 1/3 是内外两端的移行交界处，是力学薄弱点，易发生骨折。

一、病因病机

（一）西医学认识

锁骨骨折多因肩部外侧或手掌受到外力，譬如跌倒时手掌先着地，外力经肩锁关节传至锁骨而造成，间接暴力较多见，骨折形态以短斜形骨折为多见。临床可分为内 1/3、中 1/3 和外 1/3 骨折。中 1/3 骨折患者相对较多见，其移位也较明显，内侧段因胸锁乳突肌的牵拉向后上方移位，外侧段因上肢的重力和三角肌牵拉则向前下方移位。直接暴力临床较少见，它多引起横断或粉碎骨折。锁骨骨折严重移位时，后方的臂丛神经和锁骨下动、静脉可能合并损伤。婴幼儿锁骨骨折多为青枝骨折，骨折往往呈向上的成角畸形。

（二）中医学认识

我国古代典籍对锁骨骨折的解剖部位、骨折的病因和治疗方法均有描述。《医宗金鉴》："柱骨者，膺上缺盆之外，俗名锁子骨也。内接横骨，外接肩解也"，是对其解剖位置的描述。《医宗金鉴·正骨心法要旨》曰："击打损伤，或骑马乘车，因取物偏坠于地，断伤此骨。"明代朱橚《普济方·折伤门》说："缺盆骨损折法，令患者正坐，提起患人胳膊，用手揣捏骨平正，用乳香消毒散敷贴，以软绢掩如拳大，兜于腋下，上用一薄板子，长寸阔过半，软纸包裹按定。止用鹰爪长带子栓缚定……病痛消后，次伸拿手指，以后骨可如旧。"由此看来，古代医家对锁骨骨折的复位方法及腋垫固定等均有比较成熟的认识，一直沿用至今。

二、临床诊断

（一）辨病诊断

1.临床表现

有明确外伤史，以间接暴力多见。锁骨骨折部位肿胀、瘀血，外观可有凹陷畸形，可触及骨擦感，锁骨有叩痛，头倾向患侧，下颏部转向健侧，从肘下托起或提拉上肢出现哭闹或痛苦面容，患肩及上臂拒绝活动。其诊断要点如下。

（1）有外伤史。

（2）多发于锁骨中 1/3 或中外 1/3 交界处。

（3）主要症状　骨折局部肿胀压痛明显，有移位骨折可触及异常活动及骨擦音。

2.相关检查

（1）X 线检查　可明确诊断，双侧对比能确定是否存在骨折或脱位，并确定骨折及脱位的类型及移位情况。

（2）CT 检查　对于可疑骨折脱位又因外伤体位受限等原因 X 线不能确诊的，可行 CT 检查以明确诊断。

（3）MRI 检查　MRI 检查可明确锁骨相关的韧带、肌肉损伤情况，以及了解合并神经、血管损伤的情况。还可评估骨折及脱位的情况、软组织的损伤程度、肩锁关节退行性改变的程度。

（二）辨证诊断

锁骨骨折按骨伤科三期辨证治疗，伤后 2 周以内属损伤早期，血脉受伤，恶血留滞，壅塞于经道，瘀血不去则新血不生。伤后 3~6 周属中期，局部肿胀基本消退，疼痛逐渐消失，"瘀肿虽消未尽，筋骨虽连而坚"。伤后 7 周以上属晚期，多出现正气虚损。

1.血瘀气滞证

（1）临床证候　锁骨骨折部位肿胀、瘀血，外观可有凹陷畸形，可触及骨擦感，锁骨有叩痛，头倾向患侧，下颏部转向健侧，活动受限，患肩及上臂拒绝活动。舌质暗，或有瘀斑，舌苔薄白或薄黄，脉弦。

（2）辨证要点　局部肿痛，活动受限，畸形，可触及骨擦感，舌质暗，舌苔薄白，脉弦。

2. 瘀血凝滞证

（1）临床证候　锁骨骨折部位轻度肿胀、瘀血，疼痛较轻，活动时疼痛加重，痛处拒按，骨擦音和骨擦感基本消失，活动功能受限，舌质暗紫，或有瘀斑，舌苔薄白或薄黄，脉弦。

（2）辨证要点　疼痛呈刺痛，有上肢活动受限，舌质有瘀斑，舌苔薄黄，脉沉涩。

3. 肝肾不足，气血虚弱证

（1）临床证候　锁骨处疼痛轻微，多为闷痛或缓痛，痛无定处，肿胀较轻，同时兼有腰酸膝软、头晕眼花、耳鸣、耳聋，肌肉萎缩，精神萎靡，疲倦乏力，面色少华、失眠多梦、健忘，舌质淡，苔白，脉沉细或细数。

（2）辨证要点　疼痛呈闷痛，常伴有腰酸膝软、头晕眼花、肌肉萎缩，舌淡苔白脉沉细。

三、鉴别诊断

（一）西医学鉴别诊断

1. 肩锁关节脱位

锁骨外端高于肩峰，甚至形成梯状畸形，向下牵拉上肢时，骨外端隆起更明显；向下按压骨外端可回复，松手后又隆起；X线片显示肩锁关节脱位。

2. 胸锁关节脱位

两侧胸锁关节不对称，可有异常活动，锁骨内端可突出或空虚。影像学检查可明确诊断。

（二）中医学鉴别诊断

锁骨部筋伤

主要表现为锁骨周围疼痛，多有明确的外伤史，但疼痛程度较骨折轻，肿胀较轻，一般不伴有畸形、骨擦音和骨擦感，

经休息后可明显缓解。

四、临床治疗

（一）提高临床疗效的要素

（1）根据锁骨骨折的类型和移位程度选择合适的治疗手段。

（2）保守治疗时需保持挺胸姿势，并注意血管、神经受压迫情况。

（3）手术治疗时术中需注意减少锁骨骨折端骨膜的剥离。

（二）辨病治疗

锁骨骨折的治疗分两类，第一类是保守治疗，也即非手术治疗，如牵引、石膏外固定等；第二类是手术治疗，主要是内固定等手术方式。

1. 非手术治疗

（1）幼儿锁骨有移位骨折　患儿由家长揽抱或坐位，助手在患儿背后用双手扳住患儿两肩外侧，两拇指顶住肩胛向背后徐徐用力拔伸，使患儿挺胸、肩部后伸，以矫正重叠移位，术者用拇、食、中三指以提按手法，将远端向上向后端提，将近端向下向前按压，使之复位。

（2）少年及成年人锁骨骨折

①膝顶复位法：令患者坐凳上，挺胸抬头，上肢外旋，双手叉腰，术者在背后一足踏于凳缘上，将膝部顶住患者背部正中，双手握其两肩外侧，向背后徐徐拔伸，使患者挺胸、肩部后伸，以矫正骨折端重叠移位。如仍有侧方移位，术者以一手拇、食、中指用捺正手法矫正之，亦可由一助手用膝部顶住患者背部正中，双手握其两肩外侧，向背后徐徐拔伸，待重叠移位矫正后，术者站于患者前面，并以两手拇、食、中指分别捏住两骨折端，将骨折近端向前向下推按，骨折远端向后向上端提，使之复位。

②卧位复位法：对于肌肉发达强壮者，坐位挺胸抬头法如果复位困难，可以让患者平躺，胸背部后放小的软枕，使肩外展，平卧3~5分钟后，肌肉自然放松，便于锁骨复位。复位后坐位维持，再按常规包扎固定。

（3）固定 对无明显移位的锁骨骨折，可给予前臂吊带或三角巾悬吊制动即可，有移位骨折的固定方法较多，可根据具体情况选择使用。儿童有移位骨折一般固定3~4周，成人固定4~6周，粉碎骨折至少固定6周以上。

①前臂吊带或三角巾悬吊制动：对无明显移位的锁骨骨折，予前臂吊带悬吊制动即可；对幼儿无移位骨折或青枝骨折用三角巾悬吊患侧上肢2~3周。

②"8"字绷带固定：固定时先在两腋下各置一块厚棉垫，用绷带从患侧肩后起，经患侧下绕过肩前上方，横过背部，经健侧腋下，绕过健侧肩前上方，绕回背部至患侧腋下，如此反复包绕8~12层，用胶布粘贴绷带末端。包扎后，用三角巾悬吊患肢于胸前。

③双圈固定法：将事先准备好的大小合适的两个固定棉圈分别套在两侧肩部，从背后紧拉固定圈，用短布带将两固定圈的后下部紧紧扎住。用另一条短布带松松扎住两圈的后上部，用长布带在胸前缚住两圈前方。胸前及背侧上方两布带的作用，主要是防止固定圈滑脱，不能过紧，特别是前侧布带，过紧则使肩部前屈，失去固定作用。最后在患侧腋窝部的圈外再加缠棉垫1~2个，加大肩外展，利用肩下垂之力，维持骨折对位固定时，患者应保持挺胸抬头双手叉腰，以防复位后的骨折端重新移位。移位明显者，可根据移位情况在骨折部放置固定垫和弧形短夹板固定。

2. 手术治疗

（1）髓内固定 适用于锁骨中段骨折，选用克氏针或弹性钉作为固定材料均可。由骨折端逆行向外穿入一克氏针，通过肩峰穿出皮肤复位骨折，再将克氏针穿入近骨折端内，克氏针外端留适当的长度，将针尾折弯、剪断、埋于皮下，以防止针在固定中移位。如选用弹性钉，则需行闭合复位，弹性钉顺行从锁骨远端插入通过骨折端止于锁骨胸骨端，针尾剪断埋于皮下即可。

（2）钢板螺丝钉髓外内固定 适用于锁骨各部位骨折，在臂丛麻醉下，患者仰卧位或半坐卧位，患肩垫高。以骨折部为中心沿锁骨走行作切口，长度根据骨折形态及钢板长度而定。切开皮肤及深筋膜，行骨膜下剥离，重建显露骨折端，清除血肿及肉芽组织，进行整复，将钢板置于锁骨上方或偏前方。先安放钢板，然后用电钻钻孔，用丝锥攻丝后拧入合适长度的皮质骨螺钉。如遇长斜形骨折或蝶形骨折片，则可以用拉力螺钉技术进行固定。

（3）锁骨钩钢板内固定 锁骨钩钢板是一种一侧带横钩的特殊类型钢板，钩朝向外侧，钩住肩峰，内侧钢板上带螺钉孔，可以固定锁骨外侧，把上抬的锁骨外侧下压，适用于锁骨远端骨折或肩锁关节脱位。

（三）辨证治疗

内服和外用药物是治疗骨折的两个重要方法。以"跌打损伤，皆瘀血在内而不散也，血不活则瘀不能去，瘀不去则折不能续"和"瘀去、新生、骨合"作为理论背景。内服和外用药物，对纠正因损伤而引起的脏腑、经络、气血功能紊乱，促进骨折的愈合均有良好的作用。锁骨骨折根据不同的时期即阶段具体辨证治疗如下。

1. 血瘀气滞证

治则：活血化瘀，消肿止痛。

方药：舒筋活血汤加减。药物：羌活9g、防风6g、荆芥6g、独活9g、当归9g、续断 9g、青皮 6g、牛膝 9g、五加皮 9g、杜仲 9g、红花 9g、枳壳 6g。若肿胀严重者加薏苡仁 50g、泽泻 20g。

2. 瘀血凝滞证

治则：舒筋活血，强壮筋骨。

方药：壮筋养血汤加减。药物：白芍 9g、当归 9g、川芎 6g、川断 12g、红花 5g、生地 12g、牛膝 9g、牡丹皮 9g、杜仲 6g。瘀血阻滞疼痛甚者加乳香、没药各 9g。

3. 肝肾不足，气血虚弱证

治则：补肝肾，舒筋活络。

方药：补肾壮筋汤加减。药物：熟地黄 12g、当归 12g、牛膝 10g、山茱萸 12g、茯苓 12g、续断 12g、杜仲 9g、白芍 9g、青皮 6g、五加皮 9g。若兼有寒湿症状可加熟附子 5g、肉桂 10g。气虚明显者可加黄芪 15g、党参 15g。

（四）新疗法选粹

锁骨复位器治疗

张弢研制的锁骨复位器的主要结构有底盘、撑起结构、肩部压板、连接于肩部压板的可调式导向器以及连接撑起结构的传动装置。主要用于复位锁骨中段骨折，将锁骨复位器置于手术床上部，患者仰卧于其上，将压板置于肩部上方。颈丛麻醉或全身麻醉，消毒铺单后，将压板按下紧压肩部外侧，摇动手柄使撑起结构向上撑起躯干，使锁骨两端伸长以复位冠状面重叠移位。如果由于肌肉牵拉，锁骨骨折同时存在上下移位，可调节导向器至合适的长度和角度，向移位的骨折断端植入克氏针，通过调节导向器的长度和角度复位骨折上下移位。骨折复位成功后，应用复位器维持复位，应用记号笔绘出锁骨的轮廓，根据骨折线的位置和走形选择合适的接骨板，应用 C 型臂 X 线机透视确认下，采用经皮微创植入接骨板和螺钉固定骨折，具有手术创伤小、术后发生感染等并发症风险低等优点。锁骨骨折复位器操作简便，在临床应用上取得了满意效果。

五、预后转归

锁骨骨折的预后较好，多能顺利愈合，恢复正常活动，但这取决于选择合理的治疗方法。幼儿锁骨骨膜较厚，骨折后若移位不大，均能达到顺利愈合，预后转归良好。成人锁骨骨折和这些因素密切相关，年龄、治疗时机、错位程度、局部损伤程度、局部血运破坏程度、骨膜损伤情况均影响后期恢复，一般经过积极的正确治疗，均能恢复到正常状态，不留后遗症。反之处理不当易形成骨不愈合等假关节现象。

六、预防调护

（一）预防

1. 锁骨骨折的预防

幼儿防止高处跌落，成人注意肩部保护，防止肩部遭受外伤等情况发生。

2. 锁骨骨折的并发症及预防

（1）疼痛　伤后冷敷局部减少出血，2 天后热敷，促进瘀血消散；采用半卧位，可使患者睡卧舒适，减轻疼痛，还可使用松弛疗法、针刺疗法、按摩等，必要时使用止痛药。

（2）畸形愈合　锁骨骨折畸形愈合通常无明显症状，主要影响患处外观，有研究表明一定程度的畸形愈合影响患肢功能，有症状的锁骨畸形愈合，如疼痛、威胁到锁骨下神经血管束及患肢无力等，可手术治疗。

（3）骨不连　锁骨远端骨折保守治疗，易发生骨不连。有症状的锁骨骨不连常采用切开复位接骨板内固定治疗；对于肥大型骨不连须切开复位，取局部骨质植骨坚强内固定治疗；对于萎缩型骨不连需常规取髂骨植骨以恢复锁骨长度及减少骨愈合时间。锁骨远端骨不连的治疗方法取决于远端骨块的大小，如果远端骨块较小且喙锁韧带完整，建议切除远端骨块；如果远端骨块较大，则采取切开复位内固定治疗，方法同新鲜锁骨远端骨折的治疗。

（4）感染　伤口感染是锁骨骨折术后较常见的并发症，其发生率约为5%。大部分伤口感染可通过局部清创换药、抗生素及骨折愈合后取出内固定物得到控制。

（5）术后再次骨折　锁骨骨折术后再次骨折发生率为1%~2%。由于接骨板并不覆盖锁骨全长，术后患肩外伤则可能导致原接骨板的近端或远端锁骨骨折。常需采用更长的接骨板内固定治疗。

（二）调护

（1）患者行保守治疗固定期间，站立行走时要求患者双手叉腰，昂首挺胸，这样骨折断端在外固定及患者的配合下，才能稳定，有利于骨折愈合。

（2）睡觉时头部不能垫枕，要把枕头垫在背上，不能患侧卧位。

（3）固定期间要密切观察患侧上肢血运情况，防止神经及血管的压伤。

七、评述

（一）中医中药应用

锁骨骨折归属于中医学的"骨折病"，其治疗主要有两个大的方面，一是按中医的三期辨证用药，二是内服药外用药相结合。因锁骨为上肢骨，故在中药应用时多加用引经药羌活、桂枝等。早期肩关节活动受限，血离经脉，瘀积不散，经络受阻，治以活血化瘀、利气止痛为主。内服方用活血止痛汤等加减，药用当归、红花、三七、地鳖虫、生地黄、丹参、桃仁等；中成药可用七厘胶囊等活血止痛药；外用消瘀止痛膏等。中期肿胀逐渐消退，疼痛明显减轻，治宜和营生新、接骨续筋，用养血通络、强筋壮骨药物，如新伤续断汤等。后期疼痛消退，骨痂生长，但骨不坚强，功能尚未恢复，内治宜补肝肾、壮筋骨、养气血，适当补益脾肾，方用壮筋养血汤等；外用坚骨壮筋膏等，关节强直、筋脉拘挛者，可用海桐皮汤等熏洗。

（二）保守治疗

患者身体素质较差、不能耐受手术或主观不愿接受手术的患者可采取保守治疗，方法为前臂吊带或三角巾悬吊制动、"8"字绷带固定、"T"型夹板固定法、多功能肩锁固定带固定法、斜"8"字绷带固定等。保守治疗只适用无明显移位的锁骨骨折患者。如果骨折严重，采用保守治疗时骨折断端没有有效的加压复位，容易出现锁骨下血管损伤、胸部损伤、气血胸等并发症的危险，还增加了患者的痛苦和护理的困难。因此根据病情采取合理的治疗方案，争取早日康复，提高生活质量。

（三）手术治疗

手术治疗包括髓内固定、接骨板螺丝钉髓外内固定、锁骨钩接骨板内固定。髓内固定适用于锁骨中段骨折，选用克氏针或弹性钉作为固定材料均可，具有软组织剥离少、对骨折端血运损伤小、操作简便、局部瘢痕小，最大限度适应其S形内腔，接触面大，阻止弹性钉在髓腔内的滑动和退出等优点。接骨板螺丝钉髓外内固定适用于锁骨各部位骨折。锁骨钩接骨板是一种一侧带横钩的特殊类型接骨板，适用于锁骨远端骨折或肩锁关节脱位。钩接骨板的特点是按解剖形态设计，符合"S"状外形，利用自身强度和杠杆原理，在锁骨骨折两端产生持续稳定的压力，对抗胸锁乳突肌的牵引力，可以避免内固定松动脱出，同时可为周围软组织提供稳定无张力环境，提高韧带及软组织的愈合质量。同时，允许肩锁关节微动，使患者早期就可以进行肩关节活动，利于患肩的功能恢复。缺点是也有一定的应力遮挡，并有肩峰下撞击之虞。

第三节　肱骨外科颈骨折

肱骨外科颈骨折是指肱骨解剖颈下2~3cm处的骨折，此处位于大、小结节下缘与肱骨干的交界处，由松质骨向皮质骨过渡且直径稍细，是力学和解剖学薄弱区，骨折较为常见，各种年龄段均可发生，老年人较多。

一、病因病机

（一）西医学认识

1. 按骨折部位受力大小和移位程度分类

（1）裂纹骨折　肩部外侧受到直接暴力，造成大结节骨折合并肱骨外科颈裂纹骨折。

（2）外展型骨折　由间接暴力造成，骨折近段内收，远段外展。骨折远段外侧的骨皮质嵌插于骨折近端内侧或两骨折端重叠移位，远端位于近端的内侧，形成向内成角畸形。

（3）内收型骨折　较少见，亦因间接暴力造成。因外力使骨折近段外展，骨折远段内收。骨折远端与近端的外侧嵌插或重叠移位于骨折近段的外侧，形成向外成角畸形。

（4）骨折合并脱位　骨折后由外力的继续作用，除引起骨折外，还会将肱骨头从关节腔内推出，造成骨折合并脱位。

2. Neer 分型

将肱骨外科颈骨折分为以下类型：

I 型　单一外科颈骨折，或合并有大结节骨折，移位小于 1cm，成角小于 45° 骨折稳定，又称为"一部分骨折"。

II 型　骨折位于解剖颈，移位大于 1cm，或成角畸形大于 45°，肱骨头与肱骨端成为分离的两部分，又称为"二部分骨折"。

III 型　在第二型的基础合并有大结节或小结节骨折，又称为"三部分骨折"。如果合并大结节和小结节同时骨折，又称为"四部分骨折"。

IV 型　在第一型的基础上，合并大结节撕脱骨折，伴有明显移位或大结节的面骨折，常伴有肩袖损伤。

V 型　有小结节骨折并有移位。

VI 型　肱骨上端骨折合并肱盂关节脱位。

（二）中医学认识

我国古代典籍对肱骨外科颈骨折的分类和治疗方法均有一定的认识。如元代李仲南《永类钤方·二十二卷》就已将此骨折分向前、向后、向内成角三种类型，并介绍采用布袋悬腕于胸前或背后以矫正骨折的向前或向后成角的固定方法，以及采用内收患肢以矫正骨向内成角。

二、临床诊断

（一）辨病诊断

1. 临床表现

有明确外伤史，以间接暴力多见。局部肿胀、疼痛、功能障碍。患肢不能动，一手托患肢，局部有压痛，肩关节活动障碍。

2. 相关检查

（1）X 线检查　常规肩关节正侧位 X 线检查，可明确诊断，至于肱骨头有无旋转、嵌插、前后重叠移位畸形，需摄肱骨头颈处腋位 X 线片，以确定骨折断端向前成角等情况。

（2）CT 检查 对于可疑骨折又因外伤体位受限等原因 X 线不能确诊的，可行 CT 检查以明确诊断，CT 重建以明确损伤类型，骨折的成角、移位情况可清晰显示，以指导治疗。

（3）MRI 检查 MRI 检查可明确肩关节肩袖、相关的韧带、肌肉损伤情况，以及了解是否合并神经、血管损伤的情况，还可评估软组织的损伤程度。

（二）辨证诊断

肱骨外科颈骨折按骨伤科三期辨证治疗，损伤早期，血脉受伤，恶血留滞，壅塞于经道，瘀血不去则新血不生。损伤中期，局部肿胀基本消退，疼痛逐渐消失，"瘀肿虽消未尽，筋骨虽连而坚"。晚期，多出现正气虚损，肌肉萎缩，筋脉失养。

1. 血瘀气滞证

（1）临床证候 损伤早期，由于经脉受伤，气血受损，气血瘀滞，肱骨近端部位疼痛、肿胀、瘀血明显，肩关节活动受限，患肩及上臂拒绝活动。舌质暗，或有瘀斑，舌苔薄白或薄黄，脉弦。

（2）辨证要点 肱骨近端部位疼痛、肿胀、瘀血明显，肩关节活动受限，舌暗苔白脉弦。

2. 瘀血凝滞证

（1）临床证候 损伤中期，肿胀消退，疼痛减轻，新血渐生，故见轻度肿胀、瘀血，疼痛较轻，活动时疼痛加重，舌质暗紫，或有瘀斑，舌苔薄白或薄黄，脉弦涩。

（2）辨证要点 轻度肿痛，活动时疼痛加重，舌瘀斑，舌苔薄黄，脉弦涩。

3. 肝肾不足证

（1）临床证候 骨折基本愈合，功能初步恢复，但筋骨尚未坚实强壮，气血不足，肱骨疼痛，多为闷痛或缓痛，痛无定处，肿胀较轻，气血不足，筋骨失养，肌肉有萎缩，同时兼有腰酸膝软、头晕眼花、耳鸣、耳聋、倦怠乏力的症状，舌质淡白，舌苔薄白或薄黄，脉弦涩或细弱。

（2）辨证要点 缓痛，肌肉有萎缩，同时兼有腰酸膝软、头晕眼花，舌淡苔白，脉细弱。

三、鉴别诊断

1. 肩关节脱位

二者均可见肩部疼痛、肿胀、活动障碍，但肩关节脱位有方肩畸形、关节盂空虚、弹性固定等体征，而肱骨外科颈骨折畸形不明显，无弹性固定，X 线检查有助于二者的鉴别诊断。

2. 肱骨干骨折

二者都可由间接暴力导致，均可见疼痛、肿胀，肩部及上肢活动受限，都可出现异常活动等体征，但二者的疼痛部位不同，X 线有助于二者的鉴别诊断。

3. 肩部筋伤

主要表现为肩部疼痛，多有明确的直接暴力史或劳累史，疼痛程度较骨折轻，肿胀较轻，不伴有畸形，经休息后可明显缓解，辅助检查有助于二者的鉴别诊断。

四、临床治疗

（一）提高临床疗效的要素

（1）保守治疗外展型骨折应固定在内收位，勿做患肢外展抬举动作。

（2）保守治疗内收型骨折应固定在外展位，勿做患肢内收动作。

（3）对于粉碎及脱位严重骨折，术后注意预防肱骨头坏死发生。

（4）后期适当进行肩部功能锻炼，预防肩周炎发生。

（二）辨病治疗

1. 非手术治疗

主要包括复位和固定。对无移位的裂

纹骨折或嵌插骨折，仅用三角巾悬吊患肢1~2周即可开始活动。

（1）外展型骨折复位手法　首先嘱患者坐位或卧位均可，必要时可以给局部麻醉。一助手首先做纵轴牵引，外展、顺势牵引，另一助手做对抗牵引，待重叠移位完全纠正后，术者两拇指抵住骨折近端外侧，其余四指环抱骨折远端之内侧，即将骨折远端向外牵拉，此时助手将患者肘部内收即可。

（2）内收型骨折复位手法　同样嘱其坐位或卧位，接下来有两种复位手法。

1）外展过顶法：首先让两助手做对抗顺势牵引，前臂置于中立位，待重叠移位纠正后，术者两拇指压住骨折部向内推，其余各指使骨折远端外展，助手牵引下将上臂外展，使之复位。如有向前成角畸形，术者双手拇指置于骨折部的前侧向后按压，其余各指环抱于骨折远端后侧略向前移，助手在牵引下徐徐向上抬举上臂，以矫正向前成角畸形。如向前成角畸形过大，助手还可继续将上臂上举过头顶，此时术者立于患者前外侧，用两拇指压住骨折远端，其余各指由前侧按住成角突出处，如有骨擦感，断端相互抵触，则表示成角畸形得到矫正。

2）过度外展复位法：患者平卧，患肢外展，术者坐于患者外上方的凳子上，双手持握患肢前臂及腕部，将患肢稍向前屈。并利用一足踩于患肩前上方作为支点，牵引外展的患肢，以矫正重叠移位。然后逐步加大外展角度，以矫正向外成角畸形及向前成角畸形，但不要操之过急，以免损伤腋部神经、血管。

3）合并关节脱位复位法：①先整复骨折，再整复脱位。患者平卧，患肢外展，顺势拔伸牵引10~20分钟，术者两拇指自腋窝将肱骨头前下缘向上、向后、向外推顶，其余各指按住近肩峰处以作支点，使

肱骨头纳入肩关节盂而复位。如果骨折端仍有侧方或成角移位，可做捺正手法矫正之。②先整复脱位，再整复骨折。方法与上方法基本相同，先将肱骨头推入关节盂内，再按内收或外展骨折而给以复位。

（3）固定方法　可采用上臂超肩关节夹板固定，用柳木板或杉树皮制成夹板4块。长夹板3块，下达肘部，上端超过肩部，柳木板可在上端钻小孔，系以布带结，杉树皮夹板则不宜钻孔，但应超过肩部3~4cm，以便做超肩关节固定。短夹板1块，由腋窝下达肱骨内上髁以上，夹板的一端用棉花包裹，呈蘑菇头状，做成蘑菇头状大头垫夹板。固定时，在维持牵引下，术者捏住骨折部保持复位后位置，并将棉垫3~4个放于骨折部的周围，3块长夹板分别放在上臂前、后、外侧，短夹板放在内侧。内收型骨折，内侧夹板大头垫应放在肱骨内上髁的上部；外展型骨折，大头垫应顶住腋窝部。有向前成角者，在前侧夹板下相当于成角突出处放一平垫；内收型骨折者，在外侧夹板下相当于成角突出处放一平垫；外展型骨折者，则在外侧夹板下相当于肱骨大结节处放一平垫。对于合并肩关节脱位者，夹板和固定垫的放置位置应与内收型的相同。先用3条横带在骨折部下方将夹板捆紧，然后用长布条超过3块超关节夹板顶端的布带环做环状结扎，再用长布带绕至对侧腋下，用棉垫垫好后打结，以免压破腋下的皮肤。夹板固定后，应注意观察患肢血运和手指情况，及时调整夹板的松紧度。并要抬高患肢，夹板固定4~5周后拆除夹板。

2.手术治疗

（1）克氏针固定　适用于没有完全移位，肱骨头没有旋转的肱骨外科颈骨折，选用克氏针或弹性钉作为固定材料均可。自三角肌处向肱骨头打入两枚克氏针，再从大结节向内下干骺端打入第3枚克氏

针，固定牢靠，剪断针尾，埋于皮下，三角巾悬吊，6周左右拆除克氏针，主动功能锻炼。

（2）接骨板螺丝钉髓外内固定　适用于肱骨外科颈骨折骨块移位较大，手法复位不能达到完全解剖复位的骨折，在臂丛麻醉下，患者仰卧位或半坐卧位，患肩垫高。以三角肌胸大肌入路为切口，长度根据骨折形态及接骨板长度而定。切开皮肤及深筋膜，行骨膜下剥离，重建显露骨折端，清除血肿及肉芽组织，进行整复，安放接骨板，钻孔，固定。如遇长斜形骨折或蝶形骨折片，则可以用拉力螺钉技术进行固定。特别是对于骨质疏松的老年患者，应用AO的锁定型接骨板临床可取得满意的效果。

（3）人工肱骨头置换术　对于严重损伤，骨折块数量较多，肱骨头血供遭到破坏，或是严重的粉碎骨折，可采用人工肱骨头置换术，为临床上治疗肱骨外科颈骨折提供了新的治疗方法，经过几十年的努力和改进，目前，人工肱骨头置换术治疗肱骨近端骨折已达到83%以上的优良效果（图5-3-1）。

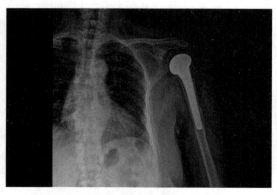

图5-3-1　人工肱骨头置换术

（三）辨证治疗

肱骨外科颈骨折恢复过程包括瘀去、新生、骨和三阶段。内服和外用药物是治疗骨折的两个重要方法。根据肱骨外科颈骨折的中医分型，可以按照分型辨证论治。

1. 血瘀气滞证

治则：活血化瘀，消肿止痛。

方药：和营止血汤或肢伤一方加减。药物：羌活9g、防风6g、荆芥6g、独活9g、当归9g、续断9g、青皮6g、牛膝9g、五加皮9g、杜仲9g、红花9g、枳壳6g。肿胀严重，血运障碍加三七、丹参；并重用祛瘀、利水、消肿药物，如白茅根、木通之类。

2. 瘀血凝滞证

治则：舒筋活血，强壮筋骨。

方药：续骨活血汤或肢伤二方加减。药物：白芍9g、当归9g、川芎6g、川续断12g、红花5g、生地黄12g、牛膝9g、牡丹皮9g、杜仲6g。合并神经损伤应加补气活血、通经活络之品，如黄芪、地龙、威灵仙等。

3. 肝肾不足证

治则：补肝肾，舒筋活络。

方药：补肾壮筋汤或肢伤三方加减。药物：熟地黄12g、当归12g、牛膝10g、山茱萸12g、茯苓12g、续断12g、杜仲9g、白芍9g、青皮6g、五加皮9g。解除固定后，应用舒筋活络、通利关节的中药熏洗，加强功能锻炼。

（四）新疗法选粹

1. 锁定钢板联合骨水泥

陈进宇等采用股骨近端锁定钢板联合骨水泥治疗36例老年骨质疏松肱骨外科颈骨折，术后6个月Neer肩关节评分的疼痛、功能、运动范围及解剖等总分高，疗效确切，手术及住院时间短，肩关节功能恢复更理想。

2. 肱骨螺旋内固定器

丰进治疗92例肱骨外科颈骨折患者均采用肱骨螺旋内固定器，比较患者治疗前后的肩关节功能（Neer评分系统）、疼痛症状（VAS 评分）、肩关节活动（前屈上举度、体侧外旋以及内旋范围）、生活质量（社会功能、躯体功能、角色功能和认知功能）。结果患者的 Neer 评分高于治疗前，VAS 疼痛评分低于治疗前，肩关节前屈上举、体侧外旋及内旋活动范围角度均大于治疗前，社会功能、躯体功能、角色功能、认知功能评分均高于治疗前，差异均有统计学意义（$P<0.05$），他认为肱骨外科颈骨折患者采取肱骨螺旋内固定器治疗的效果显著，不仅能改善患者肩关节功能、肩关节活动和生活质量，还能缓解患者的疼痛症状。

五、预后转归

肱骨外科颈骨折发生后多预后良好，选择合理治疗方法，是患者良好转归的根本因素。骨折移位不明显的肱骨外科颈骨折，采用保守治疗骨折就能顺利愈合，预后转归良好。而骨折移位明显，患者高龄并合并骨质疏松的患者，则需要考虑采取手术治疗，治疗方法的选择是非常重要的。另外结合治疗时机、错位程度、局部损伤程度、局部血运破坏程度、骨膜损伤情况均影响后期恢复，因此肱骨外科颈的预后转归取决于全面评估病情采取正确治疗方案。

六、预防调护

（一）预防

1. 肱骨外科颈骨折的预防

（1）抗骨质疏松治疗　骨质疏松是目前老年人出现四肢骨折的重要因素，对于老年人要制定整套抗骨质疏松的方案，其中包括饮食、运动、晒太阳等方面。

（2）处方药的调整　老年人用药要有明确的适应证，尽量减少药物重复使用，如镇静药、利尿药、降压药及扩血管药联

用时，可致血压下降较快，导致脑供血不足等，引发跌倒。

（3）纠正不良环境因素　家庭加装扶手及地面防滑避免摔倒。

（4）加强健康宣教　定期举办健康讲座，注意做好日常的保护，提高老年人对跌倒危险的警觉性，使危险因素降至最低。

2. 肱骨外科颈骨折的并发症及预防

（1）血管损伤　老年患者由于血管硬化、血管壁弹性较差，较易发生血管损伤。动脉造影可确定血管损伤的部位及性质。应尽早手术探查，固定骨折，同时修复损伤的血管。

（2）臂丛神经损伤　以腋神经最多受累，肩胛上神经、肌皮神经和桡神经损伤也偶有发生。腋神经损伤时，肩外侧皮肤感觉丧失，可采用肌电图观察神经损伤恢复的进程。绝大多数病例在 4 个月内可恢复功能，如伤后 2~3 个月仍无恢复迹象时，则可早期进行神经探查。

（3）胸部损伤　高能量所致肱骨近端骨折时，常合并多发损伤，应注意除外肋骨骨折、血胸、气胸等。

（4）肩关节僵硬　由于骨折的创伤，手术时软组织的剥离和功能锻炼的滞后，可发生肩周肌肉的挛缩，治疗上应积极理疗和功能锻炼，必要时可考虑手术松解及关节腔清理术。

（5）骨折畸形愈合　轻度畸形愈合不影响肩关节活动的可暂不处理，对于畸形严重，影响上举、外展，发生肩关节撞击综合征，可考虑手术截骨矫正。

（6）肱骨头缺血性坏死　肱骨头缺血性坏死是肱骨近端骨折多部分骨折的常见并发症。如出现肱骨头缺血性坏死，引起患者局部疼痛和功能障碍，则应行人工肱骨头置换术。

（7）骨折不愈合　临床少见，如固定不牢，软组织卡入骨折端，对位较差，造成

骨折不愈合，需再次手术治疗，必要时需植骨，以确保骨折愈合。

（二）调护

（1）肱骨外科颈骨折愈合后，常遗留有肩关节功能障碍，应争取早期练功活动，初期先让患者握拳，屈伸肘、腕关节，舒缩上肢肌肉等，3周后练习肩关节各方向活动。

（2）活动范围应循序渐进，逐步增加。但初期外展型骨折忌作外展活动，内收型骨折忌做内收活动。一般在4周左右即可解除外固定。后期应配合中药熏洗，以促进肩关节功能恢复。

（3）固定期间要密切观察患侧上肢血运情况，防止神经及血管的压伤。

七、专方选要

中医学把骨折愈合过程概括为瘀去、新生、合骨3个阶段。程彩霞等认为，肾主骨络，治疗肱骨外科颈骨折应从益肾开始，当人体局部受伤后，气血会阻滞经络，导致血脉受阻经失所养，从而出现患肢疼痛、肿胀的症状。给予中药化瘀消肿汤辨证施治。药方基础组成：黄芪、大黄、当归与牡丹皮各12g、丹参、赤芍、鸡血藤各10g、泽泻5g、甘草2g，水煎服，每日1剂，持续服药1周。并根据患者的病情恢复程度采取相应的功能锻炼。

八、评述

肱骨外科颈骨折的治疗主要取决于患者的骨折类型、移位程度、骨折的稳定性、患者年龄、功能要求和基础疾病等综合因素。非手术治疗，主要包括复位和固定。对无移位的裂纹骨折或嵌插骨折，仅用三角巾悬吊患肢1~2周即可开始活动。对于其他应先复位后，给予夹板或石膏固定。有以下情况时可做切开复位内固定：①开放

骨折伤口较大者。②闭合骨折手法复位不成功者。③同一肢体多发骨折或关节损伤者。④合并有神经、血管损伤者。若疑为桡神经断裂应尽早手术探查，同时做手术内固定。功能性或神经挫伤的，可先观察，若无恢复再做手术探查。包括克氏针固定、接骨板固定、髓内钉内固定等。

第四节　肱骨干骨折

肱骨干骨折系指肱骨外科颈以下1~2cm至肱骨髁上2cm之间的骨折。多发于骨干的中部，其次为下部，上部最少。中、下1/3骨折易合并桡神经损伤，下1/3骨折易发生骨不连。

一、病因病机

（一）西医学认识

肱骨干骨折可发生于任何年龄，常见于成人，直接暴力、间接暴力和扭转暴力均可致其骨折。骨折后移位可因肌肉牵拉、暴力方向、前臂和肘关节的位置而异，表现出不同方向的移位和成角、内旋移位。根据损伤机制及骨折部位不同，有以下几种不同的分类方法（图5-4-1）。

（1）上1/3骨折（三角肌止点以上）　近端向前、内（胸大肌、大圆肌、背阔肌牵拉）；远端向上、外（三角肌、喙肱肌、肱二头肌、肱三头肌牵拉）。

（2）中1/3骨折（三角肌止点以下）　近端向前向外（三角肌、喙肱肌牵拉）；远端向上（肱二头肌、肱三头肌牵拉）。

（3）下1/3骨折　移位方向因暴力方向，前臂和肘关节的位置而异，多为成角、内旋移位。

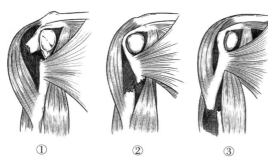

①　②　③

图 5-4-1　肱骨干骨折

（二）中医学认识

肱骨干骨折在中医又称为臑骨骨折、胳膊骨伤折等，早在春秋时期对肱骨干骨折已有认识，如《左传·定公十三》已有"三折肱知良医"的记述，马王堆汉墓出土的帛书《阴阳十一脉灸经》有"臑似折"的记载。明代以后对肱骨干骨折的诊断、治疗和并发症都有了较深的认识。由此看来，古代医家对肱骨干骨折的病因病机及治疗等均有比较成熟的认识，对后世的治疗有很大的影响。

二、临床诊断

（一）辨病诊断

1.临床表现

有明确外伤史，骨折后上臂出现肿胀、疼痛，上肢活动时疼痛加剧，患肢短缩及成角畸形，触之有异常活动及骨擦音，纵轴叩击痛。

2.相关检查

（1）X线检查　常规肱骨正侧位X线检查可明确诊断，以确定骨折断端成角、移位等情况。

（2）CT检查　CT重建以明确损伤类型，清晰显示骨折碎块的位置，以指导下一步治疗。

（3）MRI检查　可明确相关的韧带、肌肉损伤情况，以及了解是否合并神经、

血管损伤的情况。还可评估软组织的损伤程度。

（二）辨证诊断

肱骨干骨折按骨伤科三期辨证治疗，损伤早期，血脉受伤，恶血留滞，壅塞于经道，瘀血不去则新血不生。损伤中期，局部肿胀基本消退，疼痛逐渐消失，"瘀肿虽消未尽，筋骨虽连而坚"。晚期，多出现正气虚损，肌肉萎缩，筋脉失养。

1.血瘀气滞证

（1）临床证候　损伤早期，由于经脉受伤，气血瘀滞，肱骨干部位疼痛、肿胀、瘀斑明显，活动疼痛，可见成角或短缩畸形。舌质淡，或有瘀斑，舌苔薄白或薄黄，脉弦。

（2）辨证要点　肱骨干部位疼痛、肿胀、瘀血明显，畸形严重，舌质淡，苔薄白，脉弦。

2.瘀血凝滞证

（1）临床证候　损伤中期，肿胀消退，疼痛减轻，新血渐生，故见轻度肿胀、瘀斑，疼痛较轻，活动时疼痛加重，舌质暗紫，或有瘀斑，舌苔薄白或薄黄，脉弦。

（2）辨证要点　疼痛较轻，活动时疼痛加重，舌质暗紫，舌苔薄白或薄黄，脉弦。

3.肝肾不足证

（1）临床证候　骨折基本愈合，功能初步恢复，但筋骨尚未坚实强壮，气血不足，肱骨疼痛，多为闷痛或缓痛，痛无定处，肿胀较轻，气血不足，筋骨失养，肌肉有萎缩，同时兼有腰酸膝软、头晕眼花、耳鸣、耳聋、倦怠乏力的症状，舌质淡白，舌苔薄白或薄黄，脉弦涩或细弱。

（2）辨证要点　缓痛，肌肉有萎缩，兼有腰酸膝软、头晕眼花，舌淡白，苔白，脉细弱。

三、鉴别诊断

（一）西医学鉴别诊断

1. 肱骨髁上骨折

均可见肱骨干部疼痛肿胀、功能障碍，但这些症状和体征位置偏下，X线片有助于二者的鉴别诊断。

2. 肱骨外科颈骨折

二者都可由间接暴力导致，均可见疼痛、肿胀，肩部及上肢活动受限，但本病的疼痛部位靠上，X线有助于二者的鉴别诊断。

3. 肘关节脱臼

肱骨干下1/3骨折应与肘关节脱臼相鉴别，二者均有暴力作用病史，二者均可见肘部疼痛、肿胀，活动障碍，但肘关节脱臼有弹性固定，畸形较明显，关节窝空虚，X线检查有助于二者的鉴别诊断。

（二）中医学鉴别诊断

肱骨干筋伤

二者均有外伤史，但筋伤主要表现为肱骨周围软组织疼痛，疼痛程度较骨折轻，肿胀较轻，不伴有畸形，经休息后可明显缓解，X线等辅助检查有助于二者的鉴别诊断。

四、临床治疗

（一）提高临床疗效的要素

（1）非手术固定治疗时患肢悬垂易造成断端分离，需要适当纵向加压。

（2）手术治疗肱骨干骨折时注意保护血管和桡神经，防止误伤。

（3）肱骨干骨折愈合前应早期进行肩、肘关节活动，避免关节粘连。

（二）辨病治疗

肱骨干骨折主要分为两大治疗方案，

一是保守治疗，也即非手术治疗，如石膏或夹板外固定等；二是手术治疗，主要是指内固定或外固定架等手术方式。治疗的目的是尽早进行功能锻炼，恢复患肢的功能。

1. 非手术治疗

（1）手法复位小夹板固定 （图5-4-2）适用于各类型肱骨干骨折。因固定局部，上下关节均可活动，骨折愈合率高，功能恢复较快。整复时切忌用折顶手法，以免损伤桡神经，甚至肱动脉。根据骨折部位及类型采用不同的复位方法。

①上1/3骨折：在维持牵引下，术者两拇指抵住骨折远端外侧，其余四指环抱近端内侧，将近端托起向外，使断端微向外成角，继而拇指由外推远端向内，即可复位。

②中1/3骨折：在维持牵引下，术者以两拇指抵住骨折近端外侧推向内，其余四指环抱远端内侧拉向外，纠正移位后，术者捏住骨折部，助手徐徐放松牵引，使断端互相接触，微微摇摆骨折远端或从前后内外以两手掌相对挤压骨折处，可感到断端摩擦音逐渐减小，直至消失，骨折处平直，表示基本复位。

③下1/3骨折：多为螺旋或斜形骨折，仅需轻微力量牵引，矫正成角畸形，将两斜面挤紧捺正。

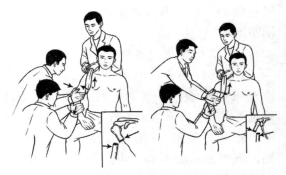

图5-4-2 肱骨干骨折手法复位小夹板固定

粉碎骨折不要对向牵引，亦不要较重

的手法，仅自四周推挤骨折部，使骨折断端互相接触。游离骨片不能一次复位时，可用纸压垫小夹板固定持续复位。纸压垫的安放，仍根据骨折移位的方向而采用二点加压法，或三点加压法，以矫正前后、侧方或成角畸形。木板放置法，中段采用局部固定。上下段骨折应超肩、肘关节固定。复位后还要用三角巾悬吊紧，以免因重力牵拉而使骨折断端分离，发生不愈合，亦要早期做纵轴叩击法，促进骨折愈合。但要防止上臂的旋转活动。及早做功能锻炼。

（2）U型石膏夹板固定法　U型石膏夹板固定法是用一条带衬垫的石膏带，平顺地贴敷在上臂的前外侧和后内侧，唯易松动，骨折易变位。

（3）功能支架法　适用于各种类型骨折，用塑料预制成各种型号，骨折初期用石膏绷带或石膏管型固定1周左右，然后佩带塑料支架。当放置支架时，可轻轻矫正力线，支架近侧也可用系带绕颈挂于肩上，以免向下滑脱。肘关节屈曲90°，术后做功能活动。

2. 手术治疗

有以下情况时可做切开复位内固定：①开放骨折伤口较大者。②闭合骨折手法复位不成功者。③同一肢体多发骨折或关节损伤者。④合并有神经、血管损伤者。若疑为桡神经断裂应尽早做手术探查，同时做手术内固定；功能性或神经挫伤的，可先观察，若无恢复再做手术探查。

手术方法：采用上臂的前侧入路，从三角肌内缘向下，顺肱二头肌的外侧缘，达肱骨下1/3处时沿着肱桡肌内侧间隙达肘部。此入路全长可做肱骨干的任何一段骨折，一般是根据骨折的类型和部位而选用其中一段作为手术入路；注意保护桡神经和血管。在直视下进行复位、固定。

（1）拉力螺钉固定　适应于长螺旋形骨折，优点是骨折端软组织剥离少，对血运影响小，促进骨折的愈合，缺点是术后需要外固定保护一段时间。

（2）接骨板固定　优点是易于掌握，操作简单，将接骨板放置于前外侧，待骨折愈合后，取出内固定物。

（3）带锁髓内钉固定　优点是软组织剥离少，术后可适当负重，对肩关节活动影响较小，减少桡神经损伤的风险，对于粉碎性骨折优点更突出。

（4）外固定架固定　外固定架是介于内固定和传统外固定之间的一种固定方式，优点是创伤小，固定相对牢靠，愈合周期比较短，不需二次手术取出内固定，对邻近关节影响小；缺点是可能发生针道感染、固定架较重等。

（三）辨证治疗

一是按骨折三期辨证用药，二是内服药与外用药并重，三是根据不同年龄阶段身体素质的内因选择不同的治疗药物及方剂。因肱骨干与肱骨外科颈同属于上臂骨，在辨证治疗时方法一致，使用药物相同，肱骨干骨折的中医分型辨证论治可以参考肱骨外科颈骨折章节内容。

（四）新疗法选粹

近年来关于锁定钢板微创固定肱骨干骨折的报道较多，通过检索大量文献，分析得出肱骨干中、下1/3段骨折主要采用前外侧入路；肱骨干近1/3段骨折较多采用后外侧入路。MIPPO（微创经皮接骨术）能很好地减少感染、骨折延迟愈合、骨折不愈合等并发症。

五、预后转归

肱骨干骨折发生后易于发生骨不愈合，因此选择合理治疗方法，估计骨折能否顺利愈合，对预后转归是非常重要的。骨折发生后根据病情积极正确的选择治疗方案，争取骨折一期愈合，则预后良好，不影响后期功能活动；反之未达到一期愈合，则会出现患肢功能受限，预后较差。

六、预防调护

（一）预防

1. 肱骨干骨折的预防

（1）老年患者出现肱骨干骨折需积极抗骨质疏松治疗，骨质疏松是目前老年人出现四肢骨折的重要因素，对于老年人要制定整套抗骨质疏松的方案，其中包括饮食、运动、晒太阳等方面。

（2）年轻患者出现肱骨干骨折多为剧烈运动或外来暴力造成，加强健康宣教工作，定期举办健康讲座，注意做好日常的保护，提高人们对跌倒危险的警觉性，使危险因素降至最低。

2. 肱骨干骨折的并发症及预防

（1）血管损伤　肱骨干骨折合并血管损伤者是一种紧急情况。应尽早手术探查，固定骨折，同时修复损伤的血管。

（2）桡神经损伤　肱骨干骨折合并桡神经损伤最为常见，桡神经损伤在肱骨干骨折中的发生率为5%~10%，以肱骨干下1/3骨折多见。

（3）延迟愈合或不愈合　肱骨干骨折延迟愈合或不愈合发生率较高，主要为局部因素。

（4）关节僵硬　由于骨折的制动，可发生临近关节的活动受限，主要是肘关节和肩关节，治疗上应缩短固定时间，积极理疗和功能锻炼，必要时可考虑手术松解术。

（5）骨化性肌炎　确切原因不清楚，可能与伤后局部血肿，骨膜剥离或破坏，年龄等有关，重在预防，避免粗暴手法复位和功能锻炼。

（二）调护

1. 固定早期

固定后即可做伸屈指、掌、腕、肘关节活动，若保守治疗则建议自下而上纵向叩击，从而挤压刺激断端骨质促进愈合。

2. 固定中期

除继续初期的练功活动外，应逐渐进行肩、肘关节活动。骨折愈合后，应加强肩、肘关节活动，并配合药物熏洗，使肩、肘关节活动功能早日恢复。

3. 固定期间

要密切观察患侧上肢血运情况，防止神经及血管的压伤。

七、专方选要

中医分期论治肱骨干骨折主要遵循辨证论治原则，即在早期活血化瘀，消除血液循环障碍，促进新陈代谢，促进骨质愈合；中期接骨续筋，促进骨质和筋肉新生，修复骨折断端；后期调养气血，改善机体状态，促进患肢功能恢复。陈泽文早期（术后1~2周）给予祛瘀药治疗，药物组成：红花9g、地龙10g、黄芪30g、桃仁10g、川芎7g、生地黄14g、川续断15g、赤芍15g、自然铜9g。中期（术后3~4周）应接骨续筋，药物组成：茯苓60g、血竭30g、丁香30g、白芍60g、广木香30g、当归60g、熟大黄30g、自然铜30g、儿茶30g、牡丹皮14g、川红花30g、地鳖虫30g、甘草片6g。后期（术后4周以后）应调养气血，药物组成：茯苓10g、牡丹皮10g、泽泻10g、熟地黄20g、山萸肉10g、怀山药10g。以上诸药水煎，1天1剂，早晚各服1次。中医分期论治肱骨干骨折能避免手术创伤及痛苦，减少患者术后并发症的发生，加快肢体功能的恢复，促进患者康复，具有很好的临床疗效。

第五节　肱骨髁上骨折

肱骨髁上骨折指肱骨内外髁上方2~3cm处的骨折。肱骨下端扁而宽，前面有冠状窝，后有鹰嘴窝，两窝之间仅有一层极薄的骨片相隔，两髁稍前屈，与肱骨纵轴形成向前30°~50°的前倾角。当前臂完全旋后，肘关节伸直时，上臂与前臂纵轴呈10°~15°外翻的携带角。肱骨髁上部处于松质骨与密质骨交界处，为应力上的薄弱点，故易发生骨折。骨折移位可使携带角改变而呈肘内翻或肘外翻畸形，大于此角称肘外翻，小于此角称肘内翻。肱骨髁上骨折时，易被刺伤或受挤压而合并血管神经损伤。其中肱动脉和正中神经从肱二头肌腱膜下通过，桡神经通过肘窝前外方并分成深浅两支进入前臂，尺神经紧贴肱骨内上髁后方的尺神经沟进入前臂，骨折断端移位或迟发性肘内、外翻均可损伤或压迫尺神经。肘关节有三个显而易见的标志为肘后三角，它们是鹰嘴突、肱骨内上髁和外上髁。伸直时此三点处于同一水平线，屈曲时此三点为一等腰三角形。肱骨髁上骨折多见于儿童，男性多于女性。

一、病因病机

（一）西医学认识

肱骨髁上骨折多为间接暴力导致，根据暴力方向和受伤机制可分为伸直型、屈曲型两种。伸直型骨折很常见，约占肱骨髁上骨折的90%以上；屈曲型骨折较少见，多发生于8岁以上的儿童。

1.伸直型骨折

跌倒时，肘关节在半伸位或伸直位，手掌先着地，地面的反作用力沿前臂传达至肱骨下端，将肱骨髁推向后上方，由上而下的身体重力将肱骨干推向前方。这种

剪力使肱骨髁上骨质薄弱处发生骨折。折线由前下斜向后上，远折端向后移，近折端向前下方移位，前侧骨膜断裂，后面近侧骨膜剥离。骨折移位严重时，近端可穿通肱前肌，甚至伤及正中神经和肱动脉，肌肉或血管常可嵌夹于两断端间。

伸直型髁上骨根据侧方受力不同，可分为尺偏型和桡偏型。尺偏型骨折（75%）外侧骨膜断裂，内侧骨膜大多保持完整，骨折虽经复位，但不稳定。尺偏型骨折多为旋前（内旋）移位，桡偏型骨折（25%）虽内侧骨膜断裂，但由于外侧骨膜完整，再加上外侧皮质较为坚固不易压缩，复位后骨折较稳定，不易出现肘内翻畸形。若桡偏移位严重，可遗留肘外翻畸形。骨折侧方移位严重时可损伤桡神经或尺神经，但多为挫伤，预后较好。桡偏型骨折远端多为旋后（外旋）移位（图5-5-1）。

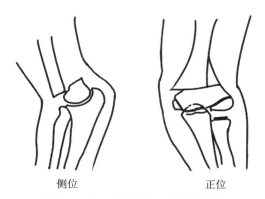

侧位　　　　　　　正位

图5-5-1　肱骨髁上骨折伸直型

2.屈曲型骨折

跌倒时，肘关节处于屈曲位，尺骨鹰嘴撞击地面致伤。暴力经肱尺关节向上传递至髁部，造成髁上屈曲型骨折。折线多由后下斜向前上，骨折远端向前向上移位。较严重的移位，近折端可刺入肱三头肌内或挫伤尺神经。此型很少发生血管、神经损伤。骨折端亦可发生尺侧及桡侧侧方移位和旋转移位（图5-5-2）。

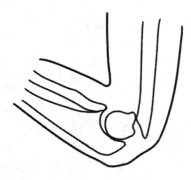

图5-5-2 肱骨髁上骨折屈曲型

（二）中医学认识

我国古代典籍对肱骨髁上骨折描述较少，《素问·宣明五气篇》曰："久视伤血，久卧伤气，久坐伤肉，久立伤骨，久行伤筋；肝主筋，脾主肉，肾主骨"，都说明肱骨髁上骨折多发于小儿，可能与小儿脏气未充，筋骨未坚，外为遭受暴力所致。

二、临床诊断

（一）辨病诊断

1. 临床表现

（1）疼痛 除有自发疼痛外，活动患肢时疼痛较明显。骨折部位常有环压痛，远端叩击痛。

（2）肿胀 肱骨髁上骨折多系关节外骨折，骨折出血较多，因此，外观上局部明显肿胀。

（3）畸形 骨折后多伴有靴型肘、肘尖偏向一侧畸形。

（4）功能障碍 骨折患者在伤后不能主动屈伸肘关节，被动活动可见异常活动，肘后三角关系正常，可触及骨擦感。

2. 相关检查

（1）X线检查 可明确诊断，并确定骨折的类型及移位情况。

（2）CT检查 对于可疑骨折或骨折无移位的髁上骨折可行CT检查以明确诊断，CT重建以明确损伤类型。

（3）MRI检查 MRI检查可明确肘关节相关部位的韧带、肌肉损伤情况，以及了解合并神经、血管损伤的情况。

（二）辨证诊断

1. 血瘀气滞证

（1）临床证候 损伤早期，由于经脉受伤，气血受损，气血瘀滞，局部出现肿胀痛，活动受限，胃纳不佳。可伴有张力性水疱，舌质淡红，或有瘀斑，苔薄白，脉弦紧。

（2）辨证要点 局部肿胀，疼痛较重，活动受限，舌质淡，苔薄白，脉弦紧。

2. 营血不调证

（1）临床证候 损伤中期，肿胀消退，疼痛减轻，新血渐生，舌质暗红，或有瘀斑，舌苔薄白或薄黄，脉弦。

（2）辨证要点 肿胀消退，疼痛减轻，新血渐生，舌有瘀斑，舌苔薄白，脉弦。

3. 肝肾不足证

（1）临床证候 肱骨髁上疼痛，多为闷痛或缓痛，痛无定处，肿胀较轻，同时兼有腰酸膝软、头晕眼花、耳鸣、耳聋、倦怠乏力的症状，舌质淡白，舌苔薄白或薄黄，脉弦涩或细弱。

（2）辨证要点 患肢屈伸不利，兼有腰酸膝软、头晕眼花，舌质淡，苔白，脉沉细。

三、鉴别诊断

（一）西医学鉴别诊断

1. 肱骨下1/3骨折

由于骨折部位不一样，其疼痛的部位、范围不一致，X线片可区别。

2. 肱骨髁间骨折及肱骨下端骨骺滑脱

虽在症状和体征上相同，但X线片即可明确诊断。

（二）中医学鉴别诊断

1. 痹证

该病无外伤史，主要表现为四肢关节痛，或关节有明显的红肿热痛，也有表现为全身性、广泛的肌肉疼痛，有时出现肘部疼痛，多数没有骨擦音、异常活动、畸形等表现。

2. 肘部筋伤

肘部筋伤多有明确的直接暴力史，主要表现为肘部疼痛，疼痛程度较骨折轻，肿胀较轻，一般不伴有畸形，经休息后可明显缓解。X线检查有助于鉴别。

四、临床治疗

（一）提高临床疗效的要素

（1）首先明确是否合并血管、神经的损伤。

（2）注意矫正尺偏畸形，以防止发生肘内翻畸形。

（3）功能活动要主动锻炼肘关节屈伸，严禁暴力被动活动。

（二）辨病治疗

1. 非手术治疗

主要适用于无移位的青枝骨折、裂纹骨折和轻度移位的骨折，不伴有血管、神经损伤的情况。通常采用手法复位后，超关节夹板固定或石膏托固定，或骨牵引复位固定法。

（1）手法复位超关节夹板固定法　对抗牵引纠正重叠畸形，尺偏并内旋者可分别持远、近段，外旋远端，并与近段相对矫正复位。对前后移位，可在肘后推远端向前，拉近段向后，但勿将远端过度前推，以免骨膜剥离太广泛，影响稳定。对肘内翻畸形，可外展挤压桡侧皮质骨使之复位。

复位后用不同长度的木夹板4块，前侧板上达肱骨大结节，下至肘窝下3cm。后侧板自腋下至鹰嘴下，远端向前弯曲，内侧板自腋下至髁下3cm，外侧板自肩峰下至肱骨外髁下方，内外侧板下端各系一布带。梯形垫两块，一置于鹰嘴部，推骨折远端向前；一置于外髁部，向外挤压远段。塔形垫一块，置于外髁上方，向内推挤远端。方形垫一块，置于肘窝上方压迫近段，防止向前成角。用布带进行捆扎，肘部布带要松紧适度、防止滑脱移位。腋下布带应略松，以能摸到桡动脉搏动为度。

固定后要注意手及前臂有无压痛、肿胀，皮肤发凉发僵及麻木，桡动脉搏动强弱等，随肿胀减轻情况，每日调节布带一次。3周解除布带，练习活动。

（2）手法复位石膏托固定法　这种固定方法为临床上较常用，不论是伸直型，还是屈曲型，均可采用，复位的手法与小夹板固定时复位手法相同，强调复位的对位要良好，注意在复位的同时纠正尺偏或桡偏，并要预防愈合后肘内翻畸形的发生，宁要用矫枉过正的方法，出现桡偏，也不要出现尺偏，防止肘内翻畸形的发生。伸直型的屈曲固定，屈曲型的半伸直位（120°）固定，这种固定对儿童较为安全，可以及时观察远端血循，又不至于对肱动脉形成压迫，预防缺血性肌挛缩的发生，亦有利肿胀的消退和早期功能锻炼。

（3）骨牵引复位法　骨折发生后，由于软组织损伤严重，皮肤有张力性水疱，或手法复位不稳定，或屈曲肘关节影响桡动脉搏动者，可考虑用尺骨鹰嘴牵引，一周后肿胀消退，再作复位。

2. 手术治疗

对于合并有血管、神经损伤者需要做探查的应在探查的同时做切开复位，克氏针交叉内固定。对于手法整复后不稳者，或难以复位者，考虑用手术复位内固定。对因骨折后时间太久，无法手法复位者应切开复位内固定。对开放性损伤，在清创的同时可以直视下复位内固定。

（三）辨证治疗

根据肱骨髁上骨折的中医分型，并参考骨折三期辨证以及年龄、体质等情况进行分型辨证论治。

1. 血瘀气滞证

治则：活血化瘀，利水消肿止痛。

方药：肢伤一方加减。药物：羌活 9g、防风 6g、荆芥 6g、独活 9g、当归 9g、续断 9g、青皮 6g、牛膝 9g、五加皮 9g、杜仲 9g、红花 9g、枳壳 6g。肿胀严重，血运障碍加三七、丹参；并重用祛瘀、利水、消肿药物，如白茅根、木通之类。

2. 营血不调证

治则：舒筋活血，强壮筋骨。

方药：续骨活血汤加减。药物：白芍 9g、当归 9g、川芎 6g、川断 12g、红花 5g、生地 12g、牛膝 9g、牡丹皮 9g、杜仲 6g。合并神经损伤应加补气活血、通经活络之品，如黄芪、地龙、威灵仙等。

3. 肝肾不足证

治则：补肝肾，壮筋骨。

方药：补肾壮筋汤加减。药物：熟地黄 12g、当归 12g、牛膝 10g、山茱萸 12g、茯苓 12g、续断 12g、杜仲 9g、白芍 9g、青皮 6g、五加皮 9g。解除固定后，应用舒筋活络、通利关节的中药熏洗，加强功能锻炼。

（四）新疗法选粹

可吸收棒固定

采用的可吸收棒是一种由碳、氢、氧组成的高分子聚合物，其弹性模量（2.0~3.0GPa）与人体骨骼接近，在骨内可自动膨胀，表面螺纹可自动加压，能提供较好的固定力，具有足够的拉伸、剪切强度（180~250MPa），利于骨折部位重建和术后早期功能锻炼，还具有良好的生物相容性，可在人体内完全吸收、降解生成 CO_2 和 H_2O。马志远等认为可吸收棒对肱骨髁上骨折具有良好的固定功能，在临床疗效上与传统固定方式相似，但更利于肘关节功能恢复，无需二次手术取出，能减轻患儿的心理负担，且不影响神经功能恢复，具有较好的安全性。

五、预后转归

肱骨髁上骨折容易遗留肘部畸形的后遗症，它的预后与骨折的错位程度、骨膜破损情况等因素密切相关，尤其是儿童出现该部位骨折，容易出现肘内翻或肘外翻畸形，对后期功能活动造成一定障碍。因儿童生长活跃骨折愈合较成人快，不论是保守治疗还是手术治疗，都必须抓紧时间进行必要准备和检查，对于提高骨折愈合率，减少并发症有重要意义。

六、预防调护

（一）预防

肘内翻：是常见的并发症，骨折时损伤了肘部骨骺，生长不平衡，迟发性尺偏移位肘内翻畸形以尺偏移位者发生率高，多发生在骨折后 3 个月内，可采取下列预防措施：

（1）要求一次整复成功，尤其要保持两骨折端外侧骨皮质的完整。

（2）有尺偏移位的伸直型骨折，亦有主张"矫枉过正"，复位时使两骨折端内侧有 2mm 之内的分离，或有桡偏一个皮质的桡侧移位，可预防迟发性尺偏移位。

（二）调护

（1）早期应加强心理护理　儿童患者顾虑多，对治疗反应消极，护理应重点从心理上消除顾虑，与患者建立融洽友好的关系，取得患者的信任，使其积极配合治疗。

（2）中期保持有效的外固定，及时调整外固定松紧度。

（3）骨折后期坚持功能锻炼，预防肩手并发症。

七、评述

（一）中医中药应用

早期内服方用活血止痛汤、桃红四物汤等加减，外用消瘀止痛膏、双柏散、定痛膏、紫荆皮膏等。中期内服新伤续断汤、续骨活血汤等加减，外用接骨续筋药膏、接骨散、碎骨丹等。后期内服方用壮筋养血汤、八珍汤等加减，外用坚骨壮筋膏、金不换膏、伸筋散等。

（二）保守治疗

保守治疗只适用无明显移位的髁上骨折患者。谭国昭运用三维牵引纠正骨折的残余移位，治疗30例儿童肱骨髁上骨折，未发现肘内翻畸形。

（三）手术治疗

克氏针固定：因其创伤小、骨折固定稳定而效果好、固定时间短等优势使其得到了广泛的推广。根据进针数量和角度不同，分为两外侧交叉进针、两外侧平行进针、两内外侧交叉进针、3枚交叉进针。但克氏针使用时一定要注意针的直径，一般以不超过2mm为宜。

第六节　肱骨外髁骨折

肱骨外髁骨折主要是指肱骨外髁带肱骨小头或肱骨外髁带肱骨小头和部分滑车骨骺的关节内骨折。肱骨外髁骨折是常见的肘关节损伤之一，在肘部仅次于肱骨髁上骨折，是儿童好发骨折之一，多发生于5~10岁的儿童，成年人少见。

一、病因病机

（一）西医学认识

肱骨外髁骨折多为间接暴力导致，基本上与肱骨髁上骨折原因相同，但因受伤时前臂伸肌腱收缩力的大小不同，肘关节内收或外展位置的不同，以及前臂的旋转方向不同而使骨折远端有不同方向的移位。肘关节外展位受伤则骨折远端向上、外、后移位，在内收位受伤时骨折远端向下、前移位。又因肌肉收缩、牵拉使骨折块发生旋转和翻转，有的甚至达180°，依据骨折块的移位情况，肱骨外髁骨折的分型如下。

1. 根据骨折移位程度分类

①无移位骨折：骨折线仅为一裂隙，骨折面接触好。

②轻度移位骨折：骨折块轻度外移，无旋转畸形。

③旋转移位：骨折后由于桡骨头的压挤及附着于外髁的伸肌群的牵拉，使骨折远段发生矢状面和冠状面的严重旋转移位，骨折块在冠状面上向外旋转可达90°~180°。

2. 小儿肱骨外髁骨折的 Wadsworth 分类（图5-6-1）。

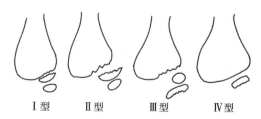

Ⅰ型　　Ⅱ型　　Ⅲ型　　Ⅳ型

**图5-6-1　小儿肱骨外髁骨折的
Wadsworth 分类**

Ⅰ型无移位。

Ⅱ型有移位，但不旋转。

Ⅲ型外髁骨折块向外侧同时向后下反

转移位。

Ⅳ型与通常骨折不同，多见于13~14岁儿童，肱骨小头与桡骨头碰撞发生，有骨软骨的改变。

（二）西医学认识

中医学对肱骨外髁骨折的认识记录并不多。《伤科补要·卷二》："肘骨者，胳膊中节上、下支骨交接处也，俗名鹅鼻骨。上接臑骨，其骱名曲瞅。"肱骨外髁骨折后，往往会造成局部肿胀，气血运行不畅，甚至会影响后期肘关节力线的恢复。

二、临床诊断

（一）辨病诊断

1.临床表现

（1）疼痛　除有自发疼痛外，活动患肢时疼痛较明显。肱骨外髁处疼痛明显，被动活动时疼痛加剧。

（2）肿胀　肱骨外髁骨折多系关节囊内骨折，骨折出血较少，又有丰厚肌肉和关节囊包绕，因此，外观上局部肿胀不明显。

（3）畸形　严重移位的骨折可见肘关节横径较大，肘外翻畸形。

（4）功能障碍　骨折患者在伤后不能主动屈伸肘关节，被动活动可见异常活动，肘后三角关系发生改变，可触及骨擦感。

2.相关检查

（1）X线检查　明确诊断，确定骨折的类型及移位情况。

（2）CT检查　对于可疑骨折或是骨折无移位的外髁骨折可行CT检查及CT重建明确诊断。

（3）MRI检查　可明确肘关节相关部位的韧带、肌肉以及是否合并神经、血管损伤。

（二）辨证诊断

肱骨外髁骨折按骨伤科三期辨证分型，常见的有以下证型。

1.血瘀气滞证

（1）临床证候　损伤早期，由于经脉受伤，气血受损，气血瘀滞，局部出现肿胀痛，活动受限，胃纳不佳。可伴有张力性水疱，舌质淡红，或有瘀斑，苔薄白，脉弦紧。

（2）辨证要点　局部肿胀，疼痛较重，活动受限，舌质淡，舌苔薄白，脉弦紧。

2.营血不调证

（1）临床证候　损伤中期，肿胀消退，疼痛减轻，新血渐生，舌质暗红，或有瘀斑，舌苔薄白或薄黄，脉弦。

（2）辨证要点　肿胀消退，疼痛减轻，舌质暗红，或有瘀斑，舌苔薄黄，脉弦。

3.肝肾不足证

（1）临床证候　肱骨外髁疼痛，多为闷痛或缓痛，痛无定处，肿胀较轻，舌质淡白，舌苔薄白或薄黄，脉弦涩或细弱。

（2）辨证要点　屈伸不利，肿胀疼痛较轻，舌质淡，苔白，脉细弱。

三、鉴别诊断

（一）西医学鉴别诊断

1.肱骨髁上骨折

有同样受伤史和功能障碍及临床体征，但二者压痛位置不同，肘后三角关系不同，X线有助于二者的鉴别诊断。

2.肱骨下端骨骺分离

有同样受伤史和功能障碍及临床体征，通过拍X线片来区别骨折的具体部位，也能明确诊断。

（二）中医学鉴别诊断

肘部筋伤

都有外伤史，但本病主要表现为肘部软组织疼痛，疼痛、肿胀等程度较骨折轻，一般不伴有畸形，无骨擦音和骨擦感，X线检查有助于鉴别。

四、临床治疗

（一）提高临床疗效的要素

（1）明确肱骨外髁骨块是否存在翻转等移位。

（2）该处骨折要求达到解剖复位。

（3）后期易遗留肘外翻畸形，注意尺神经牵拉性麻痹的发生。

（二）辨病治疗

1. 非手术治疗

主要适用于无移位的骨折，裂纹骨折和轻度移位可经手法复位稳定的骨折，不伴有血管、神经损伤的情况。

（1）骨折无移位型　无需手法复位，屈肘90°，前臂旋后位石膏固定4周。

（2）侧方移位型　应进行闭合复位。X线检查证实已复位者，可用长臂石膏托或夹板固定4~6周，固定时间依据复位后稳定情况，取伸肘或屈肘位及前臂旋后位。另外骨折为不稳定骨折、整复失败或复位后再移位不能复位者，应切开复位，用2枚克氏针内固定。

（3）翻转移位型、骨折脱位型　采用闭合复位。闭合复位不成功者，均应切开复位，矫正骨折块的旋转移位。手法复位不成功，可采用针拨复位法，在X线透视下，将反转的骨块翻回原位，后再行手法将骨折块向内对位，此法适用于伴有旋转移位的骨折。

2. 手术治疗

（1）适应证

①骨折块翻转移位或畸形愈合将严重影响功能者应手术治疗。

②1周以上的患者，失去手法复位的时机。

③骨折块刺入软组织，手法复位不能解除。

④开放性骨折，清创同时给予合理的固定。

（2）手术方式

①钢针撬拨复位固定：适用于肱骨外髁骨折翻转移位者。局部麻醉，无菌操作，透视下用细钢针自肘外侧刺入，顶住骨折端内侧向下内侧顶以矫正翻转移位。然后自外下向内上用力推压骨折块使之复位。复位成功后，可用超肘夹板固定，或用细克氏针交叉内固定，配合石膏外固定。

②闭合穿针内固定：适用于手法复位夹板固定后骨折块位置不稳定者。骨折复位后，在X线透视和无菌操作下，将2枚钢针经骨折块穿入骨折近端，2枚钢针可交叉或平行固定。将针尾弯成钩形留于皮外，无菌敷料包扎覆盖。再用石膏托固定屈肘位3~4周。

③切开复位内固定：对于合并有血管、神经损伤者需要做探查的应在探查的同时做切开复位，克氏针交叉内固定。对于手法整复后不稳者，或难以复位者，考虑用手术复位内固定。对因骨折后时间太久，无法手法复位者应切开复位内固定。对开放性损伤，在清创的同时可以直视下复位内固定。

（三）辨证治疗

内服和外用药物，对纠正因损伤而引起的脏腑、经络、气血功能紊乱，促进骨折的愈合均有良好作用。可以根据骨折三期用药原则辨证施治，根据患者体质及年龄不同选择不同的治疗方法及药物。肱骨外髁与肱骨髁上部位接近，辨证分型及治法相同，故辨证治疗参考肱骨髁上骨折的分型辨证论治内容。

（四）新疗法选粹

骨片钉固定

骨片钉的结构设计是将克氏针与螺丝钉的优势有机结合到一起，有如下特点：骨片钉有一三棱尖端，与克氏针类似。前部有螺纹，向后逐渐增粗的杆与螺纹连接部分，形成肩部类似于螺丝钉的尾部。后部无螺纹部直径稍大于前端，使用时由前端处套入一圈形垫片卡于前后端之间，螺纹部钻入骨块后垫片对骨块产生加压作用，保证骨折片的良好复位。张铎安治疗70例肱骨外髁骨折患者采用骨片钉内固定术治疗，患者的并发症发生率明显降低，治疗效果明显。

五、预后转归

肱骨外髁骨折预后一般良好，该处骨折较隐匿，骨折发生后一定要完善检查，明确诊断，采取积极的治疗。骨折发生后，年龄、治疗时间、骨折错位程度、局部损伤及血运破坏情况、骨膜破损情况等因素对骨折愈合的影响较为显著。血供不佳必然影响骨折的愈合，因此我们在治疗过程中应尽量保护骨膜，促进骨折愈合。

六、预防调护

（一）预防

1. 肘外翻畸形

伤后肱骨远端桡侧骨骺软骨板损伤，可导致早期闭合，致使肱骨远端发育不均衡造成肘外翻，肱骨远端呈鱼尾状畸形。外翻明显者，可行截骨术矫正。

2. 尺神经炎或麻痹

由于肘外翻畸形的牵拉，或尺骨鹰嘴对尺神经的撞击可导致尺神经炎，发现后应及早将尺神经前移，以免发生麻痹。

（二）调护

1. 固定早期

应加强心理护理：与患者建立融洽友好的关系，取得患者的信任，使其积极配合治疗。

2. 固定中期

保持有效的外固定，适当地进行周围关节的功能活动。

3. 固定后期

骨折后期加强功能锻炼，定期复查，防止关节畸形发生而未发现。

七、评述

（一）中医中药应用

早期血瘀气滞治宜活血化瘀、消肿止痛，选用肢伤一方和（或）和营止血汤加减，药用当归、红花、三七、地鳖虫、生地黄、丹参、桃仁等；中期瘀血凝滞，治宜舒筋活血、强壮筋骨，选用续骨活血汤或肢伤二方加减，药用当归、威灵仙、续断、三七等；后期肝肾不足，气血虚弱，治宜补肝肾、舒筋活络，方选补肾壮筋汤或肢伤三方加减，后期治宜补肝肾、壮筋骨、养气血，适当补益脾肾，用当归、续断、骨碎补、杜仲、党参、黄芪等。

（二）保守治疗

裂纹骨折和轻度移位可经手法复位稳定的骨折，不伴有血管、神经损伤的情况，可采取保守治疗，方法为手法复位、超关节夹板或石膏固定针拨复位法。

（三）手术治疗

克氏针固定或克氏针张力带固定：适用于骨折分离移位小的骨折，是目前较为理想的一种治疗方法。但克氏针使用时一定要注意针的直径，一般以不超过 2mm 为宜。Bold 螺钉固定操作简便、固定牢固，有利于骨折愈合和早期关节功能锻炼。空心钉固定使骨折端紧密接触，同时对骨缺损处进行植骨，可促进骨折愈合。

第七节　尺骨鹰嘴骨折

尺骨鹰嘴骨折较常见，多发生在成年人，占全身骨折的 1.17%，亦称作肘骨骨折、鹅骨骨折。

一、病因病机

（一）西医学认识

尺骨鹰嘴骨折可发生于不同年龄的患者，但青壮年多见。受伤机制多因间接暴力或直接暴力造成，但以间接暴力所致者多见。摔倒时，肘关节处于伸直位，外力传达至肘，肱三头肌强烈收缩，牵拉而造成撕脱骨折。近端受肱三头肌牵拉向上移位，骨折线多为横断或斜行，两骨折端有分离。直接暴力造成骨折，摔倒时肘后部着地，或直接打击到肘后，造成粉碎骨折，骨折端多无分离。鹰嘴骨折线多数侵入半月切迹，属于关节内骨折。

（二）中医学认识

《医宗金鉴·正骨心法要旨》说："肘骨者，胳膊中节上、下支骨交接处也，俗称鹅鼻骨。若跌伤其肘尖向上突起，疼痛不止……用手法翻其臂骨，拖肘骨令其合缝。其斜弯之筋，以手推摩，令其平复。虽实时能垂能举，仍当以养息为妙。若壅肿疼痛，宜内服正骨紫金丹，外贴万灵膏。"

二、临床诊断

（一）辨病诊断

1. 临床表现

尺骨鹰嘴骨折在青少年常为骨骺分离，按骨折形状鹰嘴骨折可分为无移位和移位两大类。

（1）无移位的骨折　骨折无移位，可包括粉碎、横断或斜行骨折，X 线片上显示骨折分离 2mm 以下，肘关节有对抗重力活动，也即伸肘功能完整。

（2）有移位的骨折　骨折端分离在 3mm 以上，且无对抗重力的伸肘活动，又分为以下几种。

①撕脱骨折：多由间接暴力造成，多发生在肱三头肌肌腱止点处，骨折块较小有明显移位，骨折线多为横行或横断。

②横骨折或斜行骨折：斜形骨折的骨折线多从前上走向后下，有利于用螺丝钉固定。

③粉碎骨折：多为直接外力所致，有时合并软组织开放伤。

④合并肘关节脱位的骨折：肘关节前脱位时多见，骨折线呈横行或短斜行，且多发生在尺骨冠状突水平而伴有明显移位。

2. 相关检查

本病的辅助检查主要是 X 线检查。肘关节侧位 X 线片，可准确掌握骨折的特点。前后位 X 线平片也很重要，它可以呈现骨折线在矢状面上的走向。若桡骨头也同时发生了骨折，在侧位 X 线片上可以沿骨折线出现明显短缩，并且没有成角或移位，必要时拍双侧 X 线片对照。

CT 和 MRI 检查根据骨折情况选择，可进一步明确诊断以指导治疗。

（二）辨证诊断

尺骨鹰嘴骨折按骨伤科三期辨证治疗，伤后2周以内属损伤早期，血脉受伤，气血瘀滞阻滞经络，疼痛活动受限明显。伤后2~3周属中期，局部肿胀基本消退，疼痛逐渐消失，新血渐生，肘关节活动仍受限。伤后4周以上属晚期，骨折基本愈合，功能逐步恢复，但筋骨尚未坚实强壮，气血不足。

1.血瘀气滞证

（1）临床证候　损伤早期，肘关节周围肿胀明显，胀痛，活动受限，胃纳不佳。可伴有张力性水疱，舌质淡红，或有瘀斑，苔薄白，脉弦紧。

（2）辨证要点　局部肿胀，疼痛较重，活动受限，舌质淡，舌苔薄白，脉弦紧。

2.营血不调证

（1）临床证候　损伤中期，肿胀消退，疼痛减轻，肘关节活动受限，尺骨鹰嘴周围压痛明显，舌质暗红，或有瘀斑，舌苔薄白或薄黄，脉弦。

（2）辨证要点　肿胀消退，疼痛减轻，活动受限，舌有瘀斑，舌苔薄黄，脉弦。

3.气血不足证

（1）临床证候　肘关节尺骨鹰嘴处疼痛，多为闷痛或缓痛，痛无定处，肿胀较轻，舌质淡白，舌苔薄白或薄黄，脉弦涩或细弱。

（2）辨证要点　肘关节屈伸不利，闷痛，舌质淡，苔白，脉细弱。

三、鉴别诊断

（一）西医学鉴别诊断

1.尺骨鹰嘴籽骨

X线侧位片较容易确定骨折情况，骨折应与尺骨鹰嘴顶端肌腱内的籽骨及尚未闭合的骨骺相鉴别，难以鉴别时应拍双侧X线片对照。

2.肘关节脱位

有明显的畸形，有弹性固定肘关节，且肘后三角关系发生变化，拍X线片，可以辨别。

（二）中医学鉴别诊断

肘部筋伤

与肘部筋伤相鉴别，后者主要表现为肘部疼痛，但程度较骨折轻，一般不伴有畸形，X线检查有助于鉴别。

四、临床治疗

（一）提高临床疗效的要素

（1）该处属于关节内骨折，要求解剖复位。

（2）肘部血肿建议抽出，防止骨化性肌炎发生。

（3）手术治疗时注意肱三头肌肌腱的修补。

（4）内固定物的打入位置切勿进入关节内。

（二）辨病治疗

1.非手术治疗

患者仰卧位或坐位，助手站于患者后外侧，用双手固定上臂不动，术者站于患者前方，一手握患者前臂，将肘关节置于微屈位，前臂旋后，使肱三头肌松弛。另一手拇指、食指、中指分别放在鹰嘴的内、外及后方，用力将近端骨折片向下推挤，使之向骨折远端靠拢，并稍加摇晃，直至粗糙的骨摩擦音消失，骨折片有稳定感时，即已复位。推鹰嘴的拇指、食指、中指仍保持向下推按，握前臂的手将关节徐徐伸直，并屈曲数次，使半月切迹的关节面平复如旧，再将患肢置于微屈位。

2. 手术治疗

（1）有移位的骨折　在条件允许的情况下，尽量采用开放复位。在伤后2周内进行为好，可使关节面对合良好，有利功能恢复。内固定方法的选择，要视骨折的类型而定，以螺丝钉、接骨板或张力带内固定为常用，且以张力带固定最多用。有坚强内固定可以不用外固定，以利早期功能锻炼。

（2）骨折块切除术　骨折粉碎严重，冠状突与半月切迹远端完整，可行骨折块切除，切除骨折块不会影响肘关节的稳定性。不波及关节面的肱三头肌止点处的撕脱骨折，骨折块则不应切除，将其缝回原位即可。术后一般固定于伸肘位，时间宜短，3~4周即去除外固定，主动练习肘关节屈伸活动。

（三）辨证治疗

1. 血瘀气滞证

治则：活血行气，通络止痛。

方药：活血祛瘀汤。丹参30g、当归9g、赤芍9g、鸡血藤15g、桃仁6g、延胡索9g、郁金9g、三七3g（研）、香附9g、枳壳6g、广木香6g、甘草3g。如肿胀严重者加薏苡仁50g、泽泻20g；瘀血阻滞疼痛甚者加乳香、没药各9g，延胡索12g；如兼有面色不华、倦怠乏力症状者可加党参10g、黄芪15g、白术15g、茯苓15g；肢麻较重者加全蝎5g、蜈蚣3条。

2. 营血不调证

治则：舒筋活血，强壮筋骨。

方药：续骨活血汤或肢伤二方加减。药物：白芍9g、当归9g、川芎6g、川续断12g、红花5g、生地黄12g、牛膝9g、牡丹皮9g、杜仲6g。合并神经损伤应加补气活血、通经活络之品，如黄芪、地龙、威灵仙等。

3. 气血不足证

治则：益气养血，通络止痛。

方药：归脾汤加减。白术10g、当归3g、党参10g、酸枣仁10g、黄芪10g、木香12g、远志15g、炙甘草6g、龙眼肉10g、茯苓10g。若兼有寒象者可加熟附子5g、肉桂10g，心悸明显者可加五味子10g、麦冬15g，兼有气虚血瘀者可加桃仁15g、红花15g、葛根15g、丹参15g。

五、预后转归

尺骨鹰嘴骨折的预后与年龄、治疗时间、局部损伤及血运破坏情况、骨膜破损情况等因素密切相关，本病骨折多波及关节面，骨折后对位不当易形成创伤性关节炎，或者骨折后锻炼不当形成骨化性肌炎。因此对于治疗方案和锻炼时机把握良好，才能有良好的预后。

六、预防调护

（一）预防

1. 肘关节创伤性关节炎

骨折行手术时保证关节面平整，后期中药外洗并早期功能锻炼进行关节磨造。

2. 肘关节固化性肌炎

骨折后内服及外用中药尽早消除瘀血，合理的功能锻炼时机、轻柔的肘关节活动可预防该病的发生。

3. 骨折不愈合

若骨折获得了纤维愈合，局部无疼痛，肘屈曲活动超过了90°，可不予处理。骨折不愈合伴有疼痛或肘关节屈伸受限较严重时，应予手术治疗。

4. 肘关节功能障碍

对老年患者有时可考虑进行骨折块切除加肱三头肌肌腱修补术。10%的患者可出现尺神经症状，包括麻木、感觉减退等，但大多可自行恢复，无需特殊处理。

（二）调护

（1）正确指导患者进行患肢及全身功能锻炼，促进患肢消肿及骨折愈合。

（2）保持肘关节处于伸直位固定，逐渐屈曲肘关节，切忌暴力进行关节屈伸练习。

（3）肘关节损伤固定时捆扎带缚绑既不能过紧，也不宜过松，松紧适宜才能起到有效固定作用。

七、评述

（一）中医中药应用

中药内服：按骨折三期治疗原则辨证施治。

中药外敷：主要是采用敷、贴、搽、浸、熨等疗法。随着对中医药机制更深入的探索研究，中医在治疗尺骨鹰嘴骨折上必定有更大的发挥空间。早期宜活血祛瘀、消肿止痛，内服活血止痛汤或七厘散；中期宜接骨续断，内服肢伤二号方或壮骨养血汤；后期宜坚壮筋骨，内服六味地黄汤或生血补髓汤加减；解除固定后，外用海桐皮汤或骨科外洗一号、二号熏洗患肢。

（二）保守治疗

患者主观不愿接受手术、骨折无移位、老年人粉碎性骨折移位不著、无移位的裂纹骨折或轻度移位可经手法复位稳定的骨折，不伴有血管、神经损伤的情况，可采取保守治疗。方法为手法复位、超关节夹板或石膏固定复位法。

（三）手术治疗

有移位的骨折，在条件允许的情况下，尽量采用开放复位。在伤后2周内进行为好，内固定方法的选择，以螺丝钉、接骨板或张力带内固定为常用。骨折粉碎严重时，可行骨折块切除术。

第八节　桡骨头骨折

桡骨头骨折包括头部、颈部骨折和桡骨头骨骺分离，亦称辅股上端骨折。桡骨头关节呈浅凹陷形，似盘状，与肱骨小头相关节，构成肱桡关节。桡骨头尺侧边缘与尺骨桡侧切迹相接触，构成上尺桡关节。桡骨头被环状韧带围绕，附着于尺骨的桡切迹前后缘，因此桡骨头、颈部属关节囊内，桡骨结节位于关节囊外，故桡骨头骨折属于关节内骨折。桡骨头骨骺出现于5~7岁，至15岁左右骨骺线闭合。临床上桡骨头骨折的发病率约占全身骨折的0.97%，儿童和青壮年均可发生，儿童多见桡骨头骨骺分离。

一、病因病机

（一）西医学认识

桡骨头骨折多发生在平地跌倒或体育运动时。由于桡骨头与其颈、干并不排列在一条直线上，而是向桡侧偏心地与颈部相接，故桡骨头外侧1/3的骨小梁不与颈、干部垂直，形成力学上的薄弱部。当外力致使桡骨肱骨小头撞击时，桡骨头外1/3缺乏抗衡剪切力的作用，故该部骨折机会明显增多。小儿桡骨近端骨骺是软骨，具有一定弹性，穿过桡骨头关节面的骨折是罕见的。在小儿，骨折部位常通过骺板，带有干骺端骨折块，骨折线经过桡骨颈，即骺板下3~4mm；多由于外翻性损伤造成。

根据受伤机制和骨折形态的不同，骨折可分为以下6种类型（图5-8-1）。

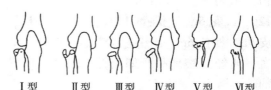

Ⅰ型　Ⅱ型　Ⅲ型　Ⅳ型　Ⅴ型　Ⅵ型

图5-8-1　桡骨头骨折

Ⅰ型：线状骨折　暴力较小，桡骨头外侧关节面被撞击而发生裂纹骨折，骨折面自桡骨头关节面斜向外侧，通过桡骨头边缘或呈劈裂状，为无移位型骨折。

Ⅱ型：劈裂骨折　桡骨头外侧关节面受较大暴力的撞击，使其外侧缘被劈裂，骨折块约占关节面的1/3~1/2，且常有向外或向下移位。

Ⅲ型：嵌插骨折　桡骨头受较大的肱骨小头垂直作用力，在桡骨头的颈部产生纵向嵌插，骨折块移位不大。

Ⅳ型：倾斜移位骨折　桡骨头受到垂直外翻暴力的作用，造成桡骨头的颈部骨折，使桡骨头关节面向外倾斜，其关节面的水平线与肱骨小头关节面的水平线交叉成角30°~60°，俗称"歪戴帽"。此骨折的两端仍有部分连接，骨折端的外后侧有不同程度的压缩或嵌插。在暴力严重时，可使骨折块翻转移位，桡骨头关节面与肱骨小头关节面的水平线交叉成角大于60°以上，甚至骨折两断端可完全分离移位。

Ⅴ型：塌陷骨折　桡骨头受到较大暴力的撞击，使桡骨头关节面被挤压而塌陷。

Ⅵ型粉碎骨折　强大的暴力可造成桡骨头呈粉碎性骨折，且骨折碎片有分离或部分被压缩。

（二）中医学认识

桡骨头骨折常见的发生在儿童阶段，成人也有发生，跌倒时，肘关节伸直并在肩关节外展位手掌着地，使肘关节置于强度的外翻位，导致桡骨头向上向尺侧冲击，产生肱骨小头的反作用力，同时肘关节出现不同程度的外翻，使得桡骨头受挤压而发生骨折，在儿童则发生桡骨头骨骺分离。桡骨头骨折后，血脉受伤，恶血留滞，壅塞于经道，经脉受伤，气血受损，气血瘀滞；后期局部肿胀基本消退，疼痛逐渐消失，新血渐生，筋骨虽续而未坚，活动仍

受限。骨折基本愈合后，功能初步恢复，但筋骨尚未坚实强壮。

二、临床诊断

（一）辨病诊断

1.临床表现

有明显的外伤史，肘部疼痛，外侧明显肿胀，但若血肿被关节囊包裹，可无明显肿胀。患者前臂常处于旋前位，肘关节微屈。桡骨头处局部压痛明显，肘关节活动受限，前臂旋转则桡骨头处疼痛明显加重。骨折移位较大的，皮肤可有瘀斑，有时可扪及骨擦感。

2.相关检查

（1）普通X线片　正位及侧位X线片常能够对骨折做出比较明确的诊断。但若只出现"脂肪垫征"，而无明显可见的骨折，行桡骨头位X线片有助于诊断。对于合并桡骨头骨骺分离，这种分离呈"歪戴帽"状，与桡骨干纵轴呈30°~60°，甚至达到90°。

（2）CT扫描　在轴位、矢状面及冠状面对桡骨头骨折进行扫描，有助于评估骨折范围、骨块大小、移位和粉碎程度等。

（3）MRI检查　有助于了解肘关节周围肌肉韧带及关节内积液情况。

（二）辨证诊断

1.血瘀气滞证

（1）临床证候　损伤早期，由于经脉受伤，气血受损，气血瘀滞，局部出现肿胀痛，活动受限，胃纳不佳。可伴有张力性水疱，舌质淡红，或有瘀斑，苔薄白，脉弦紧。

（2）辨证要点　局部肿胀，疼痛较重，活动受限，舌淡，舌苔薄白，脉弦紧。

2.营血不调证

（1）临床证候　损伤中期，肿胀消退，

疼痛减轻，新血渐生，舌质暗红，或有瘀斑，舌苔薄白或薄黄，脉弦。

（2）辨证要点　肿胀消退，疼痛减轻，舌质暗红，舌苔薄黄，脉弦。

3. 肝肾不足证

（1）临床证候　肘关节疼痛，多为闷痛或缓痛，痛无定处，肿胀较轻，舌质淡白，舌苔薄白或薄黄，脉弦涩或细弱。

（2）辨证要点　屈伸不利，闷痛，肿胀较轻，舌质淡，苔白，脉弦涩或细弱。

三、鉴别诊断

（一）西医学鉴别诊断

1. 桡骨小头半脱位

桡骨小头半脱位又称牵拉肘，是婴幼儿常见的肘部损伤之一。发病年龄 1~4 岁，其中 2~3 岁发病率最高，占 62.5%。该病多有牵拉史而无跌倒外伤史，影像学检查可明确诊断。

2. 肱骨髁间骨折

二者均有外伤史，在症状和体征上相同处较多，但借助于 X 线片即可明确诊断。

（二）中医学鉴别诊断

肘部筋伤

与肘部筋伤相鉴别，后者多有明确的直接暴力史，主要表现为肘部软组织疼痛，疼痛肿胀程度较骨折轻，一般不伴有畸形，休息后可缓解，X 线检查有助于鉴别。

四、临床治疗

（一）提高临床疗效的要素

（1）对于嵌插骨折且关节面倾斜度小于 30° 者可考虑保守治疗。

（2）骨折粉碎移位明显者术中注意桡神经的保护和环状韧带的修复。

（3）儿童的桡骨头骨折要定期复查以防后期引起发育畸形。

（二）辨病治疗

1. 非手术治疗

（1）推挤复位法　患者坐位或仰卧位，助手固定患肢上臂，术者立于患侧，一手握住前臂，将肘关节伸直，并拔伸牵引，另一手置于肘背侧环握肘关节，拇指在外侧，按压移位的桡骨头，余指在肘内侧扣住肱骨内髁部向外拔，使肘关节在拔伸的基础上内翻，将肱桡关节间隙张大。握持前臂之手将前臂徐徐来回旋转，另一手的拇指把桡骨头向上、向内推挤，使其复位。

（2）经皮针拨复位法　对手法整复不成功者，可使用针拨复位法。首先将患肢肘部皮肤消毒、铺巾，在 X 线透视下，术者戴手套，用不锈钢针自肘外后下方，穿过皮肤，使针尖顶住骨折块，向内上方撬拨复位。使用此法，应注意无菌操作，术者必须熟悉局部解剖，避开桡神经，切勿损伤桡骨头关节面。

（3）固定方法　裂纹骨折可屈曲 90°，用三角巾悬吊 2~3 周。对有移位的骨折整复后，在桡骨头部放置 "V" 形压垫，从后外侧至前侧包绕，尚可在前臂的中、上 1/3 处，放置 1 份骨垫，将肘关节屈曲至 90°，前臂旋前位，用超肘前臂夹板，固定 3 周左右。

2. 手术治疗

如果骨折块占桡骨头的 1/4 以上或 2/3 以上，或者骨折有 30° 以上倾斜或 3mm 以上塌陷者，需行手术治疗。

（1）切开复位术　采用肘关节后外侧切口，显露桡骨头。先将前臂旋转，观察骨折及其移位情况。复位中应尽力保持骨膜的完整性，否则桡骨头可失去血液供应，而发生缺血性坏死。复位时，只需用拇指轻轻向上按压移位的桡骨头，矫正其移位。切忌用力过猛或矫枉过正。复位后一般不用内固定，但若骨折块不稳定，可用克氏针沿桡骨头长轴固定，自远端穿入至桡骨头关节面以上，术后石膏托固定2~3周。

（2）桡骨头切除术　只适用于成人的粉碎性骨折、塌陷性骨折超过周径的1/3，嵌插性骨折关节面的倾斜度在30°以上，经手法或撬拨复位无效，且影响前臂旋转功能者。对于骨骺分离，则不宜切除桡骨头，否则会影响桡骨长度，而继发肘外翻畸形、下尺桡关节脱位以及腕部尺骨小头隆起畸形。手术一般主张伤后4~5天进行，切除桡骨头1~1.5cm左右，必须保留桡骨结节。术后肘关节呈90°三角巾悬吊2周，开始活动。

（3）桡骨头置换术　适用于无法重建的和粉碎性桡骨头骨折。采用桡骨头切除术，存在许多远期并发症，如肘外翻、肘关节强直、桡骨残端周围软组织骨化、桡骨远端向上移位导致肘腕关节退行性关节炎及肘、前臂和腕部的长期慢性疼痛（图5-8-2）。

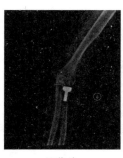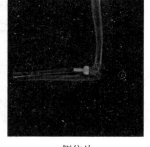

正位片　　　　　　侧位片

图5-8-2　桡骨头置换术术后

（4）桡骨头骨骺分离固定术　对于合并骨骺分离的患儿，如果出现以下情况：移位明显，成角超过30°以上者；手法复位失败者，需行手术治疗，大多采用切开复位内固定手术治疗。复位一般比较稳定，不需要做内固定。如果复位不稳定，可用丝线贯穿缝合，或应用细克氏针贯穿肱骨小头、肱骨头和桡骨近端，克氏针尾端外露于皮外。

（三）辨证治疗

桡骨头骨折并骨骺分离儿童占大多数，且骨折局部血液供应良好，愈合迅速。内服药早期重在活血祛瘀、消肿止痛。多用祛瘀、利水、消肿药物，如三七、红花、丹参、白茅根、木通等，中、后期内服药可停用。桡骨头与肱骨髁上同属于肘关节，和该部位辨证治疗相同，具体辨证论证内容参考肱骨髁上骨折内容。

（四）新疗法选粹

无头变径空心螺钉结合微型钢板治疗Mason Ⅲ型桡骨头骨折

余方正等采用切开复位无头变径空心螺钉结合微型钢板固定治疗21例MasonⅢ型桡骨头骨折患者，术后随访观察骨折愈合、并发症发生率，并测量术后肘关节屈伸及前臂旋转活动范围，对其进行评价，结果术后17例获得完整随访，时间为11~38个月，平均23.9个月。根据Broberg-Morrey肘关节功能评分标准进行评定：优8例，良7例，可2例，优良率达到88.2%。术后未发生桡神经损伤、桡骨头坏死等并发症，他们认为该方法治疗MasonⅢ型桡骨头骨折可获得满意疗效，但术中仍需重视侧副韧带的修复。

（五）医家经验

田旭

田旭等认为桡骨头骨折是上肢创伤中的常见疾病，最主要的致伤原因是沿前臂的纵向暴力，常合并尺骨冠突骨折、肘关节韧带损伤、前臂骨间膜损伤、下尺桡关节损伤等。治疗桡骨头骨折时应根据具体的骨折类型决定采用何种方法。绝大多数的MasonⅠ型骨折通常可采用保守治疗，而对于MasonⅡ、Ⅲ型骨折则需要手术治疗。手术治疗方案通常包括桡骨头切除、切开复位内固定、桡骨头置换等。对不合并肘关节或前臂纵向不稳定的单纯粉碎性桡骨头骨折，可采用桡骨头切除的方法治疗，但如果合并肘关节或前臂纵向不稳定，则禁忌采用桡骨头切除术，建议使用内固定或桡骨头置换。

五、预后转归

桡骨头骨折发生后，治疗时间、局部损伤及血运破坏情况、骨膜破损情况等是影响预后的重要因素。桡骨头骨折属于关节内骨折，骨折后严重的软组织损伤会引起关节内明显渗出肿胀，压迫桡骨头周围血管使骨折局部血供受限，继而影响骨折的愈合。骨折的移位程度对后期肘关节的旋转活动影响较大，因此需要积极正确的治疗方案。

六、预防调护

（一）预防

1.肘关节僵硬

对于复杂的或无效的关节僵硬，通过手术解除挛缩的关节囊、紧束的尺神经、清除异位骨块以及骨赘，通常能改善肘部功能。

2.关节活动受限

由于关节不对称，桡骨头膨大，纤维粘连，或尺桡骨近端骨性连接，造成关节活动受限，特别是旋转活动，其中旋前比旋后活动功能受限更为严重。

3.上尺桡骨骨性连接

虽然少见，但处理困难，可能由于纤维粘连、骨化性肌炎（以旋后肌多见）或骨膜撕裂形成骨桥所致，临床表现前臂旋转活动严重受限。

（二）调护

（1）复位固定后，要注意患肢远端血运、感觉及活动情况。

（2）中期保持有效的外固定，及时调整外固定松紧度。

（3）固定后即可作手指的握拳活动，禁止作前臂的旋转活动，2周后逐渐开始做肘关节的屈伸活动，3周可解除固定，逐渐做前臂的旋转活动。

七、评述

（一）中医中药应用

中药内服按骨折三期治疗原则辨证施治，早期治宜活血化瘀、行气止痛，中期治宜和营生新、接骨续筋，后期治宜补肝肾、壮筋骨、养气血。手术治疗患者中药外敷需在拆线后2~3天进行，在骨折的初、中期以药膏敷贴为主，后期以药物的熏洗、热熨或涂擦等疗法为主，这有助于促进瘀血消散，加快骨合。

（二）保守治疗

对无移位或轻度移位的嵌插骨折，仅用三角巾悬吊患肢固定2~3周。对虽有明显移位的嵌插骨折而关节面倾斜度在30°以下者，日后影响肘关节功能不大，则不必强求解剖复位。

（三）手术治疗

对骨折块占桡骨头关节面1/2以上或骨折块分离移位较大的劈裂骨折，倾斜度在60°以上的倾斜移位骨折和分离较大的翻转移位骨折，可试行手法或钢针撬拨复位，在整复不成功时，可考虑手术治疗。手术方法应考虑切开复位内固定术、桡骨头切除术或桡骨头置换术，尽可能采用切开复位、细钢针内固定，慎重选择桡骨头切除术和桡骨头置换术，14岁以下的儿童不宜做桡骨头切除术。

第九节 尺骨近侧1/3骨折合并桡骨头脱位

尺骨近侧1/3骨折合并桡骨头脱位是指尺骨半月切迹以下的上1/3骨折，桡骨头同时自肱桡关节、上尺桡关节脱位，而肱尺关节无脱位，亦称为孟氏骨折脱位，为Monteggia于1814年首先加以描述，后即以其名称呼此种骨折脱位，占全身骨折的1.7%。这种特殊类型的损伤可发生于各个年龄，但多发生于儿童。因其损伤类型特殊，往往较容易被忽视，临床上常造成漏诊、误诊或治疗不当。

一、病因病机

（一）西医学认识

直接暴力和间接暴力均能引起尺骨近侧1/3骨折合并桡骨头脱位，而以间接暴力所致者为多。肘关节伸直或过伸位跌倒，前臂旋后掌心触地，作用力顺肱骨传向下前方，先造成尺骨斜行骨折，残余暴力转移于桡骨上端，迫使桡骨头冲破并滑出环状韧带，向前外方脱位，骨折断端向掌侧及桡侧成角。根据暴力作用的方向，骨折移位的情况及桡骨头脱位的方向，临床上本病主要分为四型（图5-9-1）。

1. 伸直型

较常见，约占60%，多发生于儿童。肘关节伸直或过伸位跌倒，前臂旋后，手掌触地，传达暴力由掌心通过尺桡骨传向上前方，先造成尺骨上1/3斜形骨折，骨折端向掌侧及桡侧成角移位，由于暴力的继续作用和尺骨骨折的推挤，迫使桡骨头冲破或滑出环状韧带，向前外方脱位而发生孟氏骨折。在成人，外力直接打击前臂上段背侧，亦可造成伸直型骨折，骨折多为横断或粉碎型。

2. 屈曲型

多见于成人，约占15%。跌倒时肘关节处于微屈曲，前臂旋前，掌心触地，作用力由掌心传向外上方，先造成尺骨较高平面横行或短斜行骨折，骨折端向背侧及桡侧成角移位，由于暴力继续作用，尺骨折端的推挤和骨间膜的牵拉，使桡骨头向后外方脱出。

3. 内收型

多发生于幼儿，亦可见于年龄较大的儿童，约占20%。跌倒时身体向患侧倾斜，肘关节处于伸直内收位，前臂旋前，暴力自肘内推向外方，造成尺骨喙突处横断或纵行劈裂骨折，骨折端移位较少或仅向桡侧成角，若暴力继续作用，尺骨骨折端的推挤，使桡骨头向外侧脱出。

4. 特殊型

桡骨头向前脱位，合并尺骨及桡骨上1/3或中上1/3双骨折，此型约占5%，成人和儿童均可发生，其损伤机制与伸直型骨折相同，但又合并了桡骨骨折，可能在桡骨头脱位后，桡骨又受到第二次创伤所致，机器绞轧或重物击伤亦可造成。

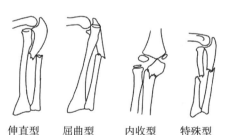

伸直型　　屈曲型　　内收型　　特殊型

图5-9-1　尺骨近侧1/3骨折合并桡骨头脱位

（二）中医学认识

外伤后肘部及前臂肿胀，移位明显者可见尺骨成角或凹陷畸形。肘关节前外或后外方可摸到脱出的桡骨头。前臂旋转受限。肿胀严重摸不清者局部压痛明显。此骨折较为复杂，以直接或间接暴力损伤多见，患肢局部肿胀疼痛明显，气滞血瘀，经络受阻；中期骨折处疼痛减轻，肿胀减轻，瘀血消退；后期骨折恢复损伤脏腑气血功能，出现舌质淡白、脉弦涩的表现。

二、临床诊断

（一）辨病诊断

1.临床表现

有明确的外伤史，伤后肘部和前臂疼痛、肿胀，前臂旋转功能及肘关节功能障碍，移位明显者其前臂背侧可见尺骨成角畸形。检查时，在肘关节外或后外侧可扪及脱出的桡骨头。骨折和脱位处压痛明显，被动旋转前臂时有锐痛，在尺骨上 1/3 处可扪及骨擦音及异常活动。检查时还要注意腕和手指感觉和运动功能，以便确定是否合并桡神经损伤。

2.相关检查

肘关节正、侧位 X 线可明确骨折的类型及移位方向。如 X 线片上仅有尺骨上、中段骨折而无桡骨头脱位者，应详细询问病史，认真检查桡骨头处有无压痛，注意对桡骨头脱位后由于伤者的活动或检查而自动还纳者，亦应该按照尺骨上 1/3 骨折合并桡骨头脱位处理。

（二）辨证诊断

1.骨折初期

（1）临床证候　伤后 1~2 周，局部骨骼受损，血离经脉，瘀积不散而致肘部及前臂肿胀、疼痛，活动受限，舌质紫暗，脉弦。

（2）辨证要点　肘部及前臂肿胀、疼痛明显，活动受限，舌质紫暗，脉弦。

2.骨折中期

（1）临床证候　伤后 2~4 周，虽损伤症状改善，瘀肿渐趋消退，疼痛减轻，但瘀阻去而未尽，疼痛减而未止，活动后疼痛加重，休息后疼痛减轻，舌质暗红，苔薄黄，脉涩。

（2）辨证要点　肘部及前臂肿痛减轻，活动轻度受限，舌质暗红，苔薄黄，脉涩。

3.骨折后期

（1）临床证候　受伤 4 周后，肘部及前臂瘀肿已消，但筋骨尚未坚实，功能尚未完全恢复，气血亏损，体质虚弱。舌质淡，苔薄白，脉细弱。

（2）辨证要点　肘部疼痛消失，活动轻度无力，局部肌肉萎缩，舌质淡，苔薄白，脉弱。

三、鉴别诊断

（一）西医学鉴别诊断

尺骨鹰嘴骨折

本病需要与尺骨鹰嘴骨折相鉴别。前者在桡骨头处压痛明显，可扪及脱出的桡骨头，前臂的旋转功能障碍；后者压痛仅限于尺骨鹰嘴，桡骨头处无压痛，前臂旋转功能尚好，且无疼痛，X 线片示患者桡骨干纵轴线通过肱骨小头的中心。

（二）中医学鉴别诊断

肘部筋伤

主要与肘部筋伤相鉴别，后者主要表现为肘部疼痛，疼痛肿胀程度较骨折轻，一般不伴有畸形，X 线检查有助于鉴别。

四、临床治疗

（一）提高临床疗效的要素

（1）注意桡骨头向外脱位是否合并桡神经损伤。

（2）儿童尺骨近侧 1/3 骨折要明确诊断是否合并桡骨头脱位。

（3）X 线检查需包括肘、腕关节，以免遗漏上下尺桡关节脱位的诊断。

（4）陈旧性骨折畸形愈合者，需手术切开复位固定并进行环状韧带修复。

（二）辨病治疗

1. 非手术治疗

（1）伸直型　患者平卧，肩外展70°~90°，肘伸直，前臂中立位，一助手握持上臂下段，另一助手握持腕部，两助手拔伸牵引，持续3~5分钟，矫正重叠移位。术者立于患者外侧，两拇指放在桡骨头外侧和前侧，向尺侧、背侧按捺，同时嘱牵引远端的助手将肘关节徐徐屈曲90°，使桡骨头复位。复位后嘱牵引近端的助手，用拇指固定桡骨头，维持复位。然后术者两手紧紧捏住尺骨骨折断端，助手在牵引下来回小幅度旋转前臂，并逐渐屈曲肘关节至120°~130°，利用已复位的桡骨的支撑作用使尺骨对位。若仍有向掌侧、桡侧成角移位，术者可将尺骨骨折端向尺侧、背侧按捺、提拉，使之复位。若仍有残余侧方移位，可用摇晃手法加以矫正。

（2）屈曲型　患者平卧，肩外展70°~90°，肘关节半伸曲位。一助手握持上臂下段，另一助手握持腕部，进行拔伸牵引。术者两拇指在背侧、桡侧按住桡骨头并向掌侧、尺侧按捺，同时助手将肘关节徐徐伸直，使桡骨头复位，有时还可以听到或感觉到桡骨头复位的滑动声，然后术者在尺、桡骨间隙挤捏分骨，并将尺骨骨折远端向掌侧、尺侧按捺，使尺骨复位。

（3）内收型　患者平卧，肩外展，肘伸直或半屈曲位，前臂旋后。两助手分别握持上臂下段和腕部，进行拔伸牵引。术者站于患肢外侧，拇指放在桡骨头外侧，同时助手在维持牵引下将患者肘关节外展，向内侧推按脱出的桡骨头，使之还纳。与此同时，尺骨向桡侧成角畸形亦随之矫正。

（4）特殊型　患者正位，肩外展70°~90°，肘伸直，前臂中立位。助手握持上臂下段，术者站于患肢外侧，一手握持肘部，另一手握持腕部，进行拔伸牵引。术者一手拇指在肘部前外方将脱位的桡骨头向尺侧、背侧按捺，另一手将肘关节徐徐屈曲90°~100°，使桡骨头复位，然后术者用手捏住复位的桡骨头做临时固定，再按桡尺骨干双骨折处理，应用牵引、分骨、反折、按捺等手法使之复位。

2. 手术治疗

手术治疗主要适用于某些经手法复位失败者，多系青壮年；还适用于陈旧性损伤，肘关节伸屈功能受限及前臂旋转功能障碍。

（1）开放复位和骨折内固定　手法复位失败宜早进行开放复位，适用于某些陈旧性损伤，但时间尚短，桡骨小头尚可复位者（3~6周）。

（2）尺骨畸形矫正、桡骨头复位及环状韧带重建术　适用于陈旧性损伤，尺骨严重畸形愈合及桡骨头脱位者，以成人多见。

环状韧带已经破损，必须重建方能稳定桡骨头。取大腿阔筋膜，长度1.2cm×0.7cm。筋膜条的深面在外，折叠缝合成长条状。于尺骨桡切迹下方钻孔，贯穿筋膜条，并围绕桡骨颈，达尺骨桡切迹孔附近，与穿进的筋膜条互相缝合，重建环状韧带的松紧程度，以不阻碍桡骨头自由旋转又不能滑出为宜。亦可就近将尺骨背侧桡侧缘的深筋膜和骨膜连在一起切成一个长条（约0.4cm×5.0cm）作为新的环状韧带绕过桡骨颈缝合。

3. 固定方法

复位后，在维持牵引下，先以尺骨骨折平面为中心，在前臂掌侧和背侧各放置1个分骨垫，余骨折的掌侧（伸直型）或背侧（屈曲型）置1个平垫，在桡骨头的前外侧（伸直型、特殊型）、后侧（屈曲型）或外侧（内收型）放置葫芦垫；在尺骨内侧的上、下端分别放置 1 个平垫，用胶布固定。然后在前臂掌、背侧与桡、尺侧分别放置长度适宜的夹板，用 4 道布带捆绑。伸直型、内收型和特殊型骨折脱位应固定于肘关节极度屈曲位 2~3 周，待骨折初步稳定后，改为肘关节屈曲 90° 位固定 2~3 周，屈曲型适宜固定于肘关节近伸直位 2~3 周后，改为肘关节屈曲 90° 位固定 2 周。X 线片显示尺骨骨折线模糊，有连续性骨痂生长，骨折临床愈合后，才可拆除固定。

（三）辨证治疗

1. 骨折初期

治则：活血祛瘀，消肿止痛。

药物：内服方用活血止痛汤加减，药用当归、红花、三七、地鳖虫、生地黄、丹参、桃仁等；中成药可用七厘胶囊、回生第一散等活血止痛药；外用消瘀止痛药膏、清营退肿膏、双柏散、紫荆皮散等。

2. 骨折中期

治则：和营生新，接骨续筋。

药物：内服方用新伤续断汤加减，药用当归、威灵仙、续断、三七等；中成药可用接骨紫金丹、接骨七厘片等续筋接骨药；外用接骨续筋药膏、外敷接骨散、碎骨丹等。

3. 骨折后期

治则：补肝肾，壮筋骨，养气血。

药物：内服方用壮筋养血汤加减，药用当归、威灵仙、续断、骨碎补、杜仲、党参、黄芪、何首乌、菟丝子等；中成药可用仙灵骨葆胶囊、六味地黄丸等补益肝肾；外用坚骨壮筋膏、金不换膏、伸筋散等，关节强直、筋脉拘挛者，可用海桐皮汤、骨科外洗一方、骨科外洗二方、舒筋活血洗方等熏洗。

五、预后转归

孟氏骨折发生后容易忽略桡骨头脱位，

一定要加以注意。骨折后根据年龄、骨折错位程度等因素进行复位治疗，骨折力线矫正良好，桡骨头进行有效的复位并保持，则预后良好。一般来说，儿童生长活跃，骨折愈合较成人快，尽早治疗为宜。

六、预防调护

（一）预防

1. 孟氏骨折的预防

（1）对儿童进行常规预防危险的教育，避免摔倒。

（2）对老年患者抗骨质疏松治疗，骨质疏松是目前老年人出现四肢骨折的重要因素，对于老年人要制定整套抗骨质疏松的方案。

2. 孟氏骨折的并发症及预防

（1）畸形愈合　孟氏骨折畸形愈合，肘关节伸直受限或前臂旋转障碍者可手术治疗。

（2）损伤性骨化　骨折早期和中期要牢固固定，在进行功能锻炼时，以主动活动为主，不宜做强力拔拉等被动活动，以免导致局部再次损伤，加重骨化。

（二）调护

（1）指导患者进行患肢功能锻炼，促进骨折愈合。

（2）复位固定后，应注意患肢血液循环情况，卧床休息时抬高患肢，以利肿胀消退。

（3）练功疗法应做指掌关节的屈伸、握拳活动和肩关节活动的功能锻炼。肘关节不要过早活动，禁止做前臂旋转活动。3 周内伸直型和特殊型做伸肘活动，屈曲型禁止做屈肘活动，以免因肱三头肌的牵拉引起桡骨头再脱位、环状韧带再损伤及骨折部位向掌侧或背侧成角移位。3 周后骨折初步稳定，可逐步做肘关节屈伸活动，如小云手等，但前臂应始终保持中立位，严防尺骨骨折处发生旋转活动，否则可造成尺骨迟缓愈合或不愈合。当骨折临床愈合，拆除夹板固定后，可加强肘关节伸屈活动，并开始进行前臂旋转活动功能的锻炼。

七、专方选要

唐建军等对23例新鲜孟氏骨折患儿均先行中医手法整复，若未达到解剖复位则配合手术内固定治疗，术后配合功能训练及中药熏洗治疗。骨科熏洗方：当归20g、赤芍20g、川芎20g、桃仁20g、红花20g、生地黄20g、制乳香20g、制没药20g、松节20g、桂枝20g、鸡血藤20g、伸筋草30g、舒筋草30g、海桐皮30g。水煎煮沸后，先以药液蒸汽熏蒸患处，水温适宜后，取其药液浸洗患肢，每日2次。其中，优22例，良1例，差0例，优良率为100%。他们认为中西医结合治疗儿童新鲜孟氏骨折疗效确切。

八、评述

（一）中医中药应用

中药内服，早期（术前及术后1~2周）：以行气活血、消肿止痛为主，可选用桃红四物汤等；中期（骨折3周以上到骨折近临床愈合止）：以和营生新、接骨续损为主，可选用复方接骨木胶囊等；后期（骨折近临床愈合起至接近骨性愈合、功能恢复止）：以养气血、补肝肾、壮筋骨为主，可选用八珍汤等。

（二）保守治疗

新鲜的尺骨上1/3骨折合并桡骨头脱位绝大多数可采用手法复位，前臂超肘夹板固定。整复后一定要定期复查，防止骨折移位及桡骨头再脱位发生。

（三）手术治疗

手法整复失败者应早期切开整复内固定。合并桡神经损伤者，建议行手术治疗，骨折及桡骨头脱位整复后，桡神经多在3个月内自行恢复。对陈旧性骨折畸形愈合者，成人可行桡骨头切除术，儿童须切开整复，将桡骨头整复、环状韧带重建、尺骨骨折复位内固定。

第十节 尺、桡骨干双骨折

单独尺骨干骨折在临床上较少见，多发于青壮年。尺骨位于前臂内侧，侧位观中段以上有向后6°~7°的生理弯曲，正位观中段有轻度的向内弯曲。尺骨干上粗下细，位置表浅，整个骨骼均可在皮下触摸清楚，中1/3及下1/3段较为细弱，且其背侧、内侧无肌肉保护，容易遭受暴力打击而造成骨折。若骨折发生在中、下1/3交界处，因血液供应较差，骨折容易发生迟缓愈合。

桡骨干系指桡骨颈以下至桡腕关节以上3~5cm处的皮质骨。单独桡骨干骨折，约占前臂骨折总数的12%，青壮年居多。桡骨干中、下1/3交界处，为桡骨生理弧度最大处，是应力上的弱点，故骨折多发生于此处。

尺、桡骨干双骨折亦称手骨两胫俱断或前臂双骨折，较为多见，约占全身骨折的6%左右，青少年占多数。

一、病因病机

（一）西医学认识

尺桡骨干双骨折是由手臂外伤引起（图5-10-1），骨折部位多发生于前臂中1/3和下1/3部。多由直接暴力、传达暴力、扭转暴力所引起。

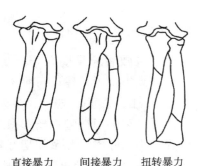

直接暴力　　间接暴力　　扭转暴力

图 5-10-1　尺桡骨干双骨折

1. 直接暴力

多由于重物打击、机器或车轮的直接压轧，或刀砍伤，导致同一平面的横断或粉碎性骨折。由于暴力的直接作用，多伴有不同程度的软组织损伤，包括肌肉、肌腱断裂，神经、血管损伤等。

2. 间接暴力

跌倒时手掌着地，暴力通过腕关节向上传导，由于桡骨负重多于尺骨，暴力作用首先使桡骨骨折，若残余暴力比较强大，则通过骨间膜向内下方传导，引起低位尺骨斜形骨折。

3. 扭转暴力

跌倒时手掌着地，同时前臂发生旋转，导致不同平面的尺桡骨螺旋形骨折或斜形骨折。多为高位尺骨骨折和低位桡骨骨折。

有时导致骨折的暴力因素复杂，难以分析其确切的暴力因素。完全骨折时，由于外力的作用，以及伸屈、旋前、旋后肌的牵拉作用，两骨折端可发生重叠、成角、旋转和侧方移位。

（二）中医学认识

尺骨又称臂骨、正骨、地骨等。桡骨又称辅骨、缠骨、昆骨、天骨等。隋代巢元方所著的我国第一部病理学专著《诸病源候论》将"腕及前臂伤病诸候"分四条列出，指出"腕及前臂伤重者，断皮肉，伤筋脉，皆是卒然致损，故血气隔绝，不能周荣，所以须善系缚，按摩导引，令其血气复也。"对于尺骨骨折病因病机，多由于摔倒后前臂着地所致，或前臂突然扭转而骨折。清代出版的《医宗金鉴·正骨心法要旨》指出："若坠车马，手掌着地，只能腕及前臂伤。"不但明确指出了桡骨干及桡骨远端骨折的发生多为传达暴力所致，而且准确地描述了损伤机制。

二、临床诊断

（一）辨病诊断

1. 临床表现

尺骨干骨折伤后局部疼痛、肿胀、瘀斑，部分患者骨折处可有轻度向背侧成角畸形。检查时，局部有明显压痛和纵向叩击痛，前臂旋前时疼痛加重。在皮下易摸到两骨折断端，有异常活动和骨擦音。根据受伤史、临床症状和体征及 X 线表现，一般可做出诊断。若尺骨干上 1/3 骨折，有明显成角或缩短畸形，应注意是否合并桡骨头脱位，拍摄 X 线片时，应包括肘关节；若尺骨干下 1/3 骨折，伴有严重的成角和重叠移位者，应注意是否有下尺桡关节脱位，拍摄 X 线片时，应包括腕关节，以免漏诊。

桡骨干单骨折比较少见，常见的是合并尺骨损伤，可由直接暴力和间接暴力引起，其诊断要点如下：有明显的外伤史。伤后局部疼痛、肿胀，前臂呈旋前畸形，旋转功能障碍。不完全骨折者无异常活动和骨摩擦音，可有部分旋转功能；完全骨折者可触及异常活动和骨摩擦音。

儿童常为青枝骨折，容易漏诊。因此，对儿童患者更应仔细检查前臂有无压痛，旋转活动是否受限和疼痛。有时合并正中神经或尺神经、桡神经损伤，要注意检查。

若骨折后患肢剧烈疼痛、肿胀严重、手指麻木发凉、皮肤发绀、被动活动手指疼痛加重，则考虑为前臂骨筋膜间室综合征。

2. 相关检查

本病的辅助检查主要是 X 线检查。肘关节侧位 X 线片，可准确掌握骨折的特点。X 线片应包括肘、腕关节，以了解有无旋转移位及上、下尺桡关节脱位。

X 线检查拍摄前臂正、侧位 X 线片可了解骨折类型和移位情况，摄片时应包括腕、肘关节，以了解有无旋转移位及上、下尺桡关节脱位。若早期的 X 线片未发现骨折，但临床症状和体征明显者，则应在伤后 1 周再摄片，此时往往因骨折断端间骨质吸收，骨折线可清楚地显示出来。

（二）辨证诊断

1. 气滞血瘀证

（1）临床证候　患肢呈背侧成角畸形，活动受限，屈伸不利，骨折局部瘀斑，肿胀疼痛，多为刺痛，痛有定处，夜间加重，局部触痛明显，舌质紫暗，或有瘀点瘀斑，舌下脉络迂曲，舌苔薄白，脉弦涩。

（2）辨证要点　局部肿胀疼痛明显，刺痛，痛有定处，夜间加重，舌质紫暗，脉弦涩。

2. 肝肾亏虚证

（1）临床证候　患肢呈背侧成角畸形，活动受限，屈伸不利，骨折局部瘀斑，肿胀疼痛，多为闷痛，活动时疼痛明显，肢体静止时疼痛减轻或消失，多数兼有腰酸膝软、头晕眼花、耳鸣、耳聋、倦怠乏力的症状。兼阳虚者可见畏寒肢冷、面色苍白、大便溏泄、小便清长、脉沉微无力；兼阴虚者全身发热、烦躁，舌质红，苔薄黄，大便干结，小便短黄。或病久耗伤肝肾之气，导致肝肾亏虚，气血不足，筋骨失养，此时疼痛消退，已有骨痂生长，但骨不坚强，功能尚未恢复，肌肉有萎缩。

（2）辨证要点　患肢屈伸不利，疼痛较轻，兼有腰酸膝软、耳鸣耳聋；兼阳虚

者可见畏寒肢冷、大便溏泄、小便清长；兼阴虚者全身发热、烦躁，舌质红，苔薄黄，脉弦细。

3. 气血不足证

（1）临床证候　患肢屈伸不利，活动无力，患者不愿活动，骨折局部瘀肿疼痛，多为缓痛，痛无定处，患者精神萎靡，疲倦乏力，心悸气短，头晕耳鸣，面色少华，失眠多梦、健忘，舌质淡，苔白，脉沉细或细数。

（2）辨证要点　患肢活动无力，精神萎靡，不愿活动，面色少华，舌淡，苔白，脉细。

三、鉴别诊断

（一）西医学鉴别诊断

1. 肘腕化脓性关节炎

本病多未见明显外伤，局部肿胀疼痛明显，局部压痛明显，触摸局部发热明显，X 线检查未发现明显骨折影响，关节周围可有骨质破坏等，MRI 可见关节积液积脓明显。

2. 桡骨头脱位

常见于青壮年，有强大暴力损伤史；患肢弹性固定于屈曲内收位，在尺骨鹰嘴旁可扪及脱出桡骨小头；X 线片可鉴别。

（二）中医学鉴别诊断

1. 痿证

痿证无外伤史，以手足软弱无力为主，甚则肌肉枯萎瘦削，关键在于肌肉"痿弱不用"，关节相对"变大"，但无疼痛及活动受限。

2. 痹证

本病无外伤史，主要表现为四肢关节痛，或关节有明显的红肿热痛，也有表现为全身性、广泛的肌肉疼痛，有时出现腰背疼痛。

四、临床治疗

尺、桡骨干具有特殊的旋转功能，应把尺、桡骨干双骨折视为关节内骨折，其治疗原则要求解剖对位或接近解剖对位，以恢复前臂的旋转功能。

（一）提高临床疗效的要素

（1）尺、桡骨干双骨折疼痛剧烈者要注意前臂筋膜间隔区综合征的发生。

（2）尺、桡骨干双骨折治疗不但要求对位、对线良好，还应注意恢复前臂的旋转功能。

（3）非手术治疗固定后要积极复查，防止骨间膜牵拉造成再次移位。

（4）夹板或石膏固定应松紧适宜，注意夹挤分骨，更要注意患肢末梢血循环和感觉情况。

（二）辨病治疗

1.非手术治疗

（1）尺骨骨折手法整复夹板固定　患者仰卧或坐位，肩外展30°，肘屈90°。一助手握住上臂下段；另一助手握住患肢拇指及大鱼际部，另一手握住其余四指，两助手进行对抗牵引。尺骨干上1/3及中1/3骨折，前臂置于中立位牵引。下1/3骨折，前臂置于旋前位牵引，以矫正骨折的旋转移位畸形。若骨折端向背侧成角者，在助手维持牵引下，术者两手拇指放置于骨折成角的背侧处，向掌侧按压，两手其余手指放置于骨折端凹陷的掌侧处，同时向背侧托提，以矫正骨折成角畸形。若骨折有侧方移位者，术者先采用夹挤分骨法，然后，一手捏住骨折近端，另一手捏住骨折远端，用提按手法矫正骨折前后移位，用推挤手法矫正桡、尺侧方移位。尺骨干下1/3骨折，术者在夹挤分骨下，将骨折远端向尺侧、背侧提拉，以矫正骨折远端向桡

侧和掌侧移位。整复后，在两助手继续维持牵引下，采用前臂夹板固定。若有前后移位倾向者，采用两平垫放置；若骨折有侧方移位者，可在局部应用分骨垫；若骨折有成角移位者，可采用三点加压法放置固定垫，防止骨折再移位。用3条布袋结扎。肘关节屈曲90°，三角巾悬吊胸前。一般固定4~6周，可去除夹板固定。尺骨干下1/3骨折，若愈合较慢，可适当延长固定时间。

（2）桡骨骨折手法整复夹板固定　复位时患者平卧，患肩外展90°，屈肘90°。一助手握住肘上部，另一助手握腕部，做对抗拔伸牵引。桡骨上1/3骨折，骨折近端向桡侧和旋后移位，而远端向尺侧和旋前移位，故牵引时应逐渐由中立位改成旋后位。术者一手拇指将骨折远端推向桡、背侧，另一手拇指将近端推向尺、掌侧，使断端接触，然后利用轻旋后摇晃，使骨折残余移位得以矫正，并使骨折端紧密接触。桡骨中1/3及下1/3骨折，则将前臂置于中立位拔伸牵引，矫正骨折重叠移位，先进行夹挤分骨。然后在牵引分骨下，用托提的方法矫正尺侧移位。同时做轻微的摇晃以矫正骨折的残余移位，对有掌、背侧移位的可直接用推挤的方法来矫正前后移位。复位后在助手维持牵引下，用前臂夹板固定。最后患肢屈肘90°，前臂中立位，用三角巾悬吊于胸前。若桡骨上1/3骨折者，前臂固定于中立位稍旋后或旋后位。一般固定4~6周待骨折达临床愈合后拆除固定。

2.手术治疗

（1）闭合复位髓内针固定术　适用于不稳定骨折采用夹板固定欠理想者。骨折复位后，在X线透视及无菌操作下行桡、尺骨髓内针闭合穿针固定。尺骨从尺骨鹰嘴处进针，桡骨从桡骨茎突处进针。此法复位固定后骨折较稳定，但不够牢固，应加用夹板固定。

（2）切开复位内固定术 适应证：开放性骨折伤后在 8 小时以内者，或软组织损伤严重者；多发骨折，特别是一个肢体多处骨折者；多段骨折或不稳定性骨折，不能满意的手法复位或不能手法维持整复骨折端的对位者；尺桡骨上 1/3 骨折手法复位失败，或难以外固定者；对位不良的陈旧性骨折，手法已不能整复者；火器性损伤骨折，伤口愈合骨折端移位未整复者。骨折暴露应简单直接，通过解剖间隙进入，不要切开或切断肌纤维，以免伤及神经肌支。在暴露中不要广泛剥离骨膜，注意保留骨折碎片。骨折复位后，选用合适长度的接骨板固定。陈旧性骨折则要先切除硬化的骨折端，复位内固定后，植入骨松质，以防止骨折不愈合。

（三）辨证治疗

1. 气滞血瘀证

治则：活血行气，通络止痛。

方药：活血祛瘀汤。丹参 30g、当归 9g、赤芍 9g、鸡血藤 15g、桃仁 6g、延胡索 9g、郁金 9g、三七 3g（研）、香附 9g、枳壳 6g、广木香 6g、甘草 3g。如肿胀严重者加薏苡仁 50g、泽泻 20g；瘀血阻滞疼痛甚者加乳香、没药各 9g，延胡索 12g；如兼有面色不华、倦怠乏力症状者可加党参 10g、黄芪 15g、白术 15g、茯苓 15g；肢麻较重者加全蝎 5g、蜈蚣 3 条。

2. 肝肾亏虚证

治则：阳虚型补益肝肾、温阳通督止痛；阴虚型补肾、滋阴通督止痛。

方药：偏阳虚者，右归丸加减。熟地黄 15g、怀山药 20g、山茱萸 15g、枸杞子 20g、菟丝子 20g、鹿角胶 20g、杜仲 25g、肉桂 20g、当归 15g、熟附子 15g、白芷 12g、防风 12g、香附 15g。偏阴虚者，左归丸加减。熟地黄 15g、枸杞子 20g、怀山药 20g、山茱萸 15g、菟丝子 20g、鹿胶

20g、龟甲胶 20g、白芷 12g、防风 12g、香附 15g、川牛膝 20g。若兼有寒湿症状可加熟附子 5g、肉桂 10g。气虚明显者可加黄芪 15g、党参 15g。

3. 气血不足证

治则：益气养血，通络止痛。

方药：归脾汤加减。白术 10g、当归 3g、党参 10g、酸枣仁 10g、黄芪 10g、木香 12g、远志 15g、炙甘草 6g、龙眼肉 10g、茯苓 10g。若兼有寒象者可加熟附子 5g、肉桂 10g，心悸明显者可加五味子 10g、麦冬 15g，兼有气虚血瘀者可加桃仁 15g、红花 15g、葛根 15g、丹参 15g。

五、预后转归

尺、桡骨干双骨折发生后，在治疗前应具体分析有哪些影响骨折愈合的因素。尺、桡骨干双骨折儿童及青壮年占大多数。患者年龄越高，其骨折愈合越困难。骨膜是骨骼生长恢复的一个重要依据，对于骨折，骨折端骨膜破坏程度越小，则骨折愈合相对越好。对于骨折手术进行的时间，建议将 6 小时定为早期手术的时间界限。骨折错位越严重，其愈合越困难。骨折局部充足的血液供应是骨折愈合的根本条件，血供不佳必然影响骨折的愈合。

六、预防调护

（一）预防

1. 尺、桡骨干双骨折的预防

（1）预防摔倒 对于儿童进行常规预防危险的教育，注意儿童保护措施，加强儿童安全防护。

（2）加强健康宣教 可在社区定期举办健康讲座，家庭探访，对于有跌倒危险的老人及儿童，进行家庭评估。注意做好日常的保护，提高对跌倒危险的警觉性，使危险因素降至最低。

（3）抗骨质疏松治疗　骨质疏松是目前老年人出现四肢骨折的重要因素，对于老年人要制定整套抗骨质疏松的方案。

（4）心理干预　心理上给予疏导、支持、鼓励，帮助建立自信心，在学会自我保护的前提下适当活动。

2. 尺、桡骨干双骨折的并发症及预防

（1）骨折不愈合　影响因素：尺、桡骨解剖关系复杂，尺、桡骨下 1/3 段以肌腱包绕为主，周围软组织血供差，且尺、桡骨上下端均构成关节，做旋前旋后动作时骨两断端以尺骨为轴心做一致的摆动，不承受旋转力，而尺骨的断端可相互扭转，影响骨折的愈合；粉碎性骨折骨质缺损，周围软组织损伤严重；骨膜微小血管栓塞，致骨膜坏死，影响成骨；内固定所用方法和材料欠妥。

（2）前臂肌间隔综合征　多为软组织损伤严重，手法复位时手法不当，切开复位时，手术粗暴及未及时积极行各种消肿止血措施等造成肌间隔内压力不断升高，以及外固定时夹板、石膏外固定太紧所致。

（3）前臂旋转功能受限　多发于闭合整复患者，骨折端未达到解剖复位，交叉愈合或两骨之间桥连接，骨间膜挛缩，软组织瘢痕粘连及上下关节囊缩亦为重要原因。

（二）调护

（1）正确指导患者进行患肢及全身功能锻炼，促进患者消肿及骨折愈合。

（2）复位固定后，及时、定期拍 X 线片复查，以观察骨折位置和骨折愈合情况。

（3）复位固定后，密切观察患肢远端血运、感觉及活动情况。

（4）接骨板去除后的前臂，应在短期内加以保护，以防发生再骨折。

（三）练功疗法

骨折复位固定后，即鼓励患者练功活动，分以下 4 式进行。

1. 握拳

麻醉消退后，即鼓励患者做握拳活动。握拳时，屈曲手指应尽量用力，待手部肿胀消退可以握紧拳头时，再开始做屈伸肘关节活动。

2. 小云手

患侧下肢向前方跨半步。患手紧握拳头，前臂中立位，健手托患腕，使患肢向健侧的前外方伸出。此时，患侧膝关节屈曲。而后前臂由健侧转向患侧，患侧膝关节由伸变屈，健侧膝关节由屈变伸，两臂亦由伸变屈，回到胸前。如此反复练习，逐渐增大肩、肘关节活动范围。待患肢有力，不需要扶托时，再做大云手活动。

3. 大云手

下肢横跨同肩宽，患手紧握拳头，以健侧带动患侧，两臂交替做云手动作，一直练到骨折临床愈合。

4. 反折手

拆除夹板后，做反折手活动，以恢复前臂的旋转功能。下肢前弓后蹬，手指伸直，肘屈曲，前臂旋后位，由腋后向前伸出，而后外展内旋，由背后收回到腋下。活动中，前臂由旋后位经旋前位又回到旋后位，上下肢配合动作，左腿前弓出右手，如此反复。

七、评述

对无移位或轻度移位的嵌插骨折，仅用三角巾悬吊患肢固定 2~3 周。对虽有明显移位的嵌插骨折而关节面倾斜度在 30° 以下者，日后对肘关节功能影响不大，则不必强求解剖复位。对骨折块占桡骨头关节面 1/2 以上或骨折块分离移位较大的劈裂骨折，倾斜度在 60° 以上的倾斜移位骨折和分

离较大的翻转移位骨折，可试行手法或钢针撬拨复位，在整复不成功时，可考虑手术治疗。手术方法应考虑切开复位内固定术、桡骨头切除术或桡骨头置换术，尽可能采用切开复位、细钢针内固定，慎重选择桡骨头切除术和桡骨头置换术，14岁以下的儿童不宜做桡骨头切除术。

第十一节　桡骨远端骨折

桡骨远端骨折是指桡骨远侧端3cm范围以内的骨折，又称桡骨下端骨折。桡骨远端与腕骨形成关节面，其背侧边缘长于掌侧，故关节面向掌侧倾斜10°~15°。桡骨远端内侧缘切迹与尺骨头形成下尺桡关节，切迹的下缘为三角纤维软骨的基底部所附着，三角软骨的尖端起于尺骨茎突基底部。前臂旋转时桡骨沿尺骨头回旋，而以尺骨头为中心。桡骨远端外侧的茎突，较其内侧长1~1.5cm，故其关节面还向尺侧倾斜20°~25°。桡骨远端骨折是腕部最常见的骨折，占全身骨折的第4位，多见于青壮年及老年人，女多于男。

一、病因病机

（一）西医学认识

直接暴力和间接暴力均可造成桡骨下端骨折，但多为间接暴力所致。根据暴力作用的方向、受伤时患者的体位和骨折移位的不同，可分为伸直型、屈曲型、背侧劈裂型和掌侧劈裂型四种类型。

1. 伸直型骨折

桡骨远端伸直型骨折又称科雷骨折。最为常见，占所有骨折的6.7%~11%，成年与老年患者占多数，女多于男。骨折移位时，骨折远端皮质可插入骨松质内使桡骨变短。严重移位时，骨折断端可有重叠移位，腕及手部形成"餐叉样"畸形。

2. 屈曲型骨折

桡骨远端屈曲型骨折又称史密斯骨折，较伸直型骨折少见，约占全身骨折的0.11%。骨折线由背侧下方斜向掌侧上方，亦称为"反科雷氏骨折"。骨折远端向桡侧和掌侧移位，桡骨下端关节面向掌侧倾斜，手腕部外形呈"锅铲样"畸形，亦称垂状畸形。

3. 背侧劈裂型骨折

桡骨背侧劈裂型骨折又称巴尔通骨折。较史密斯骨折多见。骨折多由间接暴力引起，跌倒时在腕关节背伸、前臂旋前位，手掌先着地，外力通过腕骨冲击桡骨下端关节面的背侧缘，造成桡骨下端背侧缘劈裂骨折。

4. 掌背侧劈裂型骨折

此类骨折又称反巴尔通骨折，较少见。多由间接暴力引起，跌倒时，腕关节呈掌屈位，手背着地，外力通过腕骨冲击桡骨下端的掌侧缘，造成桡骨下端掌侧缘劈裂骨折。

（二）中医学认识

明·朱橚《普济方·折伤门》首先记载了伸直型桡骨远端骨折移位特点和采用超腕关节夹板固定方法。清·朝廷光《伤科汇纂》则将此骨折分为向背侧移位和向掌侧移位两种类型，并采用合理的整复固定方法。

二、临床诊断

（一）辨病诊断

1. 临床表现

一般患者均有明显的外伤史。伤后腕关节上方肿胀疼痛，肿胀严重时，可有皮下瘀斑。桡骨下端压痛明显，有纵轴叩击痛，手指处于半屈曲位，不敢握拳，做握拳动作时疼痛加重。患者往往用健侧手托扶患侧手，以减轻疼痛。

有移位骨折常有典型畸形。伸直型骨折远端移向背侧时，其近端向掌侧突出隆起，从侧面观可见典型的"餐叉样"畸形。骨折远端向桡侧移位并有短缩移位时，从手掌正面观，呈"枪刺状"畸形。直尺试验：正常时，将直尺放于腕尺侧，尺骨茎突距直尺在 1cm 以上，而桡骨下端骨折时，尺骨茎突可与直尺接触。屈曲型骨折远端向掌侧移位并有重叠时，从侧面观可见"锅铲状"畸形。劈裂型骨折严重移位时，腕掌背侧径增大，并有"枪刺状"畸形。

2. 相关检查

X 线检查，一般应常规拍摄腕关节正、侧位 X 线片。伸直型桡骨远端骨折，正位片上显示，骨折远折端向桡侧移位，可与近折端有嵌插，下桡尺关节距离增大（分离）。桡骨下端关节面向尺侧倾斜角度减少，甚至尺倾角消失或成负角。侧位片上显示，桡骨远折端向背侧移位，关节面掌倾角减少或消失。CT 检查，可明确桡骨远端关节面情况，为进一步治疗提供依据。

（二）辨证诊断

1. 气滞血瘀证

（1）临床证候　患肢呈背伸或屈曲畸形，可呈餐叉样、锅铲样或枪刺样畸形，活动受限，屈伸不利，局部可见瘀斑，甚则水疱，肿胀疼痛，多为刺痛，痛有定处，夜间加重，局部触痛明显，纳差腹胀，舌质淡或暗红，或有瘀点瘀斑，舌下脉络迂曲，苔薄白，大便溏泄，小便不利，脉弦或涩。

（2）辨证要点　腕关节可呈餐叉样、锅铲样或枪刺样畸形，局部肿胀疼痛明显，多为刺痛，痛有定处，夜间加重，舌质紫暗，脉弦涩。

2. 肝肾亏虚证

（1）临床证候　患肢呈背伸或屈曲畸形，活动受限，屈伸不利，骨折局部瘀斑肿胀疼痛，多为闷痛，活动时疼痛明显，肢体静止时疼痛减轻或消失，同时兼有腰酸膝软、头晕眼花、耳鸣、耳聋、倦怠乏力的症状，舌质淡白，舌苔薄白或薄黄，脉弦涩或细弱。

（2）辨证要点　屈伸不利，兼腰酸膝软、耳鸣耳聋；阳虚者可见畏寒肢冷、便溏；阴虚者全身发热、烦躁，舌质红，苔薄黄，脉细。

3. 气血不足证

（1）临床证候　患肢屈伸不利，活动无力，患者不愿活动，骨折局部瘀肿疼痛，多为缓痛或隐痛，痛无定处，患者精神萎靡，疲倦乏力，心悸气短，体倦自汗，动则尤甚，少气懒言，头晕耳鸣，面色少华，纳食不香，失眠多梦、健忘，精神恍惚，舌质淡，苔白，脉沉细或细数。

（2）辨证要点　屈伸活动无力，精神萎靡，疲倦乏力，面色少华，舌质淡，苔白，脉细。

三、鉴别诊断

（一）西医学鉴别诊断

腕部软组织扭伤

患者仅有局部疼痛肿胀，没有环形压痛和纵向叩击痛，腕关节活动轻度受限，可通过 X 线片相鉴别。

（二）中医学鉴别诊断

痹证

主要表现为四肢关节痛，或关节有明显的红肿热痛，也有表现为全身性、广泛的肌肉疼痛，有时出现腰背疼痛。

四、临床治疗

（一）提高临床疗效的要素

（1）尽量恢复掌倾角和尺偏角角度，

保持关节面平整。

（2）夹板固定要及时调整松紧带，防止再次移位发生。

（3）中老年患者常合并骨质疏松，后期注意抗骨质疏松治疗。

（二）辨病治疗

1. 非手术治疗

（1）伸直型骨折　可以采用手法复位夹板固定治疗。患者取坐位，患肢外展，肘关节屈曲90°，前臂中立位。一助手握住患肢前臂上段，术者两手紧握手掌，两拇指并列置于骨折远端背侧，其余手指置于腕掌侧，扣紧大、小鱼际，先顺畸形拔伸牵引3~5分钟，至嵌插或重叠移位矫正后，将前臂远段旋前，在维持牵引力情况下，顺桡骨纵轴方向骤然猛抖，同时迅速掌屈尺偏，骨折即可复位（图5-11-1）。

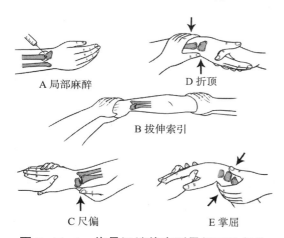

A 局部麻醉　　　　D 折顶

B 拔伸索引

C 尺偏　　　　E 掌屈

图 5-11-1　桡骨远端伸直型骨折手法复位

骨折整复后，若肿胀严重，局部外敷药物。维持牵引下，在骨折远端背侧、桡侧及骨折近端掌侧分别放1平垫，而后用4块夹板超腕关节固定。最后将前臂置于中立位，屈肘90°，悬吊于胸前。固定2~3周后，反调掌背侧夹板，一般固定4周左右即可。儿童患者则固定3周已足够。

（2）屈曲型骨折　也可以采用手法复位夹板固定治疗。患者坐位，肘关节屈曲90°，前臂旋后位，手掌向上，一助手握住手指，另一助手握住前臂上段，两助手对抗拔伸牵引2~3分钟，矫正骨折的嵌插或重叠移位。然后，术者用两手拇指由掌侧将骨折远端向背侧按压，同时，用食、中、无名三指将骨折近端由背侧向掌侧端提，与此同时，嘱牵引手部的助手缓缓将腕关节背伸、尺偏，骨折即可复位。

整复后，在骨折远端的掌侧和近端的背侧，各放置1平垫，若有远端向桡侧移位，则在远端桡侧也放1平垫。桡侧夹板和掌侧夹板下端应超过腕关节，限制手腕的桡偏和掌屈活动，尺侧夹板和背侧夹板不超过腕关节，以保持骨折对位。固定2~3周后，反调掌背侧夹板，一般固定4周左右即可。

（3）背侧劈裂型骨折　患者取坐位，前臂中立位，助手握住前臂上段，术者两手紧握腕部，将患腕前后叩紧，与助手对抗拔伸牵引，并将腕部轻度掌屈，然后在腕背之手用拇指推按背侧缘骨折块，使之复位。固定时，在骨折远端的掌侧和背侧各放置1平垫，掌背侧夹板下端应超过腕关节，限制腕背伸活动，并将腕关节固定于轻度掌屈位4周左右。

（4）掌侧劈裂型骨折　患者取坐位，前臂中立位。一助手握住前臂上段，另一助手握住手指，两助手对抗拔伸牵引，并将腕部轻度背伸。术者两手掌根部置于骨折处的掌、背侧相对挤压，掌侧缘骨折块即可复位。固定方法与背侧劈裂型骨折相同，但要将腕关节固定于轻度背伸位4周。

2. 手术治疗

（1）闭合穿针内固定　不稳定粉碎性的桡骨远端骨折，给予横形穿针及石膏固定。其方法为在前臂的近端和掌骨横形穿针，牵引复位，然后将克氏针固定在石膏管型之内，起到维持牵引复位、防止再移位的作用。

（2）切开复位内固定　桡骨远端骨折主张切开复位者甚少，尤其粉碎性骨折切开复位内固定的困难程度更大。

骨折早期若有正中神经症状，骨折整复固定后，症状未消失，应密切观察。正中神经损伤发生率为3.5%，个别情况须探查，并做神经松解减压术。

（三）辨证治疗

1. 气滞血瘀证

治则：活血行气，通络止痛。

方药：活血祛瘀汤。丹参30g、当归9g、赤芍9g、鸡血藤15g、桃仁6g、延胡索9g、郁金9g、三七3g（研）、香附9g、枳壳6g、广木香6g、甘草3g。如肿胀严重者加薏苡仁50g、泽泻20g；瘀血阻滞疼痛甚者加乳香、没药各9g，延胡索12g；如兼有面色不华、倦怠乏力症状者可加党参10g、黄芪15g、白术15g、茯苓15g；肢麻较重者加全蝎5g、蜈蚣3条。

2. 肝肾亏虚证

治则：阳虚型补益肝肾、温阳通督止痛；阴虚型补肾、滋阴通督止痛。

方药：偏阳虚者，右归丸加减。熟地黄15g、怀山药20g、山茱萸15g、枸杞子20g、菟丝子20g、鹿角胶20g、杜仲25g、肉桂20g、当归15g、熟附子15g、白芷12g、防风12g、香附15g。偏阴虚者，左归丸加减。熟地黄15g、枸杞子20g、怀山药20g、山茱萸15g、菟丝子20g、鹿角胶20g、龟甲胶20g、白芷12g、防风12g、香附15g、川牛膝20g。若兼有寒湿症状可加熟附子5g、肉桂10g。气虚明显者可加黄芪15g、党参15g。

3. 气血不足证

治则：益气养血，通络止痛。

方药：归脾汤加减。白术10g、当归3g、党参10g、酸枣仁10g、黄芪10g、木香12g、远志15g、炙甘草6g、龙眼肉10g、茯苓10g。若兼有寒象者可加熟附子5g、肉桂10g，心悸明显者可加五味子10g、麦冬15g，兼有气虚血瘀者可加桃仁15g、红花15g、葛根15g、丹参15g。

（四）医家经验

1. 肖勇

对于经关节面骨折，且关节面移位超过2cm，手法复位不能复位的病例，从局部修复角度说，是绝对的手术适应证。在有效稳定的内固定基础上，辅以中药接骨续筋、舒筋活络，进行中药熏洗，尽早行功能锻炼，可以有效避免因为关节固定时间过长不能早期功能锻炼而导致的关节僵硬、废用性骨质疏松等并发症。

2. 张焰

为了控制前臂的旋转活动和限制腕关节活动，我们在采用传统小夹板外固定的基础上，辅以中立板外固定以弥补单纯小夹板外固定存在的缺陷，从而使外固定更稳定、有效，更有利于骨折端的稳定，骨折愈合，建议在临床上推广应用。

五、预后转归

桡骨远端骨折预后多良好，骨折复位固定后，尽早鼓励患者开始积极进行指间关节、掌指关节屈伸锻炼及肩、肘关节的各方向活动，预防并发症发生。粉碎性骨折，骨折线通过关节面，关节面遭到破坏，愈合后常易继发创伤性关节炎，应尽早进行腕关节的功能锻炼，使关节面得到磨造，改善关节功能，预防后遗创伤性关节炎。解除固定后，做腕关节屈伸、旋转及前臂旋转活动。

六、预防调护

（一）预防

1. 桡骨远端骨折预防

（1）该病多见于老年人，骨质疏松是目前老年人出现该部位骨折的重要因素，对于老年人要制定整套抗骨质疏松的方案。

（2）预防摔倒，加强健康宣教、心理干预等。

2. 桡骨远端骨折的并发症及预防

（1）腕部神经损伤　由于骨折畸形而引起的腕管压迫，出现正中神经受压症状。当尺骨受压时亦可出现尺神经症状。此种神经损伤，多为感觉障碍，当畸形纠正后，往往能逐渐恢复。

（2）骨折畸形愈合　各种原因造成的整复固定失败，均可导致骨折畸形愈合，发生率较高。如畸形较重，下尺桡关节脱位时会引起前臂旋转障碍和腕部活动痛，此种情况可通过切除术尺骨小头而获得改善。

（3）桡腕关节不稳定　桡骨远端骨折后桡腕关节不稳定的发生率约为33%，多见于年轻病例。其症状为腕关节经常肿痛、不稳定感，活动度和握力明显降低、侧位观手有餐叉样畸形。腕关节侧位X线片，可见头、月骨的中轴线移向桡骨中轴线的背侧。预防此种情况发生主要靠精准诊治及良好的固定，一旦发生严重症状时可行手术治疗。

（二）调护

（1）复位固定后应观察手部血液循环，随时调整夹板松紧度。

（2）注意将患肢保持在旋后15°或中立位，纠正骨折再移位倾向。

（3）伸直型骨折固定期间应避免腕关节桡偏与背伸活动。

（4）正确指导患者进行患肢及全身功能锻炼，促进患者消肿及骨折愈合。

七、专方选要

洛阳正骨在桡骨远端骨折初期（伤后1~2周）活血化瘀、消肿止痛，方选复元活血汤加减；中期（伤后3~5周）舒筋通络、接骨续筋，方选续骨活血汤加减；后期（伤后6~8周）益气养血、滋补肝肾、强筋壮骨，方选补肾壮筋汤加减。

覃伟等采用平乐郭氏正骨理筋法＋骨伤中药方治疗桡骨远端骨折患者，具有理想的康复效果，骨微循环可明显改善，症状可快速缓解，减少并发症，安全有效，其具体中药内服治疗方法如下：术后2周内患者，内服平乐郭氏正骨自创的红桃消肿汤，1剂/日。组方：红花20g、桃仁20g、川芎20g、当归10g、赤芍20g、桂枝10g、川牛膝10g、郁金8g、熟地黄9g、甘草6g；术后3~12周，内服平乐郭氏正骨创制的归芎养骨汤，1剂/日。组方：当归30g、川芎20g、桂枝15g、续断15g、骨碎补12g、丹参各12g、川牛膝10g、熟地黄12g、川木香10g、阿胶8g、甘草6g，水煎服300ml，早晚分服，连续治疗3个月。

第十二节　腕骨骨折

腕关节由桡腕关节、腕骨间关节和下尺桡关节及腕掌关节组成，是人体一个非常重要和结构最复杂的关节。其主要作用是使腕背伸、屈腕及前臂旋转。

腕关节由8块小骨组成，排列成两排，近侧排自桡侧向尺侧为手舟骨、月骨、三角骨及豌豆骨，除豌豆骨外，均参与桡腕关节的组成。远侧排自桡侧尺侧为大多角骨、小多角骨、头状骨及钩骨，均参与腕掌关节的组成。

一、病因病机

（一）西医学认识

1. 手舟骨骨折

按骨折部位可分为3种类型（图5-12-1）。

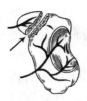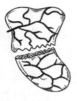

　手舟骨结节骨折　手舟状骨腰部骨折　近端1/3骨折

图5-12-1　手舟骨骨折

（1）手舟骨结节骨折　属于关节外骨折，手舟骨结构部为关节囊和韧带的附着处，不影响骨折端的血液供应。6~8周可以愈合。

（2）手舟状骨腰部骨折　属于关节内骨折，最常见，占手舟骨骨折的大多数（约70%）。属不稳定性骨折，易造成骨折迟缓愈合。有时候需固定6~12个月，骨折始能愈合。

（3）近端1/3骨折　属于关节内骨折，大部分被软骨面覆盖，无滋养血管进入，发生骨不愈合或缺血性坏死的可能性很大。骨折固定时间与腰部骨折类同。

2. 三角骨骨折

三角骨骨折原因主要是腕关节的旋转或扭曲运动，分为以下两种类型。

（1）背侧撕脱骨折　跌倒时腕过伸尺偏手部着地，迫使钩状骨碰撞在三角骨的桡背侧部分，发生片状骨折，也可使桡腕韧带将三角骨撕脱一块，易在斜位或侧位X线片看出。

（2）三角骨体部骨折　比撕脱骨折少见，常因直接撞击或韧带的牵拉所致，后者称为张力性骨折。X线斜位片易看到骨折线。

3. 豆状骨骨折

豆状骨骨折常因为直接暴力，可为线状或粉碎性骨折，多与腕部其他损伤同时发生。

4. 大多角骨骨折

单纯大多角骨骨折不常见，在拇指外展、过伸位时，大多角骨受舟状骨或桡骨茎突尖端作用，而易发生骨折。一般分为体部骨折、撕脱骨折和掌侧缘骨折。

5. 头状骨骨折

多由直接暴力或极度腕背屈所致，多数合并舟状骨等其他腕骨骨折。损伤分为以下3种类型：孤立头状骨骨折、舟状骨头状骨骨折综合征、合并其他腕骨损伤的头状骨骨折。

6. 钩骨体部骨折

多直接外力，以钝、锐器伤为主，多为运动性损伤，临床中极易忽略。

（二）中医学认识

我国古代典籍对腕骨的解剖部位、骨折后的治疗和预后均有描述。中医学认为腕骨骨折病因病机，多为受到直接外力或间接外力所致，另外还有内因的作用。腕骨骨折主要表现为早期肿胀疼痛明显，腕关节活动受限，手部活动受限明显，中后期腕关节活动受限及肿胀疼痛明显缓解。特别是老人老年体衰，气血虚弱，肝肾衰弱，肝亏不能养筋，肾亏无以主骨，故而骨疏筋痿，腕骨骨质疏松，脆弱，局部骨小梁稀疏，受外力后易发生骨折。

二、临床诊断

（一）辨病诊断

1. 临床表现

腕骨骨折在临床上表现为腕痛和功能障碍，伴有运动痛和压痛。

手舟骨骨折后腕背桡侧疼痛、肿胀，

尤以阳溪穴部位（鼻烟窝部位）为明显。局部有明显压痛，腕关节活动功能障碍。不愿用力握拳，腕背伸时疼痛加重；将腕关节桡偏，屈曲拇指、食指和中指，叩击其掌骨头时，可引起疼痛加剧；纵向挤压拇指、被动伸拇指及食指均可引起患处疼痛。

钩骨骨折后腕尺侧手掌侧肿胀、疼痛，用力握拳疼痛加重，以致握力减弱，不用力握拳时疼痛不明显，压痛明显。钩骨钩部骨折局部深压痛，小指抗阻力外展疼痛加重，有时 Guyon 管中的尺神经运动支受压，手指内收、外展力弱。

大多角骨骨折后腕关节桡侧部肿胀、压痛、活动受限。舟骨结节处常有压痛，疼痛可沿拇展长肌腱放散，拇指活动可不受限，但拇指与其他指的捏力减弱。极少数掌侧缘骨折者可引起正中神经压迫症状。

月骨骨折后背侧肿痛，局部压痛，关节活动受限。急性骨折患者常有腕过度背伸外伤史。

豌豆骨骨折后局部可有肿胀、疼痛和压痛，部分患者可并发尺神经嵌压症状。

小多角骨骨折后局部肿胀、疼痛和压痛。骨折块有时移向掌侧，可引起腕管内正中神经嵌压。

头状骨骨折后腕背侧或头状骨背侧疼痛、肿胀、压痛，关节活动受限。有严重旋转移位的头骨骨折可引起正中神经压迫症状。

2. 相关检查

（1）X 线检查　腕部 X 线检查应包括正位、侧位、旋前和旋后位及特殊体位。普通 X 线正、侧位能显示舟骨、月骨的骨折与脱位以及月骨周围的骨折与脱位，三角骨、头状骨及钩骨体部的骨折等。但大多角骨掌侧的隆突、舟骨结节部骨折以旋前斜位像最为清晰可见。钩骨钩、豌豆骨骨折以及豌豆骨—三角骨关节脱位以旋后斜位像显示最为清楚。小多角骨在腕关节前后正位像最为清晰，而舟骨轴位像可最大限度显示舟骨，可明确舟骨骨折部位。腕管切位像对钩骨钩和豌豆骨骨折的诊断具有重要意义。

（2）CT 检查　CT 扫描可清晰显示腕部诸骨非横行细微骨折以及横向关节关系情况。

（3）MRI 检查　MRI 检查对组织水肿的改变具有较高的敏感度。

（二）辨证诊断

1. 气滞血瘀证

（1）临床证候　腕部肿胀、疼痛，多为刺痛，痛有定处，活动受限，屈伸不利，局部瘀斑，舌质紫暗，或有瘀点瘀斑，舌下脉络迂曲，舌苔薄白，脉弦涩。

（2）辨证要点　肿胀疼痛明显，刺痛，活动受限，夜间疼痛明显，舌质紫暗，脉弦涩。

2. 肝肾亏虚证

（1）临床证候　腕部骨折局部瘀斑，肿胀疼痛，多为闷痛，活动时疼痛明显，肢体静止时疼痛减轻或消失，同时兼有腰酸膝软、头晕眼花、耳鸣、耳聋、倦怠乏力的症状，舌质淡白，舌苔薄白或薄黄，脉弦涩或细弱。

（2）辨证要点　屈伸不利，兼腰酸膝软、耳鸣耳聋；阳虚者可见畏寒肢冷、便溏；阴虚者全身发热、烦躁，舌质红，苔薄黄，脉细。

3. 气血不足证

（1）临床证候　腕关节屈伸不利，活动无力，局部瘀肿疼痛，多为缓痛，痛无定处，患者疲倦乏力，心悸气短，体倦自汗，少气懒言，面色少华，纳食不香，舌质淡，苔白，脉沉细或细数。

（2）辨证要点　疼痛肿胀较轻，活动受限，疲倦乏力，面色少华，舌淡，苔白，脉沉细。

三、鉴别诊断

1.月骨坏死

多见于青壮年男性，患者常为体力劳动者。主诉腕关节慢性肿痛，多有外伤史。X线片初期可见月骨相对致密，晚期月骨变扁，边缘不整齐。患者血沉不快，其他腕骨正常。

2.腕扭伤

两病症状相似，易误诊忽略，腕关节正侧斜三种方位X片可确诊骨折部位及方向，若骨折不清楚，临床症状怀疑骨折时，应暂按骨折处理，待2周后，复查X片，由于骨折处骨质吸收，骨折线能明显认出。

四、临床治疗

（一）提高临床疗效的要素

（1）腕骨骨折易被遗漏，一定要明确诊断。

（2）舟骨骨折要注意迟缓愈合、不愈合或缺血性坏死的发生。

（3）可靠的固定是疗效的保证，避免过早解除影响治疗效果。

（二）辨病治疗

1.舟状骨骨折

对于手舟骨无移位骨折，可仅行前臂超腕关节夹板固定，或用包括拇指近节的短臂石膏固定。一般固定8~12周。有移位骨折则必须行手法复位。对于部分有移位的不稳定性骨折，可用穿针或切开复位螺丝钉内固定的方法。

2.三角骨骨折

单纯三角骨体部骨折，石膏固定3~6周，预后好，撕脱骨折常有不愈合，需手术去除骨折片同时修复有关韧带。

3.豆状骨骨折

豆状骨骨折可用石膏托固定腕中位3~4周。因骨折发生豆、三角骨关节病变，或不稳时，则将豆状骨切除。

4.钩骨骨折

钩骨体部骨折用石膏托固定3~4周即可。钩骨的钩部骨折不愈合，可引起屈指肌腱的磨损断裂或肌腱炎，也可引起尺神经深支受压，需将钩部切除，修复屈指肌腱，或减压松解神经。

5.头状骨骨折

头状骨骨折手法复位后，石膏固定6周，不愈合时做植骨术。如骨折块大，行开放复位内固定，石膏固定5~8周。

6.大多角骨骨折

大多角骨稳定型和撕脱骨折可行石膏固定4周后，改用石膏夹板保护下功能锻炼。对不稳定型骨折，骨折线穿过大多角骨与掌骨之间关节的骨折，需行开放复位，螺丝钉或克氏针固定。如掌侧缘骨折不连接，也可经掌侧入路切除骨折片。

7.小多角骨骨折

小多角骨骨折无移位者，用石膏托固定4~6周即可。有移位或并发掌骨基底部骨折、脱位者，行切开复位克氏针内固定，或行植骨、腕掌关节融合。

8.月骨骨折

月骨无移位骨折可用管型石膏将腕关节分别固定在稍掌屈或背伸位。4~6周后去石膏活动。有移位的骨折需行切开复位克氏针内固定。月骨背侧骨折时有不愈合发生，若有临床症状，可做骨折块切除。月骨I~III度坏死者，可行尺骨延长或桡骨短缩或大小多角舟骨间关节融合术。IV度坏死，行月骨摘除和肌腱填塞术。

（三）辨证治疗

腕部骨折的中药辨证治疗包括内服药和外用药，按骨折三期辨证用药，初期活血化瘀、消肿止痛；中期和营生新、接骨续筋；后期补肝肾、壮筋骨、养气血，适当补益脾肾。根据腕骨骨折中医分型，具体辨证治疗内容可参考桡骨远端骨折章节。

（四）新疗法选粹

多学科合作快速康复外科模式

吴海菁等认为将多学科快速康复外科（ERAS）模式应用于老年腕骨骨折手术及术后康复护理，以减少老年腕骨骨折围术期并发症，对提高老年患者生活质量具有积极意义。

五、预后转归

腕骨骨折预后与骨折发生的具体部位有很大关系，骨折错位程度、局部损伤及血运破坏情况都是影响骨折愈合的因素，尤其是手舟骨骨折，易发生骨坏死现象，一定要选择合理治疗方案。

六、预防调护

（一）预防

1.腕骨骨折的预防

注意预防摔倒，加强健康宣教、抗骨质疏松治疗、心理干预等。

2.腕骨骨折的并发症及预防

（1）手舟骨缺血性坏死　手舟骨近端骨折时，近侧骨折块容易发生缺血性坏死。

（2）迟缓愈合和不愈合　手舟骨骨折时，骨折端所受的剪力很大，难以稳定，很容易发生骨折迟缓愈合和不愈合。

（3）腕关节僵硬　而腕关节周围损伤后，后期最严重的就是关节功能受限，甚至是骨化性肌炎。因此受伤后早期功能锻炼显得尤为重要，早期肌肉收缩功能锻炼，中期及后期行关节屈伸功能锻炼，但忌蛮力、暴力，以防发生再次损伤，而形成骨化性肌炎。

（二）调护

（1）固定期间应观察手部血液循环，及时调整夹板松紧度。

（2）禁做桡偏活动，注意固定体位的维持，以纠正骨折再移位的倾向。

（3）手舟骨骨折在治疗过程中，不得随意解除固定，直至正斜位X线片证实骨折线消失、骨折已临床愈合，才能解除外固定。

七、评述

根据腕部骨折不同部位，选择合适的固定方法，包括手法整复外固定或手术内固定术。术后根据情况选择中药内服或中药外敷治疗，早期（术前及术后1~2周）：以行气活血、消肿止痛为主，药物可用桃红四物汤等；中期（骨折3周以上到骨折近临床愈合止）：以和营生新、接骨续损为主，药物可用复方接骨木胶囊等；后期（临床愈合起至接近骨性愈合、功能恢复止）：以养气血、补肝肾、壮筋骨为主，药物可用八珍汤等。再配合中药敷、贴、搽、浸、熨等疗法。根据中医疗法对于骨折后的分期，一般在骨折的初、中期主要是药膏敷贴，在骨折的后期则主要是药物的熏洗、热熨或涂擦等相关疗法。

第十三节　掌、指骨骨折

掌骨骨折是常见的手部骨折之一，多见于成人，儿童少见，男多于女。

指骨骨折是常见的手部骨折。骨折段受附着肌腱牵拉而造成较为典型的畸形，对手的功能产生不良影响。

一、病因病机

掌骨骨折多为直接暴力所致，暴力多种多样，如重物压砸伤、机械绞伤、压面机挤压、车祸伤，等等。这种力量往往较大，常造成皮肤、神经、肌腱等组织的复合性损伤。骨折也较严重，多为粉碎性骨折，有明显的移位、成角、旋转畸形。掌骨骨折多见于成年人，男性多于女性。

指骨骨折多由直接暴力所致，易引起开放性骨折。有横断、斜行、螺旋、粉碎或波及关节的骨折。少量由传达暴力所致，如撕脱性骨折。骨折可发生于近节、中节或末节，而以近节骨干骨折为多见。可单发或多发，多见于成人。

1. 掌骨骨折

掌骨骨折可分为下列几种：掌骨头骨折、掌骨颈骨折（图5-13-1）、掌骨干骨折、第1掌骨基底部骨折及第1掌骨基底部骨折伴脱位（图5-13-2）。

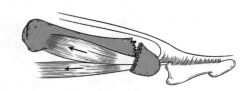

图 5-13-1　掌骨颈骨折

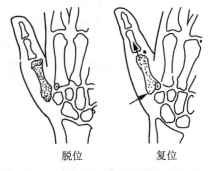

脱位　　　　复位

图 5-13-2　第 1 掌骨基底部骨折伴脱位

2. 指骨骨折

（1）近节指骨骨折　向掌侧突起成角（因骨间肌和蚓状肌的牵拉），骨折近段呈屈曲位。指骨颈骨折向掌侧突起成角，远端可向背侧旋转达90°（指伸肌中央部的牵拉）。

（2）中节指骨骨折　中节指骨基底部骨折，骨折线在指浅屈肌腱附着点的近侧，因受指浅屈肌腱牵拉，骨折远端掌屈，骨折处向背侧成角。浅腱止点远侧的骨折，近断端被指浅屈肌腱牵向掌侧，骨折处向掌侧成角。

（3）远节指骨骨折　多为直接暴力致伤，如挤压、砸伤，靠横行或粉碎骨折，极少移位。

（4）末节指骨基底部撕脱性骨折　锤状指畸形，不能主动伸直。

二、临床诊断

（一）辨病诊断

1. 临床表现

（1）明确外伤病史。

（2）症状体征　掌骨全长均可在皮下摸到，骨折时局部肿痛，功能障碍，有明显压痛，纵向或叩击掌骨头则疼痛加重，如有重叠移位，则该掌骨短缩，可见掌骨头凹陷。指骨骨折有横断、斜形、螺旋、粉碎或波及关节面等。骨折后局部疼痛、肿胀，手指伸屈功能受限。有明显移位时，近节、中节指骨骨折可有成角畸形，末节指骨基底部背侧撕脱骨折有锤状指畸形，手指不能主动伸直。有移位骨折可扪及骨擦音，有异常活动。

2. 相关检查

行手部的正位与斜位 X 线片即可确诊。

（二）辨证诊断

1. 气滞血瘀证

（1）临床证候　手掌或手指肿胀、疼痛，多为刺痛，痛有定处，活动受限，屈伸不利，局部瘀斑，舌质紫暗，或有瘀点瘀斑，舌苔薄白，脉弦涩。

（2）辨证要点　手掌或手指肿胀疼痛明显，多为刺痛，活动受限，舌质紫暗，脉弦涩。

2.肝肾亏虚证

（1）临床证候　骨折局部瘀斑，肿胀疼痛，多为闷痛，活动时疼痛明显，肢体静止时疼痛减轻或消失，同时兼有腰酸膝软、头晕眼花、耳鸣、耳聋、倦怠乏力的症状，舌质淡白，舌苔薄白或薄黄，脉弦涩或细弱。

（2）辨证要点　屈伸不利，兼腰酸膝软、耳鸣耳聋；阳虚者可见畏寒肢冷、便溏；阴虚者全身发热、烦躁，舌质红，苔薄黄，脉细。

3.气血不足证

（1）临床证候　手指或手掌关节屈伸不利，活动无力，局部漫肿不痛，或痛无定处，患者少气懒言，面色少华，舌质淡，苔白，脉沉细或细数。

（2）辨证要点　屈伸活动受限，握手无力，面色少华，舌质淡，苔白，脉沉细。

三、鉴别诊断

（一）西医学鉴别诊断

掌指关节脱位

局部肿痛，活动功能障碍，弹性固定在过伸位，可扪及脱位的掌骨头；X线片见掌、指关节脱位，无三角形骨块。

（二）中医学鉴别诊断

痹证

痹证主要表现为四肢关节痛，或关节有明显的红肿热痛，也有表现为全身性、广泛的肌肉疼痛，有时出现腰背疼痛。掌指关节是痹证的好发部位。影像学可显示骨质疏松，关节边缘小囊状缺损，关节间隙变窄，病理性半脱位或骨性强直，但它常对称性地累及多关节，其症状间断发作，骨表面糜烂或呈小囊状吸收，不会有脓肿、窦道或死骨形成。

四、临床治疗

（一）提高临床疗效的要素

（1）骨折要求正确对线和对位，防止畸形愈合阻碍手部功能的恢复。

（2）指骨骨折在稳定的情况下尽量固定在功能位，防止关节僵硬，影响功能。

（3）掌指部皮肤较薄，血循环较差，固定期间注意压迫性溃疡的防范。

（二）辨病治疗

1.掌骨骨折

（1）掌骨头骨折　横行或短斜行骨折等稳定性骨折，无明显移位，且关节面平整的，可石膏托固定掌指关节于屈曲位，3周后解除制动开始主动功能锻炼。

有移位的骨折，因骨折位于关节内，复位较容易。使关节在屈曲位，轻牵拉该指，使手指侧偏并轻轻挤压掌骨头，可使向两侧移位的骨块复位。屈曲掌指关节，向背侧推顶掌骨头，可使掌侧移位骨块复位。如手法复位失败，可行切开复位克氏针内固定治疗。钢针保留4周，然后去除固定并开始活动。

（2）掌骨颈骨折　因掌指关节侧副韧带附着于掌骨头偏背侧，若伸直牵引，使掌骨头更向掌侧旋转，增加畸形而复位困难。所以手法复位时，将掌指关节屈曲90°牵引，再推压骨隆起处。整复后用背侧石膏托将掌指关节制动于屈曲90°及握拳位，4周后拆除石膏开始活动。复位困难者可应用克氏针固定或微型接骨板固定。

（3）掌骨干骨折　由于相邻骨间肌及掌骨间韧带的作用，掌骨干骨折一般较稳定。横断、短斜骨折整复后较稳定者，宜采用手法整复、夹板固定。在牵引下先矫正向背侧突起成角，再用拇、食指在骨折的两旁自掌侧与背侧行分骨挤压，并放置两个分骨垫以胶布固定，最后在掌侧与背侧各放置一块夹板，外用绷带固定。

对于很多斜形、螺旋形骨折，复位后石膏固定很难防止畸形重新出现。应行切开复位内固定。斜行或螺旋形骨折可用克氏针垂直骨折线固定。不稳定性骨折，也可经皮用克氏针横行穿过骨折远近骨折块固定在相邻完整的掌骨上。为使术后早期进行活动，目前应用较多的是微型接骨板固定。

（4）掌骨基底部骨折　在常规麻醉下，先将拇指向远侧与桡侧牵引，然后将第1掌骨头向桡背侧推挤，同时以拇指用力向掌侧、尺侧按顶骨折处以矫正向桡背侧成角。手法整复后应用外展夹板固定。4周后解除外固定并进行功能锻炼（图5-13-3）。

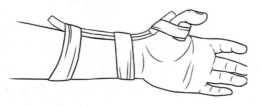

图5-13-3　掌骨基底部骨折固定

对于第1掌骨基底部骨折伴脱位者，整复与固定方式同掌骨基底部骨折。但因这种骨折脱位很不稳定，容易引起短缩和移位。若复位不能稳定时，可采用细克氏针经皮闭合穿针固定。亦可采用局部加压短臂石膏管型固定的同时加用拇指牵引。陈旧性骨折脱位宜行切开复位内固定，固定拇指于握拳位。

2.指骨骨折

骨折必须正确整复对位，尽量做到解剖复位，不能有成角、旋转、重叠移位畸形，以免妨碍肌腱的正常滑动，造成手指不同程度的功能障碍。对闭合骨折可手法复位、夹板固定。指骨开放骨折应彻底清创，再行复位固定。复位时须用骨折远端对近端。手指应尽量固定在功能位，既要充分固定，又要适当活动。对手法复位不成功或斜形骨折不稳定者，可考虑手术治疗。

（1）手法复位　近节指骨骨折整复时，患者取坐位，术者拇、食指捏住骨折近端，另手拇、食指牵引骨折远端。然后，拇指顶住骨折部的掌侧作为支点，继续牵引患肢并屈曲而复位。指骨颈整复时，握其远侧段向背侧呈90°牵引，然后以拇指按压近侧断端的掌侧并屈曲而复位。

中节指骨骨折整复时，若骨折在屈指浅肌附着点以上，应伸直位拔伸牵引，然后再用挤捏手法和提按手法分别矫正侧方移位及向掌、背侧成角。若骨折在屈指浅肌附着点以下，应屈曲位牵引复位。

末节指骨末端粗隆及骨干骨折整复时，术者用拇指和食指在骨折处内外侧和掌背侧进行捏挤，以矫正侧方和掌侧移位。末节指骨基底背伸撕脱骨折整复时，只要将近节指间关节屈曲，远侧指间关节过伸，便可复位。

（2）外固定方法　除骨折部位在指浅屈肌腱止点远侧的指骨骨折外，患肢应固定在功能位，不能将手指完全伸直固定，以免引起关节囊和侧副韧带挛缩而造成关节僵直，无移位骨折可用塑形竹片夹板或铝板固定于功能位4周左右。

有移位的近节指骨干或指骨颈骨折，复位后根据移位情况放置小平垫，其长度相当于指骨，不超过指骨关节，然后用胶布固定。对于有掌侧成角的骨折，可置绷带卷或小圆柱状固定物，手指屈于其上，使手处于功能位，用胶布固定，外加绷带包扎。

中节指骨骨折复位后，骨折部位在指浅屈肌腱止点远侧端者，固定方法同近节指骨骨折；骨折部位在指浅屈肌腱止点近侧者，则应将手指固定在伸直位，但不应固定过久。

末节指骨末端或指骨干骨折复位后，可用塑形竹片夹板或铝板固定于功能位，末节指骨基底背侧撕脱骨折复位后，可将患指近侧指间关节于屈曲位、远侧指间关节过伸位固定6周左右。

（3）内固定方法　手法复位失败或夹板石膏固定困难者，可行外固定器治疗或行切开复位内固定治疗，亦可行经皮穿针内固定；关节内骨折复位困难者可行克氏针经皮内固定或行切开复位内固定。如为粉碎性骨折，可行指骨牵引术。

陈旧性骨折发生畸形愈合可行截骨矫形，关节内畸形愈合可行关节置换或关节融合术。

向掌侧成角的中节指骨骨折在复位后于屈曲位固定，向背侧成角者复位后固定于伸直位，骨折复位固定困难者可行克氏针内固定或行切开复位内固定。

指骨骨折可由直接暴力及间接暴力所致，直接暴力常致粉碎性骨折，间接暴力可引起指骨基底肌腱附着处撕脱骨折。肌腱附着处的撕脱性骨折在伸肌腱附着处可产生锤状指。伤后4周内的新鲜性损伤，可用石膏或金属夹板固定远侧指间关节于过伸位，同时近侧指间关节90°屈曲位固定6周。如骨折复位及固定困难，骨折块较大或伴有远侧指间关节掌侧脱位，可采用切开复位内固定。

指深屈肌腱附着部撕脱性骨折，应采用手术切开复位、钢丝抽出法复位固定撕脱骨及屈肌腱。术后手指屈曲位固定，4周后抽出钢丝，进行功能锻炼。

（三）辨证治疗

手部指骨骨折与腕部骨折辨证基本相同，具体辨证治疗可参考腕部骨折。

（四）新疗法选粹

雷伟等应用微型Orthofix外固定支架治疗累及关节的闭合掌指骨骨折患者24例，术中透视下闭合复位外固定支架跨关节固定于功能位，术后4周松开外固定支架于关节轴线固定装置（以便关节可以沿轴线方向行适度主动屈伸活动）。术后6~8周复查X线片，视骨折愈合情况取出外固定支架并测量患者主动关节活动范围、疼痛评分及手指捏握力量，指导患者进行功能康复锻炼，外固定支架拆除8周后随访时复查X线片，评估骨折愈合情况及测量关节活动功能。结果术后6~8周复查X线片结果显示21例患者骨折愈合良好，1例因外固定支架松动出现骨折延迟愈合，优良率达到87.5%。他们认为微型Orthofix外固定支架治疗累及关节的闭合掌指骨骨折，对关节及周围软组织损伤小，骨折愈合良好。术后早期即可进行功能锻炼，后期功能恢复满意。

（五）医家经验

超声引导闭合复位微创固定治疗掌指骨骨折

常规掌指骨骨折的治疗是在C臂或X线机辅助下进行闭合复位固定，而C臂或X线具有放射性损害。王孝辉等通过收集超声引导闭合复位微创固定治疗掌指骨骨折患者的资料，从而总结超声在掌指骨骨折诊断过程中的影像学特征，为临床诊断骨折的移位情况及复位方法提供依据；利用超声辅助下闭合复位微创固定掌指骨骨折，分析了超声辅助下掌指骨骨折治疗的适应证及优缺点，为临床闭合复位微创固定掌指骨骨折提供新方法。

五、预后转归

掌指骨骨折的功能康复应贯彻于整个治疗过程之中，穿髓克氏针由于稳定性差，需石膏外固定，而牵引位石膏需在骨折愈合后患者方能行功能训练，这些都不能早期开展手部小关节的功能训练，故后期的关节功能不佳。穿髓克氏针易伤及临近小关节，并发创伤性小关节炎，易有小关节肿胀、酸痛等不适。由于穿髓克氏针针道的存在，遗留了外缘性感染的机会。掌指骨骨折采用微型接骨板固定后，能达到解剖复位并能牢靠地固定，具有良好的生物力学性能，有利于骨折的愈合及后期小关节、肌腱组织的功能训练，临床疗效肯定。

六、预防调护

夹板或石膏托固定期间，应用颈腕带悬吊患肢，要鼓励和正确指导患者做适当的锻炼。及时调整夹板松紧度及定期复查拍片。

参考文献

［1］陈西政，于志勇，白龙，等. 桥接内固定系统治疗肩胛骨骨折的疗效分析［J］. 中国骨与关节损伤杂志，2022，37（1）：78–80.

［2］胡海洋，巨积辉，金光哲. 3D 打印模型个性化治疗肩胛骨粉碎性骨折［J］. 中华手外科杂志，2021，37（6）：414–417.

［3］刘凯. 手法整复皮肤牵引并中医辨证治疗肩胛骨骨折的临床观察［J］. 中外医学研究，2018，（32）：154–155.

［4］Zlowodzki M, Bhandari M, Zelle BA, et al. Treatment of scapula fractures: systematic review of 520 fractures in 22 case series ［J］. J Orthop Trauma, 2006, 20（3）: 230–233.

［5］Dienstknecht T, Horst K, Pishnamaz M, et al. A meta-analysis of operative versus nonoperative treatment in463 scapular neck fractures ［J］. Scand J Surg, 2013, 102（2）: 69–76.

［6］张弢，张奇，陈伟，等. 锁骨复位器顺势牵引辅助微创接骨板固定术治疗移位锁骨中段骨折［J］. 中华创伤杂志，2017，33

（7）：608–612.

［7］陈进宇，郭志荣，赵善明. 锁定钢板联合骨水泥治疗老年骨质疏松肱骨外科颈骨折的应用［J］. 中国医药科学，2021，11（16）：199–203.

［8］丰进. 肱骨螺旋内固定器对肱骨外科颈骨折患者肩关节功能与疼痛症状的影响［J］. 中国医学创新，2021，（5）：110–113.

［9］程彩霞，周雄. 中医治疗肱骨外科颈骨折患者的效果观察［J］. 深圳中西医结合杂志，2017，27（12）：33–34.

［10］于大鹏. 肱骨干骨折治疗的研究现况［J］. 中华损伤与修复杂志（电子版），2021，（5）：435–440.

［11］陈泽文. 中医综合诊疗方案治疗肱骨干骨折65例［J］. 中医研究，2019，（2）：19–21

［12］马志远，李英，郝鸿伟. 肘内侧小切口入路可吸收棒固定治疗儿童肱骨髁上骨折［J］. 临床骨科杂志，2020，（5）：684–687.

［13］张铎安. 肱骨外髁骨折采用骨片钉内固定术治疗效果探讨［J］. 中外医疗，2014，33（21）：60–61.

［14］张建宇，陈辰，查晔军，等. 雪橇板内固定治疗尺骨鹰嘴骨折的疗效分析［J］. 中华创伤骨科杂志，2022，（5）：397–401.

［15］余方正，张怀保，陈想想，等. 无头变径空心螺钉结合微型钢板治疗中青年 Mason Ⅲ型桡骨头骨折［J］. 中华手外科杂志，2022，38（1）：23–26.

［16］田旭，东靖明. 桡骨头骨折的诊疗策略［J］. 中华骨科杂志，2022，42（4）：251–257.

［17］戎帅，滕勇，李浩，等. 关节造影在儿童新鲜孟氏骨折的应用［J］. 中国矫形外科杂志，2022，30（13）：1216–1219.

［18］唐建军，黄晓蓉，董国良，等. 中西医结合治疗儿童新鲜孟氏骨折23例［J］. 内蒙

古中医药，2016，（13）：78-79.

[19] 刘敬旺，赖祥林. 小夹板外固定治疗尺桡骨骨折临床评述 [J]. 实用中医药杂志，2017，33（2）：213-215.

[20] 覃伟，雷华平. 平乐郭氏正骨理筋法配合中药在桡骨远端骨折患者术后康复中的应用 [J]. 时珍国医国药，2022，（7）：1676-1678

[21] 吴海菁，翟耶俊，乐荣荣，等. 多学科合作快速康复外科模式在老年腕骨骨折手术围手术期的应用 [J]. 老年医学与保健，2020，26（2）：228-231.

[22] 雷伟，王锟，刘毅强，等. Orthofix 外固定支架治疗累及关节的闭合掌指骨骨折 [J]. 中华手外科杂志，2020，36（3）：187-189.

第六章 下肢骨折

第一节 股骨颈骨折

股骨颈骨折系指股骨头下与股骨颈基底部之间的骨折，是临床常见病、多发病，以中老年患者发病率最高。约占全身骨折的3.58%，并且随着社会的日益老龄化，此类骨折的发病率逐渐提高。就男女比例而言，女多于男，男女比例大约为4：5，且随着年龄的增大，女性发病率愈高。

股骨颈呈管状结构，横断面略呈圆状，内下方皮质骨最坚厚，颈中心几乎中空。股骨颈的纵径平均为3.08cm；横径平均为2.37cm；股骨头颈中轴长度平均为9.56cm，上述数字对骨折后行内固定术有一定参考意义。

股骨颈与股骨干之间形成一夹角，称为颈干角或内倾角，婴儿时期约为150°，到了成年，其正常范围可在110°~140°之间，但大多数皆在125°~135°之间。由于股骨颈及颈干角的存在，使粗隆部及股骨干远离髋臼，以适应髋关节大幅度活动的需要。颈干角正常时，股骨头的负荷与股骨颈所承受的应力之间达到生理平衡；当颈干角减小（髋内翻）时，股骨头的负荷减少，但股骨颈所承受的应力则大增；反之，当颈干角增大（髋外翻）时，股骨头负荷增加，但股骨颈所承受的应力则相应减少，以至可使剪应力完全变为压缩力。无论髋外翻或髋内翻，均可引起股骨近端负荷及应力的改变，最终继发结构异常和功能障碍，因此，治疗的时候应注意恢复正常的颈干角和前倾角（图6-1-1）。

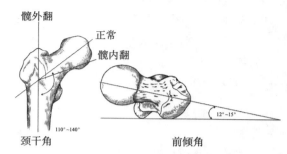

图6-1-1 正常的颈干角和前倾角

股骨头、颈部的血运主要来自三个途径：①关节囊小动脉：是股骨头颈部血供的主要来源，由旋股内动脉、旋股外动脉、臀下动脉和闭孔动脉的吻合部到关节囊的附着部，分为上下两组进入股骨颈。上组叫上干骺端动脉，在滑膜与骨膜之间行走，进入股骨颈基底部的上外侧，其分支为外骺动脉，供应股骨头的外上部分；下组叫下干骺端动脉，进入股骨颈基底部的下内侧，供应股骨颈内下部的血运。②股骨干滋养动脉：该路血运仅达股骨颈基底部，小部分与关节囊的小动脉有吻合支。③圆韧带小动脉：由闭孔动脉发出的一支小动脉，比较细，叫内骺动脉，供血量有限，仅能供给股骨头内下部分的血运，与外骺动脉之间有吻合支。股骨头颈部的上述血供来源在骨折后常受到破坏，导致血供的减少或中断，使骨折易于发生迟缓愈合、不愈合，甚至股骨头缺血性坏死（图6-1-2）。

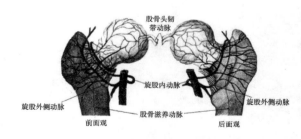

图6-1-2 股骨头、颈部的血运来源

一、病因病机

（一）西医学认识

股骨近端骨质十分坚强，常需较大暴力才能发生骨折，如车祸、高空坠落等。但由于老年人骨质疏松、局部骨质脆性增加等情况，较小暴力或轻微摔伤即出现股骨颈骨折。少数患者也可因过久负重劳动或行走而发生疲劳骨折。

股骨颈骨折常用的分类方法主要有以下几种。

1. 按骨折部位分类

可分为头下型、颈中型和基底部型三种（图6-1-3）。前两者的骨折线均在关节囊内，故叫囊内骨折；后者骨折线的后部在关节囊外，叫囊外骨折。移位较多的囊内骨折，血供破坏较大，易发生骨折不愈合、股骨头缺血性坏死。而基底部骨折则由于血供较好，故愈合率较高。

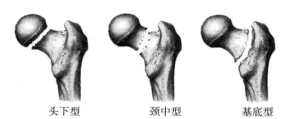

头下型　　　　颈中型　　　　基底型

图6-1-3　股骨颈骨折类型

2. 按骨折线走行分类

（1）外展型骨折　在跌倒时下肢常处于外展位，两折端之间呈外展关系，骨折比较稳定，关节囊血运破坏少，同时由于髋关节周围肌肉张力和收缩力，促使骨折端靠拢并施以一定压力，有利于骨折愈合。

（2）内收型骨折　在跌倒时下肢常处于内收位，骨折后，股骨头呈内收，骨折远端向上错位，此种骨折端极少嵌插，骨折线之间剪力大，骨折不稳定，多有移位，远端因肌肉牵引而上升，又因下肢重量而外旋，关节囊血运破坏较大，因而愈合率

低，股骨头缺血性坏死率较高。

3. 按骨折移位程度分类

Garden等根据完全骨折与否和移位情况分为四型（图6-1-4）。

Ⅰ型骨折没有通过整个股骨颈，股骨颈有部分骨质连接，骨折无移位，近折端保持一定血运，这种骨折容易愈合。

Ⅱ型完全骨折无移位。股骨颈虽然完全断裂，但对位良好，如系股骨头下骨折，仍有可能愈合，但股骨头坏死变形常有发生。如为股骨颈中部或基底骨折，骨折容易愈合，股骨头血运良好，骨折容易愈合。

Ⅲ型为部分移位骨折。股骨颈完全骨折，并有部分移位，多为远折端向上或远折端的下角嵌插在近端的断面内，形成股骨头向内旋转移位，颈干角变小。

Ⅳ型股骨颈骨折完全移位。两侧的骨折端完全分离，近折端可以产生旋转，远折端多向后上移位，关节囊及滑膜有严重损伤，因此经关节囊和滑膜供给股骨头的血管也容易损伤，造成股骨头缺血坏死。

股骨颈骨折不愈合率是四肢骨折中发生率最高的。

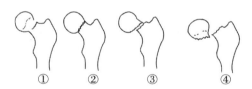

图6-1-4　Garden's 股骨颈骨折类型

注：①不完全骨折②完全骨折无移位③完全骨折部分移位④完全骨折完全移位

（二）中医学认识

我国古代典籍对股骨颈的解剖部位、骨折后的治疗和预后均有描述。如《医宗金鉴·正骨心法要旨》云："环跳者，髋骨外向之凹，以纳髀骨上端为杵也。"明确地把股骨头颈部称为髀杵，并且阐明其和髋臼的关系。对于股骨颈骨折病因病机，《素

问·宣明五气篇》曰："肝主筋，脾主肉，肾主骨。"股骨颈骨折病因归纳为内因、外因两种因素，病机是两者共同作用的结果。其内因为老人老年体衰，气血虚弱，肝肾衰弱，正所谓"邪之所凑，其气必虚"。对于本病的治疗及预后也有所论述，《伤科汇纂·环跳骨》云："令患人仰卧于地，医人对卧于患人之足后，两手将患脚拿住，以右足伸华患人胯下臀上，两手将脚拽来，用足华去，身子往后卧倒，手足身子并齐用力。"较详尽地描述了股骨颈骨折手法整复的方法。《伤科补要》中所载"老人左股压碎者"属"十不治症"，说明在当时治疗股骨颈骨折极为困难且预后不良。而青壮年、儿童发生股骨颈骨折较少见，若发生本骨折，必因遭受强大暴力所致，如车祸、高处跌下等。此种股骨颈骨折患者，常合并有其他骨折，甚至内脏损伤。

二、临床诊断

（一）辨病诊断

1.临床表现

股骨颈骨折多见于老年患者，一般有明确的外伤史。其诊断要点如下。

（1）畸形　当股骨颈骨折存在移位时，骨骼的力学方向发生偏斜，通常表现为伤肢的外旋与短缩畸形。

（2）疼痛　受伤髋部的疼痛是股骨颈骨折最为明显的症状，移位的骨折当然会伴有严重的疼痛，静止时会有胀痛和跳动痛感，在移动患肢时则疼痛更为明显地加重。无移位与轻微移位的骨折疼痛相对较轻，需要注意的是嵌插型的股骨颈骨折，可以仅有轻微疼痛甚至没有疼痛，往往容易被忽视而造成漏诊。

（3）肿胀　往往并不明显。髋关节囊内的骨折，因为有关节囊的限制，出血量并不多。囊外骨折出血量相对较多，但周围有厚实的软组织封套包裹，初期时外表也很难看到肿胀的迹象。

（4）功能障碍　股骨颈骨折后，受伤的髋关节会失去正常功能，不能活动，更不能站起与行走。但有很少一小部分骨质量与体力相对较好、嵌插稳定结实的嵌插型股骨颈骨折患者，可以不痛或仅有微痛，甚至仍然可以走路或骑自行车。

（5）患肢短缩　在移位骨折，远段受肌群牵引而向上移位，因而患肢变短。患侧大粗隆升高，表现在：①大粗隆在髂—坐骨结节连线之上。②大粗隆与髂前上棘间的水平距离缩短，短于健侧。X线照片能明确诊断。特别是髋坐关节正、侧位片，可确定骨折类型、部位、移位情况以及治疗方法的选择。

2.相关检查

（1）X线检查　X线检查应拍摄髋关节正、轴位X线片，可明确骨折的部位、类型和移位情况。凡在临床上怀疑股骨颈骨折的，虽X线片上暂时未见骨折线，仍应按骨折处理，3周后再拍片复查。

（2）CT检查　CT检查对于股骨颈骨折主要是确定骨折线位置，对查看骨折类型有重要意义。特别是CT的二维及三维重建，对于骨折线的走向及骨折线的位置较为准确。

（3）MRI检查　MRI检查对于股骨颈骨折主要是确定骨折线位置、关节囊的破损情况，以及检查两者之间的关系，对于治疗方法的选择有指导意义。对于局部病理性骨折有一定鉴别意义。磁共振水成像可以查看髋关节周围及头内血供情况。

（二）辨证诊断

老年患者伤后气血更加虚弱，常可出现痛苦面容，神色憔悴，面色苍白，倦怠懒言，胃纳呆减，患髋部位局部肿胀瘀斑，触痛明显，患肢呈外旋屈曲畸形，活动受限，屈伸不利；骨折后长期卧床，可出现咳嗽咳痰，黄痰多见，心烦不寐，健忘多梦，五心烦热，舌干少津，也可出现小便不利，足部肿胀，头重如裹，舌体胖大等症。

1. 气滞血瘀证

（1）临床证候　患肢呈外旋屈曲畸形，活动受限，屈伸不利，骨折局部瘀斑，肿胀疼痛，多为刺痛，痛有定处，夜间加重，局部触痛明显，纳差腹胀，舌质紫暗，或有瘀点瘀斑，舌下脉络迂曲，舌苔薄白，大便溏泄，小便不利，脉弦涩。

（2）辨证要点　局部肿胀疼痛明显，多为刺痛，痛有定处，夜间加重，舌质紫暗，脉弦涩。

2. 肝肾亏虚证

（1）临床证候　患肢呈外旋屈曲畸形，活动受限，屈伸不利，骨折局部瘀斑，肿胀疼痛，多为闷痛，活动时疼痛明显，肢体静止时疼痛减轻或消失，同时兼有腰酸膝软、头晕眼花、耳鸣、耳聋、倦怠乏力的症状，舌质淡白，舌苔薄白或薄黄，脉弦涩或细弱。兼阳虚者可见畏寒肢冷、面色苍白、大便溏泄、小便清长、脉沉微无力；兼阴虚者全身发热、烦躁，舌质红，苔薄黄，大便干结，小便短黄。或病久耗伤肝肾之气，导致肝肾亏虚，气血不足，筋骨失养，此时疼痛消退，已有骨痂生长，但骨不坚强，功能尚未恢复，肌肉有萎缩，舌质淡暗、苔薄白、脉弦细。

（2）辨证要点　患肢屈伸不利，骨折局部瘀斑，肿胀疼痛较轻，兼有腰酸膝软、头晕眼花、倦怠乏力；兼阳虚者可见畏寒肢冷、面色苍白；兼阴虚者全身发热、烦躁，舌质红，苔薄黄。

3. 气血不足证

（1）临床证候　患肢屈伸不利，活动无力，患者不愿活动，骨折局部瘀肿疼痛，多为缓痛，痛无定处，患者精神萎靡，疲倦乏力，心悸气短，体倦自汗，动则尤甚，少气懒言，头晕耳鸣，面色少华，纳食不香，失眠多梦、健忘，精神恍惚，舌质淡，苔白，脉沉细或细数。

（2）辨证要点　患肢屈伸活动无力，患者不愿活动，痛无定处，精神萎靡，疲倦乏力，面色少华，失眠多梦、健忘，舌质淡，苔白，脉沉细或细数。

三、鉴别诊断

（一）西医学鉴别诊断

1. 股骨转子间骨折

受伤机制与本病相似，但患者年龄常更大，局部肿胀明显，压痛点在股骨粗隆部，皮肤一般可见瘀斑；X线片可助鉴别。

2. 髋关节后脱位

常见于青壮年，有强大暴力损伤史；患肢弹性固定于屈髋、屈膝、内收、内旋位，在臀后可扪及脱出的股骨头；X线片可鉴别。

3. 髋关节化脓性关节炎

本病多未见明显外伤，局部肿胀疼痛明显，局部压痛明显，触摸局部发热明显，X线检查未发现明显骨折影响，关节周围可有骨质破坏等，MRI可见关节积液积脓明显。

4. 股骨头坏死

股骨头坏死是一个慢性发展疾病，多无明显的外伤史。最常见的症状就是疼痛，疼痛的部位是髋关节、大腿近侧，可放射至膝部。髋部活动受限，特别是旋转活动受限，或有痛性和短缩性跛行。X线或MRI可明确诊断。

（二）中医学鉴别诊断

1. 腰痹

腰痹是以腰部或下腰部疼痛，重着、麻木甚则俯仰不便或连及一侧或双侧下肢为主要症状的一类病证。多因肾虚不足，外邪杂至而引起经脉气血痹阻不通所致。腰痹的基本病理特点为肾虚不足，经脉痹阻所致，肾虚是其发病的关键，而风寒湿热之邪痹阻不行和跌仆闪挫等，常常是发病之诱因。

2. 膝痹

膝痹以膝关节变形、肿大疼痛，臀部肌肉枯细，肢体形如鹤膝之状为特征。故又名膝游风、游膝风、膝眼风、鹤节、膝眼毒、膝疡等。膝痹由调摄失宜，亏损足三阴经，风寒之邪乘虚而入引起，以致肌肉日瘦，肢体挛痛，久则膝大而腿细，如鹤之膝。

3. 痿证

虽同是肢体疾患，但痿证以手足软弱无力为主要表现，甚则肌肉枯萎瘦削，关键在于肌肉"痿弱不用"，关节相对"变大"，但无疼痛及活动受限。

四、临床治疗

（一）提高临床疗效的要素

股骨颈骨折是一种常见的骨折类型，约占所有髋部骨折的50%。多发生于老年人群，而年轻人群发病率较低，该年龄段骨折常由高能量创伤引起，骨折类型多以高剪切力为特征，极不稳定，且股骨颈表面缺乏骨膜覆盖，常具有较高的骨折不愈合、股骨头坏死等风险。目前，对年轻患者或者骨骼条件较好的老年患者，保留股骨头的内固定手术是优先考虑的，这也是多数医生及研究学者的共识。

（二）辨病治疗

股骨颈骨折的治疗主要取决于患者的骨折部位、类型、移位程度、骨折的稳定性、患者年龄、受伤时间和伤前健康状况等综合因素。

1. 非手术治疗

对于无移位或稳定骨折，如 Garden Ⅰ、Ⅱ型及嵌插型骨折，具有足够的稳定性，均可行保守治疗或者非手术治疗。另外对于高龄患者，伴有高血压、冠心病、糖尿病等慢性疾病，全身状况较差不能适应手术，或坚决拒绝手术治疗的患者可行保守治疗。

（1）整复方法

①屈髋屈膝法：患者取仰卧位，助手用两手固定骨盆，术者一手握患肢踝部，另一前臂伸于患肢腘窝下，并使膝、髋均屈曲90°，沿股骨干纵轴向上提拉，助手做向下对抗按压，形成上提下按的对抗拔伸，纠正缩短畸形。然后依次将患肢伸髋、内旋、外展以纠正成角畸形和旋转畸形，并使骨折面紧密接触。复位后可做托掌试验，将患肢足跟置于术者手掌之上，如患肢外旋畸形消失，表示复位成功。术后把患肢放置在布朗架或者马氏架上。

②牵引复位法：先采用股骨髁上中立位牵引，牵引2~3天后，逐渐将患肢改为外展、微内旋位，拍床头X线片复查骨折端基本复位后继续牵引维持。若经骨牵引后仍未完全整复，尚可配合轻柔的手法，整复剩余的轻度移位。根据年龄、体质、皮肤完好程度，一般年老体弱的患者采用皮牵引，其余可作骨骼牵引，骨牵引早期重量在10kg以上，皮牵引在5~7kg左右，过重皮肤难以承受，胶布也容易脱落。术后床边行X线检查以确定已复位。若牵引1周左右仍未复位，可采用上述手法整复剩余的轻度移位。

（2）固定方法

①"丁"字鞋固定：新鲜无移位或嵌插型股骨颈骨折，可让患者卧床休息，将患肢置于外展、膝关节轻度屈曲、足中立位，下肢免负重，为防止患肢外旋，可在患足穿一带有横木板的"丁"字鞋，要求

患者做到不盘腿，不侧卧，不下地。6~8周后可扶双拐不负重下床活动，以后每1~2个月拍X线片复查1次，至骨折骨性愈合，股骨头无缺血性坏死现象时，始可弃拐负重行走。一般约需4~6个月。只要严格掌握适应证，严密观察病情变化，该方法的治疗效果是满意的，特别是基底型及经颈型骨折。

②其他固定方法：长夹板超髋关节固定、髋人字石膏固定等。

2. 手术治疗

移位的不稳定性股骨颈骨折的治疗选择主要取决于患者的综合情况全身情况稳定，根据患者的年龄、活动情况、骨骼密度、其他疾病、预期寿命和依从性来决定。没有慢性疾病的60岁以下患者新鲜骨折，以闭合复位内固定为好，复位可行手法复位、快速牵引复位、骨牵引逐步复位等，内固定多采用多根针加压固定，多根螺纹加压钉等，必要时可行切开复位。对于年龄达70~80岁的患者或者移位明显或有较严重粉碎、压缩骨折，难以愈合，股骨头也极易坏死者，应行假体置换手术。国外文献报道，65岁以上老年人髋部骨折保守治疗，只有50%能恢复独立生活，恢复伤前功能水平的仅25%，而手术治疗者80%以上的患肢功能恢复满意。有较高功能要求且骨质量好的患者应选择内固定。对功能要求较低、有慢性疾病、严重骨质疏松或依从性差的患者，建议人工股骨头置换手术或全髋关节置换手术。任何年龄的患者，如有严重慢性疾病，预期寿命有限，应使用骨水泥假体；存活时间少于一年的患者可使用单极股骨头。一般而言，治疗选择更多取决于患者的生理状况，而不取决于年龄。

（三）辨证治疗

1. 气滞血瘀证

治则：活血行气，通络止痛。

方药：活血祛瘀汤。丹参30g，当归9g，赤芍9g，鸡血藤15g，桃仁6g，延胡索9g，郁金9g，三七3g（研），香附9g，枳壳6g，广木香6g，甘草3g。如肿胀严重者加薏苡仁50g，泽泻20g；瘀血阻滞疼痛甚者加乳香、没药各9g，延胡索12g；如兼有面色不华、倦怠乏力症状者可加党参10g、黄芪15g、白术15g、茯苓15g；肢麻较重者加全蝎5g，蜈蚣3条。

2. 肝肾亏虚证

治则：阳虚型补益肝肾，温阳通督止痛；阴虚型治宜补肾，滋阴通督止痛。

方药：偏阳虚者，右归丸加减。熟地黄15g、怀山药20g、山茱萸15g、枸杞子20g、菟丝子20g、鹿角胶20g、杜仲25g、肉桂20g、当归15g、熟附子15g、白芷12g、防风12g、香附15g等；偏阴虚者，左归丸加减。熟地黄15g、枸杞子20g、怀山药20g、山茱萸15g、菟丝子20g、鹿胶20g、龟甲胶20g、白芷12g、防风12g、香附15g川牛膝20g等。若兼有寒湿症状可加熟附子5g、肉桂10g。气虚明显者可加黄芪15g、党参15g。

3. 气血不足证

治则：益气养血，通络止痛。

方药：归脾汤加减。白术10g、当归3g，党参10g，酸枣仁10g，黄芪10g，木香12g，远志15g，炙甘草6g，龙眼肉10g，茯苓10g。若兼有寒象者可加熟附子5g、肉桂10g，心悸明显者可加五味子10g、麦冬15g，兼有气虚血瘀者可加桃仁15g、红花15g、葛根15g、丹参15g。

（四）新疗法选粹

1. 青壮年股骨颈骨折内固定术的人工智能辅助技术

随着人工智能技术的发展，智能导航技术在医疗领域的应用逐渐增多，并从2D平面向3D成像发展，因此放置植入物的准确性较以往增强。传统的内固定手术多在 X 线等仪器辅助下进行定位操作，对术者的技术要求较高，而导航机器人可以解决定位这一问题。Hamelinck 等研究发现，在导航机器人辅助下行螺钉固定治疗股骨颈骨折，可以准确定位植入角度，有利于简化手术操作过程、缩短手术时间、降低出血量、减少医务人员及患者的辐射损伤。Wan 等研究发现，在机器人辅助下行经皮空心螺钉固定治疗股骨颈骨折，可实现准确定位，有利于提高手术效率及患者术后康复率。导航机器人也存在局限性：术前准备时间较长；示踪剂对人体有一定影响；骨骼的弹性形变可能会造成导针偏转。人工智能技术虽然在医疗领域有较大的应用前景，但仍需完善相关配套设备。

2. 股骨颈动力交叉钉系统（FNS）

瑞士 AO 公司推出了股骨颈动力交叉钉系统，是一种用于股骨颈的临时固定、矫形和骨稳定的全新系统。FNS 是 AO 专门为股骨颈骨折设计的一种内固定系统。研究表明，FNS 能提供稳定的力学环境，其强度优于空心钉，因其钢板更小巧，螺钉少，对骨质和周围软组织的破坏更少，符合微创手术的特点，是目前最具有发展前景的手术方式。

（四）医家经验

郭维淮

郭维淮（郭氏平乐正骨）中医治疗股骨颈骨折。①内服药：郭老认为，股骨颈骨折患者多为老人，气血本已不足，且又多非强大暴力损伤，局部瘀血多较轻，根据骨伤科三期临床用药原则，不宜使用峻猛破血逐瘀类药物，以免损伤正气。初期可用活血止痛类药物，如活血灵汤、桃红四物汤，痛重者可加乳香、没药；胃纳不佳者可加山楂、陈皮；便秘者可加芒硝、火麻仁、广木香；神疲气虚可加黄芪、党参；骨折复位固定后，疼痛消减，饮食、二便等全身情况好者，可用活血调胃类药物，如橘皮四物汤加川续断、广木香，也可服三七接骨丸。6~8 周后复用益气滋肾强壮筋骨剂，如十全大补汤加川续断、骨碎补、枸杞子或服用补肾益气壮骨丸，若骨折已经愈合，唯髋膝屈伸不利者，可复用养血止痛丸。②外用药：股骨颈骨折复位固定后，只要大转子附近皮肤正常者，可给予活血接骨止痛膏外敷患处，骨折愈合后，可以外涂平乐展筋酊或七珠展筋散，苏木煎外洗。

五、预后转归

股骨颈骨折发生后，在治疗前应具体分析有哪些影响骨折愈合的因素，也是影响预后的重要因素。以下各因素影响较为显著，且意见较为一致。了解这些因素，对选择治疗方法，估计骨折能否顺利愈合，评价预后转归，是非常重要的。

1. 年龄

一般来说，儿童生长活跃，骨折愈合较成人快。例如新生儿股骨干骨折半个月左右即可坚固愈合，而成人常需 2~3 个月之久。大多数人皆认为患者年龄越高，其骨折愈合越困难。因为老年患者由于全身生理功能下降，常常伴有心肺、消化系统慢性疾病，严重影响患者骨折后的恢复，另外全身状态不佳者，包括营养不良、严重的肝肾疾病、恶病质、老年性骨萎缩及骨软化等状况下，其骨折愈合也相对缓慢。

2. 治疗时间

在国内，主张急诊手术者少见，在时间掌握上较宽。积水潭医院的做法是，抓紧时间进行必要术前准备和检查，尽早地施行手术治疗。目前对急诊手术能否提高骨折愈合率，尚提不出事实依据。

3. 骨折错位程度

骨折错位越严重，其愈合越困难，这已是大家所公认的影响骨折愈合的重要因素。骨折断端间应充分接触，无软组织嵌入或分离则愈合快，此时局部有一定生物力学有利于骨折愈合。

4. 局部损伤及血运破坏情况

股骨颈骨折多为囊内骨折，骨折使局部血供受限。骨折局部充足的血液供应是骨折愈合的根本条件，血供不佳必然影响骨折的愈合。

5. 骨膜破损情况

骨膜是骨骼生长恢复的一个重要依据。对于骨折，骨折端骨膜破坏程度越小，则骨折愈合相对越好；相反，骨膜被破坏部分越广泛，则骨折端骨折局部缺血程度越严重，并直接影响膜下成骨，进而影响骨折愈合的进程。为了骨折预后较好，我们在治疗过程中应尽量保护骨膜，避免其被过度破坏，而影响骨折愈合。

六、预防调护

（一）预防

1. 股骨颈骨折的预防

（1）实施可以改善肌肉力量、平衡性和步态的训练计划　①单腿站立1分钟，每天3次，但要扶牢桌子或其他稳定的实物。②坐位，完全伸展膝关节，屈曲髋关节直到踝关节离地处，并保持该体位2~3秒。③每周2次，每次1小时的太极拳有助于增加老年人姿势的稳定性，延迟老年人发生跌倒的时间。

（2）处方药的调整　老年人用药要有明确的适应证，可用可不用的最好不用。尽量减少和同种作用的药物重复使用，如镇静药、利尿药、降压药及扩血管药联用时，可致血压下降较快，导致脑供血不足等，引发跌倒。并确保清楚药物作用机制，

了解用法及不良反应。

（3）抗骨质疏松治疗　骨质疏松是目前老年人出现四肢骨折的重要因素，对于老年人要制定整套抗骨质疏松的方案，其中包括药物、饮食、运动、晒太阳等方面。

（4）治疗相关疾病　如白内障可行白内障摘除术，可减少因视力障碍引起的跌倒。高血压、糖尿病、骨关节炎等慢性病者，要告知老年人定期检查，积极治疗，以降低跌倒的危险性。

（5）纠正不良环境因素　①家具：经常检查椅子是否有破坏，椅子高度要适中，有足够的承托力，有扶手可以帮助起身。避免坐过度松软的沙发使老人较难起身。②地面、地段：地面要防滑，及早处理地上的积水及尘垢，避免门口摆放拖布，可使用有防滑垫及颜色鲜艳的地毯；下雪天要注意行走方案，避免路滑出现摔倒。③室内外楼梯及通道：照明使用柔和的光线，减少刺眼，为通道及房门口提供照明，弥补视力不足。清除杂物，将地上的电线收好，以免绊倒。选用色彩鲜艳的梯阶及门栏边缘，减少绊倒的机会。④卧室：睡床高度适中，避免吊脚或过低，可安装睡床的扶手栏，帮助起身及防止由床上滚下。夜间如厕，考虑用便壶或便椅，床边装置易于开关的电灯，提供照明。⑤浴室：浴盆边安装扶手，不要以毛巾做支撑，可使用浴缸坐下沐浴，减少不良姿势，地面及浴缸底可放防滑垫防止滑倒。使用皂液及浴液，防止肥皂脱手，增加跌倒的机会。

（6）加强健康宣教　可在社区定期举办健康讲座，家庭探访，对于有跌倒危险的老人，进行家庭评估。教育老年人在大便后、上下床、夜间小便、低头弯腰拾物等动作时一定要慢、稳，以免发生意外。注意做好日常的保护，穿大小适宜舒适的

鞋，鞋底最好有较深的防滑纹，鞋底薄且硬的鞋能更好地感知地面的情况。天气不好，尤其下雨下雪天不外出，走路时注意脚下地面情况。提高老年人对跌倒危险的警觉性，使危险因素降至最低。

（7）心理干预　针对老年人的不良心理状态，如焦虑、沮丧、自卑等心理，工作人员及家庭成员要耐心安慰、解释，心理上给予疏导、支持、鼓励，帮助老年人建立自信心，在学会自我保护的前提下适当活动。

2.股骨颈骨折的并发症及预防

（1）股骨头坏死　在前面我们已经提到，股骨头的血供主要由股深动脉的旋股内动脉的分支与来自股动脉的旋股外动脉分支组成动脉环供给。由于股骨颈骨折多为囊内骨折，关节内出血难以渗出，故关节内压力明显升高，此压力足以阻断小动脉血流和静脉的回流从而影响股骨头的血液供应。综合以上原因，股骨颈骨折以后并发股骨头坏死在临床为常见，各种类型的骨折均可发生股骨头坏死。研究表明，良好的复位和可靠的固定可以减少股骨头缺血坏死的发生。

（2）骨不连　骨不连是股骨颈骨折除缺血坏死外主要并发症。骨折不愈合在以下几种情况易出现：①头下型及头颈型；②骨折后方有较大的粉碎折片者，在复位后往往不具备足够的稳定条件，内固定容易失效；③患者高龄，骨质多较萎缩。要想避免股骨颈骨折骨不愈合应注意以下几点：①应严格掌握内固定材料的适应证，严格遵守使用原则，钉/针的大、小、长、短要合适，放置的位置要符合力学原理；②手术操作时要精细，避免增加不必要的医源性创伤；③尽量恢复股骨颈周围的血液供应，必要时在内固定的同时配合带血运肌骨瓣、带血管蒂骨瓣或血管束移植术，以改善股骨头血供，促进骨折愈合；④坚

强内固定，避免空心钉松动、退钉或断裂，引起折端松动；⑤根据不同的治疗方法及内固定材料，指导患者针对性的功能锻炼，尽量详实，尽职尽责，不能笼统告之。

（3）术后感染　术后感染多发生于术后早期，是造成手术失败的主要原因之一。老年人体质较差，机体防御能力与抵抗力明显下降，常合并糖尿病、皮肤病等，感染率比一般患者高。患者术后体温持续升高，3天后切口疼痛未减轻反而加强，提示有感染可能。在各种文献中时有感染发生的报道，在围手术期通过术前对感染性疾病如肺部感染、全身性疾病如糖尿病严格控制，手术前后应用抗生素，加强术后管理，如全身麻醉患者术后常规雾化吸入以利于痰的排出以及及早拔出尿管等处理，对于术后感染的发生有很好的控制。对于可能发生感染或已经发生感染的老年患者，应注意加强切口引流护理，保持引流管通畅，避免引流管扭曲受压，定时挤捏引流管，观察引流液颜色及量，倾倒引流液时，防止逆行感染，敷料有渗血或渗液时应及时更换，保持切口干燥，换药时严格无菌操作，防止交叉感染，继续应用抗生素治疗，必要时输血、白蛋白，增加机体抵抗力，合并糖尿病患者血糖控制在正常或稍高水平，促进切口愈合。

（4）静脉血栓形成　静脉血栓形成也是髋关节置换术后易发生的并发症之一，据文献报道，其发生率在40%～70%，主要表现为患肢的肿胀和小腿后侧肌肉的压痛。对于静脉血栓的预防，应在术前教会患者进行下肢肌肉收缩锻炼，麻醉清醒后即让患者主动进行肌肉收缩锻炼，必要时抬高下肢，促进血液回流，术后在引流管拔出后尽早让患者下地活动。手术前后应用抗凝血药物，比如低分子肝素等。注意观察患肢有无明显肿胀、发绀、足背动脉搏动减弱、体温升高等血液循环障碍现象。

对于已出现患肢肿胀和小腿后侧肌肉疼痛等症状的患者，应及时完善相关检查，若发现已有静脉血栓形成，则应停止剧烈的功能锻炼，避免血栓脱落引起肺栓塞等并发症。

（5）脂肪栓塞　行人工关节置换手术时，术中向髓腔内插入假体、髓腔锉及定位杆时可形成"活塞效应"，造成股骨髓腔内压力增高，导致含脂肪球髓腔成分释放到血液循环中，引起肺、肾、脑等脂肪栓塞，严重者可猝死。一般发生在术中或术后很短时间内，术后应密切观察患者有无烦躁不安、呼吸困难、皮下瘀血点、血压下降、进行性低氧血症等症状，必要时胸部拍片，也可留尿查脂肪球。一旦确诊，给予高流量吸氧，必要时呼吸机辅助呼吸，持续心电监护，监测生命体征及血氧饱和度，同时注意神志、瞳孔、肢体活动变化，尽早发现脑栓塞症状。

（6）肺部感染　老年人呼吸肌衰弱，肺组织顺应性降低，肺活量减少，气管分泌物不易排出，再加上长期卧床，抵抗力下降，易发生肺部感染和造成严重的呼吸障碍。在积极抗感染同时，应鼓励患者咳嗽、深呼吸，锻炼肺功能，促进排痰。对痰液黏稠不能自行咳出者帮助患者翻身，拍背，以利呼吸道通畅。必要时给予超声雾化吸入，稀释痰液易于咳出。雾量应从小到大缓慢增加，最好用中等雾量，以免引起呛咳。在不影响骨折固定的前提下，上身可适当抬高20°~30°，以利于膈肌下降，胸廓扩张，增加肺活量。保持病室空气清洁，室内禁止吸烟，减少室内人员流动，观察术后有无持续发热、胸闷、气喘等症状并及时处理。

（7）压疮　由于长期卧床和体位固定，患者背部及臀部骨突处长时间受压，因为压力、摩擦力及剪切力等的联合作用，血液循环差，常常会引起压疮的发生，压疮

一旦发生，不但不易治愈，增加患者痛苦，而且常引起败血症。翻身是预防压疮最简单有效的方法。故对年老体弱或长期卧床患者应鼓励并帮助翻身及局部按摩，用温水擦身，促进血液循环。骨突处垫气圈及海绵，预防压疮的发生。另外，加强营养，经常指导和协助抬臀等也能有效控制压疮的发生。如已发生压疮，要早期及时治疗，以防后患。

（8）泌尿系感染　老年患者术后大多留置尿管，导尿时应严格无菌操作，选择与患者尿道口相适应的Foley尿管，避免损伤尿道黏膜。保持尿道口清洁，每天用碘伏棉球擦洗、消毒，及时更换尿管及尿袋，尿袋外口不许接触地面而且尿袋低于膀胱，避免尿液反流，不要经常倒空尿液，以免增加污染可能。训练膀胱收缩功能，定时放尿，每2~4小时一次，放尿时轻轻振动腹部，以利于尿中沉淀物排出。鼓励患者多饮水，1500~2500ml/d，尿量在1500ml/d以上，达到生理性冲洗作用，预防泌尿系感染和结石，如发现尿液混浊，及时留尿标本送验，必要时持续膀胱冲洗3~5天，尿色正常后及时拔除尿管。鼓励患者多饮水，每日定时抬高床头，以利于小便通畅，防止泌尿系感染。

（二）调护

（1）治疗期间应嘱咐患者做到三不：不盘腿，不侧卧，不下地负重，并加强全身的功能锻炼。

（2）术后卧床期间要鼓励患者多饮水，做深呼吸及有效咳嗽活动；协助患者定时翻身、拍背，局部受压皮肤可每日用温水擦洗或按摩，对于体弱消瘦的患者，在臀部垫气圈，以防止坠积性肺炎、压疮等长期卧床并发症的发生；保持会阴部清洁，防止发生泌尿系感染。

（3）正确指导患者进行患肢及全身功

能锻炼，促进患者消肿及骨折愈合。

（4）针对老年人骨折后紧张、焦虑、悲观、痛苦等多种情绪反应，有的放矢地进行心理疏导。

（5）出院后要告诫患者3个月内避免侧卧，最初6个月要避免盘腿、下蹲拾物和蹲坑，总之髋关节屈曲不能超过90°，以免假体脱位。术后1个月可行单拐行走，2个月可弃拐行走。

七、专方选要

中医学把骨折愈合过程概括为瘀去、新生、合骨3个阶段。刘明勋运用经皮加压螺钉内固定术结合中药治疗青壮年股骨颈骨折，术后1~2周：复元活血汤（红花、桃仁、牛膝、炮穿山甲、甘草各9g，当归10g，生地黄与杜仲各20g，大黄25g）口服，每日1剂，分早晚两次服用；同时外敷接骨散（三七4g，红花与当归各8g，马钱子9g，龙骨10g，防风、狗脊、白芷、血竭各12g，胆南星13g，乳香25g），各药物研磨成粉状，用黄酒溶解成膏状，外敷于病灶处，用无菌纱布包扎，每日敷贴1次。术后2~4周：桃红四物汤（桃仁、白芍、红花、川芎各8g，杜仲、骨碎补、乳香、自然铜、续断各10g，地鳖虫15g）口服，每日1剂，分早晚两次服用；同时外敷活血接骨散（麻黄、乳香、地鳖虫、地龙各8g，自然铜20g），研磨成粉末，黄酒溶解成膏状，在病灶处敷后用无菌纱布包扎，每日敷1次。

八、评述

（一）钉/针等内固定

1.三翼钉内固定

三翼钉内固定为众所熟悉的传统方法，1929年Smith-Petersen创制，因而命名为Smith-Petersen钉，但这种单根针在接骨的

力学效能上不能持久，对有移位的股骨颈骨折失败率达90%，不愈合率达30%左右，头坏死率20%以上。此外，对头下型骨折固定不牢；由于需锤击进入，对股骨颈残存血供尤其是粉碎性型骨折构成巨大损害。因此，此钉目前应用已不多。

2.滑移式钉板固定装置类

此装置有助于骨生长愈合和早期负重。使用这种装置时，须注意套筒的长度不能超过骨折线，否则骨折近端没有足够的滑动余地，影响折断嵌插。此类固定器材的损伤难度及手术创口均较大，股骨头坏死率较高，也不适合于严重的骨质疏松患者。目前Richard钉应用较广，但主要适用于股骨颈基底部骨折及粗隆间骨折。

3.多钉/针固定类

多钉的布局在生物力学上有明显优势，且直径细，操作方便，可透视下经皮穿针，减少了损伤和感染的机会，在年老体弱多病者比较安全。缺点是在不稳定型骨折、复位及固定不理想时及骨质疏松患者容易发生退钉、断钉，甚至豁出股骨颈、穿入盆腔，造成骨折不愈合或局部滑囊炎、钉尾部组织感染等并发症。

4.加压内固定类

加压内固定类的主要特点是所用的内固定钉带有螺纹，钉并非锤入而是钻入或是像螺纹钉那样拧入股骨头内。此类内固定物的优点在于：①手术器械设计合理；②应力刺激作用，可以加速骨折的愈合；③三枚螺钉固定具有很高的强度及抗扭转能力，不易松动、退出或游走，从而避免了一些并发症。此类内固定物可分为单钉或多钉式。

（二）带血管蒂骨瓣移植术

本手术可以改善局部血运。由于股骨头血供的特殊性，骨折后极易损伤其主要血供系统，引起骨折不愈合及股骨头坏死。

如何恢复破坏了的股骨颈周围血供，成为促进股骨颈骨折愈合的关键。为了改善股骨颈骨折部位及其股骨头的血运，促进骨折愈合及降低股骨头坏死的发生率，先后有许多术者设计了多种不同的术式，包括带血运肌骨（膜）瓣、带血管蒂骨（膜）瓣及血管束的植入。骨肌瓣血供丰富，它为骨折提供新的血供及支撑固定，有利于骨折愈合及预防股骨头缺血性坏死。尽管这些手术需切开复位，但对其血供破坏不大，特别是从前方入路打开前关节囊，该处仅有不甚重要的颈前动脉，该血管仅供应股骨头很小一部分。由于植入的骨组织可以填补骨折缺损，并为骨折愈合及股骨头血运重建提供新的血供，因而促进了骨折愈合并有利于股骨头的修复与重建，使青壮年股骨颈骨折的疗效有了进一步提高。有人在内固定的基础上，取自体带血管腓骨移植在股骨头颈部的前外侧，腓动静脉与旋股外侧动静脉吻合，骨折愈合率明显提高。

（三）人工髋关节置换术（包括股骨头置换与全髋置换）

人工髋关节置换术指的是用人工材料制成的仿真部件替换原有的股骨头或者全髋组织的一种手术方式，包括了人工股骨头置换术（THR）和全髋关节置换术（THA）。人工髋关节置换的目的是解除髋部疼痛为主，同时保持关节稳定，以获得较大的关节活动，对年老，骨质疏松严重，骨折不愈合及股骨头坏死变形的病例，它确实是恢复关节功能的有效解决办法。

人工关节置换术治疗股骨颈骨折的优点：可以明显缩短住院时间，早期离床活动，恢复下肢功能，尤其对于年老体弱患者，大大减少卧床并发症及老年人并发症发生。假体置换应严格掌握以下适应证：① 55~65 岁间骨质疏松明显，骨折不能得到满意复位及内固定者。② 65 岁以上的股骨颈头下骨折，Garden Ⅲ、Ⅳ型骨折。③ 年龄大于 60 岁以上，陈旧性股骨颈骨折未愈合者。

（四）转子间截骨术

适用于股骨颈骨折不愈合但无股骨头坏死者。其主要条件为股骨头未发生缺血坏死，股骨颈无明显吸收，骨折能够复位。如此才有骨折愈合的可能性，这是截骨术能否成功的关键。

第二节　股骨粗隆间骨折

股骨粗隆间骨折又称股骨转子间骨折，系指股骨颈基底至小粗隆水平之间的骨折，属于关节囊外骨折，多见于老年人，比股骨颈骨折平均大 5~6 岁，女性多于男性，多与骨质疏松有关，是对老年人威胁最大的创伤性疾病之一。

一、病因病机

（一）西医学认识

股骨粗隆间骨折多为间接外力引起。好发于 65 岁老年人，老年肝肾衰弱，骨质疏松变脆，关节活动不灵，应变能力差，突遭外力身体失去平衡，仰面或侧身跌倒，患肢过度外旋或内旋，或内翻而引起，或下肢固定情况下，上身突然扭转，以及跌倒时大粗隆与地面碰撞等扭转、内翻和过伸综合外力作用所致，骨折多为粉碎性。

股骨粗隆间骨折可根据骨折的部位、骨折线的形状及走向、骨折块的多少有多种分型法，综合 Boyda 和 Grifflm 及 Evans 分类特点，基本上可分为四大类。

1.顺粗隆间骨折

Ⅰ型：骨折线沿粗隆间延伸从大粗隆到小粗隆，骨折无移位，为稳定性骨折。

Ⅱ型：骨折线至小粗隆上缘，该处骨皮质压陷，骨折轻度移位，呈内翻变形，仍属稳定性骨折。

Ⅲ型：骨折线至小粗隆上缘，小粗隆呈蝶形骨块，内侧骨皮质重叠移位，呈髋内翻畸形，骨折不稳定。

Ⅳ型：骨折线从大粗隆至小粗隆上缘，大小粗隆各成为单独骨折块，呈粉碎性骨折，骨折极不稳定。

2. 逆粗隆间骨折

骨折线自大粗隆下方斜向内上方行走，到达小粗隆上方。骨折线呈短斜形或螺旋形，小粗隆也可能成为游离骨折。骨折近端因外展肌与外旋肌群的作用，呈外展外旋位，远端因内收肌的牵引而向内。

3. 粗隆下骨折

骨折线通过大小粗隆的下方，成为横形、斜形或锯齿形骨折，也可能轻度粉碎。

4. 波及股骨干的粗隆间骨折

骨折包括粗隆间和股骨近端两部分。是由内翻应力和扭转暴力所引起，青壮年多见。骨折线为螺旋形或长斜形，骨折片为长三角形，波及股骨干近端内侧连同小粗隆，有时骨折线延伸至股骨干中段，断端重叠移位。

（二）中医学认识

股骨粗隆间骨折，又称股骨转子间骨折，系指由股骨颈基底至小粗隆水平以上部位的骨折，古称末区骨上骨折。

二、临床诊断

（一）辨病诊断

1. 临床表现

患者多为老年人，临床症状明显，伤后髋部疼痛，不能站立或行走。下肢短缩及外旋畸形明显。无移位的嵌插骨折或移位较少的稳定骨折，上述症状比较轻微。

诊断要点有以下几点。

（1）年老患者有外伤史，伤后髋疼痛。

（2）下肢缩短、内收、外旋畸形明显。

（3）局部有压痛及纵向叩击痛。

（4）X线片可明确诊断。

2. 相关检查

（1）X线检查　常规X线检查可以发现骨折，但在一些特殊的骨折类型中，如不完全性骨折、疲劳性骨折，由于骨折无移位，仅有不规则裂隙，X线片上不能显示，另外X线片上股骨大、小转子，转子间线，嵴及软组织影重叠，骨折极易漏诊。

（2）CT检查　CT明显降低了股骨颈基底或转子及粗隆间裂隙骨折的漏诊率，能显示骨皮质连续性及骨断层层面内部结构，但由于股骨颈基底或转子及粗隆间骨不规则，滋养血管影干扰，漏扫层面等因素，也给诊断造成一定的困难。

（3）磁共振（MRI）检查　MRI扫描敏感性高，明显优于X线及CT。股骨颈基底或转子及粗隆间裂隙骨折中不完全性骨折、疲劳性骨折等无法为X线显示的骨折类型，MRI检查具有明显优越性。X线不能显示的轻微骨折，MRI能显示骨髓变化。但要注意轻微损伤，局部渗出导致类似骨折信号影。

（二）辨证诊断

1. 血瘀气滞证

（1）临床证候　多见于伤后2周以内。外伤后经络受损，血溢脉外，瘀于皮下筋膜，阻塞气血，气滞血瘀。患肢活动受限，屈伸不利，骨折局部瘀斑，肿胀疼痛，活动时疼痛明显，肢体静止时疼痛减轻，局部压痛，舌质紫暗，或有瘀点瘀斑，苔薄白，脉弦。

（2）辨证要点　患髋疼痛肿胀，关节功能丧失，患肢外旋及短缩畸形，局部压痛，舌质紫暗，或有瘀点瘀斑，苔薄白，脉弦。

2.瘀血凝滞证

（1）临床证候　多见于伤后2~4周。仍有瘀凝气滞，肿痛尚未尽除，断骨已正，骨折未愈，伤处疼痛拒按，功能活动障碍。舌红或有瘀点，苔白，脉弦。

（2）辨证要点　伤处疼痛拒按则加剧，功能活动障碍。舌红或有瘀点，苔白，脉弦。

3.肝肾不足证

（1）临床证候　多见于骨折4周以上。断骨未坚，筋脉疲软，活动受限，屈伸不利，骨折局部瘀斑，肿胀疼痛，多为闷痛，活动时疼痛明显，肢体静止时疼痛减轻或消失，同时兼有腰酸膝软、头晕眼花、耳鸣、耳聋、倦怠乏力的症状，舌质淡白，舌苔薄白或薄黄，脉弦涩或细弱。兼阳虚者可见畏寒肢冷、面色苍白、大便溏泄、小便清长、脉沉微无力；兼阴虚者全身发热、烦躁，舌质红，苔薄黄，大便干结，小便短黄。

（2）辨证要点　患肢屈伸活动无力，患者不愿活动，痛无定处，头晕耳鸣，腰膝酸软，两目干涩，视物模糊，五心烦热，遗精盗汗，舌红苔薄，脉细数。

三、鉴别诊断

（一）西医学鉴别诊断

与股骨颈骨折相鉴别，股骨粗隆间骨折和股骨颈骨折的受伤姿势，临床表现大致相同，两者容易混淆，应注意鉴别诊断，一般说来，粗隆间骨折因局部血运丰富、肿胀、瘀斑明显，疼痛亦较剧烈，都比股骨颈骨折严重；前者的压痛点多在大粗隆部，后者的压痛点多在腹股沟韧带中点的外下方，粗隆间骨折外旋角度多大于股骨颈骨折。X线片可帮助鉴别。

（二）中医学鉴别诊断

同股骨颈骨折鉴别诊断。

四、临床治疗

（一）提高临床疗效的要素

股骨粗隆间骨折主要是指发生于髋关节囊线外股骨颈基底到小粗隆下方的骨折，是老年人和年轻人中常见的骨折类型，其差别在于老年人本身存在骨质疏松、肢体灵活度下降等问题，在受到较小外力作用下容易发生骨折，而年轻群体的股骨粗隆间骨折通常是因为高能损伤导致。粗隆部位血运较丰富，骨折后愈合较快，但易引发髋内翻。股骨粗隆间骨折患者通常情况下合并糖尿病、心血管疾病等疾患，因高龄患者骨折后需长期卧床，会引发较多并发症，这也是当前临床治疗股骨粗隆间骨折的大难题。股骨粗隆间骨折的治疗方式，都以实现患者自身骨骼的生物力学结构和骨骼强度为治疗目标。不同治疗方式适应证不同，在临床实践中，医师需要综合患者临床症状、固定物生物力学特征及患者自身状况和经济承受能力制定合理的治疗方案，治疗前做到充分评估，并在治疗过程中及时、科学地调整治疗方法，做好预后，这样才能达到更好的治疗效果。

（二）辨病治疗

患者多为高龄老人，首先注意全身情况，预防由于骨折后卧床不起而引起危及生命的各种并发症，如肺炎、压疮、深静脉血栓、泌尿系感染等。骨折治疗目的是防止发生髋内翻畸形，具体治疗方法应根据骨折类型、移位情况、患者年龄和全身情况，分别采取不同方法。

股骨粗隆间骨折多为高龄老人，由于死亡和髋内翻的高发生率，外国已经很少采用非手术治疗，现多主张对有条件的患者尽早手术治疗，以获得稳定的复位，牢固的内固定，使患者早日恢复功能。但在手术条件不具备时仍可采用非手术治疗。

1. 非手术治疗

应纠正下肢短缩、外旋和髋内翻畸形。对稳定性骨折，骨折严重粉碎或骨质疏松者不适宜内固定及患者要求用牵引者，可采用胫骨结节或股骨髁上外展位骨牵引，6~8周后逐渐扶拐下地活动。对不稳定性骨折，也可在骨牵引下试行手法复位，用牵引力矫正短缩畸形，侧方挤压矫正侧方移位，外展位维持牵引避免发生髋内翻。保守治疗根据患者治疗后有无可能下地行走可以归为2类方法。对于根本无法行走的患者穿"丁"字鞋或短期皮牵引，行止痛对症治疗，鼓励尽早坐起。对于有希望下地行走的患者，一般可采取股骨髁上或胫骨结节牵引，定期拍X线片，对复位和牵引重量酌情进行调整。如X线检查显示骨痂形成，改行皮牵引或穿"丁"字鞋固定4~8周。

（1）手法复位　患者仰卧，上助手把住腋窝向上牵引，下助手握住患侧踝部向下牵引，中助手固定骨盆，对抗牵引过程中，下助手逐渐外展内旋，纠正外旋畸形，术者用一布带绕过大腿向外牵拉远折断，另一手向内下方推按大粗隆上端，使骨折复位。

（2）牵引疗法　适用于所有类型的粗隆间骨折。尤其适用于无移位的稳定性骨折并有较严重内脏疾患不适合手术者。牵引的优点是可控制患肢外旋，对 Ia、Ib型稳定性骨折，牵引8周，然后活动关节，用拐下地，但患肢负重须待12周临床骨折愈合坚实之后才可，以防髋内翻的发生。对不稳定性骨折牵引的要求是：①牵引重量，约占体重 1/7；②一旦髋内翻畸形矫正后，需保持占体重 1/10~1/7（约 5~7kg）的

牵引重量，以防髋内翻畸形再发；③牵引应维持足够时间，一般均应超过 8~12 周，骨折愈合初步坚实后去牵引。粗隆间骨折行骨牵引的适应证为：①有严重伴随疾病或早期并发症，经系统治疗2周无效，不能耐受手术；②系统治疗后病情好转，骨折时间超过3周，患者不愿手术；③3个月内有急性心肌梗死、脑梗死和脑出血者，手术治疗有诱发再次发病可能；④6个月内有急性心肌梗死、脑梗死和脑出血者，手术风险较大，为相对适应证。临床常用Russell牵引法，置患肢于带有屈膝附件的Thomas架上外展位牵引治疗。

2. 手术治疗

稳定或不稳定性骨折，年龄较大，无明显手术禁忌者，采用切开复位内固定方法治疗。手术目的是尽可能达到解剖复位，恢复股骨矩的连续性，矫正髋内翻畸形，坚强内固定，早日活动，避免并发症。近年来，用于治疗股骨粗隆间骨折的方法、器械很多，均取得满意的疗效。

（三）辨证治疗

1. 气滞血瘀证

治则：活血化瘀，祛瘀生新。

方药：桃红四物汤加减。熟地黄 15g、当归 15g、白芍 10g、川芎 8g、桃仁 9g、红花 6g。疼痛严重者可加乳香 12g、没药 12g、延胡索 10g；气滞明显者加香附 12g、厚朴 15g。

2. 瘀血凝滞证

治则：和营生新，接骨续筋。

方药：和营止痛汤加减。赤芍 12g、当归 15g、乌药 12g、川芎 8g、桃仁 9g、陈皮 12g、苏木 12g、乳香 9g、没药 9g、木通 9g、红花 6g、甘草 9g、续断 12g。疼痛严重者可加延胡索 10g、桂枝 12g、白芷 12g；兼有气虚者，加党参 18g、黄芪 18g。

3. 肝肾不足证

治则：肾阳虚型治宜补益肝肾、强壮筋骨、温阳通督；肾阴虚型治宜补肾、强壮筋骨、滋阴通督。

方药：偏阳虚者，右归饮加减。熟地黄 15g、怀山药 20g、山茱萸 15g、枸杞子 20g、菟丝子 20g、鹿角胶 20g、杜仲 25g、肉桂 20g、当归 15g、熟附子 15g、淫羊藿 12g、狗脊 20g、白芷 12g、香附 15g 等；偏阴虚者，左归饮加减。熟地黄 15g、枸杞子 20g、怀山药 20g、山茱萸 15g、菟丝子 20g、鹿角胶 20g、龟甲胶 20g、麦冬 15g、五味子 10g、柏子仁 15g、酸枣仁 15g、丹参 12g、白芷 12g、川牛膝 20g 等。在应用时可酌情加活血化瘀之品，如地龙、红花之类。

五、预后转归

由于粗隆部血运丰富，骨折端极少不愈合，但其易发生髋内翻，高龄患者长期卧床引起并发症较多。具体可以参考股骨颈骨折内容。

六、预防调护

参考股骨颈骨折的预防调护。

七、评述

（一）外固定架

现在使用的外固定架有单臂多功能外固定架和 AO 外固定架等多种类型。是一种介于手术与非手术之间半侵入式的穿针固定方法。外固定架治疗老年股骨粗隆间骨折有手术时间短、手术和麻醉风险低、创伤小、出血少、可早期活动、缩短住院时间等优点。其缺点是钢针外露，体外携带不便及有固定针松动、退出；针道感染；有患膝屈曲受限等并发症发生的可能。

（二）斯氏针

多枚斯氏针治疗股骨转子间骨折，具有麻醉要求低、手术创伤小、无切口、操作简单、内固定作用强、术后能早期离床活动等优点，为高龄、全身状况较差的患者髋部骨折内固定治疗的优选方法。由于技术条件、设备等方面的原因，国内多采用 3 枚斯氏针行股骨粗隆间骨折固定。张信东等经过力学实验认为 4 枚斯氏针具有一定的承压作用，弹性好，但防旋转作用差，3 枚斯氏针的强度不足，防旋转作用更差，容易产生髋内翻、针向外滑脱等并发症。

（三）Richard 钉

又称滑动髋螺钉（DHS），具有静力加压与动力加压的双重功效，能保持良好的股骨颈干角，允许早期部分或完全负重，因此术后可早期下床活动，减少并发症，提高生活质量，是老年股骨粗隆间骨折较为理想的治疗方法。

（四）角钢板

其无静力性与动力性加压作用，固定不牢靠，不能早期下床活动，否则易发生钢板弯曲、髋内翻等，从而影响患者的功能锻炼。角钢板适用于稳定性粗隆间骨折，且要避免早期负重。

（五）动力髁钢板（DCS）

AO 初始的设计是将 95°DCS 螺钉用于股骨远端的髁间骨折，但近年来已扩大到股骨粗隆周围骨折的应用。DCS 类似悬臂梁系统，负重时负重力首先加于钢板的短臂，然后再分散至各螺钉上，适合股骨近端的解剖结构特点，符合髋部的生物力学要求。

（六）髓内钉系统

1.Gamma 钉

Gamma 钉钉尖部易形成应力集中，有导致应力骨折的危险，术中及术后并发股骨干骨折的发生率较 DHS 高，而且股骨头颈内为单根拉力螺钉，抗旋转作用不足，拉力螺钉可穿出股骨头或拉力螺钉位置不佳造成髋内翻畸形，导致内固定失败。

2.Ender 钉

Ender 钉自股骨远端插钉，具有手术创伤小、出血少、操作简便等优点，对高龄并有重要脏器功能不全者，是比较理想的内固定方法，其缺点是生物力学强度低，钉位置迁移，髋内翻、膝内侧疼痛在不稳定性转子间骨折中发生比例较高。该固定方法目前已较少应用。

3.股骨近端髓内针（PFN）

PFN 对机体损伤较小、手术时间短，更适于老年人。自推出以来，在国内外取得了很好的临床效果。随访期并发症的发生率为 30.4%，再手术率为 28.8%，但术者认为术中出现的并发症主要与骨折的类型有关，术后出现的并发症则与手术技巧及负重过早有关，而并非 PFN 内固定本身的问题。

4.股骨近端抗旋转髓内钉（PFN-A）

针对 PFN 的弊端，股骨近端髓内钉进行了改进，推出新一代产品 PFN-A。是目前治疗不稳定型股骨粗隆间骨折较理想的固定材料，特别是骨质疏松的老年患者。目前临床应用得到一致认同，但尚无长期随访报告。

（七）人工髋关节置换术

老年骨质疏松患者中，内固定有时不能取得良好效果。运用人工关节置换治疗股骨粗隆间骨折在国外 20 世纪 80 年代以来已得到尝试和探索，并取得良好疗效，多数报道认为人工关节置换术适应于股骨粗隆间骨折晚期出现骨不连、创伤性关节炎等并发症的病例，或有严重骨质疏松的新鲜骨折病例。

第三节　股骨干骨折

股骨干骨折是临床上最常见骨折之一，约占全身骨折的 6%，目前股骨干骨折治疗方法较多，必须依骨折部位、类型及患者年龄等选择比较合理的方法治疗。

一、病因病机

（一）西医学认识

多数骨折由强大的直接暴力所致，如撞击、挤压等；一部分骨折由间接暴力所致，如杠杆作用、扭转作用、由高处跌落等。前者多引起横断或粉碎性骨折，而后者多引起斜面或螺旋形骨折。儿童的股骨干骨折可能为不全或青枝骨折；成人股骨干骨折后，内出血可达 500~1000ml，出血多者，在骨折数小时后可能出现休克现象。由挤压伤所致股骨干骨折，有引起挤压综合征的可能性。

股骨干上 1/3 骨折时，骨折近端因受髂腰肌，臀中、小肌及外旋肌的作用，而产生屈曲、外展及外旋移位；远骨折端则向后上、内移位。

股骨干中 1/3 骨折时，骨折端移位，无一定规律性，视暴力方向而异，若骨折端尚有接触而无重叠时，由于内收肌的作用，骨折向外成角。

股骨干下 1/3 骨折时，由于膝后方关节囊及腓肠肌的牵拉，骨折远端多向后倾斜，有压迫或损伤动、静脉和胫、腓总神经的危险，而骨折近端内收向前移位（图 6-3-1）。

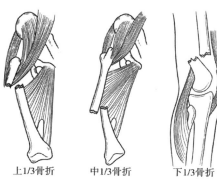

上1/3骨折　　中1/3骨折　　下1/3骨折

图 6-3-1　股骨干骨折移位方向

1. 按骨折的形状分类

（1）横形骨折　大多数由直接暴力引起，骨折线为横形。

（2）斜形骨折　多由间接暴力所引起，骨折线呈斜形。

（3）螺旋形骨折　多由强大的旋转暴力所致，骨折线呈螺旋状。

（4）粉碎性骨折　骨折片在 3 块以上者（包括蝶形的）如砸、压伤等。

（5）青枝骨折　断端没有完全断离，多见于儿童。因骨膜厚，骨质韧性较大。伤时未全断。

2. 按骨折粉碎程度分类

Winquist 将粉碎性骨折按骨折粉碎的程度分为四型。

Ⅰ型：小蝶形骨片，对骨折稳定性无影响。

Ⅱ型：较大碎骨片，但骨折的近、远端仍保持 50% 以上皮质接触。

Ⅲ型：较大碎骨片，骨折的近、远端少于 50% 接触。

Ⅳ型：节段性粉碎骨折，骨折的近、远端无接触。

（二）中医学认识

股骨又称髀骨、大腱骨，是人体中最大的管状骨，它可以承受较大的支柱作用。股骨干骨折是指股骨转子下至股骨髁上之间的骨折，是下肢常见骨折之一。男多于女，多见于 10 岁以下儿童及青壮年。《医宗金鉴·正骨心法要旨》："髀骨，上端如杵，入于髀枢之臼，下端如槌，接于骬骨，统名曰股，乃下身两大支之通称也，俗名大腿骨。坠马拧伤，骨碎筋肿，黑紫清凉，外起白疱，乃因骨碎气泄，此证治之鲜效。如人年少气血充足者，虽形证肿痛而不昏沉，无白疱者可治。法以两手按摩碎骨，推拿复位，再以指顶按其伤处，无错落之骨，用竹帘裹之，每日早服正骨紫金丹。俟三日后，开帘视之，若有不平处，再捻筋结令其舒平，贴万灵膏，仍以竹帘裹之。"

二、临床诊断

（一）辨病诊断

1. 临床表现

可具有骨折的共性症状，包括疼痛、局部肿胀、成角畸形、异常活动、肢体功能受限及纵向叩击痛或骨擦音。除此而外，应根据肢体的外部畸形情况初步判断骨折的部位，特别是下肢远端外旋位时，注意勿与粗隆间骨折等髋部损伤的表现相混淆，有时可能是两种损伤同时存在。如合并有神经、血管损伤，足背动脉可无搏动或搏动轻微，伤肢有循环异常的表现，可有浅感觉异常或远端被支配肌肉肌力异常。多有外伤史，大腿局部肿胀变形均严重，下肢短缩，搬动时有明显异常活动和骨擦音。应常规测定血压、脉搏和呼吸，确定有无休克或其他全身并发症及重要脏器复合伤；同时要仔细检查足趾的颜色、温度和伸屈活动，以判定是否有主要血管和（或）神经损伤。少数患者可合并股骨颈骨折或髋关节脱位，在体检时不要遗漏。摄 X 线正侧位片可明确骨折的部位、类型和移位的特点，作为治疗的依据。

2. 相关检查

本病的辅助检查方法主要是 X 线检查：X 线检查早期可显示骨折的损伤情况，显示轻度的骨折或特殊类型的骨折（如应力型骨折）。

（二）辨证诊断

本病应该按照骨折三期进行辨证诊断，早期局部肿胀疼痛明显，活动受限，中期肿胀疼痛减轻，但局部活动受限仍明显，营卫气血不和，后期患肢屈伸不利，气血不足。

1. 气滞血瘀证

（1）临床证候　患肢疼痛、畸形，活动受限，屈伸不利，周围局部瘀斑，肿胀疼痛，多为刺痛，痛有定处，局部触痛明显，纳差腹胀，舌质紫暗，或有瘀点瘀斑，舌下脉络迂曲，舌苔薄白，大便溏泄，小便不利，脉弦涩。

（2）辨证要点　局部肿胀疼痛明显，多为刺痛，痛有定处，夜间加重，疼痛明显，舌质紫暗，脉弦涩。

2. 气血不和证

（1）临床证候　患肢疼痛、畸形，活动受限，屈伸不利，周围局部瘀斑消失，肿胀有所消退，关节疼痛减轻，痛有定处，夜间加重，局部触痛减轻，纳差，舌质淡白，舌苔薄白或薄黄，脉弦涩。

（2）辨证要点　局部肿胀疼痛有所消退，痛有定处，夜间加重，舌质淡白，舌苔薄白或薄黄，脉弦涩。

3. 气血不足证

（1）临床证候　患肢屈伸不利，活动无力，患者不愿活动，骨折局部瘀肿疼痛，多为缓痛，痛无定处，患者精神萎靡，疲倦乏力，心悸气短，体倦自汗，动则尤甚，少气懒言，头晕耳鸣，面色少华，纳食不香，失眠多梦、健忘，精神恍惚，舌质淡，苔白，脉沉细或细数。

（2）辨证要点　患肢屈伸活动无力，患者不愿活动，痛无定处，精神萎靡，疲倦乏力，面色少华，失眠多梦、健忘，舌质淡，苔白，脉沉细或细数。

三、鉴别诊断

（一）西医学鉴别诊断

1. 股骨干周围肌肉软组织损伤

主要表现为肌肉牵拉伤、扭伤、撕裂伤等，损伤肌肉局部肿胀压痛，抗阻力试验阳性，下肢活动稍受限，无纵轴叩击痛，无骨擦音或大腿部的异常活动。

2. 股骨粗隆间骨折

本型骨折部位位于股骨大小转子之间，影像检查易于鉴别。

（二）中医学鉴别诊断

本病应与筋伤相鉴别，筋伤属于西医中软组织损伤的范畴，其不具有骨折的特有体征，如骨擦感、骨擦音、异常活动、畸形、纵向叩击痛。另外，筋伤的疼痛程度也不会像骨折疼痛程度严重，多数患者在行 X 片检查以后便可以确诊。

四、临床治疗

（一）提高临床疗效的要素

股骨干骨折是骨科最常见损伤之一，以往是由低能量损伤引起，如患骨质疏松症的人跌落，骨病变引起的非典型股骨骨折。但随着近年来建筑业的发展以及交通方式的改变，高能量机制引起的股骨干骨折更为常见。研究表明，75% 的股骨干骨折是由高能量机制引起的，其中 87% 发生在交通事故中（占所有骨折的 65%），这类骨折多伴有骨折端的粉碎、周围组织的严重挫伤和污染，是骨折不愈合的危险因素。高能量机制的股骨干骨折约 1%~9% 的患者同时发生股骨近端的骨折，这关系到医生对治疗方式及内植物的选择，不恰当的治疗同样会增大不愈合的几率。

（二）辨病治疗

处理股骨干骨折，应首先着眼于全身情况，防治创伤性休克。局部情况若处理不当，亦会加重创伤性休克。必须在现场就做简单有效的固定，防止在搬运过程中，因疼痛刺激而加重休克，或造成血管损伤，减少并发症的发生。儿童骨折，因其生长速度快，塑形能力强，与成人相比，复位要求稍低，一般主要防止成角和旋转。目前的治疗方法有：①手法复位，夹板外固定配合持续牵引。②持续骨牵引复位夹板外固定。③切开复位内固定术加外固定。

1. 非手术治疗

（1）牵引治疗　牵引是复位的手段，也是维持复位的一种措施。对于股骨干骨折，牵引是必不可少的治疗步骤，常用有滑动牵引和固定牵引两种。

1）滑动牵引：滑动牵引是利用悬垂的重量，以身体体重为反牵引力，在骨折早期，对骨折部起到牵引的作用。对不稳定的骨折（如斜形），一般约在3~5日以内，逐渐克服骨折端因肌肉收缩所造成的重叠，达到复位或部分复位，对稳定性骨折（如横断）达到维持其复位的目的。一般情况下，对股骨干骨折的牵引重量约相当于体重的1/9，应一次给予足够的重量以克服短缩。当肿消后，要及时测量肢体的长度，并拍摄X线片，以防止发生过度牵引出现骨折端分离，常用的滑动牵引架有Thomas悬吊牵引架和Bryant牵引架两种。穿针处有股骨髁上和胫骨结节两种。

2）固定牵引：固定牵引是利用某种装置，使牵引与反牵引力均存在于患肢本身的牵引装置内，以保持该患肢的长度不变。在牵引架上进行手法整复，然后依靠装置维持其复位的长度，而不是依靠装置逐渐复位。常用有Thomas架固定牵引和局部外固定支架。

3）儿童股骨干骨折的牵引治疗

对儿童骨折要根据患儿年龄的不同而采取不同的方法。

①悬吊皮牵引：适用于三周岁以下儿童，可用此法，先用胶布两条，宽度以不超过大腿周长一半为宜，贴于两下肢的内、外侧，达大腿根部。在足底远端约2cm左右，用带孔小木板撑开胶布，并在胶布处钻一孔，以作牵引穿绳之用。将两髋屈曲90°，垂直向上，双下肢同时牵引。重量以患儿臀部离开床1~2cm为度。若牵引后骨折处稳定，对位可，牵引三周后，解除牵引改夹板固定。若牵引后骨折处有侧方移位，可在牵引下用夹板固定，纠正侧方移位。维持断端的接触对合，直至愈合。

②水平皮肤牵引：适用于4~8岁患儿，重量一般2~3kg。上1/3骨折，屈膝加大，松弛膝后关节囊，减少远端后移倾向。中1/3患者屈髋、稍外展，在牵引下用夹板固定4~6周，去除牵引，夹板固定至骨折愈合。

③骨骼牵引：适用于8~12岁儿童、治疗与成人相同，但穿针牵引位置不宜在胫骨结节部，应选在低于胫骨结节下2~3横指处，以免损伤骨骺。

（2）手法复位与固定　在牵引下待肿块消退后即可行手法复位，夹板外固定。复位的方法是纠正侧方移位，并放置压垫，克服骨折处剪力，在牵引下维持稳定，直至愈合。并定期拍摄X线片。观察对位情况。检查肢体长短和骨传导，牵引6~8周，解除牵引，改用石膏或仍维持夹板固定，开始功能锻炼。并做相应的纵轴叩击，刺激骨折局部生长。

（3）石膏固定　早期仍以牵引为治疗，待肿痛消退后改用石膏支具。即长腿石膏管理。这种方法适用于股骨中1/3部及以下的骨折，以粉碎骨折最适宜。在固定期间，发生有成角后，可以重新塑形矫正。

2. 手术治疗

股骨干骨折如经过合理的治疗，一般愈合不困难。如经保守治疗位置满意，则无需手术治疗。但在以下情况，应优先考虑手术：①严重开放骨折，就诊较早者；②合并有神经、血管损伤需手术探查及修复者；③多发骨折，尤其是同一肢体的多发性骨折；④多发损伤，为减少治疗中的矛盾者；⑤合并颅脑损伤，患者不能合作，而一般情况允许进行手术者；⑥骨折端之间嵌夹软组织，手法复位无法解脱者。对于手法复位后不能维持理想的位置，或中期出现成角畸形者，也属于手术治疗之列。常用的手术方法有两大类：偏心固定及中心固定。前者如用各种接骨板内固定，后者则为不同类型的髓内针。从力学观点看，中心性固定的效果较好，但容易破坏髓内的血液循环，影响愈合。

（三）辨证治疗

根据股骨干骨折中医分型，辨证治疗可以参考股骨颈骨折。

（四）新疗法选粹

1. 生物物理刺激骨折愈合

脉冲电磁场：文献报道，对 69 例骨折不愈合病例（共 102 例）采用非手术治愈，分别用电刺激治疗（治愈率 69.6%）、冲击波治疗（治愈率 77.8%）、局部注射自体红骨髓及电刺激综合疗法（治愈率 96.4%）。随后 Heckman 等通过研究表明脉冲电磁场（PEMF）治疗长骨骨折不愈合效果不确定，还不足以推广至临床。2011 年 Adie 等进行了一项多中心，双盲，随机试验，对 259 例急性胫骨干骨折的患者进行研究，结论是 PEMF 不能替代骨折不愈合的手术治疗，同时影像学复查结果也没有改善。低强度脉冲超声（LIPUS）也已在临床上用于治疗上肢、下肢骨折。

2. 髓内钉动力化

髓内钉种类繁多，临床上根据患者综合情况选择合适的髓内钉。交锁髓内钉稳定性好、前倾角的设计符合人体解剖、具有"z 字效应"防切出、抗旋转，是治疗股骨干骨折的金标准。但交锁髓内钉的静力钉在一定程度上会有轴向的应力遮挡。通过去除骨折部位远端或近端的锁定钉，从而骨折端微动增强，这种轴向应力有利于骨折愈合，Wolf 定律指出，适当的压力通过改变细胞间的环境（电和化学环境）从而激发间质细胞的成骨潜能、改善细胞功能、提高细胞活性、促进骨折愈合。

五、预防调护

本病多是由于外伤性因素引起，无特殊的预防措施。注意生产、生活安全，避免创伤是关键。在预防方面，本病的重点是在患者的护理，包括术前术后的护理，关心患者，注意合理的营养，早期进行功能锻炼，功能锻炼是治疗骨折的重要组成部分，可使患肢迅速恢复正常功能。功能锻炼必须按一定的方法循序渐进，否则会引起不良后果。按时口服接骨药物，撤除外固定后要加强功能锻炼，一定会恢复如初的手术以后可以去医院复查 3~4 次，但是不能常去拍片子（不是说不能拍 X 光片，要适当、尽量减少拍片的次数），不然对股骨干骨折的愈合有碍，具体是否已经股骨干骨折愈合，最终要经过拍片决定。本病的预后一般良好，常常无明显并发症，注意避免畸形愈合。

在养病期间饮食也很重要，但不用太刻意饮食方面的调理，多口服一些含有 VitC 的食品，试验与临床证实，电流能促进骨折的愈合，但机制不明确！临床可以使用电刺激治疗骨折。

六、评述

良好复位、稳定内固定、早期功能锻炼是股骨干骨折愈合的 3 个主要治疗环节，其中稳定的内固定是骨折愈合的必要条件，也是骨折愈合的基础。随着骨折生物学固定原则的提出，传统的加压接骨板内固定已被 LCP 所替代，LCP 可最大限度地减少对骨折局部血供的损伤，可被看作是一种与骨膜"不接触"接骨板，属于"生物学钢板"范畴，但并发症发生率较高，应当严格掌握 LCP 适应证及规范术中操作。

而交锁髓内钉内固定通过中轴线弹性固定，可使骨折断端均匀承受轴向压力，骨折可获得良好的力线和对位，且负重时应力遮挡作用小，抗旋转、抗短缩及抗分离性更好。扩髓后的交锁髓内钉通过 VEGF 及 BMP 等各种细胞因子的作用，能进一步促进骨折的愈合。

随着计算机影像辅助设备的发展，髓内钉的技术将会进一步提高，可大大降低手术医师的辐射风险。总之，各种内固定器材有其各自的特点和适应范围，在具体的临床实践中需要根据各种不同的骨折类型、病情特点、全身及局部软组织情况等临床因素选择相应的、最适合的内固定方式。

第四节　股骨髁上骨折

股骨髁上骨折指发生于腓肠肌起始点上 2~4cm 范围内的骨折。多发生于青壮年患者。直接暴力和间接暴力均可致伤。

一、病因病机

（一）西医学认识

股骨髁上骨折分伸展型和屈曲型，由直接暴力或间接暴力造成。伸展型骨折为膝关节伸展位受伤所致，骨折线由前下至后上斜行，屈曲位受伤时，可形成由前上到后下的斜形骨折，直接暴力作用下，也可发生横性或粉碎性骨折。目前以交通事故和工农业外伤所致高能量损伤多见，常为粉碎性髁上骨折或经髁间粉碎性骨折。因暴力作用的方式不同而分为屈曲型和伸直型。一般以屈曲型多见。常见有横断、斜行，偶有粉碎骨折，易移位。

屈曲型：由于腓肠肌的牵拉，远段向后倾倒，有损伤腘动脉的危险，近段则向前突出，在髌上囊部可刺破关节囊或皮肤。

伸直型：膝关节伸直或遭受后方暴力打击，骨折远端向前移位，近端向后移位，容易刺破后侧的血管、神经。

（二）中医学认识

股骨髁上骨折在中医学中描述较少，属于中医学骨折范畴。《医宗金鉴·正骨心法要旨》："髀骨，上端如杵，入于髀枢之臼，下端如槌，接于骭骨，统名曰股，乃下身两大支之通称也，俗名大腿骨。"髀骨即股骨。上端以股骨头与髋臼构成髋关节，下端与髌骨、胫骨上端构成膝关节。《素问·骨空论》："股骨上空在股阳，出上膝四寸。"股骨髁上骨折伤后血溢脉外，阻滞经络，引起局部肿胀疼痛，缩短畸形活动异常，治疗多以夹板固定，卧床休息治疗。

二、临床诊断

（一）辨病诊断

1.临床表现

（1）外伤史　一般多为较剧烈之暴力所致。

（2）临床特点　伤后肿胀，大腿下段疼痛、患肢缩短、畸形、功能障碍，有异常活动和骨擦音。屈曲型可扪及在髌骨上方突出的骨折近端。伸直型骨折端前后重叠，不易扪及骨折端。腘动脉损伤时，局部有较大血肿，胫后、足背动脉搏动减弱或消失。胫神经损伤时，可出现足跖屈、内收、旋后及趾屈曲运动消失，趾强度伸直，足底反射及跟腱反射消失，伴有小腿后 1/3，足背外侧 1/3 及足底皮肤感觉明显减弱或消失，要考虑胫神经损伤的可能性。

2. 相关检查

常规之 X 线平片可明确诊断并清晰显示骨折的类型及移位情况；有软组织损伤，尤其是涉及神经、血管损伤者，可辅以磁共振或血管造影检查。

（二）辨证诊断

本病应该按照骨折三期进行辨证诊断，早期局部肿胀疼痛明显，活动受限，中期肿胀疼痛减轻，但局部活动受限仍明显，营卫气血不和，后期患肢屈伸不利，气血不足。

1. 气滞血瘀证

（1）临床证候　患肢疼痛、畸形，活动受限，屈伸不利，周围局部瘀斑，肿胀疼痛，多为刺痛，痛有定处，局部触痛明显，纳差腹胀，舌质紫暗，或有瘀点瘀斑，舌下脉络迂曲，舌苔薄白，大便溏泄，小便不利，脉弦涩。

（2）辨证要点　局部肿胀疼痛明显，多为刺痛，痛有定处，夜间加重，疼痛明显，舌质紫暗，脉弦涩。

2. 瘀血凝滞证

（1）临床证候　多见于伤后 2~4 周。仍有瘀凝气滞，肿痛尚未尽除，断骨已正，骨折未愈，伤处疼痛拒按，功能活动障碍。舌红或有瘀点，苔白，脉弦。

（2）辨证要点　伤处疼痛拒按，功能活动障碍。舌红或有瘀点，苔白，脉弦。

3. 气血不足证

（1）临床证候　患肢屈伸不利，活动无力，患者不愿活动，骨折局部瘀肿疼痛，多为缓痛，痛无定处，患者精神萎靡，疲倦乏力，心悸气短，体倦自汗，动则尤甚，少气懒言，头晕耳鸣，面色少华，纳食不香，失眠多梦、健忘，精神恍惚，舌质淡，苔白，脉沉细或细数。

（2）辨证要点　患肢屈伸活动无力，患者不愿活动，痛无定处，精神萎靡，疲倦乏力，面色少华，失眠多梦、健忘，舌质淡，苔白，脉沉细或细数。

三、鉴别诊断

（一）西医学鉴别诊断

1. 股骨下 1/3 骨折

股骨下 1/3 骨折：股骨下 1/3 骨折时，由于膝后方关节囊及腓肠肌的牵拉，骨折远端多向后倾斜，有压迫或损伤动、静脉和胫、腓总神经的危险，而骨折近端内收向前移位。

2. 股骨髁间骨折

股骨髁间骨折是指股骨下端膝关节周围骨折，股骨髁间骨折属于下肢较严重骨折，骨髁包括内髁、外髁。内髁和外髁组成膝关节重要部分，所以髁间骨折涉及关节内骨折以及关节稳定。股骨髁间骨折治疗的方案需要根据骨折的移位情况综合判断。及时完善膝关节的 CT 和三维重建，准确判断骨折的移位情况。对于没有明显移位的股骨髁间骨折，可以选择石膏固定保守治疗。如果是明显的移位，影响骨折的愈合及功能的恢复，需要考虑手术及内固定治疗。

3. 股骨下端急性骨髓炎

发病急骤、高热，寒战、脉快，大腿下端肿痛，关节功能障碍，早期局部穿刺可能有深部脓肿。发病后 7~10 天拍片，可见有骨质破坏，诊断便可确定。

4. 股骨下端病理骨折

股骨下端为好发骨肿瘤的部位，如骨

巨细胞瘤、骨肉瘤等。患者有股骨下端慢性进行性肿胀史，伴有疼痛迁延时间较长，进行性加重，轻微的外伤可造成骨折，X线片可明确诊断。

5.膝关节脱位

脱位也是临床当中经常见到的一类疾病，常发生于人体的关节部位。虽然脱位患者也常会出现异常活动、畸形，但是这类患者还有比较有特点的体征，就是弹性固定，往往脱位以后的关节会固定于一个特定的位置。在临床当中也常会出现畸形，多数是在机体的关节部位，多数患者能够触及关节面的凹陷感，通过影像学也可以确诊。

（二）中医学鉴别诊断

膝关节周围筋伤

股骨髁上骨折应与膝关节周围伤筋相鉴别，膝关节周围伤筋病属于西医当中的软组织损伤的范畴，其不会具有股骨髁上骨折的特有体征，像是骨擦感、骨擦音、异常活动、畸形、纵向叩击痛；另外，膝关节周围筋伤的疼痛程度也不会像骨折疼痛程度严重，多数患者在行平片检查以后便可以确诊，肿胀也没有股骨髁上骨折严重。

四、临床治疗

（一）提高临床疗效的要素

股骨髁上骨折发生率不断增加，由于腓肠肌和股内收肌群的牵拉，股骨髁上骨折通常移位明显，手法复位困难。在治疗过程中，根据患者年龄、需求，以及不同骨折类型，结合中医学整体观念和辨证论治思维，选择不同的治疗方法。针对经济来源困难和能耐受长时间卧床的患者，往往选择传统的骨牵引结合夹板固定治疗，伸直型骨折采用胫骨结节牵引结合夹板固定，屈曲型骨折采用股骨髁上牵引结合夹板固定，但非手术治疗股骨髁上骨折卧床时间久，年老体弱的患者不能耐受，长时间卧床且易导致膝关节僵硬、肌肉萎缩和骨质疏松等并发症。

（二）辨病治疗

股骨髁上骨折多是由于外伤性因素引起，无特殊的预防措施。注意生产生活安全，避免创伤是关键。在预防方面，本病的重点是在患者的护理，包括术前术后的护理，关心患者，注意合理的营养，早期进行功能锻炼，功能锻炼是治疗骨折的重要组成部分，可使患肢迅速恢复正常功能。功能锻炼必须按一定的方法循序渐进，否则会引起不良后果。股骨髁上骨折的发生率明显增加，合理的治疗方案是既要达到早期功能锻炼，减少膝关节功能障碍的发生以及骨不连的发生至关重要，交锁髓内钉是治疗长管状骨骨折既符合生物学，又符合生物力学的方法，且并发症少，操作简单，临床上应用广。

以非手术疗法为主。复位不佳、有软组织嵌顿及血管、神经损伤者，则需开放复位及内固定（或复位后采用外固定）。

1.非手术治疗

非手术疗法一般采用骨牵引及石膏固定。

（1）骨牵引　与股骨干骨折牵引方法相似，唯牵引力线偏低以放松腓肠肌而有利于复位。如胫骨结节牵引未达到理想对位，则改用股骨髁部牵引，使作用力直接作用到骨折端。如有手术可能者，则不宜在髁部牵引，以防引起感染。

（2）下肢石膏固定　牵引2~3周后改用下肢石膏固定，膝关节屈曲120°~150°为宜。2周后换功能位石膏。拆石膏后加强膝关节功能锻炼，并可辅以理疗。

2. 手术治疗

（1）手术适应证　凡有下列情况之一者，即考虑尽早施术探查与复位。①对位未达功能要求。②骨折端有软组织嵌顿者。③有血管神经刺激、压迫损伤症状者。

（2）开放复位　视手术目的的不同可采取侧方或其他入路显示骨折断端，并对需要处理及观察的问题加以解决，包括血管神经伤的处理、嵌顿肌肉的松解等，而后将骨折断端在直视下加以对位及内固定。对复位后呈稳定型者，一般无需再行内固定术。

（3）固定　单纯复位者，仍按前法行屈曲位下肢石膏固定，2~3 周后更换功能位石膏。对需内固定者可酌情选用 L 型钢板螺钉、Ender 钉或其他内固定物，然后外加石膏托保护 2~3 周。

（三）辨证治疗

1. 气滞血瘀证

治则：活血化瘀，祛瘀生新。

方药：桃红四物汤加减。熟地黄 15g，当归 15g，白芍 10g，川芎 8g，桃仁 9g，红花 6g。疼痛严重者可加乳香 12g、没药 12g、延胡索 10g；气滞明显者加香附 12g、厚朴 15g。

2. 瘀血凝滞证

治则：和营生新，接骨续筋。

方药：和营止痛汤加减。赤芍 12g，当归 15g、乌药 12g、川芎 8g、桃仁 9g、陈皮 12g、苏木 12g、乳香 9g、没药 9g、木通 9g、红花 6g、甘草 9g、续断 12g。疼痛严重者可加延胡索 10g、桂枝 12g、白芷 12g；兼有气虚者，加党参 18g、黄芪 18g。

3. 气血不足证

治则：益气养血，通络止痛。

方药：归脾汤加减。白术 10g，当归 3g，党参 10g，酸枣仁 10g，黄芪 10g，木香 12g，远志 15g，炙甘草 6g，龙眼肉 10g，

茯苓 10g。若兼有寒象者可加熟附子 5g、肉桂 10g，心悸明显者可加五味子 10g、麦冬 15g，兼有气虚血瘀者可加桃仁 15g、红花 15g、葛根 15g、丹参 15g。

（四）新疗法选粹

近年来，随着手术器材和手术方法的改进，各种新型内固定方法不断涌现。常用的有逆行髓内钉、95°角钢板、髁钢板、动力髁螺钉系统（DCS）等。逆行髓内钉适用于股骨远端斜形、多段骨折、浮膝损伤以及骨质疏松者，缺点是进钉和取钉均通过关节操作，对关节有一定损伤。股骨髁支持钢板外形与股骨远端外侧形态和生理弧度一致、钢板远端支持部可呈环形支持股骨外髁、可拧入多枚松质骨螺钉，从而最大限度固定远侧髁部骨块，操作简单、特别适用于股骨髁部粉碎性骨折，问题是穿过远端孔的螺丝钉与钢板之间无固定系统，常产生对侧骨折压缩，并发膝内翻或肢体旋转畸形。若对侧再加用支持钢板，有增大患者创伤、延长手术时间等弊端。95°角钢板优点和 DCS 相仿，均可以防止膝内外翻，抗弯、抗扭曲、抗旋转、抗剪力，但 95°角钢板不能使髁间加压、锁固，对髁部粉碎性骨折，不易解剖复位。动力髁螺钉系统（DCS）能使髁间骨折块加压，有良好的力学稳定性，固定可靠、牢固坚强，有利于关节早期活动。DCS 为 95°钉板结合，符合股骨远端的解剖结构，适用于股骨髁上、髁间骨折。操作时只需在两个方向精确安装，操作简单，钢板易于与骨干轴线一致，便于复位。采用 DCS 系统固定时内固定物不需要敲击，只需沿导针滑动，从而保证内植物前进方向。但 DCS 也有它的局限性，老年骨质疏松症严重者应慎用，同时不适用于髁部粉碎性骨折。

综上所述动力髁螺钉系统（DCS）是治疗股骨髁上骨折的手术方法中，固定最稳

定、疗效较可靠的动力髁固定系统，如能正确掌握适应证、术中准确操作、可以取得良好的治疗效果。

五、预后转归

总体而言，股骨髁上骨折的预后比较满意。发生骨折不愈合的机会很少。但因骨折畸形愈合所造成的行走障碍和股四头肌粘连或关节内及周围粘连引起的膝关节伸屈受限则较常见。

（1）骨折畸形愈合　多为短缩以及向前外成角畸形。①短缩畸形：粉碎、斜形、螺旋形骨折，在牵引过程中未能克服其短缩；或开放性骨折有骨块缺损而被迫缩短对合者，如在愈合后短缩不超过2cm，则不会出现跛行。超过2cm者，将会呈现短肢步态。②成角畸形：无论牵引或手术内固定都有发生成角畸形的可能。轻度的向前成角畸形对行走影响不大。严重的股骨向前外成角畸形，其影响相当于髋内翻，造成臀中肌失效。行走时出现摆动，需行手术治疗。

（2）膝关节屈伸受限　造成屈曲受限者较常见而且显著，影响伸膝者不易引起注意。从行走的角度看。如膝关节能有0°~30°的运动范围。不会有困难。而快走，上、下楼，骑自行车，尤其是下蹲等，均有影响。但如伸膝，特别是主动伸膝有障碍，则会在行走这一主要功能上出现打软腿、失控等问题。此外，还有膝关节两侧隐窝部的粘连，髌上囊的粘连，股骨髁间窝部的粘连乃至髌股关节的纤维性粘连带等形成继发病变。

六、预防调护

（1）应严密观察患肢末梢温度、足踝感觉、运动变化和胫前、后动脉搏动情况，若有异常应及时报告医生给予处理。

（2）若发现血管、神经损伤，应立即行牵引、复位、并严密观察，如不缓解，应及时手术探查处理，切不可延误时间，否则将造成严重后果。

（3）手术后患者应严密观察生命体征的变化，并及时测量体温、脉搏、呼吸、血压。严密观察伤口渗血情况以及患肢末梢血液循环、感觉、运动情况。

七、评述

多种内固定器械的应用和推广促进了有关生物机制的研究。AO/ASIF学组在1998年对GSH髓内钉、不扩髓髁上髓内钉（新钉）及髁钢板的稳定性在新鲜冰冻尸体骨上进行了比较研究，结果发现髁钢板轴向刚度是新钉的10%，轴向强度是新钉的50%，前后屈曲强度上相等，扭曲强度上是新钉的5倍；GSH和新钉在轴向刚度和强度上差别无统计学意义，但新钉在前后弯曲和扭曲强度上分别是GSH的50%和30%。有人认为与其他研究结果相似，髓内钉抗扭曲强度不及钢板，但新钉的抗扭曲强度已足够。新钉可提供更强的稳定性，新钉与GSH相比轴向稳定性相同，而非轴向稳定性较差。骨折的严重程度不决定内固定物的选择，当选择DCS钢板时，推荐分散式螺钉结构，包括钢板上最近的孔，这样可提供最大强度的扭曲负荷和相等强度的载负荷。如果选择GSH钉，作者推荐组合式螺钉结构。

第五节　股骨髁间骨折

股骨髁间骨折，可并发腘动脉、神经及其周围软组织的广泛损伤。在伴有相邻支持结构如侧副韧带、交叉韧带损伤时，可造成膝关节不稳定，也因股四头肌、髌上囊损伤而造成伸膝装置粘连，损害膝关节功能。

一、病因病机

（一）西医学认识

股骨髁间骨折易发生骨块分离而不产生塌陷，这是由于三角形髌骨如同楔子指向股骨髁解剖上的弱点髁间窝，易将两髁劈开。此外股骨干有一向前弯的弧度，前面骨皮质坚固，后面的骨皮质又为股骨粗线所增强。因此骨折易发生在股骨髁附近，皮质骨移行成为松质骨薄弱部。当胫股关节周围肌肉收缩时，股骨髁承受来自股骨髁与髌骨两面的应力。在膝关节由伸到屈时，髌股关节及胫股关节面之间的应力，有不同程度的增加，此两种应力的合力方向指向股骨髁的后上方髌骨与股骨之间，无论是伸直位还是屈曲位，总有一部分关节面相接触。屈膝时，髌骨还伴有由前向后的运动，与损伤时膝关节经常处于屈曲状态相一致，这样在外力作用下，有利于髌骨楔形作用的发挥。

1. 直接外力

多见于高速撞击，外力经髌骨将应力变为造成单髁或双髁骨折的楔形力。当外力水平方向作用于髁上区时，常造成髁上骨折。

2. 间接外力

由高处坠落，在膝关节伸直位或屈曲位，不同方向的应力，可造成股骨下端不同部位的骨折。膝关节常有生理性外翻，外髁的应力比内侧集中，且外髁的结构较内侧薄弱，因此损伤常在外髁。外翻应力，可造成股骨外髁斜形骨折，有时产生内上髁撕脱骨折、内侧副韧带撕裂或胫骨平台外侧骨折。内翻应力可造成股骨内髁斜形骨折。如果发生胫骨平台骨折，则由于胫骨平台内髁的抗力较强，骨折线先出现在胫骨棘外侧，经过骨干与干骺端的薄弱区再转至内侧。

根据骨折部位及骨折类型有以下几种：
①单髁骨折：外髁骨折多见。
②髁间骨折："V"型、"T"型、"Y"型。
③髁上骨折：螺旋形、斜形、横形。
④股骨髁骨骺分离。
⑤股骨髁软骨骨折。

根据其受伤机制分为伸直和屈曲两型，以屈曲型为多见。临床上根据移位程度，股骨髁间骨折又可分为四度：Ⅰ度：骨折无移位或轻微移位，关节面平整。Ⅱ度：骨折有移位，但两髁无明显旋转及分离，关节面不平。Ⅲ度：骨折远端两髁旋转分离，关节面不平。Ⅳ度：骨折粉碎，股骨髁碎成三块以上，且游离的骨块较大，关节面严重移位。股骨髁间骨折多为闭合性损伤，骨折严重移位时，骨折端可刺破皮肤。与股骨髁上骨折相似，严重移位的骨折端可伤及腘动脉及胫神经。

3. AO分型

AO分类同时进一步描述了原始骨折线或骨折块的位置，该分类系统已被证明对判断损伤严重程度、损伤机制和预后有指导意义。骨折从A型到C型，严重程度和创伤时所受的能量逐渐增加，预后逐渐变差，在一个类型中从1到3的亚型也有同样的规律，因此，一个C3型骨折的患者与B1型的患者相比，经受了更高能量的损伤，预后较差。

（二）中医学认识

股骨髁间骨折属于中医学骨折范畴，是指股骨下端膝关节周围骨折。股骨髁间骨折属于下肢较严重骨折，骨髁包括内髁、外髁。《医宗金鉴·正骨心法要旨》："髀骨，上端如杵，入于髀枢之臼，下端如槌，接于骱骨，统名曰股，乃下身两大支之通称也，俗名大腿骨。"内髁和外髁组成膝关节重要部分，骨折后往往以髁间劈裂骨折为主，涉及关节稳定，治疗以固定、限制膝关节活动为主。

二、临床诊断

（一）辨病诊断

1.临床表现

大多数病例为高速损伤及由高处坠落所致。此外，若膝关节强直、失用性骨质疏松，更易因外力而发生髁间骨折。股骨髁间骨折的病因病机与股骨髁上骨折相类似，多因自高处坠下，足部触地，先发生股骨髁上骨折，如暴力继续传导，骨折近端嵌插于股骨两髁之间，将股骨髁劈开分为内外两块，成为 T 形或 Y 形骨折，故多严重移位。髁间骨折为关节内骨折，远骨折块由于腘绳肌和腓肠肌的牵拉而向后移位，有可能损伤血管和神经。

2.相关检查

本病的辅助检查方法主要是 X 线检查：X 线检查早期可显示骨折的损伤情况；发现轻度的骨折，或特殊类型的骨折（如应力型骨折）。

（二）辨证诊断

本病应该按照骨折三期进行辨证诊断，早期局部肿胀疼痛明显，活动受限，中期肿胀疼痛减轻，但局部活动受限仍明显，营卫气血不和，后期患肢屈伸不利，气血不足。

1.气滞血瘀证

（1）临床证候　患肢疼痛、畸形，活动受限，屈伸不利，周围局部瘀斑，肿胀疼痛，多为刺痛，痛有定处，局部触痛明显，纳差腹胀，舌质紫暗，或有瘀点瘀斑，舌下脉络迂曲，舌苔薄白，大便溏泄，小便不利，脉弦涩。

（2）辨证要点　局部肿胀疼痛明显，多为刺痛，痛有定处，夜间加重，疼痛明显，舌质紫暗，脉弦涩。

2.肝肾亏虚证

（1）临床证候　多见于骨折 4 周以上。断骨未坚，筋脉疲软，活动受限，屈伸不利，骨折局部瘀斑，肿胀疼痛，多为闷痛，活动时疼痛明显，肢体静止时疼痛减轻或消失，同时兼有腰酸膝软、头晕眼花、耳鸣、耳聋、倦怠乏力的症状，舌质淡白，舌苔薄白或薄黄，脉弦涩或细弱。兼阳虚者可见畏寒肢冷、面色苍白、大便溏泄、小便清长、脉沉微无力；兼阴虚者全身发热、烦躁，舌质红，苔薄黄，大便干结，小便短黄。

（2）辨证要点　患肢屈伸活动无力，患者不愿活动，痛无定处，头晕耳鸣，腰膝酸软，两目干涩，视物模糊，五心烦热，遗精盗汗，舌红苔薄，脉细数。

3.气血不足证

（1）临床证候　患肢屈伸不利，活动无力，患者不愿活动，骨折局部瘀肿疼痛，多为缓痛，痛无定处，患者精神萎靡，疲倦乏力，心悸气短，体倦自汗，动则尤甚，少气懒言，头晕耳鸣，面色少华，纳食不香，失眠多梦、健忘，精神恍惚，舌质淡，苔白，脉沉细或细数。

（2）辨证要点　患肢屈伸活动无力，患者不愿活动，痛无定处，精神萎靡，疲倦乏力，面色少华，失眠多梦、健忘，舌质淡，苔白，脉沉细或细数。

三、鉴别诊断

（一）西医学鉴别诊断

1.股骨下端骨折

肿、痛、畸形的部位不同，拍摄 X 线片可以明确骨折部位。

2.股骨髁上骨折

属于同一类型骨的不同部位，只有拍 X 线片可以鉴别诊断。

3. 髌骨骨折

临床上也有报道将髌骨纵形骨折误诊为股骨髁间骨折的案例，提示两者有一定的相似性或易混淆的地方，应进行鉴别。对患者进行 X 线检查时，膝关节正位片髌骨与股骨髁部重叠，髌骨纵形骨折易误诊为股骨髁间骨折，侧位片髌骨内外侧重叠，若骨折无明显分离错位，或 X 线片质量不高，均易造成误诊漏诊。如膝关节受伤，尤其是膝前受伤时，必须考虑到髌骨纵形骨折的可能，需行髌骨屈试验和横向分离试验。髌骨轴位片是诊断髌骨纵形骨折的重要依据，正侧位片上未见骨折而膝关节有积血者，一定要摄髌骨轴位片，正位片见有纵形骨折者，加摄轴位片有助于对骨折全貌的了解，轴位片不受任何骨组织遮挡，故显示较清楚，易发现髌骨纵形骨折，必要时行 CT 检查。

4. 膝关节脱位

常见的膝关节脱位有髌骨脱位及胫股关节脱位，也是临床当中经常见到的一类疾病，脱位患者也常会出现异常活动、畸形，但是这类患者还有比较有特点的体征，就是膝关节弹性固定，往往脱位以后的膝关节关节会固定于一个特定的位置。髌骨脱位后在本身的髌骨处空虚，胫股关节前后脱位患者关节前后有明显的凹陷感，通过影像学也可以确诊。

（二）中医学鉴别诊断

膝关节周围筋伤

膝关节周围筋伤不具有骨折的特有体征，如骨擦感、骨擦音等，多数行走功能正常。本病活动受限，肿胀、疼痛较为严重，筋伤疼痛、肿胀较轻；多数患者在行平片检查以后便可以确诊。

四、临床治疗

（一）提高临床疗效的要素

股骨髁间骨折为关节内骨折，大多为高能暴力损伤所致，占全身骨折的 4%，随着社会的进步，交通和建筑业的迅速发展，股骨髁间骨折也随之日渐增多。股骨髁间骨折常为粉碎性不稳定性骨折，且损伤波及关节面，并可改变下肢负重力轴，手术治疗难以坚强内固定，治疗较为困难，且对于患者术后的康复锻炼复杂多样，不尽相同，术后如何在保证内固定稳定的基础上进行功能训练，最大限度地恢复肢体功能是临床骨科医生的最终目标。

（二）辨病治疗

股骨髁间骨折可试行手法复位，用牵引或石膏维持关节面之平整。手法复位失败者应切开复位内固定。

1. 非手术治疗

（1）复位手法　患者仰卧，膝屈曲 30°~50°，先在无菌操作下，抽净关节积血。一助手握持大腿中下段；另一助手握持小腿中上段。术者用两手掌抱髁部，并向中心挤压，以免在牵引时加重两髁旋转分离。在抱髁下，两助手徐徐用力对抗牵引，注意牵引时不要用力过猛，以免加重损伤和造成两髁旋转。当重叠移位纠正后，可用纠正髁上骨折前后移位的方法，术者用手从腘窝部或膝前用力，纠正前后移位。注意不可矫枉过正。为使关节面平整，术者在维持牵引下，对向两手反复向中心推挤。复位后，放好衬垫及夹板固定，进行 X 线照片检查。如果关节面已平整，仅有少许前后移位，在股骨髁或胫骨结节牵引下纠正。若为单侧髁骨折块仍向外移时，用拇指向内推挤。如移位仍较明显，须再行复位，达到对位满意为止。

（2）固定方法　骨折复位后，在维持牵引下，用大腿的夹板固定6~8周。其方法与"股骨髁上骨折"相同。

（3）练功活动　由于髁间骨折为关节内骨折，因而练功活动应贯穿于治疗全过程，应强调早期功能锻炼。在练功活动中，通过肌肉收缩活动时产生的动力，夹板固定的压力及胫骨平台对破裂的股骨髁关节面的磨造和挤压，达到较好的治疗效果，保持骨折对位，关节面平整、矫正残余移位。并可防止关节囊粘连，肌肉、韧带挛缩，有利于骨折愈合及关节功能的恢复。骨折固定后，即做股四头肌收缩及踝、趾关节屈伸；第二周起行膝关节自动屈伸活动。活动范围从小到大、开始时允许患者以手帮忙进行屈伸膝2~3周，范围10°~20°，然后增加到30°~40°，但切忌暴力屈伸。4~6周后带夹板进行自主屈伸活动。3个月后挂拐不负重下床。

2. 手术治疗

（1）角钢板和动力髁螺钉　作为较早出现的内固定物，1959年设计出来的角钢板具有固定牢靠和多平面控制力线的优点，而且其考虑了股骨髁有一定的外翻角度，符合股骨远端的解剖结构。但因为角钢板需要在矢状面、冠状面以及横截面三个平面上精确地植入，这就要求术者需要很丰富的手术经验，学习曲线也从而较长。为了降低植入难度，后来产生了动力髁螺钉，由于其螺钉和钢板是分开的，所以它在屈—伸平面不受限制，不像角钢板要在三个平面上准确定位。上述两种内固定物存在一些弊端：角钢板除了技术要求高外，在植入髁间时，有使原先复位后的髁间骨折块再次移位的可能，所以在髁间存在较复杂的骨折时，可能并不适用；而动力髁螺钉在植入螺钉时需要去除多余的骨组织，使得其在骨质量较低如较严重的骨质疏松的患者上使用时不容易达到固定的牢靠性。

（2）髁支持钢板　由于角钢板和动力髁螺钉不适用于远端较粉碎的骨折，所以设计了髁支持钢板。该钢板的远端较宽大，符合股骨远端的解剖形态，同时允许在髁部植入多枚螺钉，所以在早期较多应用于严重的髁部骨折，而且可以在内侧再加一块钢板，形成双钢板固定或植入骨块，以达到更牢靠的固定。但由于该钢板强度不够，会导致钢板弯曲、疲劳性骨折以及股骨远端内翻等问题。

（3）微创接骨板（MIPO）　该技术的思路是在关节外的骨折进行间接复位，在远端外侧做小切口，将内固定物从股外侧肌下逆向插向股骨近端，经皮将内固定物固定在骨折近端。MIPO技术能够更好地保护骨膜周围的血管。在临床应用中，MIPO技术因为其降低感染、植入物失败的发生率以及早期活动等优点得到很多学者的认可。

（4）锁定钢板　由于传统的钢板不能在干骺端复杂骨折或者骨质疏松骨折的治疗中得到满意的临床效果，锁定钢板就应运而生。通过螺母和钢板孔上相互匹配的螺纹，螺钉和钢板紧紧地锁定在一起，成为一个整体，所以被称为锁定的内固定架。由于锁定钢板不需要同骨面直接接触，从而保护了骨膜的血供，在理论上讲可以减少骨吸收、延迟愈合或者感染的发生率；而且相比普通钢板，锁定钢板固定更加牢靠。基于以上优点，锁定钢板通常用于关节周围的粉碎性骨折的治疗，特别是骨质疏松的患者。现在临床上应用比较多的是微创固定系统（LISS）钢板。

（5）髓内钉　AO组织推荐髓内钉适用于A型骨折，但是，近来随着髓内钉种类的发展以及技术的提高，也有人将其成功应用到C1、C2型骨折，并获得了满意的结果。对于两段骨折、三段骨折或者漂浮膝，髓内钉经常是唯一的选择。随着逆行髓内钉的发展，产生了很多不同的种类可供术者选择，所以现在逆行髓内钉的应用较顺行的普遍。和钢板固定一样，间接复位和MIPO技术同样也在髓内钉上应用，以保护血运，促进骨折愈合。带锁定装置的髓内钉的出现，增加了固定的稳定性，从而使得髓内钉的应用更加广泛。

（6）外固定架　外固定架通常用于严重开放性骨折、骨折合并血管损伤、严重骨缺损及有危及生命的多发伤患者的临时固定。作为一种临时固定手段，外固定架具有恢复力线、允许软组织修复、便于对患者的护理等优点。而且可以在进行最终内固定手术时，减少手术时间、出血量以及对骨折端血运的破坏等。

合并有其他损伤：应酌情加以处理。①血管损伤者多因骨折端刺激腘动脉引起血管痉挛所致，破裂者较少见，应及时进行超声检查，必要时进行血管造影。破裂者应紧急行血管探查术，可与开放复位及内固定同时进行。②神经损伤者神经探查与上述操作同时进行。③合并膝关节韧带伤原则上早期处理，尤其是侧副韧带及交叉韧带完全断裂者。对半月板破裂者，不宜过多切除，仅将破裂的边缘或前角、后角部分切除即可。

（二）辨证治疗

1. 气滞血瘀证

治则：活血化瘀，祛瘀生新。

方药：桃红四物汤加减。熟地黄15g、当归15g、白芍10g、川芎8g、桃仁9g、红花6g。疼痛严重者可加乳香12g、没药12g、延胡索10g；气滞明显者加香附12g、厚朴15g。

2. 肝肾不足证

治则：肾阳虚治宜补益肝肾、强壮筋骨、温阳通督；肾阴虚型治宜补肾、强壮筋骨、滋阴通督。

方药：偏阳虚者，右归饮加减。熟地黄15g、怀山药20g、山茱萸15g、枸杞子20g、菟丝子20g、鹿角胶20g、杜仲25g、肉桂20g、当归15g、熟附子15g、淫羊藿12g、狗脊20g、白芷12g、香附15g等。

偏阴虚者，左归饮加减。熟地黄15g、枸杞子20g、怀山药20g、山茱萸15g、菟丝子20g、鹿胶20g、龟甲胶20g、麦冬15g，五味子10g，柏子仁15g，酸枣仁15g，丹参12g，白芷12g，川牛膝20g等。在应用时可酌情加活血化瘀之品，如地龙、红花之类。

3. 气血不足证

（1）临床证候　患肢屈伸活动无力，患者不愿活动，痛无定处，精神萎靡，疲倦乏力，面色少华，失眠多梦、健忘，舌质淡，苔白，脉沉细或细数。

治则：益气养血，通络止痛。

方药：归脾汤加减。白术10g，当归3g，党参10g，酸枣仁10g，黄芪10g，木香12g，远志15g，炙甘草6g，龙眼肉10g，茯苓10g。若兼有寒象者可加熟附子5g，肉桂10g；心悸明显者可加五味子10g、麦冬15g；兼有气虚血瘀者可加桃仁15g、红花15g、葛根15g、丹参15g。

五、预后转归

此种骨折为关节内骨折，往往移位明显，因涉及关节面，复位要求较高。如复位不满意，可引起创伤性关节炎或膝关节僵硬。预后一般较髁上骨折差。

六、预防调护

本病多是由于外伤性因素引起，无特殊的预防措施。注意生产、生活安全，避免创伤是关键。在预防方面，本病的重点是在患者的护理，包括术前术后的护理，关心患者，注意合理的营养，早期进行功能锻炼。功能锻炼是治疗骨折的重要组成部分，可使患肢迅速恢复正常功能。功能锻炼必须按一定的方法循序渐进，否则会引起不良后果。

七、评述

手术开放复位内固定是股骨髁间骨折治疗的趋势，临床常用的内固定器为髓内钉和钢板。采用逆行交锁髓内钉固定，从膝关节逆向插入，符合该部位骨折的生物力学要求，且不破坏骨外膜和血循环，复位效果满意，且操作方法简便，手术时间短，能防止并发症发生，且能进行早期功能锻炼。动力髁螺钉是由美国科学家最早使用，随后经过多次的改进而应用于临床，具有抗扭曲、抗弯、抗剪力和抗旋转等作用，特别是对股骨髁间骨折的加压作用比较明显，且固定力学的性能较稳定，对膝关节的早期活动较有利。研究显示应用其治疗股骨髁间骨折的效果有待提高。随着医学的不断进步，锁定钢板依照骨骼特定部位解剖的形态进行制作，由于其操作简单，且生物学固定比较可靠，逐渐应用于股骨髁间骨折的治疗。锁定钢板因有锁定螺纹孔能够较好地固定骨折，与骨折的治疗原则相符合。首先锁钉可锁定螺纹孔从而与钢板成一体，变得更加稳定，因此减少了钢板来自应力的折弯作用，起到人体内固定支架作用。其次锁定钢板的整体结构稳定性远高于普通螺钉，减少了固定松动的发生。最后锁定钢板参照生物学外固定的原则，主要经过钢板和螺钉之间形成交界面而达到稳定效果，因此不用与股骨有紧密接触，对骨折的愈合十分有利。但在手术过程中要最大限度使关节面保持平整，加强对髌上囊的保护，这对早期功能锻炼具有重要意义。"L"形髁钢板击入时易造成两髁分离，且其宽厚的刃板加重了股骨髁部骨质的损伤，增加了骨折的不稳定性，同时对分离的两髁缺乏足够的固定力量，难以达到有效的固定，临床应用也受到了一定的限制。DCS 由 1 枚大骨松质拉力螺钉及侧方钢板组成，它只需在两个方向精确安装，操作较 L 形髁钢板简单，但髁部骨质损伤严重，骨质疏松者固定不满意。

第六节　髌骨骨折

髌骨是伸膝活动的支点，有保护膝关节、增强股四头肌力量的作用。髌骨骨折较常见，属关节内骨折，多见于 30~50 岁的成年人，儿童极为少见。

一、病因病机

（一）西医学认识

暴力直接作用于髌骨，跌倒跪地或碰撞时发生的骨折多为粉碎性骨折，髌骨两侧的股四头肌筋膜以及关节囊一般尚完整，对伸膝功能影响较少；间接暴力所致者，多由膝关节在半屈曲位时跌倒，为了避免倒地，股四头肌强力收缩，髌骨与股骨滑车顶点密切接触成为支点，髌骨受到肌肉强力牵拉而骨折，骨折线多呈横形。髌骨两旁的股四头肌筋膜和关节囊破裂，两骨块分离移位，近骨折端因股四头肌的牵拉向上移位，远骨折端因髌韧带的牵拉向下移位，伸膝装置受到破坏，若处理不当，可影响伸膝功能。

（二）中医学认识

髌骨，又名膝盖骨，《医宗金鉴》曰："膝盖骨即连骸，亦名髌骨，形圆而扁，覆于楗骱上下两骨之端，内面有筋联属，其筋上过大腿至于两胁，下过臁骨至于足背"。髌骨系人体中最大的籽骨，呈三角形，底边在上而尖端在下，后面披有软骨，全部是关节面。股四头肌腱连接髌骨上部，并跨过其前面，移行为髌下韧带止于胫骨结节。切除髌骨后在伸膝活动中使股四头肌减少 30% 左右。

二、临床诊断

（一）辨病诊断

1. 临床表现

（1）病史　有明显的外伤史，如撞伤、踢伤和跌倒跪地或碰撞伤、运动伤等。

（2）症状　局部肿胀、疼痛，无力，膝关节不能自主伸直，常有皮下瘀斑以及膝部皮肤擦伤，膝关节前侧肿胀、饱满，甚至出现张力性水疱。有分离移位时，可以摸到凹下呈沟状的骨折断端，可有骨擦音或异常活动。如为纵裂或边缘骨折，须自髌骨的纵轴方向投照方能查出。

（3）体征　骨折有分离移位时，可以摸到上下两折片的分离间隙，可有骨擦音或异常活动，浮髌试验可阳性。

2. 辅助检查

在骨折发生后，通常会出现典型的骨折临床表现，膝关节正侧位 X 线检查常可明确诊断，但还需其他影像学检查排除其他损伤。髌骨在股骨髁冠状面前方，X 线检查存在影像遮挡，故而在 X 线正位片很难发现移位不明显的髌骨骨折。研究发现，髌骨骨折只做 X 线检查，具有高达 30%~50% 的漏诊率。因此，髌骨骨折的诊断要综合各方面资料，准确全面的分析临床资料，最终提高确诊率。CT 重建对细微骨折确诊率明显高，并对骨折分型、治疗具有重要意义。膝关节 MRI 检查突出优势在于可很好地明确髌骨两侧支持带和膝关节其他周围结构的损伤情况。三种检查相辅相成，可明显提高诊断率。

（二）分类

髌骨骨折有无移位的髌骨骨折、髌骨横断骨折、髌骨下段粉碎性骨折、髌骨粉碎骨折、髌骨上段粉碎骨折、髌骨纵形骨折 6 种。

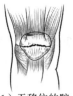

（1）无移位的髌　（2）髌骨横断骨折　（3）髌骨下段粉碎
骨骨折　　　　　　　　　　　　　　　性骨折

（4）髌骨粉碎　　（5）髌骨上段粉碎　（6）髌骨纵形骨折
骨折　　　　　　　骨折

图 6-6-1　髌骨骨折分型

（三）辨证诊断

1. 气滞血瘀证

（1）临床证候　患肢疼痛、畸形，活动受限，屈伸不利，周围局部瘀斑，肿胀疼痛，多为刺痛，痛有定处，局部触痛明显，纳差腹胀，舌质紫暗，或有瘀点瘀斑，舌下脉络迂曲，舌苔薄白，大便溏泄，小便不利，脉弦涩。

（2）辨证要点　局部肿胀疼痛明显，多为刺痛，痛有定处，夜间加重，疼痛明显，舌质紫暗，脉弦涩。

2. 肝肾亏虚证

（1）临床证候　多见于骨折 4 周以上。断骨未坚，筋脉疲软，活动受限，屈伸不利，骨折局部瘀斑，肿胀疼痛，多为闷痛，活动时疼痛明显，肢体静止时疼痛减轻或消失，同时兼有腰酸膝软、头晕眼花、耳鸣、耳聋、倦怠乏力的症状，舌质淡白，舌苔薄白或薄黄，脉弦涩或细弱。兼阳虚者可见畏寒肢冷、面色苍白、大便溏泄、小便清长、脉沉微无力；兼阴虚者全身发热、烦躁，舌质红，苔薄黄，大便干结，小便短黄。

（2）辨证要点　患肢屈伸活动无力，患者不愿活动，痛无定处，头晕耳鸣，腰膝酸软，两目干涩，视物模糊，五心烦热，遗精盗汗，舌红苔薄，脉细数。

3. 气血不足证

（1）临床证候　患肢屈伸不利，活动无力，患者不愿活动，骨折局部瘀肿疼痛，多为缓痛，痛无定处。患者精神萎靡，疲倦乏力，心悸气短，体倦自汗，动则尤甚，少气懒言，头晕耳鸣，面色少华，纳食不香，失眠多梦、健忘，精神恍惚，舌质淡，苔白，脉沉细或细数。

（2）辨证要点　患肢屈伸活动无力，患者不愿活动，痛无定处，精神萎靡，疲倦乏力，面色少华，失眠多梦、健忘，舌质淡，苔白，脉沉细或细数。

三、鉴别诊断

（一）西医学鉴别诊断

1. 髌韧带断裂

与引起髌骨骨折的间接暴力相似，是在意外的屈膝动作时，由于股四头肌对抗性猛烈收缩而引起的牵拉性损伤，常和髌韧带一起将胫骨结节的一块骨块撕下。伤后膝部剧痛，伸膝功能障碍，与髌骨骨折相似。但此种损伤比较少见，常见于儿童和青少年。疼痛、肿胀和压痛部位在髌骨下方及胫骨结节处，触及髌骨完整且无压痛，X线片显示髌骨升高，这与小儿袖套状骨折相似。但髌骨侧位片显示小儿袖套状骨折，髌骨下方软组织阴影中有一片状密度增高区等，即可鉴别。

2. 股四头肌腱断裂

其受伤暴力与髌骨骨折类似，伤后局部症状与髌骨骨折也相似，但多见于老年人，因为老年人股四头肌腱变性、变脆，容易断裂，而且肿胀和压痛点位于髌骨上

方，两断端分离比较远，伤后不久者可看到打到断裂部凹陷，触诊及X线检查显示髌骨完整，可资鉴别。

3. 髌骨脱位

髌骨脱位有明显的畸形及髌骨弹性固定，髌骨脱位以后的关节原本髌骨位置会有空虚凹陷感，髌骨外形正常，没有环形压痛，不会具有骨折的特有体征，多数患者在行X线片检查以后便可以确诊。

（二）中医学鉴别诊断

膝关节周围筋伤

髌骨骨折应与膝关节周围伤筋病相鉴别，膝关节周围伤筋病属于西医当中的软组织损伤的范畴，髌骨外形正常，没有髌骨骨折的骨擦感、骨擦音、环形压痛；膝关节周围伤筋病的疼痛及肿胀程度也不会像髌骨骨折疼痛程度严重，膝关节肿胀也比较轻微。

四、临床治疗

（一）提高临床疗效的要素

治疗目的是恢复伸膝装置功能并保持关节面完整光滑，防止创伤性关节炎和膝粘连的发生。髌骨有保护膝关节，增强股四头肌力量的作用，在运动中起到传递力量及增加力矩、稳定关节的作用。切除髌骨后在伸膝活动中使股四头肌力减少30%左右。治疗中除不能复位的严重粉碎性髌骨骨折外，应尽量保留髌骨。对严重粉碎性骨折，难以复位的主张髌骨部分切除，临床上不主张完全切除髌骨。

（二）辨病治疗

1. 手法整复

患者平卧，患肢置于伸直位或屈20°~30°，因微屈曲易使关节面恢复正常解剖位置。先在无菌操作下抽吸关节腔及骨

折断端间的积血后，注入 1% 普鲁卡因溶液 10~20ml 做局部麻醉，术者以一手拇指及中指先捏挤远端向上推，并固定之，另一手拇指及中指捏挤近端上缘的内外两角，向下推挤，使骨折近端向远端对位。若对位后断面有轻度的向前成角如拱桥式畸形，可在维持归拢固定的条件下，按压成角，使之矫正。

2. 固定疗法

（1）石膏外固定　可以用石膏托、石膏夹板、石膏管形等固定。方法是清洗皮肤，在严格的无菌操作下抽吸关节腔内积血。有移位的骨折先进行手法复位，同时小范围地活动膝关节，使关节面自动恢复平整。然后用长腿石膏固定患膝于伸直位，这样固定，早期可以进行股四头肌收缩锻炼，预防肌肉萎缩和粘连。外固定时间不宜过长，一般不超过 5 周。拆除石膏后进行膝关节的屈伸活动。

（2）抱膝器或布多头带弹性固定法　无移位或移位不多者，可用此法。用铅丝做一个较髌骨略大的圆圈，铅丝外缠以较厚的纱布绷带，并扎上 4 条布带，各长 60cm，后侧垫一托板，后侧板长度由大腿中部到小腿中部，宽 13cm，厚 1cm。复位满意后，外敷消肿药膏，用抱膝器固定，腘窝部垫一小棉垫，膝伸直位于后侧板上，抱膝圈的四条布带捆扎于后侧板固定，时间一般为 4 周（图 6-6-2）。

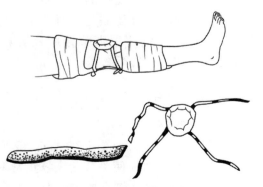

图 6-6-2　抱膝圈固定法

（3）抓髌器固定法：有分离移位的新鲜闭合性髌骨骨折，在无菌操作下，麻醉后，抽净膝内积血，将抓髌器等间距宽的双钩抓在髌骨上极前缘上，将其间距窄的双钩抓在髌骨下极前缘上，拧紧加压螺丝，骨折即可自行复位。术后 2 日可行走锻炼。

3. 手术治疗

（1）切口入路与术式　膝正中纵切口或膝前弧形横切口。可以采用切开复位改良张力带钢丝内固定术或者切开复位艾克曼高分子生物线内固定术。

（2）内固定

①改良张力带钢丝固定：对横、纵形骨折移位 0.5cm 以上时，应开放复位内固定。目前多用的是改良张力带钢丝固定。该固定坚强，术后第 2 天可行股四头肌舒缩练习，2 周后查屈伸膝关节并下地行走。严重粉碎性骨折屈伸膝关节宜推迟 1~2 周。

②艾克曼高分子生物线内固定：艾克曼高分子生物线能抗强大张力，适合于髌骨各型骨折，特别适合于髌骨上极或下极粉碎性骨折的固定。不需二次手术取内固定，能早期行膝关节功能锻炼。

4. 功能锻炼

（1）保守治疗　从复位固定后的第 2 天起，开始行患肢股四头肌舒缩活动、踝关节和足趾屈伸功能锻炼，防止肌肉萎缩与关节僵直的发性。6~8 周解除固定后，进行膝关节屈伸功能锻炼。

（2）改良张力带钢丝固定　术后第 2 天行股四头肌舒缩练习，2 周后屈伸膝关节功能锻炼或 CPM（关节恢复器）锻炼并挂拐下地行走。对严重粉碎性骨折，宜推后 1~2 周行屈伸膝关节功能锻炼。

（3）艾克曼高分子生物线内固定　术后第 2 天行股四头肌舒缩练习，3~4 周后屈伸膝关节功能锻炼或 CPM 锻炼并挂拐下地行走。

（三）辨证治疗

1. 气滞血瘀证

治则：活血化瘀，祛瘀生新。

方药：桃红四物汤加减熟地黄 15g、当归 15g、白芍 10g、川芎 8g、桃仁 9g、红花 6g。疼痛严重者可加乳香 12g、没药 12g、延胡索 10g；气滞明显者加香附 12g、厚朴 15g。

2. 肝肾亏虚证

治则：肾阳虚治宜补益肝肾、强壮筋骨、温阳通督；肾阴虚型治宜补肾、强壮筋骨、滋阴通督。

方药：阳虚者右归饮加减；阴虚者用左归饮加减。

偏阳虚者，右归饮加减。熟地黄 15g、怀山药 20g、山茱萸 15g、枸杞子 20g、菟丝子 20g、鹿角胶 20g、杜仲 25g、肉桂 20g、当归 15g、熟附子 15g、淫羊藿 12g、狗脊 20g、白芷 12g、香附 15g 等；偏阴虚者，左归饮加减。熟地黄 15g、枸杞子 20g、怀山药 20g、山茱萸 15g、菟丝子 20g、鹿胶 20g、龟甲胶 20g、麦冬 15g、五味子 10g、柏子仁 15g、酸枣仁 15g、丹参 12g、白芷 12g、川牛膝 20g 等。在应用时可酌情加活血化瘀之品，如地龙、红花之类。

3. 气血不足证

治则：益气养血，通络止痛。

方药：归脾汤加减。白术 10g，当归 3g，党参 10g，酸枣仁 10g，黄芪 10g，木香 12g，远志 15g，炙甘草 6g，龙眼肉 10g，茯苓 10g。若兼有寒象者可加熟附子 5g、肉桂 10g，心悸明显者可加五味子 10g、麦冬 15g，兼有气虚血瘀者可加桃仁 15g、红花 15g、葛根 15g、丹参 15g。

五、预后转归

髌骨骨折经正确治疗后极少见到髌骨不愈合及髌骨缺血性坏死者，只要积极进行功能锻炼者，很少有膝关节伸屈功能明显受限者。但部分患者可发生股四头肌伸膝力弱，尤其是髌骨全切除者更易见到此种功能缺陷，且容易出现创伤性关节炎，要引起重视。

六、预防与调护

加强饮食护理，鼓励正确及时地进行患肢的早期功能锻炼，以达到促进骨折愈合及关节造模的作用。

七、评述

从生物力学角度来讲，髌骨骨折后应尽量避免手术治疗，积极采用手法复位、夹板固定，最大限度减轻髌骨结构破坏。对需要施行内固定术者，虽然临床上每一种方法的提出和应用都一定程度上符合髌骨的解剖或者生物力学特点，但更主要的应从符合髌骨生物力学角度出发，选择合适的治疗方案。随着影像技术的不断发展，越来越多的影像技术也被应用于研究生物力学，包括 MRI 和 CT 等，并且取得了一定的进展，但临床上也对此存在争议，有学者就对 MRI 应用于髌骨测量的技术提出了质疑。期待更好的测量方法和模型出现，可以更直接准确测量关节力学，对指导髌骨骨折的治疗具有重要意义。

第七节 胫骨平台骨折

胫骨平台骨折又叫胫骨髁骨折，是较为常见的骨折，在全身骨折中约占 0.3%，男性多于女性，好发于青壮年。胫骨髁部为海绵骨构成，其外髁皮质不如内髁皮质坚硬，因受损伤时多为膝外翻位，故胫骨外髁的骨折多发于内髁骨折。

胫骨上端宽厚，横切面呈三角形，其

扩大部分为内髁和外髁，成浅凹状，与股骨下端的内、外髁相连接。其平坦的关节面称为胫骨平台。胫骨的骨性关节面从前向后有约10°的倾斜面。在两侧平台之间位于髁面隆起的部分为胫骨嵴，是半月板和前交叉韧带的附着点。胫骨结节位于胫前嵴，关节面下2.5~3cm，为髌腱的附着点。胫骨平台被透明软骨所覆盖，内侧平台厚约3mm，外侧厚约4mm，内侧平台较大，从前缘向后缘呈凹状，外侧平台较小，从前边到后边呈凸状。由于成人胫骨扩大的近侧端骨松质罩于骨干上，支持它的骨皮质不够坚强，与股骨髁比较则股骨髁支持的骨皮质较厚，结构较坚强，胫骨髁显得相对较薄弱。虽然两者损伤机制相同，但胫骨平台骨折则较多见。

胫骨平台是膝关节内骨折好发处。内外侧副韧带、前后交叉韧带及关节囊为膝关节的稳定性提供保障。由于胫骨上端骨质较疏松，一旦发生挤压塌陷，则骨折不易整复，从而影响膝关节面的平整，导致膝关节功能失调和创性关节炎的发生。

胫骨上端有股四头肌及腘绳肌附着。此二肌有使近侧骨折端向前、内移位的倾向，小腿主要附着在胫骨后外侧，中下1/3无肌肉附着，仅有肌腱通过，中下1/3骨折时易向前内侧成角，常穿破皮肤形成开放性骨折。

胫骨的血液供应由滋养动脉和骨膜血管提供。滋养动脉由胫后动脉，在比目鱼肌起始处，胫骨后侧斜行向下，经中上1/3交界处的滋养孔进入后外侧骨膜，此动脉发出三个上行支与一个下行支。胫前动脉沿骨间膜而向下发出很多分支供应骨膜。在骨折的愈合中哪一条血管起主要作用，目前观点不一致。多数学者认为通常是滋养动脉起主要作用，骨膜血液的供应只有在当胫骨骨折后滋养动脉的髓内供应受到破坏时，才起主要作用。

一、病因病机

（一）西医学认识

直接暴力如车祸所致直接碰撞、压轧引起的高能损伤。间接暴力为外翻、垂直应力、内翻应力所致，以间接暴力损伤为多见。

外翻应力所致的外髁骨折，由于患者站立，膝外侧受暴力打击或间接外力所致，如高处坠落，足着地时膝外翻位或外力沿股骨外髁撞击胫骨外髁所致，可合并内侧副韧带、半月板损伤。

垂直应力沿股骨向胫骨直线传导，两股骨髁向下冲压胫骨平台，引起胫骨内外髁同时骨折，可形成"Y"或"T"型骨折并向下移位，胫骨平台多有塌陷。

内翻应力使股骨内髁下压胫骨内侧平台，造成内髁骨折，致使骨折块向下移位、塌陷，可合并外侧副韧带、半月板损伤。

胫骨平台骨折的部位与受伤时膝关节所处的状态有关。膝关节处于伸直位时，多造成整个单髁骨折。膝关节处于屈曲位时，骨折多局限于平台中部或后部。膝关节处于屈曲且小腿外旋位，外翻应力致伤时可造成胫骨外髁前部骨折。膝关节处于屈曲且小腿内旋位，内翻应力致伤时可造成胫骨内髁前部骨折。

由于暴力的方向、大小、作用时间不同，且患者的骨质情况各异，因此胫骨平台骨折呈现出多种形态，胫骨平台骨折常用的分类方法主要有以下几种。

1. Schatzker分型

Schatzker将胫骨平台骨折分为以下6型。

Ⅰ型：为无关节面压缩的外侧平台纵向劈裂或单纯楔形骨折。

Ⅱ型：为外侧平台的劈裂并压缩骨折。

Ⅲ型：为单纯外侧平台压缩骨折。

Ⅳ型：内侧平台骨折，骨折和（或）膝关节脱位。

Ⅴ型：双侧平台骨折伴不同程度的关节面压缩和髁移位。以内侧胫骨髁伴有外侧平台压缩或劈裂骨折最常见。

Ⅵ型：内侧平台骨折合并干骺端骨折，致胫骨髁部与骨干分离，多见于高能损伤，常合并有下肢、膝软组织损伤、血管、神经损伤。

2.国内学者分型

国内有学者根据关节内骨折应良好复位的指导原则，将胫骨平台骨折按治疗需要简化为3型（图6-7-1）。

Ⅰ型：轻度移位，单髁或双髁骨折，无移位或移位在5mm以内，塌陷在2mm以内，对关节功能影响较少。

Ⅱ型：中度移位，单髁或双髁骨折，关节面塌陷在10mm以内，骨折移位及劈裂。

Ⅲ型：重度移位，单髁或双髁骨折，关节面塌陷在10mm以上，移位、劈裂及粉碎，膝关节严重不稳定，亦可为双髁"Y"形骨折。

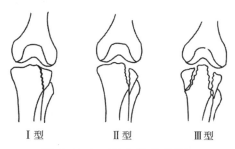

Ⅰ型　　　　Ⅱ型　　　　Ⅲ型

图6-7-1　国内学者分型

（二）中医学认识

中医理论认为胫骨平台骨折属于"骨折病""伤骨"的范畴。《辨证录·接骨门》中有记载："内治之法，必须以活血祛瘀为先，血不活则瘀不能去，瘀不去则骨不能

接。"骨折后肢体与气滞血瘀、肿胀疼痛有关。肢体损于外，气血伤于内，气滞血瘀，脉络阻滞，则血瘀肿胀，关节伸屈不利。

二、临床诊断

（一）辨病诊断

1.临床表现

（1）有明显的外伤史。

（2）伤后膝关节明显肿胀、疼痛和功能丧失，膝关节有异常内外翻活动，很容易在胫骨髁部触及骨折线或轻度翘起的骨块边缘。

（3）可有骨擦音及异常活动。侧副韧带部位的肿胀、压痛常表明侧副韧带的损伤，前后抽屉试验阳性，常表明前后交叉韧带损伤。

（4）有移位的骨折出现肢体短缩、成角及足外旋畸形。损伤严重时可出现骨筋膜室综合征。检查时应注意足背动脉搏动情况，以及有无腓总神经损伤征象。

（5）拍摄膝关节正、侧位X线片可确定骨折类型及损伤移位程度。伤后患膝剧烈疼痛、明显肿胀、纵轴叩击痛、功能障碍，局部瘀斑明显，可有膝内、外翻畸形。膝部有明显压痛、骨擦音及异常活动。侧副韧带断裂时，侧向试验阳性。若交叉韧带损伤时则抽屉试验阳性。若腓总神经损伤时可出现小腿前外侧感觉迟钝或消失、肌群张力减弱或消失。

2.相关检查

（1）影像学检查

①X线：怀疑有胫骨平台骨折，应摄包括股骨下1/3到胫骨上1/3的膝正侧位X线片或40°内、外斜位X线片。

②电子计算机体层摄影（CT）检查：能从躯干横断面图像观察关节较复杂的解剖部位和病变，还有一定的软组织分辨能力；能发现平片很难辨认的小碎骨片。膝

关节病变对半月板破裂、前后交叉韧带损伤的诊断有一定的价值。

③磁共振成像术（MRI）检查：其图像质量在许多方面已超过 X 线、CT。具有无辐射损害，成像参数多，软组织分辨能力高（明显优于 X 线、CT，且无骨性伪影，血液或其他体液的流动情况亦可观察到，可以不用对比剂），可随意取得横断面、冠状面或矢状面断层图像等独特优点。它对膝关节前后叉韧带、侧副韧带的完全断裂可以显示，但对无显著移位的撕脱伤和不完全断裂者难以辨认。对半月板的显示也欠佳。对骨骼系统的病灶和钙化灶的显示不如 X 线、CT，空间分辨能力仍低于 X 线、CT，还有扫描时间长，体内带有磁性金属者不宜做等缺点。主要用于 X 线、CT、B 超难确诊的关节内病变。怀疑合并膝关节韧带损伤时，应行 MRI 检查。

（2）超声波检查　多普勒（Doppler）又称彩超检查，能实时、动态地显示大血管中的血流和组织内的细小血流，能判断血流的方向和测定血流速度。常用于检查血管有无断裂、狭窄，准确性很高。怀疑合并血管损伤时，应行彩色多普勒检查。

（3）神经电生理检查　肌电图是通过特定电子装置测定神经肌肉的生物电活动，以了解神经肌肉的功能状况，从而间接判断其病理形态学改变。对神经病变有重要价值。怀疑有神经损伤时应尽早行肌电图检查。

（4）关节镜检查　能对胫骨平台骨折关节面塌陷的部位、程度及是否合并半月板、交叉韧带损伤的部位、程度做出准确判断并能行治疗。

（二）辨证诊断

患者伤后常可出现痛苦面容，神色憔悴，面色苍白，倦怠懒言，胃纳呆减，

患部局部肿胀瘀斑，触痛明显，患肢疼痛，活动受限，屈伸不利；骨折后长期卧床，可出现咳嗽咳痰，黄痰多见，心烦不寐，健忘多梦，五心烦热，舌干少津，舌红，脉细数；也可出现小便不利，足部肿胀，头重如裹，舌体胖大，苔白，脉沉细滑。胫骨平台骨折中医分型，可以按照气滞血瘀、肝肾亏虚、气血不足三证型论治。

1. 气滞血瘀证

（1）临床证候　患肢呈外旋屈曲畸形，活动受限，屈伸不利，骨折局部瘀斑，肿胀疼痛，多为刺痛，痛有定处，夜间加重，局部触痛明显，纳差腹胀，舌质紫暗，或有瘀点瘀斑，舌下脉络迂曲，舌苔薄白，大便溏泄，小便不利，脉弦涩。

（2）辨证要点　局部肿胀疼痛明显，多为刺痛，痛有定处，夜间加重，疼痛明显，舌质紫暗，脉弦涩。

2. 肝肾亏虚证

（1）临床证候　患肢呈外旋屈曲畸形，活动受限，屈伸不利，骨折局部瘀斑，肿胀疼痛，多为闷痛，活动时疼痛明显，肢体静止时疼痛减轻或消失，同时兼有腰酸膝软、头晕眼花、耳鸣、耳聋、倦怠乏力的症状，舌质淡白，舌苔薄白或薄黄，脉弦涩或细弱。兼阳虚者可见畏寒肢冷、面色苍白、大便溏泄、小便清长、脉沉微无力；兼阴虚者全身发热、烦躁，舌质红，苔薄黄，大便干结，小便短黄。或病久耗伤肝肾之气，导致肝肾亏虚，气血不足，筋骨失养，此时疼痛消退，已有骨痂生长，但骨不坚强，功能尚未恢复，肌肉有萎缩，舌质淡暗、苔薄白、脉弦细。

（2）辨证要点　患肢屈伸不利，骨折局部瘀斑，肿胀疼痛较轻，兼有腰酸膝软、头晕眼花、倦怠乏力；兼阳虚者可见畏寒肢冷、面色苍白；兼阴虚者全身发热、烦

躁，舌质红，苔薄黄。

3.气血不足证

（1）临床证候　患肢屈伸不利，活动无力，患者不愿活动，骨折局部瘀肿疼痛，多为缓痛，痛无定处，患者精神萎靡，疲倦乏力，心悸气短，体倦自汗，动则尤甚，少气懒言，头晕耳鸣，面色少华，纳食不香，失眠多梦、健忘，精神恍惚，舌质淡，苔白，脉沉细或细数。

（2）辨证要点　患肢屈伸活动无力，患者不愿活动，痛无定处，精神萎靡，疲倦乏力，面色少华，失眠多梦、健忘，舌质淡，苔白，脉沉细或细数。

三、鉴别诊断

（一）西医学鉴别诊断

1.髌骨骨折

髌骨位于膝前皮下，位置表浅，髌前肿胀、瘀斑、髌骨压痛，浮髌试验阳性，骨折分离明显者可于骨折间触及凹陷。膝关节正、侧位 X 线摄片可以明确诊断。

2.小儿青枝骨折

骨折临床症状较轻，局部肿胀压痛轻微，但患儿拒绝站立或行走。应多注意检查，以防漏诊误诊。

（二）中医学鉴别诊断

1.膝痹

膝痹以膝关节变形、肿大疼痛，臂肌肉枯细，肢体形如鹤膝之状为特征。故又名膝游风、游膝风、膝眼风、鹤节、膝眼毒、膝疡等。膝痹由调摄失宜，亏损足三阴经，风寒之邪乘虚而入引起，以致肌肉日瘦，肢体挛痛，久则膝大而腿细，如鹤之膝。

2.痿证

虽同是肢体疾患，但痿证以手足软弱无力，甚则肌肉枯萎瘦削，关键在于肌肉

"痿弱不用"，关节相对"变大"，但无疼痛及活动受限。

四、临床治疗

（一）提高临床疗效的要素

胫骨平台骨折的治疗原则是获得稳定、对线良好、功能良好及无痛的膝关节，减少膝骨性关节炎的发生。治疗目的是使塌陷及劈裂的骨折块复位，恢复膝关节面的平整，纠正膝内、外翻畸形，减少创伤性关节炎的发生。正常胫骨平台负重时，内外侧平台受力基本相同，当胫骨平台表面发生塌陷或力学轴线改变时导致局部单位面积上的压力增加，此压力超过关节软骨再生能力时，即产生创伤性关节炎。当关节面塌陷超过 1.5mm 时，关节内压力发生明显改变，当超过 3mm 时，局部压力明显增高，当塌陷、关节内外翻畸形导致膝关节不稳定时，其预后更差。对关节软骨准确复位及坚强的固定有助于软骨愈合。根据以上生物力学特点，胫骨平台骨折的关节面达解剖复位、坚强内固定和塌陷骨折复位后的植骨被认为是胫骨平台骨折复位满意的三要素。

治疗方法的选择应根据骨折类型和软组织损伤程度而决定。目前的治疗方法有非手术治疗与手术治疗两大类。关键是如何选择，这也是目前临床医生感到困惑的方面。各家的报道都不一致。生物力学证明，当关节面压缩的阶梯样改变超过 3mm 时，抬高压缩是有实际临床意义的。关节面塌陷小于 1.5mm 不会对关节软骨及活动造成影响，它能够代偿。

（二）辨病治疗

1.手法整复

手法复位标准：与健侧肢体相比较可以接受的临床标准是成人内外成角小于 7°，

从伸直位到屈曲90°位，这个运动小夹板固定弧上的任何一点，内翻不应大于5°，外翻不应大于10°。

（1）手法复位　患者取仰卧位，应用腰椎麻醉或硬膜外麻醉，抽尽膝关节腔内积血，第一助手站于患者大腿外上方，抱住患者大腿，第二助手站于患肢足远侧，握踝上部，沿胫骨长轴做对抗牵引。术者两手抱住膝关节内侧，使膝内翻，加大外侧关节间隙，同时以两手拇指用力向内上方推按复位之外髁骨块，触摸移位，纠正后即用两手相扣胫骨近端，用力挤压并令助手轻轻屈伸膝关节数次，使骨块趋于稳定。若内髁骨折用相反方向手法复位。双髁骨折者，两助手在中立位强力相对拔伸牵引，术者用两手掌部分置于胫骨上端内、外髁处相向挤扣复位。

（2）小夹板固定　取5块小夹板置于膝内、外、后侧、前侧，前侧板2块，小夹板的长度应根据患肢情况而定，加压垫包扎，另用一大夹板加于后托包扎固定，再用2块瓦形破纸壳相扣，扎带相缚，将患肢放平，腘窝部垫软垫，使膝关节微屈位。

（3）石膏固定　复位后使用大腿、小腿前后石膏托固定4~6周，或用管形石膏固定，约4周后去除石膏练习膝关节屈伸活动。

小夹板固定注意事项：抬高患肢，以利于受伤肢体的肿胀消退；严密观察肢端的血运与感觉；在医护人员指导下进行功能锻炼。小夹板固定后，一般4天内，因复位继发性损伤，局部损伤性炎症反应，夹板固定后静脉回流受阻，组织间隙内压力有上升的趋势，故小夹板固定后伤肢会出现肿胀、颜色发紫。固定后1~4天内应严密观察肢端的血运感觉，注意肢端动脉搏动及皮肤温度、颜色、感觉、肿胀程度、脚趾的主动活动等，如发现肢端肿胀、疼痛、温度下降（发凉）、颜色紫暗、麻木、屈伸

活动障碍并伴剧烈疼痛者，应及时做出处理。1周后组织间隙内压力下降，血液循环改善，肿胀逐渐消退，扎带松弛时应及时放松扎带的松紧度，保持在1cm的移动度，若出现肢体麻木，血运障碍，肿胀严重，须及时放松扎带；如仍未好转应拆开绷带，重新包扎。若在夹板两端或骨突处出现疼痛点时，应拆开夹板检查，以防发生压迫性溃疡。常选用前后双面石膏托固定，便于观察与调整。固定注意事项大体上同小夹板固定。

（4）牵引、小夹板固定　适用于无移位骨折、有移位塌陷在2mm以内或膝关节及周围软组织肿胀严重和（或）有水疱形成、皮肤挫伤严重、开放性伤口等软组织损伤严重的骨折患者。软组织损伤病情好转后同时行小夹板固定。行胫骨下端或跟骨牵引后48小时内行X线照片检查骨折对位情况。牵引时间一般为4~6周。

2. 手术治疗

胫骨平台骨折一般骨性愈合期较长，长时间的外固定对膝功能必将造成一定的影响，同时由于失用性肌肉萎缩和患肢负重等，固定期可发生再次移位。对有移位、塌陷大于2mm的骨折患者；骨折合并韧带、半月板、神经、血管等并发症的患者都应尽早手术治疗。手术入路的选取应视患者的具体病情而定，常有外侧弧形切口、内侧弧形切口、正中切口及联合切口，尽量不用"之"形放射状切口，以免交叉处发生皮肤坏死。

（1）外固定支架固定　主要适用于开放性骨折、不稳定的粉碎性骨折、软组织损伤严重的骨折。我们常用孟和外固定架、Bastian单侧单平面半针固定架治疗小腿部骨折。

胫骨平台骨折伴有软组织严重损伤的患者，外侧显露、钢板内固定可能带

来灾难性的后果，应考虑用外固定治疗。Schatzker Ⅵ型多为严重的粉碎骨折，单纯钢板固定有时不牢固，此时可结合超膝关节外固定架固定。

（2）螺钉、钢板固定　螺钉对劈裂骨折骨折块的固定可起到良好的固定作用。

临床常根据 Schatzker 分型结合患者的具体情况分别做出不同的处理。

（3）膝关节镜　膝关节镜是微创手术。胫骨平台骨折关节镜下的手术指征：伴有关节内结构损伤的各种类型胫骨平台骨折，特别是有关节面不平整者。手术时间以创伤后 2~10 天为最佳。关节镜下可确定骨折镜下类型以及膝关节韧带半月板损伤、关节面的情况，还可监视内固定过程，防止内固定侵及关节面。并能对合并伤进行处理。

3. 开放性骨折治疗

治疗原则是尽可能将开放的胫骨平台骨折变为闭合性骨折。首先是进行基本清创；固定骨折端且最大限度保留损伤部位的血运，为软组织的修复提供稳定环境；预防性抗菌治疗，降低残留细菌的存活度；4~7 天内应行各种软组织覆盖术；重建防止细菌污染的软组织屏障。如果骨折需内固定，也可在内固定后用健康肌肉软组织覆盖骨折端，令皮肤创口开放，待炎症消退后，再行延迟一期闭合创面或二期处理，最好选用外固定架治疗。

4. 功能锻炼

（1）非手术治疗患者　早期可行跖趾关节、踝关节屈伸活动并行股四头肌舒缩活动，解除固定后在床上做膝关节屈伸活动或扶拐不负重步行锻炼，10 周后，经检查骨折牢固愈合后才能下地练习负重，过早负重可能使胫骨平台重新塌陷。

（2）手术治疗患者　胫骨平台骨折复位固定后，即行跖趾、踝关节屈伸活动及股四头肌的舒缩活动。过早负重可能使已复位的关节面重新塌陷，从理论上讲，晚负重可减少平台高度丢失发生率，但胫骨平台骨折是关节内骨折，外固定时间过长，将影响关节功能，且长期不负重也可能因骨质疏松引发平台塌陷。术后早期 CPM 锻炼可加快血肿吸收、消除关节积液，减少关节内间质成分沉积，可减少膝关节的粘连，有利于软骨的修复及代谢。术毕关节腔内置入玻璃酸钠，可减少粘连，促进软骨修复。术后第 1 天行股四头肌肌力锻炼，防止出现股四头肌萎缩。1 周后行 CPM 锻炼，要求在伸膝位至屈膝 30° 间缓慢活动，软组织修复后，再逐渐加大活动范围，主要行膝关节屈伸运动，避免膝关节僵直。术后 10 周行膝关节负重锻炼，此时膝关节屈伸功能基本恢复，骨折多已达影像学愈合，可逐步由部分负重锻炼过渡到完全负重锻炼。

（三）辨证治疗

胫骨平台骨折的治疗原则：尽可能整复平台关节面，恢复膝关节的稳定性和活动功能，矫正膝外翻或内翻畸形，尽早进行膝关节活动功能锻炼。中医辨证治疗可以分为中医内治法及中医外治法。中医内治法可以分型论治。

1. 气滞血瘀证

治则：活血行气，通络止痛。

方药：桃红四物汤加减。熟地黄、桃仁各 15g，炒白芍 20g，红花、当归、川芎、骨碎补、自然铜、川续断各 10g，地鳖虫 6g，生甘草 3g。肿胀明显者加泽兰 10g 或薏苡仁 50g；刺痛明显者加没药、乳香各 10g；面色苍白者加阿胶 6g、人参 10g；肢麻较重者加全蝎 5g、蜈蚣 3 条。

2. 肝肾亏虚证

治则：阳虚型补益肝肾，温阳通督止痛；阴虚型治宜补肾，滋阴通督止痛。

方药：偏阳虚者，右归丸加减，药用

熟地黄 15g、怀山药 20g、山茱萸 15g、枸杞子 20g、菟丝子 20g、鹿角胶 20g、杜仲 25g、肉桂 20g、当归 15g、熟附子 15g、白芷 12g、防风 12g、香附 15g 等；偏阴虚者，左归丸加减。熟地黄 15g、枸杞子 20g、怀山药 20g、山茱萸 15g、菟丝子 20g、鹿胶 20g、龟甲胶 20g、白芷 12g、防风 12g、香附 15g 川牛膝 20g 等。若兼有寒湿症状可加熟附子 5g、肉桂 10g。气虚明显者可加黄芪 15g、党参 15g。

3. 气血不足证

治则：益气养血，通络止痛。

方药：归脾汤加减，药用白术 10g，当归 3g，党参 10g，酸枣仁 10g，黄芪 10g，木香 12g，远志 15g，炙甘草 6g，龙眼肉 10g，茯苓 10g。若兼有寒象者可加熟附子 5g、肉桂 10g，心悸明显者可加五味子 10g、麦冬 15g，兼有气虚血瘀者可加桃仁 15g、红花 15g、葛根 15g、丹参 15g。

中医外治法也要分期治疗，早期肿胀严重而无皮损者，外用速效消肿膏；无移位或移位不大者，复位后外贴接骨止疼膏；去固定或牵引后膝关节伸屈障碍者，可按摩展筋丹等，同时可外洗透骨草、伸筋草、红花、羌活、独活、艾叶等温经活血、舒利关节类中药，促进膝关节功能早日恢复。

（四）新疗法选粹

1. 3D 打印辅助治疗胫骨平台骨折

3D 打印技术属于近年来发展较为迅速的新技术之一，能够通过计算机就影像学技术收集的信息制造相应的模型，在牙科手术、颌面部重建、骨折治疗中的应用相对较多。3D 打印技术将临床诊断结果向三维转化，应用于胫骨平台骨折患者中，能够有效为骨折的分型、形态观察、手术评估等提供更为切实的依据。

2. 膝关节镜联合 MIPPO 技术治疗胫骨平台骨折

膝关节镜可以直视骨折关节面及膝关节内的软组织，在膝关节镜的辅助下进行手术治疗，不用剥离关节周围软组织，减小了手术的创伤，还可以精确复位关节面骨折块和修复受损的软组织，联合经皮微创钢板内固定（minimally invasive percutaneous plate osteosynthesis，MIPPO）技术微创固定骨折块，进一步减小了手术的创伤，有利于患者术后的康复。微创经皮钢板内固定术是途经骨折端在肌肉下插入接骨板进而桥接复位，不需要进行软骨质剥离操作，从而避免软组织感染的出现，促进骨折处的愈合。

3. 球囊成形术微创治疗

球囊成形术在脊柱外科手术中早已被广泛应用，特别是用于椎体压缩性骨折的治疗。该技术是利用球囊扩张所产生的力来复位椎体骨折，并在复位后的缺损部位填充骨水泥支撑。随着技术的创新，球囊成形术用于椎体以外骨折的治疗也有报道，如胫骨平台、桡骨远端、肱骨近端、髋臼、跟骨等处，都获得了很好的临床疗效。球囊成形术的优点包括：微创切口；缓慢的、可控制的复位过程，复位时可参照气囊压力读数，同时配合术中透视（视觉）和注射器的压力反馈（触觉）；比传统的植骨棒复位有更大的复位接触面积；多方向矢量的复位；复位后形成的缺损空间可通过球囊的容量来精确测量，可以更容易地确定骨填充物的用量。

（五）医家经验

郭维淮

郭维淮（郭氏平乐正骨）中医治疗胫骨平台骨折。①内服药：早期瘀血阻滞，可采用通下祛瘀之活血疏肝汤、解毒祛瘀之仙夏汤和活血灵与解毒饮合剂等，加茯苓等利水药促使肿胀消退。中期服用桃红四物汤，也可服用三七接骨丸。后期膝关节僵硬疼痛并发创伤性关节炎者，可服用养血止痛丸。②外用药：早期肿胀严重而无皮损者，外用速效消肿膏；无移位或移位不大者，复位后外贴活血接骨止痛膏；去固定或牵引后膝关节伸屈障碍者，可用展筋丹按摩，同时可用透骨草、伸筋草、红花、羌活、独活、艾叶等温经活血、舒利关节类中药外洗，促进膝关节功能早日恢复。

五、预后转归

胫骨髁部位松质骨，血运丰富，骨折愈合较快，6周左右即可达到临床愈合。骨折的类型、复位的程度、早期功能锻炼的好坏及是否有合并伤等因素，决定骨折的预后。轻、中度移位的骨折预后较好。重度移位的骨折，胫骨髁关节面严重不平整，早期不注意功能锻炼或合并有韧带、半月板损伤又未正确处理的患者，预后较差；晚期可引起创伤性关节炎，一般可通过局部中药熏洗、理疗及对症处理而使症状得到缓解。

六、预防与调护

复位固定后，注意患肢远端血运、感觉、活动情况。在外侧髁部加压垫时，注意防止腓总神经受压。患肢消肿后要及时调整小夹板的松紧度或更换石膏，以免骨折移位，影响疗效。督促患者患肢尽早进行膝关节屈伸活动，这样既可防止关节粘连，又可使平台关节面得以在股骨髁滑车关节面的磨造中愈合，使残留错位进一步平复，防止和减轻创伤性关节炎的发生。

七、专方选要

郭氏等认为术后恢复属于骨折三期辨证中"肝肾亏虚"期。肾精能生血，血能化精，肝血与肾精可以相互资生、相互转化，因此称"肝肾同源"。肝与肾同属三焦中的下焦，肝肾的阴阳相互资助，相互制约。肾阴能涵养肝阴，制约肝阳，防止其亢逆。选用壮筋续骨汤治疗胫骨平台骨折术后。方药组成：红花10g，续断10g，川芎10g，骨碎补10g，牛膝10g，三七10g，丹参10g，赤芍10g，甘草15g。

高氏等认为骨折愈合需经过祛瘀、生新、骨合等过程，瘀血不化导致骨折愈合困难，骨折病变的主要产物是瘀血，瘀血不除，阻塞经络，致气血运行不畅，因此中医治疗骨折术后的关键在于活血化瘀。选用加服复元活血汤治疗胫骨平台骨折。方药组成：续断12g，穿山甲9g，甘草9g，当归15g，天花粉12g，补骨脂15g，柴胡18g，杜仲9g，牛膝12g，桃仁15g，红花9g，香附15g，大黄9g。

八、评述

经皮复位固定技术具有损伤小、感染发生率低的优点，在临床上取得了良好的疗效。其包括经皮钢针撬拨复位固定和经皮钢针外固定支架复位固定。随着影像透视、骨折复位、外固定支架技术的不断提高与改进，经皮复位固定疗法不仅适应于低能量损伤所造成的胫骨平台骨折，对高能量损伤造成的胫骨平台骨折也显示出其独特优势，使过去单靠手法难以复位或需手术治疗的胫骨平台骨折，采用有限手术（经皮钢针撬拨等）配合手法、外固定支架等技术均能取得良好疗效。但有人认为劈裂塌陷骨折针尾端皮质骨没有良好支撑，最终仍可能再度移位。鉴于此，许多术者设计并使用经皮钢针撬拨复位配合外固定架治疗此类骨折，获得满意疗效。胡某等改用外固定架超关节固定和小切口有限切开内固定，认为可弥补石膏、小夹板固定的不足，同时还借助支架适度延长的作用，消除对骨折侧的压应力，也防止了扭应力和剪力的发生与影响，从而稳定骨折对合及改善愈合环境，认为有移位的膝关节骨折均可采用超关节外固定，同时根据骨折稳定程度行有限内固定。

第八节　胫腓骨干骨折

胫腓骨骨折在全身长骨骨折中发生率最高，约占10%。其中多为双骨折。而小腿开放性骨折又在各部位中发生率居首位，治疗有一定难度，易发生若干种并发症及后遗症。

一、病因病机

（一）西医学认识

1. 病因

（1）直接暴力　由重物打击或挤压造成，胫、腓骨两骨折线都在同一水平，软组织损伤较严重。

（2）间接暴力　由高处坠下时的传达暴力或扭伤时的扭转暴力所致，多为斜形或螺旋形骨折。双骨折时，腓骨的骨折线较胫骨为高，软组织损伤较轻。

2. 分类

胫腓骨骨折根据骨折部位、稳定程度、骨折形态和移位情况等，可分为各种不同类型的骨折。

（1）根据骨折发生部位，可分为上段、中段和下段骨折，以中下段骨折为多见。

（2）根据骨折的稳定程度，可分为稳定性骨折和不稳定性骨折。

（3）根据骨折移位情况，分为移位型骨折和无移位型骨折。

（4）根据骨折形态，分为横断形骨折、斜形骨折和粉碎型骨折。

（5）根据骨折与外界相通与否，可分为开放性骨折和闭合性骨折。

（6）根据骨折时间长短，可分为新鲜性骨折和陈旧性骨折。

（二）中医学认识

胫骨古称骭骨，腓骨古称辅骨、劳堂骨。《素问·骨空论》云："骭骨空在辅骨之上端。"王冰注云："骨空谓犊鼻穴也。"《医宗金鉴·正骨心法要旨》云："骭骨，即膝下踝上之小腿骨，俗名臁胫骨者也。其骨二根，在前者名成骨，又名骭骨，其形粗；在后者名辅骨，其形细，又俗名劳堂骨。"《伤科汇纂》云："其断各有不同，或截断，或斜断，或碎断，或单断，或二根具断。"提示胫腓骨双骨折的发生率较高。《医宗金鉴·正骨心法要旨》云："若被跌打损伤，其骨尖斜突外出，肉破血流不止，疼痛呻吟声细，饮食少进，若其人更气血素弱，必致危亡。"强调了开放性骨折失血的严重性。

二、临床诊断

（一）辨病诊断

1. 临床表现

（1）病史　确定是高能量还是低能量损伤可以帮助外科医生了解软组织损伤的程度。

（2）疼痛　疼痛的轻重是胫腓骨骨折严重程度的标志之一。

（3）肿胀　肿胀的轻重，也可反映出骨折的严重程度。

（4）功能障碍　不能站立行走。

（5）畸形情况　上段骨折，胫骨近折端受股四头肌肌腱、半腱肌止点鹅趾部的影响，多向前内突起成角；中段骨折由于肌肉分布不平衡关系，也多出现向前向内突起成角畸形；下段骨折，由于小腿三头肌腹和跟骨结节的支点关系，多呈向后凹陷和成角突起。

（6）触诊情况　触诊时局部的压痛、纵向推顶、叩击和扭旋痛，在胫腓骨各型骨折中都有较明显的表现。

2. 相关检查

（1）X光检查　①胫骨的摄片正位和侧位。②X线片应包括膝和踝两个关节。③有必要行足和踝关节的摄片来确定其损伤类型。

（2）CT检查　怀疑有隐匿的骨折线及骨折涉及关节的需行CT检查。

（二）辨证诊断

以直接暴力损伤多见，其次为间接暴力损伤；直接暴力由重物打击或挤压造成，暴力多来自外侧，多为横断、短斜形骨折，亦可为粉碎性骨折，胫腓骨骨折线都在同一水平。间接暴力由高处坠下时的传导暴力或扭伤时的扭转暴力所致，多为斜形骨折或螺旋形骨折。双骨折时腓骨骨折较胫骨为高。可分为早中后三期，早期是指骨折后1~2周内，患肢局部肿胀疼痛明显，骨折端容易发生再移位，筋骨脉络可反复损伤，气滞血瘀，经络受阻；中期指骨折损伤后3~4周（相当于修复期中段）。骨折处疼痛减轻，肿胀消退，一般软组织损伤已修复，骨折断端亦初步稳定。原始骨痂已开始逐步形成，但筋骨未坚，仍有瘀血未尽；后期指骨折1个月以后（即修复后期），一般已有骨痂生长，骨折断端也较稳定，骨折早、中期调动了整体的脏腑气血功能，为使脏腑气血趋于平和，促进骨折部骨痂的不断生成改建。

1. 气滞血瘀证

（1）临床证候　患肢疼痛、活动受限，屈伸不利，骨折局部瘀斑，肿胀疼痛，多

为刺痛，痛有定处，夜间加重，局部触痛明显，纳差腹胀，舌质紫暗，或有瘀点瘀斑，舌下脉络迂曲，舌苔薄白，大便溏泄，小便不利，脉弦涩。

（2）辨证要点　局部肿胀疼痛明显，多为刺痛，痛有定处，夜间加重，疼痛明显，舌质紫暗，脉弦涩。

2. 肝肾亏虚证

（1）临床证候　患肢活动受限，屈伸不利，骨折局部瘀斑，肿胀疼痛，多为闷痛，活动时疼痛明显，肢体静止时疼痛减轻或消失，同时兼有腰酸膝软、头晕眼花、耳鸣、耳聋、倦怠乏力的症状，舌质淡白，舌苔薄白或薄黄，脉弦涩或细弱。兼阳虚者可见畏寒肢冷、面色苍白、大便溏泄、小便清长、脉沉微无力；兼阴虚者全身发热、烦躁，舌质红，苔薄黄，大便干结，小便短黄。或病久耗伤肝肾之气，导致肝肾亏虚，气血不足，筋骨失养，此时疼痛消退，已有骨痂生长，但骨不坚强，功能尚未恢复，肌肉有萎缩，舌质淡暗、苔薄白、脉弦细。

（2）辨证要点　患肢屈伸不利，骨折局部瘀斑，肿胀疼痛较轻，兼有腰酸膝软、头晕眼花、耳鸣耳聋、倦怠乏力；兼阳虚者可见畏寒肢冷、面色苍白、大便溏泄、小便清长；兼阴虚者全身发热、烦躁，舌质红，苔薄黄，大便干结，小便短黄。

3. 气血不足证

（1）临床证候　患肢屈伸不利，活动无力，患者不愿活动，骨折局部瘀肿疼痛，多为缓痛，痛无定处，患者精神萎靡，疲倦乏力，心悸气短，体倦自汗，动则尤甚，少气懒言，头晕耳鸣，面色少华，纳食不香，失眠多梦、健忘，精神恍惚，舌质淡，苔白，脉沉细或细数。

（2）辨证要点　患肢屈伸活动无力，患者不愿活动，痛无定处，精神萎靡，疲倦乏力，面色少华，失眠多梦、健忘，舌

质淡，苔白，脉沉细或细数。

三、鉴别诊断

（一）西医学鉴别诊断

1.胫骨平台骨折

肿、痛、畸形的部位不同，拍摄X线片可以明确骨折部位。

2.踝关节骨折

肿、痛、畸形的部位不同，拍摄X线片可以明确骨折部位。

3.小腿软组织损伤

主要表现为肌肉牵拉伤、扭伤、撕裂伤等。

4.大骨节病

本病为地方病，其主要病变在骨之两端。常见踝关节呈骨性粗大，病变发展迟缓，多个关节肿大，全身矮小，肢体呈缩短畸形，永不化脓为其特征。

（二）中医学鉴别诊断

1.膝痹

膝痹以膝关节变形、肿大疼痛，臂肌肉枯细，肢体形如鹤膝之状为特征。故又名膝游风、游膝风、膝眼风、鹤节、膝眼毒、膝疡等。膝痹由调摄失宜，亏损足三阴经，风寒之邪乘虚而入引起，以致肌肉日瘦，肢体挛痛，久则膝大而腿细，如鹤之膝。

2.痿证

虽同是肢体疾患，但痿证以手足软弱无力，甚则肌肉枯萎瘦削，关键在于肌肉"痿弱不用"，关节相对"变大"，但无疼痛及活动受限。

四、临床治疗

（一）提高临床疗效的要素

（1）明确胫腓骨骨折的诊断。

（2）根据骨折的类型、软组织情况选择适当的手术方式及手术时机以及不同的固定材料。

（3）根据患者的年龄、体质、身体情况及对体力劳动等的要求选择不同的治疗方法。

（4）胫腓骨骨折的复位质量影响后期的治疗。

（5）骨折固定的牢靠程度、骨膜剥离的多少是影响骨折愈合的关键。

（6）术后合适正确的功能锻炼是恢复的保障。

（二）辨病治疗

1.非手术治疗

治疗原则应是首先恢复正常长度和轴线，纠正成角和旋转畸形。

（1）单一骨折有轻度向内前成角者，可用牵拉推挤法复位。

（2）青枝骨折、裂纹骨折和胫骨螺旋骨折一般无需整复，对有明显弯曲的青枝骨折，可用对挤法复位。外贴活血接骨止痛膏，小夹板固定，3~4周骨折愈合后，下床练习活动。

（3）胫腓骨骨折，对较稳定的横断形和锯齿状骨折，可用折顶、摇摆、推挤法复位。一助手固定大腿，一助手持踝部轻轻牵拉理正肢体后扶持，术者两手握持两断端，向前或内提扳，使两断端成角相抵，然后配合助手牵拉，反折复位。复位后术者持断端做前后、左右轻轻摇摆，然后术者把持骨折端令牵拉之助手，一手持足底缓缓向上做纵向推挤，使断端进一步吻合。斜形或螺旋形双骨折多有重叠和断端旋转分离移位，可采用牵拉推挤法复位。助手同前牵拉矫正重叠后，术者两手掌置两斜形折端相对挤压，配以助手之轻微左右扭旋肢体，使骨折断端对合。对短斜或粉碎型骨折，可采用牵拉推挤提按法复位，在助手牵拉下，以前述之推挤手法矫正内外错位，然后两拇指置近折端前侧向后按压，余指提远折端向前复位。

（4）胫腓骨骨折夹板固定技术　上 1/3 骨折时，采用超膝关节夹板固定。中 1/3 骨折时，采用不超膝踝关节夹板固定。下 1/3 骨折时，采用超踝关节夹板固定（图 6-8-1）。

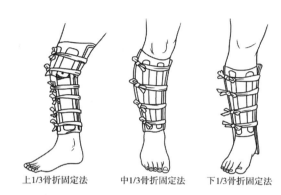

上1/3骨折固定法　　中1/3骨折固定法　　下1/3骨折固定法

图 6-8-1　胫腓骨双骨折夹板固定术

（5）骨牵引复位固定技术　跟骨牵引，牵引重量 3~5kg，经牵引复位后，重量减至 3~5kg，并配合小腿夹板固定，持续牵引 4~6 周。

（6）手法复位钳夹固定法　适用于新鲜的胫骨螺旋形、斜形骨折。方法是在神经阻滞麻醉下，常规消毒铺巾，采用手法复位骨折，透视下以拇指和食指夹持两骨折端，能够保持骨折不再错位的位置和方向就是经皮钳的钳夹位置和方向，将经皮钳直接穿过皮肤直达骨质，握持钳柄徐徐加压，直至骨折端稳定。然后将患肢做内外旋转和抬起，以检验固定是否稳固。若骨折端稳定，包扎两个皮肤进入口，再用小腿夹板做外固定，夹板捆扎后将钳夹顺势固定于夹板上。

（7）单纯腓骨干骨折　单纯腓骨干骨折少见，无明显错位，可行石膏、夹板固定。

2. 手术治疗

（1）髓内钉固定术　髓内钉适用于大部分闭合性胫骨中段骨折以及有足够软组织覆盖的开放性骨折。扩髓的髓内钉最适用于闭合性骨折，大直径髓内钉（大至 11mm）有更高的骨折愈合率。

①术前计划：患者可置于牵引床或透 X 线的手术台上，腿部铺巾要便于进行自踝至膝以上部位的操作。测量髓腔宽度、患肢长度，以选择合适的直径及长度的髓内钉。

②手术入路：可以通过牵拉髌腱或者将髌腱劈开来显露进钉点。在髓腔开口前应在透视下确定正确的进钉点。锁钉通常从内侧或前方拧入。

③复位固定：对于胫骨干骨折复位的关键是恢复胫骨的长度。可通过借助牵引床、助手牵引骨折端、使用牵开器等方法。

（2）钢板固定术　钢板固定也适用于要求精确解剖复位的患者。钢板固定不适用于依从性差或合并软组织损伤及缺损的患者。

①术前计划：患者仰卧于能透 X 线的手术台，大腿上止血带。根据术前 X 光片选择合适钢板。

②手术入路：手术入路是胫前嵴外侧 1cm，在胫骨近端及骨干中段的切口为直形；远端切口则略带弧形转向内踝。切口直达筋膜层，皮肤及皮下组织直接从骨膜浅层锐性剥离。

③复位固定：复位目标是恢复正常长度、力线及纠正旋转移位。

（3）外固定架固定术　外固定架主要用于严重、涉及骨缺损的开放性骨折，或用其他内植物如钢板或髓内钉可能外露的骨折。

①术前计划：外固定架的结构应尽可能简单，不妨碍创面的处理。。

②外固定架的选择：骨折临时固定可选择单边外固定，骨折最终固定建议使用环形外固定。

③外科解剖与手术入路：半针的安全区域在胫骨近端约220°范围内，在骨干为140°，在远端为120°。贯穿钉的安全区域更小。

④复位技术：与钢板或髓内钉一样，外固定架可以在骨折复位后使用。外固定架也可以作为一种复位工具。

⑤技巧与提示：对于软组织严重受损的病例，在第一、五跖骨各增加一枚固定针并将足置于踝关节背屈90°，对于防止跖屈挛缩很有帮助。

⑥术后处理：如外固定架作为最终固定，与钢板一样，应该鼓励患者早期从10~15kg开始部分负重。一旦骨痂形成且没有不稳定的临床征象，患者可以完全负重，在去除外固定架后，应该使用夹板或支具临时保护患肢，另一种方案就是逐步去除外固定架。

当计划用内固定代替外固定时，第二次手术的时机非常重要，特别是考虑使用髓内钉时。髓内钉固定的时间和最初运用支架的时间间隔不能超过10~14天。

⑦隐患与并发症：针道感染和固定针松动是外固定架最常遇到的问题，表明整个外固定支架的不稳定，所以必须重新选固定针，有时还需要口服抗生素治疗。

（4）腓骨固定　穿针固定，通过外踝远端进针，贯穿腓骨髓腔，必要时辅助小切口，钢板固定，骨折端小腿外侧，显露并复位骨折，钢板螺钉固定。软组织覆盖好，感染率低。

（三）辨证治疗

一般根据胫腓骨骨干骨折的三期辨证进行治疗，早期患肢局部肿胀疼痛明显气滞血瘀、经络受阻；中期原始骨痂已开始逐步形成，但筋骨未坚，仍有瘀血未尽；后期脏腑气血趋于平和，促进骨折部骨痂的不断生成改建。具体辨证内容可以参考

胫骨平台骨折内容。

（四）新疗法选粹

骨搬运治疗

对于高能量损伤导致的开放性胫骨干骨折患者，在治疗早期可通过骨搬运的方式来治疗，以期缩短患者整体的治疗时间，提高骨折愈合效率。张凯瑞等指出对于骨缺损 >4cm 的开放性骨折患者可考虑Ⅰ期行外固定支架固定，1周后行骨搬运治疗。周氏等对1例胫腓骨开放性骨折后遗大段骨不连患者，在排除感染的前提下采用带锁髓内钉联合伊式架骨搬运治疗，取得了良好的效果。

五、预后转归

胫骨骨折的远期疗效一般都很好，除非有明显的软组织或骨缺损。单纯闭合性胫骨骨干骨折用髓内钉治疗者愈合良好，6个月后骨愈合。

六、预防调护

注意生产、生活安全，避免创伤是关键。在预防方面，本病的重点是在患者的护理，包括术前术后的护理，关心患者，注意合理的营养，早期进行功能锻炼，功能锻炼是治疗骨折的重要组成部分，可使患肢迅速恢复正常功能。

七、专方选要

1. 内服药

初期肿胀严重者，宜用大剂利水祛瘀类药，方用活血疏肝汤或仙复汤加猪苓、车前；肿胀消减后，可服理气活血消肿类药，方用橘术四物汤加香附、川牛膝，也可服三七接骨丸。若为开放性骨折，宜用活血消肿清热解毒类药，方用桃红四物汤加金银花、连翘、茯苓、车前子；后期下床活动后出现肿胀、疼痛者，宜用益气健

脾利湿、强壮筋骨类药，方用补中益气汤加川续断、骨碎补、独活、川牛膝、薏苡仁、茯苓；关节活动不利而疼痛者，可服养血止痛丸，以活血止痛、疏利关节。

2.外用药

初期肿胀严重者，可外涂黄半膏或速效消肿膏；起水疱者，穿刺抽吸后，外撒二妙散或外用接骨丹；对单踝无移位骨折，可外贴活血接骨止痛膏；后期去固定后，关节功能障碍者，可用温经活血舒筋利节类药外洗，方用舒筋活血散或苏木煎，并可用展筋丹按摩或涂擦展筋酊。

八、评述

随着微创钢板接骨术（MIPO）的推广，特别是在胫骨近端及远端 1/3 骨折更容易采用微创方法，通过钢板而不是髓内钉来完成解剖复位。李林等使用 LISS 钢板结合 MIPO 治疗胫腓骨骨折具有明显微创优势，有利于促进骨折愈合和关节功能恢复，同时减少手术并发症。对于复杂胫骨骨折，为减少术后胫骨旋转不良的发生，蔡雨卫等使用 3D 打印辅助微创接骨板内固定术治疗，抗胫骨旋转不良效果明显优于传统 MIPO，且骨折类型越复杂，优势越显著。软组织覆盖情况仍旧是影响胫骨折愈合和预后的重要因素。

第九节 Pilon 骨折

pilon 骨折是指累及胫距关节面的胫骨远端骨折。胫骨 Pilon 骨折目前尚没有明确的定义，一般是指胫骨远端 1/3 波及胫距关节面的骨折，胫骨远端关节面严重粉碎，骨缺损及远端松质骨压缩。常合并有腓骨下段骨折和严重软组织挫伤。

"Pilon 骨折"最早由 Destot 提出，他描述了此种创伤的受伤机制。pilon 骨折是受伤时，距骨像锤子样撞击胫骨远端承重面

下方造成的。Pilon 骨折发生率约为所有下肢骨折的 1%。

一、病因病机

（一）西医学认识

Pilon 骨折存在两种创伤机制：旋转和轴向压力。旋转损伤更少见，一般由低能量损伤引起。由轴向暴力引起的 Pilon 骨折较常见、更典型，是高能量损伤造成的结果，也更复杂更难治疗。

1969 年 Ruedi 和 Augower 根据关节面和干骺端的移位及粉碎程度，将 Pilon 骨折分为 3 型，这种分型的意义在于强调关节面的损伤程度。

Ⅰ型：经关节面的胫骨远端骨折，较小的移位。

Ⅱ型：明显的关节面移位而粉碎程度较小。

Ⅲ型：关节面粉碎移位及粉碎程度较严重。

Ovadia 和 Beals 在此基础上则增加两种类型。

Ⅰ型：无移位骨折。

Ⅱ型：骨折移位较小。

Ⅲ型：关节面骨折伴有几个大的骨折块。

Ⅳ型：关节面骨折伴有几个骨折块，同时还有一个较大的干骺端骨缺损。

Ⅴ型：关节面严重移位及骨质严重粉碎。

Kellam 和 Wadda 根据预后将其分为两型。A 型：（旋转型）低能量损伤造成；B 型：高能量损伤造成。

（二）中医学认识

踝部骨折，是最常见的关节内骨折，发病率占各关节内骨折之首。《医宗金鉴·正骨心法要旨》云："或驰马坠伤，或行走

错误，则后跟骨向前，脚尖向后，筋翻内肿，疼痛不止。"多为间接外力损伤。如由高坠堕足跟着地的垂直挤压伤，或下坡、下楼梯，走不平道路时的踝扭损伤，或侧方挤压，或强力伸屈等均可引起踝部损伤。

二、临床诊断

（一）辨病诊断

1. 临床表现

大多数 Pilon 骨折患者有下肢的高能量创伤史。

（1）由于损伤的高能量特性，并发其他骨骼肌肉系统和其他系统创伤的概率较高。

（2）少数情况下，患者主诉为严重的旋转损伤，比如发生在滑冰时。这可导致踝穴顶的劈裂而不是轴向冲击。此类损伤预后相对较好。

（3）除了熟悉损伤的机制，还要进行相关病史评估。有些因素可能会增加伤口愈合风险，如糖尿病和外周血管疾病。

（4）吸烟史可造成伤口愈合问题以及骨折愈合不佳，也应予以重视。

2. 相关检查

（1）X 线检查　标准的正、侧位 X 线检查，以评估踝关节面、腓骨、相邻的干骺端损伤程度。

（2）CT 检查　CT 片能够很好地显示骨折的形态、骨折块的数量以及移位的程度，矢状位和冠状位重建图像能够显示出事实上更为复杂的骨折情况。

（二）辨证诊断

Pilon 骨折后，踝关节局部肿胀疼痛、皮下瘀血、关节功能障碍、局部压痛等为主要症状。外翻骨折多呈外翻畸形，内翻骨折多呈内翻畸形，距骨脱位时，畸形更明显。

1. 早期

（1）临床证候　伤后 1~2 周，肌肉、筋脉受损，血离经脉，瘀积不散而致局部肿胀、疼痛，多为刺痛，痛有定处，夜间加重，夜间疼痛明显，舌质紫暗，脉弦涩。

（2）辨证要点　局部肿胀、疼痛，多为刺痛，痛有定处，夜间加重，夜间疼痛明显，舌质紫暗，脉弦涩。

2. 中期

（1）临床证候　伤后 2~3 周，虽损伤症状改善，瘀肿渐趋消退，疼痛减轻，但瘀阻去而未尽，疼痛减而未止，肿胀渐消，疼痛减轻，舌质红，苔薄黄。

（2）辨证要点　肿胀渐消，疼痛减轻，舌质红，苔薄黄。

3. 后期

（1）临床证候　受伤 3 周后，瘀肿已消，但筋骨尚未坚实，功能尚未完全恢复，气血亏损，体质虚弱，肿胀已消，乏力，便秘，舌质淡，苔薄白。

（2）辨证要点　肿胀已消，乏力，便秘，舌质淡，苔薄白。

三、鉴别诊断

（一）西医学鉴别诊断

1. 侧方韧带的损伤

有受伤史和局部疼痛、肿胀、压痛，但不会有骨擦感，拍片即可明辨其骨质结构。

2. 距骨骨折脱位

多由高处跌下所致，压痛点在距骨，X 线摄片可以鉴别。

3.Charcot 神经性关节病

有糖尿病患者就诊时只有轻钝的甚或没有明确的外伤史，这时要怀疑是否为 Charcot 神经性关节病变。

4. 踝关节骨折脱位

踝部有畸形、肿胀、疼痛、功能障碍，

拍摄 X 线片可以明确诊断类型和鉴别诊断。

5. 大骨节病

本病为地方病，其主要病变在骨之两端。常见踝关节呈骨性粗大，病变发展迟缓，多个关节肿大，全身矮小，肢体呈缩短畸形，永不化脓为其特征。而本病主要为伤后肿胀引起；大骨节病多无明显疼痛，而本病疼痛明显，活动受限；两者病因病机及表现明显不同。通过影像可以明确诊断。

（二）中医学鉴别诊断

痹证

主要表现为四肢关节痛，或关节有明显的红肿热痛，也有表现为全身性、广泛的肌肉疼痛，有时出现腰背疼痛。而本病主要是外伤后踝关节肿胀疼痛，活动受限，通过影像不难鉴别。

四、临床治疗

（一）提高临床疗效的要素

（1）明确胫骨 Pilon 骨折的诊断。

（2）根据胫骨 Pilon 骨折的类型选择手术方式及手术时机。

（3）根据踝关节周围软组织损伤情况选择适当的治疗方法。

（4）踝关节的关节面完全对位，复位质量、解剖对位是恢复的关键。

（5）坚强的内固定是踝关节 Pilon 骨折恢复的保证。

（6）术后早期的、合适的、有效的功能锻炼是恢复的最重要一环。

（7）后期非负重锻炼、减少负重可以避免此骨折出现后遗症。

（二）辨病治疗

1. 非手术治疗

Pilon 骨折无移位，可使用石膏固定

12~16 周，直到骨折愈合才允许负重。在骨折愈合过程中，可考虑应用可拆卸的骨折支具固定，便于进行踝关节的康复锻炼。

2. 手术治疗

（1）手术指征 对于大多数有移位的关节内骨折，应行切开复位内固定术，它是胫骨远端关节面精确重建的最佳方法。

（2）手术时机 手术时机取决于软组织条件。推荐分期处理。

只有合并轻微软组织损伤的简单骨折可在 6~8 小时内进行最终固定。对于大多数 Pilon 骨折，倾向于将手术推迟至伤后 7~14 天进行，其间可用跨关节外固定架（或跟骨牵引）、抬高患肢直到软组织肿胀消退皮肤出现褶皱。在这期间可进行全面的放射学检查（如 CT 扫描），并制定详细的术前计划。

（3）手术步骤的选择 软组织条件决定手术步骤：是早期一期处理还是分期处理，必须根据患者身条件而定，并无统一的原则。

（4）一期处理 对于伴有轻微闭合性软组织损伤并有移位的骨折，可行一期开放手术，手术遵循 Redi-Allgöwer 提出的 4 个经典原则。

①腓骨：简单的腓骨骨折应解剖复位，拉力螺钉固定，外侧一块 5 孔或 6 孔 1/3 管型钢板固定。复杂的腓骨骨折最好在重建胫骨后处理。

②胫骨关节面：在伴有关节面压缩和多个骨折块的复杂病例，可在胫骨内侧应用跨关节外固定牵开装置（小或大的牵引器，或外固定架）间接复位恢复胫骨的长度和轴线。应用标准的前内侧切口，通过直接或间接复位技术整复胫骨关节面。前方或内侧的骨块可用尖钩和小骨钳拉开，以显露胫距关节，这样可以清楚看到中央和后方的骨折块。复位前可清除关节内血肿和小软骨碎块，中央压缩的骨块清洗后

可暂时拿开，后方的骨折块常常是复位的关键。用克氏针作为橇杆能很好地帮助复位，将可能的旋转移位纠正。打压器或骨膜剥离器可用于复位部分压缩的骨折块。最后，用距骨作为模板将所有的关节骨块依次复位。在最终固定前必须在透视下确定复位情况，尽可能通过骨块间拉力螺钉达到解剖复位，这样可以早期活动踝关节。

③植骨：从应用微创技术、轻柔复位和锁定钢板（LCP）可靠固定以来，植骨通常不再是必不可少。然而，在干骺端有大块骨缺损的病例，尤其是靠近关节处，力学支撑还是必需的。常用的是自体骨或骨替代物。通常在放置钢板前植骨，然后将钢板置于其上。有时，先固定钢板较容易，用钢板固定主要的骨块，维持其解剖位置，此后再填补骨缺损。有明显骨缺损的患者，可用带双皮质的骨松质作支撑。

④胫骨支撑：根据主要的骨压缩区以及软组织条件，精确塑形的钢板应放在胫骨内侧和（或）前方。塑形的胫骨远侧LCP通常放于内侧，这个位置必须有正常的软组织覆盖。用LCP Pilon钢板时，它的3个翼必须按照钢板所放的位置和骨折类型进行精确塑形。

（5）分型处理

①闭合骨折：对移位明显的骨折和（或）伴有严重软组织闭合性损伤的骨折，建议分两期或多期处理。

1期：闭合复位，跨关节外固定架固定。

2期：最终固定。

外固定架的针必须安置在远离损伤部位或后期手术区域之外。若软组织条件允许，可在此期对腓骨简单骨折进行复位内定。术后抬高下肢，等待软组织恢复，通常需7~21天后行最终确定性手术

②开放骨折：开放Pilon骨折损伤严重，应予以记录，并急诊行手术冲洗清创。

常需行软组织重建手术。治疗的分期借助于内固定或外固定架，对关节内骨折块和胫骨干之间的确定性固定手术可以在48小时后或更晚进行，这取决于患者个体情况。

（三）辨证治疗

根据Pilon骨折的三期临床恢复过程进行三期辨证治疗具体如下。

1. 早期

治则：活血化瘀，消肿止痛。

方药：活血止痛汤（《伤科大成》）加减。常用药：桃仁、红花、牛膝、当归、川芎、乳香、苏木、没药、地鳖虫、三七、赤芍、紫荆藤等。疼痛明显者加乳香、没药；气滞者加香附、三棱、莪术等。

2. 中期

治则：接骨续筋。

方药：续骨活血汤（《中医伤科讲义》）加减。常用药：地鳖虫、乳香、牛膝、没药、自然铜、骨碎补、大黄、血竭、当归、丹参、淫羊藿、泽泻、川续断等。气血亏虚者加黄芪、当归；湿气重者加泽泻、茯苓、肉桂等；阳虚者加附子、干姜等。

3. 后期

治则：壮筋骨，养气血，补肝肾。

方药：壮筋养血汤（《伤科补要》）加减。常用药：当归、川芎、白芷、川续断、杜仲、山茱萸、红花、生地黄、牛膝、牡丹皮、杜仲、白术、白芍、茯苓等。脾胃虚弱者加人参、白术、陈皮等；气血亏虚明显加黄芪、当归尾；肝肾不足者加牛膝、杜仲等；阳虚者加附子、干姜等。

（四）新疗法选粹

1.3D打印辅助手术

张文玺等认为3D打印技术是基于离散、堆积原理逐层累加进行物理模型快速制作的综合技术，可充分直观展现患者骨骼变

形情况与病变位置，清晰显示骨块位置和尺寸，精确模拟螺钉、钢板的植入过程，术前能确定钢板数量、位置、长度及螺钉数量、分布、植入角度，进而缩短手术时间，减少术中出血量，同时有利于降低软组织损伤。张洪剑等认为3D打印辅助手术能有效减少胫骨Pilon骨折患者术中出血量及透视次数，调节骨代谢，缩短手术时间及骨折愈合时间，减轻疼痛程度，改善患者踝关节功能，提高患者满意度。

2. 混合现实技术

混合现实技术（mixed reality，MR）是一种可应用于医学领域的新兴数字影像技术，其主要优势是能够将手术更加精准化和规范化。混合现实技术作为虚拟现实技术的进阶技术，将虚拟现实与增强现实相结合，使术者不仅可以看到真实术区影像，也可以通过虚拟影像把握手术部位的解剖结构，为术前设计和术中操作提供了较大便利。周杰等认为混合现实技术（MR）能够提高复杂骨折医患沟通的效率、降低术中透视次数、改善复位的质量及踝关节功能，但未能明显减少手术时间和失败率。

3. 关节镜辅助外固定架结合有限内固定

Pilon骨折的患者中大部分属于高能量型损伤，多数伴有较严重的软组织损伤，骨折碎片移位明显，甚至粉碎。杨小龙等使用关节镜技术对胫骨远端关节面进行恢复，术中可以同时清理游离的软骨、骨碎屑，应用等离子射频等器械还可对关节不稳定软骨直接处理，有效减少创伤性关节炎的发生。同时结合外固定架及有限内固定，减少对软组织的损伤。但对于关节面严重粉碎的Ⅲ型Pilon骨折，效果不肯定。

五、预后转归

Pilon骨折，尤其是高能量损伤的Pilon骨折，并发症的发生率很高，处理好并发症的问题可以说是治疗Pilon骨折成败的关键。

Pilon骨折术后可有许多并发症，大多源于软组织问题，如伤口裂开、皮肤坏死伴浅部感染。并发症的发生也与损伤机制、致伤能量（软组织损伤的范围）以及医生的经验密切相关。如果处置不及时和不彻底（如伤口的重新处理、抗生素、游离组织移植），其后遗症是灾难性的，常导致关节融合甚至截肢。在伴有严重软组损伤的患者，分期手术和小切口可明显降低伤口愈合问题和深部感染的风险。

延迟愈合和不愈合的发生率为0~22%，主要取决于骨折的类型和固定的稳定程度。骨折压缩和粉碎越严重，不愈合的风险就越大。

对骨缺损早期充分植骨并有效固定可防止干骺端的延迟愈合，但有些不愈合特别是关节边缘骨块的不愈合，或许是创伤本身或过度手术剥离所致供血不足引起。

六、预防调护

注意生产、生活安全，避免创伤是关键。骨折整复固定后，早期主动活动足趾与小腿肌肉，拆除固定后，再用弹力绷带包扎，并循序渐进增加活动量。累及跟距关节者，外固定拆除早期不可作过量的足背伸活动，后期以锻炼时无锐痛、活动后无不适为度。

第十节　踝关节骨折

踝关节是由胫腓骨下端与距骨上面的鞍状关节面构成。胫骨下端前后方的凹形关节面，与距骨上面的鞍状关节面相对应。胫骨下端内侧向下突出部为内踝，其前、后缘呈唇状突起，以后缘为著，称为后踝。其外侧有一腓骨切迹，与腓骨下部构成下胫腓关节，有下胫腓韧带相连接。腓骨下端为外踝。外踝比内踝低1cm并偏后方

1cm左右，且内踝韧带较外踝韧带坚强，故阻止外翻力量大，阻止内翻力量小，所以踝关节容易发生内翻损伤。踝关节的稳定性除了有赖于骨的形态结构还有赖于3个韧带复合体：下胫腓复合体和内、外侧副韧带复合体。

一、病因病机

（一）西医学认识

踝关节骨折、脱位多由间接暴力引起，踝部扭伤后发生。根据暴力方向、大小及受伤时足的位置的不同可引起各种不同类型的骨折。

1.踝部骨折常规分类

踝部骨折根据骨折发生原因，结合临床体征和X线摄片，把踝部骨折分为内翻、外翻、外旋、垂直挤压、侧方挤压、跖屈、背伸等多种类型，其中临床上以内翻骨折多见，其次为外翻、外旋骨折。根据损伤程度，还可分为单踝、双踝和三踝骨折；根据骨折与外界相通与否，可分为闭合和开放性骨折。

（1）内翻型骨折　由高处坠地，足底外缘着地，使足强力内翻；或走不平道路时，足底内缘踩在高凸处，使足骤然内翻；或足于固定位，小腿内下部受暴力撞击，足被迫内翻等，均可造成此类骨折（图6-10-1）。

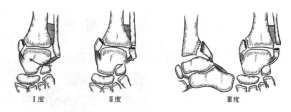

图6-10-1　踝关节内翻型骨折

（2）外翻型骨折　由高处坠下，足底内侧缘着地，或足于固定位，外力撞击于小腿外下侧，使踝关节强力外翻引起（图

6-10-2）。

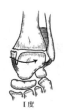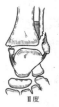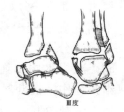

图6-10-2　踝关节外翻型骨折

（3）外旋型骨折　跌倒及碰撞暴力使足过度外展、外旋，或足在固定情况下而小腿强力内旋，形成足的外展、外旋，均可发生此型骨折。

（4）纵向挤压型骨折　若从高处坠下，足跟着地，可引起踝关节纵向挤压骨折，严重时胫骨下端包括关节面在内发生粉碎性骨折，腓骨下端往往亦横断或粉碎。另一种纵向挤压骨折是由踝关节急骤地过度背伸或跖屈所引起，胫骨下关节面的前缘或后缘因受距骨体的冲击而骨折，骨折片大小不一，有的可占关节面的1/3~1/2，前缘骨折时，距骨也随骨折片向前上脱位，后缘骨折时，距骨则随骨折片向后上脱位。

（5）侧向挤压型骨折　踝关节一侧受直接暴力打击而另外一侧被挤压所造成的双踝骨折，多为粉碎型，骨折移位多不大，但常常合并有严重的软组织损伤，或形成开放性骨折。

2.Danis-Weber分类

Danis-Weber分类是根据腓骨骨折的水平位置和胫距关节面的相应关系，将踝关节骨折分为A、B、C3型。

A型：腓骨骨折线在踝关节平面以下多为横形撕脱性骨折，亦有仅撕脱外侧副韧带者，内踝无骨折，胫骨后缘及下胫腓韧带联合多半完整无损。

B型：正位于下胫腓韧带联合水平的腓骨骨折，可伴有内踝撕脱骨折或三角韧带损伤；胫骨后缘可以完整或显示由后胫腓韧带撕脱的三角骨块。

C型：腓骨骨折在下胫腓韧带联合与

腓骨头间的任何部位，内踝有撕脱骨折或三角韧带损伤；胫骨下端后外侧有骨折块；下胫腓韧带联合多为撕裂。此型是外旋应力和某种冲击暴力的合并作用。Weber 认为踝关节有一处以上的骨折或韧带损伤即是手术适应证。

3. Lauge-Hansen 分类

Lauge-Hansen 通过尸体解剖和临床实践研究，将踝关节骨折分为 5 类。

（1）旋后 - 内收骨折 /A 型骨折　旋后 - 内收骨折约占踝关节骨折的 10%~20%（表 6-10-1）。

（2）旋后 - 外旋骨折 /B 型骨折　旋后 - 外旋骨折是最常见的踝关节骨折，占

40%~70%（表 6-10-2）。

（3）旋前 - 外展骨折 /B 型骨折　损伤起始时足位于旋前位，内侧结构承受张力。当内侧结构失效后，损伤继续向外进行，没有旋转的应力（表 6-10-3）。

（4）旋前 - 外旋骨折 /C 型骨折　旋前 - 外旋骨折损伤时因足处于旋前位，踝关节内侧结构承受张力，所以内侧结构首先失效，就像旋前 - 外展损伤那样。不同的是有旋转力量的成分。这造成下胫腓韧带、骨间韧带、骨间膜撕裂，并造成在下胫腓水平上方腓骨螺旋型骨折，这也是旋前 - 外旋型骨折的一个特征性表现（表 6-10-4）。

表 6-10-1　旋后 - 内收型骨折 /A 型骨折 I、II 度损伤

分度	描述
I 度	腓侧副韧带断裂，或是在下胫腓水平以下腓骨的横形骨折
II 度	向内上方的内踝骨折

表 6-10-2　旋后 - 外旋型 /B 骨折 I、II 度损伤

分度	描述
I 度	下胫腓前联合的撕裂
II 度	腓骨于下胫腓联合水平螺形骨折
III 度	下胫腓后联合撕裂或后踝骨折
IV 度	三角韧带撕裂或内踝骨折

表 6-10-3　旋前 - 外展型踝关节骨折：I-III 度

分度	描述
I 度	三角韧带断裂或内踝横形骨折
II 度	进一步出现下胫腓前后韧带的断裂
III 度	下胫腓联合处腓骨斜行骨折；偶尔可能是横形骨折或骨折位置高于下胫腓联合

表 6-10-4　旋前 – 外旋骨折 I–IV 度 /C 型

分度	描述
I 度	内踝骨折或三角韧带断裂
II 度	进一步出现下胫腓前韧带以及骨间膜、骨间韧带断裂
III 度	下胫腓联合上方腓骨螺旋骨折
IV 度	下胫腓后韧带断裂或后踝骨折

（二）中医学认识

《医宗金鉴·正骨心法要旨》云："或驰马坠伤，或行走错误，则后跟骨向前，脚尖向后，筋翻内肿，疼痛不止。"踝部骨折多由间接暴力引起，如从高处坠落，足跟着地的垂直挤压伤，或下坡、下楼梯，走不平道路时的踒扭损伤，或侧方挤压，或强力伸屈等均可引起踝部骨折。也有因车祸等直接碰撞引起骨折脱位者。

二、临床诊断

（一）辨病诊断

1. 临床表现

（1）外伤病史　患者应具备与骨折情况相符合的外伤史。

（2）局部症状　踝关节周围疼痛、肿胀、瘀血明显，局部畸形。

2. 体格检查

专科检查，包括畸形程度、软组织的肿胀程度、末梢血运情况等。开放性骨折应予以明确，并优先处理。还应注意神经、血管的情况，尤其是出现骨折合并脱位时，神经、血管损伤的可能性就更大。

3. 相关检查

（1）X 线片　踝关节标准的 X 线检查体位包括正位、侧位以及踝穴位，如果患者出现小腿更近端的压痛，或踝内侧间隙明显增宽，却无明显腓骨骨折，则需拍摄胫腓骨全长 X 线片，以排除 Maisonneuve 损伤中的高位腓骨骨折。

（2）CT　可帮助了解骨折粉碎程度、骨折块排列及胫骨关节受累情况。

（3）MRI　可帮助了解踝关节周围韧带损伤程度，还可以检查踝关节隐形骨折及踝关节软骨受累情况。

（二）辨证诊断

肿胀疼痛、皮下瘀血、关节功能障碍、局部压痛为踝关节骨折后的主要症状。外翻骨折多呈外翻畸形，内翻骨折多呈内翻畸形，距骨脱位时，畸形更明显。

1. 早期

（1）临床证候　伤后 1~2 周，肌肉、筋脉受损，血离经脉，瘀积不散而致局部肿胀、疼痛，踝关节周围肿胀、疼痛，多为刺痛，痛有定处，夜间加重，舌质紫暗，脉弦涩。

（2）辨证要点　局部肿胀、疼痛，多为刺痛，痛有定处，夜间加重，舌质紫暗，脉弦涩。

2. 中期

（1）临床证候　伤后 2~3 周，虽损伤症状改善，瘀肿渐趋消退，疼痛减轻，但瘀阻去而未尽，疼痛减而未止。踝关节周围肿胀、疼痛，多为缓痛，肿胀渐消，疼痛减轻，舌质红，苔薄黄。

（2）辨证要点　肿胀渐消，疼痛减轻，舌质红，苔薄黄。

3. 后期

（1）临床证候　受伤 3 周后，瘀肿已消，但筋骨尚未坚实，功能尚未完全恢复，气血亏损，体质虚弱。肿胀已消，踝关节活动受限，活动乏力，活动较多后出现肿胀疼痛，常伴有便秘，舌质淡，苔薄白。

（2）辨证要点　踝关节活动受限，肿胀已消，活动乏力，活动后出现肿痛，便秘，舌质淡，苔薄白。

三、鉴别诊断

（一）西医学鉴别诊断

1. 侧方韧带的损伤

有受伤史和局部疼痛、肿胀、压痛，但不会有骨擦感，拍片即可明辨其骨质结构。

2. 距骨骨折脱位

多由高处跌下所致，压痛点在距骨，X 线摄片可以鉴别。

3. Charcot 神经性关节病变

有糖尿病患者就诊时只有轻微的甚或没有明确的外伤史，这时要怀疑是否为 Charcot 神经性关节病变。

4. 踝关节脱位

单纯踝脱位临床很少见，多伴有骨折，同样有畸形、肿胀、疼痛、功能障碍，但可扪及踝关节间隙及空虚感。拍摄 X 线片可以明确诊断类型和鉴别诊断。

5. 大骨节病

本病为地方病，其主要病变在骨之两端。常见踝关节呈骨性粗大，病变发展迟缓，多个关节肿大，全身矮小，肢体呈缩短畸形，永不化脓为其特征。

（二）中医学鉴别诊断

1. 痹证

主要表现为四肢关节痛，或关节有明显的红肿热痛，也有表现为全身性、广泛的肌肉疼痛，有时出现腰背疼痛。

2. 痿证

虽同是肢体疾患，但痿证以手足软弱无力，甚则肌肉枯萎瘦削，关键在于肌肉"痿弱不用"，关节相对"变大"，但无疼痛及活动受限。

四、临床治疗

（一）提高临床疗效的要素

（1）明确踝关节骨折的诊断。

（2）根据踝关节骨折的类型选择适当的手术方式及手术时机。

（3）根据患者踝关节周围软组织损伤情况、年龄、全身情况、基础疾病及对体力劳动等的要求选择不同的治疗方法。

（4）根据患者骨折的复位质量、不同固定材料及方式选择合适的术后功能锻炼。

（二）辨病治疗

1. 非手术治疗

（1）手法整复

①无移位骨折：仅将踝关节固定在 90° 中立位 3~4 周即可。对单纯下胫腓关节分离的，可由一助手扶持小腿，术者双手掌放在踝关节两侧相对挤压即可复位。

②内翻型骨折：在局部麻醉、腰椎麻醉或硬膜外麻醉下，患者侧卧，患肢在上，助手握小腿上段做固定，术者立于患肢远端，用两手分别握住足背与足跟上缘，两拇指顶住外踝，两食、中指扣住内踝，先向远侧拔伸牵引，在此基础上将踝关节外翻，整复骨折块对位（图 6-10-3）。

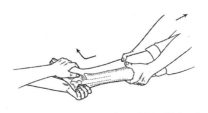

图 6-10-3　踝内翻骨折整复法

③外翻型骨折：麻醉后，患者侧卧，患足在下，术者手的放置与内翻骨折相反，两拇指顶住内踝，余指扣外踝，在拔伸下将踝关节内翻，使骨折复位（图6-10-4）。

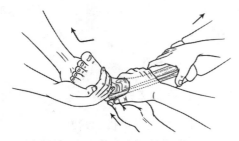

图6-10-4 踝外翻骨折整复法

④外旋型骨折：复位方法与外翻骨折大致相同，有所不同者，即将踝部向内翻时，同时使足内旋，即可复位。如后踝骨折合并距骨后脱位，可用一手握胫骨下段向后推，另一手握前足向前提，并徐徐将踝关节屈曲，利用踝部后方紧张的关节囊将后踝拉下。或利用长袜套套住整个下肢，下端超过足尖20cm，用绳结扎，做悬吊滑动牵引，使后踝逐渐复位。

⑤纵向挤压型骨折：对轻度压缩而移位不大的，可以先沿肢体纵轴牵引，然后术者用牵拉、推挤、按压等手法，使胫骨下端关节面尽量复平。

关节面碎裂移位明显的，将小腿下放置一软枕，行跟骨牵引，重量6~8kg，重叠移位矫正后，用手掌在踝关节的内外、前后相对挤压，使骨折端吻合，然后超踝固定，维持牵引重量3~4kg，并做踝的屈伸运动，使胫骨关节面在距骨滑车关节面的模造中愈合。5~6周骨折愈合后，去除牵引及固定，扶拐下床不负重行走。

⑥侧向挤压型骨折：采用牵拉推挤屈伸法复位。术者两手掌在踝关节两侧相对推压，助手在对抗牵引的同时做踝关节背伸、跖屈活动，使粉碎的骨折片复位。

（2）固定方法　骨折整复后，取夹板5块，分别为前内侧板、前外侧板、后侧板、内侧板和外侧板。先在内、外踝的上方各放一塔形垫，下方各放一梯形垫，用5块夹板进行固定。其中内、外、后侧板上至小腿上1/3，下平足跟，在内外侧板下端各钻一个孔进行结扎，超踝关节固定。前内侧和前外侧夹板较窄，其长度上起胫骨结节，下至踝关节上。夹板必须塑形，使内翻骨折固定在外翻位，外翻骨折固定在内翻位。最后可加用踝关节活动夹板（铝制或木制），将踝关节固定于90°位置4~6周。也可用石膏托、U型石膏或管形石膏固定。

2.手术治疗

（1）适应证　①闭合复位失败；②垂直压缩型骨折：由于受伤暴力较大，胫骨下端关节面损伤严重，嵌压明显，或移位严重，单靠手法和牵引难以复位；③开放性骨折：从关节内骨折和开放性骨折两个方面的要求，对踝关节开放性骨折施行切开复位内固定是重要的。

（2）术前计划　包括手术时机、切口和内固定的选择。手术所需的标准内固定植入物，包括张力钢丝带，均应在手术器械包内备用。

（3）手术时机　手术时机取决于软组织情况。急诊行切开复位内固定可减轻血肿，使手术切口在无张力情况下一期愈合。择期手术标志是表面水疱消退，擦伤处的上皮形成，手术部位的皮肤褶皱出现。

（4）手术入路

①外侧入路：腓骨的复位和固定，在外侧做切口需要剥离的软组织最少。如果使用钢板固定腓骨，外侧的直切口可稍向前移或后移，这样钢板不会位于切口的正下方。

②内侧入路：标准的内侧切口位于内踝的前方或后方，要保护大隐静脉和隐神经。

③后侧入路：切口位于跟腱和腓骨肌腱之间，必须避开腓肠神经。

（5）手术步骤

①下胫腓联合远端腓骨骨折（A型）：

外踝撕脱骨折伴有横行骨折时，骨折复位后可用 1/3 管型钢板固定，钢板的作用如同张力带。如外侧撕脱性骨折，可使用张力带钢丝技术以及逆行打入腓骨髓腔的螺钉固定。如果撕脱的仅仅是外踝尖，张力带钢丝加上韧带修补是较为合理的治疗方法。

②经下胫腓联合腓骨骨折（B 型）：保护钢板：腓骨骨折线常为斜行，由前下到后上，复位后垂直折端使用拉力螺钉固定，外踝接骨板置于外踝外侧固定。

后方支撑（防滑）钢板：如外踝骨折较复杂不易用拉力螺钉固定，可将 1/3 管型钢板置于腓骨后方起支撑作用，对抗骨折的后方移位。

③内侧探查：三角韧带损伤不需常规探查。但如腓骨固定后术中 X 线片显示内侧间隙仍宽，或者难以进行的准确复位时，应探查内侧间隙。偶尔在内侧间隙内有韧带或软骨片嵌入，此时应取出，并修复三角韧带以防术后关节活动时再次嵌入。

取出嵌入骨折间隙内的骨膜后，可达到准确复位。小的点状复位钳助于控制内踝骨块并维持复位。用克氏针临时固定骨折，然后用 4.0mm 半螺纹的骨松质拉力螺钉固定。如果骨折块足够大，可用 2 枚平行螺钉。小的骨折块可用 1 枚螺钉、1 根克氏针固定。螺钉的长度只要使螺纹通过骨折线即可。螺钉过长时，由于干骺端骨质较松，使得固定强度减弱，也可用 2 根平行克氏针加钢丝行张力带固定。

④后外侧或后踝骨折：B 型或少数 C 型骨折中，后外侧角骨块因有下胫腓后韧带附着，常与外踝同时移位。侧位片上小于 25% 关节面的后踝骨块无需固定。大的骨块可用拉力螺钉经小切口由前向后固定。

⑤下胫腓联合近端腓骨骨折（C 型）：C 型骨折和 A 型、B 型一样，也应首先处理腓骨。成功的关键是恢复腓骨长度及矫正旋转。如果腓骨骨折是短斜行或螺旋形，

可显露腓骨，复位钳准确复位后用拉力螺钉和 1/3 管型钢板固定。但如腓骨有多个骨折块，则需应用间接复位和微创方法。最好用钢板作为方法工具。

⑥经下胫腓联合螺钉固定：下胫腓联合是否需要固定取决于腓骨长度是否恢复、腓骨的固定以及内侧重建的情况。下胫腓前韧带可通过外侧切口显露。如果连同胫前结节一起撕脱或自腓骨上撕脱，复位后可用小拉力螺钉固定。如果下胫腓前韧带内部损伤，则需修补缝合。

腓骨是否需进一步固定取决于术中牵拉试验，即用骨钳或骨钩向后外侧轻轻牵拉腓骨，检查胫腓骨是否有明显的不稳定。另外，术中可做外旋应力位 X 线检查。内侧关节间隙如大于 2mm 则提示不稳定。如下胫腓联合不稳定，需从腓骨向胫骨打入固定螺钉。螺钉的方向由后向前倾斜 25°~30° 平行于胫骨关节面，钉的位置于下胫腓关节近端 2cm，因为并不需要拉力螺钉的加压作用。胫骨和腓骨都必须用攻丝预攻，然后拧入 3.5mm 或 4.5mm 皮质螺钉。

（6）术后处理　内外侧切口需无张力精细缝合。踝关节置于 90° 位石膏后托固定以避免马蹄足畸形。鼓励患者早期主动活动足趾，如果切口允许，术后 24~48 小时可在指导下进行踝关节的主动活动。如果下胫腓联合有螺钉固定而踝关节未固定，建议最初 6~8 周只可在保护下负重。如下胫腓固定，需要术后 12~16 周取出螺钉。

（三）辨证治疗

根据骨伤疾病的三期用药原则，踝部骨折的三期辨证治疗主要特点和 Pilon 骨折的三期辨证治疗较为类似，可以参考 Pilon 骨折的三期辨证进行药物内服外用治疗。

五、预后转归

推荐使用切开复位内固定治疗不稳定

的踝关节骨折。就像大多数关节内骨折一样，即使能达到解剖复位和坚强的内固定，结果并不能为安全恢复。有关功能效果的研究显示，高达25%的患者结果可能不满意，甚至术后2年踝关节骨折的患者还有一定的功能受限。临床试验表明，术后早期加压包扎对减轻踝关节骨折患者的肿胀效果最好。

六、预防调护

注意生产、生活安全，避免创伤是关键。骨折整复固定后，早期主动活动足趾与小腿肌肉，拆除固定后，再用弹力绷带包扎，并循序渐进增加活动量。

七、评述

踝关节镜是诊断和评价踝关节骨折急性期软骨损伤的重要手段，也是治疗踝关节前撞击综合征、踝关节不稳定、踝关节骨关节炎的有效措施。尽管研究显示踝关节镜手术可以使踝关节骨折后73%的踝关节前撞击综合征的患者受益，也可以使踝关节骨折后慢性疼痛患者取得更高的分数（AOFAS分数）。但是，对于踝关节骨折ORIF术后各种原因引发的踝关节疼痛，踝关节镜的治疗效果尚不明确，少见大宗病例报道。

3D打印技术可用于后踝骨折螺钉内固定手术中，临床医师在术前可以利用3D打印的实物直观地观察后踝骨折及踝关节周围解剖形态，从不同角度更全面地了解骨折移位、骨缺损情况，设计出个性化的导航模板，确定螺钉直径与长度。常伟等术中借助3D打印的个性化导板置入螺钉，不仅能简化手术过程，实现空心钉快速、精准置入，还能缩短手术时间，减少术中出血量，减少X线透视的次数，可获得与后外侧入路钢板内固定相同的固定强度，更有利于患者术后踝关节功能恢复。

第十一节　距骨骨折

距骨骨折多发于距骨颈部，由于常损害滋养血管，故容易合并距骨体缺血性坏死。距骨骨折较少见，多发生于青壮年。

距骨为足弓的顶部，上与胫腓骨下端组成跟小腿关节，下与跟骨、舟骨组成距下及距舟关节。距骨分为头、颈、体三部分，距骨体下方的前中部有前、中跟关节面和距骨沟。距骨头呈半圆形，与舟骨的关节面相接。

距骨表面无肌腱肌肉直接附着，其血运主要通过关节囊和滑膜进入距骨，一旦骨折移位很易损伤血运，造成距骨缺血性坏死。其血液供应来自：①小腿下部3条主要动脉，借骨膜血管网供给所有非软骨面②跗骨窦血管、跗骨管血管以及内部血管网为距骨血供重要来源。

一、病因病机

（一）西医学认识

距骨骨折多因间接暴力所致，如从高处坠落或跳下，足先着地，足踝部强烈背伸，胫骨下端锐利的前缘，像凿子般插入距骨颈、体之间，而引起距骨颈与体部骨折，其中尤以颈部骨折多见。

1. 根据受伤机制骨折分类

（1）背伸骨折　由足踝背伸引起的距骨颈部骨折，根据暴力强弱和移位程度，分为一、二、三度骨折。

（2）跖屈骨折　足踝强力跖屈时，距骨后突受胫骨后缘的撞击，或被距腓后韧带牵拉，导致距骨外侧结节、内侧结节甚至整个后侧突骨折。

（3）内翻骨折　踝关节强力内翻时，距骨内翻内移，使内踝基底骨折后，胫骨关节面内侧的锐利骨折面将内移的距骨沿前后轴劈为内外两半,形成距骨纵形骨折。

2. 根据骨折部位分类

(1) 距骨颈骨折

Ⅰ型:距骨颈骨折,骨折线垂直,无移位。

Ⅱ型:距骨颈移位,距下关节脱位或半脱位。

Ⅲ型:距骨由踝穴及距下关节脱位

Ⅳ型:Ⅱ型、Ⅲ型脱位伴距舟关节脱位。

(2) 距骨头骨折 多为高处跌下,暴力通过舟状骨传至距骨时造成。

(3) 距骨体骨折 多为高处跌下,暴力直接冲击所致。距骨体可在横的平面发生骨折,也可形成纵的劈裂骨折。

Ⅰ型:距骨滑车关节面压缩骨折。

Ⅱ型:距骨体冠状面、矢状面或水平面的骨折。

Ⅲ型:距骨后突骨折。

Ⅳ型:距骨体外侧突骨折。

Ⅴ型:距骨体压缩粉碎性骨折。

(二) 中医学认识

距骨古名京骨,古统称足部诸骨为跗骨。《医宗金鉴·正骨心法要旨》说:"跗者足背也,一名足跌,俗称脚面,其骨乃足趾本节之骨也。"距骨为诸跗骨中较大的块状骨,位于诸跗骨之上,足纵弓之顶,为足的主要负重骨之一,与跟骨一起,站立时负人体重量的一半。多因外伤引起,伤后局部肿胀疼痛,活动受限,病情延绵者可出现骨折不愈合或延迟愈合现象。

二、临床诊断

(一) 辨病诊断

1. 临床表现

患者有高能量创伤史。外伤后踝下部剧烈疼痛、肿胀,不能站立和负重行走。踝关节肿胀严重或有大量瘀血斑,踝关节背伸跖屈均可使疼痛加重。

2. 相关检查

(1) X线片 在距骨的前后位和侧位 X线片上骨折通常清晰可见。也可以借助 Canale 位 X线片:即患足内翻 15°,X线向头侧倾斜 75°,该位置可以较好地显示距骨颈。

(2) CT 可帮助了解距骨颈骨折粉碎程度、骨折块排列及距下关节受累情况,对手术入路及固定方式的选择有帮助。

(二) 辨证诊断

1. 早期

(1) 临床证候 伤后 1~2 周,局部骨骼受损,血离经脉,瘀积不散而致局部肿胀、疼痛。

(2) 辨证要点 肿胀、疼痛,痛有定处,夜间加重,舌质紫暗,脉弦涩。

2. 中期

(1) 临床证候 伤后 2~4 周,虽损伤症状改善,瘀肿渐趋消退,疼痛减轻,但瘀阻去而未尽,疼痛减而未止,活动后疼痛加重,休息后疼痛减轻,舌质暗红,苔薄黄。

(2) 辨证要点 肿胀渐消,疼痛减轻,舌质暗红,苔薄黄。

3. 后期

(1) 临床证候 受伤 4 周后,瘀肿已消,但筋骨尚未坚实,功能尚未完全恢复,气血亏损,体质虚弱。

(2) 辨证要点 肿胀消失,局部肌肉萎缩,活动无力,舌质淡,苔薄白。

三、鉴别诊断

(一) 西医学鉴别诊断

1. 先天性距骨后三角骨

鉴别点为三角骨与距骨后侧紧密相连,

骨片界线清晰、光滑且多对称。

2. 侧方韧带的损伤

有受伤史和局部疼痛、肿胀、压痛，但不会有骨擦感，拍片即可明辨其骨质结构。

3. Charcot 神经性关节病变

有糖尿病患者就诊时只有轻微的甚或没有明确的外伤史，这时要怀疑是否为 Charcot 神经性关节病变。

4. 踝关节骨折

踝部有畸形、肿胀、疼痛、功能障碍，拍摄 X 线片可以明确诊断类型和鉴别诊断。

5. 大骨节病

本病为地方病，其主要病变在骨之两端。常见踝关节呈骨性粗大，病变发展迟缓，多个关节肿大，全身矮小，肢体呈缩短畸形，永不化脓为其特征。

（二）中医学鉴别诊断

1. 痹证

主要表现为四肢关节痛，或关节有明显的红肿热痛，也有表现为全身性、广泛的肌肉疼痛，有时出现腰背疼痛。

2. 痿证

虽同是肢体疾患，但痿证以手足软弱无力，甚则肌肉枯萎瘦削，关键在于肌肉"痿弱不用"，关节相对"变大"，但无疼痛及活动受限。

四、临床治疗

（一）提高临床疗效的要素

（1）明确距骨骨折的诊断。

（2）根据距骨骨折的类型选择不同的治疗方法。部分距骨骨折可能引发距骨坏死，因此，选择正确的治疗方法非常重要。

（3）根据踝关节周围软组织损伤情况选择适当的手术方式及手术时机。

（4）距骨骨折复位的质量及术后康复功能锻炼对距骨骨折后期疗效有非常重要的帮助。

（二）辨病治疗

1. 手法整复

（1）背伸骨折

①一度骨折：不需要手法整复，只需要石膏固定即可，将足固定于中立位或者轻度跖屈位。

②二度骨折：采用旋足推提法复位。患者仰卧位，髋、膝关节半屈外旋，小腿悬于床边。助手固定小腿，术者一手持小腿下端后侧，另一手握前足，将足跖屈外翻的同时，将足向后推送，另一手提踝部向前，听到弹响声即提示复位。

③三度骨折：患者仰卧位，患肢外展外旋，髋、膝关节屈曲 90°，小腿悬空于床边，距骨体沿额状面旋转者，其滑车关节面向后，骨折面向上。一助手固定小腿，另一助手一手持踝部，一手持足部，先使足强度背伸，并稍外翻，以加大踝穴后侧间隙。然后术者两拇指置内踝后上方，向前下推挤滑车关节面，使其回归踝穴。同时助手将足跖屈并向后推送，使距下关节复位。距骨体沿自体纵轴旋转者，即骨折面向外上，距骨后突向内下，复位时一助手先使足强度背伸外翻。术者两拇指置内踝后下方，即相当于脱位距骨后突部，由后下向前上推送，同时持足助手配以轻度踝关节内外活动即可（图 6-11-1）。

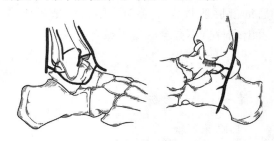

图 6-11-1　距骨三度骨折复位法

（2）跖屈骨折　对于距骨后突骨折的

患者，患者仰卧，患肢髋、膝关节屈曲外展外旋，一助手固定小腿，一助手持足部中立位牵引，术者两手拇指在踝关节上方跟腱两侧向下推挤即可复位。距骨颈部的小片撕脱骨折只需要将踝关节固定在背伸位，不需手法整复。

（3）内翻骨折　一助手固定小腿，一助手顺势沿内翻位牵引，对部分距骨脱出踝穴者，术者先用拇指从外踝后下向前内、上侧推挤，使其进入踝穴，然后再用两拇指在内踝上部向外下推按，使内踝和距骨回位，同时其余四指在外踝部对抗，助手使足踝外翻即可。

2. 石膏固定方法

一度骨折者，固定踝关节于功能位，6~8周后X线片检查骨折愈合后去除外固定。二度及三度骨折者，将踝关节固定在跖屈外翻位3~4周，以后改功能位固定，直至骨折愈合，固定期间可以不负重下床活动。后突骨折者，踝关节于功能位固定4~5周。距骨颈撕脱者，固定于背伸位，3周后改功能位固定。距骨体部的劈裂骨折，固定踝关节于外翻位，4周后局部稳定改功能位固定。

3. 切开复位内固定

（1）适应证　距骨颈骨折合并距骨体后脱位及距骨体骨折严重移位，经手法整复失败者。

（2）手术方法　一般采用前内或前外切口，在足前内侧胫前和胫后肌腱之间做一纵形切口，起自舟骨内侧面，近端止于内踝前上方，略向前弯曲，长7~8cm。切开皮肤、皮下组织及关节囊，暴露距骨头及颈部，将胫后肌腱向后牵开，暴露骨折断端，用剥离器将其复位，用复位钳维持断端位置，克氏针临时固定，透视位置满意后，用两枚3.5mm或4.5mm的螺钉固定（图6-11-2）。

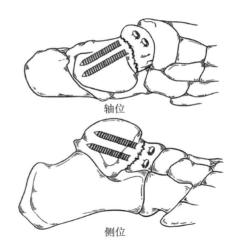

轴位

侧位

图6-11-2　距骨骨折螺钉内固定

4. 分型骨折手术治疗

（1）距骨颈骨折

①在Hawkins I型骨折中，踝关节可被置于中立位，没有移位的表现。患者可以石膏固定大约8周，之后1个月以限制主动活动的步行靴保护行走。

②在伴距下关节半脱位或脱位的Hawkins II型骨折患者，即使经闭合复位取得了解剖复位，也应考虑行切开复位，以避免因长期的跖屈位石膏固定而必然发生的跟腱挛缩。

③Hawkins III型骨折，有距骨体脱位，应当直接进行手术，联合前内侧与前外侧两个入路。

④HawkinsIV型骨折，少见且极为严重，愈后差。治疗应避免一期关节融合术。

（2）距骨头骨折　一般移位不明显，治疗用小腿石膏固定4~6周即可。骨折移位明显者可行切开复位空心钉埋头后固定。距舟脱位者复位后用2枚克氏针固定舟骨及距骨。

（3）距骨体骨折　I型（距骨滑车关节面压缩骨折）：软骨骨折块仍与距骨体相连或移位小，可用短腿石膏中立位或内翻位固定6周。

II型（距骨体冠状面、矢状面或水平面

的骨折）：较常见，可行切开复位内固定，使用直径4mm的半螺纹松质骨钛钉或空心钉固定，早期功能锻炼。

Ⅲ型（距骨后突骨折）：采用短腿石膏跖屈15°位固定4~6周。若患者因疼痛不缓解再次就诊，可行骨块切除术。

Ⅳ型（距骨体外侧突骨折）：占距骨体骨折的24%。当距骨体外侧突骨折块直径大于1cm或移位大于2mm时，应行切开复位内固定。移位小于2mm时可使用石膏固定4~6周。

Ⅴ型（距骨体压缩粉碎性骨折）：根据骨折粉碎及移位情况而定。骨折块较完整者可复位后使用可吸收或空心钛钉固定；粉碎较重者可考虑一期踝关节和距下关节融合。

（4）术后处理 患肢用后托维持足于中立位。早期主动活动踝关节和距下关节。患肢负重至少6~12周，以利于骨折愈合。在术后6周、12周拍片复查。如果X线上没有再血管化征象，延长限制负重的时间并不能改善距骨血运或预后。至少在6个月内避免对距骨有撞击的活动，每隔6个月进行X线复查，持续2年，以了解距骨有无坏死。

（三）辨证治疗

按骨折三期辨证用药，距骨骨折的三期辨证治疗主要特点和Pilon骨折的三期辨证治疗较为类似，可以参考Pilon骨折的三期辨证进行药物内服外用治疗。但距骨骨折容易引起骨的缺血性坏死，在治疗中应增加活血化瘀、通经活络、化痰祛湿等药物。中后期应重用补气血、益肝肾、壮筋骨的药物，以促进骨折愈合恢复。

五、预后转归

距骨颈和距骨体骨折治疗中发生的常见并发症决定了其疗效。开放性骨折发生并发症的概率较大，缺血性坏死和创伤性关节炎较为常见。距骨外侧突骨折预后最好，其次是距骨颈骨折，距骨体骨折预后最差。即使解剖复位和坚强固定后也常出现关节僵硬、关节炎和慢性疼痛。

六、预防调护

距骨骨折后，因血运较差，所以外固定时间要相应延长。为了防止距骨体发生无菌性坏死塌陷，距骨颈骨折3~4个月内禁止负重。

七、专方选要

1. 气滞血瘀

早期使用桃红四物汤（桃仁、红花、当归、川芎、生地、白芍）。

2. 气血不和

中期使用接骨紫金丹加减（血竭、地鳖虫、锻自然铜、硼砂、大黄、没药、乳香、骨碎补、红花）。

3. 肝肾亏虚

后期使用健步虎潜丸（熟地黄、龟甲、锁阳、黄柏、熟附子、白术、白芍、猫骨、何首乌、川牛膝、杜仲、鹿角胶、当归、人参、威灵仙、羌活）。

八、评述

随着关节镜技术的应用发展，关节镜下进行微创距骨骨折复位的研究成果逐渐增多，而骨科机器人的应用不断增多，其精准内固定的优势为微创距骨骨折复位开拓了新思路。关节镜下微创手术以最小的创伤获得较好的手术视野，直视下观察距骨骨折的复位情况；避免广泛的软组织剥离，可减少对距骨血供的破坏和并发症的发生；术后恢复快，利于康复锻炼。但是，关节镜下治疗距骨颈骨折也有其局限性。对于严重粉碎的距骨颈骨折，由于整体视野的局限，镜下很难找到对应的解剖关系，需要辅助切开才能达到复位效果。陈国梁等采用骨科机器人辅助距骨颈骨折复位后的螺钉置入，应用骨科机器人进行扫描成像，规划置钉位置及长度，简化了手术程序，同时减少了术中C臂X线机多次透视对患者和操作者造成的放射损害。在机械臂及导向器的引导帮助下定位穿针时，机器人的震颤过滤系统能滤除操作者的手部颤动，大大提高了手术操作精度和稳定性，可达到一次性准确穿针及置钉。而且骨科机器人的学习及操作较简单，易于掌握，方便应用于临床。

第十二节　跟骨骨折

跟骨骨折约占全身骨折的 2%，占跗骨骨折的 60%；其中双侧骨折约占 2%，开放性骨折约占 2%~15%。

一、病因病机

（一）西医学认识

跟骨骨折，多为直接暴力引起。从高处坠下足跟着地，为跟骨骨折的最常见原因。

1. Essex-Lopresti 分类

（1）舌形骨折　Essex-Lopresti 认为舌型骨折是由于垂直暴力导致距骨的楔形外侧突下压进入 Gissane 角的顶点内造成的，同时后关节面受力外转。

（2）关节塌陷骨折　关节塌陷骨折中，距骨外侧突也被压入 Gissane 角内。

2. Sanders CT 分型

1993 年，Sanders 建立了跟骨骨折的 CT 分型，是根据距下关节后关节面骨折块数目和位置分型。基于冠状位 CT 扫描的结果。Sanders 将距骨下方的跟骨后关节面用 A、B 两条线平均分成三部分。这两条线将跟骨的后关节面分成了 3 个部分：内侧柱，中间柱，外侧柱。第三条骨折线 C，对应距

骨后关节面的内侧缘，将载距突与跟骨后关节面分开，形成了总共四个部分。这些线从外到内命名为 A、B、C 线，骨折线越靠近内侧，术中关节的显露越难，达到解剖复位也更难。

（二）中医学认识.

跟骨古称踵，又名立骨。《医宗金鉴·正骨心法要旨》云："跟骨者，足后跟骨也。上承辅二骨之末，有大筋附之，俗名脚挛筋。"《医宗金鉴·正骨心法要旨》云："若落马坠蹬等伤，以致跟骨扭转向前，足趾向后，即或骨末碎破，而缝隙分离，自足至腰脊诸筋皆失其长度，痉挛疼痛。"

二、临床诊断

（一）辨病诊断

1. 临床表现

（1）病史　明确的高处坠落外伤病史。

（2）专科检查　足跟部疼痛，不能站立和负重。足跟横径增宽，可有内翻或外翻畸形，并有程度不等的肿胀和瘀血斑。

2. 相关检查

（1）X 线片检查　包括跟骨侧位、双斜位和轴位。

（2）CT 检查　可准确测量 Bōhler 角度，而后者的压缩与跟骨骨折的严重程度密切相关。

（二）辨证诊断

骨折三期辨证是骨伤疾病最为重要的辨证方法及内容，跟骨损伤足跟部疼痛、肿胀，局部皮下瘀斑，压痛明显，患侧足跟不敢触地，足跟部宽而扁畸形，严重者足弓变平。跟骨骨折三期辨证如下。

1. 早期

（1）临床证候　足跟局部骨骼伤后 1~2 周，局部出血、变形。血离经脉，瘀积不

散而致局部肿胀、疼痛。

（2）辨证要点　肿胀、疼痛，痛有定处，夜间加重，舌质紫暗，脉弦涩。

2. 中期

（1）临床证候　跟骨伤后2~4周，局部疼痛肿胀症状改善，瘀肿渐消，疼痛减轻，但瘀阻去而未尽，疼痛减而未止，活动后疼痛加重，休息后疼痛减轻，舌质暗红，苔薄黄。

（2）辨证要点　肿胀渐消，疼痛减轻，舌质暗红，苔薄黄。

3. 后期

（1）临床证候　跟骨受伤4~6周后，瘀肿已消，但筋骨尚未坚实，功能尚未完全恢复，气血亏损，体质虚弱。

（2）辨证要点　肿胀消失，踝关节活动无力，舌质淡，苔薄白。

三、鉴别诊断

（一）西医学鉴别诊断

1. 距骨骨折

压痛点在距骨，被动活动踝关节时距骨疼痛，足跟横径多不增宽。X线检查可以鉴别。

2. 踝部骨折

多因扭伤所致，压痛点在内踝或外踝，有畸形和骨擦音。X线检查可以鉴别。

3. 踝部软组织损伤

主要表现为肌肉牵拉伤、扭伤、撕裂伤等，损伤肌肉局部肿胀压痛，抗阻力试验阳性，踝关节活动稍受限，无纵轴叩击痛，无骨擦音或根部的异常活动。

4. 大骨节病

本病为地方病，其主要病变在骨之两端。常见踝关节呈骨性粗大，病变发展迟缓，多个关节肿大，全身矮小，肢体呈缩短畸形，永不化脓为其特征。

（二）中医学鉴别诊断

痹证

主要表现为四肢关节痛，或关节有明显的红肿热痛，也有表现为全身性、广泛的肌肉疼痛，有时出现腰背疼痛。

四、临床治疗

（一）提高临床疗效的要素

（1）明确跟骨骨折诊断。

（2）确定跟骨骨折的分型非常重要，根据骨折的类型及跟骨周围软组织损伤情况选择适当的手术方式及手术时机；选择不同固定材料。

（3）恢复跟骨的高度及轴距非常重要。

（4）跟距关节面的恢复也非常重要。

（5）手术后良好的康复计划及合适的功能锻炼方法是恢复的关键。

（二）辨病治疗

跟骨骨折治疗的重点是恢复跟距关节的对位关系和结节关节角，并注意矫正跟骨体增宽。

1. 手法整复外固定

（1）不波及跟距关节面骨折：跟骨结节纵形骨折的骨折块一般移位不大，给予挤按对位即可。跟骨结节横形骨折是一种撕脱性骨折，若骨折块大且向上移位者，可在适当麻醉下，患者取俯卧位，屈膝，足底向上，助手尽量使足跖屈，术者以两手拇指在跟腱两侧用力推挤骨折块，使其复位。

跟骨体部骨折，若跟骨体后部同跟骨结节向后向上移位，应予充分矫正。患者仰卧，屈膝90°，助手固定其小腿，术者两手指相交叉于足底，掌跟紧扣跟骨两侧，用力矫正骨折的侧方移位和跟骨体的增宽，同时尽量向下牵引以恢复正常的结节关节角。

（2）波及跟距关节面骨折：对有关节面塌陷，粉碎而移位较多者，可用掌根对挤足跟，尽量矫正跟骨体增宽，手法宜稳，在摇晃足跟时，同时向下用力，以尽可能纠正结节关节角。骨折复位后，可用石膏固定足跖屈位 4~6 周。

2. 跟骨结节牵引复位固定

适宜于跟骨结节骨骺分离，骨折片明显上移，或跟骨体部冠状位骨折，后骨折段向上移位者。在常规无菌操作下，用一骨圆针，在跟骨结节部的后上方穿入，作向后向下的牵引，使向上移位的跟骨结节得以复位，恢复跟骨结节关节角下部的正常位置。牵引时间 3~4 周。

3. 钢针撬拨复位法

对于后关节面连于粗隆骨折块上的舌型跟骨骨折和跟骨后结节撕脱性骨折，有时手法复位很难获得成功，则可在 X 线监视下，用直径 3mm 或更大些的骨圆针从跟骨后上方跟腱外侧插入，方向朝向移位后关节面前部分的下缘进入舌型骨折块中，尽量不要超过关节面，进行撬拨复位。如为中部的压缩塌陷，则可将骨圆针穿入其塌陷下方撬起，将折块与距骨贯穿固定；如折块连于后部，则自后方沿跟骨纵轴穿针，利用杠杆作用将折块抬起，并向跟骨前部贯穿固定。通过撬拨复位，可以恢复结节关节角、距下关节的吻合和足跟高度。一般复位结果较好，但维持复位不易，需管型石膏辅助固定。

4. 切开复位内固定术

多采用跟骨外侧延长的"L"形切口，该切口起自外踝尖后上方 2~5cm 处，向下向前至足背皮肤与足底皮肤相交处水平，再向前到第五跖骨基底近侧 1cm。切开皮肤、深筋膜，应用皮肤"不接触"技术（即将三根克氏针分别插入腓骨的外踝、距骨颈和骰骨）保护软组织。暴露跟距关节

之外侧面，用骨膜剥离器将塌陷的关节面抬高到正常位置，尽可能恢复跟距两骨的正常角度。关节面下的空隙，可考虑植骨填充。常用的内固定材料为钢板、长螺钉、钢针等。

5. 跟骨关节外骨折治疗

（1）前突骨折　患者的跗骨窦和踝关节周围有瘀斑和水肿。临床典型表现为外踝前方 3~4cm 稍靠近踝侧部位的压痛。前突骨折一般选择保守治疗，可以使用弹性绷带或石膏制动。

（2）后上跟骨结节骨折　患者经常描述足跟后侧的突发剧烈疼痛。生物力学上来说，由于从后侧足跟到小腿的疼痛会产生疼痛步态，不敢行走。由于伤后的疼痛和水肿，无移位骨折可以在马蹄位用短腿石膏固定约 2 周。此后的 4~6 周，逐渐改变石膏形状使踝关节保持中立位。6~8 周时可以在石膏下或可活动的行走石膏下完全负重。移位骨折可以切开复位也可以闭合复位，必须注意检查后方是否有被撕脱的骨块压迫造成的皮肤坏死。如果有明显的压力性坏死就必须立刻进行闭合或切开复位以减轻皮肤上的张力和压力。跟骨后方的移位骨折很难解剖复位，经常需要切开。

（3）跖侧跟骨结节骨折　患者足跟不能负重着地，足跟水肿瘀斑，内侧或外侧有压痛，取决于骨折的位置。移位骨折可以不负重制动 4~6 周，然后开始关节活动范围练习。如果持续疼痛或畸形愈合，就需要定制鞋或穿矫正鞋以适应痛性突起或减少其负荷。

（4）载距突骨折　患者常是足处于内翻位时坠落造成足内侧疼痛。一股有轻度的水肿，少量或没有瘀斑。内踝下方 2~3cm 处有压痛。这些骨折一般是无移位骨折，仅需要石膏固定制动。短腿石膏固定免负重 4~6 周后可以使用可活动的石膏开始关节活动练习。

（5）跟骨体的关节外骨折 临床检查患者都不能负重，足跟部肿胀，瘀斑和弥散性的疼痛。无移位骨折一般需要4~6周的免负重制动。根据骨折的程度和患者的症状，6~8周时可以使用活动的支具或者可部分或完全负重的支具。距下关节和踝关节活动范围练习也同时开始。移位的骨折可以用手法闭合复位，牵引或经皮斯氏针撬拨来复位。复位后用免负重的短腿石膏固定6~8周，然后用可负重的可活动支具进行关节活动练习。

（三）辨证治疗

按骨折三期辨证用药，跟骨骨折的三期辨证治疗主要特点和Pilon骨折的三期辨证治疗较为类似，可以参考Pilon骨折的三期辨证进行药物内服外用治疗。骨折早期瘀血不去，皮肉筋骨失去正常濡养，修复之机受到影响，治当破瘀行气、消肿止痛为法。由于气血损伤的程度、寒热的差异、年龄及素质强弱的不同，因而在"破"法中适当调整。瘀血重者桃红四物汤加减，如桃仁、川芎、当归、赤芍、生地黄、红花、牡丹皮、制香附、延胡索等药；大便不通者，加大黄、芒硝、甘草等；内有热象者增加金银花、蒲公英、紫花地丁等。伤损诸症经过早期治疗，肿胀消退，疼痛减轻，但瘀肿虽消而未尽，断骨虽连而未坚，其治疗以"和"法为主，主要选用和营止痛汤、续骨活血汤等方，以赤芍、当归、川芎、苏木、陈皮、乳香、桃仁、川续断、地鳖虫、骨碎补、煅自然铜等药为主。损伤日久，正气必虚，故后期宜采用"补"法，其可分为补气养血法、补养脾胃法、补益肝肾法。此外，由于损伤日久，瘀血凝结，肌筋粘连挛缩，复感风寒湿邪，故以关节酸痛、屈伸不利者颇为多见。常以八珍汤、壮筋养血汤加减应用。主要药物为白芍、当归、川芎、川续断、红花、生地黄、牛膝、牡丹皮、杜仲、人参、白术、茯苓、炙甘草等药。

跟骨骨折除按骨折三期辨证用药之外，若出现骨折迟缓愈合者，应重用接骨续伤药，如地鳖虫、自然铜、骨碎补之类；闭合骨折若合并神经损伤，在骨折复位夹板固定后，内服药中应加入行气活血、通经活络之品，如黄芪、地龙等。

（四）新疗法选粹

1. LIS技术

微创技术应用于跟骨骨折病例，旨在避免传统ORIF中所出现的伤口或软组织相关并发症。与之相反的是，LIS技术在关节面复位的准确性方面要弱于传统ORIF。

2. 关节镜

将关节镜应用于跟骨骨折的治疗是一种新的尝试，旨在获得良好的复位和可靠的固定的同时，减少对骨折周围软组织的干扰。

（五）医家经验

孙永强

通过对跟骨生物力学和骨折机制的探讨，设计了跟骨Ⅲ型解剖支持板并应用于临床。跟骨解剖支持板设计合理，结构性能良好，对其进行的多项生物力学测定表明该板可达到跟骨骨折固定的要求。可有效减少并发症，为治疗跟骨骨折提供了一种新的内固定方法。

五、预后转归

跟骨骨折常导致距下关节一定程度的僵硬。精确重建关节内、外解剖结构可获得满意结果。预后不良的因素包括：粉碎程度严重、关节面不平整及Bohler角较小。患者参加运动、跑步、爬坡和跳跃都会有一定的困难。

六、预防调护

注意生产、生活安全，避免创伤是关键。

骨折整复固定后，早期主动活动足趾与小腿肌肉，拆除固定后，再用弹力绷带包扎，并循序渐进增加活动量。

七、评述

跗骨窦微创钢板为解剖设计，采用关节面下排钉技术，符合跟骨后关节面、跟骨前部、跟骨结节"三点固定"原理，角稳定性好，而且可从跗骨窦切口植入，不需要另取切口，具有微创特点。研究证实于跟骨载距突区域植钉有利于骨折恢复，有效提高关节功能。王耀宗等在跗骨窦微创钢板固定前提下，从跟骨结节向跟骨前突植入1枚长空心螺钉，走行于跟骨内侧支撑内侧柱，同时该螺钉亦可支撑后关节面和载距突，防止其下陷。比单纯微创钢板固定术后复位效果维持更好，力学强度更高，远期稳定性更好。

第十三节　跖骨骨折

跖骨是圆柱状的小管状骨，并列于前足，从内向外依次为第1~5跖骨，每根跖骨均由基底部、干部、颈部、头部等构成。第1与第5跖骨头是构成足内外侧纵弓前方的支重点，与后方的足跟形成整个足部的三个负重点。5根跖骨之间又构成足的横弓，跖骨骨折后必须恢复上述关系，以便获得良好负重功能。

一、病因病机

（一）西医学认识

按骨折移位程度，可分为无移位骨折和移位骨折。

按骨折线可分为横断、斜行及粉碎骨折。按骨折的部位，又可分为跖骨基底部骨折、跖骨颈部骨折、跖骨干骨折。

跖骨骨折可源于直接或间接暴力伤。第1到第4跖骨骨折通常是由作用于足背的直接打击造成。间接力量如扭转力更多造成第5跖骨骨折，尤其是基底结节部。

（二）中医学认识

跖骨古称脚掌骨（《洗冤集录》），由暴力，如压砸或打击而引起，以第2、3、4跖骨较多见，可引多根跖骨同时骨折。致局部气血瘀滞不行，患处疼痛难忍；也可因间接扭伤而致，长途跋涉亦可引起患处偏废不用而成疲劳骨折。

二、临床诊断

（一）辨病诊断

1.临床表现

伤后局部剧烈疼痛，患足不能负重行走。

2.相关检查

X线片检查：常规拍摄足部正、侧、斜位X线片。

（二）辨证诊断

伤后局部疼痛、肿胀、压痛、活动功能障碍、有纵向叩击痛。碾压伤者可以合并严重的肿胀和瘀斑。根据早中晚三期辨证思路进行辨证。

1.早期

（1）临床证候　伤后1~2周，肌肉、筋脉受损，血离经脉，瘀积不散而致局部肿胀、疼痛。其主症是气血凝滞而产生的局部肿胀疼痛。损伤足部多见明显肿胀、疼痛，多为刺痛，痛有定处，夜间加重，舌质紫暗，脉弦涩。

（2）辨证要点　损伤足部多见明显肿

胀、疼痛，多为刺痛，痛有定处，夜间加重，舌质紫暗，脉弦涩。

2. 中期

（1）临床证候　伤后2~3周，虽足部损伤症状改善，瘀肿渐趋消退，疼痛减轻，但瘀阻去而未尽，疼痛减而未止，足部活动受限，不能负重，活动后疼痛肿胀加重。

（2）辨证要点　足部肿胀渐消，疼痛减轻，活动受限，不能负重，动后痛重，舌质红，苔薄黄。

3. 后期

（1）临床证候　受伤3~5周后，瘀肿已消，但筋骨尚未坚实，功能尚未完全恢复，气血亏损，体质虚弱。

（2）辨证要点　足部肿胀已消，足部活动无力，舌质淡，苔薄白。

三、鉴别诊断

（一）西医学鉴别诊断

1. 第5跖骨基底部骨折

儿童期需与跖骨基底部正骨骺线相鉴别，成人要与腓骨长肌腱的籽骨鉴别。跖骨基底部骨折线锐利，位置不固定，多横向与骨皮质垂直，常有骨折块分离，无先期钙化带；后二者骨块较光滑、规则，多为双侧，无局部疼痛、肿胀和骨纵向叩击痛等征象，其中正常骺线位于跖头关节之外，与跖骨外侧骨皮质平行，有先期钙化带。

2. 骨瘤

与跖骨干部位出现的骨肿瘤鉴别。在无错位的跖骨干骨折时，如骨折已愈合，在随诊中可出现环形骨痂，不要误诊为"骨瘤"。

3. 跖间骨

第1、2跖骨骨折，也应与此二骨间有时出现的跖间骨相鉴别，跖间骨肿胀疼痛较轻，无明显活动受限。

4. Charcot神经性关节病变

有糖尿病患者就诊时只有轻微的甚或没有明确的外伤史，这时要怀疑是否为Charcot神经性关节病变。

5. 踝关节脱位

单纯踝关节脱位临床很少见，多伴有骨折，同样有畸形、肿胀、疼痛、功能障碍，但可扪及踝关节间隙及空虚感。拍摄X线片可以明确诊断类型和鉴别诊断。

（二）中医学鉴别诊断

1. 痹证

主要表现为四肢关节痛，或关节有明显的红肿热痛，也有表现为全身性、广泛的肌肉疼痛，有时出现腰背疼痛。

2. 痿证

虽同是肢体疾患，但痿证以手足软弱无力，甚则肌肉枯萎瘦削，关键在于肌肉"痿弱不用"，关节相对"变大"，但无疼痛及活动受限。

四、临床治疗

（一）提高临床疗效的要素

（1）明确跖骨骨折诊断。

（2）确定跖骨骨折的类型、程度、错位方向及周围足部软组织情况，选择适当的手术方式及手术时机。

（3）术后确定康复的时机、节点，选择合适的功能锻炼。

（二）辨病治疗

1. 整复固定

无移位骨折、第5跖骨基底部骨折、疲劳骨折应局部石膏托固定4~6周左右。

（1）整复方法

①跖骨基底部骨折或合并跖跗关节脱位：在麻醉下，患者取仰卧位，一助手固定踝部，另一助手握持前足部做拔伸牵引。

骨折向背、外侧移位者，术者可用两拇指置足背1、2跖跗关节处向内、下推按，余指置足底和内侧跖骨部对抗，同时握持前足部的助手将前足背伸外翻即可复位。

②跖骨干部骨折：麻醉下，先牵引骨折部位对应的足趾，以矫正其重叠移位，以另一手的拇指从足底部推压断端，矫正向跖侧的成角。如仍有残留的侧方移位，仍在牵引下，从跖骨之间用拇食二指采用夹挤分骨手法迫使其复位。

③跖骨颈部骨折：短小的远折端多向外及跖侧倾斜成角突起移位。整复时，一助手固定踝部，另一助手持前足牵拉，术者两手拇指置足底远折端移位突起部，向足背推顶，余指置足背近折端扶持对抗和按压跖骨头，同时牵拉前足之助手将足趾跖屈即可。

（2）固定方法

①脚托板加牵引固定：在第 1 周内，应透视检查 1 次。固定时间 6~8 周。

②外固定器：操作在 X 线透视或 C 臂下进行。跖骨基底部骨折合并跖跗关节脱位者，从跖骨的背、外侧和第一楔骨内下缘进针。不合并跖跗关节脱位者可以固定跖骨的背、外侧和第一跖骨基底部的内缘。固定时先将钳夹尖端刺进皮肤后，在 C 臂下复位，选择稳定点进行钳夹。固定后用无菌纱布包扎，石膏托固定，4~6 周后确定骨折愈合去除外固定器，下床活动。

2. 切开复位内固定

经闭合复位不成功或者伴有开放性伤口者，可考虑切开复位内固定。以骨折部为中心，在足背部做一长约 3cm 的纵切口，切开皮肤及皮下组织，将趾伸肌腱拉向一侧，找到骨折端，切开骨膜并在骨膜下剥离，向两侧拉开软组织充分暴露骨折端，用小的骨膜剥离器或刮匙，将远折段的断端撬出切口处，背伸患趾将克氏针从远折段的髓腔钻入，经跖骨头和皮肤穿出，当针尾达骨折部平面时，将骨折复位，再把克氏针从近折段的髓腔钻入，直至钢针尾触到跖骨基底部为止，然后剪断多余钢针，使其断端在皮外约 1~2cm，缝合皮下组织和皮肤。

3. 不同类型骨折手术治疗措施

（1）单根跖骨骨折　复位后可用螺钉和钢板固定。

（2）多根跖骨骨折　在骨折线位于跖骨头近端的多个跖骨骨折、跖骨间韧带有重要的稳定作用（第一跖骨除外）。如果为横形骨折，则跖骨不会因为剪力而短缩。因此用多根克氏针做髓内固定会很有效。克氏针必须从足趾的足底侧穿入，这样才能将相应的跖趾关节维持固定在解剖位置上。

（3）不稳定骨折及关节内骨折　跖骨远端斜形骨折很可能有轴向短缩。对这类病例及其他可能有轴向短缩或成角的病例，必须考虑用钢板和螺钉固定。可采用第 2、第 3 跖骨间的纵行切口处理第 2、第 4 跖骨骨折。如果固定第 4、第 5 跖骨，则取第 4、第 5 跖骨间纵行切口。

（4）跖骨应力性骨折　骨折部位有局限性压痛。最初的 X 线片常表现正常，在骨折 2~4 周后才有骨痂的阳性表现。骨扫描或者 MRI 检查能早期确定诊断。治疗为对症治疗，可穿木底鞋，或是进行中足部绷带保护并穿运动鞋来治疗。

（5）第 5 跖骨基底部撕脱骨折　常见的损伤机制是足部内翻损伤。患者有中足外侧疼痛，查体可及第 5 跖骨基底部压痛。X 线片上一般会显示第 5 跖骨基底结节有大小不定的骨折片，由于腓骨短肌止点宽大，骨折通常没有移位。有时，疼痛很严重，以至于需要步行石膏或行走靴固定 1~2 周，然后足部包扎并且穿支撑性运动鞋。

（三）辨证治疗

按骨折三期辨证用药，跖骨骨折的三期辨证治疗主要特点和 Pilon 骨折的三期辨证治疗较为类似，可以参考 Pilon 骨折的三期辨证进行药物内服外用治疗。损伤初期，以活血化瘀为主。患处肿胀，疼痛较甚，方选活血舒肝汤；腹胀、大便秘结、口干舌燥苔黄者，宜加通腑泄热药如枳实、芒硝等；损伤中期，理气活血、调理脾胃，兼补肝肾，以四物汤加川断、茯苓等；损伤后期，补气血、养肝肾、壮筋骨、利关节，方选健步虎潜丸。对于开放性者，早期应用清热解毒药物，如金银花、连翘等。

五、预后转归

该病通过保守治疗或手术治疗可治愈，治愈的标准为 X 线片可见骨折线愈合，行动无异常。大部分无移位的跖骨骨折通常在 6 周内可痊愈。手术治疗的跖骨骨折患者，通常在 2~3 个月痊愈。

六、预防调护

注意生产、生活安全，避免创伤是关键。

早期进行足趾和踝部屈伸活动，1~2 周后可扶拐不负重行走。一般 4~6 周后，去除外固定，开始负重行走。第 5 跖骨基底部骨折愈合较慢，去除石膏后，若无局部症状，即可负重行走；若 4~6 周后仍存在局部症状，应适当延长固定时间。

七、评述

目前采用超声在检查跖骨骨折中得到了更多的应用。Ebrahimi Mohsen 等通过研究结果显示，超声诊断跖骨骨折具有高敏感性、高特异性，阴性预测值约 100%，且无辐射，价格便宜，因此在诊断跖骨骨折时，超声可以作为一种很好的替代放射摄影的方法。

第十四节　趾骨骨折

趾骨骨折居足部骨折的第 2 位。趾骨共 14 块，分为近节、中节（足踇趾无中节）及远节趾骨。趾骨之间关节囊及韧带连接，是除踝关节以外活动度最大的部位，又由于位于足的前端，因此也是最容易受伤的部位。

一、病因病机

（一）西医学认识

多由于直接暴力所造成，因重物打击足背、碾压、足内翻扭伤或踇趾和不慎踢到固定物上造成。

（二）中医学认识

趾骨又叫脚趾骨，正如《医宗金鉴·正骨心法要旨》说："趾者，足之趾也。名以趾者，所以别于手也，俗名足趾，其节数与手之骨节同。"趾骨骨折多因重物砸伤或踢碰硬物所致。《医宗金鉴·正骨心法要旨》说："趾骨受伤，多于跗骨相同，唯奔走急迫，因而多伤者。"

二、临床诊断

（一）辨病诊断

1. 临床表现

趾骨骨折有明显外伤史，伤后患趾疼痛剧烈，肿胀，甲下有青紫瘀斑，活动受限，有移位者可以出现明显畸形。触诊可有局部压痛、纵向叩击痛、骨擦音和异常活动。

2. 相关检查

X 线摄片正、斜位片可以明确诊断，并观察骨折类型及移位情况。

（二）辨证诊断

患者伤后常可出现痛苦面容，神色憔悴，面色苍白，倦怠懒言，胃纳呆减，伤趾疼痛、肿胀、有青紫瘀斑。有移位者外观可有畸形，合并皮肤和趾甲损伤，伤后亦容易引起感染。骨折后长期卧床，可出现咳嗽咳痰，黄痰多见，心烦不寐，健忘多梦。

1.气滞血瘀证

（1）临床证候　患足活动受限，足趾屈伸不利，骨折局部瘀斑，肿胀疼痛，多为刺痛，痛有定处，夜间加重，局部触痛明显，舌质紫暗，或有瘀斑，舌苔薄白，脉弦涩。

（2）辨证要点　足趾骨折局部肿胀疼痛明显，多为刺痛，痛有定处，局部有瘀血斑，夜间加重，舌质紫暗，脉弦涩。

2.气血不足证

（1）临床证候　患足及足趾屈伸活动不利，骨折局部瘀肿疼痛，多为缓痛，痛无定处，神疲乏力，心悸气短，体倦自汗，少气懒言，头晕耳鸣，面色少华，精神恍惚，舌质淡，苔白，脉沉细或细数。

（2）辨证要点　患足及足趾屈伸活动不利，痛无定处，精神萎靡，疲倦乏力，面色少华，舌质淡，苔白，脉沉细或细数。

三、鉴别诊断

（一）西医学鉴别诊断

趾骨骨折应与足趾关节扭挫伤鉴别，两者之间都会出现局部肿胀疼痛活动受限等症状，但是扭挫伤时，无纵向挤压叩击疼痛，趾骨骨折有，两者在X线片上可以明确诊断。

（二）中医学鉴别诊断

1.痹证

主要表现为四肢关节痛，或关节有明显的红肿热痛，也有表现为全身性、广泛的肌肉疼痛，有时出现腰背疼痛。

2.痿证

虽同是肢体疾患，但痿证以手足软弱无力，甚则肌肉枯萎瘦削，关键在于肌肉"痿弱不用"，关节相对"变大"，但无疼痛及活动受限。

四、临床治疗

（一）提高临床疗效的要素

（1）明确趾骨骨折诊断。

（2）趾骨骨折一般诊断明确，完全复位及良好的固定是提高疗效的重点。

（3）趾骨骨折固定的牢靠程度及早期的康复锻炼是恢复的关键。

（二）辨病治疗

1.整复固定方法

有移位的单个趾骨骨折型手法复位，只需将受伤的足趾用胶带与邻趾固定即可（"伙伴式固定"）。

2.手术治疗

错位严重的可行骨折复位钢针内固定；开放骨折需要急诊手术处理，清创时可同时处理骨折。

（三）辨证治疗

药物治疗一般按骨折三期用药，初期肿胀严重者用活血类配合利湿解毒类方剂加减治疗，肿胀减轻后用活血接骨类方剂加减治疗。去除固定后应用中草药熏洗患部，促进功能恢复。

1.气滞血瘀证

治则：活血行气，通络止痛。

方药：活血祛瘀汤。丹参30g，当归9g，赤芍9g，鸡血藤15g，桃仁6g，延胡索9g，郁金9g，三七3g（研），香附9g，枳壳6g，广木香6g，甘草3g。如肿胀严重者加薏苡仁50g、泽泻20g；瘀血阻滞疼痛甚者加乳香、没药各9g。

2. 气血不足证

治则：益气养血，通络止痛。

方药：归脾汤加减。白术10g，当归3g，党参10g，酸枣仁10g，黄芪10g，木香12g，远志15g，炙甘草6g，龙眼肉10g，茯苓10g。兼有气虚血瘀者可加桃仁、红花、香附、丹参；疼痛较重者加乳香、没药、延胡索。

五、预后转归

对于趾骨骨折的患者，病程早期若治疗及时，一般预后良好。

六、预防调护

注意生产、生活安全，避免创伤是关键。骨折整复固定后，早期主动活动小腿肌肉，拆除固定后，再用弹力绷带包扎，并循序渐进增加活动量。

七、评述

趾骨骨折常规手术多使用克氏针内固定的方法，由于达不到要靠的固定，或者由于克氏针对关节的固定以及对肌腱的阻挡，导致足部关节常不能进行早期锻炼，而影响功能恢复。汤样华等使用微型钢板螺钉内固定法，不仅能获得可靠的固定，而且将钢板放置于骨背外侧，不影响肌腱活动，为术后早期开始功能锻炼创造了条件。

参考文献

［1］王和鸣. 中医伤科学. 6版. 北京：中国中医药出版社，2001

［2］王亦璁. 骨与关节损伤. 3版. 北京：人民卫生出版社，2003.

［3］郭维淮. 平乐正骨. 北京：中国中医药出版社，1995.

［4］张长青，张英泽，余斌，等. 成人股骨颈骨折诊治指南［J］. 中华创伤骨科杂志，2018，20（11）：921-928.

［5］赵勇，秦伟凯. 重视股骨颈骨折的评估与内固定治疗的若干问题［J］. 中国骨伤，2021，34（3）：195-199.

［6］刘明勋. 经皮加压螺钉内固定术结合中药治疗青壮年股骨颈骨折的效果［J］. 现代诊断与治疗，2019，30（13）：2294-2296.

［7］刘兵. 改良Mennen钢板在髋关节置换术后股骨干骨折中的应用进展［J］. 医疗装备，2020，33（16）：198-199.

［8］孙贺，孙亮，李忠，等. 股骨干骨折术后骨不连的诊疗进展［J］. 骨科，2020，11（4）：344-347.

［9］庄伟康，周强. 中西医治疗股骨干骨折评述［J］. 现代医药卫生，2019，35（12）：1841-1844.

［10］王思哲，高坤范，徐禛禛，等. 3D打印辅助传统钢板内固定治疗复杂胫骨平台骨折［J］. 中国组织工程研究，2022，26（18）：2823-2827.

［11］姜勇，张爱华，徐圣康，等. 膝关节镜联合MIPPO技术治疗胫骨平台骨折的疗效分析［J］. 生物骨科材料与临床研究，2022，19（3）：20-26.

［12］孟繁杰，王青松，马青嵩，等. MIPO技术以LISS/LCP联合同种异体骨治疗复杂胫骨平台骨折的疗效及其对HSS膝关节功能的影响［J］. 川北医学院学报，2022，37（9）：1170-1173.

［13］何国文，胡栢均，高大伟，等. 3D打印术前规划联合双反牵引装置治疗Schatzker Ⅴ、Ⅵ型胫骨平台骨折［J］. 中国组织工程研究，2022，26（36）：5764-

5769.

[14] 单晓威，刘爱国，王久清，等．计算机辅助结合 3D 打印技术在复杂胫骨平台骨折手术中的应用研究［J］．生物骨科材料与临床研究，2022，19（2）：63-66.

[15] 王倩，毕龙，严亚玲，等．3D 打印技术辅助内固定术联合续断接骨汤治疗复杂性胫骨平台骨折患者的临床研究［J］．世界中西医结合杂志，2022，17（6）：1150-1154.

[16] 王栋，潘子翔，姜文学．胫骨平台球囊成形术的临床评述［J］．实用骨科杂志，2020，26（8）：716-720.

[17] 郭俊召，张龙涛，宋延军．壮筋续骨汤结合内固定治疗对胫骨平台骨折患者的影响［J］．河南医学研究，2022，31（16）：3018-3021.

[18] 高继锋．加服复元活血汤对胫骨平台骨折患者骨代谢指标及膝关节功能的影响［J］．广西中医药大学学报，2022，25（1）：25-27.

[19] 周武，米博斌，刘国辉．胫骨骨折治疗的若干问题及思考［J］．中国骨伤，2022，35（6）：503-505.

[20] 张文玺，王新明，吉跃平，李栋，刘杰，王帅．基于 3D 打印的骨折复原技术在胫腓骨远端骨折中的应用［J］．中华创伤骨科杂志，2017，19（7）：589-595.

[21] 张洪剑，章耀华，刘晓磊．3D 打印辅助手术对胫骨 Pilon 骨折患者术后功能恢复及骨代谢指标水平的影响［J］．河北医科大学学报，2023，44（3）：279-283.

[22] 朱松峰，张占岭，武士超，等．益气活血通脉汤联合推拿治疗闭合性 Pilon 骨折临床研究［J］．新中医，2023，55（3）：91-94.

[23]（美）George 著．《足踝部骨折》．武勇等译．北京：人民卫生出版社，2009.

[24] 王满宜．足与踝骨折的几个问题［J］．中华创伤骨科杂志，2006，8（5）：91-94.

[25] 韦晨晖．外固定支架和交锁髓内钉治疗胫腓骨骨折的疗效观察［J］．白求恩医学杂志，2014，12（1）：34-35.

[26] 陈凯宁，叶少腾，巫松辉，锁定加压钛板内固定治疗跟骨折［J］．中国医学工程，2014，22（7）：161，163.

[27] 徐明，陶圣祥，夏春明，等．经载距突空心螺钉内固定治疗 Sanders Ⅱ型跟骨折［J］．实用医学杂志，2012，28（7）：1223-1224.

[28] 和艳红，孙永强，张云彬，等．跟骨弹力固定支架治疗跟骨骨折的临床疗效观察［J］．中国骨伤，2009，22（2）：100-101.

[29] 和艳红，孙永强，魏景梅．跟骨Ⅲ型解剖板的临床应用［J］．中医正骨，2006，18（10）：25-26.

[30] 郭爱庄．两种手术入路治疗 Topliss 分型闭合矢状面 Pilon 骨折的疗效比较［J］．河南医学研究，2015，24（9）：128-129.

[31] 张毅，余红平．内外翻不同损伤机制导致胫骨 Pilon 骨折的手术策略分析［J］．基层医学论坛，2017，21（4）：429-430.

[32] 樊健，俞光荣，周家钤，等．距骨颈骨折治疗的近期疗效分析［J］．临床骨科杂志，2012，15（3）：309-311.

[33] 徐宏扣，李晓苏，焦洪新，等．锁定加压钢板手部锁定系统在距骨骨折的应用［J］．临床骨科杂志，2012，15（6）：723.

[34] 鲁迪，巴克利，莫兰，等．骨折治疗的 AO 原则［M］．上海科学技术出版社，2019.

[35] 李林，何久盛，张浩．微创内固定系统钢板经皮钢板结合接骨术与切开复位内固定术对胫腓骨骨折患者围术期指标及术后关节功能恢复的影响［J］．临床外科杂志，2021，29（10）：960-963.

[36] 蔡雨卫，段敬瑞，房雷，等．3D 打印辅助微创接骨板内固定术治疗不同类型胫骨骨折抗胫骨旋转不良差异研究［J］．中国修

复重建外科杂志，2019，33（12）：1510-1515.

［37］杨小龙，王平均，倪凤民，等. 关节镜辅助外固定架结合有限内固定治疗开放性 Pilon 骨折［J］. 中国骨与关节损伤杂志，2013，28（4）：376-377.

［38］翁德雨，徐晓明，王梅生，等. 3D 打印技术辅助手术治疗 Pilon 骨折［J］. 临床骨科杂志，2022，25（4）：581-585.

［39］Bhandari M，Sprague S，Hanson B，et al. Health-related quality of life following operative treatment of unstable ankle fractures：a prospective observational study.［J］. Journal of Orthopaedic Trauma，2004，18（6）：338.

［40］Lui T H，Ip K Y，Chow H T. Comparison of radiologic and arthroscopic diagnoses of distal tibiofibular syndesmosis disruption in acute ankle fracture.［J］. Arthroscopy the Journal of Arthroscopic & Related Surgery，2005，21（11）：1370.

［41］常伟，王强，黄辰宇，等. 3D 打印导板辅助前后对向螺钉与钢板内固定治疗 Haraguchi Ⅰ型后踝骨折疗效比较［J］. 中国骨与关节损伤杂志，2022，37（10）：1037-1041.

［42］黄强，徐向阳，曹永星，等. 踝关节镜诊断 Danis-Weber B 型踝关节骨折合并下胫腓联合损伤［J］. 中华骨科杂志，2019（11）：660-666.

［43］张琰冰. 踝关节骨折切开复位内固定术后踝关节镜手术的临床结果［J］. 中华关节外科杂志（电子版），2019，13（3）：309-312.

［44］Lindvall E，Haidukewych G，Dipasquale T，et al. Open reduction and stable fixation of isolated，displaced talar neck and body fractures［J］. The Journal of Bone and Joint Surgery，2004，86-A（10）：2229-2234.

［45］孙永强，和艳红，魏景梅，等. 跟骨解剖支持板的研制及临床应用［J］. 中国骨与关节损伤杂志，2008，23（7）：542-544.

［46］陈国梁，徐明亮，曹广超，等. 关节镜下复位联合骨科机器人置钉治疗距骨颈骨折的疗效观察［J］. 中华解剖与临床杂志，2022，27（10）：697-701.

［47］Buckley，Richard，Tough，et al. Operative Compared with Nonoperative Treatment of Displaced Intra-Articular Calcaneal Fractures.［J］. Journal of Bone & Joint Surgery，American Volume，2002，84-A（10）：1733.

［48］王耀宗，叶桂峰，张英. 经跗骨窦入路微创钢板联合内侧支撑空心螺钉固定 Sanders Ⅱ、Ⅲ型跟骨骨折［J/OL］. 中国修复重建外科杂志，2022，36（12）：1471-1478.

［49］Sureshan Sivanantha（主编），张英泽（翻译）. Mercer 骨科创伤学 10 版［M］. 北京：人民卫生出版社. 2016.

［50］汤样华，熊振飞，曾林如，等. 矩形钢板固定治疗拇趾近节趾骨骨折［J］. 临床骨科杂志，2018，21（5）：548.

第七章　颈部骨折

第一节　寰椎（C_1）骨折

寰椎骨折是上颈椎损伤中较常见的一种，占急性颈椎骨折的 7%~10%，单纯寰椎骨折大多是两处或多处前、后弓骨折；44%的寰椎骨折合并有枢椎骨折。临床上见到的寰椎骨折神经症状轻重不一，有的患者当场死亡，有的患者病情严重且伴有不同程度的脑干与脊髓高位损伤，表现为脑神经瘫痪、四肢瘫或不全瘫和呼吸障碍，常需立即辅助呼吸，有的仅为枕颈部疼痛和活动障碍，神经症状轻微，但这类患者仍有潜在危险，应予以高度重视和相应治疗。Jefferson 首先报道了寰椎椎弓骨折。随着病例的积累和解剖学、生物力学的研究深入，人们对寰椎骨折的损伤机制、影像学诊断、治疗方法、预后有了全面的认识。

一、病因病机

（一）西医学认识

寰椎骨折的机制是暴力由颅骨向颈椎轴向传导，寰椎作为枕颈移行部的重要结构，由两侧块及前后弓组成。两侧块外厚内薄，与前、后弓连接处相对薄弱，当轴向应力转化为离心向的水平应力，导致寰椎发生爆裂性骨折。寰椎骨折块呈现 4 块骨块，即 2 个侧块和 2 个前弓是其发病特点。当暴力方向不正时，应力可能作用于一侧，导致一侧椎弓或侧块骨折，如同时伴有两侧块外移之和 >6.9mm，提示横韧带断裂，Jefferson 骨折成为不稳定骨折。寰椎水平骨折、前结节撕脱性骨折是由于过伸时颈长肌对抗屈肌，剧烈收缩所致。寰椎后弓骨折大多数学者认为是由于颈椎过伸时，寰椎后弓处于颅底与枢椎棘突之间，直接暴力所致后弓骨折。寰椎前弓孤立性骨折，有人认为是齿突撞击寰椎前弓所致。

（二）中医学认识

《医宗金鉴·正骨心法要旨·旋台骨》记载："旋台骨，又名玉柱骨，即头后颈骨三节，一名玉柱骨。"又曰："此骨被伤，共分四证：一曰从高坠下，致颈骨插入腔内，而左右尚活动者，用提颈法治之……一曰仆伤，面仰头不能垂，或筋长骨错，或筋聚，或筋强骨随头低，用推、端、续、整四法治之。"指出了寰椎骨折病因病机及治疗方法。《外台秘要·卷廿九》曰："因跌打压损……头项伤折骨节。"指出了寰椎骨折的外因多为外力，尤其是来自头部的纵向挤压暴力所引起。

二、临床诊断

（一）辨病诊断

1. 临床表现

寰椎骨折的患者多有明确的外伤史，常表现为颈部疼痛、僵硬，常以双手托住头部，避免其活动。颈部有明显压痛，颈后肌群痉挛，活动受限，咽部肿胀或有瘀血。如第 2 颈神经（枕大神经）受累时，患者感觉枕部疼痛、颈肌痉挛、颈部活动受限。若伴脊髓损伤，可有运动感觉丧失。损伤严重者可致瘫痪甚至立即死亡。

2. 相关检查

（1）X 线检查　需投照开口位及正、侧位 X 线片，并在开口位片上测量了解寰椎压迫骨折与寰枢椎不稳的情况，正常的寰椎侧块外缘与枢椎关节突外缘在同一直线上，寰椎骨折者双侧侧块向外移位，侧块外缘超过枢椎关节突外缘。测量侧块向外移位的距离，两侧之和超过6.9mm，表明寰椎横韧带断裂，导致寰枢不稳定。开口位上寰椎两侧块与齿状突间的距离相等而对称。侧位X线片上可见到寰椎后弓双重骨折，骨折线经过椎动脉沟。侧位片上寰椎前弓后缘与齿状突前缘，即寰齿间距正常为3~5mm，在3mm内是较恒定的标志，如果寰齿间隙大于5mm，可能为寰椎骨折合并横韧带断裂。

（2）CT检查　为了解寰枢区损伤细微结构的变化，宜采用断层拍片及CT扫描，常能显示寰椎爆裂的骨折分离状况，对确定其稳定程度是有益的。还应注意寰椎侧块内侧缘撕脱骨折，因其是横韧带撕裂征象，提示骨折不稳定。CT的二维及三维重建，对于骨折线的走向及骨折线的位置较为准确。

（3）MRI检查　对骨折的观察不如前者清晰，能判断脊髓有无损伤，主要用于伴有脊髓症状者，并有利于对寰椎横韧带断裂的判定。

（二）辨证诊断

《正体类要·序》记载："肢体损于外，则气血伤于内，营卫有所不贯，气血由之不和。"人体一旦遭受损伤，则脉络受损，气机凝滞，营卫离经，瘀滞于肌肤腠理。故患者伤后气血虚弱，常可见痛苦面容，颈部疼痛、僵硬，常以双手托住头部，颈部活动受限，屈伸不利。

1. 气滞血瘀证

（1）临床证候　颈部疼痛，多为刺痛，痛有定处，肿胀明显，僵硬，常以双手托住头部，颈部活动受限，屈伸不利，舌质紫暗，或有瘀点瘀斑，舌苔黄或薄白，脉数或弦涩。

（2）辨证要点　颈部刺痛，肿胀，僵硬，舌质紫暗，舌苔薄白，脉数或弦涩。

2. 督脉受阻证

（1）临床证候　颈部疼痛、僵硬，颈部活动受限，屈伸不利，全身怕冷畏寒，四肢麻木无力，活动后症状减轻，得温痛减，疼痛明显，静止时疼痛减轻或消失，同时兼有腰酸膝软、倦怠乏力的症状，舌质淡苔白或薄黄，脉弦涩。

（2）辨证要点　颈部疼痛，活动受限，屈伸不利，全身畏寒，四肢麻木无力。

3. 气血不足证

（1）临床证候　颈部屈伸不利，活动无力，患者不愿活动，精神萎靡，疲倦乏力，体倦自汗，动则尤甚，少气懒言，头晕耳鸣，面色少华，舌质淡，苔白，脉沉细或微细。

（2）辨证要点　患者精神萎靡，疲倦乏力，面色少华，舌淡苔白，脉沉细。

4. 肝肾亏虚证

（1）临床证候　颈部疼痛、僵硬，常以双手托住头部，颈部活动受限，屈伸不利。活动时疼痛明显，静止时疼痛减轻或消失，同时兼有腰酸膝软、头晕眼花、耳鸣、耳聋、倦怠乏力的症状，舌质淡白，舌苔薄白或薄黄，脉弦涩或细弱。

（2）辨证要点　颈部疼痛，双手托住头部，活动受限，兼有腰酸膝软、耳鸣耳聋。

三、鉴别诊断

（一）西医学鉴别诊断

1. 齿状突骨折

两者均可出现颈枕部酸困疼痛，甚至活动受限，X线片可获得清晰的骨折线，容易鉴别。

2. 创伤性寰枢椎半脱位

该病常遭受挥鞭样损伤，造成寰横韧

带断裂，X线片见寰齿间隙增大，张口困难，齿突轴线与两侧快距离不等，但本病没有寰椎骨折表现。

（二）中医学鉴别诊断

1. 流痰

流痰常常指的是颈项部脊柱结核，多发于脊椎，其次下肢，可走窜，一般为单发，脓肿形成后常可走窜，患处隐痛，起病慢，化脓迟，但溃后亦不易收敛，且寰枕关节骨性变形较少。

2. 项痹

多因风寒侵袭或素体亏虚，内外相和，杂而为痹，多有颈项部酸沉重着，喜温恶寒，颈枕可以出现疼痛活动受限等症状，但无明显的外伤史，无颈项部瘀斑。

四、临床治疗

（一）提高临床疗效的要素

（1）及时详细检查，明确寰椎骨折诊断，确定寰椎骨折的稳定性。

（2）根据寰椎骨折的类型选择不同的治疗手段。

（3）根据年龄、骨质疏松的程度、骨折的复位质量以及脊髓损伤情况确定后期的康复方案。

（二）辨病治疗

1. 非手术治疗

不伴有颅脑损伤及脊髓神经症状者，可非手术治疗。主要有过伸颅骨牵引、支架固定等方法。牵引时间为3周，牵引重量为3~5kg。复位后行头颈胸石膏外固定，也可以把牵引器与支具背心连接，固定3~5个月。

2. 手术治疗

寰椎骨折的早期阶段一般不应采取手术疗法，以防由于过多的搬动而引起或加重颈髓损伤，但对晚期病例，尤其是当神经症状恢复到一定程度，即停止不前的不完全性脊髓损伤者，可行减压＋枕颈融合术。手术的目的主要包括矫正畸形、神经结构减压、脊髓和神经根减压、寰枢椎不稳的重建。

（1）寰枢间融合术　包括传统、改良的Gallie、Brooks、Fielding手术、后路寰枢椎经关节突螺钉、前路寰枢椎融合术等手术方法。寰枢椎间融合术不能用于寰椎新鲜骨折，必须等待后弓与两侧块牢固的骨性愈合后施行。

（2）枕颈融合术　经典方法有枕骨瓣翻转及自体髂骨移植法。近年来随着内固定技术的普及，各种内固定系统有了广泛的应用。

（三）辨证治疗

1. 气滞血瘀证

治法：活血化瘀，行气导滞，消肿止痛。

方药：复原活血汤加大成汤加减。柴胡15g，栝楼根9g，当归9g，红花6g，甘草6g，穿山甲（用替代品）6g，大黄30g，桃仁15g，陈皮15g，苏木15g，木通9g，枳壳20g，厚朴6g。疼痛严重者加乳香12g、没药12g。

2. 督脉受阻证

治法：舒筋通络，消肿止痛。

方药：舒筋活血汤加减。羌活9g，防风6g，荆芥6g，独活9g，当归9g，续断9g，青皮6g，牛膝9g，五加皮9g，杜仲9g，红花9g，枳壳6g。四肢麻木较重者加蜈蚣15g、地龙15g。

3. 气血不足证

治法：益气养血，舒筋通络。

方药：归脾汤加减。白术10g，当归3g，党参10g，酸枣仁10g，黄芪30g，木香12g，远志15g，炙甘草6g，龙眼肉10g，茯苓10g。若兼有寒象者可加熟附子5g、干姜10g；气虚严重者加黄芪30g、人参15g；

血瘀重者可加桃仁 15g、红花 15g。

4. 肝肾亏虚证

治法：补益肝肾，续筋接骨。

方药：偏阳虚者，右归丸合舒筋汤加减；偏阴虚者，左归丸合舒筋汤加减。偏阳虚者，药用熟地黄 15g、怀山药 20g、山茱萸 15g、枸杞子 20g、菟丝子 20g、鹿角胶 20g、杜仲 25g、肉桂 20g、当归 15g、熟附子 15g、白芷 12g、防风 12g、香附 15g 等；偏阴虚者，药用熟地黄 15g、枸杞子 20g、怀山药 20g、山茱萸 15g、菟丝子 20g、鹿角胶 20g、龟甲胶 20g、白芷 12g、防风 12g、香附 15g、川牛膝 20g 等。若兼有寒湿症状可加熟附子 5g、肉桂 10g。气虚明显者可加黄芪 15g、党参 15g。

（四）新疗法选粹

1. 后路寰椎单轴螺钉内固定植骨融合术治疗 Gehweiler Ⅲ b 型寰椎骨折

余正红等采用后路寰枢椎钉棒内固定植骨融合术治疗 14 例患者，行寰椎单轴螺钉内固定，术后随访结果得出该方法对寰椎骨折移位及侧块关节分离复位更好、术后颈部疼痛缓解和功能改善更佳。

2. 后路单节段椎弓根钉内固定治疗不稳定寰椎骨折

鲍凯等认为后路单节段椎弓根钉内固定治疗不稳定寰椎骨折手术时间短、出血量少、并发症少，复位效果也较好，而且更主要的是患者颈部屈伸及旋转功能基本不受限；对于 C$_1$ 骨折，横韧带断裂可能不是切开复位内固定的禁忌证，但 C$_1$-C$_2$ 不稳定的长期影响仍有待进一步研究。

（五）医家经验

郝定均

郝定均等认为如何对寰椎骨折进行准确的分型与评估，做到"应治尽治，精准施治"，实现寰椎骨折的仿生治疗，是目前亟待解决的问题。寰椎仿生治疗的原则主要是对保守治疗效果确切可靠的患者尽可能采用外固定达到寰椎的仿生自然修复，而对保守治疗效果欠佳的患者以"结构稳定、功能最优"为出发点，尽可能通过手术达到寰椎的仿生自然重建。寰椎稳定性的精准评价使寰椎骨折仿生治疗阶梯化模式成为可行。以生物力学稳定性为考量要素，遵循"损伤逐级递增，稳定性逐级递减"的原则，可将寰椎骨折划分为 3 型，对各型骨折应采用不同的固定策略。

五、预后转归

单纯型寰椎骨折患者的预后均较好，仅个别病例可继发枕大神经痛而需做进一步治疗。伴有颅脑等并发伤者，易漏诊而影响及时治疗，常有后遗症。伴有脊髓完全性损伤者，多于伤后早期死亡；而不完全性损伤者，恢复率较高。

六、预防调护

（1）治疗期间应坚持佩戴固定架和颈托，并加强全身的功能锻炼。

（2）术后卧床期间要鼓励患者多饮水，协助患者定时翻身、拍背，局部受压皮肤可每日用温水擦洗或按摩。对于体弱消瘦的患者，在臀部垫气圈，以防止坠积性肺炎、压疮等长期卧床并发症的发生；保持会阴部清洁，防止发生泌尿系感染。

（3）针对老年人骨折后紧张、焦虑、悲观、痛苦等多种情绪反应，有的放矢地进行心理疏导。

七、评述

目前研究及临床治疗中，对于未造成上颈椎寰枕关节或寰枢关节失稳的寰椎骨折，多采用保守治疗方法，可取得确实的疗效；对于不稳定性寰椎骨折，若不伴有横韧带断裂，则在治疗的选择上根据患者症状及主观要求，选择保守抑或是手术方法。若选择使用保守治疗，则应定期随访，一旦发现骨折不愈合并影响上颈椎稳定性，应行融合手术进行治疗；若骨折严重已引起横韧带断裂，则现有研究仍主张使用内固定治疗。生理性固定技术是可以兼顾寰椎稳定性恢复与活动性保留的手术方法，其目前主要用于不伴有横韧带骨折的寰椎骨折，对于伴横韧带断裂情况骨折类型的应用，尚需进一步研究。

第二节　枢椎（C_2）骨折

枢椎因为其特殊的解剖形态，及其上接颅骨下连脊椎的特点，决定了枢椎骨折具有独特的特征。主要包括齿突骨折、Hangman 骨折、枢椎侧块骨折、枢椎椎体骨折等。

一、病因病机

（一）西医学认识

枢椎齿突骨折是一种累及寰枢椎区稳定性的严重损伤，因头颈遭受不同方向的外力所引起，由于局部解学的特殊性，其不愈合率较高，日后不稳定的持续存在，可能导致急性或迟发性颈髓压迫并危及生命。齿突血供也具特殊性，基底部骨折后极易发生骨折不愈合。单纯性齿突骨折则相对少见，占颈椎骨折总数的 8% 左右。齿突骨折在成人的颈椎损伤中占 10%~15%。尽管在小儿颈椎损伤并不常见，但齿突骺分离时有所见。

侧块骨折为一种较少见的损伤，损伤机制与寰椎椎弓骨折基本相似，垂直压缩和侧方屈曲为其主要暴力方式。一些非典型的 Hangman 骨折其骨折线也可以累及枢椎侧块，其损伤机制同 Hangman 骨折一样。

1. 枢椎齿突骨折

根据骨折部位分成 3 型（图 7-2-1）。

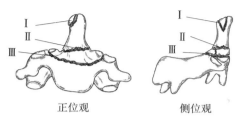

正位观　　　　　侧位观

图 7-2-1　齿突骨折 Anderson 分型

I 型：齿突尖端翼状韧带附着部的斜行骨折，约占 4%。

II 型：齿突与枢椎椎体连接处（齿突腰部）的骨折，占 65%（亚型：即 IIA 型齿突骨折。齿突基底部骨折，骨折端后下方有一枚较大的游离骨块，为不稳定骨折，单纯支具治疗容易发生骨不连）。

III 型：枢椎体部骨折，这一部分相当于胚胎时间前寰椎与尾侧 C_2 体节融合处，占 31%。

2. Hangman 骨折（枢椎创伤性滑脱）常见的分型有以下几种。

（1）Pepin-Hawking 分类　此种比较简单，只是根据骨折移位情况将枢椎椎侧弓骨折分为两型：I 型，骨折没移位，损伤范围涉及枢椎后柱；II 型，骨折有移位，除后结构受到损伤外，前方的韧带及 C_{2-3} 椎间盘均受到损伤。

（2）Francis 分级　Francis 等按照骨折移位、成角和韧带的不稳定情况将 Hangman 骨折分为 5 个等级。

3. 枢椎椎体骨折

枢椎椎体骨折的部位，位于齿突基底部和双侧椎弓根之间（图 7-2-2），按照骨折的形态，可分为 3 型（表 7-2-1）。

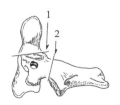

图 7-2-2　枢椎椎体骨折

表 7-2-1 枢椎椎体骨折分型

分型	骨折形态	损伤机制
I 型	骨折线呈冠状排列的垂直的枢椎椎体骨折	见备注
II 型	骨折线呈矢状方向的垂直枢椎骨折，即枢椎侧块骨折或枢椎上关节突骨折	轴向压缩和侧屈暴力通过枕骨髁传导到寰椎侧块再传递到枢椎侧块，引起压缩性骨折（实际上是枢椎侧块骨折）
III 型	骨折线呈水平方向的椎体部骨折，即齿突 III 型骨折	见齿突骨折的损伤机制

备注：I 型的损伤机制
①较引起 Hangman 骨折的暴力略少伸展，并伴有较小的轴向载荷的暴力作用引起枢椎椎体背侧部位的垂直骨折。
②主要的轴向压缩载荷加伸展暴力作用于额顶部，从而引起椎体后背侧部位的垂直骨折加 C_{2-3} 椎间盘前部断裂、C_2 椎体前下缘撕脱骨折，伴 C_1 和 C_2 大部分椎体的过伸（但往往不表现出骨折）。
③屈曲暴力加轴向作用于枕顶部，引起 C_2 椎体前缘垂直骨折，椎间盘损伤、C_2 复合体（寰椎和枢椎大部分椎体）前移和前纵韧带撕裂。部分可导致枢椎前下缘骨折。
④屈曲加牵张暴力可引起枢椎椎体后部骨折。椎间盘部分断裂和 C_2 复合体屈曲。
⑤一个急性过伸和旋转的暴力。

（二）中医学认识

《医宗金鉴·正骨心法要旨·旋台骨》记载："旋台骨，又名玉柱骨，即头后颈骨三节，一名玉柱骨"。枢椎是其中之一。又曰："此骨被伤，共分四证：一曰从高坠下，致颈骨插入腔内，而左右尚活动者，用提颈法治之……一曰仆伤，面仰头不能垂，或筋长骨错，或筋聚，或筋强骨随头低，用推、端、续、整四法治之。"指出了枢椎骨折病因病机及治疗方法。《外台秘要·卷廿九》曰："因跌打压损……头项伤折骨节。"指出了枢椎骨折的外因多为外力。

二、临床诊断

（一）辨病诊断

诊断需根据准确、详尽的病史，体格检查和结合多种影像学检查结果综合研究，确定某一患者暴力作用点、损伤机制，了解枢椎骨折及周围骨骼和软组织损伤情况的全面信息。诊断需包括：①骨折的分类；②有无神经损伤；③有无伴随伤；④是否为多发伤。早期诊断十分重要，尤其无移位的齿突骨折，常常因满足于常规拍片未发现骨折而误诊。

1. 临床表现

（1）枢椎齿突骨折 多有头颈部受伤暴力 临床表现主要是颈部症状，最常见的临床症状是枕部和颈后部疼痛，并常有枕大神经分布区域的放射痛。应注意头颈是否有僵硬呈强迫体位，典型的体征为患者以手扶持头部可缓解疼痛，但在临床上并不常见。有 15%~33% 的患者有神经系统的症状和异常体征，其中以轻度截瘫和神经痛最为常见，严重者还可发生呼吸骤停，多见于老年人，常常当即死亡。

（2）Hangman 骨折 指 C_2 上下关节突之间的骨质连接区的骨折，可伴有或不伴有 C_2 前脱位。可发生在任何年龄，多合并有颜面部、头颅的损伤及颈椎其他部位的骨折等。最常见的临床症状是颈部疼痛和僵硬，部分病例合并有枕大神经分布区疼痛；其次是四肢麻木和无力。如骨折线累及横突孔则可能出现椎动脉损伤；部分病例合并其他部位的骨折和损伤。

（3）枢椎侧块骨折　主要的临床表现为颈部或枕部疼痛和头颈活动受限。极少合并脊髓或神经根损伤，尽管合并 $C_{1\sim2}$ 其他部位损伤，较少出现神经症状。

（4）枢椎椎体骨折　Ⅰ型骨折的患者伴随神经损害的概率较高。Ⅱ型骨折的患者一般不伴有神经损害症状，仅有局部症状，颈部疼痛、僵硬。但也有神经功能完整仅以颈部剧烈疼痛为主要症状者。

2. 相关检查

（1）X线检查　常规的X线平片及断层摄影可获得清晰的图像，上颈椎X线检查应包括正、侧位片和开口位片（开口位尤为重要）。清晰的开口位片可以显示齿突骨折及其骨折的类型，侧位片能够显示寰枢椎是否脱位。必须注意齿突骨折可能合并寰椎骨折。

（2）CT检查　CT可清楚显示骨折线，移位情况及与椎管的关系，并能发现常规X线片漏诊的病例。三维重建有助于对骨折形态的全面了解，对于可疑累及枢椎前结构的非典型Hangman骨折（枢椎椎体骨折）尤为必要。对于齿突骨折读片时应注意骨折移位程度，位移超过5mm者愈合多延迟；此外，尚可依据颈咽间隙增宽（即咽后壁与第3颈椎椎体之间的距离，正常为4mm以内）进行判断。

（3）MRI检查　MRI对软组织的良好分辨率使其在脊髓损伤中使用广泛；可清楚显示脊髓损伤和受压的情况，可了解脊髓及周围软组织的情况，对整个损伤可有全面的评估，并为手术入路的选择提供依据。MRI在发现枢椎侧块骨折上没有太多的帮助，不作为常规检查，但由于可以发现软组织及脊髓的损伤情况，有条件时可以进行。

（二）辨证诊断

《正体类要·序》记载："肢体损于外，则气血伤于内，营卫有所不贯，气血由之不和。"人体一旦遭受损伤，则脉络受损，气机凝滞，营卫离经，瘀滞于肌肤腠理。故患者伤后气血虚弱，常可见痛苦面容，颈部疼痛、僵硬，常以双手托住头部，颈部活动受限，屈伸不利。枢椎骨折和寰椎骨折症状较为类似，往往所表现出的体征及证型较为统一，因此辨证诊断可以参考寰椎骨折内容。

三、鉴别诊断

（一）西医学鉴别诊断

1. 寰椎骨折

枢椎骨折的诊断除需与上颈段寰椎骨折等损伤相鉴别，两者症状较为相似，受伤病史大多相同，但在影像表现上完全不同。枢椎骨折中各部位各种损伤骨折亦可在影像上鉴别。除此之外，仍需与寰椎横韧带断裂、横韧带撕脱及寰枢椎后脱位相鉴别，齿状突骨折还要与先天性齿突发育不全相鉴别。此外需注意有无合并枕颈部畸形。如寰椎枕化、颅底扁平等。此类病变多数症状较为相似，主要依靠影像判断。

2. 创伤性寰枢椎半脱位

该病常遭受挥鞭样损伤，造成寰横韧带断裂，X线片见寰齿间隙增大，张口困难，齿突轴线与两侧距离不等；或者部分旋转损伤，造成寰枢关节位置不对称，侧间隙不等宽等，症状较轻。

（二）中医学鉴别诊断

1. 流痰

多发于脊椎，其次下肢，可走窜，一般为单发，脓肿形成后常可走窜，患处隐痛，起病慢，化脓迟，但溃后亦不易收敛，且关节骨性变形较少。

2. 项痹

项痹多因风寒侵袭或素体亏虚，内外相和，杂而为痹，多有颈项部酸沉重着，疼痛活动受限，喜温恶寒，无颈项部瘀斑，症状较轻，时间较长，又无明显外伤史，影像可以明确诊断。

四、临床治疗

（一）提高临床疗效的要素

（1）首先要确定枢椎骨折后寰枢关节稳定性。

（2）根据枢椎骨折的类型选择准确的治疗手段。

（3）手术时复位要恰当，复位质量要好。

（4）手术或保守治疗后要早起功能锻炼。

（二）辨病治疗

1. 齿突骨折

（1）非手术治疗

①新鲜骨折，采用牵引复位＋头颈胸石膏固定。牵引重量常为 1.5~2kg，牵引方向应根据骨折移位情况而定，2~3 天后摄片复查，尤其前后位及侧位片，必要时可将牵引位置作适当调整。一经获得良好复位即可取正中位，维持牵引 3~4 周，然后在维持牵引下取仰卧位施行头颈胸石膏或支具固定，持续 3~4 个月。拆除石膏后，摄 X 片了解骨折复位情况，并常规采用石膏或颈托保护 2~3 个月。

②I 型齿突骨折较少见，且稳定性较好，因而采用简单的局部制动多能达到骨性愈合而无后遗症；对于Ⅲ型骨折则几乎都用坚强的外固定支具等；Ⅱ型骨折晚期骨不连的发生率最高，达 50% 左右。

（2）手术治疗 约 1/3 的病例需要手术治疗。适应证为伴有移位的Ⅱ型骨折或假关节形成及骨折愈合延迟的Ⅲ型者，前者

占绝大多数，以及非手术治疗失败者。临床通常选用融合术，融合方法的选择也不一致。从生物力学的观点看，枕颈融合欠合理。但由于其易于操作且稳定性好而仍为不少作者所采用。融合术指征如下：①颈脊髓损伤；②持续的颈部症状；③骨折不愈合且移位超过 4mm；④寰齿间距 >5mm。

2. Hangman 骨折

治疗方法的选择取决于骨折的稳度程度，大多数创伤性枢椎前滑脱患者采用密切关注的非手术治疗可以获得仅有最小畸形的坚固的骨性愈合，不融合的发生率很低。

（1）非手术治疗 包括头颈胸石膏颈托、Halo 支架。可直接采用石膏或支具固定 12 周，拍片复查获得骨性愈合后改用颈托固定 6 周。I 型骨折合并寰椎后弓骨折，使用颈围固定就足够了，因这两种骨折并没有增加上颈椎的不稳定性，故无需将固定方式升级。合并Ⅱ型齿突骨折和创伤性前滑脱使用 Halo 支架固定就可以了。

（2）手术治疗 目的是减压、复位及提供稳定。

①前路手术：前路手术内固定适用于前纵韧带断裂或椎间盘突出的Ⅱ或ⅡA型损伤。对于Ⅲ型损伤，单纯前路手术不能解决枢椎关节突脱位的问题。前结构前方两侧为凹陷的上关节突与椎体间的区域，C_{2-3} 路钢板螺钉固定时，C_2 的固定螺钉容易落入此两侧的凹陷区域，使得固定强度受到影响。

②后路手术：后路手术对Ⅲ型损伤尤为合适，可以将交锁和前脱位的枢椎下关节突复位。另外，对于不合并有前纵韧带断裂和椎间盘突出的患者，现在流行的枢椎侧弓螺钉固定是针对椎侧弓骨折部位的固定，被有的学者称为"恢复生理状态"的手术，但是枢椎侧弓螺钉固定技术要求

较高。

3. 枢椎侧块骨折

枢椎侧块骨折主要依据损伤严重程度来选择合适治疗方法。①轻度压缩骨折而无移位者，仅需要颈托固定直至骨折愈合；②侧块严重骨折者，需要牵引复位；③关节面不平的陈旧性损伤，合并有退变及存在不稳定因素且有局部疼痛或功能受限者，需要寰枢椎固定融合；④非典型的Hangman骨折累及枢椎侧块，治疗方案同Hangman骨折。

4. 枢椎椎体骨折

枢椎椎体骨折的治疗仍应以保守治疗为主，根据每个患者独特的损伤机制，采取不同的治疗。治疗时应最大限度地恢复关节面的平滑。

（1）非手术治疗　对无神经损害、无明显移位的患者行石膏固定；有移位的患者行牵引复位，注意事项同Hangman骨折的治疗。对屈曲加牵张暴力所致损伤的患者，牵引可能造成移位加重或过牵，需改用Halo支架固定，并在影像学监视下略做加压；对伴有神经损害的患者，可先行牵引复位，密切观察，同时多种的影像学检查明确骨折移位情况和脊髓受压情况，如能复位，症状改善，可继续维持牵引；如症状无改善或症状改善后停滞，则根据影像学检查显示脊髓压迫的部位选择手术的入路及术式。

（2）手术治疗　如症状无改善或症状改善后停滞，则根据影像学检查所显示脊髓压迫的部位选择手术的入路及术式。对Ⅱ型骨折不能复位者，为防止长期的不稳、畸形愈合和退变性寰枢关节炎也可考虑行后路融合手术。可选择改良张力带钢丝内固定术或枢椎全切除术，前者适用于枢椎横行骨折或能复位的枢椎粉碎性骨折，后者适用于不能复位且不能部分切除的严重粉碎性骨折。

（三）辨证治疗

寰枢椎骨折中医分型可以分为气滞血瘀、督脉受阻、气血不足、肝肾亏虚等四型，寰枢椎部位在一起，辨证治疗和方法相同，故具体辨证论治内容可以按照寰椎骨折分型论治内容进行。

（四）新疗法选粹

3D显微镜下椎弓钉固定治疗寰枢椎骨折脱位

丰瑞兵等采用3D显微镜下椎弓钉固定治疗寰枢椎骨折脱位患者11例。术前经PACS系统测量椎弓钉置钉长度与角度，术中行颈后路显露寰枢椎后方结构，在3D显微镜下对术野精准止血，利用磨钻对寰枢椎进钉点开口，置入椎弓钉并连接两侧钛棒，根据透视情况，适当提拉复位，于寰枢椎后方植入自体骨颗粒，11例患者均顺利完成手术，共置入椎弓钉44枚，其中0级与Ⅰ级置钉42枚，置钉优良率95.45%。所有患者均获随访，JOA评分显著提高。他们认为3D显微镜下椎弓钉固定治疗寰枢椎骨折脱位疗效确切，术中置钉精准，手术安全性高。

（五）医家经验

陈建明

陈建明等认为枢椎骨折治疗方案的选择取决于骨折的稳定程度。虽然采用直接石膏固定、牵引复位加石膏固定和Halo支架固定等非手术治疗也能获得骨折愈合，但单纯的非手术治疗周期长，容易发生再移位、迟发性神经损伤等。因此对于枢椎骨折，他们主张诊断明确后尽快内固定手术治疗以稳定骨折。对不同枢椎骨折，他们总结出较为系统、安全、高效的手术治疗方案，其中包括"前路齿状突中空螺钉内固定""后路经椎弓根/侧块螺钉内固定""前路钢板内固定"等术式，疗效显著。

五、预后转归

单纯枢椎骨折不伴有并发症的患者预后较好。伴有脊髓、神经损伤等并发伤者，常有后遗症。伴有脊髓完全性损伤者，可出现截瘫等；而不完全性损伤者，恢复率较高。

六、预防调护

（一）预防

本病的预防主要是避免颈项部外伤，注意颈部保护。其次是注意预防并发症。

1. 枢椎椎体骨折的并发症

在本病的病例中，Ⅰ型骨折的患者伴随神经损害的概率较高。因枢椎椎体前半部分连同寰椎向前移位，而枢椎椎体后侧骨折碎片仍留在原位，从而造成脊髓受压的危险，但也有神经功能完整仅有颈部剧烈疼痛主诉的报道。Ⅱ型骨折的患者一般不伴有神经损害症状，仅有局部症状，颈部疼痛、僵硬。本病其他的并发症还包括脊髓、椎动脉损伤及脑脊液漏等。

2. 齿突骨折的并发症

齿突不连是齿突骨折最易发生的并发症，在临床上并不少见，尤其好发于骨折线通过齿突腰部的Ⅱ型骨折。主要是由于该型骨折易发生错位，因为齿突尖韧带与翼状韧带的牵拉可使骨折分离，且后方的横韧带的推挤也可使其移位。

（二）调护

治疗期间应坚持佩戴固定架和颈托，并加强全身的功能锻炼。

七、评述

枢椎骨折在上颈椎损伤中较为常见，且其骨折形式较多样，也常合并有相邻椎节及周围软组织损伤，对颈椎的稳定性及活动功能影响较大。在近年来，随着科学技术的发展，越来越多前沿技术被应用到医学领域，如即时三维导航技术、3D打印技术等的应用，以及内固定技术的发展，使得原来被认为可以保守治疗的骨折类型也有倾向于手术治疗的趋势，而上颈椎手术无论是前路内固定或是后路内固定均具有较高的风险，其技术要求较高、操作复杂、创伤大且上颈椎解剖变异较大，稍有偏差将导致无法挽回的后果。所以，在手术方案选择上，医生不但要考虑患者的骨折类型，还要考虑自身技术娴熟水平、患者预后期望、经济能力，等等。

第三节　颈椎（$C_{3\sim7}$）骨折

脊柱在人体骨骼中占有重要地位，其所具有的4个生理弯曲可以缓冲外力对脊柱的冲击和震荡，但当强大的直接或间接暴力作用于脊柱时，会破坏其稳定和平衡性及椎骨的连续性。其中，颈椎骨折占脊柱损伤的3.8%，多属于非稳定性骨折，是脊柱骨折中较严重的一种，伴有脊髓损伤而危及生命。

一、病因病机

（一）西医学认识

颈椎在遭受过伸暴力作用时，致上下位椎板之间相互猛烈撞击而引起骨折。骨折部分多发生在关节突后至棘突之间，骨折线呈斜行。下颈椎是指颈3~7椎节，下颈椎骨折或骨折脱位在颈椎损伤中较为常见，以青壮年居多，随着工业交通运输和体育事业的发展，青少年和老年人颈椎损伤也日益增多。颈椎损伤的病因取决于伤者在受到外力作用的瞬间的体位、姿势，以及外力的性质、方式和作用时限。直接暴力造成的椎板骨折，多见于战时的火器性损伤，如子弹和弹片伤，多合并颈椎其他结构的损伤。锐器（如刀尖或金属锐器等）直接刺入致椎板骨折，平时或战时都可见，两者同属开放性损伤。椎板骨折片陷入椎管导致脊髓损伤，但致伤物直接对脊髓损伤更多见，也更严重。常见的颈椎（C$_{3~7}$）骨折主要有以下类型。

1. 单纯椎体楔形压缩骨折

单纯椎体楔形压缩骨折按照暴力大小不同，可以分为5度（图7-3-1，表7-3-1）

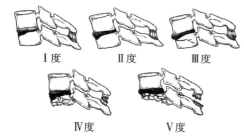

图7-3-1 单纯椎体楔形压缩骨折分级

2. 垂直压缩骨折

根据其损伤程度可以分为3度：轻度、中度和重度。轻度是指高度较正常下降小于1/3；中度是指压缩程度在1/3~1/2；重度是指椎体高度下降程度超过1/2。

3. 颈椎椎板骨折

构成椎板任何部位的骨折，都称为颈椎椎板骨折，单纯椎板骨折比较少见，大多伴随椎体、关节突和棘突骨折。

4. 颈椎棘突骨折

单纯棘突骨折比较少见，有时合并椎体或其他附件骨折。以C$_{6~7}$和T$_1$棘突骨折多见。该骨折常见于铲土工和矿工，故亦有称之为"铲土工"骨折。

5. 颈椎钩突骨折

在临床中构成颈椎钩椎关节的钩突发生骨折的情况并非少见，但基于仪器及检查手段的局限性，从前对该损伤的认识不足，常被忽略。

（二）中医学认识

中医学对颈椎损伤的认识早就有记载，古人称之为"旋台骨""玉柱骨"等，如《医宗金鉴·正骨心法要旨·旋台骨》记载："旋台骨，又名玉柱骨，即头后颈骨三节，一名玉柱骨"；并阐述了其损伤机制及治疗方法，"此骨被伤，共分四证：一曰从高坠下，致颈骨插入腔内，而左右尚活动者，用提颈法治之……一曰仆伤，面仰头不能垂，或筋长骨错，或筋聚，或筋强骨随头低，用推、端、续、整四法治之"。《外台秘要·卷廿九》曰："因跌打压损头项伤折骨节。"指出了颈椎骨折的外因多为外力，尤其是来自头部的纵向挤压暴力所引起。在

表7-3-1 单纯椎体楔形压缩骨折分度

分度	表现
I度	椎体前上缘受压缩而变钝
II度	椎体前上缘受压，圆钝更加明显，椎间盘可以轻度向前方挤压
III度	在II度的基础上，椎体出现横行骨折线，棘间韧带可以有部分撕脱
IV度	在III度的基础上，椎体呈爆裂性骨折，椎体向后移位，突入椎管内伴后纵韧带损伤，但移位 <3mm
V度	在IV度基础上，椎体向后移位超过5mm，棘间韧带完全断裂

治疗方面，传统的药物、牵引疗法受到欢迎，并收到良好效果。

二、临床诊断

（一）辨病诊断

1.临床表现

主要表现为颈部疼痛，压痛广泛，以损伤椎节的棘突和棘间压痛最明显，棘突和棘间隙有压痛，颈椎前方也可触及压痛。疼痛使运动功能受限，有时头颈部呈前倾僵直状态。合并神经压迫者，表现出相应的神经系统症状和体征，若压迫神经根则会出现肩臂和手部麻木、疼痛或感觉过敏，严重者肢体瘫痪。损伤严重时可造成脊髓完全性损伤，出现损伤平面以下感觉、运动和括约肌功能障碍。有时可引起脊髓前动脉损伤或压迫，导致脊髓前侧损害的特殊临床征象。常有运动功能丧失。

单纯椎板骨折只表现为局部疼痛和颈部功能运动受限。如合并脊髓损伤则表现出相应的临床症状和体征。

颈椎棘突骨折主要表现为疼痛、肿胀和颈椎活动受限。骨折处局限性压痛，活动的棘突有时可触及。肿胀较明显，范围也扩散到整个颈后部，并可见皮下瘀血。

2.相关检查

（1）X线检查

①单纯椎体楔形压缩骨折：正、侧位X线片上显示损伤的椎体前部压缩，整个椎体呈楔形改变；有时可表现小关节突骨折。

②垂直压缩骨折：侧位X线片显示椎体粉碎性骨折，骨折片向前凸出颈椎前缘弧线，向后凸入椎管。颈椎生理弧度消失；正位片提示椎体压缩性骨折。X线片的特征性表现是诊断的重要依据。

③颈椎椎板骨折：X线常常不能清楚地显示损伤部位，只能在清晰的侧位X线片上可见椎板骨折，前后位片由于骨性组织重叠无法辨认。

④颈椎棘突骨折：侧位X线片上显示棘突骨折线自上斜向下方，骨折的棘突向下方移位并与上位棘突分离，此为本病的典型X线表现。

（2）CT检查　CT扫描的横断层面可以清楚显示椎体损伤情况、爆裂的形态和分离移位的特点，尤其能显示骨折片在椎骨内的大小和位置及其与脊髓之间的关系，为这类损伤的诊断提供了极为有用的根据。为了解椎体及附件的损伤细微结构的变化，宜采用断层拍片及CT扫描，同时也可以进行三维重建。

（3）MRI检查　对于单纯椎体楔形压缩骨折，椎体密度增加应与肿瘤相鉴别，尤其在MRI成像上，注意与其他疾患鉴别。

（二）辨证诊断

颈部受伤后，往往出现颈部疼痛，活动受限，颈部不能支撑头部，双上肢疼痛麻木，或有明显灼烧感，甚至四肢麻木无力。损伤早期，脉络受损，督脉受阻，气机凝滞，营卫离经，瘀滞于肌肤腠理，故患者受伤后期气血虚弱，肝肾亏虚，因此分为气滞血瘀、督脉受阻、气血不足、肝肾亏虚等证型。《正体类要·序》记载："肢体损于外，则气血伤于内，营卫有所不贯，气血由之不和。"人体一旦遭受损伤，则脉络受损，气机凝滞，营卫离经，瘀滞于肌肤腠理。下颈椎与寰椎同属于颈椎部位，都位于督脉的起始部，其辨证方法相同，故辨证诊断分型可参考寰椎骨折内容。

三、鉴别诊断

（一）西医学鉴别诊断

1.颈椎病

颈椎病多发于中老年人，颈项强痛，可向前臂放射，活动受限，屈颈试验、臂丛神经牵拉试验或头顶叩击试验阳性。X线片示椎体退行性变等，一般无骨折。

2. 颈椎关节突脱位

颈椎受到屈曲剪切暴力，如挥鞭样损伤时，可发生关节突半脱位或者全脱位。主要表现为颈部疼痛呈保护性僵直，活动受限，肌肉痉挛，损伤平面以下有程度不同的神经根痛及颈脊髓功能障碍。X线片可见椎体前倾，向前移位，相邻棘突间张开，小关节分离，一个或两个关节突交锁。

（二）中医学鉴别诊断

1. 流痰

多发于脊椎，其次下肢，可走窜，一般为单发，脓肿形成后常可走窜，患处隐痛，起病慢，化脓迟，但溃后亦不易收敛，颈项部流痰在颈部可见明显肿胀，没有明确外伤病史。

2. 项痹

多数没有明确外伤病史，症状较轻。项痹多因风寒侵袭或素体亏虚，内外相和，杂而为痹，多有颈项部酸沉重着活动受限等症状。

四、临床治疗

（一）提高临床疗效的要素

（1）明确诊断，确定颈椎骨折后脊柱是否稳定。

（2）确定颈椎骨折后颈椎脊髓是否损伤。

（3）根据颈椎骨折的类型选择不同的治疗手段。

（4）选择恰当的康复时机、方案及措施。

（二）辨病治疗

对于颈椎稳定型损伤以保守治疗为主，通常采取牵引或支具、石膏固定。而不稳定的损伤，特别是下颈椎骨折脱位，脊椎排列异常，可合并骨折，常伴有不同程度的脊髓损伤，甚至危及生命。颈椎骨折脱位治疗的目的在于保护脊髓、减轻或防止继发损害、恢复颈椎序列，从而保持颈椎的长期稳定性。下颈椎骨折脱位治疗应以尽快恢复颈椎正常序列、彻底减压、恢复椎间高度和生理曲度及重建颈椎即刻稳定性为基本原则，早期解除脊髓压迫是治疗关键。

1. 单纯椎体楔形压缩骨折

（1）非手术治疗　轻度压缩骨折，可直接用头颈胸石膏、支具固定。楔形变明显者，采用枕颌带牵引，颈椎略呈伸展位20°~30°，减轻椎体前方的压力，形成张应力，使压缩的椎体复位，并可使附作周围损伤的韧带愈合。

压缩的椎体复位是比较困难的，而后结构的修复对损伤节段的稳定，具有十分重要的意义。牵引3周后，改用头颈胸石膏或支具固定2~3个月。即使楔形变化的椎体没有恢复，由于具有坚强稳定的后结构，颈椎的运动功能也不会受到影响。

（2）手术治疗　保守治疗失败，或者如果发生脊髓压迫，则需要做进一步检查以确定致压原因，根据情况施行减压和稳定手术。通常采用切除损伤椎体减压及自体髂骨植入术，以恢复颈椎前柱高度和生理弯曲为目标，可同时应用内固定。

2. 垂直压缩骨折

（1）非手术治疗　这种类型损伤多较严重，经急救和对合并伤的处理后，应施行颅骨牵引，纠正成角畸形，力图恢复颈椎的正常序列，但突入椎管的骨折片经牵引也很难复位。椎体爆裂性骨折，从其病理角度来说是一种不稳定性骨折，而且三柱均遭损伤。因此。牵引力不宜过大，以防损伤加重或损伤脊髓。任何试图加大重量牵引来获得复位的想法都是错误的，牵引的目的是为了制动和减少脊髓的再损伤，一般牵引重量为 4~5kg。

（2）手术治疗

①脊髓损伤多来自椎骨前方骨性组织和椎间盘组织，应取颈前路减压。显露椎体前部，将粉碎的椎体骨折片，特别是突入椎管的骨碎片逐一加以清除。骨折椎体上下方椎间盘，包括软骨板在内一并挖出。取自体髂骨，其长度略长于减压范围的上下长度，将移植骨块嵌入其间隙，既有一定的支撑作用又有固定融合作用。如应用椎体撑开器，可使前柱高度和生理弧度的恢复更为理想，同时使用带锁钢板更有利于损伤节段术后的稳定。

②手术后持续采用颈托固定 2~3 个月或颌颈石膏固定，直至骨折愈合，再采用颈托维持 3 个月。

③损伤早期施行急诊手术，必须有充分的术前准备和具备必要的手术条件。伤员全身状况准备，包括水电解质紊乱的纠正、保持呼吸道通畅。通常新鲜损伤，术中出血比较多，应予及时补充。

3. 颈椎椎板骨折

（1）非手术治疗　主要是牵引和制动。单纯椎板骨折对颈椎的稳定性并无影响。采用牵引和制动以减轻组织损伤性疼痛，并防止骨折片移位。常用的有枕颌带牵引：取正中位，牵引重量 2~3kg。2~3 周后改用颈围头颈胸石膏或支具固定。对于新鲜开放性损伤，宜按其创口情况做清创处理后，再做牵引制动。

（2）手术治疗

①若合并有脊髓损伤者，必须准确确定损伤节段，颈后入路进行减压，暴露棘突和椎板，在切除椎板的骨折碎片时要将椎板全部切除并做椎管内脊髓探查。

②若合并椎体损伤者，常采用前入路手术切除致压物，视椎板骨折状况决定是否施行后入路手术。

4. 颈椎棘突骨折

（1）非手术治疗　移位者，应用枕颌带牵引，取颈椎略伸展位。牵引目的在于放松颈部肌肉并使骨折复位。牵引重量宜在 2~3kg。复位后用颈托固定。

（2）手术治疗　保守治疗失败以及因颈后肌肉丰厚，棘突骨折端接触面积又小，而导致相当多棘突尖部骨折延迟愈合或不愈合，引起持久颈部不适甚至影响工作和生活。因此，对一些症状严重者可施手术切除。在手术的同时应修复棘间韧带和项韧带。

（三）辨证治疗

根据颈椎骨折中医分型，下颈椎与寰椎同属于颈椎部位，并且受伤机制基本相同，均位于督脉的起始部，其辨证方法与治疗相同，故辨证治疗可以参考寰椎骨折四型论治内容进行论治。

（四）新疗法选粹

1. 颈椎前方入路钛板长节段固定治疗强直性脊柱炎下颈椎骨折

朱云荣等对 14 例强直性脊柱炎（AS）下颈椎骨折患者采用颈椎前方入路钛板长节段固定治疗，记录手术时间、术中出血量、骨折复位情况、并发症发生情况、骨折愈合情况、ASIA 分级改善情况。患者随访骨折均愈合，时间 4~7 个月。术后末次随访时 ASIA 分级：原 A 级 2 例无任何改善，其余 12 例均有不同程度的改善。他们认为颈椎前方入路钛板长节段固定治疗 AS 下颈椎骨折，可有效解除颈髓前方压迫，使颈椎获得稳定，更利于骨折处的稳定融合。

2. 一期经前后路脊柱重建治疗下颈椎骨折脱位并关节突交锁

王彬杰通过 15 例下颈椎骨折脱位并关节突交锁患者均采用一期经前后脊柱重建的手术方式治疗，结果复位效果好，稳定性强，脊髓神经功能得到改善，但远期存在邻近节段椎间盘退变风险。

（五）医家经验

周英杰

周英杰等认为下颈椎骨折脱位并关节突绞锁往往是高能量外力作用于颈部所致的急性颈椎损伤，常伴有不同程度脊髓神经损伤。手术的原则是尽早复位，解除脊髓压迫，恢复脊柱序列重建脊柱稳定性。但是该病的治疗难点在于复位方法的选择，他们采用序贯复位方法，首先患者入院后先采用持续颅骨牵引，然后参照平乐正骨在脱位复位中的经验，按照"欲合先离，离而复合"的原则在维持轻重适宜、持续稳妥的颅骨拔伸牵引前提下，按逆创伤机制进行复位操作，按导致骨折脱位的先后顺序，逆转复位，先稍屈曲，欲合先离，解锁关节突关节，然后端提脱位节段下位椎体、向下按压脱位节段上位椎体，从而使脱位复位。如果上述两种方法都没有让颈椎复位的情况，继而在全身麻醉下应用肌松剂使肌肉松弛，避免了复位过程中肌肉对抗，使撬拨复位变得容易，不仅安全且成功率明显提高。术中依据 Caspar 撑开器撑开作用替代颅骨牵引，避免了颅骨牵引的不足，有利于脊髓损伤的恢复。

五、预后转归

单纯颈椎骨折不伴有并发症的患者预后较好。伴有脊髓、神经损伤等并发伤者，常有后遗症。伴有脊髓完全性损伤者，可出现截瘫等；而不完全性损伤者，恢复率较高。

六、预防调护

本病的预防主要是避免颈项部外伤，注意颈部保护。其次是注意预防并发症。治疗期间应坚持佩戴固定架和颈托，并加强全身的功能锻炼。针对老年人骨折后紧张、焦虑、悲观、痛苦等多种情绪反应，有的放矢地进行心理疏导。

七、专方选要

侯建雄等认为颈椎骨折伴脊髓损伤患者在手术治疗的基础上术后配合中药治疗，可明显提高临床疗效，术后配合中药治疗：黄芪 30g，当归 12g，木瓜 12g，鸡血藤 15g，车前子 12g，泽泻 12g，甘草 10g，每天 1 剂，水煎 2 次共取汁 300ml，分早晚 2 次服用。共服用 1 个月，方中黄芪补气；鸡血藤、木瓜、当归补血活血通络；泽泻、车前子利水消肿；甘草调和诸药。诸药合用可改善血液循环，减轻炎性反应和神经水肿，有助于神经功能的恢复。

八、评述

脊柱生物力学研究发现颈椎前柱传导其轴向载荷的 80%~85%，前路手术更符合三柱稳定原则及生物力学特征。下颈椎骨折脱位的主要特征为致压物多来自前方骨折或脱位的椎体、受损的椎间盘等前中柱结构，采用前路手术可在直视下切除椎间盘、椎体后缘，直接解除对脊髓的压迫，获得彻底减压的效果，恢复颈椎椎管的有效容量。前路手术通过对椎间盘以及相邻椎体终板的处理，创造了植骨床，远期植骨融合率高。钢板固定支撑力强，固定可靠，符合前路支撑、植骨融合的生物力学稳定的特点，减少植骨松动和假关节的发生率，可获得长久可靠的稳定性。

参考文献

[1] 余正红，邵佳，高坤，等. 后路寰椎单轴与多轴螺钉内固定植骨融合术治疗 Gehweiler Ⅲ b 型寰椎骨折的疗效比较 [J]. 中华创伤杂志，2022，38（9）：797–805.

[2] 鲍凯，宋文慧，刘昌文，等. 后路单节段

椎弓根钉内固定治疗不稳定寰椎骨折［J］. 中国组织工程研究，2023，27（4）：594-599.

［3］郝定均，杨俊松，刘团江，等. 从仿生学角度论寰椎骨折的治疗［J］.骨科临床与研究杂志，2022，7（5）：259-261.

［4］丰瑞兵，胡昊，吴刚，等. 3D显微镜下椎弓钉固定治疗寰枢椎骨折脱位［J］.中国矫形外科杂志，2022，30（11）：1012-1015.

［5］朱云荣，杨武，方剑锋，等. 颈椎前方入路钛板长节段固定治疗强直性脊柱炎下颈椎骨折［J］.临床骨科杂志，2022，25（6）：765-767.

［6］王彬杰，付威威，邓险峰，等. 一期经前后路脊柱重建治疗下颈椎骨折脱位并关节突交锁［J］.骨科，2022，13（5）：391-394.

［7］侯建雄，马海燕，李莉. 不同手术方式配合中药对颈椎骨折伴脊髓损伤患者神经功能的影响［J］.河北医药，2013，35（13）：2002-2003.

第八章　胸腰椎骨折

第一节　胸椎骨折

胸椎骨折是指由于外力造成胸椎骨质连续性的破坏，这是最常见的脊柱损伤。在青壮年患者中，高能量损伤是其主要致伤因素，如车祸、高处坠落伤等。老年患者由于本身存在骨质疏松，致伤因素多为低暴力损伤，如滑倒、跌倒等。胸椎骨折患者常合并神经功能损伤，且由于致伤因素基本为高能损伤，常合并其他脏器损伤，这为治疗带来了极大的困难和挑战。

一、病因病机

（一）西医学认识

脊柱受到外力时，可能有多种外力共同作用，但多数情况下，只是其中一种或两种外力产生脊柱损害。作用于胸腰椎的暴力包括压缩、屈曲、侧方压缩、屈曲－旋转、剪切、屈曲－分离、伸展。

1. 轴向压缩暴力

在胸腰椎因为生理曲度的存在，轴向压缩应力主要在椎体产生前侧屈曲负荷。在胸腰段主要产生相对垂直的压缩负荷。这将导致终板的破坏，进而导致椎体压缩。在作用力足够大的情况下，将会产生椎体爆裂骨折。这样的力量将会导致椎体之后侧皮质的中间部分骨折，这种中心脱位的应力将会导致椎弓根椎体结合部位的骨折，从而导致椎弓根间距增宽，如果有屈曲力量的存在时，将会导致椎板骨折。如果作用力很大时，将会导致后侧结构的破坏。

2. 屈曲暴力

屈曲暴力将会导致椎体、间盘前缘压缩，同时椎体后缘产生张应力。后侧韧带可能没有撕裂，但是可能会产生撕脱骨折。在椎体前侧，随着椎体骨折及成角的增加，作用力在逐渐吸收。中间结构通常保持完整。但是，当后侧韧带和关节囊破坏后，将会产生局部不稳定。如果椎体前柱压缩超过 40%~50%，将可能导致后侧韧带、关节囊的损坏，后期将会出现不稳定及进行性后凸畸形。屈曲压缩损伤伴有中柱结构的破坏将会导致脊柱的机械不稳定，进行加重的畸形，以及神经损害。

3. 侧方压缩暴力

侧方压缩的作用机制类似于椎体前侧的压缩损伤，只不过作用力于椎体的侧方。

4. 屈曲－旋转暴力

屈曲－旋转损伤机制包括屈曲和旋转两种作用力。单纯屈曲外力的作用，主要损伤可能是前侧骨结构破裂。随着旋转暴力的增加，韧带和关节囊结构将会受到破坏，这将会导致前柱和后柱结构的损坏。伴随着后侧关节囊结构和前柱间盘、椎体的破坏，高度不稳定的损伤类型将会产生。在胸椎或腰椎，单纯脱位是很少见的，这取决于关节突的结构。当关节突受到屈曲－旋转暴力作用的时候，关节突发生骨折，继而才可能出现脊柱的脱位。

5. 屈曲－分离暴力

在这种损伤里屈曲轴向前移位（通常靠近前腹壁），脊柱受到较大的张力。椎体、间盘、韧带将会被撕裂或损坏，这可能会导致单纯骨损害。骨与韧带结构同时受损，或者单纯软组织损伤。这种单纯的骨损伤通常发生于 L_1~L_3 椎体，虽然在早期是急性损伤造成的不稳定，但是其后期的骨愈合能力强，稳定重建好。骨韧带损伤或单纯的软组织损伤通常发生于 $T_{12} \sim L_2$ 水平，这种损伤应被认为是不稳定的，自行愈合机会很少。屈曲分离损伤在胸椎和胸腰段可以产生双侧关节突脱位，韧带、关节囊、间盘被撕裂，但前纵韧带通常保留完整。如果轴向屈曲外力足够大，前纵韧带将会被撕裂从而导致严重的不稳定。

6. 剪切暴力

其作用机制类似于屈曲 – 旋转作用。这可以产生脊柱的前、侧、后滑椎畸形。创伤性前滑椎是最常见的损伤类型，常伴有严重的脊髓损伤。

7. 过伸损伤

过伸损伤产生于躯体上部向后过伸外力作用。其受伤机制与屈曲损伤正好相反。外力作用于前纵韧带和纤维环的前部，同时后部结构受到压缩应力。这将会导致关节突、椎板和脊突的骨折。椎体的前下部将会发生撕脱骨折，多数情况下这种损伤是稳定的，除非上位椎体相对于下位椎体发生后滑移。

（二）中医学认识

因各种原因所造成的胸椎椎体骨折，是骨折病中一类疾病的总称。《医宗金鉴·正骨心法要旨》曰："伤损腰痛，脊痛之症，或因坠堕，或因打扑，瘀血留于太阳经中所致。"青中年患者发病多因高处坠落、车祸等高能量的损伤所造成；老年患者因其骨质疏松可因跌倒等低能量损伤而导致椎体骨折。患者脊柱骨折后常可出现痛苦面容，神色憔悴，面色苍白，倦怠懒言，胃纳呆减，局部肿胀瘀斑，触痛明显，强迫体位；骨折后常需要长期卧床，可出现咳嗽咳痰，黄痰多见，心烦不寐，健忘多梦，五心烦热，舌干少津，舌红，脉细数；也可出现小便不利，足部肿胀，头重如裹，舌体胖大，苔白，脉沉细弦涩。

二、临床诊断

（一）辨病诊断

1. 临床表现

（1）损伤的局部表现　外伤后局部剧烈的疼痛，伴有损伤部位的压痛。

（2）神经损害的表现　伤后躯干以及双下肢感觉麻木，无力，或者刀割样疼痛，大小便功能障碍（无法自行排便或者二便失禁），严重者可以双下肢感觉运动完全消失。

（3）合并损伤的表现　腹痛，呼吸困难，休克，意识丧失等。

2. 相关检查

（1）X 线片检查　怀疑胸椎骨折时，常规的正位和侧位平片是最基本的检查方法。胸腰段及腰椎的序列可以在正侧位平片上很好地观察出来。许多胸椎骨折不仅存在椎体的骨折同时还存在损伤区域的后凸畸形。正位平片可以了解脊柱的序列、侧凸的存在与否、棘突的位置。如果同一椎体椎弓根间距离增宽，则提示椎体受到压缩外力，产生椎体压缩或爆裂骨折。如果正位片上出现椎体侧方移位，椎间隙变窄或消失，则提示经过椎间盘的损伤。侧方移位明显提示关节突脱位或骨折存在的可能，预示着损伤节段的不稳定。侧位平片可了解椎体的顺列，生理曲度的存在，椎体高度的丢失与否，有无脱位，局部的后凸角度。

（2）CT 检查　胸椎骨折患者如有神经损害或怀疑有不稳定均应行 CT 检查。在区分胸椎椎体压缩骨折与爆散骨折方面 CT 比平片更具有明显的优势，CT 可以显示出椎板骨折、关节突骨折、椎弓根的损伤，这些在普通平片上是难以确诊的。轴位平面上，CT 可以用来评估椎体骨折块对椎管的侵占情况，三维重建 CT 用来观察脊柱的序列情况，从各个平面了解脊柱的结构及损伤情况。

（3）MRI 检查　胸椎骨折患者如有神经损害或怀疑有椎间盘损伤或后方韧带结构损伤时应行 MRI 检查。MRI 可以清楚地显示脊髓和软组织图像，MRI 检查可以帮助我们辨别椎间盘损伤、硬膜外血肿、脊髓水肿、软组织损伤情况，这是其他影像学检查不能替代的。通常 T1 像了解基本的解剖结构，T2 像反映病理过程和韧带结构；矢状位了解血肿的存在状况及区分骨块与脊髓的关系及椎间盘与韧带有无损伤；轴位 T1 像评估硬膜外空间、脊髓椎间孔等结构。

（二）辨证诊断

1. 气滞血瘀证

（1）临床证候　胸腰部外伤后剧烈的疼痛，伴有损伤部位的压痛叩击痛。可伴有躯干以及双下肢感觉麻木，无力，或者刀割样疼痛，大小便功能障碍（无法自行排便或者二便失禁），严重者可以双下肢感觉、运动完全消失。腹痛，呼吸困难，休克，意识丧失等。多为刺痛，痛有定处，夜间加重，局部触痛明显，纳差腹胀，舌质紫暗，或有瘀点瘀斑，舌下脉络迂曲，舌苔薄白，大便溏泄，小便不利，脉弦涩。

（2）辨证要点　局部剧烈疼痛，伴有压痛叩击痛，多为刺痛，痛有定处，夜间加重，疼痛明显，舌质紫暗，脉弦涩。

2. 肝肾亏虚证

（1）临床证候　外伤后局部疼痛，伴有损伤部位的压痛。躯干以及双下肢感觉麻木，无力，或者刀割样疼痛，大小便功能障碍严重者可以双下肢感觉、运动完全消失。同时兼有腰酸膝软、头晕眼花、耳鸣、耳聋、倦怠乏力的症状，舌质淡白，舌苔薄白或薄黄，脉弦涩或细弱。

（2）辨证要点　局部剧烈疼痛，伴有压痛叩击痛，疼痛较轻，兼有腰酸膝软、倦怠乏力；兼阳虚者畏寒肢冷、面色苍白、小便清长；兼阴虚者全身发热，烦躁，舌质红，苔薄黄，大便干结，小便短黄。

3. 气血不足证

（1）临床证候　局部疼痛，伴有损伤部位的压痛、叩击痛。躯干以及双下肢感觉无力，严重者可以双下肢感觉、运动完全消失。呼吸困难，休克，意识丧失等。多为缓痛，痛无定处，患者精神萎靡，疲倦乏力，心悸气短，体倦自汗，动则尤甚，少气懒言，头晕耳鸣，面色少华，纳食不香，失眠多梦、健忘，精神恍惚，舌质淡，苔白，脉沉细或细数。

（2）辨证要点　局部疼痛，伴有压痛叩击痛，痛无定处，躯干以及双下肢感觉无力，呼吸困难，精神萎靡，疲倦乏力，面色少华，舌质淡，苔白，脉沉细或细数。

三、鉴别诊断

（一）西医学鉴别诊断

1. 胸腰椎病理性骨折

本病主要与胸腰椎病理性骨折相鉴别，二者均有压痛，腰部活动受限，均有外伤史，但后者一般外伤史较轻甚至无明显外伤史，X 线可显示椎体破坏，可通过 CT 和同位素骨扫描明确诊断。

2. 腰部软组织损伤

腰部软组织损伤有外伤史，腰部疼痛活动受限，无下肢神经症状，可以通过 X 线以及 CT 进行诊断。

3. 腰椎滑脱

外伤性腰椎滑脱有外伤史，受伤后腰部剧烈疼痛活动受限。如果脱位有压迫脊髓神经。可以出现下肢放射性疼痛，麻木感觉减退，严重者可造成瘫痪。

4. 腰部脊髓损伤

脊髓损伤通常会有下肢神经症状，甚

至是马尾神经症状，可以通过腰椎磁共振检查进行鉴别。

5.胸椎间盘突出症

胸椎间盘突出症以局部疼痛、躯干及双下肢神经感觉异常为主要表现，有或无外伤史，CT、MR显示病变部椎间盘突出压迫脊髓或神经根，椎体骨质无异常。

（二）中医学鉴别诊断

痹证

本病与痹证相鉴别，前者多有外伤史，局部疼痛剧烈，伴随脊髓损伤者可出现肢体功能障碍等，后者以肢体肌肉关节疼痛、酸楚、麻木为特征，因疼痛或关节退变而出现活动受限，但不伴神经症状。

四、临床治疗

（一）提高临床疗效的要素

胸椎骨折因其特殊的解剖学特点，易导致脊髓损伤，从而出现神经损伤，致使神经功能障碍，临床治疗变得棘手，并且给此类患者带来巨大的负担，故而有效提高临床疗效尤为重要。临床中需根据病情特点、患者年龄、基础疾病等进行治疗措施的优化选择。

（1）分析胸椎椎体高度、椎管容积、椎体附件韧带损伤情况，明确骨折断端的稳定情况。

（2）确定胸椎脊髓损伤情况，确定治疗方案。

（3）确定治疗方案及康复时机。

（二）辨病治疗

1.非手术治疗

适应证：无神经病损者；脊柱三柱中至少两柱未受损；后凸角度小于20°；椎管侵占小于30%；椎体压缩不超过50%。保守治疗是胸椎骨折的一种基本治疗方法，

主要方法是支具外固定或者卧床休息治疗，包括一段时间的卧床休息直到全身症状的缓解，接着应用支具固定10~12周，并逐步进行功能锻炼。

2.手术治疗

（1）手术指征　有神经损伤；成角超过30°、椎体压缩超过50%、椎管侵占超过30%；MRI证实有椎间盘损伤。与支具外固定或者卧床治疗相比，手术治疗有以下几方面的优点。首先，对于那些不能耐受支具或者卧床的患者可以提供即刻的稳定。在一个多发创伤的患者，长期的卧床将可能会产生严重的危及生命的并发症。及时的外科手术稳定可以允许患者早期坐起和康复治疗。其次，外科手术可以解除对神经系统的压迫，纠正畸形，最后恢复脊柱的序列。

（2）手术目的　为脊髓恢复创造最佳条件；恢复和维持脊柱的高度和曲线；减少脊柱活动度的丢失；保持脊柱的稳定性；坚强固定以利早期护理和康复；防止创伤后后凸畸形及神经病损。

（3）手术时机　对脊髓损伤的患者进行手术干预（减压和稳定）的时机还不十分明确。尽管人体临床研究没有足够的证据，但是可能存在一个重要的时间窗（可能<3小时），在该时间窗内减压可能会促进脊髓神经功能的恢复，改善预后。急性外伤导致脊柱畸形、脊髓损伤的患者应当急诊接受手术，以恢复脊柱序列，给脊髓恢复创造最大的可能性。因后路手术是通过韧带整复缓解椎管压迫的一项间接减压方法，故在创伤早期能更顺利地进行。在伴有四肢长骨骨折的脊柱骨折患者早期手术可以避免患者卧床产生的并发症，如肺炎、压疮等。

（4）手术方式

①电磁导航辅助下椎弓根钉植钉技术：采用电磁导航辅助装置，术中通过电磁导

航导视系统用探针在患者脊柱上设计最佳开路器入路角度及进针点，使用开路器开路逐步扩通通道并实时经电磁导航探针验证。电磁导航系统辅助椎弓根螺钉植入具有更高的植钉准确率、较高的安全性与准确性。

②经皮椎体后凸成形术：经皮椎体后凸成形术是将骨组织或骨水泥注入椎体，从力学上增强其结构强度。对于某些病例，由于开放手术的风险太大，而使医患双方止步，因此出现了经皮椎体成形术（PVP）。本手术1984年首先在法国Amiens大学医学放射科由Galibert和Deramond开展，经皮注射骨水泥甲基丙烯酸甲酯（PMMA）成功地治疗了1例颈2椎体血管瘤患者，开创了经皮椎体成形术的先河。这种方式和常规方式相比，两者生物力学性质无区别，临床应用显示其不仅可解除或缓解疼痛症状，还可以明显恢复被压缩椎体的高度，增加椎体的刚度和强度，使脊柱的生理曲度得到恢复，并可增加胸腹腔的容积与改善脏器功能，提高患者的生活质量。

③经椎弓根螺钉内固定技术：使用椎弓根螺钉技术在脊柱外科手术中的应用是相当常见的，也常用来做经皮脊柱内固定术，这是由于其在脊柱三柱固定生物力学方面的优越性。人们在力求椎弓根螺钉植入的安全和准确的同时，又探索着运用微创的手段经皮植入椎弓根螺钉。近年来，经皮椎弓根途径穿刺并行椎体成形或后凸成形治疗骨质疏松性脊柱骨折已成为逐渐推广的治疗手段，尤其是随着经皮椎弓根螺钉技术被结合计算机辅助外科技术和内窥镜技术，从而开始被更多地应用于脊柱骨折、脊柱肿瘤的外科诊断和治疗，成为微创脊柱外科的基本技术手段，已经广泛的运用与各种脊柱不稳的手术当中，并取得了很好的疗效。

（三）辨证治疗

1. 气滞血瘀证

治则：活血行气，通络止痛。

方药：活血祛瘀汤。丹参30g、当归9g、赤芍9g、鸡血藤15g、桃仁6g、延胡索9g、郁金9g、三七（研）3g、香附9g、枳壳6g、广木香6g、甘草3g。痛甚者加乳香、没药，肿甚者加泽兰、泽泻。

2. 肝肾亏虚证

治则：阳虚型补益肝肾，温阳通督止痛；阴虚型治宜补肾，滋阴通督止痛。

方药：偏阳虚者，右归丸加减。太子参20g、白术20g、菟丝子15g、熟地黄20g、山药20g、山茱萸15g、枸杞15g、杜仲10g、土贝母15g、附子6g、僵蚕5g、鳖甲30g（先煎）、甘草6g。偏阴虚者，左归丸加减。熟地黄20g、山药12g、枸杞12g、山茱萸12g、川牛膝9g、菟丝子12g、鹿角胶12g、龟甲胶12g。夜寐差者加酸枣仁、茯神、知母、石菖蒲。

3. 气血不足证

治则：益气养血，通络止痛。

方药：归脾汤加减。白术10g、黄芪15g、党参12g、炙甘草10g、当归15g、丹参15g、龙眼肉10g、木香6g、鸡血藤15g。失眠多梦者加人参、远志、茯神。

五、预后转归

随着胸椎骨折治疗观念的更新，骨科内固定器械及材料多样化，对胸椎骨折采取积极的态度，手术治疗可使骨折块获得复位、有效固定、早期即可行功能锻炼。大部分患者预后良好。

六、预防调护

（一）预防

1. 胸椎骨折的预防

（1）胸腰椎交界区是骨受力集中之处，因此，骨折常发生在胸11、12及腰1、2椎体，临床称为胸腰段骨折。中老年人椎体骨质疏松，在轻度外力作用下即可造成椎体压缩性骨折。在青壮年患者中，高能量损伤是其主要致伤因素，如车祸、高处坠落伤等，出门在外就应该多注意安全。

（2）老年患者由于本身存在骨质疏松，致伤因素多为低暴力损伤，如滑倒、跌倒等。注意补钙，多锻炼，尽量避免下雨天出行。

2. 胸椎骨折的并发症及预防

（1）截瘫　截瘫是胸椎骨折累及脊髓损伤的常见并发症，各种原因造成的胸椎骨折导致椎管形状、容积改变，压迫脊髓或直接损伤脊髓引起脊髓相应平面支配区域感觉、运动功能障碍。

（2）压疮　脊柱骨折特别是截瘫后，长期卧床易发生局部压疮，治疗以预防为主。未发生者，定期整体翻身，注意卫生，骨突处棉圈保护，嘱护理人员不时按摩。已发生者，局部 TDP 照射，内服五味消毒饮（金银花 15g、连翘 15g、蒲公英 12g、紫花地丁 12g、天葵子 10g）清热解毒，成脓者加强局部引流换药，内服透脓散（当归 12g、川芎 12g、皂角刺 12g、牛蒡子 10g、金银花 10g、白芷 12g）以解毒排脓，脓液清稀者，内服托里透脓散〔人参 10g（另包）、白术 15g、黄芪 60g、当归 12g、川芎 12g、皂角刺 12g、白芷 12g〕以扶正排脓。西医给予局部换药，必要时行皮瓣转移术。

（3）尿路感染　未发生者，嘱患者多饮水，保持尿路通畅，留植尿管者，夹闭尿管，每4小时开放一次，每周换尿管一次。已发生尿路感染者，中药给以利尿通淋，生地黄 30g、川木通 10g、滑石 30g、车前仁 20g（另包）、萹蓄 15g、瞿麦 15g、淡竹叶 15g。

（4）便秘　嘱患者多吃粗纤维食物或者香蕉等润肠作用的水果。养成每日排便的习惯。已便秘者给予番泻叶 20g 开水疱服，以通为度，必要时给予开塞露 40ml 塞肛或者肥皂水灌肠。

（5）肺部感染　嘱患者有痰必排，护理人员必要时给予帮助，中药给予止咳嗽化痰，方用化痰一号（半夏 15g、陈皮 15g、茯苓 15g、苏子 10g、莱菔子 10g、百部 10g、紫菀 15g、款冬花 15g）或者复方甘草口服治疗。西医给予加强抗感染治疗，咳痰无力者，给以吸痰，必要时行气管切开。

（6）深静脉血栓　嘱患者适当活动下肢，护理人员必要时帮助活动，给予下肢按摩，若出现肿胀者，给予丹参注射液或红花注射液等活血化瘀之品静脉滴注 1 个疗程，给以中药溶栓一号（当归 15g、鸡血藤 15g、丹参 20g、全蝎 6g、蜈蚣 2 条、水蛭 10g）。

（二）调护

（1）治疗期间应嘱咐患者做到严格卧床制动，并加强全身的功能锻炼。

（2）术后卧床期间要鼓励患者多饮水，做深呼吸及有效咳嗽活动；协助患者定时翻身、拍背，局部受压皮肤可每日用温水擦洗或按摩，对于体弱消瘦的患者，在臀部垫气圈，以防止坠积性肺炎、压疮等长期卧床并发症的发生；保持会阴部清洁，防止发生泌尿系感染。

（3）针对老年人骨折后紧张、焦虑、悲观、痛苦等多种情绪反应，有的放矢地进行心理疏导。耐心向患者解释此病不是不治之症，精心治疗与患者积极配合是可以治愈的。介绍同种疾病经治疗痊愈出院的病例，使患者树立治愈的信心，处于接受治疗护理的最佳心理状态。

七、评述

对椎弓根断面研究发现不同椎体椎弓根及同一椎弓根不同断面其内侧皮质比外侧皮质厚两三倍。椎弓根影像解剖学研究发现 X 射线正位片上椎弓根通常呈卵圆形，为椎弓根腰部形成。Roy-Camille 经过对椎体进行三维定量分析，获得了椎弓根的三维定量数据，并首先经椎弓根用椎弓根螺钉和钢板对脊柱进行了内固定。

随着医疗装备的发展，椎弓根钉置钉此项脊柱外科核心技术也有了新的发展，出现了多种辅助导航系统，目前应用于临床的主要包括光学导航、电磁导航、超声导航等。这些辅助导航技术加之近年来手术机器人的发展，使椎弓根钉置钉更加准确，手术安全性更高。

第二节　腰椎骨折

腰椎骨折是指各种原因导致的腰椎前柱在压力下崩溃，后柱受到牵张，中柱作为活动枢纽，椎体后缘的高度保持不变。临床以屈曲型较为多见，可合并脊髓、神经损伤。

一、病因病机

（一）西医学认识

腰椎骨折是指由于外力造成腰椎骨质连续性的破坏，这是最常见的脊柱损伤。在青壮年患者中，高能量损伤是其主要致伤因素，如车祸、高处坠落伤等。老年患者由于本身存在骨质疏松，致伤因素多为低暴力损伤，如滑倒、跌倒等。腰椎骨折患者常合并神经功能损伤，且由于致伤因素基本为高能损伤，常合并其他脏器损伤，这为治疗带来了极大的困难和挑战。

（二）中医学认识

腰椎骨折属于中医骨折范畴，是临床常见病。一般多由间接暴力所致，以腰 1 段脊椎最为多见。青中年患者发病多因高处坠落、车祸等暴力损伤所致，老年患者多由于轻微损伤或跌倒所致。危氏首次记载脊椎骨折的复位法。《世医得效方》中论述："背脊骨折法：凡脊骨不可用手整顿，须用软绳从脚吊起，坠下身，其骨自归窠，未直则未归窠，须要坠下，待其骨直归窠。"然后用"大桑皮、松树皮"做夹板固定，危氏还强调"莫令屈，药治之"。《医宗金鉴》攀索叠砖法治疗："用绳横结挂于高处，下左右各叠砖三块，使患者立于砖上，双手攀绳，医者按扶患部，助手抽患者足下一砖，令患者直身挺胸，少顷再各抽一砖，如法三次，最后其足着地"，治疗后提出"但宜仰睡，不可俯卧或侧眠，腰下以枕垫之勿令左右移动"。更加详尽地论述了腰椎骨折复位后的处理。该法可使气舒瘀散，椎骨陷者能起，曲者复直。

二、临床诊断

（一）辨病诊断

1. 临床表现

（1）损伤的局部表现　外伤后局部剧烈的疼痛，伴有损伤部位的压痛。

（2）神经损害的表现　伤后躯干以及双下肢感觉麻木，无力，或者刀割样疼痛，大小便功能障碍（无法自行排便或者二便失禁），严重者可以双下肢感觉、运动功能完全消失。

（3）合并损伤的表现　腹痛、呼吸困难、休克、意识丧失等。

2. 相关检查

（1）X 线检查 怀疑腰椎骨折时，常规的正位和侧位平片是最基本的检查方法。胸腰段及腰椎的序列可以在正侧位平片上很好地观察出来。许多腰椎骨折不仅存在椎体的骨折同时还存在损伤区域的后凸畸形。正位平片可以了解脊柱的顺列、侧凸的存在与否、棘突的位置。如果同一椎体椎弓根间距离增宽，则提示椎体受到压缩外力，产生椎体压缩或爆裂骨折。如果正位片上出现椎体侧方移位，椎间隙变窄或消失，则提示经过椎间盘的损伤。侧方移位明显提示关节突脱位或骨折存在的可能，预示着损伤节段的不稳定。侧位平片可了解椎体的顺列，腰椎生理前凸的存在，椎体高度的丢失与否，有无脱位，局部的后凸角度。

（2）CT 检查 腰椎骨折患者如有神经损害或怀疑有不稳定均应行 CT 检查。在区分腰椎椎体压缩骨折与爆裂骨折方面 CT 比平片更具有明显的优势。CT 可以显示出椎板骨折、关节突骨折、椎弓根的损伤，这些在普通平片上是难以确诊的。轴位平面上，CT 可以用来评估椎体骨折块对椎管的侵占情况，三维重建 CT 用来观察脊柱的序列情况，从各个平面了解脊柱的结构及损伤情况。

（3）MRI 检查 腰椎骨折患者如有神经损害或怀疑有间盘损伤或后方韧带结构损伤时应行 MRI 检查。MRI 可以清楚地显示脊髓和软组织图像。MRI 检查可以帮助我们辨别椎间盘损伤、硬膜外血肿、脊髓水肿、软组织损伤情况，这是其他影像学检查不能替代的。通常 T1 像了解基本的解剖结构，T2 像反映病理过程和韧带结构；矢状位了解血肿的存在状况及区分骨块与脊髓的关系及间盘与韧带有无损伤；轴位 T1 像评估硬膜外空间、脊髓、椎间孔等结构。

（二）辨证诊断

腰椎骨折后患者常需要长期卧床，胸腰背部疼痛活动受限明显，可参考胸椎骨折进行辨证诊断。

三、鉴别诊断

1. 腰部急性软组织损伤

腰部软组织损伤与急性腰扭伤等好发于下腰部，可涉及肌肉、韧带、筋膜、椎间小关节、腰骶关节或骶髂关节，它可单独损伤，亦可合并存在，青壮年多见，有外伤史，腰部疼痛活动受限，无下肢神经症状，可以通过 X 线以及 CT 进行诊断。

2. 外伤性腰椎滑脱

外伤性腰椎滑脱和腰椎骨折均有外伤史，受伤后腰部剧烈疼痛，活动受限，均可出现神经压迫症状。腰椎骨折往往没有神经症状，严重的腰椎骨折骨折块掉落到椎管内可有压迫脊髓神经，可以出现下肢放射性疼痛、麻木无力、感觉减退等，严重者可造成瘫痪。两者在 X、CT、MRI 检查中可以明确诊断。

3. 腰部脊髓损伤

脊髓损伤通常会有下肢神经症状，甚至是马尾神经症状，可以通过腰椎核磁共振检查进行鉴别。

4. 腰椎间盘突出症

腰椎间盘突出症以局部疼痛、躯干及双下肢神经感觉异常为主要表现，有或无外伤史，CT、MRI 显示病变部椎间盘突出，压迫脊髓或神经根，椎体骨质无异常。

四、临床治疗

（一）提高临床疗效的要素

（1）分析腰椎椎体高度、椎管容积、椎体附件韧带损伤情况，确定腰椎失稳情况。

（2）确定腰椎神经根损伤情况，确定治疗方案。

（3）明确手术治疗方案及康复时机。

（二）辨病治疗

1. 治疗原则

早期恢复椎管的形态，固定以维持脊柱的稳定性；镇痛；预防脊髓和神经损伤并促进其恢复；预防卧床和骨折并发症。疼痛明显者，适当应用止痛剂。脊髓及神经损伤者，及早应用糖皮质激素等药物治疗。骨折或脱位严重者，手术治疗。

2. 手术治疗

（1）手术指征　急性腰椎损伤伴有不完全性或完全性脊髓损伤者；截瘫症状未恢复并逐渐加重者；CT片示椎管内有后移的碎骨片，椎间盘致压或椎板凹陷性骨折者；小关节突交锁者；开放性脊髓脊柱损伤；各型不稳定性新鲜或陈旧性脊柱骨折。

（2）手术方式　手术要求在不加重脊髓损伤的前提下达到减压、固定和融合的目的，要根据骨折及脊髓受压的具体情况采取手术方式。一般分前路手术、侧前方手术和后路手术。

①上段腰椎骨折：椎体损伤多为压缩骨折，椎体后上角向椎管内突出，从前方压迫脊髓是主要病理改变。骨折脱位压迫与下胸椎者相同，上段腰椎可发生爆裂性骨折，椎体骨折块向后移位，亦从前方压迫脊髓，故脊髓减压除椎板骨折下陷压迫脊髓，单纯椎板切除可解除压迫外，大多亦应行椎管侧前方减压术。

②下段腰椎骨折：腰椎椎管较大，其中为马尾，有较多的操作间隙，多选用后入路，关节突脱位亦以后入路整复为方便，脊髓硬膜前方的骨块，可牵开马尾神经进行去除。

（三）辨证治疗

脊柱骨折的中药辨证治疗包括内服药和外用药，按骨折三期辨证用药。根据胸腰椎骨折中医分型，可以按照胸椎骨折分型论治进行。

（四）新疗法选粹

1. 椎弓根螺钉内固定结合经椎弓根植骨（自体骨）

采用经椎弓根植骨、椎弓根内固定，在不增加手术难度的同时，通过经伤椎椎弓根撬拨终板复位、植骨既能即刻恢复椎体高度，又能作为支架起到爬行替代作用，从而使椎体能长期保持生物学稳定。经椎弓根植骨可填补塌陷椎体内的骨质缺损，同时将中部终板复位，防止椎间盘再次陷入椎体。由于大部分相邻椎间盘未受损，有助于受损脊柱节段的稳定。合乎生物力学的植骨部位是在伤椎内，应增强前柱的支撑能力。经伤椎椎弓根椎体内植骨可达到椎体前缘充实，早期对椎体前缘及椎体中部起到机械撑开作用，相对恢复椎管容积，骨性愈合后能维持椎体前缘高度及脊柱的生理曲度。因而，在伤椎内作植骨是减少脊柱骨折内固定后产生迟发性腰背痛、神经症状出现、矫正度丢失、畸形加大、内固定松动折断等并发症的有效措施。研究表明单纯后路椎弓根钉固定对爆裂骨折椎体前柱重建作用有限，脊柱稳定性恢复不够，容易出现内固定机械失败，前柱高度丢失，继发后凸畸形。因此认为，短节段的椎弓根内固定器在治疗椎体爆裂性骨折时，必须结合在前方的椎体内植骨。

2. 微创经皮椎弓根螺钉固定术

传统的手术治疗方法多采用经后路椎弓根螺钉内固定术，虽然也能达到良好的疗效，但是术中广泛的软组织剥离和长时间反复牵拉容易引起手术部位肌肉缺血坏死和纤维化，导致术后腰背部僵硬和慢性疼痛等的发生。因此，术中如何对软组织进行保护和降低损伤具有重要的临床意义。随着微创理念的提出，微创经皮椎弓根螺钉固定（MIPPSO）成为治疗胸腰椎骨折的新手段。

五、预后转归

随着腰椎骨折治疗观念的更新，骨科内固定器械及材料多样化，对腰椎骨折采取积极的态度，手术治疗可使骨折块获得复位、有效固定、早期即可行功能锻炼。大部分患者预后良好。

六、预防调护

胸腰椎交界区是骨受力集中之处，因此，骨折常发生在胸11、12及腰1、2椎体，临床称为胸腰段骨折。中老年人椎体骨质疏松，在轻度外力作用下即可造成椎体压缩性骨折。一旦得了胸腰椎骨折，可以想象出来日常生活有多不方便。在青壮年患者中，高能量损伤是其主要致伤因素，如车祸、高处坠落伤等，出门在外应该多注意安全。腰椎骨折术后可发生腹胀、脑脊液漏、创口感染、下肢深静脉血栓、尿潴留等并发症，加强相关并发症的病情观察，做好创口及引流管护理，给予饮食指导。术后早期进行肢体运动。对发生并发症患者做好对症护理。

七、评述

1. 分型

腰椎骨折为临床常见损伤，准确的诊断分型对指导治疗有十分重要的意义。虽然分型系统众多，但至今没有分型系统被普遍认同并用于指导临床实践。目前临床常用分型包括 Denis 分型、脊柱载荷分型、Magerl/ AO 分型以及胸腰椎损伤分类和严重度评分等分型系统。这些分型系统各有特点及偏重，临床实践中有其实用性，但也存在不足。目前尚缺乏一种能够全面、具有指导临床、评估预后的体系。

2. 非手术疗法

非手术疗法是中医学中历史悠久的治疗手段，包括手法整复、垫枕法复位、功能锻炼、体外器械复位等。具有操作简便的优点，但具有一定的局限性，适应证的选择需要丰富的临床经验，主观性强，且尚缺乏规范和客观的定量标准。

3. 后路手术治疗

目前对于腰椎骨治疗方式的选择，仍存在较多分歧。腰椎骨折主要治疗方式包括保守治疗与手术治疗。与保守治疗相比，手术治疗具有矫正畸形、恢复与维持脊柱稳定性、促进神经功能恢复、术后恢复快等优势。如何使腰椎骨折治疗达到微创、精准、安全的效果，是临床面临的挑战。未来将微创技术及数字技术与传统开放性手术经验相结合，有助于治疗方案的制定。临床上应根据患者病情、骨折损伤严重程度，选择个体化治疗方案，以达到最佳的临床效果。

参考文献

［1］胥少汀，葛宝丰，徐印坎. 实用骨科学［M］. 4 版，北京：人民军医出版社，2011.

［2］郭维淮. 平乐正骨［M］. 北京：中国中医药出版社，1995.

［3］施杞，王和鸣. 骨伤科学［M］. 北京：人民卫生出版社，1998.

［4］王亦璁. 骨与关节损伤［M］. 2 版. 北京：人民卫生出版社，1991.

［5］李文选，李瑞峰，于宝龙. 2012~2019 年度 956 例创伤性脊髓损伤住院患者流行病学分析［J］. 中国脊柱脊髓杂志，2021，31（7）：626-631.

［6］何人可，曹杨. 胸腰椎骨折后路手术治

疗评述［J］. 国际骨科学杂志，2020，41
（2）：100-103.

［7］安忠诚，朱宇尘，王国强，等. AO胸腰椎
损伤分类系统和胸腰椎骨折损伤分类和严
重程度评分系统在指导胸腰椎骨折手术中
的差异［J］. 中华创伤骨科杂志，2020，22
（7）：598-603.

［8］杨胜，李海波，苟永胜，等. 胸腰椎骨折
分型及运用的评述［J］. 华西医学，2022，
37（10）：1549-1553.

［9］贾广侯，余志平，丛海波. 电磁导航辅助

下椎弓根钉植入治疗胸椎骨折1例［J］.
中国现代手术学杂志，2021，（6）：467-
470.

［10］周忠杰，宋跃明. 胸腰椎骨折分型的评述
［J］. 华西医学，2019，34（9）：959-963.

［11］陈华，李宇卫，姜宏. 非手术疗法治疗单
纯性胸腰椎骨折的评述［J］. 中医正骨，
2017，29（7）：48-50.

［12］周英杰，孟宪杰. 微创经皮椎弓根螺钉内
固定治疗胸腰椎骨折的评述［J］. 中华创
伤杂志，2016，32（5）：464-468.

第九章　脊髓损伤

脊髓损伤（SCI）通常定义为脊髓的急性创伤性损伤，导致短暂的或永久的不同程度的感觉、运动功能障碍和（或）膀胱/肠道功能障碍。随着现代化交通工具的普及、建筑业的迅猛发展、人口老龄化的加剧等原因，急性脊髓损伤（ASCI）日渐增多。据估计，全世界每年新发生脊髓损伤约50万人，而截瘫患者将达到250万人。脊髓损伤多发生在青壮年（男性约占82%），其中交通伤40%~50%、运动和娱乐意外10%~25%、坠落伤20%、工作意外10%~25%、暴力伤10%~25%。20世纪初，脊髓损伤（SCI）病死率可高达50%，现场和送往医院途中病死率分别为48.3%和79%，住院后的病死率为4%~16.7%。

一、病因病机

（一）西医学认识

脊髓损伤分为原发性脊髓损伤和继发性脊髓损伤。原发性损伤机制包括持续性压迫、短暂性压迫、牵拉和挫裂伤或横断伤。原发性损伤是病灶的源头，继发性损伤是原发病灶周围组织的自身破坏性病变。继发性损伤的发病机制可分为系统发病因素和局部发病因素两方面，涉及神经休克、血管损伤（包括出血和局部缺血）、水肿、炎症、细胞凋亡及坏死、再灌注和兴奋性氨基酸、钙离子介导、自由基等。

（二）中医学认识

中医学并无明确记载"脊髓损伤"这一病证，但是中医典籍对本病的认识早有记载，《灵枢·寒热》："身有所伤，血出多……若有所堕坠，四肢懈惰不收，名曰体惰。《杂病源流犀烛》谓："脊痛，督脉病也，脊以髓满为正，房欲过度，脊髓空则痛，宜补肾，宜六味丸，背佝偻，年老佝偻皆督脉虚而精髓不足之故。"《医宗金鉴·正骨心法要旨》曰："伤损腰痛，脊痛之症，或因坠堕，或因打扑，瘀血留于太阳经中所致。"现代中医学者，根据"体堕"的症状，督脉的功能和损伤部位，把本病归属于"体堕""痿证"。导致本病有内外因两种情况，外因主要以高处坠落、车祸、误刺等为主；当外力伤及督脉，督脉受损致肾精亏虚，肾阳虚损，肾主骨生髓，精亏则无以生髓充养于骨，故不能立；肾阳虚则四肢不得温养而瘫痪，肾开窍于二阴且主司二便，肾阳虚则肾气化功能失司，致二便潴留甚则大小便失禁。肾藏精主生殖，肾阳虚则性功能障碍等；督脉受损，可致血脉受损，气血外溢，血不归经而形成瘀血。瘀血阻滞而不能使阳气交会条达于四肢，故见四肢麻木、活动受限等经络不通的征象。或因气血亏虚，或因经络受阻，气血输布失司，四肢筋脉不得濡养，亦可见四肢麻木、活动受限等症状。《观物外篇》中对"诸髓者，皆属于脑"释义为"今视藏象，其脊骨中髓，上至于脑，下至于尾骶，其两旁附肋骨，每节两向，皆有细络，一道内连腹中，与心肺缘及五脏相通"。以上描述已认识到"脑—脊髓—细络"三者关系密切（此处"细络"应是指从脊髓所发出的脊神经），并统领五脏。脊髓位于椎管内，督脉循行于其中并上入于脑，故认为脊髓损伤是督脉功能受损的一部分。

二、临床诊断

（一）辨病诊断

脊髓损伤的发生与多种因素有关，椎体移位程度与脊髓损伤程度也并非完全一致，严重的脊髓损伤可以发生于轻微外力作用下的脊柱轻微损伤患者，严重的脊柱损伤脊髓可能出现轻微损伤或无明显损伤。并非所有 ASCI 均为完全性横断伤，可能更多是由于原发性损伤处理不当所造成的继发性损害。有时，这种继发性损害可能更严重并可造成永久性功能障碍。诊断脊髓损伤的要点有以下几个方面。

1. 病史

从病史中可以收集到对诊断很有价值的资料。由于病史资料不全、过分依赖影像学检查所导致的误诊并不少见。

（1）外伤史　脊柱损伤时均应考虑到有脊髓损伤的可能。脊髓损伤的发生与多种因素有关，椎体移位程度与脊髓损伤程度也并非完全一致，严重的脊髓损伤可以发生于轻微外力作用下的脊柱轻微损伤患者。因此所有与脊柱损伤有关的患者，均需进行相应的神经和影像学检查，以便能及时做出有否脊髓损伤的诊断。尤其对多发性损伤、颅脑损伤及醉酒后神志不清者更需注意脊髓损伤的可能。

（2）伤后肢体功能障碍发生的时间　外伤后立即出现，多为骨折脱位引起；如伤后没有出现而搬动患者后发生，表明搬动时引起骨折移位加重，损伤了脊髓。肢体功能障碍由轻渐重，截瘫平面由低渐高，说明脊髓损伤范围增大，病情加重；反之，病情改善。

（3）治疗经过及效果　了解脊髓损伤后经过何种治疗、疗效如何，有助于对病情的判断。

（4）既往史　过去有否脊柱外伤或疾病，神经系统症状如何，对脊髓损伤性质和预后的判断有着重要意义。

2. 临床表现

（1）感觉障碍　脊髓完全损伤者受损平面以下各种感觉均丧失，部分损伤者则视受损程度不同而保留部分感觉。

（2）脊髓休克　脊髓受损后，损伤平面之下完全性迟缓性瘫痪，各种反射、感觉及括约肌功能消失，数小时内开始恢复，2~4 周完全恢复。较严重的损伤有脊髓休克的过程，一般在 3~6 周后才逐渐出现受损水平以下的脊髓功能活动。

（3）运动功能异常　横贯性损伤，在脊髓休克期过后，受损平面以下的运动功能仍完全消失，但肌张力高，反射亢进；部分损伤者则在休克期过后逐步出现部分肌肉的自主活动。

（4）自主神经功能紊乱　常可出现阴茎异常勃起、Horner 综合征、麻痹性肠梗阻、受损平面以下皮肤不出汗及有高热等。

（5）反射活动异常　休克期过后，受损平面以下肢体反射由消失逐渐转为亢进，张力由迟缓转为痉挛。脊髓完全性损伤为屈性截瘫，部分性损伤呈现伸性截瘫。

（6）膀胱功能异常　脊髓休克期为无张力性神经源性膀胱；脊髓休克逐渐恢复后表现为反射性神经源性膀胱和间隙性尿失禁。

3. 体格检查

（1）颈椎　颈椎损伤的患者经常伴有意识障碍，有的患者还伴有头颅外伤。检查颈前皮下组织有无瘀血，有无肿胀，触诊颈前软组织的张力及压痛，有无气管推挤痛。颈椎过伸伤造成前纵韧带及椎间盘损伤时，头颅有无旋转畸形。触诊检查颈椎各棘突局部压痛的部位，确定疼痛的部位，检查各个棘突及棘突间隙。

（2）胸腰椎　检查局部压痛的部位，局部后凸畸形的大小。检查各个棘突及棘突间隙，棘突间是否存在台阶感等。

4. 影像学检查

（1）X 线检查　X 线检查是最基本的检查，可确定骨折部位及类型。对高能量损伤（高于 3m 的坠落伤、车祸伤等）的神志不清患者，查体无法进行的，要常规行全脊柱的影像学筛查。X 线检查应重点观察骨折的形态、脱位的程度，以及椎体压缩的程度，棘突间距有无增宽，椎弓根间距有无增宽，骨折部位有无旋转，关节突关节有无骨折及脱位，并评估后凸畸形的大小。

（2）CT 检查　CT 扫描能更清晰地显示骨折的形态，其三维重建能直观地观察骨折的形态，并间接地判断脊柱软组织损伤的状态，评估神经损伤的程度。CT 扫描能够起到快速诊断的作用，其平扫可以观察到颈椎骨性结构的变化，尤其是对于短颈的患者，$C_{6\sim7}$ 受肩部的遮挡，侧位 X 线无法显示时，CT 可以减少漏诊的可能。

（3）MRI 检查　MRI 是检查脊髓损伤可靠的检查方法，除可观察椎骨及椎间盘损伤外，尚可判断脊髓损伤情况，如压迫、挫伤、断裂、水肿及出血空洞形成等。MRI 检查可以明确脊髓损伤的严重程度。

5. 神经系统检查

神经学检查包括躯干及四肢的感觉、运动（肌力）、反射和肛门检查。

（1）感觉检查　感觉检查包括用棉签检查皮肤触觉和用细针刺检查痛觉，检查顺序应自下而上，即自失去感觉区向近端有感觉区进行，而不是反向。美国脊柱损伤协会（ASIA）定出感觉检查表，26 个感觉关键点必须检查，先用轻触觉及针刺在面颊上正常感觉部位检查，使患者检查时有感觉，然后进行感觉检查，由下而上感觉关键点检查，患者呈仰卧位。

查完下肢感觉对应各点后，屈曲外旋下肢检查，S_2：腘窝中点；S_3：坐骨结节；S_4、S_5：肛门周围小于 1cm 范围内。记录：感觉缺失 0，障碍 1，正常 2，两侧分别检查与记录。

（2）运动检查　运动检查即上下肢肌力检查。ASIA 定出上肢及下肢各 5 个关键肌做不同平面的代表肌，具体如下。

①上肢：C_5 为屈肘肌、C_6 为腕背伸肌、C_7 为肘伸肌、C_8 为指屈肌（中指深屈肌）、T_1 为小指展肌。

②下肢：L_2 为屈髋肌、L_3 为伸膝肌、L_4 为踝背伸肌、L_5 为拇长伸肌、S_1 为踝跖屈肌。

③肌力分级：采用传统的 6 级徒手肌力检查法，进行肌力分级，患者平卧位，肢体放松。具体如下。

0 级：检查该肌，令其活动肢体，看不到或触不到该肌收缩。

Ⅰ级：检查时看到或触到该肌收缩。

Ⅱ级：在无重力影响下，该肌收缩可带动该肢相应关节活动，部分完成至少 1 次该关节的最大常用活动范围。

Ⅲ级：抗重力情况下，该肌收缩可完成至少 1 次该关节的最大常用活动范围。

Ⅳ级：在Ⅲ级情况下还可对抗一定阻力。

Ⅴ级：对抗正常阻力下，完成该肌主管的关节正常活动范围。因各人体质、肌力个体间不同，对抗阻力大小不同，均算正常。

检查肌力的顺序，由远端到近端，例如下肢先足趾、踝关节、膝关节、髋关节的活动肌，上肢亦同。

这种检查在急诊时应用可能节省时间，作为住院患者，10 个关键肌检查是远远不够的，例如上肢旋前圆肌、肱桡肌、伸指肌、屈腕肌、掌长肌等，在截瘫手的再造中是经常选用的肌肉。下肢股内收肌是闭孔神经支配，对下肢内收痉挛负责，闭孔神经存在还可用于修复阴部神经等。因此，对于截瘫和四肢瘫病例：上下肢各肌均应检查，找出瘫痪肌、肌力下降肌和正常肌，两侧分别记录，还应记录肌张力增加或降低（软瘫），上下肢各肌肉的支配神经、脊髓节段和运动功能。

（3）反射检查　上肢生理反射包括桡腕反射、肱二头肌反射、肱三头肌腱反射；下肢反射包括膝腱反射、跟腱反射、肢后肌腱反射。四肢病理反射包括上肢Hoffmann、下肢Babinski、Clonus髌阵挛等。可以记录：有（＋），无（－），或亢进↑或下降↓。

（4）肛门指诊　肛门指诊对于脊髓损伤程度的判定是非常重要且必须的检查，于检查完上下肢感觉、运动、反射后进行。患者仰卧，屈曲外展双下肢，戴指套，缓缓插入肛门，轻压肛门，询问患者有无感觉。再令其收缩肛门，触之有无括约肌收缩。

（5）深感觉　深感觉一般不需检查，如疑病例为后脊髓或前脊髓损伤，则需检查薄束、楔状束支配深感觉，以利诊断。深感觉检查足趾位置感，例如将拇指被动背屈或跖屈，令患者说出位置感。

（二）辨证诊断

1.瘀血阻络证

（1）临床证候　肢体痿软、麻木，大便不调（秘结或失禁），小便不调（癃闭或失禁），局部肿胀，痛有定处，或有皮下瘀斑，腹胀，舌质紫暗，苔薄白，脉细涩。

（2）辨证要点　肢体痿软、麻木，局部肿胀，痛有定处，或皮下瘀斑，腹胀，舌质紫暗，苔薄白，脉细涩。

2.气虚血瘀证

（1）临床证候　肢体痿软、麻木，大便不调（秘结或失禁），小便不调（癃闭或失禁），伤处肿痛，肌肉萎缩，面色淡白，腹胀，气短乏力，心悸自汗，舌质暗淡，苔薄白或白腻，脉细缓或细涩。

（2）辨证要点　肢体痿软、麻木，面色淡白，腹胀，气短乏力，舌质暗淡，苔薄白或白腻，脉细缓或细涩。

3.脾胃虚弱证

（1）临床证候　肢体痿软、麻木，大便不调（秘结或失禁），小便不调（癃闭或失禁），肌肉萎缩，神倦，气短自汗，食少腹胀，面色少华，舌淡，苔白，脉细缓。

（2）辨证要点　肢体痿软、麻木，神倦，气短自汗，食少腹胀，面色少华，舌淡，苔白，脉细缓。

4.肝肾亏虚证

（1）临床证候　肢体痿软、肢体麻木、大便不调（秘结或失禁），小便不调（癃闭或失禁），肌肉消减，形瘦骨立，腰膝酸软，头晕耳鸣，舌红绛，少苔，脉细数。

（2）辨证要点　肢体痿软、麻木、形瘦骨立，舌红绛，少苔，脉细数。

5.气血两虚证

（1）临床证候　肢体痿软、麻木，大便不调（秘结或失禁），小便不调（癃闭或失禁），面色苍白或萎黄，头晕目眩，气短懒言，心悸怔忡，饮食减少，舌淡苔薄白，脉细弱或虚大无力。

（2）辨证要点　肢体痿软、麻木，腰膝酸软，头晕耳鸣，舌红绛，少苔，脉细数。

三、鉴别诊断

（一）西医学鉴别诊断

1.神经肌肉病

进行性肌营养不良、多发性肌炎、周期性麻痹及重症肌无力等肌肉病变导致的下肢瘫痪，此类疾病多因肌肉无力导致，患者肢体的感觉及反射正常。而脊髓损伤除了有运动功能丧失外，还多有感觉、反射功能的减退或丧失。

2. 脑出血、脑梗死等颅脑病变

患者可出现肌力下降、感觉减退、瘫痪等症状，多为一侧肢体的感觉、运动异常改变。而脊髓损伤多为损伤平面以下的肢体感觉、运动异常。通过影像学检查可以明确诊断。

3. 脊柱肿瘤、椎管内肿物

可以刺激或压迫脊髓，出现脊髓损伤的表现，但在影像学检查上可以明显发现脊柱肿大的异物，切除肿物后症状大多可得到有效缓解。

4. 急性脊髓炎

早期出现受损平面以下的肢体运动及感觉障碍，与脊髓损伤相似，但急性脊髓炎发病前有前驱感染史，急性期血常规可见白细胞数增多、淋巴细胞百分比增高等。且 X 线平片和 CT 等影像学检查可以帮助鉴别。

5. 脊柱结核

因结核侵蚀脊柱导致脊髓受压，临床表现为肢体运动及感觉障碍。患者有结核接触史，有潮热、盗汗、消瘦等表现，影像学检查可见椎体破坏、椎间隙变窄等。

（二）中医学鉴别诊断

1. 偏枯

偏枯亦称半身不遂，是中风症状，症见一侧上下肢偏废不用，常伴有语言謇涩、口眼歪斜，久则患肢肌肉枯瘦，其瘫痪是由于中风而致，不难鉴别。

2. 痹证

痹证后期，由于肢体关节疼痛，不能运动，肢体长期废用，亦有类似痿证之瘦削枯萎者。但痿证肢体关节一般不痛，痹证则均有疼痛，其病因病机、治法也不相同，应予鉴别。

四、临床治疗

（一）提高临床疗效的要素

（1）分析脊髓损伤位置椎体的高度、椎管容积、椎体附件韧带损伤情况，明确骨折断端的稳定情况。

（2）确定脊髓损伤类型及患者瘫痪情况。

（3）确定治疗方案及康复时机、方案。

（二）辨病治疗

1. 脊髓损伤的急诊处理

不完全脊髓损伤患者可因急救处理不当而成为完全脊髓损伤，失去未受损部分功能恢复的可能，完全脊髓损伤患者可因急救处理不当造成脊髓损伤水平升高，特别对于颈髓损伤患者，上升一个节段意味着康复目标的明显降低和残疾程度的明显加重。

2. 脊髓损伤患者入院前处理

脊髓损伤患者的入院前处理尤为重要。在处理时需注意以下几个方面。

（1）了解受伤原因　迅速了解脊柱、脊髓损伤患者的外伤史，包括受伤的时间、原因、部位和受伤时的体位。

（2）病情评估　严密观察脊髓损伤患者的生命体征和神志。判断生命体征的变化：神志不清可能有颅脑损伤或休克，病情危重；呼吸不规则、呼吸困难，呼吸抑制可能颅脑损伤或高位颈椎损伤、胸部外伤、呼吸道梗阻；脉搏微弱，或摸不清提示失血较多，可能有严重的血管损伤或主要脏器的损伤，患者处于休克状态；瞳孔不等大或扩大提示有严重颅脑损伤。要检查患者的四肢感觉、运动和反射以及括约肌功能的变化，快速判断有无脊髓损伤的存在。对高位颈髓损伤者，应注意患者呼吸的频率、深浅、肺部呼吸音的变化，以判断有无腹肌及肋间肌的麻痹。评估有无休克、颅脑损伤等复合伤。发生脊髓损伤时，受伤者会感到极其疼痛，疼痛是难免的，这时候尽量不要随便翻动受伤者，告知受伤者也不要以来回翻滚形式来缓解疼痛，避免脊髓的二次损伤。

（3）降温和吸氧　颈髓损伤后，体温调节中枢常受到损害而功能丧失，患者可有高热（体温达 40℃ 以上）或低热（35℃ 以下），故应密切监测体温的变化。高热者给予物理降温，如乙醇擦浴、冰袋等，必要时遵医嘱配合药物降温。

对于所有急性脊髓损伤的患者应给予氧气来达到理想的动脉血氧含量。在运送中至少应建立两个大的静脉通路，并放置胃管引流胃内容物。

（4）搬动和转运　处理危及生命的紧急情况，同时，尽快将脊柱、脊髓损伤患者搬运和转运到有相应救治条件的医院救治。对怀疑为脊柱脊髓损伤患者，应给予脊柱的有效制动，在患者的搬运、转送、检查等过程中，也应注意正确的方式；在脊柱制动的前提下，应迅速地转送附近的 Ⅱ级以上医院。

（5）早期药物的应用

①类固醇：这类药物可维持细胞膜、血管壁细胞的完整，在脊髓灰质出血时，稳定白质、抗感染、降低水肿和纤维细胞的活动，减少纤维素沉着于伤部，减少脊髓破裂溶解、微粒酶等释放，从而减少脊髓的破坏，为临床上经常使用的药物，如甲泼尼龙等。

②阿片对抗剂：使用阿片对抗剂，如纳洛酮和促甲状腺释放激素，可提高中等动脉压和脊髓血流，存储比较多的脊髓白质而使神经功能恢复。

③脱水药：各类急性脊髓损害里，组织的水肿反应是种重要的病理改变，因软脊膜的包裹，使脊髓组织受压而发生坏死

易造成不可恢复的瘫痪，所以积极处理病变组织的水肿，有相当重要作用。

3.脊髓损伤的治疗

脊柱创伤既可造成脊髓和（或）脊髓血管的机械性压迫，也可造成脊髓直接牵拉伤、挫裂伤。除早期的原发性损伤外，后期的继发性损伤是引起脊髓神经功能障碍的主要原因。因此，目前对 SCI 的治疗多主张在脊髓减压的基础上进行药物、高压氧等治疗，近年来对细胞移植和基因治疗的研究也较多。此外，中药对 SCI 的治疗作用越来越受到关注和重视。近年来，随着各种相关基础和临床研究的不断深入，各种技术、方法为我们提供了多种治疗选择，新概念、观点、准则使我们的诊治技术更加科学、合理。

（1）手术治疗

①从手术入路来说，主要包括前路、后路手术。前路手术能在直视下直接切除压迫物，进行椎管减压，并进行复位固定和融合。后路手术操作较容易，对椎管前方的压迫 <50% 的胸腰椎骨折，通过后路手术撑开椎间隙，骨折的间接复位疗效不错。

②从手术目的来说，常用的手术方法有两种：一是减压术，是治疗急性脊髓压迫的有效方法；二是内固定术，在不稳定脊柱骨折与脱位伴有不完全脊髓损伤时，应早期手术进行骨折复位、内固定。

（2）常用药物治疗

①糖皮质激素：皮质类固醇激素是治疗 SCI 的经典药物，其中最具代表性的是甲基泼尼松龙（MP）。激素具有神经保护作用，由于 MP 是一种人工合成的中效糖皮质激素，在静脉注射 30 分钟后脊髓部位将出现峰浓度，并且其有效治疗时间很短，因此越早用药，预后越好。

②氨基类固醇类：21- 氨基类固醇（U74006F）是一种人工新合成的非糖皮质激素药物，为强烈的脂质过氧化抑制药，

可作为糖皮质激素的替代品。

③促进神经元再生药物：神经营养因子是一类对神经元存活、生长有维持作用的多肽类生长因子，最初是从蛇毒中提取，能有效促进和维持神经细胞生长、生存、分化和执行功能。单唾液酸四己糖神经节苷脂是一种广泛存在于哺乳动物细胞膜上的唾液酸，在中枢神经系统，特别在突触区的含量很高，对急性期神经损伤的修复及以后的神经再生都有积极作用。

④阿片受体拮抗剂：纳洛酮作为一种非选择性阿片受体阻断剂，能降低内啡肽含量，改善脊髓血流量，维持离子平衡，减少组织出血坏死，改善脊髓功能，还能提高脊髓损伤后肌肉的兴奋性。但其小剂量无效果。

⑤钙通道阻滞剂：目前临床上常用的钙通道阻滞剂为尼莫地平，其在动物实验中发现能扩张血管，增加血流量，但对组织病理学和神经功能无明显影响。该类药物在提高脊髓血流量的同时，常因引起平均动脉压下降而尚存在争议。

⑥抗凋亡药物：大量的研究证实，ASCI 时局部细胞即刻发生细胞坏死，数小时之内伴随着炎症而出现细胞凋亡，凋亡细胞涉及神经元、少突胶质细胞、小胶质细胞以及可能包括的星形胶质细胞。引起细胞凋亡的原因涉及炎性因子及自由基的损害、兴奋性氨基酸毒性、Ca^{2+} 超载引起的凋亡相关蛋白的级联反应及钙蛋白酶激活等，凋亡是继发性损伤的重要途径之一。

⑦一氧化氮合成酶抑制药物：一氧化氮（NO）是重要的生物活性分子，由一氧化氮合成酶（NOS）催化左旋精氨酸（LArg）而合成，参与多种生理病理过程，生理状态下的 NO 具有保护神经细胞、促进神经再生的作用。

⑧其他药物

利尿脱水药：甘露醇，可排出损伤组织中过多的细胞外液，减轻脊髓水肿。

改善微环境药物：东莨菪碱，可改善损伤组织的微循环，减少缺血坏死，保存脊髓白质及部分灰质。

抗脂质过氧化及氧自由基清除药物：维生素 E、超氧化物歧化酶、别嘌醇、聚乙烯二醇、二甲基亚砜等。

血小板激活因子拮抗药。

中药：人参、丹参、红花、黄芪等，能改善脊髓损伤处微循环。以上药物根据脊髓损伤不同阶段以及针对脊髓损伤的不同机制而作用不同，都显示出一定的神经保护作用。

（3）细胞移植与基因治疗　骨髓基质干细胞、嗅鞘细胞、神经干细胞、雪旺细胞等细胞移植可以解决部分损伤问题，基因治疗也是一种使用方法。

（4）高压氧治疗　高压氧治疗能够提高血氧张力，使血液中溶解氧量增加，增加脊髓组织、脑脊液含氧量和氧储存量，提高血氧弥散距离，提高红细胞变形能力，降低毛细血管通透性，促进血流速度，减少血小板聚集，从而降低血液黏滞度；还能纠正酸中毒，改善局部微循环，维持神经细胞能量代谢，减轻脊髓水肿。要注意的是高压氧治疗越早越好，治疗过程中应当注意氧张力不可过高，并要将压力 – 时程效应考虑进去。

（5）针刺治疗　主穴：取损伤平面上下各 1~2 个棘突旁的夹脊穴 2~4 对。头针取顶颞前斜线，顶旁 1 线，顶旁 2 线。

配穴：上肢取曲池、外关、合谷；下肢取环跳、委中、承山、绝骨、昆仑、太冲、次髎、三阴交、阳陵泉。

操作方法：常规操作。头针采用长时间留针间断行针法，用 0.30mm × 40mm 毫针，常规消毒后，按上述穴区向前或后透刺，常规进针法刺至帽状腱膜下。针后捻转，200 次 / 分钟，每根针捻转 1 分钟，留针 3~4 小时。留针期间，开始每隔 30 分钟捻转 1 次，重复两次，然后隔两小时捻转 1 次，直至出针。

（6）推拿治疗　脊背部手法治疗：首先从上至下揉按患者脊背部，采用平补平泻法；其后沿督脉和两条足太阳膀胱经推拿脊背部；然后再点揉督脉和足太阳膀胱经在背部的穴位大椎、命门、肺俞、肾俞等；最后采用擦法，以补法为主，从下至上以掌根按摩脊背部。穴位：大椎、命门、肺俞、肝俞、胆俞、脾俞、肾俞、环跳、承扶、委中、足三里、解溪、绝骨。

四肢手法治疗：硬瘫时采用提捏、点按、摇法等手法按摩手、足三阳经；软瘫时采用指针点按手、足三阳经，配合四肢关节摇法。上述操作 6 次为一疗程，每日 1 次，每次约 30 分钟，休息 1 天，进行下一疗程治疗。

（7）传统功法　八段锦、轮椅太极、"以宗健脊十八法"（韦以宗. 中国整脊学. 2 版［M］. 北京：人民卫生出版社，2012）健脊体操等。

4. 脊髓损伤的康复

（1）第一阶段急性期　以医疗管理为主的卧床阶段，从受伤开始到脊柱可负重为止。康复治疗以固定保护脊柱、避免脊柱脊髓进一步受损、保持呼吸道通畅、抢救生命为主要目标，并对残存肌力及损伤平面以上的肌肉进行肌力和耐力训练，为下一阶段的治疗创造条件，同时预防压疮等并发症的出现。

①体位护理：保持正确体位。患者在床上的正确体位，不仅对于保持脊柱骨折部位的正常排列，而且对于预防压疮、关节挛缩及痉挛的发生都是非常重要的，应在发病后立即按照正确体位摆放患者。可采取的体位有仰卧位、侧卧位等，并应注意每 2~3 小时定时变换体位以促进血液循环，预防压疮发生，防止关节挛缩。

②关节训练：在生命体征稳定之后就应立即开始全身各关节的被动活动。在主动运动能力基本恢复之前，患肢各关节的全范围被动运动可以帮助保持关节动度和牵伸软组织，防止下肢水肿或帮助水肿消散。但治疗时要注意活动范围应保持在生理范围与无痛或尽量少痛的范围内，并注意保护关节周围的韧带与软组织，同时保护伤部脊柱，以防加重损伤，需要时应使用支具。

③呼吸与排痰训练：急性高位 SCI 极易导致伤后的呼吸功能不全，且在急性期患者呼吸道分泌物增多以至无法正常排出，易致肺部感染，应尽快对患者呼吸情况进行评估，可行腹式呼吸、震动、叩击、辅助咳嗽技术和训练。维持呼吸道通畅，及时清除呼吸道分泌物，必要时雾化吸入稀释痰液药，促进痰液排出。

④排尿训练：目的是保持有规律的排尿，以减少残余尿量，从而减少结石及泌尿系感染的发生，同时可以提高患者生存质量。

（2）第二阶段恢复期　通过康复训练和矫形器等的应用，进一步改善和加强患者残存功能，训练各种转移能力、姿势控制及平衡能力，尽可能使患者获得自理生活的能力，使他们有可能回归家庭和社会。

①肌力训练：目标是使肌力达到 3 级以上，恢复其实用功能。可根据患者残存肌力的情况采用助力运动、主动运动和抗阻运动。完全性 SCI 患者肌力训练的重点是肩和肩胛带的肌肉，特别是背阔肌、内收肌、上肢肌肉和腹肌等；不完全 SCI 也要训练好残存肌力。尤其是上肢支撑力、肱三头肌和肱二头肌的训练和握力训练，对患者的移动能力和日常生活独立能力起着关键作用。

②垫上运动训练：主要进行躯干四肢的灵活性训练、力量训练和功能动作的训

练，方法有翻身训练以改善床上活动度、牵伸训练以减轻肌肉痉挛、垫上支撑以锻炼支撑手的力量和平衡能力以及垫上移动等。

③坐起训练：SCI 患者脊柱稳定性良好者应早期开始坐位训练。坐位训练要求患者的躯干具有一定的肌力和控制能力，且双下肢各关节活动范围尤其是髋关节活动范围接近正常。方法包括坐位静态平衡训练、躯干向前后左右侧倾斜和旋转时的动态平衡训练。

④转移训练：包括帮助转移和独立转移。床与轮椅之间的转移、轮椅与坐便器之间的转移、轮椅与汽车之间的转移以及轮椅与地之间的转移，这些训练不仅帮助患者增强肌力，同时锻炼肌肉与关节在实际应用中的运动，帮助患者增强自理能力与社会适应能力。

⑤轮椅训练：伤后 2~3 个月，患者脊柱稳定性良好，坐位训练已完成，能独立坐 15 分钟以上，可开始进行轮椅训练。轮椅训练分为轮椅上的平衡训练和轮椅操作训练。教会患者如何使用轮椅，熟练掌握轮椅的各种功能，同时应注意预防压疮的发生。

⑥功能性电刺激（FES）：FES 可促使不能活动的肢体产生功能性活动。有研究发现，功能性电刺激诱导的下肢踏车运动可阻止肌肉萎缩、增加下肢肌肉的横截面积和肌肉组织与脂肪组织的比例，并能提高所刺激肌肉对疲劳的抵抗力，并能够有效预防深静脉血栓，促进手的抓握功能和下肢的行走能力。

⑦物理治疗：运用超短波、紫外线、离子导入等方法可以减轻损伤部位的炎性反应，改善神经功能；运用低频电刺激疗法可改善松弛性瘫痪。

⑧步行训练：站立和步行可以防止下肢关节挛缩，减少骨质疏松，促进血液循环。因此只要有可能，患者应尽早开始站立和步行训练。根据损伤程度与损伤平面不同制定不同的训练目标和运动量，以期患者能够最大限度地恢复功能和适应日常生活与社会职能。

⑨日常生活活动能力训练：对于 SCI 患者而言，生活自理应包括床上活动、穿脱衣服、洗漱梳头、进食、淋浴、大小便、阅读、书写、使用电话、使用普通轮椅、穿脱矫形器具等。脊髓损伤平面对患者日后生活自理的程度起着重要作用，C_7 是关键水平，损伤在 C_7 以下完全能自理，在 C_7 水平的患者基本上能自理，C_7 和 C_6 部分自理，C_4 完全不能自理。

⑩矫形器的应用：佩戴适当的下肢矫形器对于截瘫患者重获站立及行走功能极为重要。根据损伤平面及损伤程度的不同，残存的肌肉力量与功能存在差异，以此佩戴不同的矫形器，使患者可以在支具的辅助下完成各种支撑及运动功能。

（3）第三阶段回归家庭、社会期

①家庭生活指导：对回归家庭的患者进行日常生活活动独立性的训练，帮助患者不仅能够完成指定的康复治疗动作，更能够完成日常生活中的复杂动作。同时向患者和家属传授基本的康复训练、康复护理知识、生活照顾的技能和方法，并提出对家庭环境无障碍设施的修改意见，以帮助患者更好地适应院外回归家庭、社会之后的日常生活。

②心理支持：在患者即将回归家庭时应更多地向患者和家属传授脊髓损伤后心理变化的特点，在家庭和社会有可能遇到的困难，帮助患者树立信心，培养患者良好的心理素质；帮助患者重塑自身形象，在社会中重新寻找自己的位置。

（三）辨证治疗

1.瘀血阻络证

治则：活血化瘀，理气通络。

方药：桃红四物汤加减。药用桃仁9g、红花6g、当归9g、赤芍9g、川芎6g、生地黄12g等。疼痛明显者加乳香、没药；气滞者加香附、三棱等。

2.气虚血瘀证

治则：健脾益气，活血通络。

方药：补阳还五汤加减。黄芪120g、当归尾6g、赤芍5g、地龙（去土）3g、川芎3g、红花3g、桃仁3g。脾胃虚弱者加人参、白术、陈皮等；肝肾不足者加牛膝、杜仲等。

3.脾胃虚弱证

治则：健脾益气，升阳举陷。

方药：参苓白术散加减。人参9g、白术9g、山药12g、扁豆12g、茯苓9g、薏苡仁12g、陈皮6g、砂仁3g、桔梗3g、甘草3g、大枣5枚。气血亏虚者加黄芪、当归；湿气重者加泽泻、茯苓、肉桂等；阳虚者加附子、干姜等。

4.肝肾亏虚证

治则：滋养肝肾，养阴填精。

方药：补肾健髓汤加减。熟地黄18g、山药21g、山茱萸18g、丹皮15g、泽泻21g、茯苓21g、枸杞子15g、菟丝子15g、牛膝15g、杜仲15g。气血亏虚者加黄芪、当归；阳虚者加附子、干姜；阴虚者加生地、玄参、麦冬；疼痛明显者加乳香、没药；气滞者加香附、三棱。

5.气血两虚证证

治则：健脾益胃，益气养血。

方药：八珍汤加减。当归9g、熟地黄10g、川芎9g、山萸肉10g、人参9g、茯苓9g、炒白术9g、炙甘草5g、防风12g、浮小麦20g。阳虚者加附子、干姜等；气滞者加香附、三棱等；疼痛明显者加乳香、没药等。

（四）新疗法选粹

1.干细胞治疗

干细胞治疗对于脊髓损伤而言仍然是最多能、最具治疗潜力的方法。

2.3D仿脊髓脊髓支架

3D仿脊髓脊髓支架保障和促进了神经干细胞的存活和分化，抑制了瘢痕的形成，有效地促进了轴突的再生以及改善了运动功能的恢复。多种细胞都可以和3D生物打印支架联合进行移植，起到促进轴突再生、进一步分化为神经细胞或分泌相关因子、减轻局部炎症反应的作用，从而修复受损的脊髓组织。研究发现，人子宫内膜干细胞、嗅鞘细胞、牙髓干细胞、脂肪来源干细胞和胚胎干细胞等都能和3D生物支架联合移植治疗脊髓损伤，从而促进神经营养因子等的释放或促进细胞向神经分化。

（五）医家经验

及宁等主张脊髓损伤早期局部肿胀，疼痛剧烈，可予七厘散、复元活血汤、活血止痛汤，肿胀较重可予桃仁承气汤、和营止痛汤；中期活动受限，筋骨未复，可予紫金丹、接骨丹等；后期肝肾亏虚，气血不足，可予八珍汤、圣愈汤。

吴楚君将脊髓损伤分为三期辨证施治：早期以活血化瘀为主，选血府逐瘀汤加减；中期以舒筋活络为主，选补阳还五汤加减；后期以益气血补肝肾为主，偏阳虚用四物汤合右归丸加减，偏阴虚用四物汤合左归丸加减，治疗效果良好。

张绍富等认为早期当行气消瘀、疏通督脉、泻下泄热，给予桃仁、红花、地鳖虫、泽兰、当归、枳壳、生大黄、厚朴、全蝎、延胡索等中药治疗，中后期当续筋接骨、补肾壮阳、温通经络，予淫羊藿、狗脊、骨碎补、地龙、地鳖虫、全蝎、川断、当归、豨莶草、补骨脂、鸡血藤、杜仲等中药治疗。

五、预后转归

脊髓损伤后死亡率可根据其发生时间而定，在伤后第一年中死亡率的原因与以后的原因略有不同。就脊髓损伤幸存者而言，伤后 24 小时至 1 年内最常见的死亡原因为肺炎，其次是非缺血性心脏病和肺栓塞。伤后存活 5 年以上的患者，最常见的死亡原因分别是肺炎、非缺血性心脏病和意外损伤。而尿路感染、压疮或肺炎常常导致败血症。总的来说，存活超过 24 小时以上患者最常见的死亡原因是肺炎、非缺血性心脏病和败血症。如果同时考虑非缺血性心脏病和缺血性心脏病，则心脏疾病是最常见的原因。败血症、肺栓塞和肺炎也是威胁脊髓损伤患者生命的常见原因。

脊髓损伤患者的预期寿命在近数十年有所增加，但仍低于正常人。预期寿命随受伤的严重性下降，肾衰竭不再是死亡的主要原因。脊髓损伤患者的预后是大部分损伤患者在伤后首先关心的问题。神经学预后可随急性脊髓损伤治疗效果的增加而改变，不完全损伤患者的百分比在近数十年有所增加，这将为改变功能性预后提供基本的保证。在神经预后方面，美国脊髓损伤协会（ASIA）提出损伤分级变化与预后密切相关，入院时为 FrankelA 级者改善的可能性较小，而入院时 D 级者的预后较好，入院时 B 和 C 级者预后不能肯定。然而，就入院时为 B 级的患者而言，若入院时感觉部分保留或完全保留，则可能最终的行走能力较好。入院时为 C 级的患者，若在 2 个月时股四头肌功能恢复大于肌力 3/5 级（至少为一侧）则可能最终的行走能力较好。入院和出院时单一的神经平面通常不会有变化，这是因为感觉平面常常不能改善，通常感觉平面高于运动平面，而感觉平面决定了单一的神经平面。虽然感觉平面不能改善，但运动平面通常可以改善，这对于四肢瘫患者十分有意义，因为运动平面在决定功能方面更为重要。

脊髓损伤患者的功能预后在很大的程度上依赖于神经损害状况、神经水平与早期干预和后期的康复，随着脊髓损伤急救治疗技术的发展，继发性损伤的程度已不断降低，我们现在可见到更多的不完全性损伤患者，并可见其在伤后数日或数年内潜在的一些神经功能改善。由于不完全性损伤的功能性结局受到诸如不完全损伤的程度、恢复功能的时限、痉挛程度等因素的影响，故其结果也因人而异。这些患者的康复程序须保持灵活性以便在神经功能变化发生时使潜能发挥到极大。脊髓损伤患者取得最大功能状态还受脊柱损伤之外的其他各种因素而影响，这些因素包括年龄、身体比例、体重分布、脊柱和下肢制动状况、痉挛、挛缩，异位骨化和头部外伤等相关损伤。心理影响因素、家庭支持、财力支持也是很重要的因素。例如，对于一位 C_4 四肢瘫患者而言，通过保险或个人财产购买带有周围环境控制装置的电动轮椅，将能更好地改变其功能性独立能力并获得较高的生活质量。

六、预防调护

（一）预防

1. 伤前预防（一级预防）

由于脊髓损伤即截瘫给个人造成残疾非常严重，对家庭、社会带来巨大负担，预防脊髓损伤的发生意义十分重大，国际截瘫医学会于 20 世纪 70 年代中提出预防损伤的发生，主要包括两个方面：广泛的宣传教育和有效的预防措施。欲达此目的，就必须调查脊髓损伤发生的原因，才能宣传预防及制定预防措施，伤前预防着重对损伤原因进行宣传教育及制定适当措施。

（1）交通事故或交通意外　在很多发达国家，交通事故是发生脊髓损伤的首要原因。在澳大利亚外伤性截瘫有50%以上是交通事故所造成，法国Derard报告40%脊髓损伤是由摩托车事故所致，发生交通事故的重要原因有疲劳驾驶、精力不能集中、开车前饮酒、下雪天路滑、刹车不及时、雾天视线障碍、违章开车等。预防的办法主要是进行宣传，在各种场合宣传交通事故的发生及其后果，提高司机的警惕性。

安全或预防措施，如开车或乘车使用安全带，可减少胸腰椎脊髓损伤或减少完全截瘫的发生率，开车前勿饮酒，下雪、大雾天车速度要慢，勿疲劳驾驶等。

（2）高处坠落或重物砸伤　高处坠落或重物砸伤亦多致胸腰椎骨折合并截瘫，应加强事先教育及预防坠落的安全措施，如防护网、安全带等。

（3）生活致伤　由于老年人增多，常因骨质退变增生致椎管相对狭窄，在此基础上，轻微损伤即可致脊髓损伤，特别是颈脊髓无骨折脱位脊髓损伤，近些年明显增多，可占脊髓损伤的20%~30%。

（4）跳水、骑马致伤　因跳水致颈椎脊髓损伤者屡屡发生，特别是年轻人，到游泳场所后不知深浅就去跳水，头顶撞在池底，发生颈椎脊髓损伤。骑马运动也吸引着不少人，须知从马头处摔下来，往往是头朝下，头顶着地致颈脊髓损伤，而从马背上掉下来则常常躯干着地，发生胸腰椎脊髓损伤，预防措施除经常宣传教育外，在现场应树立醒目的通告牌，提醒注意。

（5）自然灾害　我国1966年邢台地震，1976年唐山地震，都发生在夜间至黎明时，地震时人们从室内向外跑时被倒塌之建筑物砸伤，发生了大量脊柱脊髓损伤，而留在室内躲在桌子下或某些木质柜、楼梯等下面者，则不发生脊柱脊髓损伤或其他损伤，其预后均较脊髓损伤好。2008年四川汶川地震也发生不少脊髓损伤。因此，应向群众宣传，当突然发生地震时，如已来不及跑到空场上，应当躲藏在某些较坚固的家具下面，可以起到保护或部分保护作用，减轻损伤。

2. 伤后预防脊髓损伤加重（二级预防）

外伤后脊髓损伤程度加重的原因多是不恰当的初期搬动和运送所致。脊椎损伤合并脊髓损伤者，大多病例的脊柱稳定性遭到破坏，在现场急救搬动或运送途中，如果影响到脊柱的稳定性，则有可能加重脊髓损伤程度，使不完全脊髓损伤加重成为完全脊髓损伤。

（1）伤后预防的主要措施　脊柱脊髓伤的患者，应及时得到急救组织的救助，一般均应在半小时内得到急救。

（2）对急救的要求　在脊柱脊髓损伤的现场，患者脊柱损伤应由经过训练的急救人员搬动。将担架抬至运送车上，尽快送至有治疗经验的医疗单位。

3. 预防脊髓损伤的并发症（三级预防）

脊髓损伤是伤后并发症发生率最高的损伤之一，且并发症是脊髓损伤死亡的主要原因，常见的并发症如呼吸道感染、呼吸衰竭、肺栓塞、泌尿系感染、压疮的发生与感染、瘫肢痉挛、下肢内收畸形、足下垂、下肢疼痛、异位骨化等，在条件较差的地区或医院并发症的发生率是很高的。

（二）调护

脊髓损伤是脊柱骨折或脱位的严重并发症，对外伤性脊髓损伤患者若护理措施不当，对疾病发展及预后有不良的影响。因此，护理的重点是积极抢救、正确搬运、合理治疗、密切观察病情变化、预防并发症、做好对症护理。做好心理护理是稳定患者情绪的关键，做好饮食护理和生活护理可以预防并发症，预防并发症的发生对疾病的转归有着非常大的帮助。

1. 保持体位

为脊髓损伤患者提供硬板床，加用防止压疮的气垫床，翻身时采用轴线翻身，保持脊柱呈直线，两人动作一致，防止再次脊髓损伤，每隔2小时翻身1次。

2. 做好呼吸道管理

$C_1 \sim C_4$ 受损者横膈及肋间肌的活动均丧失，并且无法深呼吸及咳嗽，为了维护生命而行气管切开，并使用呼吸机辅助呼吸，及时吸痰，保持呼吸道通畅。损伤后48小时应密切观察患者呼吸形态的变化，以及呼吸的频率和节律。监测血氧饱和度及动脉血气分析的变化，了解其缺氧情况是否加重。在病情允许的范围内协助患者翻身，并指导患者深呼吸与咳嗽，以防止肺不张和坠积性肺炎等并发症。

3. 观察神经功能的变化

观察脊髓受压的征象，在受伤的24~36小时内，每隔2~4小时要检查患者四肢的肌力、肌张力、痛温触觉等，每班至少检查1次，并及时记录患者感觉平面、肌张力、痛温触觉恢复的情况。根据损伤部位不同而进行重点观察：颈髓损伤患者注意观察呼吸的改变；胸部损伤的患者观察有无血气胸；骶尾部损伤的患者应注意有无大小便失禁。

4. 营养供给

在脊髓损伤初期，先给患者静脉输液，并插入胃管防止腹胀，观察患者的肠蠕动情况，当肠蠕动恢复后可经口摄入饮食，给予高蛋白、高维生素、高纤维素食物，以及足够的水分。

5. 大小便的护理

脊髓损伤后最初几天即脊髓休克期，膀胱呈弛缓性瘫痪，患者出现急性尿潴留，应留置尿管导尿，随时保持会阴部清洁，每天消毒尿道口，定期更换尿管，并进行膀胱冲洗，防止细菌感染。患者出现便失禁应及时处理，并保持肛门周围皮肤清洁，干燥无破损，在肛门周围涂保护剂。出现麻痹性肠梗阻或腹胀时，可给予脐周顺时针按摩，可遵医嘱肛管排气或胃肠减压，必要时给予缓泻剂，使用热水袋热敷脐部，饮食中少食或不食产气过多的食物，如甜食、豆类食物等，鼓励患者多饮用热果汁。

6. 做好基础护理

患者脊髓受损后可出现四肢瘫或截瘫，失去生活自理能力，其一切生活料理均由护理人员完成。注意每天定时翻身，更换体位，观察皮肤，保护皮肤的完整性，保持床单平整。护理人员每日给患者床上擦洗，保持皮肤干净，无异味，增加患者舒适感。

7. 心理护理

脊髓损伤特别是高位颈髓损伤患者，因病情危重，疾病预后差，生活不能自理，情绪悲观，易出现激动、烦躁、精神欠佳、胃纳差等情况。责任护士要在工作中不断观察和了解，使患者逐步认识到自己的病情，逐渐适应自己所处的环境。

七、专方选要

顾锡镇认为"肾虚督寒"是脊髓损伤的主要病机，强调温肾通督，以阳和汤为基础方进行加减。程浩文以"健脾益气，活血通经"为法，在椎体后路椎管减压基础上，自拟益气通经饮（黄芪、当归、白芍、桂枝、姜皮、炙甘草、川芎、红花、威灵仙、防风、羌活）联合针刺治疗60例胸椎骨折合并脊髓损伤患者，总有效率达91.67%。吴俊哲针对脊髓损伤后期脾胃虚弱的特点，创立龙芪强肌饮（五爪龙、黄芪、人参、炙甘草、白术、茯苓、陈皮、千斤拔、牛大力、柴胡、升麻）健脾益气、强筋生肌。尤武林提出脊髓康（生黄芪、当归、川芎、丹参、地鳖虫、赤芍、威灵仙、大黄）可以改善血流学指标，促进神经组织再生，缓解逼尿肌、括约肌痉挛，改善运动功能。

齐英娜认为补阳还五汤通过抑制Caspase－12、Caspase－9、Caspase－3等凋亡细胞的表达，从而达到修复脊髓损伤的作用。

八、评述

（一）中医

目前中医在脊髓损伤方面的治疗主要有：

（1）以活血化瘀、通经活络等为治则以改善损伤部位局部微循环为主的中药复方。张国福等观察大鼠脊髓损伤后补阳还五汤对其神经功能恢复的影响，其主要是通过活血通络、补气通经，以此来改善脊髓损伤局部的血液微循环。

（2）单味中药或者中药中的某一有效成分对脊髓损伤的修复作用。三七、丹参、川芎嗪等能通过减弱氧自由基所引起的氧化应激反应改善损伤局部微循环，而促进脊髓组织的修复与再生，减轻脊髓的继发性损害程度。

（3）督脉电针治疗 在临床上运用针灸在治疗脊髓损伤方面取得一定的成功经验。针刺督脉可以通过调节督脉阳气，直达病所，使肾强髓满而达治疗目的，督脉电针既能调节经气、疏通气血，同时又是一种脉冲电场，具有针刺和电场的双重作用。促进脊髓修复的作用机制可能为：电针通过其调节经气、疏通气血的作用改善损伤局部血液循环，减轻脊髓水肿；减轻脊髓水肿；抑制氧自由基和脂质过氧化损伤；减少兴奋性氨基酸的神经毒性以及神经元内的钙离子超载毒性；抑制神经细胞凋亡相关基因表达；促进神经营养因子合成；减少相关神经抑制因子的形成，改善神经再生微环境等。运用督脉电针治疗脊髓损伤的大白鼠，观察发现其后肢的攀爬运动能力、关节和肌肉活动都有较明显的提高，诱发电位潜伏期和峰值、后肢肌肉萎缩程度等指标也有比较明显的改善，这说明了督脉电针的治疗对于脊髓损伤修复有比较好的作用。

（4）中医的诸多康复疗法如推拿、中药足疗、蜡疗等方法亦能缓解脊髓损伤患者肌张力偏高等不适。

（5）运用具有兴奋调节作用的虫类中药，一方面可止痛并促进 SCI 的功能恢复，另一方面配伍活血化瘀中药亦可共同消散损伤局部血肿，例如白花蛇、蜈蚣、全蝎等。

（二）西医

脊髓损伤基础研究领域随着技术突破进展日新月异，近年来在基因调控、细胞移植、生物材料应用、神经保护和神经康复训练等各个方向上都取得了相当程度的进展，未来可在更大范围开展多学科更深程度的交叉合作研究。基础研究方面，包括内源性神经轴突再生能力的提高、外源性损伤环境的解析和改善、破解干细胞移植中神经细胞分化和连接及神经环路重建的分子细胞机制等。临床研究方面，开展脊髓损伤治疗药物、细胞和生物材料的临床试验等，以及脊髓损伤患者的心理干预，等等。相信在不远的将来，我国在常规的脊髓损伤研究和临床应用中，也能记录和分析脊髓损伤个体大脑意愿的神经信号，同时以分子调控、细胞移植、神经保护药物等手段辅助高级（脑）和低级（延髓、脊髓）中枢间的神经环路的保护、维系甚至重新桥接，并以电、磁、光等各种输送形式向脊髓具有一定自主性、控制感觉运动相关的局部神经环路给予刺激，达到对相关神经环路的精细调节，再通过各种康复手段训练并强化相应神经环路的功能实现，促成脊髓损伤个体能尽快恢复自主运动。

参考文献

［1］周天建.脊柱脊髓损伤现代康复与治疗［M］.北京：人民卫生出版社，2006.

［2］时述山，胥少汀［M］.2版.肌瓣与肌皮瓣的临床应用.实用骨科学.北京：人民军医出版社，1999.

［3］刘鑫.脊髓损伤后神经痛中医药防治评述［J］.海南医学，2012，23（19）：129-130.

［4］华晓琼，李彦杰，张淑芹.中医药调控脊髓损伤后肢体痉挛状态的机制及评述［J］.中国老年学杂志，2023，43（7）：1779-1782.

［5］桑博文，覃业校，田秀燕.针刺治疗脊髓损伤作用机制的评述［J］.中医药信息，2023，40（3）：83-86.

［6］张东旭，王瑞琪，周立新.电针促进脊髓损伤后运动功能恢复的评述［J］.中国中医急症，2023，32（2）：361-363，372.

［7］方武阳，陈海艳.益气通经方联合针灸对脊髓损伤的康复治疗效果［J］.蚌埠医学院学报，2023，48（2）：211-213.

［8］杜壮文.早期与晚期减压手术用于急性创伤性脊髓损伤的效果分析［J］.大医生，2023，8（3）：54-56.

［9］王永丰.脊髓损伤磁共振成像的评述分析［J］.中国医疗器械信息，2023，29（1）：56-58.

［10］李玲，卞传朋，王庆华.脊髓损伤康复期患者症状群及影响因素研究［J］.卫生职业教育，2023，41（1）：112-115.

［11］张元元，封海霞.脊髓损伤尿失禁患者焦虑、抑郁与生活质量的相关性研究［J］.心理月刊，2022，17（24）：59-61.

［12］刘美辰，黄旭东，王卫国.近20年中医药治疗脊髓损伤的文献计量学分析［J］.中医临床研究，2022，14（34）：16-20.

［13］刘小舟，赖逸菲，金子焯.脊髓损伤研究及治疗进展［J］.江西中医药，2022，53（11）：65-71.

［14］王东，鄢振武，杨秋荟，等.干细胞来源外泌体通过调控MMP-9表达减轻脊髓损伤的机制分析［J］.中国现代药物应用，2022，16（21）：179-182.

［15］文峰，周磊，李扬，等.通腑逐瘀法指导下抵当汤加减可抑制大鼠急性脊髓损伤后胶质瘢痕的形成［J］.中国组织工程研究，2023，27（20）：3180-3187.

［16］雷俊芳，汤继芹.下肢康复机器人对脊髓损伤患者步行能力改善的现状及应用［J］.医学信息，2022，35（19）：159-162.

［17］刘宏炜.创伤性脊柱脊髓损伤诊断与治疗专家共识（2022版）［J］.中国老年保健医学，2022，20（4）：6-9.

［18］曹宁，封亚平，谢佳芯.《脊髓损伤神经修复治疗临床指南（中国版）2021》解读［J］.中国现代神经疾病杂志，2022，22（8）：655-661.

［19］刘根林，周红俊，李建军.伴并发症脊髓损伤的神经学分类评述［J］.中国康复理论与实践，2022，28（8）：934-938.

［20］王斌，吴楚君，梁培雄，等.下颈椎损伤并发脊髓损伤手术治疗的预后及其影响因素［J］.现代医药卫生，2018，34（4）：583-585.

［21］及宁，张学利，闫振兴，等.手术结合中药针灸辨证施治对胸腰段椎体骨折合并脊髓损伤的疗效分析［J］.实用中西医结合临床，2015，15（8）：10-12.

［22］张绍富，张玉柱.中医药治疗脊髓损伤［J］.中国康复医学杂志，1991（1）：26-27.

［23］王健豪，冯世庆.3D生物打印在脊髓损伤领域的应用与发展［J］.生物医学转化，2022，3（2）：57-65.

［24］臧苑彤，柴欢欢，李莉，等.脊髓损伤

患者膀胱功能障碍干预方法的 Meta 分析［J］. 疾病监测与控制，2022，16（3）：173-176，184.

［25］佟丹，王东岩. 针刺电场疗法治疗脊髓损伤的评述［J］. 中医药信息，2022，39（8）.75-79.

［26］郭栋，杨于冰，贺西京. 基于科学网和 CiteSpace 近 10 年脊髓损伤生物支架治疗的文献计量和可视化分析［J］. 山西医科大学学报，2022，53（5）：628-639.

［27］吴昕峰，宋卿鹏，靳培浩. 颈脊髓损伤患者脊髓损伤严重程度与预后关系的分析［J］. 骨科临床与研究杂志，2022，7（3）：168-172.

［28］孟玮玮，刘佳佳，吴昕峰. 脊髓损伤患者急性应激障碍及其影响因素研究［J］. 中国病案，2022，23（3）：90-93.

［29］周霞，王祥煜，孟祥霞，等. "川字灸法"改善脊髓损伤后神经源性膀胱功能及预防尿路感染临床研究［J］. 康复学报，2021，31（3）：209-214，221.

［30］刘钢. Ponte 截骨联合椎间融合治疗成人退变性脊柱侧凸的临床研究［D］. 天津医科大学，2019.

［31］刘科. 一种新型单纯前路复位固定手术治疗下颈椎小关节脱位的临床研究［D］. 中国人民解放军陆军军医大学，2019.

［32］李克耀. 改良椎旁肌间隙入路手术治疗胸腰椎骨折伴脊髓损伤的临床研究［J］. 甘肃医药，2018，37（10）：891-892，900.

［33］王璐璐，顾锡镇. 顾锡镇教授从"肾督虚寒"理论治疗脊髓损伤的经验［J］. 中医药信息，2019，36（3）：70-72.

第十章　骨盆部骨折

第一节　骶尾骨骨折

骶骨上连腰椎，下接尾骨，两侧与髂骨相关节，形成腰骶、骶尾、骶髂关节。尾骨，位于脊椎的最下端，常由3~4块小尾骨融合成一整块，一般长度约3~10cm。骶尾骨骨折可单独发生，亦可同时出现，也可能同时出现骨盆损伤；前者较少见，而后者在骨盆骨折中占30%~40%，因此，其绝对发生率远较单发者高，且以男性多见。治疗亦较复杂，需与骨盆骨折同时治疗。

一、病因病机

（一）西医学认识

骶骨周围有许多坚强的韧带及软组织连接和固定，常需较大暴力才能发生骨折，如车祸、高空坠落等。骶骨骨折往往是复合性骨盆骨折的一部分。多因骨盆前后向同时受挤压所致。此处仅对单发的骶骨骨折加以讨论。

1. 损伤病因分类

（1）直接暴力　以从高处跌下时骶尾部着地为多见；或是因车辆等直接撞击局部所致。

（2）间接暴力　以从下方（骶尾椎远端）向上传导的暴力较多见，亦可因韧带牵拉引起撕脱骨折。

2. 按骨折线走行分型

（1）横形骨折　可见于骶骨的各个平面，但以中、下段为多见。当患者仰面摔倒时，骶椎着地，以致骶骨的下方易因直接撞击暴力而折断。其中多系裂缝骨折，多由一侧延伸至中部。如果暴力过猛，则可引起骶椎上部随腰椎而向前移位，或是下部骨折片向前移位，并因骶管狭窄可引起骶神经损伤，以致出现马鞍区症状。如果骶2、3神经受累时，则大小便功能可能出现障碍。对横形骨折的判定除CT检查外，一般X线平片亦可显示，尤以侧位片较为清晰；正常骶骨前缘光滑、平整、锐利，而在骨折时则出现前缘皮质中断或皱褶、凸凹不平及重叠等异常所见（图10-1-1A）。

（2）纵形骨折　较横形骨折少见，均为强烈暴力所致，多与骨盆骨折同时发生，或是出现一侧性骶髂关节分离。一般情况下，骨折线好发于侧方骶孔处。因该处有骶神经支穿出，故神经症状较多见。严重者伤侧半个骨盆及同侧下肢向上移位，并可能出现膀胱、直肠症状和腹膜后血肿（图10-1-1B）。

（3）粉碎性骨折　多系直接暴力作用于局部而引起的星状或不规则状的粉碎性骨折，移位多不明显，临床上易漏诊（图10-1-1C）。

（4）撕脱骨折　由于骶结节韧带所致的骶骨侧下缘附着点处撕脱骨折，易漏诊（图10-1-1D）。

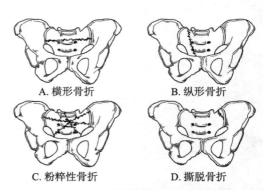

A. 横形骨折　　B. 纵形骨折

C. 粉碎性骨折　　D. 撕脱骨折

图 10-1-1　骶骨骨折分型示意图

（二）中医学认识

《素问·宣明五气篇》曰："肝主筋，脾主肉，肾主骨。"尾骨骨折病因归纳为内因、外因两种因素，病机是两者共同作用的结果。其内因为气血虚弱，肝肾衰弱，肝亏不能养筋，肾亏无以主骨，故而骨疏筋痿，骨质疏松脆弱，在直接或间接外力作用下容易发生骨折；其外因则多由摔倒后臀部着地所致。如雪地、平地滑倒，臀部接触地面，可引起骨折。青壮年、儿童若发生本骨折，必因遭受强大暴力所致，如车祸、高处跌下等。此种尾骨骨折患者，常合并有其他骨折，如骨盆骨折、骶骨骨折等，甚至内脏损伤。

二、临床诊断

（一）辨病诊断

1. 临床表现

患者常主诉臀部着地跌倒后即不敢坐下的特殊病史。其常见的临床表现如下：

（1）疼痛　传导叩痛较腰椎骨折轻，尤其是在站立位检查时。

（2）惧坐　坐位时重力直接作用于骶尾处而引起疼痛，因此患者喜取站位，或是一侧臀部就座。

（3）皮下瘀血　在体检时可发现骨折处的血肿、皮下瘀血或皮肤挫伤、擦伤等。

（4）肛门指诊　肛门指诊时可根据压痛部位、骨折处移位及有无出血，推测骨折线走行、有无明显错位及是否为开放性骨折等。

（5）马鞍区感觉障碍　波及骶孔的骨折可刺激骶神经支而出现马鞍区感觉过敏、刺痛、麻木及感觉减退等各种异常现象。

（6）波及第1、2骶椎的骨折，可出现类似坐骨神经痛的症状包括感觉、运动及跟腱反射障碍等。

（7）合并骨盆骨折者，应注意全身情况，有无休克、脂肪栓塞等并发症以及其他系统合并伤。

2. 相关检查

（1）X线检查　拍摄正位及侧位X线片可获得初步诊断。

（2）CT检查特别是CT的三维重建，对于骶尾骨骨折线的走向及骨折线的位置较为准确。

（二）辨证诊断

1. 气滞血瘀证

（1）临床证候　患者腰骶部局部肿胀疼痛，多为刺痛，痛有定处，夜间加重，局部触痛明显，可见舌质紫暗，或有瘀点瘀斑，舌下脉络迂曲，舌苔薄白，脉弦涩。

（2）辨证要点　腰骶部肿胀疼痛明显，多为刺痛，痛有定处，舌质紫暗，脉弦涩。

2. 痰湿瘀阻证

（1）临床证候　腰骶部疼痛，活动不利，痛有定处，纳差腹胀，舌苔薄白，质滑或腻，或有瘀点瘀斑，大便溏泄，小便不利，脉弦滑或涩。

（2）辨证要点　腰骶部疼痛明显，痛有定处，舌苔薄白，质滑或腻，或有瘀点瘀斑，脉弦滑或涩。

3. 气血不足证

（1）临床证候　腰骶部疼痛，活动及受压时疼痛明显，静止时疼痛减轻或消失，同时兼有头晕眼花、耳鸣、耳聋、倦怠乏力的症状，舌质淡白，舌苔薄白或薄黄，脉弦涩或细弱。

（2）辨证要点　腰骶部疼痛，触痛明显，兼有头晕眼花、耳鸣耳聋、倦怠乏力。

三、鉴别诊断

（一）西医学鉴别诊断

1. 骨盆骨折

受伤机制及临床表现与本病相似，但

患者局部肿胀及压痛常没有本病明显；X线片可助鉴别。

2. 骶髂关节化脓性关节炎

本病多未见明显外伤，局部肿胀疼痛明显，影像学检查可鉴别。

（二）中医学鉴别诊断

1. 腰痹

腰痹是以腰部或下腰部疼痛、重着、麻木甚则俯仰不便或连及一侧或双侧下肢为主要症状的一类病证。多因肾虚不足，外邪杂至而引起经脉气血痹阻不通所致。

2. 流痰

多发于脊椎、环跳、肩、肘、腕，其次下肢，亦可走窜，一般为单发，但脓肿形成后常可走窜，患处隐隐酸痛，虽然起病慢，化脓亦迟，溃后亦不易收敛，关节骨性变形较少。

四、临床治疗

（一）提高临床疗效的要素

（1）明确骶骨骨折的分类分型，分析骨盆的稳定程度。

（2）查看骨折对骨盆内脏器的影响程度。

（二）辨病治疗

骶尾骨骨折的治疗主要取决于患者的骨折类型、暴力损伤程度、骨折稳定性、患者年龄、受伤时间和伤前健康状况等综合因素。

1. 常规处理

（1）非手术治疗

以卧床休息为主，骶部垫气垫圈或者软垫。对于高龄患者，伴有高血压、冠心病、糖尿病等慢性疾病，全身状况较差不能适应手术，或坚决拒绝手术治疗的患者可行保守治疗。无移位者，卧木板床休息3~4周后上石膏短裤起床活动；坐位时，应垫以气垫或海绵等，以保护局部、缓解压力；轻度移位者，局部麻醉后通过肛门指诊将其逐渐复位，2~3天后再重复1次，以维持对位。

（2）手术治疗

①重度移位：局部麻醉后通过肛门指诊先施以手法复位，若无法还纳，或不能维持对位，可酌情行开放复位及内固定术，或尾骨切除术。

②合并骨盆骨折者：应以骨盆骨折为主进行治疗。

③骶神经受压者：可先行局部封闭疗法，无效时则需行手术减压。

2. 特殊类型的骨折及其处理

（1）伴有骶髂关节分离的骶骨纵行骨折　重点处理骨盆骨折，处理原则见骨盆骨折部分。

（2）骶骨上段横形骨折　对伴发骶神经根损伤者多需行手术治疗，术中根据情况考虑是否减压。对移位明显的骶椎骨折可考虑通过撬拨复位。

（3）骶骨下段横形骨折　①无移位的骨折：只需取蛙式位卧床休息2~3周，必要时可采用封闭疗法止痛或服用长效止痛剂。②有移位骨折：一般在局部麻醉下按肛门指检的方法，用食指将骨折块轻轻向后推压而使骨折端复位。

（4）合并腰骶关节脱位的骶骨横形骨折　治疗较困难，大多需行腰髂固定手术治疗。

（5）单纯性腰骶关节脱位　治疗宜按"脊柱滑脱"施以手术疗法，大多选用后路椎弓根螺钉固定＋椎节间Cage内固定术。

（6）合并骶骨骨折的双侧骶髂关节脱位　轻者可卧床休息，但对移位明显者则需行切开复位内固定术。

（三）辨证治疗

1. 气滞血瘀证

治则：理气活血，通络止痛。

方药：活血祛瘀汤加减。丹参30g，当归9g，赤芍9g，鸡血藤15g，桃仁6g，延胡索9g，郁金9g，三七3g（研），香附9g，枳壳6g，广木香6g，甘草3g。如瘀血阻滞疼痛甚者加乳香、没药各9g，延胡索12g，肿痛重者内服桃红四物汤、少腹逐瘀汤。

2. 痰湿瘀阻证

治则：化痰祛湿，通瘀散结。

方药：二陈汤合桃红四物汤加减。半夏12g，陈皮12g，茯苓12g，乌梅3枚，生姜6g，桃仁12g，红花12g，熟地黄12g，当归9g，芍药12g，川芎12g，炙甘草6g。痰多者加南星9g、陈皮12g等；湿重者加苍术10g、厚朴15g等。

3. 气血不足证

治则：益气养血，通经止痛。

方药：归脾汤合八珍汤加减。白术10g，当归3g，党参10g，酸枣仁10g，黄芪10g，木香12g，远志15g，熟地黄10g，龙眼肉10g，茯苓10g，炙甘草6g。若心悸明显者可加五味子10g、麦冬15g，兼有气虚血瘀者可加桃仁15g、红花15g、葛根15g、丹参15g，兼有寒象者可加桂枝10g、肉桂10g。

（四）新疗法选粹

髂骶关节螺钉用于治疗不稳定的骶骨纵行骨折，生物力学性能良好，已经成为治疗垂直骶骨骨折的常用内固定装置，可以切开或经皮置入。经皮固定具有微创、出血少、并发症低等优点，但技术上具有挑战性。由于骶髂螺钉进钉点缺乏可靠的骶髂解剖及放射学标志，徒手经皮C型臂透视下置钉容易导致螺钉穿破骨皮质引起骶神经、髂内动静脉、闭孔神经及盆腔内重要脏器的损伤，因此如何提高置钉准确性是急需解决的问题。江西省人民医院游木荣团队已开始采用3D打印个体化导板来辅助骶髂关节螺钉置钉，术中通过导板的导向孔，精确引导骶髂螺钉置入，有效减少置钉产生的并发症。CT导航下经皮骶髂螺钉固定技术：其操作简单、创伤小、失血少，可在准确、安全重建骨盆稳定性的同时减少临床相关并发症的发生。

（五）医家经验

王小阵

王小阵武汉中西医结合骨科医院团队采用3D导航技术辅助下经皮双节段加长骶髂螺钉内固定治疗45例骶骨Denis Ⅱ、Ⅲ型骨折患者，获得较好疗效。张昌猛等的临床研究显示在骶骨骨折解剖复位或复位率达84%情况下，采用单枚加长骶髂螺钉固定后，仍有44%患者术后骨折愈合不良。鉴于此，一些学者通过增加螺钉数量和长度来强化固定强度，且生物力学研究发现，在S_1螺钉固定基础上于S_2植入1枚螺钉的立体双层面固定模式，可显著提高骨折端稳定性。本组患者采用经皮双节段加长骶髂螺钉内固定后，随访期间无骨折复位丢失，螺钉无断裂、移位发生，所有骨折均达骨性愈合。

五、预后转归

骶骨骨折的预后视损伤类型不同而差异甚大，单纯性无移位的骶骨骨折预后均好；但伴有内脏或神经损伤者，则易残留后遗症，以局部残留痛为多见。

六、预防调护

（一）预防

本病无特殊的预防措施，主要是避免摔倒和其他外伤。主要是骶骨骨折并发症的预防。如直肠损伤，骨折后可出现肛门出血、下腹疼痛及里急后重感为主要症状。如合并骨盆骨折可并发出血性休克，快速及时的补充血容量以纠正休克，是治疗骨盆骨折的首要措施。

（二）调护

（1）正确指导患者进行患肢及全身功能锻炼，促进患者消肿及骨折愈合。

（2）对卧床患者要注意预防压疮的发生。

七、评述

保守治疗以卧床休息为主，骶部垫气垫圈或者软垫。

骶骨骨折的手术治疗方式众多，关于各种内固定方式的生物力学研究也是目前的热点，临床工作中应根据骶骨骨折的具体分型，选取适合的内固定方式。但毫无疑问，如何通过微创手术获得满意的手术效果，改善患者预后是临床工作的重点和难点。合并神经损伤的骶骨骨折治疗难度较大，是否进行手术治疗仍存在部分争议，但手术治疗的效果已得到众多专家及学者的认可，最佳的治疗方式仍需进一步探索。

第二节　骨盆骨折

骨盆是一个由髂、耻、坐骨组成的髋骨连同骶尾骨构成的坚固骨性环，形如漏斗，后方有骶髂关节，前方有耻骨联合。躯干的重量经骨盆传递至下肢，它还起着支持脊柱的作用。在直立位时，重力线经骶髂关节、髂骨体至两侧髋关节，为骶股弓（图10-2-1）；坐位时，重力线经骶髂关节、髂骨体、坐骨支至两侧坐骨结节，为骶坐弓（图10-2-2）。耻骨联合将骶坐弓和骶股弓连接构成一个闭合三角形系统，使之更加稳定。

在骨盆的底部，有坚强的骶结节韧带、骶棘韧带。这些肌肉、韧带的附着对维护骨盆起着重要的作用，但这些肌肉的急剧收缩均可引起附着点的撕脱骨折，同时也是骨盆骨折发生移位的因素之一。骨盆对盆腔内的膀胱、直肠、输尿管、尿道以及女性的子宫、阴道等脏器和组织起着保护作用。骨盆内有着丰富的交织成网的血管系统，组织间隙疏松，外伤后可致大量出血，极易发生休克。盆腔脏器破裂可致严重感染，危及生命。

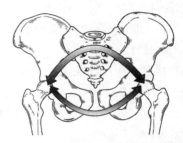

图10-2-1　骶股弓及其联结副弓

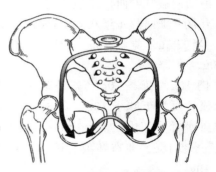

图10-2-2　骶坐弓及其联结副弓

一、病因病机

（一）西医学认识

由于骨盆骨折的解剖学复杂性，以及骨折的严重程度不一，为判断伤情和指导治疗，大多根据骨折的位置、稳定性或是否涉及骨盆后环的承重部分、损伤机制和暴力方向以及是否为开放性进行分类，分类方法较多（表10-2-1）。

表 10-2-1　骨盆骨折 AO/OTA 分类法

分型	序号	骨折情况	属性
A	1	髂前上、下棘，坐骨结节，髂骨翼撕脱骨折	垂直、旋转稳定
A	2	单纯前环骨折或轻度后移	垂直、旋转稳定
A	3	单纯骶、尾骨骨折	垂直、旋转稳定
B	1	骨盆翻书样损伤，外旋损伤造成耻骨联合分离	垂直稳定，旋转不稳
B	2	同侧前后环，单侧前环或对侧后环，双侧后环损伤	垂直稳定，旋转不稳
B	3	双侧 B 型损伤	垂直稳定，旋转不稳
C	1	骨折经过髂翼，骶髂关节脱位，骶骨骨折，单侧损伤	垂直、旋转均不稳定
C	2	双侧损伤，一侧旋转不稳，一侧旋转和垂直不稳	垂直、旋转均不稳定
C	3	双侧损伤，双侧旋转和垂直均不稳	垂直、旋转均不稳定

（二）中医学认识

我国古代典籍对骨盆骨折后的治疗和预后均有描述。如《正体类要》云："或元气内脱，不能摄血，用独参汤加炮姜以回阳；如不应，急加附子。"明确指出了骨盆骨折容易合并盆腔脏器及血管的损伤，大量失血导致气随血脱，并指出用独参汤益气摄血，而且兼可以补充血容量，预防及治疗失血性休克。中医学将骨盆骨折病因归纳为内因、外因两种因素，但外因最主要，病机是两者共同作用的结果。其内因为气血虚弱，肝肾衰弱，肝亏不能养筋，肾亏无以主骨，故而骨疏筋痿，骨质疏松、脆弱，在直接或间接外力作用下容易发生骨折。

二、临床诊断

（一）辨病诊断

1.临床表现

常并发低血容量性休克和脏器伤。临床检查首先要对患者全身情况作出判断，尤其要注意有无威胁生命的出血及呼吸和神志状态；其次要确定骨盆有无骨折和骨盆环是否稳定，同时必须明确有无合并伤。骨盆骨折的诊断步骤如下：

（1）病史　了解受伤时间、机制、暴力种类、临床表现、诊治经过、全身情况等。

（2）体格检查　检查局部肿胀、皮肤擦伤、皮下瘀血、骨盆畸形、下肢是否等长、有无旋转。

（3）合并伤的检查　腹部体征特别注意膀胱和尿道损伤、生殖道损伤、腰骶丛神经损伤的检查和记录。头颅、胸、脊柱和四肢检查亦不能忽视。

2.相关检查

（1）X 线检查　X 线平片检查一般可明确骨折部位骨折类型及其移位情况，亦常能提示可能发生的并发症。

（2）CT 检查　骨盆骨折条件允许均应行 CT 检查。骨盆三维重建 CT 或螺旋 CT 检查更能从整体显示骨盆损伤后的全貌。

（3）血管造影　用于诊断和治疗大血管出血。

（4）实验室检查　病情危重血液动力学不稳定者，急诊做好输血前各项检查和准备。

（二）辨证诊断

1. 气滞血瘀证

（1）临床证候　患者骨盆局部肿胀疼痛，多为刺痛，痛有定处，夜间加重，局部触痛明显，可见舌质紫暗，或有瘀点瘀斑，舌下脉络迂曲，舌苔薄白，脉弦涩。

（2）辨证要点　骨盆部肿胀疼痛明显，多为刺痛，痛有定处，舌质紫暗，脉弦涩。

2. 气血不足证

（1）临床证候　骨盆肿胀瘀斑，触痛明显，活动受限，下肢活动不利，活动时疼痛明显，患者精神萎靡，疲倦乏力，心悸气短，体倦自汗，动则尤甚，少气懒言，面色少华，舌质淡，苔白，脉沉细或虚细。

（2）辨证要点　骨盆肿胀瘀斑，触痛明显，疲倦乏力，舌质淡，苔白，脉沉细或虚细。

3. 痰瘀痹阻证

（1）临床证候　骨盆部屈伸不利，活动无力，患者不愿活动，患者精神萎靡，疲倦乏力，体倦自汗，动则尤甚，少气懒言，头晕耳鸣，面色少华，舌质淡，苔白，脉沉细或微细。

（2）辨证要点　骨盆部屈伸不利，精神萎靡，面色少华，舌淡苔白，脉沉细或微细。

三、鉴别诊断

（一）西医学鉴别诊断

股骨颈骨折

以中老年患者发病率最高。髋关节活动受限比较明显，并且有明显的活动疼痛，X线片可助鉴别。

（二）中医学鉴别诊断

腰痛

腰痛病是以腰部或下腰部疼痛，重着、麻木甚则俯仰不便或连及一侧或双侧下肢为主要症状的一类病症。多因肾虚不足，外邪杂至而引起经脉气血痹阻不通所致。腰痛病的基本病理特点为肾虚不足，经脉痹阻所致，肾虚是其发病的关键，而风寒湿热之邪痹阻不行和跌仆闪挫等，常常是发病之诱因。

四、临床治疗

（一）提高临床疗效的要素

尽可能明确诊断其相关的开放伤、合并伤。应当遵循高级创伤和生命支持的原则，启动损伤控制策略。确定治疗方案及康复计划。

（二）辨病治疗

应根据全身情况决定治疗步骤，首先对休克及各种危及生命的并发症进行处理（可组织会诊）。

1. 非手术治疗

（1）休克的防治　应严密观察进行输血、输液、骨盆骨折的输血可多达数千毫升，必要时可考虑结扎一侧或两侧髂内动脉，或经导管行髂内动脉栓塞术。

（2）膀胱破裂可进行修补，同时做耻骨上膀胱造瘘术。直肠损伤，应进行剖腹探查，做结肠造口术。

（3）骨盆骨折的非手术处理　骨盆环完整的骨折及骨盆边缘性骨折，一般不必复位，卧床3~4周即可下地活动；无明显移位的骨盆单环骨折，只需卧床休息；有分离时，可用骨盆兜带悬吊牵引固定。

2. 手术治疗

骨盆环两处以上断裂骨折，卧床休息，

若病情许可可手法复位，复位方法应根据骨折移位情况而定。应用双下肢骨牵引及骨盆悬吊复位、外固定器复位与固定（图10-2-3）。对于骨盆错位较为明显的骨折，微创治疗是趋势，后环移位明显的可以行切开复位内固定术。

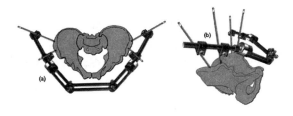

图10-2-3 常见的骨盆外固定器

（三）辨证治疗

根据骨盆骨折证候特点，分型论治可以参考骶骨骨折进行辨证治疗。

（四）新疗法选粹

崔鹏举山东大学第二医院团队收治的Tile B型及C型骨盆骨折患者，采用机器人辅助下置入骶髂螺钉，机器人辅助下手术最明显的优势在于其能够规划螺钉置入通道，并提供通道导航，消除了术者在徒手置钉过程中的不稳定性。在骨科机器人辅助下经皮置入骶髂螺钉在缩短手术时间、减少术中出血量，降低透视次数方面具有良好的临床效果。

（五）医家经验

刘振宇

刘振宇首都医科大学附属北京友谊医院骨科，采用改良Stoppa入路切开复位钢板内固定治疗的22例Tile B型骨盆骨折，疗效满意，骨折复位固定可靠，术后并发症少，值得临床推广应用。临床医师应重视骨盆骨折患者的伤情评估，特别是合并的软组织及血管损伤情况。

五、预后转归

严重的骨盆骨折，除影响负重功能外，常可伤及盆腔内脏器或血管、神经，尤其大量出血会造成休克，管腔脏器破裂可造成腹膜炎，危及生命，因此应引起重视。

六、预防调护

（一）预防

本病无特殊的预防措施，主要是注意生产生活安全，纠正不良环境因素，加强安全防护，避免高空坠落、车祸等损伤。

骨盆骨折的并发症及预防

（1）出血性休克 早期诊断，并进行损伤控制策略，给予高级创伤及生命支持。纠正低循环血容量状态，补液，输血，维持生命。

（2）腹膜后血肿 巨大腹膜后血肿可蔓延到肾区、膈下或肠系膜。患者常有休克，并可有腹痛、腹胀、肠鸣减弱及腹肌紧张等腹膜刺激的症状。为了与腹腔内出血鉴别，可进行腹腔诊断性穿刺，但穿刺不宜过深，以免进入腹膜后血肿内，误认为是腹腔内出血。故必须严密细致观察，反复检查。

（3）尿道或膀胱损伤 尿道损伤远较膀胱损伤为多见。会阴部的"骑跨伤"易造成前尿道的球部伤，外渗的尿液及血液主要限于会阴部。患者可出现排尿困难、尿道口溢血现象。双侧耻骨支骨折及耻骨联合分离时，尿道膜部损伤的发生率较高。

（4）直肠损伤 合并直肠损伤的患者，骨盆骨折一般都相当严重，且有休克。肛门流血是直肠肛管伤的重要标志。直肠指诊可了解直肠有无压痛、肿胀或移动骨片。直肠破裂时或可摸到破裂口。通过指套染有血迹可判定有直肠伤的存在；如尿液从肛门排出，则可确诊同时合并膀胱伤。

（5）神经损伤　多在骶骨骨折时发生，组成腰骶神经干的 S_1 及 S_2 最易受损伤，可出现臀肌、腘绳肌和小腿腓肠肌群的肌力减弱，小腿后方及足外侧部分感觉丧失。

（二）调护

1. 术后功能锻炼

术后的功能锻炼对患者较为重要，应向患者及其家属介绍功能锻炼的意义与方法，功能锻炼方式依骨折程度而异。

（1）不影响骨盆环完整的骨折　单纯一处骨折，无合并伤，又不需复位者，卧床休息，仰卧与侧卧交替（健侧在下），早期在床上做上肢伸展运动，下肢肌肉收缩以及足踝活动。伤后1周后半卧及坐位练习，并做髋关节、膝关节的伸屈运动。伤后2~3周，如全身情况尚好，可下床站立并缓慢行走，逐渐加大活动量。伤后3~4周，不限制活动，练习正常行走及下蹲。

（2）影响骨盆环完整的骨折　伤后无并发症者，卧硬板床休息，并进行上肢活动。伤后第2周开始半坐位，进行下肢肌肉收缩锻炼，如股四头肌收缩、踝关节背伸和跖屈、足趾伸屈等活动。伤后第3周在床上进行髋，膝关节的活动，先被动，后主动。伤后第6~8周（即骨折临床愈合），拆除牵引固定，扶拐行走。伤后第12周逐渐锻炼，并弃拐负重步行。

2. 术后卧床调护

术后卧床期间要鼓励患者多饮水，做深呼吸及有效咳嗽活动；协助患者定时翻身、拍背，局部受压皮肤可每日用温水擦洗或按摩，对于体弱消瘦的患者，在臀部垫气圈，以防止坠积性肺炎、压疮等长期卧床并发症的发生；保持会阴部清洁，防止发生泌尿系感染。

七、专方选要

李坤祥等在骨折初期（伤后1~2周）活血化瘀、消肿止痛，方选复元活血汤加减。中期（伤后3~5周）治宜舒筋通络、接骨续筋，方选续骨活血汤加减。后期（伤后6~8周）治宜益气养血、滋补肝肾、强筋壮骨，方选补肾壮筋汤加减。

八、评述

对于需要手术固定的骨盆骨折患者来说，微创手术治疗和传统的切开复位内固定都可以使骨折达到复位愈合，微创手术还可以减少手术对骨折周围软组织以及骨膜的损伤，有效避免重要神经及肌腱等关键解剖结构受损，带来更好的治疗体验和更短的住院时间。但目前微创手术治疗的适应证有限，对于复杂严重的骨盆骨折还不宜使用，并且有可能因为术中需要反复及大量透视而带来损害；术前需要灌肠准备，术中容易损伤重要的血管神经等重要结构，尤其是对于体表标志不明显不利于定位的肥胖患者，更容易影响微创治疗的操作。因此骨盆微创治疗往往对术者有较高的要求，导致术者的学习曲线长。但骨盆微创治疗总体是发展趋势的，不过骨科医师不能一味地追求微创手术，需考虑患者的适应证以及自身的技术水平和患者条件，在医疗硬件设施水平满足时，可借助计算机等导航技术或骨科机器，骨科机器人辅助微创治疗骨盆骨折，为医师以及患者带来双赢。

第三节　髋臼骨折

髋臼位于髋骨的中央外侧面，呈半球形深凹，直径约30~50mm，表面覆盖厚约2mm的透明关节软骨，呈半月形分布。髋臼是髋关节的重要组成部分，由于髋关节负重大，活动度大，因此很容易发生损伤。髋臼骨折可由骨盆骨折时耻骨坐骨或髂骨骨折而波及髋臼，也可由髋关节中心性脱位所致。髋臼骨折是骨盆骨折的一种特殊类型，波及髋关节面，属于骨科较常见的关节内骨折类型。

一、病因病机

（一）西医学认识

髋臼骨折多为间接暴力及挤压暴力引起。常见于人体自高处坠落时一侧股骨大粗隆撞击地面，此时股骨头撞击髋臼可造成骨折；而当屈髋屈膝时沿股骨纵轴的暴力亦可造成髋臼的后壁骨折；下肢处于内收位时除了导致髋臼骨折之外还容易发生髋关节的后脱位；而当下肢外展时则可造成髋臼顶部的粉碎骨折。

Letournel 分型为髋臼骨折最常用的分型，其根据髋臼两柱两壁理论，分为 5 种基本的骨折类型及复合的骨折类型。

1. 后壁骨折

在 CT 扫描时，髋臼臼顶层面可显示负重区后上缘的粉碎骨折，臼中部层面可显示臼后缘骨折合并缺损。臼中部层面可显示臼后缘骨折合并缺损。后柱骨折时，CT臼顶层面显示骨折线呈冠状方向，在臼中部和坐骨结节层面则分别显示方形区和坐骨结节有骨折，而 CT 其他层面无骨折。

2. 前壁骨折

臼中部层面可显示髋臼前缘骨折，其他层面无骨折。

3. 前柱骨折

CT 相关层面可分别显示髂前上棘、方形区和耻骨支骨折，与前壁骨折比较，前柱骨折的骨折线起点更高，走行方向更靠近髋臼中心。

4. 横形骨折

在 CT 扫描层面上，髋臼顶稍下层面可显示骨折，在髂前上棘至臼顶及臼窝以下平面均无骨折表现，但通常横形骨折多伴有髋臼下部及股骨头向内移位。

5. 双柱骨折

CT 臼顶层面显示冠状面骨折，臼中部层面示方形区骨折，在耻骨、坐骨结节和髂嵴层面分别显示耻骨支、坐骨结节和髂骨骨折。

6. 横形伴后壁骨折

CT 臼顶层面显示骨折线呈矢状，臼中部层面内侧方形区无骨折，此为特征性横形骨折表现。矢状骨折是由于远、近骨折段发生前后移位所致。合并后壁骨折者尚显示后壁骨折的 CT 表现。

7. T 形骨折

CT 除有臼顶层面矢状骨折的横形骨折外，尚有方形区和坐骨支骨折的表现。

8. 后柱伴后壁骨折

CT 在臼顶区可见冠状面骨折和后外侧缘骨折，后者提示骨折累及负重区，在臼中部层面可见臼后缘和方形区骨折，在坐骨结节层面可见坐骨结节骨折，其他层面无骨折。

（二）中医学认识

我国古代典籍对骨盆骨折后的治疗和预后均有描述。如《正体类要》云："或元气内脱，不能摄血，用独参汤加炮姜以回阳；如不应，急加附子。"明确指出了髋臼骨折容易合并盆腔脏器及血管的损伤，大量失血导致气随血脱，并指出用独参汤益气摄血，而且兼可以补充血容量，预防及治疗失血性休克。中医学将骨盆骨折病因归纳为内因、外因两种因素，但外因最主要，病机是两者共同作用的结果。其内因为气血虚弱，肝肾衰弱，肝亏不能养筋，肾亏无以主骨，故而骨疏筋痿，骨质疏松脆弱，在直接或间接外力作用下容易发生骨折。

二、临床诊断

（一）辨病诊断

1. 临床表现

髋臼骨折多系高能量外力所致，常并发低血容量性休克和脏器伤。临床检查首先要对患者全身情况做出判断尤其要注意有无威胁生命的出血及呼吸和神志状态；其次要确定骨盆有无骨折和骨盆环是否稳定，同时必须明确有无合并伤。髋臼骨折的诊断步骤包括：病史，骨折体征的检查，合并伤的检查。腹部体征，特别注意膀胱和尿道损伤、生殖道损伤、腰骶丛神经损伤。

2. 相关检查

（1）X 线检查　骨盆后前位 X 线片检查一般可明确骨折部位骨折类型及其移位情况，亦常能提示可能发生的并发症。必要时可拍摄患侧闭孔斜位和髂骨斜位。

（2）CT 检查　骨盆三维重建 CT 或螺旋 CT 检查更能从整体显示髋臼骨折的全貌，对指导骨折治疗颇有助益。

（3）血管造影　用于诊断和治疗大血管出血，可以通过造影发现破裂的大血管并通过栓塞血管来控制出血。

（4）实验室检查　病情危重血液动力学不稳定者，急诊做好输血前各项检查和准备。

（二）辨证诊断

1. 气滞血瘀证

（1）临床证候　髋部疼痛，多为刺痛，痛有定处，肿胀明显，僵硬，髋部活动受限，屈伸不利，舌质紫暗，或有瘀点瘀斑，舌苔黄或薄白，脉数或弦涩。

（2）辨证要点　髋部刺痛，痛有定处，肿胀，僵硬，舌质紫暗，或有瘀点瘀斑，舌苔黄或薄白，脉数或弦涩。

2. 痰瘀痹阻证

（1）临床证候　髋部屈伸不利，活动无力，患者不愿活动，精神萎靡，疲倦乏力，体倦自汗，动则尤甚，少气懒言，头晕耳鸣，面色少华，舌质淡，苔白，脉沉细或微细。

（2）辨证要点　患者不愿活动，精神萎靡，疲倦乏力，面色少华，舌淡苔白，脉沉细或微细。

3. 气血不足证

（1）临床证候　髋部疼痛、僵硬，髋部活动受限，屈伸不利。活动时疼痛明显，静止时疼痛减轻或消失，同时兼有头晕眼花、耳鸣、耳聋、倦怠乏力的症状，舌质淡白，舌苔薄白或薄黄，脉弦涩或细弱。

（2）辨证要点　髋部疼痛、僵硬，髋部活动受限，屈伸不利，兼有头晕眼花、耳鸣耳聋、倦怠乏力。

三、鉴别诊断

（一）西医学鉴别诊断

股骨颈骨折

主要是股骨头下与股骨颈基底部之间的骨折，是临床常见病、多发病，各个年龄段均可见，以中老年患者发病率最高。X 线片可助鉴别。

（二）中医学鉴别诊断

腰痛

腰痛是以腰部或下腰部疼痛为主的病证，常伴随腰骶部重着、麻木甚则连及一侧或双侧下肢出现。多因肾虚不足，外邪杂至而引起经脉气血痹阻不通所致。

四、临床治疗

（一）提高临床疗效的要素

（1）明确骨折的位置，有没有影响骨盆环。

（2）要考虑患者年龄及患者全身情况，确定局部出血量。

（3）要明确骨盆环的稳定情况及错位情况，选择治疗手段。

（4）骨盆环内固定物或外固定选择后对患者康复的影响。

（二）辨病治疗

应根据全身情况决定治疗步骤，首先对休克及各种危及生命的并发症进行处理（可组织会诊）。

1. 全身及局部情况处理

患者因腹膜后大量出血，常合并休克。应严密观察进行输血、输液。骨盆骨折的输血可多达数千毫升，若经积极抢救大量输血后，血压仍继续下降，未能纠正休克，可考虑结扎一侧或两侧髂内动脉，或经导管行髂内动脉栓塞术。膀胱破裂可进行修补，同时做耻骨上膀胱造瘘术。对尿道断裂，宜先放置导尿管，防止尿外渗及感染，并留置导尿管直至尿道愈合。若导尿管插入有困难时，可进行耻骨上膀胱造瘘及尿道会师术。直肠损伤，应进行剖腹探查，做结肠造口术，使粪便暂时改道，缝合直肠裂口，直肠内放置肛管排气。注意在进行腹腔手术时，切勿打开后腹膜血肿，避免引起休克。重度骨盆骨折送入外科监护室治疗。

2. 髋臼骨折处理

轻度移位的髋臼骨折可采用保守疗法。下列两种情况也可考虑保守治疗：非手术治疗的目的是防止移位进一步发展，可采用胫骨结节牵引但牵引力不可过大，以免股骨头从髋臼脱出。大多数移位的髋臼骨折需手术以获得较满意的复位和固定，降低创伤后关节炎发生率并有利于早期功能锻炼。手术宜在骨折5~10天内进行。

髋臼骨折并中心性脱位的，其实就是双柱骨折，由于创伤大、骨折复杂、手术复位困难、并发症发生率高等原因，髋臼骨折并中心性脱位的治疗一直是骨科临床治疗的难点。髋臼的解剖复位是处理此类骨折的关键，而手术入路的选择对此类骨折获得良好的复位和减少并发症来说至关重要。单一前路联合拉力螺钉技术治疗复杂髋臼双柱骨折是目前的趋势。

（三）辨证治疗

1. 气滞血瘀证

治则：理气活血，通络止痛。

方药：活血祛瘀汤加减。丹参30g，当归9g，赤芍9g，鸡血藤15g，桃仁6g，延胡索9g，郁金9g，三七3g（研），香附9g，枳壳6g，广木香6g，甘草3g。如瘀血阻滞疼痛甚者加乳香、没药各9g，延胡索12g，肿痛重者内服桃红四物汤、少腹逐瘀汤。

2. 痰湿瘀阻证

治则：化痰祛湿，通瘀散结。

方药：二陈汤合桃红四物汤加减。半夏12g，陈皮12g，茯苓12g，乌梅6g，生姜6g，桃仁12g，红花12g，熟地黄15g，当归9g，芍药12g，川芎12g，甘草6g。痰多者加南星、陈皮等；湿重者加苍术、厚朴等。

3. 气血不足证

治则：益气养血，通经止痛。

方药：归脾汤合八珍汤加减。白术10g，当归3g，党参10g，酸枣仁10g，黄芪10g，木香12g，远志15g，熟地黄10g，龙眼肉10g，茯苓10g，炙甘草6g。若心悸明显者可加五味子10g、麦冬15g，兼有气虚血瘀者可加桃仁15g、红花15g、葛根15g、丹参15g，兼有寒象者可加桂枝10g、肉桂10g。

（四）新疗法选粹

内蒙古医科大学附属医院骨科张元智团队比较机器人辅助下经皮髋臼前柱顺行

螺钉内固定术，与传统徒手经皮螺钉内固定治疗髋臼骨折的临床疗效。12 例采用机器人辅助置钉，12 例采用传统徒手置钉。比较两组围手术期、随访及影像结果。结果显示：机器人辅助下经皮髋臼前柱顺行螺钉内固定术置钉更精准，术中射线暴露量更低，组织损伤更小，临床效果稳定。

（五）医家经验

因髋臼解剖结构特殊且骨折类型复杂，髋臼骨折的手术治疗非常困难，通过正确选择手术入路可以提高显露范围从而方便复位骨折。髂腹股沟入路是治疗骨盆髋臼骨折的经典入路，但是该入路不能直视髋臼且不能直接固定后柱及四方体骨折，同时该入路需要解剖腹股沟区域，该区域内存在较多血管、神经等重要组织，操作难度高且易发生损伤，增加手术风险。青岛大学附属医院梁承志团队通过改良 Stoppa 入路可以直视死亡冠、方形区及后柱，但处理高位髋臼骨折时常需要附加髂窝入路协助显露。腹直肌旁入路是在改良 Stoppa 入路的基础上将切口向患侧髋臼靠近，通过 5 个窗口充分显露髂骨内侧面、真骨盆环、方形区及后柱大部分，相较于其他两种入路具有创伤小、操作简便、处理髋臼骨折更方便等优点。

五、预后转归

严重的髋臼骨折，除影响负重功能外，常可伤及盆腔内脏器或血管、神经，尤其大量出血会造成休克，管腔脏器破裂可造成腹膜炎，危及生命，因此应引起重视。

六、预防调护

本病无特殊的预防措施，主要是注意生产生活安全，纠正不良环境因素，加强安全防护，避免高空坠落、车祸等损伤。髋臼骨折的并发症及预防同骨盆骨折。

七、评述

应根据全身情况决定治疗步骤，首先对休克及各种危及生命的并发症进行处理。患者因腹膜后大量出血，常合并休克。膀胱破裂可进行修补，同时做耻骨上膀胱造瘘术。直肠损伤，应进行剖腹探查，做结肠造口术。轻度移位的髋臼骨折可采用保守疗法。单一前路联合拉力螺钉技术治疗复杂髋臼双柱骨折是目前的趋势，前路 Stoppa 入路及改良的腹直肌旁入路手术加内外固定治疗是目前较为重要的手术选择方案。髋臼骨折是髋部常见的损伤类型，分为简单和复杂两个大的类别，简单的髋臼骨折类型如后壁骨折、前柱骨折，其治疗措施相对单一、容易；复杂的髋臼骨折如完全双柱骨折、"T" 形骨折的手术治疗非常具有挑战性，不仅手术难度高，而且在与骨折治疗有关的诸如分类、手术入路和内固定选择等方面存在较多的争议。此外，近年来逐渐增多的老年髋臼骨折的治疗也是研究的热点之一。

参考文献

［1］王伯珉，贾宏磊，王壮. 骶骨骨折的诊断和治疗［J］. 创伤外科杂志，2022，24（12）：881-885.

［2］胡强，孙宇，王亮，等. 尾骨骨折后骶尾部慢性顽固性疼痛原因分析及手术疗效观察［J］. 中国骨与关节损伤杂志，2022，37（2）：168-169.

［3］李文龙. 骶骨骨折致腰骶神经根压迫性损伤的动物模型及电生理和组织学研究［D］. 山东大学，2020.

［4］丁浩源. 99mTc-MDP 全身显像及局部 SPECT/CT 断层显像在诊断衰竭性骨折中的临床价值［D］. 西南医科大学，2018.

［5］刘文辉. 从肝肾论治骨折［J］. 亚太传统医药，2017，13（20）：48-49.

［6］周献伟，高延征，刘玉峰，等．经第2骶椎骶髂关节螺钉内固定技术在脊柱骨盆稳定性重建中的价值应用［J］．中华骨与关节外科杂志，2019，12（6）：419-423，438．

［7］李建利．骶骨骨折合并神经损伤患者CT与X线诊断的对比分析［J］．现代医用影像学，2018，27（4）：1116-1117，1131．

［8］金爱娟．活血化瘀散外敷治疗下肢骨折术后肿痛的效果观察［J］．中国中医药科技，2021，28（5）：818-819．

［9］韦雯冰．祛湿活血方治疗痰湿瘀阻型慢性痛风性关节炎患者的临床研究［D］．广西中医药大学，2019．

［10］郑爱美，赖师师，陈淑艳．芪归润肠汤治疗股骨骨折术后患者便秘的临床观察［J］．中国中医药科技，2019，26（6）：938-940．

［11］杨勇，郭庆华，陈志辉．膝骨关节炎合并化脓性关节炎患者感染控制后行全膝关节置换术的疗效观察［J］．新乡医学院学报，2022，39（4）：358-361．

［12］樊新甫，李青，彭俊宇．腰痹康颗粒联合骨化三醇治疗脊柱脆性骨折经皮椎体成形术后的疗效分析［J］．中国骨质疏松杂志，2022，28（1）：52-55．

［13］王淑娟，曹云霞．中医特色延续护理在膝骨关节炎患者中的应用进展［J］．西部中医药，2023，36（2）：117-120．

［14］周晓哲，马晓勇，孙少松，等．陈旧性骶骨骨折合并骶神经损伤术后1例［J］．创伤外科杂志，2018，20（11）：876-877．

［15］吴国华，李悦，陈铎，等．数字化技术辅助Stoppa入路手术治疗髋臼骨折合并骶骨骨折［J］．临床骨科杂志，2021，24（6）：848-852．

［16］林羲疆，李严兵，黄华军，等．改良腹直肌旁切口入路前路钢板固定骶骨骨折的解剖学研究［J］．中华创伤骨科杂志，2021，23（11）：969-974．

［17］游木荣，樊志强，叶海民，董谢平，邹华春．3D打印手术导板辅助骶髂螺钉置钉治疗骶骨骨折［J］．实用骨科杂志，2022，28（12）：1117-1121．

［18］王小阵，孟乘飞，鲁齐林，朱凌，谢维，汪国栋，刘曦明．3D导航技术辅助经皮双节段加长骶髂螺钉内固定治疗Denis Ⅱ、Ⅲ型骶骨骨折［J］．中国修复重建外科杂志，2023，37（2）：136-141．

［19］张昌猛，李皓雲，朱智，等．经皮骶髂螺钉与重建钢板治疗TileC型骨盆后环骨折效果的Meta分析．中华创伤骨科杂志，2017，19（6）：476-483

［20］贾文超，薛飞，冯卫，等．骶骨解剖、骨折分型及不同内固定治疗的特点［J］．中国组织工程研究，2018，22（31）：5034-5040．

［21］龙隆．骨盆骨折患者便秘中医护理干预的研究现状［J］．循证护理，2021，7（2）：190-193．

［22］崔鹏举，熊正罡，官明智，等．机器人辅助置入骶髂螺钉治疗不稳定骨盆骨折的效果［J］．中国当代医药，2023，30（6）：63-66，70．

［23］刘振宇，白晓冬，高化，等．改良Stoppa入路切开复位钢板内固定治疗Tile B型骨盆骨折疗效分析［J］．中国骨与关节损伤杂志，2023，38（2）：160-163．

［24］安智全．髋臼骨折治疗的选择和对策［J］．中国骨伤，2022，35（11）：1011-1014．

［25］侯志勇，张瑞鹏，樊仕才，等．髋臼骨折三柱分型的应用体会［J］．中华创伤骨科杂志，2022，24（6）：510-514．

［26］关新红．中医知信行护理模式在髋臼骨折老年便秘患者中的应用分析［J］．饮食保健，2018，5（32）：114-115．

［27］李小娟，张元智，胡旭锋，等．机器人辅助与徒手经皮螺钉固定髋臼骨折［J］．中国矫形外科杂志，2023，31（6）：498-

503.

［28］梁承志，陈进利，李春燕，等．复杂髋臼
骨折经腹直肌旁入路复位固定［J］．中国
矫形外科杂志，2023，31（5）：467–470.

［29］林诗源，钟子毅，冯子行，等．髋臼骨折
预后影响因素的评述［J］．中华创伤骨科
杂志，2020，22（12）：1069–1073.

第十一章　骨骺损伤

第一节　骨骺损伤

　　骨骺为骨骼未骨化前的组成部分，以长骨为例，包括骨干、骨骺、骺软骨和干骺端四部分。出生后以继发骨化中心形式出现在软骨内骨化骨的骨端，随其发育增长，主要是纵行生长，至一定年龄，骺板即融合，骨骺与骨质融为一体，完成骨化，即不再有干、骺、骺软骨、干骺端等部分。骨骺的病变均发生在未骨化前，但可继发病变。骨骺损伤是青少年儿童较常见的损伤之一，男女发生的比率约 4.5：1。按肢体分上肢占 90% 左右，按骨骼分桡骨远端占 30% 左右，按关节分肘关节占 50% 左右。骨骺损伤在诊断、治疗和预后方面与骨折相比，有其特殊性。某些骨骺损伤的病例，因损伤的原因或治疗不当均可造成骨生长障碍和关节畸形等严重后遗症，甚至造成残废。临床上骨科医生对骨骺损伤的认识不足，发生误诊和误治的情况并不罕见。凡小儿在骨的一端外伤以后出现肿胀、疼痛时，都要警惕骨骺损伤的可能，对骨骺损伤的准确诊断和分型对临床治疗和预后有重要意义。

一、病因病机

（一）西医学认识

　　骨骺和骺板皆为成熟骨骼的生长机构，骺板损伤习惯又称为骨骺损伤，骨折线除通过骺板外可同时波及骨骺或干骺端。每个骨骺与其骺板共同组成骨骺复合体，生长发育与血液供应均相互依存，其中任意损伤都可能产生互为因果的影响。四肢长

　　骨的纵向生长是由于两端承受压力的盘状骺板增殖发育的结果，此类骺板固有生长潜力大，一旦功能受损将严重影响骨骺发育，导致肢体短缩或关节畸形。小儿骨折中大约 15% 涉及骨骺损伤，男孩比女孩多，这是因为男孩受外伤的机会较多，而且男性骺板闭合的时间较女性晚。部分骨骺损伤可造成骺板早闭，引起骨骺生长障碍，产生肢体畸形和短缩。造成骨骺损伤的暴力通常有剪力、撕脱、劈裂和挤压，每种暴力可产生特有的损伤类型。

　　19 世纪末，X 线诊断应用于临床后，人们才有可能认识骺板损伤，并从骨折中把它区分出来。1898 年 Poland 复习大量病例 X 线片后，总结出骺板损伤有四种类型。1963 年，Salter-Harris 在上述基础上进一步把骺板损伤分为 5 型，已被临床普遍采用。随后，在 Rang 的建议下，Salter 又把骺板边缘的软骨膜环（又称 Ranvier 软骨膜沟）损伤增补为第 VI 型骺板损伤（图 11-1-1，表 11-1-1）。

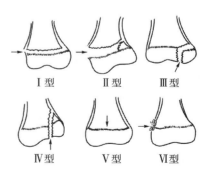

图 11-1-1　Salter-Harris 骺板损伤分型

　　各部位骨骺功能、受力特点和骨化时间不同，因而发病年龄和损伤特点各异，有的损伤只出现于某一年龄段，有的损伤类型只发生在某一部位，了解这些规律对

表 11-1-1　各型 Salter-Harris 骺板损伤特征

类型	骺板损伤特征
I 型	骨折线通过骺板软骨成熟区的细胞退化层，此层软骨强度最弱。新生儿肱骨两端全骺分离、感染或佝偻病继发的病理性骺分离多属此型损伤
II 型	与 I 型损伤近似，骨折线主要通过骺板软骨细胞退化层，到达骺板边缘前折向干骺端，分离的骨骺侧带有小块干骺端骨片，骨片侧为软组织铰链所在，肱骨近端骺分离多属此型
III 型	为关节内骨折，骨折线从关节面开始通过骨骺进入骺板软骨生长区与成熟区，然后 90° 转弯沿骺板软骨细胞退化直达骺板边缘。此型损伤较为少见，好发生于胫骨两端骨骺
IV 型	为关节内骨折，骨折线开始于关节面，经骨骺（或骺软骨）、骺板全层和干骺端三部分，肱骨外踝骨折和内踝骨折多属此型损伤。此型骨折不稳定，复位不良容易产生并发症
V 型	乃垂直挤压暴力引起的骺板软骨压缩骨折，好发生于膝部和踝部骨骺，X 线检查常无阳性发现，早期诊断困难，若与健侧对比可能发现骺板厚度减小。由于软骨生长层细胞严重破坏和来自骨骺营养血管广泛损伤，常导致骺板生长功能丧失，提前闭合
VI 型	此为骺板软骨膜环或 Ranvier 软骨沟损伤，常见于踝部割草机伤或股骨踝部韧带撕脱骨折，X 线检查显示骺板边缘骨折或缺损，骨折常涉及邻近骨骺和干骺端，处理不当局部形成骨桥，继发畸形

临床诊断很有帮助。

（二）中医学认识

儿童骨骺损伤的原因很多，主要包括跌扑损伤的直接暴力或间接暴力伤及骨骺软骨板或骨骺本身，也可由于强力负重超过人体本身的负担能力导致气机不利，气滞血瘀，细菌、损伤积滞、六淫的积蓄也可引起损伤。骨骺损伤也可由其先后天的不足引起，如先天禀赋不足，后天喂养失宜，久居室内，先后天不足，脾肾亏损而致病。也可因应用手法整骨等治疗造成。造成骨骺损伤的外力通常有剪力、撕脱、劈裂和挤压。每种外力可造成不同部位不同类型的损伤。

二、临床诊断

（一）辨病诊断

1. 临床表现

骨骺软骨板是骨骺最脆弱的部位，在儿童长骨关节端的损伤最多的是骨骺板的骨折。儿童期关节损伤，首先要想到有否骨骺损伤。骺板损伤所致生长遏制的早期诊断比较困难，多在受累肢体出现成角畸形和（或）短缩时才被发现。故早期应用影像学检查对骨桥的性质进行准确的描述对于骺板早闭的治疗显得极为重要。研究证实，关节部的韧带和关节囊的机械强度比骺板大 2~5 倍，因此，在成人引起韧带损伤及关节脱位的情况，在儿童应首先考虑骨骺损伤的可能。凡小儿在骨的一端外伤以后出现肿胀、疼痛时，都应该警惕骨骺损伤的可能。

2. 相关检查

骨骺损伤需拍摄 X 线片，至少要拍正、侧位片，必要时加拍正常侧肢体作为对照。其他检查方法诸如 CT 扫描、超声检查、放射性核素、MRI 及关节造影、血管造影等在对损伤的定位及程度的显示方面临床价值不一。CT 可较早地识别骨桥，但只能提供横断面信息，对于骺板这样波浪状薄板样结构，它的应用价值受到限制。螺旋 CT 克服了上述缺点，通过矢状面与冠状面连续断层，再绘制成骺板图，精确地描述骨桥的位置与范围，且还具有快速扫描、低辐射的优点，非常适合于儿童。超声已用于对未钙化的骨骺的显示，特别是在肘关节，可显示骨折、脱位、骺板分离及骨折碎片中的软组织等情况。但钙化骨影响超声的影像，且超声显示范围有限，分辨率低，广泛应用受限。

（二）辨证诊断

骨骺损伤患处呈不同程度的疼痛、成角、短缩、旋转畸形，累及关节者可出现活动受限，屈伸不利。症见局部疼痛，肿胀不显，活动受限，动则痛甚，舌质红，苔薄白，脉弦涩。

1. 气滞血瘀证

（1）临床证候　患处疼痛，活动受限，肿胀明显，屈伸不利，局部触痛，动则痛甚，舌质红，苔薄白，脉弦涩。

（2）辨证要点　疼痛肿胀，活动受限，舌红苔白，脉弦涩。

2. 营血不调证

（1）临床证候　患处疼痛减轻，肿胀消退，新血渐生，筋骨虽续而未坚，活动仍有受限，舌质淡红，苔薄白，脉弦细。

（2）辨证要点　局部疼痛，屈伸无力，舌质淡，苔白，脉沉细或细数。

3. 肝肾气血亏虚证

（1）临床证候　患处疼痛基本消失或时有隐痛，肿胀不显，因久病必虚，舌质淡，胖嫩，边有齿痕，苔薄白，脉弦细。

（2）辨证要点　患肢屈伸不利，倦怠乏力，舌质淡嫩，苔薄白，脉弦细。

三、鉴别诊断

骨折

二者均有明确的外伤病史，均可见肢

体功能障碍。由于骨骺板和软骨性骨骺在 X 线摄片时不显影，临床检查往往是诊断骨骺骨折的重要依据之一。急性的骨骺板损伤由于软骨的特性和骨骺板的不规则形态，很难通过 X 线摄片得到清晰的显示。X 线摄片可仅有骨骺板增宽表现，为辨别可能的隐匿性骨折，有时需要拍摄健侧来做对比。有些肘关节或膝关节的病例，需要在张力位或压力位下拍摄 X 片，来观察是否存在骨骺和干骺端的分离。CT 检查在诊断骨骺损伤上作用较大，有时需要被用来确定骨骺和干骺端之间的骨折以及骨折块的方向和粉碎程度。核磁共振被证实能准确地评价急性骨骺骨折的手段，还可以早于 X 线摄片显示骨骺阻滞线和经骺骨桥畸形。

四、临床治疗

（一）提高临床疗效的要素

（1）确定骨骺损伤的程度，是否破坏骺板，是否影响骨骼生长。

（2）根据儿童的年龄、损伤程度进行不同方式的治疗固定措施。

（3）早期进行康复治疗。

（二）辨病治疗

1. 非手术治疗

一般而言，对于 S-H Ⅰ型和 S-H Ⅱ型骨折可以通过闭合复位，整复手法必须轻柔，根据移位方向采用不同手法，如拔伸牵引、旋转、回旋复位，成角折顶，分骨挤压，摇摆纵压，压垫，石膏托或夹板固定进行治疗，固定时间 2~4 周不等，并在复位后 5~7 天复查以评估复位骨折的维持情况。S-H Ⅴ型损伤不易早期发现，对可疑骨骺损伤者应患肢制动 3~4 周，并避免患肢 1~2 个月内负重，一般无须手术治疗。

2. 手术治疗

（1）手术治疗　儿童骨折愈合和塑

形能力相对较强，但儿童骨折愈合的后期塑形难以准确预见，而骨骺部位骨折的旋转移位无法通过后期的再塑形纠正，将造成骨桥的形成、骨骺早闭、患肢的畸形愈合、生长停滞或创伤性关节炎等。对 S-H Ⅲ、S-H Ⅳ型骨骺损伤为关节内骨折，要求解剖复位，避免出现骨骺与干骺端间骨桥，并引起骨的部分或完全生长停滞。因此，对于 S-H Ⅲ、S-H Ⅳ型手术治疗可以达到解剖复位，减少骨桥、创伤性关节炎、畸形愈合的发生。

（2）内固定治疗原则　内固定治疗要保证达到解剖复位的要求和固定的可靠性，治疗中应避免造成骨骺生长板的医源性损伤。①在手术的过程中要避免损伤骨骺生长板周围环区；②严禁内固定贯穿骺生长板；③内固定不能限制骨骺的纵向生长；④在手术过程中应尽可能地避免对骨骺周围结构的损伤，如干骺端的损伤、大范围剥离骨膜。

3. 骨骺损伤内固定治疗

（1）钢板内固定术　钢板内固定术能取得良好疗效，目前骨折 AO 生物力学固定（AO）已逐步发展为生物学固定（BO）模式。

（2）克氏针固定　使用克氏针固定，简便价廉，但由于细克氏针较细而对骨和骨骺的把持力较弱，容易脱落，为达到固定骨骺骨折的生物力学的要求，现在临床常用双克氏针交叉固定（图 11-1-2）。

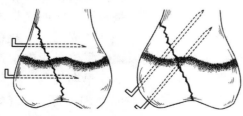

A. 正确固定　　　　B. 错误固定

图 11-1-2　克氏针内固定避免通过骺板

（3）可吸收螺钉内固定　经实验研究证实，可吸收螺钉能够承受非负重关节内骨折的力学载荷；高分子材料可吸收螺钉降解时间与骨折愈合的时间基本一致。

（三）辨证治疗

1. 气滞血瘀证

治则：活血行气，通络止痛。

方药：活血祛瘀汤。丹参 30g，当归 9g，赤芍 9g，鸡血藤 15g，桃仁 6g，延胡索 9g，郁金 9g，三七 3g（研），香附 9g，枳壳 6g，广木香 6g，甘草 3g。如肿胀严重者加薏苡仁 50g、泽泻 20g；瘀血阻滞疼痛甚者加乳香、没药各 9g，延胡索 12g。

2. 营血不调证

治则：养血通络，强筋壮骨。

方药：四物汤加减。熟地黄 15g、当归 15g、白芍 10g、川芎 8g。若兼有寒象者可加熟附子 5g、肉桂 10g；兼有气虚血瘀者可加桃仁 15g、红花 15g、葛根 15g、丹参 15g。

3. 肝肾亏虚证

治则：阳虚型补益肝肾，温阳通督止痛；阴虚型治宜补肾，滋阴通督止痛。

方药：偏阳虚者，右归丸加减。熟地黄 15g、怀山药 20g、山茱萸 15g、枸杞子 20g、菟丝子 20g、鹿角胶 20g、杜仲 25g、肉桂 20g、当归 15g、熟附子 15g、白芷 12g、防风 12g、香附 15g 等。偏阴虚者，左归丸加减。熟地黄 15g、枸杞子 20g、怀山药 20g、山茱萸 15g、菟丝子 20g、鹿角胶 20g、龟甲胶 20g、白芷 12g、防风 12g、香附 15g、川牛膝 20g 等。若兼有寒湿症状可加熟附子 5g、肉桂 10g。气虚明显者可加黄芪 15g、党参 15g。

（四）新疗法选粹

1. 3D 打印技术

随着科学技术的发展，出现了一些新的治疗方法，3D 打印技术应用于儿童青少年较严重的骨骺损伤，术前收集患儿的骨折CT数据，通过相关软件进行骨折三维重建，打印出实体模型，并在3D模型上行模拟手术设计内固定方案，术中操作按术前计划完成。此方法对于儿童复杂骨骺损伤的治疗有助于提高手术安全性和准确性，降低术后并发症。

2. Ilizarov技术在儿童骨骺损伤中的应用

按照Ilizarov穿针原则经皮克氏针和螺纹半针行微创操作，通过Ilizarov环形外固定架三维固定骨骺并调整矫正局部成角畸形以及旋转畸形，此技术具有创伤小、不损伤骺板、固定稳定、后期拆除方便等优点

（五）医家经验

骨骺损伤是青少年儿童较常见的损伤之一，不同部位骨骺损伤会给患者带来不同程度的痛苦，临床上相关的文献报道较多。对于桡骨远端不稳定骨骺骨折，任一等报道应用微创克氏针复位并结合外固定架固定治疗桡骨远端骨骺损伤。在不切开情况下微创闭合复位骨折骨骺，随机分成2组。对照组采用单纯跨腕关节外固定支架固定方案；观察组采用跨腕关节外固定支架结合经皮克氏针闭合帮助复位固定骨骺骨折方案。固定后行腕关节功能锻炼，分别于固定后9周及24个月随访观察。对比两组患者固定后中远期的临床疗效、腕关节功能恢复及X射线检查情况。固定后24个月随访按Cooney标准评定腕关节功能，对照组优良率77%，X射线评定优良率63%；观察组腕关节功能优良率93%，X射线评定优良率为90%，两组差异具有显著性意义（$P<0.01$）。两组骨骺骨折患者均获临床骨愈合，腕关节均功能恢复。提示外固定支架结合克氏针闭合复位微创治疗桡骨远端不稳定骨骺骨折，可应用克氏针

辅助复位掌倾角及尺偏角，治疗简单，固定可靠，腕关节功能恢复良好，骨骺畸形愈合并发症少，固定后基本生活、学习功能恢复正常，疗效明显优于单纯跨外固定支架固定。

五、预后转归

骨骺损伤在复位固定愈合良好的情况下可不影响以后的生长发育。骺板损伤特有的并发症是可导致骨骼生长功能障碍。其预后与受伤年龄、干骺板生长潜力和累及范围有关，发病年龄小、生长潜力大的骨骺受损，一旦发生并发症致畸程度严重。骺板损伤虽可导致骨生长障碍，但大多数骨骺损伤患者最后功能恢复满意，生长发育严重受影响者只占5%~10%。骨骺损伤的患儿应定期随访，直到骨骺成熟为止，有时创伤后骺板生长不会立即完全停止，而是伤后6个月生长缓慢，然后再停止，甚至生长障碍要到青春期才能表现出来。伤后2年内密切观察，以后1~2年摄X线片1次。

六、预防调护

（一）预防

（1）骨骺损伤复位时应尽量做到解剖复位。

（2）骨骺损伤复位后不论选择外固定还是内固定都要能够为骨折端提供可靠、坚强的固定支持效果。

（3）采用内固定时应尽量避免对骨骺的二次损伤。

（二）调护

（1）术后卧床期间要鼓励患者多饮水，做深呼吸及有效咳嗽活动；协助患者定时翻身、拍背，局部受压皮肤可每日用温水擦洗或按摩。

（2）正确指导患者进行患肢及全身功

能锻炼，促进患肢功能康复及愈合。

（3）针对儿童受伤后紧张、焦虑、痛苦等多种情绪反应，有的放矢地进行心理疏导。精心治疗与患者积极配合是康复的重要因素。

（4）出院后要告诫患者愈合前不可负重过早。

七、专方选要

郭维淮运用骨伤三期辨证方法治疗骨骺损伤。

初期药物组成：当归 10g，柴胡 10g，黄芩 6g，赤芍 12g，桃仁 7g，红花 5g，枳壳 10g，大黄 10g，甘草 3g。根据年龄、病情加减。

功效与适应证：活血舒筋、化瘀通络、消肿止痛。

用法：水煎服，每日 1 剂，一日 2 次。

中期药物组成：当归 15g，白芍 12g，怀牛膝 12g，三七 3g，熟地黄 15g，地鳖虫 6g，续断 10g，骨碎补 12g、乳香 6g、没药 6g、甘草 3g。根据年龄、病情加减。

功效与适应证：补肝肾行血脉、续筋骨、养血滋阴。

用法：水煎服，每日 1 剂，一日 2 次。

后期药物组成：根据骨折愈合情况，如久不愈合，服用黄芪、当归、党参、白术、茯苓、熟地黄、川芎、龙骨、牡蛎、芡实等。根据本虚标实调整，药物根据年龄、病情加减。

八、评述

骨骺损伤需摄 X 线片，至少要拍正、侧位片，必要时加摄正常侧肢体作为对照。其他检查方法诸如 CT 扫描、超声检查、放射性核素、MRI 及关节造影、血管造影等在对损伤的定位及程度的显示方面临床价值不一。Wioland 和 Bonnerot 利用具有生物活性的成骨细胞进行骨扫描（SPECT）而绘成骺板图，可以清晰区分正常骺板与骨桥，诊断及治疗效果满意。磁共振（MRI）可以早期识别出纤维桥，是其他检查无法比拟的。

第二节　骨骺炎

骨骺炎又称为骨软骨病、骨软骨炎、骨骺无菌性坏死或骨骺缺血性坏死等。其中以股骨头骨骺炎和胫骨结节骨骺炎在临床中较常见。

一、病因病机

（一）西医学认识

股骨头骨骺炎可能与先天性缺陷，股骨头骨骺营养血管闭塞或障碍，内分泌紊乱及各种原因引起的关节内压力增高有关，股骨头骨骺骨化中心缺血、坏死的骨质被吸收、被新陈代谢。髋关节是一个活动量大的负重关节，男孩好动，自我保护能力差，虽然本病不由损伤直接引发，但反复轻微损伤也可能是发病因素之一。

胫骨结节是股四头肌通过髌骨和髌韧带附着的骨骺。由于胫骨结节尚未与胫骨融合，而股四头肌的发育较快，肌肉的收缩使胫骨结节撕脱拉开，影响血循环，致使胫骨结节发生缺血坏死。本症发生于骨骺未闭合前青年生长期，病情常持续 2~3 年，至骨骺完全骨化才停止进行。病变表现肌腱起止部肿胀、肥厚、充血。因局部发生缺血改变，坏死与新生骨交替，胫骨结节不整齐，最后修复。

（二）中医学认识

中医学认为，小儿稚阴稚阳之体，外感湿邪，湿浊痹阻，脾虚水湿不化，阻滞筋脉关节。症见关节轻度肿胀、疼痛，肌肉轻度萎缩，舌淡苔薄白或白腻，脉弦、细、滑；湿滞日久或外伤血瘀筋脉关节，症见跛行，关节疼痛、压痛、拒按，痛有定处，舌质紫暗或见瘀斑，脉弦涩；年幼体弱，肾气不充，不能温煦濡养筋骨，症见四肢酸软隐痛，神疲乏力，舌淡苔白脉沉细无力。由于禀赋不足，营养失调，气血不能温煦、濡养筋骨，此为先天不足；如果体质虚弱，外伤或感风寒，湿邪所侵，脉络闭塞，骨枯髓减，此为正虚邪侵；局部气滞则血行不畅，血瘀也可致气行受阻，营卫失调，闭而不通，骨失所养，此为气滞血瘀型。

二、临床诊断

（一）辨病诊断

1. 临床表现

股骨头骨骺炎发病初起出现髋部隐痛，活动后疼痛加重，休息后减轻，继而出现患肢短缩，跛行，大腿及臀部肌肉萎缩，髋关节旋转活动功能障碍，髋部疼痛明显。

胫骨结节骨骺炎多发于胫骨结节骨骺未融化又喜欢运动的青少年；常为双侧受累；绝大多数患者发病前有剧烈运动或外伤史；膝关节前下方即胫骨结节处酸痛、肿胀，当膝关节频繁运动时疼痛加重甚至下蹲或下楼时疼痛明显；胫骨结节增大，局部软组织肿胀压痛明显，抗阻力伸直小腿可使疼痛加剧。

跟骨骨骺炎或跟骨骨突炎临床主要表现为足跟后部疼痛、肿胀和压痛。

足舟骨骨软骨炎临床主要表现为行走时足部疼痛，轻度间歇性跛行，用足侧行走，不能跑跳，严重者不能行走。检查患处软组织肿胀、压痛、活动受限，足内、外翻时可引起疼痛，足弓弛缓。

跖骨头骨软骨炎步行时前脚痛，有时呈发作性剧痛，检查患处肿胀，压痛明显，尤以跖侧按压为最。活动跖趾关节可引起疼痛，足趾背伸时疼痛加剧。

2. 相关检查

股骨头骨骺炎依据 X 线简要分为三期。

初期：关节囊影增大，关节间隙增宽，股骨头中心轻度致密，股骨颈上端骨质疏松。

活动期：股骨头普遍致密，变扁平，骨质密度不均匀，有囊状间隙或"碎裂"现象，颈变宽、短。

恢复期：可恢复正常。有的遗留有头变扁、颈宽短，大小转子相对上移，甚至有半脱位，髋内翻。

胫骨结节骨骺炎 X 线片显示胫骨结节骨骺呈舌状（图 11-2-1），骨骺骨质致密，或骨骺边缘不规则，附近软组织肥厚，或见骨骺碎裂，与骨干分离。

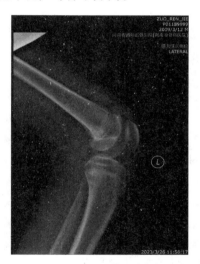

图 11-2-1　胫骨结节骨骺炎 X 线片

跟骨骨骺炎或跟骨骨突炎 X 线片显示跟骨的骨骺有硬化和碎裂现象。

足舟骨骨软骨炎 X 线片显示足舟骨之骨化中心比正常的体积偏小，边缘不整齐，骨质密度增加，附近之软组织阴影肿胀增宽。

跖骨头骨软骨炎 X 线片显示跖骨头硬化、变扁，横径变宽，且有碎裂，骨干远侧段肥厚，关节面不整齐。

（二）辨证诊断

1. 正虚邪侵证

（1）临床证候　患处关节活动受限，屈伸不利，偶有疼痛不适，痛有定处，夜间加重，局部触痛，纳差腹胀，舌质淡红，舌下脉络迂曲，舌苔薄白，大便溏泄，小便不利，脉弦涩。

（2）辨证要点　关节活动受限，屈伸不利，钝痛，痛有定处，夜间加重，舌质淡红，脉弦滑。

2. 气滞血瘀证

（1）临床证候　患处肿胀，疼痛，屈伸不利，活动受限，关节疼痛剧烈、压痛明显、拒按，痛有定处，舌质紫暗或见瘀斑，脉弦涩，神志清，精神可，纳眠正常，二便调。

（2）辨证要点　患处肿胀活动受限，症见跛行关节疼痛剧烈、压痛明显、拒按，舌质紫暗或见瘀斑，脉弦涩。

3. 肾精亏虚证

（1）临床证候　患处关节活动受限，屈伸不利，同时由先天不足或后天营养不良等因素，导致小儿生长发育缓慢，倦怠乏力，舌质淡白，舌苔薄白或薄黄，脉弦涩或细弱。兼阳虚者可见畏寒肢冷、面色苍白、大便溏泄、小便清长、脉沉微无力；兼阴虚者全身发热、烦躁、舌质红，苔薄黄，大便干结，小便短黄。

（2）辨证要点　患处关节活动受限，屈伸不利，肿胀疼痛，兼有发育迟缓、倦怠乏力；畏寒肢冷、面色苍白，又或全身发热、烦躁。

三、鉴别诊断

与过度运动而导致关节处肌腱、筋膜等部位劳损，局部无菌性炎症引起的疼痛鉴别。如筋膜炎、腱鞘炎等。

关节结核

关节结核早期出现低热、盗汗、纳差、消瘦等阴虚内热证候，关节处可出现脓肿或窦道。

四、临床治疗

（一）提高临床疗效的要素

（1）要重视对于本病的早发现、早治疗、早康复。

（2）根据骨骺炎病变程度选择不同的治疗手段。

（3）根据骨骺炎出现的不同部位选择不同的治疗手段。

（二）辨病治疗

1. 股骨头骨骺炎

本病为一自限性疾病，自然病程2~3年，待股骨头血运重建后病变可以自愈，这是治疗本病的基本出发点。因此，多年来提倡选用各种支具约数十种，防止股骨头持重受压、变扁或碎裂，期待自然恢复。Stulberg（1981年）报道应用不负重支具治疗88例，平均随访40年，复查至60岁，显示股骨头为球形，X线片呈轻度骨关节炎而无临床症状。

（1）行走支架　股骨头骨骺炎患者可将患髋固定于外展45°、内旋10°位，白天配合双拐行走，晚上去除支架，三角枕置于两腿之间维持外展内旋位。固定1~2年，定期复查X线片。

（2）髋人字石膏　固定于患髋外展内旋位。每3个月更换一次石膏，更换时去石膏休息1周，在不负重情况下锻炼髋膝关节，防止关节僵硬和关节软骨的变性。

2. 胫骨结节骨骺炎

胫骨结节骨骺炎以减少运动量为主，本病可以自愈。根据症状轻重，采取制动或不制动。在急性期间，应将膝部保持于伸直位，可用石膏托固定，患儿仍可行走，若局部疼痛严重，则卧床休息，至疼痛消失为止。固定期一般 4~6 周。待症状缓解后，逐渐恢复活动。为了止痛可行可的松局部封闭，每周 1 次，2 次或 3 次即停。同时可用热敷及按摩消除局部肿胀。如胫骨结节过大，待骨骺完全闭合后，再考虑切除。

3. 跟骨骨骺炎

跟骨骨骺炎治疗以休息及减少劳损为主，或垫高后跟 1~2cm，就能解除疼痛。跟腱放松可使跟骨骨凸处的损伤力减少。若足后跟有压痛，可在鞋的后帮上留一个洞，解除滑囊炎的形成。一般不需手术治疗。

4. 足舟骨骨软骨炎

足舟骨骨软骨炎治疗方法为禁止剧烈活动，如跑、跳及长途步行，避免负重，每日按摩，促进血液循环，局部症状数月即可逐渐消失。X 线片的改变可持续 2~3 年，但无明显症状。

5. 跖骨头骨软骨炎

跖骨头骨软骨炎急性期可卧床休息 1~2 周，避免负重。症状缓解后可用鞋垫保护，减少患处负重。一般可维持日常活动，不致影响太大。

（三）辨证治疗

1. 正虚邪侵证

治则：健脾化湿。

方药：桂枝芍药知母汤加减。桂枝 12g，芍药 10g，炙甘草 6g，麻黄 6g，白术 6g，知母 12g，防风 12g，炮附子 6g，生姜 3 片。疼痛严重者加乳香、没药，肿胀明显者加泽泻、泽兰，瘀血明显者加红花、赤芍等。

2. 气滞血瘀证

治则：活血化瘀，强筋壮骨。

方药：身痛逐瘀汤。秦艽 3g，川芎 6g，桃仁 9g，红花 9g，甘草 6g，羌活 3g，没药 6g，当归 9g，五灵脂 6g，香附 3g，牛膝 9g，地龙（去土）6g。疼痛严重者加乳香、没药，肿胀明显者加泽泻、泽兰，屈伸不利者加独活、姜黄等。

3. 肾精亏虚证

治则：补肾壮骨。

方药：健步虎潜丸。龟胶 2 份，鹿角胶 2 份，虎胫骨（现用狗骨代）2 份，何首乌 2 份，川牛膝 2 份，杜仲 2 份，锁阳 2 份，当归 2 份，熟地黄 2 份，威灵仙 2 份，黄柏 1 份，人参 1 份，羌活 1 份，白芍 1 份，白术 1 份，大川附子 1.5 份，蜜糖适量。共为细末，炼蜜丸如绿豆大。每服 10g，空腹淡盐水送下，每日 2~3 次。

（四）医家经验

林如高

林如高正骨经验，应用化瘀通络洗剂治疗本病如下。

组成：骨碎补 15g，桃仁 9g，红花 6g，川芎 6g，续断 6g，苏木 15g，归尾 9g，桑枝 9g，桑寄生 15g，伸筋草 15g，威灵仙 15g。

功效与适应证：活血舒筋，化瘀通络。治损伤或骨病后筋络挛缩酸痛。

用法：水煎熏洗，每剂加黄酒 60g，每日 1 剂，熏洗 2 次。

针刺治疗：取穴以患髋穴位为主。①居髎、五枢、髀关、气冲；②足五里、急脉、冲门、环跳。每次选针 1 组穴位，交替使用。常规消毒后，避开血管，急脉穴针 13mm，环跳穴针 50mm 左右，其他穴位针 25mm 左右，采用提插捻转手法，得气后留针 5 分钟再行第二次捻转，留针 30 分钟，同时配合 TDP 照射。取针后在针刺穴位处拔火罐 1~3 个（火罐直径 3~5mm），留罐 5~10 分钟；然后在腹股沟下方贴磁疗片 1~2 片，用医用纸胶带固定 24 小时，若有皮肤斑疹过敏现象则停用。每天治疗 1 次，

5次为一疗程。针刺、拔罐能活络散瘀、通络止痛。

五、预后转归

骨骺炎是幼儿常见关节病，其转归与预后与治疗时机和治疗方法有很大关系，应早发现、早治疗，例如：股骨头骨骺炎是一种自限性疾病，其自然病程大约2~4年，演变结果主要是股骨头形态的变化，有可能出现圆形、椭圆形、马鞍形、巨髋、短髋畸形，并合并关节功能障碍，畸形严重者，往往在青春期就可发生骨关节炎。临床经验表明，本病的预后与发病年龄、性别和病变类型有关，一般来说，年龄越小，则最终结果越好，因为发病年龄越小，其发育和可塑性的潜力就越大，甚至可以发育成完全正常的关节。

六、预防调护

（一）预防

（1）青少年儿童要避免做剧烈运动，平时注意保护关节，避免关节劳累。

（2）青年儿童注意平时加强营养，合理膳食。

（二）调护

（1）术后卧床期间要鼓励患者多饮水，做深呼吸及有效咳嗽活动；协助患者定时翻身、拍背，局部受压皮肤可每日用温水擦洗或按摩，对于体弱消瘦的患者，在臀部垫气圈，以防止坠积性肺炎、压疮等长期卧床并发症的发生；保持会阴部清洁，防止发生泌尿系感染。

（2）正确指导患者进行患处及全身功能锻炼，促进患处关节功能康复及骨骺生长。

（3）出院后要告诫患者不可过早剧烈运动，平时注意休息，避免关节过度劳累。

七、专方选要

本病属中医学痹证范畴，因局部创伤，气血瘀滞，痹阻筋络，局部失养，外受风热湿邪侵袭而致。治以活血止痛、祛湿通络、通利关节。处方：川芎、牡丹皮各12g，当归、赤芍、生地黄、穿山甲、杜仲、牛膝、茯苓、木瓜、柴胡各10g，甘草6g。随症加减，每天1剂，水煎服。治疗期间停用西药。方选川芎、当归、赤芍、生地黄养血活血、行气止痛；木瓜、牛膝疏风活络；杜仲壮筋骨；茯苓除湿；柴胡、牡丹皮清热；穿山甲舒筋活血、通经止痛，引诸药直达病所；甘草调和诸药。诸药合用，相得益彰，共奏活血通络、利关节之功，使瘀血去，气滞除，湿热清，脉络通，从而加强足跟部微循环，促进无菌性炎症的吸收消散，改善局部内环境，恢复阴阳平衡。

八、评述

骨骺炎的治疗，目前没有一种被公认最有效的方法，应根据不同的情况，结合炎症与疼痛的严重程度与患者的实际情况和要求采取适当的综合治疗方法，多种手术或保守方式结合，以求达到令患者满意的结果，其治疗目的是创造一个能够消除影响骨骺发育和可塑性的不利因素，防止和减轻关节继发畸形及形成骨性关节炎，使坏死的骨骺顺利地完成其自限性过程，因此应该致力于更深一步的研究。

对于一些组织无菌性炎症，高能冲击波具有非侵入性、高效、费用低廉等显著优势，能改善局部组织血液循环，加速组织微循环，松解关节周围软组织，缓解疼痛，缩短病程。用于治疗儿童骨骺炎是一种新的思路和方法。

第三节　骨骺早闭

骨骺早闭是指因为环境、食物、药物、外伤、内分泌疾病等因素导致患者性早熟，使其全身或局部的骨骺线提前闭合，失去自然长高的潜力的现象。骨骺早闭多见于儿童及青春期男女，常发生在长骨的两端，成人后身高低于同龄，部分患者会表现为骨关节畸形。过早的骺板生长完全停滞使骨的长度也停止增长，但不伴有成角畸形。当骨化由干骺端穿过骺板延续到骨骺时，骨生长受到遏制，形成骨障或骨桥，随着未受遏制的部分骺板生长，就出现了成角畸形。骨桥的部位、大小、持续时间决定了畸形的程度，假如骨桥位于长骺板的外侧，例如股骨远端，那么其外侧骨停止生长，而内侧继续生长，则形成膝外翻。假如骨桥出现在前方，而后方正常的骨组织生长，则形成膝反屈。假如骨桥出现在骨中央部位，周围骨持续生长，则可形成杯状、帷幕状或干骺端倾斜等畸形，可合并有相对的骨短缩，很少有成角畸形。

一、病因病机

（一）西医学认识

骨桥可能是骺板细胞受损的结果，最常见于骨折，也可见于其他损害如废用、放射线、感染、肿瘤、血管异常、医源性损伤等。

1. 解剖因素

不同骺板在解剖上的差异对骨桥的形成也很重要，包括骺板的大小、生长速度、骺板的形状（即骺板成板状或不规则）。虽然指（趾）骨和桡骨远端的骺板是最易受伤的部位，但它们既小且呈单平面，而且也不是骨桥的常见部位。相反，胫骨近端和股骨远端大而不规则（多平面），且分别

承担该骨本身60%和70%的生长作用，这两个部位受伤的病例占2.2%，但此种损伤后形成的骨桥占治疗骨桥的50%。

2. 年龄的影响

患儿骺板损伤时的年龄可能是最重要的因素。十四五岁的女孩或十八七岁的男孩，很少再继续生长，从而畸形的可能性也较小。然而，对婴幼儿骨桥则是一个极为重要的问题，而且具有较大范围的临床影响。因此，对于这些儿童，长期的临床观察是必要的。

（二）中医学认识

骨骺早闭的因素有很多：先天肝肾亏虚，后天失养可导致骨骺早闭影响生长发育，跌扑损伤致骨断筋伤、气滞血瘀，导致气机不利、瘀血阻滞，久而机化，导致骨折愈合异常，损及初发，使患者骨发育迟滞，表现为本病，六淫邪气侵袭骨骼也可导致骨骼生长异常，导致骨骺早闭，影响生长发育。

二、临床诊断

（一）辨病诊断

1. 临床表现

该病临床常可见四肢长度的不一致、成角畸形、关节运动和功能障碍，对患者病史的详细询问多可发现既往的外伤史。对四肢长度不一致、成角畸形、关节运动和功能障碍等应进行临床评估并记录，影像学检查至少要有两个投照平面，通常为冠状面和矢状面。对骨生长停滞线、骺板及关节表面三者的关系需要进一步检查和了解，有些可以从高质量的X线平片上看出，有些则需在此基础上另做一些必要的检查。

2. 骨龄检查

骨龄可用于评估大龄儿童继续生长的

潜力。如果患儿骨骼可望继续生长 2 年或增长 2cm，则可行骨桥切除术，最常用的检测方法是以手的 X 线片表现与骨龄图谱作对比。

3. 骨长度的测量

被累及和未被累及的四肢都需要测量，并由影像学检查记录其长度。常用的有 3 种影像学检查，即远距离 X 线摄影技术、X 线矫形描记摄片及扫描术。其他用于检查骨长度的方法还有 CT 扫描、磁共振、低量数码 X 线影像学。

4. 骨桥的定位

对于骨桥的位置、区域、形状的影像记录是必要的，可使用许多方法，如断层摄像、CT、闪烁显像、磁共振等，用于判定骨桥切除术及外科治疗的可行性。

（1）CT 断层摄影　螺旋 CT 的应用大大提高其成像能力，断层 CT 摄影成为评价骨桥位置、范围、形状最常用的方法。薄层（lmm）多平面断层摄影可在每 3mm 间摄两个平面，通常为冠状位和矢状位，以显示外部轮廓、骨桥区域和整个骨骺。

（2）磁共振成像（MRI）　采用 MRI 评估有很多优点。MRI 图像质量高，没有像断层摄影或 CT 扫描那样的辐射，采集时间平均只需 8 分钟，且通常不需患者处于镇静状态。通过对原始数据进行计算机处理，将邻近的薄切面集合成任意一个层面，形成的图像比 CT 重建图像清晰。

（二）辨证诊断

1. 气滞血瘀证

（1）临床证候　患肢畸形，活动受限，屈伸不利，偶有疼痛不适，痛有定处，局部触痛，纳差腹胀，舌质紫暗，舌苔薄白，脉弦涩。

（2）辨证要点　患肢畸形，偶有疼痛，痛有定处，舌质紫暗，脉弦涩。

2. 肝肾亏虚证

（1）临床证候　患肢畸形，活动受限，屈伸不利，同时兼有倦怠乏力的症状，舌质淡白，舌苔薄白或薄黄，脉弦涩或细弱。

（2）辨证要点　患肢畸形，屈伸不利，轻微压痛，舌质淡白，舌苔薄白，脉弦细。

三、鉴别诊断

（一）西医学鉴别诊断

骨折畸形愈合

二者均有明确的外伤病史，均可见肢体畸形、功能障碍，骨折畸形愈合影像学检查可见骨折线模糊，骨痂形成，骨折端不同程度的成角、短缩、旋转畸形。本病影像学检查可见畸形部位多发生在骨骺处，病史多有骨骺损伤。

（二）中医学鉴别诊断

局部筋伤愈合

除上述体征及影像学鉴别方面外，局部筋伤多见局部疼痛，活动受限，骨骺早闭因其多由气血不足、筋骨失养所成，关节骨性结构发生异常。两者影像可以鉴别。

四、临床治疗

（一）提高临床疗效的要素

（1）根据患者的年龄确定局部骨骺闭合的程度及类型。

（2）根据患肢的早闭后出现的畸形程度选择不同的手术治疗。

（二）辨病治疗

1. 完全性生长停滞

骺板过早完全闭合可引起该骨的生长停滞。因为该骺板已经完全闭合，所以不存在进一步的骨成角畸形，而对侧骨的继续生长可造成两侧骨长度不等，长度相差的程度是由受伤骺板（特别是骺板在骨生长中的作用）以及患儿骨生长停止的年龄决定。在年长患儿，骨骼继续生长的范围很小，不必给予处理。在年幼儿，治疗方法取决于骺板受伤的程度，以及对称骨发育后将会造成的长度差异大小的预测。治疗方案包括：缩短侧穿增高鞋和使对侧或伴行骨（尺桡骨和胫腓骨）生长停滞；同侧骨延长及对侧骨缩短术或两种手术同时应用的方法。

2. 上肢骺板早闭

肱骨近端骨的完全生长停滞导致的长度不等很少引起严重的功能障碍，假如长度差异超过6cm，就要考虑骨延长术，但不要行对侧肱骨缩短术或使对侧生长停滞。

尺桡骨近端完全生长停滞，同样基本上不会引起前臂长度的差异，也不必行对侧前臂骺板阻滞术。年幼患儿桡骨远端生长停滞可引起尺桡骨远端不等长，应考虑行尺骨远端骺板阻滞术或尺骨远端缩短术或桡骨远端延长术。因为远端比近端骨生长的幅度大，任一骨（尺或桡）损伤后生长停滞通常要延长患骨或阻滞另一骨。

3. 下肢骺板早闭

下肢骨不等长引起骨盆斜倾和脊柱侧弯，易致患者下腰部疼痛。发生于年幼儿的股骨头生长停滞（例如：先天性髋关节发育不良、Perthes病、外伤、缺血坏死、股骨头骺软骨滑脱），可引起显著的股骨长度改变。对侧股骨头骺板阻滞术治疗的效果不确切，因为手术有其局限性，并有局部缺血坏死的潜在危险。较合适的治疗方案是让患者穿增高鞋，等待一段时间后，根据骨生长图及成熟状况，适时地选择对侧骺板阻滞术或同侧骨延长术。

胫骨远或近端骺板过早的完全性闭合的治疗和股骨远端相似，不同的是如果腓骨有较胫骨过度生长的趋势，则还需行同侧腓骨生长抑制的手术。对侧胫骨缩短术并不提倡，因为胫骨缩短会造成胫骨前肌群无力而导致足下垂。

4. 部分生长停滞

部分骺板闭合可以用多种方法治疗，假如患儿是一个十几岁的儿童，骨骼发育趋于成熟，而且受累的骨骺已进入生长缓慢阶段，此时可暂不予治疗。假如患儿年龄较小，且处于生长发育期，骨的长度不等或成角畸形均有可能发生时即需要进行以下综合治疗。

（1）增高鞋　适用于下肢骨桥处于中心、无成角畸形、存在骨长度的差异（≤2.5cm），这是唯一有效的非手术疗法，也是在现代外科技术问世前已沿用几个世纪的方法。

（2）抑制残留骺板生长　这种方式适用于下肢不等长但差异不大或上肢仅有轻度功能障碍，但已开始或进行性出现成角畸形的年长患儿。抑制残留可生长的骺板及其相邻骨的骺板生长（前臂或小腿），以及对侧相应部分骨的生长。

（3）开放或闭合性楔形截骨术　用于未行手术抑制残留骺板的患儿，此方法可以纠正骨成角畸形，但对于年幼的患儿，截骨术后还会继续出现成角畸形。因此，截骨术在有必要的情况下虽可多次使用，但会造成骨缩短。

（4）患侧骨短缩畸形的延长术。

（5）行对侧骨和相邻骨（尺骨或腓骨）缩短术。

（6）骨桥切除术和移植物植入术。

（7）用外分离器通过骺板分离术处理骨桥骨折，同时施行或不施行骨桥切除，这种方法成功应用于合适位置的小骨桥处。此方法虽可矫正骨的成角畸形和骨长度的异常，但因为手术本身可致骨完全性闭合而只适用于年龄较大且发育趋于成熟的儿童。

（8）骨骺及骺板移植修补骨桥切除后缺损。由于血管、生长和组织排斥反应以及移植来源和相应组织的匹配的困难，这种方法目前尚处于实验阶段。

以上方法需综合应用，很少仅用上述的某一种方法对患儿进行治疗，对于骨桥切除术后仍有几英寸生长的患儿，可采用穿增高鞋、对侧骺板抑制、截骨以纠正畸形等多种方法联合应用，可取得更好效果。

（三）辨证治疗

1.气滞血瘀证

治则：活血行气，通络止痛。

方药：活血祛瘀汤加减。丹参30g，当归9g，赤芍9g，鸡血藤15g，桃仁6g，延胡索9g，郁金9g，三七3g（研），香附9g，枳壳6g，广木香6g，甘草3g。如肿胀严重者加薏苡仁、泽泻；瘀血阻滞疼痛甚者加乳香、没药、延胡索；如兼有面色不华、倦怠乏力症状者可加党参、黄芪、白术、茯苓。

2.肝肾亏虚证

治则：补益肝肾，强健筋骨。

方药：归脾汤合右归丸加减。白术10g，党参10g，炙甘草6g，龙眼肉10g，茯苓10g，当归15g，枸杞子10g，菟丝子10g，鹿角胶10g，杜仲10g。若兼有寒湿症状可加熟附子5g、肉桂10g；气虚明显者可加黄芪15g、党参15g；兼有血瘀者可加桃仁5g、红花5g。

（四）新疗法选粹

骺板损伤早闭是儿童所特有的一种骨骼病变，如何避免或减轻后遗畸形的发生成为临床矫形医师新的研究课题。骨髓间充质干细胞（Bone Marrow Mesenchymal Stem Cells，BM-MSCs）修复骺板损伤是否可行，骺软骨细胞移植治疗骺板损伤长期疗效如何，有待于临床上进一步研究。随着MRI等影像学手段及显微外科、关节镜、组织工程等新技术的不断发展，骺板损伤

治疗必将有更大的发展。

（五）医家经验

董轶非

董轶非等应用骨桥切除联合"8"字钢板内固定治疗儿童下肢骨骼的部分骨骺早闭造成的进行性的下肢成角畸形，能更快速地矫正畸形，且损伤小、操作简便、并发症发生率低。

五、预后转归

过早的骺板生长完全停滞使骨的长度也停止增长，过早的部分骨骺生长停滞不但阻碍骨长度的增长，而且造成进行性成角畸形。发现骨骺早闭时往往已发展为患肢的畸形，骨骺早闭很难得以纠正，导致的畸形往往可通过手术获得一定的纠正，帮助恢复正常的活动。

六、预防调护

（一）预防

（1）骨骺损伤复位时应尽量做到解剖复位。

（2）复位后不论选择外固定还是内固定都需要能够为骨折端提供可靠、坚强的固定支持效果，并且应避免再次损伤骨骺。

（3）采用内固定时应尽量避免对骨骺的二次损伤。

（二）调护

（1）术后卧床期间要鼓励患者多饮水，做深呼吸及有效咳嗽活动；协助患者定时翻身、拍背，局部受压皮肤可每日用温水擦洗或按摩。

（2）正确指导患者进行患肢及全身功能锻炼，促进患肢功能康复及骨折愈合。

（3）针对儿童受伤后紧张、焦虑、痛苦等多种情绪反应，有的放矢地进行心理

疏导。精心治疗与患者积极配合是康复的重要因素。

（4）出院后要告诫患者愈合前不可负重过早。

七、评述

第四军医大学颉强教授团队应用组合式外固定架三维矫形、肢体延长治疗胫骨远端骨骺损伤后骨骺早闭继发畸形和肢体短缩。采用胫骨远端骨桥切除，骨桥切除区使用纤维蛋白胶或自体脂肪填塞，胫腓骨踝关节上截骨，组合式外固定架固定矫形，逐渐调整外固定架矫正畸形，如果有肢体短缩情况，则逐渐延长短缩的肢体，取得了不错的效果。骨骺早闭引起的下肢畸形复杂多样，根据畸形原因和特点采用组合式外固定架治疗肢体复合畸形具有良好的效果。

参考文献

［1］卢世壁，王岩. 坎贝尔骨科手术学［M］. 13 版. 北京：人民军医出版社，2018.

［2］吴孟超，吴在德. 黄家驷外科学［M］. 8 版. 北京：人民卫生出版社，2021.

［3］胥少汀，葛宝丰，徐印坎. 实用骨科学第四版［M］. 4 版. 北京：人民军医出版社，2019.

［4］黄耀天，赵黎译. 儿童骨折［M］. 7 版，北京：人民军医出版社，2014.

［5］董福慧. 尚天裕实用中医骨伤科学［M］. 北京：中国中医药出版社，2013.

［6］周立国，董长红，夏建军. Ilizarov 技术在儿童股骨远端骨骺损伤中的应用［J］. 中国骨与关节损伤杂志，2016，31（12）：1305-1306.

［7］王瑜，马雅昌，朱雅文. 3D 打印技术在儿童青少年胫骨近远端骨骺损伤骨折的应用［J］. 中国矫形外科杂志，2018，26（10）：1903-1906.

［8］陆清达，颉强，胡腾龙，等. 胫骨远端骨骺早闭继发畸形的个体化矫形［J］. 骨科临床与研究杂志，2017，2（6）：337-342.

［9］石磊，秦泗河，郑学建，等. Llizarov 技术矫治儿童踝关节骨折后遗内翻畸形［J］. 足踝外科电子杂志，2018，5（2）：12-17.

［10］徐平，宁波，陈宇凡，等. 8 字钢板临时阻滞在儿童下肢不等长中的应用效果分析［J］. 临床小儿外科杂志，2020，19（1）：59-62.

［11］何明哲，孙一硕，张放，等. 回顾性分析婴儿骨骺骨髓炎 3 种不同治疗方式对预后的影响［J］. 河北医科大学学报，2019，40（5）：533-537.

［12］鲁明，杨征，尤海峰，等. 超关节外固定架结合有限内固定手术治疗儿童型 Pilon 骨折的中期随访结局分析［J］. 临床小儿外科杂志，2019，18（7）：594-599.

第十二章　全身多发伤与多发骨关节损伤

第一节　全身多发性创伤

随着工业、农业、交通运输业和建筑业的发展，而交通管理滞后，社会治安不佳，这些均导致创伤发生率上升。从我国人口死亡原因来看，严重创伤死亡率在1995年上升为第四位，仅次于心脑血管疾病和肿瘤。在我每年约有万人以上死于创伤，20万人以上因伤致残，逾百万人致伤。按伤后死亡的统计，伤后立即死亡的占50%；早期死亡的占30%；后期死亡的占20%。其中80%是死于感染或多脏器衰竭。因此多发伤尤其是车祸伤已经成为社会一大公害。属于中医学"损伤出血病、气脱、血脱"范畴。

一、病因病机

（一）西医学认识

多发性创伤，是由一个致病因素导致的两个或两个以上解剖部位同时发生的创伤，且至少有一个部位的创伤可能威胁生命。其发生率高，病情复杂，容易漏诊。受伤脏器严重影响全身状况，甚至危及生命，处理复杂，常易顾此失彼。多发性创伤并发症多，死亡率高。对于涉及多部位、多脏器的多发性创伤，专科医生知识面狭窄，在诊治中常由于过多的会诊延误抢救时间，也容易发生推诿。面对大量伤情复杂且严重的伤员，坚持危重者优先，救命第一的原则。

（二）中医学认识

中医学认为，气为血帅，血为气母，气血相互依附，若气结则血凝，气虚则血虚，气迫则血走；反之血凝则气滞，血虚则气虚，血脱则气亡。枪弹、金刃、跌打损伤、持重努伤等外伤，可引起皮肤肌肉瘀血肿痛，出血，或筋伤骨折，脱臼。重则损伤内脏，或出血过多，可导致昏迷、抽搐、亡阳虚脱等严重病变。《伤科补要》中记载"伤损之症，或患处或诸窍出血者，此肝火炽盛，血热错经妄行也……"。出血过多使气失依附，而出现面色苍白、四肢厥冷、大汗淋漓、六脉微细等气虚欲脱症状，相当于出血性休克，治疗应根据血脱先益气的原则，急宜补气以固脱。

二、临床诊断

（一）辨病诊断

1.迅速判断有无威胁生命的征象

（1）休克　常为大失血所致的临床表现，有神志淡漠、烦躁不安、皮肤湿冷、心率加快、血压下降，血色素降低、尿量减少、中心静脉压下降，在无严重外出血可见时必须考虑胸、腹内脏的损伤，骨盆骨折、四肢长骨骨折等。

（2）呼吸困难　头、面、颈部的损伤，多发肋骨骨折，连枷胸，血气胸均有可能引起呼吸困难。

（3）意识障碍　常由于颅脑外伤所致。①脑震荡：意识丧失数秒至半小时，继而清醒（进行性健忘），有头疼头晕、恶心、反应迟钝等。②脑挫裂伤：昏迷时间长，昏迷程度深浅不一，可有肢体偏瘫、失语，出现病理反射和生命体征的改变。③脑疝：昏迷加重、呼吸心率变慢、血压增高（二慢一高），意识障碍伴有休克者，首先应考虑颅脑外伤合并有其他部位的出血，单纯的颅脑外伤很少出现休克。

2. 病史的采集

（1）受伤机制　它能有利于发现一些"隐蔽"部位的创伤，例如高空坠落者，必须要了解跟骨、踝部、胸部和脊柱的损伤。

（2）有无昏迷史　有短暂昏迷史，应考虑有脑震荡。有昏迷—清醒—昏迷的要考虑脑内血肿的存在。持续昏迷的有脑挫裂伤可能。

（3）使用药物史。

3. 全身系统检查或 CRASH PLAN 反复检查

（1）系统检查　意识状况、呼吸、脉搏、血压、体位、皮色、皮温等一般情况。

（2）头部　摸头皮、头颅骨（血肿、骨擦音）；耳鼻有无出血、脑脊液；眼球活动及瞳孔大小的改变；口腔内有无异物、出血、血块、脱落的牙齿等；脸面部有无骨折。

（3）颈部　活动有无受限、压痛，以及动静脉情况。

（4）胸部　胸廓挤压试验、胸廓畸形、伤口、呼吸运动、反常呼吸、呼吸音等。

（5）腹部　腹式呼吸、腹部伤口、腹部隆起、压痛、反跳痛。

（6）脊柱骨盆　棘突压痛、棘旁肿胀、脊柱叩痛、骨盆分离挤压试验阳性。

（7）四肢　四肢疼痛、肿胀、畸形。

CRASH PLAN 是一种便于记忆、突出重点、疏而不漏、快而简的快速检查方法，容易在严重多发性创伤的急救中被采纳。即：C（circulation）R（respiration）A（abdomen）S（spine）H（head）P（pelvis）L（1imb）A（arterio）N（nerve）。

4. 必要的特殊检查

各种穿刺术、B 超、CT、血管造影、内镜检查等。

（二）主要器官系统损伤的诊断

（1）颅脑损伤的诊断　多发伤中颅脑损伤的发生率较高，约占 2/3~3/4，休克发生率高达 26%~68%，单纯颅脑损伤伴休克的占 2%~3%。

1）必须仔细分析病史、受伤机制、伤后意识及瞳孔变化。伤后意识变化：伤后有持续昏迷史，应考虑脑挫裂伤可能。有昏迷后清醒再昏迷者，应疑有颅内血肿存在。伤后有昏迷以后转为清醒的，脑震荡诊断可成立。临床上常用 Glasgow 意识障碍程度量表来判定程度和预后，量分最高为 15 分，最低分 3 分，分数越高意识状态越好（表 12-1-1）。

瞳孔大小变化：①双侧瞳孔缩小应该考虑中、延脑损伤。②单侧瞳孔大，提示同侧有硬膜下、外血肿。③椎体束征存在

表 12-1-1　Glasgow 昏迷量表

项目状态分数	分数
睁眼反应自发性睁眼反应	4
声音刺激有睁眼反应	3
疼痛刺激有睁眼反应	2
任何刺激均无睁眼反应	1
语言反应对人物、时间、地点等定向问题清楚	5
对话混淆不清，不能准确回答有关人物、时间、地点等定向问题	4

项目状态分数	分数
言语不当，但字意可辨	3
言语模糊不清，字意难辨	2
任何刺激均无语言反应	1
运动反应可按指令动作	6
能确定疼痛部位	5
对疼痛刺激有肢体退缩反应	4
疼痛刺激时肢体过屈（去皮质强直）	3
疼痛刺激时肢体过伸（去大脑强直）	2
疼痛刺激时无反应	1

注：GCS 包括睁眼反应、语言反应、运动反应 3 个项目，应用时，应分测 3 个项目并计分，再将各个项目的分值相加求其总和，即可得到患者意识障碍的客观评分，见上表。GCS 量表总分范围为 3~15 分，正常为 15 分，总分低于 7 分者为浅昏迷，低于 3 分者为深昏迷。若 GCS 评分为 3~6 分说明患者预后差，7~10 分为预后不良，11~15 分为预后良好。应用 GCS 评估病伯反应时，必须以最佳反应计分。

（失语、痉挛性瘫痪、腱反射亢进、引出病理反射），应该考虑脑挫裂伤、颅内血肿。④去大脑强直，应该考虑脑干损伤。

2）有下列情况者应疑有多发伤存在：颅脑外伤出现休克，尤其在外伤后 6 小时再逐渐出现休克，都应怀疑多发伤的存在；肢体出现肿胀、畸形、假关节、骨擦音及功能障碍；急性颅脑损伤可有短暂呼吸变慢，如有持续呼吸时间延长，出现呼吸窘迫或呼吸困难时应考虑有胸腔脏器或呼吸器官的损伤；伤后很快出现腹部膨胀，腹部肌肉紧张或伴有呼吸困难时应疑有腹内脏器出血可能；颅脑损伤后，同时有四肢运动功能障碍，则要考虑脊柱或脊髓损伤可能。

3）颅脑外伤的预后判断：①意识障碍程度：GCS 小于 4 分预后不良，大于 8 分预后良好。②颅内压：大于 60mmHg（8kPa）预后不良，21~44mmHg（2.8~5.33kPa）治疗率下降 1/4，小于 20mmHg（2.67kPa）预

后良好。③损伤部位在脑干（桥、延脑）预后最差，死亡率大于 90%。④桥脑较前稍好，死亡率在 90% 上下；中脑部位的死亡率在 60% 上下。⑤颅内血肿范围年龄多发血肿、双侧血肿、脑内外者，预后差；⑥年龄老年人预后差。

（2）胸部损伤的诊断　多发伤中胸部损伤的发生率，仅次于四肢和颅脑损伤，约占 52.3%，胸部损伤的特点是容易发生呼吸和循环功能的障碍，体征明显，容易被发现。胸部损伤的诊断主要依靠物理学检查结合其他检查。

1）症状与体征：①胸部外伤史。②胸痛：胸部挫伤、骨折。③呼吸困难：气道梗阻、血气胸、连枷胸、肺挫伤致低氧血症。④休克：胸内出血、肺实质出血、肋间血管出血造成低血容量的症状与体征。⑤心泵衰竭：胸部损伤、穿透伤、瓣膜破裂。

2）体格检查：视诊：注意开放伤口的

部位、大小、胸壁塌陷，反常呼吸提示连枷胸存在，大伤口容易引起纵隔扑动，小伤口可能有张力性气胸。触诊：创伤局部压痛，并触及骨擦音提示肋骨骨折，在注意皮下气肿捻发音同时，如发生在颈部皮下的，应高度怀疑食道破裂可能。叩诊、听诊：可以判明有无肺萎缩、血气胸等。

3）辅助检查：①胸腔穿刺：迅速、简单、可靠，用于血气胸的诊断；②胸片：用于明确损伤部位、性质和严重程度，X线检查可诊断胸部骨折、血气胸、肺萎缩、气管纵隔移位及膈肌破裂等；③胸腔镜：在用于诊断的同时可兼用于治疗，现已更多地被临床接受；④CT和B超：无创、敏感、正确、可动态观察。

（3）腹部损伤的诊断　多发伤中的腹部损伤发生率约占29%~63.9%。诊断较单纯的腹部损伤困难。尤其在有颅脑损伤时诊断更为困难，随着医学影像诊断技术的发展，对腹部损伤的伤情的判定，有较为确切的评估，加上重症监护技术的应用和发展，使腹部损伤的诊治有明显观念上的转变，改变了传统上的一些诊治方案，如实质性脏器损伤可观察一段时间后再决定是否手术，并非一确立诊断就必须手术，而伤情严重的伤员先控制损伤后再行确定性的治疗等。

1）腹部损伤的特点：①轻度腹内脏器损伤容易漏诊；②闭合性腹部损伤以实质性脏器损伤为主；③伤情变化快，易发生重度失血性休克、感染、肾衰、呼衰和MODS，后果严重，死亡率高；④腹内脏器损伤常合并二处或二处以上器官损伤。

2）腹部损伤的诊断方法：①受伤史：获知确切的致伤原因、致伤部位、致伤方式和伤后表现，有助于正确诊断；②体格检查：应包括意识、神志、皮肤、血压、脉搏、呼吸等来了解有无内出血和休克等情况的存在，认真仔细的腹部视、触、叩、

听检查是发现腹部损伤的重要的措施；③腹腔穿刺：快速、有效、正确率高；④腹腔灌洗：用于创伤早期的小量出血；⑤B型超声检查：是一种敏感、正确、特异、并可行动态观察的检查手段；⑥腹部CT检查：能正确判断伤情和出血量，可行动态观察；⑦腹腔镜检查：可用于检查、诊断、治疗，但需麻醉和制造气腹，在血液动力学不稳情况下，有加重伤情之忧，慎用；⑧血管造影和栓塞：能正确判断出血部位，同时也可行出血的治疗；⑨剖腹探查：判断正确、诊治结合、措施得力、有加重伤情之忧。

（4）多发伤中骨盆骨折的诊断　多发伤中骨盆骨折的发生率较高约为40%~60%。骨盆骨折主要表现为骨盆变形及髂骨部压痛，会阴部可见瘀斑、血肿、撕脱伤、阴道出血常伴腹腔内脏的损伤，如膀胱、直肠、阴道、尿道等。骨盆骨折诊断依靠X线检查。

（5）多发伤中四肢骨折的诊断　多发伤中四肢骨折是最多见的合并伤，约为60%~90%。四肢骨折大多有明显的临床症状和体征，如伤肢的功能障碍、肿胀、压痛、伤肢畸形、骨的异常活动和骨擦音等，X线检查可明确诊断。及时的骨折固定、伤口无菌敷料遮盖，可以减少并发症和血管、神经损伤。

（6）多发伤中泌尿系统损伤的诊断　多发伤中泌尿系统的损伤是多见的，骨盆骨折合并膀胱破裂有15%，肾挫伤合并其他脏器的损伤为60%~80%。血尿是诊断泌尿系统损伤的重要依据。多发伤中泌尿系统损伤约有80%伤员出现不同程度的肉眼或镜下血尿，但需注意的是，并非依据血尿的多少来衡量肾损伤的严重程度，全身检查时有腰部瘀血斑、压痛及腰大肌刺激征，在膀胱破裂时有下腹压痛和腹膜刺激征，尿道口见血迹可推断有尿道损伤。

（三）辨证诊断

中医学重视整体观念，在危重症患者的辨证论治中，从四诊情况辨证，从整体到局部，望神，望色泽形态，问患者主观感受以及结合舌脉分析来辨病正邪交争情况。

1. 气虚证

（1）临床证候　伤后隐痛，精神疲乏，少气懒言，头晕目眩，自汗出，气短懒言，舌淡苔白，脉虚无力，二便量少。

（2）辨证要点　以伤后自汗出，伴见精神疲乏、少气懒言为主，纳差，二便量少。

2. 血虚证

（1）临床证候　面色淡白或萎黄，眼睑、口唇、舌质、爪甲的颜色淡白，头晕，或见眼花、两目干涩，心悸，多梦，健忘，神疲，手足发麻，脉细无力等。

（2）辨证要点　面色、口唇、爪甲颜色淡白，头晕眼花、手足发麻，脉细无力。

3. 气随血脱证

（1）临床证候　伤后大量出血时，突然出现面色苍白，四肢厥冷，大汗淋漓，甚至昏厥，舌淡，脉微欲绝，或芤，或浮大而散。

（2）辨证要点　面色苍白，四肢厥冷，大汗淋漓，甚至昏厥，舌淡，脉微欲绝。

三、鉴别诊断

1. 复合伤

两个或两个以上的致伤因子引起的创伤称复合伤，如原子弹爆炸产生物理、化学、高温、放射等因子所引起的创伤。

2. 多处伤

是指同一解剖部位或脏器的两处或两处以上的创伤，如一个肢体有两处以上的骨折，一个脏器有两处以上的裂伤。

3. 联合伤

从狭义上讲是指胸腹联合伤，因为胸腹两个解剖位置仅以膈肌相隔，有时腹部伤是否累及胸部或胸部伤是否累及腹部在诊断上很困难，因此，往往把此两处伤称为联合伤。从广义上讲联合伤亦称多发伤。

四、临床治疗

（一）提高临床疗效的要素

1. 治疗原则

首先考虑挽救生命，积极救治，不放弃任何救治可能，先处理威胁生命的窒息、严重出血和胸部开放伤，后处理休克和骨折，急救时必须操作轻柔、细致正确、避免增加创伤。通气输液脉动控制出血（VIPC）是适用于严重多发伤伤员的快速、易记、不遗漏的急救内容。

Ventilation：保持呼吸道的通畅，给氧和支持通气，在颅脑损伤，昏迷，颌面、颈部、颈椎损伤，胸部张力性气胸时，显得尤为重要。

Infusion：补液、输血，扩充血容量，补偿细胞外液。严重多发伤的失血性休克，在充分估计失血量的前提下，预以快速大量地补充液体和血。

Pulsation：心脏监护、维护心房功能、心脏复苏。严重多发伤伤员，除可能发生失血性休克外，也应考虑心源性休克可能，如心包填塞张力性气胸等。

Control bleeding：控制出血。

2. 避免易犯的错误

（1）避免为表面现象所迷惑，肢体的畸形、体表的出血往往引起注意，而隐匿的出血和神经、血管的并发症极易漏诊。

（2）伤情彼此交错、互相影响，不利于正确诊断。颅脑损伤在出现脑疝时，常有血压升高，从而掩盖了失血性休克时的低血压，影响了正确诊断，而颅脑损伤在治疗上要限制补液量，而失血性休克则需快速补充血容量，这就构成治疗上的一对矛盾。

（3）避免不当的辅助检查加重病情。在威胁生命的征象未得到控制、血液动力学不稳定的情况下，进行各种检查均可加重病情，因此必须把握伤情，经过适当的处理后才能按情况做各种检查。

（4）避免检诊与急救关系处理不当失去抢救时间。正常疾病处理程序是检查—诊断—治疗，而在严重多发伤时，应"急救—检诊—确定性治疗"，在休克时，应"抗休克—寻找原因—治疗"，呼吸道梗阻时，应"清除呼吸道梗阻—寻找原因—治疗"。如在严重多发伤伤员中，按正常疾病处理顺序进行，往往由于未及时开放气道、未及时抗休克而增加死亡率。

（5）避免对创伤早期并发症注意不够。

（二）辨病治疗

1. 保持呼吸道的通畅

包括清除口腔内异物、血块和堵塞物，托起下颌，人工呼吸，环甲膜穿刺，气管内插管和及时处理血气胸和连枷胸等。

2. 止血

明显出血可用加压包扎，一般均能控制出血，除非有大血管出血才须使用止血带止血。隐匿性出血主要是找到出血处，才能有效控制出血。

3. 封闭胸部开放伤口

胸部开放伤口、连枷胸应及时予以遮盖敷料，可减少缺氧，避免死亡。

4. 抗休克治疗

严重多发伤性休克，补充血容量是成功的关键，因此可在半小时内输入1000~2000ml液体，包括平衡液、代血浆和右旋糖酐。为防止发生间质水肿，可输入血、血浆和白蛋白，而在有活跃出血情况下，延迟液体复苏优于即时液体复苏。高

渗溶液使用时，注意会增高血压加重出血。

5. 创伤的再审定

为防止遗漏诊断，应反复检查伤员的伤情，以便及时诊治，减少并发症，降低死亡率。

6. 严重多发伤的营养问题

在创伤后机体发生了内分泌和代谢的改变，呈现高代谢，蛋白分解大于合成，机体呈负氮平衡，无足够的能量、氮源和其他营养物质来修复创伤，此时的营养支持，实际上是治疗的一部分。

7. 严重多发伤的手术治疗问题

多发伤的病情严重，发病机制错综复杂，病变相互影响，形成恶性循环，如及时手术可阻断恶性循环，使患者摆脱危重状态，处理不当，手术能加重病情，因此，严格掌握手术适应证甚为重要。及时掌握手术时机，合理安排手术先后顺序，一般按抢救、急诊和择期手术顺序进行，先颅脑、后胸腹、最后四肢脊柱；先无菌、后有菌；有时也可急诊手术与择期手术同时进行，其优点是免受再次手术的痛苦，减少术后牵引和卧床的并发症，减轻伤痛，方便术后护理，便于早期功能锻炼，减少医疗费用，缩短住院时间。抢救手术须立即进行，不能拖延，如大中血管和实质脏器的出血，有血液动力学的不稳定等。急诊手术，如实质脏器的出血，但血液动力学尚稳定等。择期手术可安排在生命体征完全稳定后，如闭合性骨折的内固定等。

（三）辨证治疗

在病变过程中常互相影响，一脏受病，累及他脏，气虚不能生血，血虚无以生气；气虚者，日久阳也渐衰；血虚者，日久阴也不足。

1. 气虚证

治则：补中益气。

方药：补中益气汤加减。黄芪15g、党

参 15g、白术 10g、炙甘草 15g、当归 10g、陈皮 6g、升麻 6g、柴胡 12g、生姜 9 片、大枣 6 枚。头晕严重者加人参 10g；自汗严重者加黄芪、白术、防风等。

2. 血虚证

治则：益气养血。

方药：滋血汤加减。赤石脂 12g、海螵蛸（去壳）12g、侧柏叶（去枝）9g、党参 15g、当归 12g、白芍 12g、山茱萸 12g、枸杞 9g。乏力严重者加黄芪 60g、当归 15g 等。

3. 气随血脱证

治则：止血补气固脱。

方药：独参汤或回阳救急汤。药用人参 60g 单独煎服。或熟附子 9g、干姜 6g、人参 6g、炙甘草 6g、炒白术 9g、肉桂 3g、陈皮 6g、五味子 3g、茯苓 9g、制半夏 9g。

五、预后转归

在创伤的早期进行综合治疗，切断该病加重和病情恶化的环节，改善患者预后，出现并发症早期给予处理。诊疗过程中对多发性创伤的动态发展认识清楚，能较好地把握各个治疗环节，能使患者在胸腹、运动系统和脑干损伤情况下救治存活并且做到生活自理。

六、预防调护

（一）预防

随着城市交通的发展及汽车数量的增加，汽车事故明显上升，汽车事故容易引发火灾等意外伤害。伤情重而复杂，出血多，对全身状态影响大，病理生理变化较严重，常有休克、脑疝等危及生命的并发症，死亡率高。严重多发伤尤其是伴有颅脑、胸部外伤的患者，常有呼吸道梗阻，如舌后坠，口咽部分泌物、呕吐物、血凝块等导致呼吸困难，甚至窒息。应迅速检查呼吸道并使其通畅，必要时行气管切开或气管插管，改善患者通气功能，提高组织血氧含量，纠正低氧血症，防止或减轻缺氧对机体细胞的损害，如发现患者口唇苍白或发绀，胸部运动微弱或消失时，应警惕开放性或张力性气胸，此时应迅速封闭胸部伤口，并做好闭式引流的准备。严重多发伤休克的主要病理变化是有效循环血量不足，微循环障碍，病情危重，死亡率高，应争分夺秒；而休克早期反映不出危险病情，如不严密观察，很容易耽误病情，应有预见性地对休克早期患者实施有效的护理措施，使用套管针迅速建立 2 条或 3 条静脉通道，以保证准确有效地使用急救药物，防止患者休克失代偿后血压下降、静脉萎陷，同时注意纠正酸碱失衡。一旦休克得到纠正，要严格控制输液量，以防止循环负荷过重造成脑水肿和心肺功能衰竭。严重多发伤患者常为多个器官损伤，病情重，伴有胸部外伤时，可因心肌挫伤、心包压塞、心肌梗死或冠状动脉气栓而致心力衰竭。应为患者接上心电监护仪，根据病情需要对血压、脉搏、呼吸、体温、血氧饱和度分别进行监测；对颅脑损伤的患者，则应重点监测意识状态、生命体征、瞳孔反射及肢体活动情况，应严密观察尿量及尿比重，警惕肾功能的早期损害。

（二）调护

多发性创伤的调护，主要包括：①保持呼吸道的畅通，迅速清除呼吸道的异物，如去除假牙及口腔内血块等；②建立静脉通道，快速补充血容量；③控制出血，对开放性骨折活动性出血的患者，除夹板固定外，必须进行必要的止血包扎；④及时观察血压、脉搏、呼吸的变化；⑤做好术前准备，不要给伤员喝水进食等。

七、评述

随着医学科学的发展，多发性创伤救治的理念和技术已有了新发展和新突破，目前国内已有不少城市建立和健全院前急救、院内救治的一体化的救治体系，使创伤救治成功率不断提高，人民生命得到更好的保障。有研究表明，创伤对机体的影响随年龄增加而加重，预后明显变差，要特别重视老年创伤的救治，有必要建立专门的创伤救治体系。未来需要思考和付诸行动的地方：①更好地引领中医在多发性创伤救治中的运用，达到治疗上中西医完美结合。②建立区域－中心化的多学科联合救治体系，提升创伤救治水平。③构建多发性创伤专业化救治中心和学术机构，推出更加规范化、国际化、全民化的创伤救治体系。总之，多发性创伤发生率高，致死率高，具有复杂性、特异性、紧迫性和危重性特点，快速、精准救治是提高多发性创伤救治率和治愈率的关键。

第二节　多发性骨关节损伤

多发性骨关节损伤，是骨科临床上较为常见的一种伤症。何为多发性骨关节损伤，暂无太明确的定义。根据蔡汝宾提出的"24个部位法"，即头面、胸、脊柱、骨盆、双肩、肱骨干、肘、尺桡骨、腕手、髋、股骨干、膝、胫腓骨干及踝足部等。凡2个或2个以上部位发生骨折或脱位者，称为多发性骨关节损伤。

一、病因病机

（一）西医学认识

随着现代交通发达和机械行业、建筑行业的迅速发展，多发性骨与关节损伤的患者急剧增加，并呈现逐年递增的趋势。致伤原因多种多样，交通伤、砸伤、车祸伤、坠落伤、机械伤、火器伤等，其中以交通伤所致最多。最常见的骨折部位依次是股骨、胫骨、肋骨。常见的合并伤为胸及颅脑损伤。在重物砸伤中，脊柱损伤及截瘫发生率最高，四肢骨折以股骨、胫骨为多，常伴有胸部损伤；高处坠落伤的特征是足踝、下肢、脊柱及颅底骨折传导性连锁损伤，常见骨折部位依次为足踝、股骨、脊柱，常伴颅脑损伤。机械伤的特点是四肢多发伤，特别是上肢往往损伤严重，常伴有广泛软组织损伤，因而截肢率高。

（二）中医学认识

中医学对多发骨折的认知较早，并有深刻阐述。《普济方·折伤门》中说："凡从高处坠下，伤损肿痛，轻者在外，涂敷而已；重者在内，当导瘀血，养肌肉，宜察浅深以治之。"又说："血行脉中，贯于肉理，环周一身，因其肌体外固，经隧内通，乃能流注不失其常。若因所伤，内动经络，血行之道不得宣能，瘀积则为肿为痛，治宜除去恶瘀，使气血流通，则可以痊愈也。"阐明了局部与整体的关系，在治疗时必须互相兼顾。

二、临床诊断

（一）辨病诊断

根据蔡汝宾提出的"24个部位法"，凡2个或2个以上部位发生骨折或脱位者，可诊断为多发性骨关节损伤。

依据骨折部位分为以下三类：

（1）脊柱、骨盆加下肢骨折　例如脊柱损伤瘫痪并有股骨干骨折或其他下肢骨折。多为坠落伤或车祸伤所致。

（2）同一肢体多发骨折　常见的有：①股骨干骨折并同侧膝关节骨折；②股骨干骨折加同侧股骨颈或粗隆间骨折；③股

骨干骨折加同侧胫腓骨骨折；④股骨干骨折加同侧踝关节骨折；⑤肱骨干骨折加同侧前臂骨折或腕部骨折。

（3）不同肢体多发性骨折 ①双股骨干骨折；②股骨干骨折与其他肢体骨折。

（二）辨证诊断

1.气血瘀阻证

（1）临床证候 伤后早期，多发肢体功能严重受限，患部疼痛明显，局部肿胀、刺痛、固定、拒按，夜间痛增，局部瘀血斑，皮肤干涩、肌肤甲错，面色黧黑、唇甲青紫，舌质紫暗或有瘀斑，脉弦涩。

（2）辨证要点 伤后早期，肢体功能丧失，局部肿胀，疼痛明显，夜间痛增，局部瘀血斑，舌质紫暗，脉弦涩。

2.营卫不和证

（1）临床证候 伤后中期，多部位肿痛较轻，持重或负重仍有疼痛，受累关节功能受限或部分受限，肿胀逐渐消退，疼痛减轻，功能丧失未恢复，动则有疼痛感，舌质暗淡，脉弦细。

（2）辨证要点 伤后中期，受累关节功能受限，疼痛减轻，动则疼痛，舌质紫暗，脉弦细。

3.肝肾亏虚证

（1）临床证候 伤后末期，疼痛已消，或年迈体弱，头晕目眩，腰膝酸软，面白无华，唇甲色淡，头晕耳鸣，眼干眼花，心悸失眠，多梦易惊，月经不调，经少经闭，腰酸疲乏，五心烦热，舌红或淡，脉细。

（2）辨证要点 伤后末期，疼痛已消，活动不利，肌肉萎缩，伴见头晕目眩，腰膝酸软，倦怠乏力，面白无华，脉细。

三、鉴别诊断

（一）西医学鉴别诊断

由于大部分病例多伴有颅脑或腹部损伤，其鉴别诊断检查应遵循以下顺序进行。

（1）有无危及生命的损伤，如胸部张力性气胸、颈部伤呼吸道阻塞、腹腔脏器出血、严重的颅脑损伤意识丧失等。

（2）有无危及肢体生存的损伤，如四肢大血管离断。

（3）在病情稳定的情况下对伤肢及全身做全面检查：①对交通伤、高处坠落伤，常规拍胸部及骨盆 X 线片；②对头部损伤、意识障碍者，行颅脑 CT 及颈椎 X 线片；③对骨干拍片时应拍上可能涉及的关节；④对危重不能活动的患者，应注意翻背检查腰部及背后。

（二）中医学鉴别诊断

脱证

脱证以大出血时突然出现气随血脱之证，面色苍白，手足厥冷，大汗淋漓，神无所主，昏厥，舌淡，脉微欲绝，或芤，或浮大而散。而多发性骨关节损伤，以伤部疼痛、功能受限为主，临证时当以把握疾病进展情况。

四、临床治疗

（一）提高临床疗效的要素

对于多发性骨关节骨折病例治疗的目的是恢复其功能。影响功能恢复的因素有：①骨折复位是否达到功能复位的要求，即解剖复位或功能复位。②骨折顺利愈合、延迟愈合或不愈合将影响功能恢复。③能否早期开始肢体功能锻炼，活动关节。

（二）辨病治疗

1.脊柱骨盆骨折合并肢体骨折

完全性脊髓损伤后，其内部变化迅速，因此应尽快在 6~24 小时内整复骨折脱位，恢复椎管的矢状位，解除对脊髓的压迫，为脊髓恢复创造条件。根据骨折类型及脱位程度，决定闭合或切开复位。为了整复脱位，应尽早进行，伤后7~10天以后，则复位困难。并存的下肢骨折需复位内固定，而脊髓损伤后下肢瘫痪，需定期翻身，与下肢固定相矛盾。下肢骨折需服从脊髓损伤的治疗，故应采用坚强的内固定，不用或少用外固定，以便于前者的护理。

严重的骨盆骨折大多合并出血性休克及盆腔脏器损伤，应尽早复位并固定。对于出血者，可行动脉造影，栓塞出血的血管。出血原因除因血管损伤原因之外，骨折端出血也是重要的出血源。这是因组成骨盆结构的骨均为松质骨，血液供应非常丰富。骨折移位愈大，骨折粉碎愈严重，则出血量愈大，因而由急救处理高度来看，骨盆骨折也应尽早复位及固定。固定方式可选用外固定架方式，手术创伤较小，但不便于护理。内固定应根据骨折部位和类型来具体选用，有时骨折较严重粉碎，属剪切暴力损伤，或因技术及设备条件的局限，内固定不能达到牢固固定，则需辅以外固定架来维持骨折的位置。

2. 同一肢体多发性骨折

同一肢体多发骨折，手术内固定有其优点，得以早期开始功能活动，获得较好疗效。

（1）骨干骨折合并关节骨折　①股骨干骨折合并同侧髋关节或膝关节骨折：股骨干骨折处理方法的选择是关键。以选用髓内钉或髓内扩张自锁钉内固定为佳。由于无外固定，可及时进行上下关节的功能的锻炼。②髋关节损伤：例如髋臼骨折中心脱位、股骨颈骨折或粗隆间骨折，宜用坚强内固定，现有多种内固定方式可选择。③髌骨骨折、股骨髁间骨折、股骨单髁骨折、胫骨平台骨折等，应分别给予改良型张力带固定、角状钢板固定或螺丝、骨栓固定，可不用外固定。

（2）同一肢体多发性骨干骨折　例如股骨干骨折合并同侧胫腓骨骨干骨折，如均选用髓内固定，可早期进行关节功能锻炼。如一个骨折选用内固定，另一个选用外固定或牵引治疗，虽可获得较好效果，但治疗期间管理繁琐。

3. 不同肢体的多发骨折

可根据各个骨折的情况，选择适当的治疗方式，原则上应选择内固定方式。如此，患者可以较早下地活动，有利于恢复锻炼。

4. 关节内骨折的处理

关节内骨折治疗的基本要求是尽可能达到解剖复位，得到关节面的平整，并应注意防止旋转和偏移轴线的畸形（如股骨髁间骨折出现的内翻内旋畸形）。骨折应尽可能达到牢固内固定，以利早期恢复关节功能。在条件有限的地区，若缺乏良好内固定材料时，应达到恢复关节面平整；骨折未达到牢固固定情况下，要辅以牵引，以在牵引保护之下进行早期关节功能锻炼。不可在没有牢固内固定，又无牵引保护情况下，一味强调早期活动，而导致内固定松动脱落，骨折不愈合。做关节骨折内固定时，应同时早期修复损伤的韧带结构，以免发生日后的关节不稳定。

5. 开放骨折的处理

开放骨折的处理，取决于软组织损伤的情况和骨折类型。目前较常应用Gastilo分类方法，可对开放伤口软组织损伤的严重性有一个初步判断。其基本处理原则应是：Ⅰ型骨折，在清创后可按闭合骨折处理，在闭合伤口后，可根据骨折类型做内固定。Ⅱ型骨折，清创后是否闭合伤口和内固定，则应取决于受伤时间、伤口污染严重程度、骨折类型、所具备的技术和设备条件等多种因素来决定。Ⅲ型骨折，因一期清创常不能达到完全彻底，而不宜一期闭合伤口。骨折的固定可选用外固定架，在确认无感染情况下再闭合伤口和选用其他固定方式。也有作者主张髓内固定方式，选用不扩髓的实心内锁髓内钉固定。使用不扩髓及实心髓内钉的目的是有利于防止感染扩散，而不应选用钢板固定。在开放粉碎性骨折，为利于骨折愈合，应考虑早期植骨。即使在开放伤口情况下，也可选用细小松质骨条或骨块植骨。植入的骨条或骨块最初由周围组织液获取营养，然后新生的血管可通过松质骨开放结构长入，通过爬行替代的方式达到骨愈合。

（三）辨证治疗

1. 气血瘀阻证

治则：活血化瘀。

方药：桃仁四物汤。桃仁 25 粒，川芎、当归、赤芍、制香附、丹皮、延胡索各 3g，生地黄、红花各 2g。兼有气虚者，加入党参 18g、黄芪 18g。若血虚有寒者，加肉桂粉 4g、炮姜 4 片。

2. 血瘀气滞证

治则：和营生新，接骨续筋。

方药：和营止痛汤加减。赤芍、当归、乌药各 12g，川芎、苏木、陈皮、桃仁、乳香、没药、木通、甘草各 6g，续断 12g。若治骨折者，应加骨碎补、自然铜、地鳖虫。

3. 肝肾亏虚证

治则：强壮筋骨，补益肝肾。

方药：壮骨强筋汤加减。熟地黄 12g，川芎、桃仁各 6g，怀牛膝、当归、续断、补骨脂、骨碎补、自然铜各 9g，制乳香、甘草、红花各 3g。若肾阳不足加鹿角、杜仲、白术、千年健。若肾阴不足加何首乌、生地黄、枸杞子、牛膝、熟地黄。

（四）新疗法选粹

1. 骨科与康复科协作

骨关节损伤处理的第一个阶段大多在骨科进行，骨科医生对康复重要性的了解和关注是非常重要的。骨科医生在处理骨关节损伤时考虑到了康复问题，为康复早期介入提供了机会。在处理骨关节损伤过程中，骨科医生通过知识、技术优势，尽力减少可能影响损伤修复的不利因素，为患者的康复治疗提供良好的局部条件。康复医师或者技师参加骨科查房和讨论，及时准确把握患者损伤情况，才能严格按照骨科医师的要求进行康复治疗，才能避免在早期康复治疗过程中采用可能影响损伤修复的治疗方法。

2. 采用综合康复措施

康复治疗是一个系统工程，骨关节损伤以后的早期和后期的康复措施存在差别。而且治疗手段除各种训练技术以外，还需要结合相应的其他康复方法，比如各种物理因子治疗、传统医疗手段、矫形器应用等，只有将这些相关技术有机结合才能获得最佳的治疗效果。

五、预后转归

对于脊柱及骨盆多发性损伤及早、规范、准确地治疗相应的神经损伤，一般预后良好。四肢骨折采用中西医结合治疗，临床预后及转归均良好。

六、预防调护

（一）预防

对于多发骨折与关节损伤患者的功能康复有三大不利因素：①全身条件差，早期无力进行主动锻炼；②疼痛，多处关节锻炼困难，难以克服疼痛；③多处骨折并软组织损伤，发生粘连的范围较广。为了消除或者减少以上因素对骨关节损伤患者的功能恢复效果和功能恢复过程的影响，早期的康复治疗可以明显地减轻创伤反应，促进损伤组织修复，减少创伤给患者带来的痛苦。早期进行的运动治疗可以减少和预防关节挛缩和粘连，减少肌肉萎缩和肌肉收缩力的损失，为此后的功能恢复性训练创造条件。

（二）调护

多发骨关节损伤后功能恢复过程是渐进性的，即存在一个自然恢复过程，期间应遵循自然规律，过度治疗和治疗不足均影响骨关节功能恢复，甚至出现并发症，严重影响关节功能。治疗期间，同时关注患者心理状态，医患充分沟通，急于求成的治疗过度与缺乏信心的治疗不足都不利于损伤的恢复。

七、评述

目前，骨关节创伤修复在理念和技术上已处于相对稳定成熟阶段，关节软骨修复、陈旧性损伤、老年性骨折、难愈合伤口与糖尿病足成为骨科新的临床焦点。未来骨科朝着智能化、微创化、精确化发展，体现在智能定位导航、智能机械操作、智能远程运作方面，未来智能操作的经皮内固定和外固定将会成为热点。3D打印技术在骨科有着优先的发展，将会使骨关节损伤的修复更加完美。

中医药在骨关节创伤康复方面具有其独特优势，既可动静结合、内外兼治，又可筋骨并重，但也存在亟待解决的问题。一是中医药对骨关节创伤诊断、治疗及康复疗效评定尚未标准化，仍缺乏明确的量化指标。二是中医药促进腱—骨愈合的作用机制尚不清楚。三是相关基础研究和临床研究报道甚少，尚需相关循证医学加以证实。因此，今后应注重基础研究、实验研究和临床研究三者的结合，注重作用机制探索，制定统一的中医诊治和疗效评判标准。其次要注重中药配伍规律、加强量效关系的研究，进一步挖掘中医药对腱—骨愈合、本体感觉恢复方面的潜力，为临床和规范用药提供依据。同时仍需大样本、多中心研究来证明中医药在治疗骨关节创伤康复方面的作用与价值。

参考文献

［1］孙永强，罗晓鹏. 骨伤治疗学［M］.北京：人民卫生出版社，2006.

［2］胥少汀，葛宝丰，徐印坎. 实用骨科学［M］.北京：人民军医出版社，2011.

［3］过邦辅，蔡栋（编译）.坎贝尔骨科手术大全［M］. 上海：上海翻译出版公司，1994.

［4］吴阶平，裘法祖. 黄家驷外科学（下册）［M］.北京：人民卫生出版社，1988.

［5］杨秀红. 多发伤在急诊救治中的护理体会［J］. 内蒙古中医药，2012，31（18）：172-173.

［6］陈志春. 气血不足的辨别与调补［J］. 家庭健康，2011（8）：12-13.

［7］王利群.《伤科补要》特色探析［J］. 中医文献杂志，2013，31（2）：30-31.

［8］张纯，姚聪，贺西京，等. 遵循"Crash plan"查体顺序在多发性创伤临床教学中的应用［J］. 西北医学教育，2013，21（6）：1234-1237.

［9］邵秋霞，陈桂英，李华莹. 前瞻式护理干预在急诊颅脑损伤合并多发伤患者中的应用［J］. 齐鲁护理杂志，2022，28（10）：58-61.

［10］赵刘凯. 超声在ICU重症患者多发伤合并胸部损伤中的诊断价值［J］. 临床研究，2021，29（4）：134-135.

［11］傅家清，田景中. 腹部损伤合并严重多发伤患者预后影响因素及损伤控制理论应用效果分析［J］. 安徽医学，2020，41（7）：828-831.

［12］何玲，刘丽霞，林爱玲，等. 床边超声与CT对创伤患者腹部损伤诊断的时效对比及康复措施分析［J］. 反射疗法与康复医学，2020，29（10）：60-61.

［13］金红旭，杨洗，高燕，等. 合并骨盆骨折

的腹部损伤病例分析［C］. 第七届全国创伤外科学术研讨会暨第二届全国创伤急救与多发伤学术会议论文集. 2012：155-157.

［14］姜光财. 骨科损伤控制治疗骨盆骨折伴四肢多发性骨折的临床效果观察［J］. 医药前沿，2020，10（17）：59-60.

［15］Lan H, Tan Z, Li KN, et al. Intramedullary nail fixation assisted byorthopaedic robot navigation for intertrochanteric fractures inelderly patients. Orthop Surg, 2019, 11（2）：255-262.

［16］He M, Han W, Zhao CP, et al. Evaluation of a Bi-planar robotnavigation system for insertion of cannulated screws in femoralneck fractures. Orthop Surg, 2019, 11（3）：373-379

［17］何艳，陈侣林. 损伤控制理念在多发伤中的应用1例［J］. 现代临床医学，2016，42（5）：366.

［18］杨军，李亚楠，温良. 神经导航辅助内镜经鼻修补外伤性脑脊液鼻漏［J］. 浙江创伤外科，2023，28（2）：251-253.

［19］刘佳聪，厉辛野，张军根，等. 浙江省胸部创伤救治背景及策略优化［J］. 中国胸心血管外科临床杂志，2022，29（8）：1073-1077.

［20］张延熹，张绵锦. 5例严重多发伤治疗体会［J］. 中外健康文摘，2013（41）：234-235.

［21］邓石荣，甘迪昇，陈桂，等. 急救模式配合创伤控制性手术治疗严重多发性创伤的效果及价值观察［J］. 中外医学研究，2022，20（5）：173-176.

［22］张德洪，史洪成，易类，等. 3D打印技术在拇指再造手术中的应用［J］. 临床骨科杂志，2022，25（3）：385-388.

［23］杨伟毅，潘建科，谢辉，等. 补肾法对前交叉韧带重建后腱-骨愈合的影响［J］. 中国组织工程研究，2017，21（4）：591-597.

第十三章　手外伤

因外力作用致手部出现出血、疼痛、活动受限，均为手外伤范畴，依据不同的标准可以将手外伤分成很多不同的类别，但是对于普通民众而言，只需要将手外伤分为开放性损伤和闭合性损伤两大类即可。

（1）开放性损伤　开放性损伤是指存在皮肤破损的手部外伤。此类损伤常合并出血、疼痛、肿胀、畸形和（或）功能障碍。

（2）闭合性损伤　闭合性损伤是指皮肤完整，而出现皮下组织损伤及掌指骨骨折的手部损伤，部分因软组织严重肿胀，容易导致皮肤将肿胀的软组织紧紧地勒住，使得局部的血液循环障碍，部分患者甚至会因此导致远端肢体或软组织的坏死。闭合性手部骨折、脱位在上肢骨折及关节脱位章节已经介绍，本章不再赘述。

近年来，显微外科解剖学发展较为迅速，尤其对手部的应用解剖，已由宏观进展到微观，这就为进一步了解手的细微结构和精细灵巧的功能，以及对手部创伤修复的最佳手术方案的制定奠定了基础。

一、病因病机

（一）西医学认识

手外伤发生的主要原因：造成手外伤的原因很复杂，但仍以工业性手外伤占主要比例，其次为生活损伤、暴力斗殴伤、交通意外伤和运动伤。

手外伤多见于机械制造工人、木工、建筑工和农民，主要与这几类工种的劳动强度大、要求技术熟练程度高、安全防护措施欠佳及受伤机会多等有关。机器类和工具类是手部损伤最常见的致伤物，交通工具致伤的比例较前有所增加，而冲压机床、电锯、电刨、刀及摩托车是几种最常见的具体致伤物。在损伤类型上，以切割伤和压砸伤最为多见。

（二）中医学认识

手外伤多由直接暴力所致，但与外感六淫及邪毒感染等有密切关系。手部损伤可因风寒湿邪乘虚侵袭，经络阻塞，气机不得宣通，引起肌肉挛缩，或松弛无力，而致手部关节活动不利、肢体功能障碍。外伤后再感受毒邪，则可引起局部和全身感染，出现各种变证。如开放性骨折若处理不当则可引起化脓性骨髓炎。

中医学认为皮肉筋骨与肝脾肾的关系最为密切，因脾主肌肉，肝主筋，肾主骨，而气血津液循经运行输布全身，濡养四肢百骸，故手部气血筋骨的损伤致使气血离经外溢，部分随皮肉破损而出，部分则滞留在皮肉筋骨间而成为有形之邪，也就是《内经》所云的"气伤痛，形伤肿"，损伤早期的手外伤患者因损伤而导致气滞血瘀、水液潴留或邪毒感染，出现肿胀、疼痛、渗出等症状。根据结者散之、留者攻之的原则，治疗以攻利祛邪为主，中期因筋脉失养易出现粘连、挛缩及关节屈伸不利，故宜以舒筋通络为法，后期手外伤患者的正气因早期的损伤和攻利祛邪而耗伤筋骨，虽经调理而未强，治以扶正强筋骨为主。

二、临床诊断

（一）辨病诊断

1.临床表现

首先是外伤史，一般有手部明显外伤

史，外伤后除手部疼痛、出血、活动受限等症状外，可由于受伤原因及程度不同，引起一系列不同程度的临床表现。

2. 体格检查

了解创口的部位和性质，根据局部解剖关系，初步推测皮下各种重要组织如肌腱、神经、血管等损伤的可能性。了解创口皮肤是否有缺损，缺损范围大小，能否直接缝合和直接缝合后是否会影响伤口愈合。损伤的性质是影响损伤皮肤活力的重要因素，如切割伤，皮肤边缘活力好，创口易于愈合。碾压伤，可致皮肤广泛撕脱，特别是皮肤剥脱伤，皮肤表面完整，而皮肤与其下的组织呈潜行分离，皮肤与其基底部的血循环中断，严重影响皮肤的存活，应予高度重视。手的畸形一般因手部骨折或关节脱位所致，如手外伤合并神经损伤，则会出现相关神经损伤所表现的特有畸形。肌腱损伤后可能造成槌状指或纽扣畸形。

让患者按医生的指示做动作，通过动作了解骨骼、关节、神经、肌肉、肌腱、肌腱滑动及固定结构存在的异常。任何动作缺陷或异常，均与上述结构有关。

3. 影像检查

影像学检查在手部疾患中应用相当广泛，特别是手外伤，影像学检查不仅能明确正常和异常，还能显示病变的范围、程度，对其疾病也能做出定性诊断。必须指出的是，不少手部疾患缺乏典型的特征性影像学表现。因此在分析手部疾患时必须结合病史、体格检查和化验检查等临床资料，才能得出正确的结论。

（1）X线检查　摄片是手部疾患常规检查方法。凡疑手的疾患部分或全部累及骨骼系统或部分有特征性软组织病变均可选用平片检查。摄片检查应注意以下几点：①常规摄片体位应包括正、侧两个位置，有些情况需加照斜位、切线位或轴位；②照片应包括腕关节及周围软组织。③某些早期或细微病变，因表现轻微而不能确诊时，可加照对侧相同的部位，以便对照观察。

（2）X线透视　由于骨骼含有大量的钙盐，密度高，用透视法检查不能观察其正常结构及病理改变。因此，透视检查只适用于外伤性骨折和脱位的整复及异物定位等方面的检查，而不适用于骨病的诊断。

（3）CT检查　腕关节的诸骨小病灶或死骨常被周围硬化的骨质所遮盖，用普通摄片显示不清者可用CT做进一步检查。

（4）腕关节造影检查　关节囊、关节软骨和关节内的韧带同属软组织，与周围软组织间缺乏自然对比，所以普通X线片不能显示关节内软组织病变。为了检查上述软组织病变，可向关节腔内注入高密度（有机碘水溶液）或（和）低密度（滤过的空气、氧气或二氧化碳气体）的造影剂，造成人工对比，这种检查方法称为关节造影。

（5）其他检查方法　近年来，腕关节损伤常选用肌骨超声来判定关节囊、韧带和关节软骨的损伤情况，克服了腕关节造影的不良反应和痛苦。

（二）辨证诊断

手外伤可结合损伤三期辨证，早期、中期及晚期因不同时期病理变化不同，具体证候也不相同，早期多发生在损伤后10天内，中期损伤多发生在损伤后10~20天，后期损伤多发生在伤后20天以后。

1. 早期 – 气滞血瘀证

（1）临床证候　手部疼痛，多为胀痛及持续性疼痛，夜间加重，伤后前两天更甚，局部压痛明显，舌质紫暗，或有瘀点瘀斑，苔腻，脉浮紧或涩滞。

（2）辨证要点　手部疼痛、肿胀、出血、活动受限，多为胀痛，夜间加重，舌质紫暗，或有瘀点，苔腻，脉涩滞。

2. 早期 – 邪毒感染证

（1）临床证候　手部疼痛、肿胀，多为跳痛，感染蔓延至前臂及上臂，甚至可引起前臂及上臂红肿。伴随全身体温升高，局部压痛明显，舌质红，舌苔黄浊，脉洪数。

（2）辨证要点　手部跳痛、肿胀、活动受限，局部皮肤红肿，温度高，舌质红，舌苔黄浊，脉洪数。

3. 中期 – 筋脉拘挛证

（1）临床证候　本证型患者肿胀虽减但瘀血未清，筋脉失气血之濡养，手部关节粘连、僵硬、强直致使关节拘挛而屈伸不利，手部胀痛，但较前减轻，手部皮肤弹性差，关节活动不利，舌淡、苔白或有瘀点，脉弦涩。

（2）辨证要点　手部关节粘连、僵硬、拘挛而屈伸不利，手部胀痛，皮肤弹性差，舌淡苔白或有瘀点，脉弦涩。

4. 中期 – 瘀血化热证

（1）临床证候　此型患者较少，多因早期失治或引流不畅导致瘀血停聚不化，局部有瘀斑及血肿，部分患者伴午后或夜晚低热。手部刺痛，局部青紫或有瘀斑，局部皮肤温度高，关节活动不利，舌苔少，脉细数。

（2）辨证要点　手部刺痛，局部有瘀斑，午后低热，关节活动不利，舌苔少，脉细数。

5. 后期 – 筋骨萎弱证

（1）临床证候　手外伤患者后期因损伤日久气血耗伤而致筋脉肌肉萎弱无力，活动受限。患者自感无力，头晕目眩，不愿活动，局部瘀肿疼痛，多为缓痛，痛无定处，舌质淡，苔白，脉沉细或细数。

（2）辨证要点　局部肌肉萎弱无力，缓痛，痛无定处，舌质淡，苔白，脉沉细。

三、鉴别诊断

（一）西医学鉴别诊断

手外伤应与类风湿关节炎手部损害相鉴别，手外伤有明确的外伤史，伤后出现疼痛、肿胀、活动受限。开放性损伤有外出血症状，不难诊断。闭合性损伤可见手部骨折，骨折后瘀血比较重，畸形明显，有骨擦音及异常活动。类风湿关节炎是一种病因未明的慢性、以炎性滑膜炎为主的系统性疾病，其特征是手、足小关节的多关节、对称性、侵袭性关节炎症，经常伴有关节外器官受累及血清类风湿因子阳性，可以导致关节畸形及功能丧失，手的畸形有梭形肿胀、尺侧偏斜、天鹅颈样畸形、纽扣花样畸形等，两者不难鉴别。

（二）中医学鉴别诊断

手外伤应与尫痹、流注等相鉴别。尫痹起病缓慢，反复迁延不愈，多因感受风寒湿邪而反复发作。初起多以手部小关节呈对称性疼痛肿胀，好发于指间关节，受累关节呈梭形肿胀、压痛拒按，后期关节变形僵直，周围肌肉萎缩。流注是外科疾患，其发于长骨，流注于肌肉，无固定部位，随处可生，大多为多发性，起病较快，疼痛较甚，化脓既易，溃后亦容易收口。而手外伤多是受伤后出现手部肿胀、外伤等，影像检查可以明确诊断。

四、临床治疗

（一）提高临床疗效的要素

1. 早期彻底清创

手部开放性损伤，其创面受到不同程度的污染，同时也有不同程度的组织挫灭，只有经过彻底、仔细的清创，开放创口才有可能达到一期愈合。

2.合理组织修复

在技术条件和设备条件允许的情况下，只要损伤的情况有可能，就应争取急诊施行骨折复位和内固定、关节脱位修复、断裂肌腱和神经的吻合，较重要的血管争取做吻合修复，甚至可做一期肌腱移位或移植手术。当然，在伤口污染严重的情况下，进行一期的组织修复是存在一定的风险的，在这种情况下也可以暂时先行清创术，待二期再行组织的修复与重建。

3.牢固而合理的制动

手外伤骨折的治疗，要求准确复位，不能有成角或旋转畸形，尽量做到解剖复位，另外要求正确的固定，要牢固可靠。

4.抗感染治疗

抗感染及相关药物对症治疗，选择敏感抗生素预防和控制感染；合并血管损伤需要应用抗凝及解痉药物，如肝素、罂粟碱等。

5.合理的功能锻炼

手外伤伤后 5~8 周，自解除手部制动开始进行主动运动，练习手指的伸、屈和钩指、握拳等动作；目的是控制水肿，防止关节僵硬和肌腱粘连。伤后 9~12 周，此期可用被动活动和抗阻力运动。康复重点是继续减轻水肿，处理瘢痕等。包括理疗、关节活动度练习、肌力和耐力练习、感觉再训练、作业治疗等，循序渐进，逐渐增加，在关节活动度和肌力有一定恢复时，可及时开始各种日常生活活动和功能性活动练习。

（二）辨病治疗

1.早期彻底清创

（1）洗刷伤肢　麻醉完全后，应在止血带控制下用肥皂水刷洗患肢。

（2）清创　由浅入深，由表及里，对各层组织彻底清创，切除一切污染挫灭的坏死及损伤组织，清创时把血管、神经、肌腱予以标记。

（3）碘伏浸泡伤口 10 分钟。

（4）更换器械敷料、重新消毒铺巾，手术人员更换手套。

2.合理组织修复

（1）恢复组织的连续性　组织修复顺序与清创相反，由深至浅进行，先行骨内固定，根据伤情、部位及 X 线和术中所见，选用合适内固定材料进行骨与关节的固定，凡需要做血管、神经、肌腱修复时，应视这些组织缺损情况来决定骨缩短长度。骨内固定原则：解剖复位，操作简单易行，固定可靠，利于早期骨连接及术后功能锻炼。修复肌腱时应先修复伸肌腱，后修复屈肌腱，修复后肌腱的张力调整至手指休息位；肌腱修复材料和方法以牢固、利于肌腱愈合、预防术后粘连为原则；肌腱缺损时，可选用同类肌或协同肌移位、游离肌腱移植或肌腱延长的方法予以修复。血管、神经的修复：凡肢体各动脉及神经损伤，影响远端血液循环及运动与感觉功能者，均应予以一期修复，若有血管、神经缺损可采用血管、神经游离移植的方法予以修复，神经缺损可二期修复。

（2）剖面覆盖　手外科创面覆盖非常重要，是本专业一项重要处理技术。若在修复深部组织时处理十分理想，而在覆盖创面时失败，那么会前功尽弃，必将带来严重后果，如果在覆盖创面时能做到尽善尽美，不仅有良好的外形，而且也保全了功能或为二期手术创造良好的条件。手部创面覆盖的原则：①凡是皮肤缺损无深部组织外露，创面可以接受游离植皮时，可行皮片移植；②凡遇深部组织外露，必须皮瓣覆盖；③凡能用局部皮瓣转移时，尽量不用带蒂皮瓣移植；④凡能用带蒂皮瓣或带血管蒂皮瓣移植时，尽量不用游离皮瓣移植；⑤凡选用游离皮瓣移植时，以选用对供区影响小，并与手部皮肤类似的皮瓣为宜，而且手部皮肤创面缝合时，一定要注意消除皮肤挛缩线，必要时需做Z字改型，以防术后出现线状挛缩，影响手部功能。

3. 制动与活动

肌腱、神经、血管的修复以及骨折、关节脱位复位或内固定后，为了防止修复的组织吻合处断裂或骨折、关节脱位再移位，需要有一定的制动时间。制动也有利于组织的愈合。但是，制动也会造成神经、肌腱的粘连和关节的僵硬，给晚期功能恢复带来一定的障碍。因此，处理好制动与活动的矛盾，要根据创伤和修复的具体情况来掌握制动的时间和制动的范围。一般来说，肌腱吻合术后应制动3~4周，神经吻合术后若张力不大，应制动3周，关节脱位复位应制动3周，骨折的制动要根据创伤程度、部位、内固定的情况等进行分析，以确定所需要的最短制动时间和最小的制动范围。

4. 术后康复

对骨折固定牢固的，术后第一天即行主动屈伸各关节功能活动；屈肌腱断裂术后第二天戴动力支具或运动橡皮筋手指练习器行主动伸、被动屈练习；伸肌腱固定3周后行握拳训练；对合并血管、神经损伤的需石膏固定3周后行功能锻炼，同时配合中医按摩及针灸治疗，以促进神经恢复。对伤口愈合后合并有肌腱粘连、关节活动障碍的应用中药熏洗配合中医康复训练。

（三）辨证治疗

1. 气滞血瘀证

治则：活血化瘀，行气止痛。

方药：方用桃红四物汤。生地黄20g、当归10g、川芎8g、赤芍12g、桃仁10g、红花6g。肿胀较重，可加用茯苓、泽泻；气血虚无力可加用黄芪、党参。

2. 邪毒感染证

治则：清热解毒，凉血化瘀。

方药：方用犀角地黄汤。犀角30g、生地黄30g、赤芍12g、丹皮12g等。如见蓄血、喜旺如狂者，可加大黄、黄芩；郁怒而夹肝火者，加柴胡、黄芩、栀子；如伴有热迫血溢之出血证，可加白茅根、侧柏叶等。

3. 筋脉拘挛证

治则：活血舒筋，祛瘀通络。

方药：方用活血效灵丹。丹参15g、当归15g、生明乳香15g、生明没药15g等。阴虚者加石斛、生地黄；气虚者加党参、黄芪。

4. 瘀血化热证

治则：活血化瘀，退热。

方药：方用血府逐瘀汤。柴胡20g、赤芍10g、生地黄20g、川芎6g、当归8g、桃仁10g、红花6g、牛膝15g、枳壳10g、桔梗10g、甘草6g等。发热甚者可加丹皮、白薇，肢体肿痛者，可加丹参、郁金、延胡索等。

5. 筋骨萎弱证

治则：补益气血，强壮筋骨。

方药：方用独活寄生汤加减。独活10g、党参12g、牛膝12g、茯苓12g、续断10g、杜仲12g、桑寄生30g、桂枝8g、当归6g、川芎6g、防风10g、泽兰10g、熟地黄20g等。疼痛较剧者，加制川乌、制草乌、白花蛇等；寒邪偏盛者加附子、干姜；湿邪偏盛者去熟地黄，加防己、薏苡仁、苍术。

（四）新疗法选粹

张德洪等将3D打印技术应用在拇指再造手术中。采用3D打印技术指导拇指再造手术修复11例拇指缺损患者，其中9例切取拇甲瓣与第二趾组合移植拇指再造，2例离断指足部异位寄养二期回植再造拇指。

术前患者双手及足部行 CT 扫描，根据 3D 打印模型进行手术方案设计。患者均获得随访，时间 6~12 个月。再造拇指均成活。术后 6 个月再造指长度、周径及甲廓形态基本与正常指体一致，指端感觉功能恢复良好。1 例Ⅵ度缺损术后出现虎口挛缩，经再次 Z 字成形虎口开大手术修复。术后 6 个月按照中华医学会手外科学会上肢部分功能评定试用标准评定功能：优 7 例，良 4 例。得出结论：结合 3D 打印技术对拇指缺损患者进行拇指再造，术前可精细化设计，提高拇指再造精准性，术后效果良好。

何如祥等采用蹰甲皮瓣与第二足趾组合后行拇指再造。方法：自 2015 年 1 月至 2016 年 12 月对 12 例拇指Ⅳ~Ⅴ度缺损患者采用蹰甲皮瓣与第二足趾趾骨及肌腱组合再造。左手 5 例，右手 7 例。压砸伤致断指毁损 3 例，机器绞伤致拇指缺损 7 例，拇指再植后坏死 2 例。结果：12 例组合再造拇指全部存活，根据中华医学会手外科学会拇、手指再造功能评定试用标准评定：优 7 例，良 3 例，可 2 例。供足行走正常，无跛行、疼痛等后遗症。得出结论：在功能和外形方面，足趾移植仍是拇、手指再造的最优方式。但由于第二足趾甲体偏小，中段狭细而两端粗大的外形，使再造后的拇手指外形欠佳，患者满意度下降。蹰甲皮瓣与第二足趾趾骨及肌腱组合后再造拇指改善了这些缺陷，只牺牲第二足趾及部分趾，但术前需综合考虑患者年龄、对功能和外形的要求及伤肢缺损程度等因素，以达到预期目的。

（五）医家经验

程春生

河南省洛阳正骨医院名老中医程春生等应用红花注射液预防屈指肌腱损伤术后肌腱粘连，效果良好。具体方法如下：麻醉后，在气囊止血带控制下，对伤口进行仔细彻底的清创，为方便手术，根据手术需要适当延长切口。所有患者均采取改良 Kessler 核心缝合法，用上海浦东金环医疗用品有限公司生产的 3.0 肌腱缝合线修复肌腱。合并其他损伤者一并处理，合并有指固有动脉、神经断裂者显微镜下予以修复。伤口充分止血，于吻合段 360° 喷洒红花注射液，量约 5ml。术毕，关闭伤口，敷料包扎。所有患者术后均行石膏托腕部屈曲位固定 4 周，开始功能锻炼。术后所有患者应用术后抗生素 3~5 天。术后常规短臂石膏托外固定，腕关节屈曲 30°，掌指关节屈曲 45°，指间关节轻度屈曲，伤口根据情况常规换药直至拆线后更换动力性支具。术后 5 天起所有患者伤指均在专业手外科康复医师指导下行有限性主动伸直、轻度被动屈曲功能锻炼。

程春生教授团队应用川芎嗪注射液及丹红注射液与可吸收生物膜联合应用预防肌腱及组织粘连，取得良好效果。具体方法：麻醉后在气囊止血带控制下，所有患者均采取同一种肌腱修复方 Kessler 缝合法，用相同的材料（3.0 肌腱缝合线）修复肌腱并结合间断内翻缝合法保证边缘及表面光滑。新福可吸收生物膜包裹肌腱吻合端后用丹红注射液（主要成分为丹参、红花提取物，规格 10ml）浸润。植入宽度完全覆盖裸露的受损肌腱和残留的鞘膜，超过损伤部分 2~3mm 为宜，缝合处局部浸润用药量约 1ml，术毕，充分止血后关闭伤口，敷料包扎。手术过程严格无菌操作。患者术后常规短臂石膏托外固定，腕关节屈曲 30°，掌指关节屈曲 45°，指间关节轻度屈曲，根据伤口情况常规换药，直至拆线后更换动力性支具。术后 5 天起所有患者伤指均在专业手外科康复医师指导下行有限性主动伸指、轻度被动屈曲功能锻炼。

五、预后转归

对复杂手外伤的处理，早期必须持积极态度。如果处理正确及时常可避免再做二期手术。如果损伤严重不能 I 期进行修复，也应在手术时尽量为 II 期修复创造条件。组织损伤严重，清创不彻底，失活组织辨别不清，是开放性手外伤术后感染的主要原因，故针对此类情况可应用 VSD 负压吸引，5 天再次清创，以降低感染几率，尽量保留有活力组织。总之初期外科处理是处理手外伤的主要环节，也是今后再次处理的基础。否则感染将会直接地影响伤口和骨折愈合，导致肢体功能障碍。因此术后 2 周内，应把注意力放在防止或控制伤口感染方面，从而促进伤口和骨折的早期愈合。

西医学认为手外伤患者易造成以下五方面的改变：①非功能性强直；②屈曲性瘢痕挛缩；③骨折移位；④感觉和功能改变；⑤缺血性挛缩。手外伤后期如何避免及消除手外伤后产生的粘连和挛缩仍是目前手外伤治疗上的难题。服用中药汤剂能有效地促进瘀肿的消散及吸收，改善患手的血液循环，从而较有效地防治患者出现粘连、挛缩及其他并发症，而且对已出现粘连、僵硬、挛缩的瘢痕组织有软化松解作用，有利于手外伤患者的早日康复。内服中药汤剂治疗手外伤患者应与其他治法结合起来，在对患者进行早中晚三期辨治的同时，必须注意根据患者损伤程度进行辨证施治，不能拘泥于各期限定于多少天。另外中医外治法对治疗手外伤同样有效，及时而适当的功能锻炼更不可少，必须遵循中医伤科筋骨并重、内外兼治及医患合作的总的治疗原则。

六、预防调护

（一）预防

工业性手外伤发生率最高，且多为重度和严重手外伤，术后功能恢复差，给工作和生活带来诸多不便。因此，应积极预防手外伤的发生，提高安全防范意识，加强工作中的安全保护措施。手外伤发生后采取及时而又系统的诊断与治疗方法是获得手部功能痊愈的关键，因此，在临床治疗的进行中，手外伤患者不仅要抓住最佳的治疗时机，还需要采取有针对性的治疗方案，这样才能更好地促进手外伤的快速愈合。后期针对手部瘢痕、挛缩、粘连、肿胀、关节僵硬、肌萎缩、感觉丧失或异常等，采取相应的中医手法及手夹板、辅助器具等手段，使伤手恢复最大程度的功能，以适应每日日常生活和工作、学习。

（二）调护

对手外伤患者评估手外伤伤情，实施全面综合护理，包括术前术后的心理护理、疼痛护理、换药护理、康复护理等护理措施及出院后的健康教育，能够帮助手外伤患者消除疼痛并更快地恢复健康及手部的各种功能。向患者及其家属发放图文并茂的健康恢复材料，以便患者更直观地进行训练。对于出院的患者，由专科护理人员进行统一电话随访，加强康复指导。教给患者生活处理能力训练，在手关节活动和肌力有一定的恢复时，可进行各种活动及功能性练习，如做手指的抓、拉、握、捏等细小动作。待手功能进一步恢复后可练习日常生活中的动作，如梳头、穿衣、进食等，训练要适度，不可过度劳累，以免加重损伤。动作由简单到复杂，逐渐增加活动负荷和精细度。

七、专方选要

中药在后期手外伤康复中具有重要意义，常用中药为二草二皮汤加减。

中药方：威灵仙、伸筋草、透骨草、五加皮、海桐皮各30g；艾叶、桑枝、延胡索、秦艽、防风各20g；当归、红花、细辛各10g。

用药方法：将中药加清水浸泡1小时，然后以文火煎煮约30分钟，煮至沸腾后，加入3~5片生姜，继续煎煮10分钟，滤去药渣，并向药液中加入10ml的陈醋，泡洗已经拆线的无创面伤肢体，浸泡30分钟/次，2次/天，第二次浸泡需将药液加热，并再次加入适量的陈醋。1剂/天，1个疗程7天，连续治疗2个疗程。

方中艾叶、当归、细辛具有温经散寒和活血化瘀的功效；透骨草、伸筋草和海桐皮具有舒筋通络和活血止痛的功效；延胡索可活血散瘀和行气止痛；桑枝具有祛风湿、行水气和引经的功效；五加皮和秦艽可舒筋络、祛风湿，具有祛风解表和祛湿止痛等功效；而红花具有活血通经以及祛瘀止痛等功效。将这些中药方联合使用，具有活血化瘀以及祛湿消肿止痛等功效，在药液中加入生姜和陈醋能够增加药液的渗透作用。当归、红花等具有活血化瘀功能，还具有较好的血管扩张作用，能够增加组织细胞以及血管壁等的通透性，从而增加血管的供血及弹性等，可有效改善微循环，并促进血液流动，可以促进肿胀的消除。二草二皮汤浸泡疗法用于治疗手外伤术后水肿操作简单，疗效可靠，无毒性及不良反应，且复发率低，对患者的康复及功能改善均具有重要作用，值得推广应用。

八、评述

青岛大学王亭教授等采用外固定支架骨延长技术进行创伤后手部的功能重建，利用牵张成骨修复骨缺损，其优点是手术创伤小、风险小，延长长度可控，手术成功率高，对于骨缺损患者可重建缺损骨组织，对于残指延长患者能达到理想的长度，并可以保留残端皮肤感觉。但亦有其自身的缺点：患指变细，延长部分无关节，外固定支架佩戴时间比较长。

参考文献

[1] Smith ME, Anchineloss JM, Ali MS, etal. Causes and consequences of hand injury. Hand Surg（Br），1985，10：288.

[2] 王澍寰. 手外科学 [M]. 北京：人民卫生出版社，1999.

[3] 张德洪，史洪成，易类，等. 3D打印技术在拇指再造手术中的应用 [J]. 临床骨科杂志，2022，25（3）：559-562.

[4] 何如祥，雷林革，师富贵，等. 踇甲皮瓣与第二足趾组合后行拇指再造的临床应用 [J] 中华手外科杂志，2018，34（3）：135-137.

[5] 查朱青，程春生，赵治伟，等. 红花注射液预防屈指肌腱损伤术后肌腱粘连的临床观察 [J] 安徽医学. 2013，34（3）：295-297.

[6] 赵治伟，程春生，马文龙，等. 川芎嗪注射液及丹红注射液联合可吸收生物膜预防肌腱粘连的临床研究 [J] 中国中西医结合杂志. 2013，33（9）：1212-1215.

[7] 郭振林. 名医娄多峰治疗类风湿关节炎的二草二皮汤 [J]. 求医问药，2011，2（1）：47.

[8] 解维峰，王亭，殷楚强，等. 骨延长技术治疗手外伤后掌指骨缺损 [J]. 中国矫形外科杂志，2018，26（20）：1914-1917.

第十四章　关节脱位

第一节　寰椎脱位

寰椎脱位可分为寰枕关节脱位或不稳、寰枢关节脱位或半脱位。

一、病因病机

（一）西医学认识

西医学认为创伤性寰枕关节脱位或不稳是一种并非罕见的致命性损伤，患者多死于事发现场。创伤性寰枕关节脱位的损伤机制尚不清楚，多由于过伸伤引起，少数情况下，极度过屈也可引起。高速行进的车辆肇事和高处跌落伤是寰枕脱位的主要致伤原因。头面部遭到突然打击，而颈和躯干的惯性继续向前，可能在枕骨和寰椎联结处造成剪切作用，导致寰枕关节脱位。因此，寰枕关节后脱位多见。也可因暴力骤停后肌肉猛烈收缩而复位。

寰枢关节脱位是上颈椎最常见的严重损伤。寰椎和枢椎相对位置改变影响后方颈髓而引起一系列症状，多合并有齿状突骨折。若未及时治疗，其脱位程度常进行性加重，导致脊髓高位受压而危及生命。由于其潜在危险性大，应积极治疗。寰枢关节脱位可分为单纯寰枢椎脱位、伴齿状突骨折的寰枢椎前脱位、伴齿状突骨折的寰枢椎后脱位等。

（二）中医学认识

《素问·五脏生成》曰："诸筋者，皆属于节。"骨关节、关节囊、韧带等诸筋连结起来，作为肢体运动的枢纽。脱位古称脱骱、脱臼等，即关节面相对位置失常。寰椎脱位属中医"骨错缝""脱臼"。其主要病因包括外伤、风寒、肝肾不足、劳损，证属督脉瘀阻。

二、临床诊断

（一）辨病诊断

1.临床表现

（1）病史　首先是外伤史，一般有头部及颈部明显外伤，除外伤后颈部疼痛、活动受限、局部压痛等症状外，由于枕寰枢关节的解剖部位特殊，所以其结构破坏、脱位，可引起一系列临床表现。

（2）神经系统　可表现为眼球震颤，两侧瞳孔不等大，但对光反射存在；还可出现去大脑强直、Brown-Sequard 综合征等。在颅神经中，下 6 对颅神经易受损伤。还可能出现四肢弛缓性瘫痪、踝阵挛阳性及偏瘫。所以当颅脑检查无异常或不能解释患者的神经症状时，而同时颈、胸、腰椎检查亦无异常发现，或异常不足以解释某些症状时，不要忽略了寰枕关节脱位。

（3）呼吸系统　由于脑干损伤，可表现为呼吸骤停、呼吸抑制和不规则呼吸。常是寰枕关节脱位患者的死因。

（4）心血管系统　也是由于延髓损伤，可表现为呼吸困难、胸闷、血压升高。

（5）寰枢关节脱位的临床特点　①病死率高；②颈部不稳；③颈痛及肌肉痉挛；④颈部活动受限，如双侧关节均有脱位时，头颈呈前倾斜体位，如系一侧性关节脱位，则头向健侧旋转并向患侧倾斜。此种体位加重了活动受限的程度，包括张口困难；⑤伴齿状突骨折者，脊髓神经受压发生率相对较低，且程度较轻；⑥其他如后枕部压痛、吞咽困难及发音失常带有鼻音等。

2. 相关检查

出现以下任何一种情况都要考虑创伤性寰枕关节脱位的可能性：①任何一个交通事故死亡者；②下颌骨骨折或颌下软组织挫伤者；③伤后急性心肺功能不全者；④X线侧位相显示咽后壁软组织明显肿胀者。

诊断过程中，颈椎X线起着重要的作用。有以下几种测量方法：

Wholey 等提出了测量枕骨大孔前缘中点至齿状突尖之间的距离。通常该距离小于 10mm，当该距离大于 10mm 时对诊断寰枕关节脱位有意义。

Dublin 提出拍摄两下颌骨重叠时上颈椎侧位片，测量下颌骨皮质后缘到 C_1 前缘的距离，正常范围是 2~5mm。

Power 提出测量 BC：OA 的数值，BC 是枕骨大孔前缘中点到后弓中点的距离，OA 是枕骨大孔后缘到 C_1 前缘中点的距离。BC：OA 的正常值为 0.77，一般小于 0.9，大于 1.0 对诊断前脱位有意义。但当伴有 C_1 的骨折时，BC：OA 就不能正确判断寰枕关节脱位。

Kaufman 等提出颅底与 C_1 的距离不超过 5mm，超过 5mm 时对诊断脱位有意义。

BAI–BDI 法：此种方法由 Harris 等在 1994 年提出，分别测量枕骨大孔前缘中点到 C_2 后侧皮质连线的距离（BAI）和枕骨大孔到齿突尖的距离（BDI），BAI 应小于 12mm，BDI 为 2~15mm。

上述方法各有利弊，复查颈椎侧位平片，并且反复对比，比单次颈椎侧位平片对诊断更有帮助。

寰枢关节脱位可采用 X 线张口位摄片，主要特征表现是枢椎齿突与寰椎两侧块间距不对称，必要时重复多次摄片，避免因投影位置不当造成误诊。侧位 X 线片能清晰显示齿状突和寰枢椎后弓之间的距

离变化，寰椎前弓结节后缘中点至齿状突距离（ADI）在临床上意义较大。正常成人和儿童分别为 3mm 和 5mm；如成人寰齿距为 3~5mm，常提示有横韧带撕裂；如寰齿距为 5~10mm，则提示横韧带断裂并部分辅助韧带撕裂；如 10~12mm 则证明全部韧带断裂。必须指出，有时横韧带完全损伤而不发生间距变化，遇有此种情况不可放弃诊断，可在医师保护下做主动伸屈动态下摄片，显示屈曲位时寰椎前弓和齿状突呈"V"形间隙，提示横韧带下部纤维以外的部分撕裂。

（二）辨证诊断

寰椎脱位可结合损伤三期辨证，早期、中期及晚期因不同时期病理变化不同，具体证候也不相同，具体如下。

1. 早期－气滞血瘀证

（1）临床证候　颈部活动受限，屈伸不利，颈部上段疼痛，多为刺痛，痛有定处，夜间加重，局部压痛明显，纳差腹胀，舌质紫暗，或有瘀点瘀斑，舌下脉络迂曲，舌苔薄白，大便溏泄，小便不利，脉弦涩。

（2）辨证要点　颈部屈伸不利，多刺痛，痛有定处，夜间重，纳差腹胀，舌暗，苔白、脉弦滑。

2. 中期－气血不和证

（1）临床证候　颈部活动受限，屈伸不利，颈部疼痛有所减轻，痛有定处，夜间加重，局部压痛减轻，纳差，舌质淡白，舌苔薄白或薄黄，脉弦涩。

（2）辨证要点　颈部轻度疼痛，屈伸不利，纳差，舌白，苔黄、脉弦涩。

3. 后期－气血不足证

（1）临床证候　颈部疼痛，活动不利，患者全身无力，头晕目眩，患者不愿活动，局部瘀肿疼痛，多为缓痛，痛无定处，患者精神萎靡，疲倦乏力，心悸气短，自汗，动则尤甚，少气懒言，头晕耳鸣，面色少

华，纳食不香，失眠多梦健忘，舌质淡，苔白，脉沉细或细数。

（2）辨证要点 患者不愿活动，痛无定处，疲倦乏力，面色少华，舌淡，脉沉细。

三、鉴别诊断

（一）西医学鉴别诊断

寰椎脱位要与寰枕部筋伤相鉴别，两者多由于外伤引起，但是寰椎脱位外伤力度较大，可诱发头部、面部及脊髓损伤症状，还会引起视力、听力的改变。而寰枕部筋伤症状较轻，头颈部活动受限较轻，通过影像检查不难鉴别。

（二）中医学鉴别诊断

本病应与项痹相鉴别，项痹起病于中老年，常有颈椎长期劳损或外伤等病史。多见于长期伏案工作之人，项痹的发生主要与正虚劳损，感受外邪有关，正气虚弱，气血不足，筋脉失养，故不荣则痛；长期伏案，劳损过度，伤及筋脉，项部气血瘀滞，或感受风寒湿等外邪，经络痹阻，气血不通，故不通则痛。可出现颈部疼痛、麻木、颈部僵直，转动不灵，活动受限，上肢乏力，甚至肌肉萎缩，部分患者可有眩晕、耳鸣、头痛、视物模糊等症。而本病多是外伤后出现，虽症状有所相同，但病史及发病过程明显不一样。

四、临床治疗

（一）提高临床疗效的要素

（1）明确寰枕关节脱位还是寰枢关节脱位，明确周围韧带损伤情况。

（2）根据寰椎脱位的类型、脱位时间不同、是否合并并发症选择不同的治疗方法。

（3）根据寰椎脱位的复位质量，选择合适的固定方法。

（二）辨病治疗

1. **寰枕关节脱位**

所有寰枕脱位的患者都不能用颈托制动，因为颈托有重复损伤的力学机制，有纵向牵引的作用，会增加纵向脱位，加重神经损伤。因此，所有的寰枕脱位患者在头颈部制动上均建议采用 Halo 支具制动。儿童采用保守治疗，用 Halo 支具制动后可发生坚强的纤维愈合。成人保守治疗不易达到坚强稳定的效果，需要手术行枕颈骨性融合。

2. **寰枢关节脱位**

（1）颅骨牵引 Gilisson 枕颌带牵引适用于儿童，也可试用于成人的急性脱位或轻度慢性脱位。成人或 10 岁以上少年应使用颅骨牵引，采用 Crutchfield 颅骨牵引弓或 Halo 头环牵引器做持续牵引。陈旧性脱位和严重的慢性脱位常难整复，需采用大重量牵引，成人可用 8~10kg；牵引时间有时需要延长到 3 周以上。在牵引期间，定期床旁拍摄侧位片，了解脱位是否复位；每日做神经系统检查，了解脊髓受压症状有无改变或消失。

（2）手术治疗 具体手术方式包括以下几种。

①经关节突螺钉寰枢关节固定、植骨融合术。

②后路寰枢侧块钉板固定、植骨融合术。

③使用枢椎椎弓根钉的枕颈固定、植骨融合术。

④使用枢椎椎板螺钉技术的寰枢或枕颈固定、植骨融合术。

⑤经口咽寰枢复位、钢板固定术，经口咽的寰枢关节松解、复位术后，也有骨科医师尝试使用同一入路内的钢板固定术。

（三）辨证治疗

1. 气滞血瘀证

治则：活血祛瘀，消肿止痛。

方药：内服方用活血止痛汤、桃红四物汤、和营止痛汤、新伤续断汤、复元活血汤等加减。药用当归10g、红花12g、三七10g、地鳖虫3g、生地黄9g、丹参10g、桃仁10g等。中成药可用七厘胶囊、回生第一散等活血止痛药。

2. 气血不和证

治则：补血行气，和营生新，接骨续筋。

方药：内服方用人参归脾汤、十全大补汤、气血和胶囊等加减。药用当归10g、熟地黄12g、党参10g、白术10g、黄芪20g、人参3g、甘草3g、茯苓10g、木香6g、生姜3片、大枣3枚等。外用消瘀止痛药膏、清营退肿膏、双柏散、紫荆皮散等。

3. 气血不足证

治则：补气血、益肝肾、壮筋骨，适当补益脾肾。

方药：内服方用壮筋养血汤、六味地黄汤、八珍汤、健步虎潜丸、续断紫金丹、归脾丸等加减。药用当归10g、威灵仙6g、续断10g、骨碎补10g、杜仲10g、党参10g、黄芪20g、何首乌6g、菟丝子6g等。中成药可用仙灵骨葆胶囊、六味地黄丸等补益肝肾；外用坚骨壮筋膏、金不换膏、伸筋散等，关节强直、筋脉拘挛者，可用海桐皮汤、骨科外洗一方、骨科外洗二方、舒筋活血洗方等熏洗。

（四）新疗法选粹

陈栋力等认为后路寰枢椎融合术治疗儿童寰枢椎脱位术后长期疗效良好，不会对儿童的颈椎曲度和神经功能造成显著的不良反应。张红星认为成人创伤性寰枢椎脱位实施颈后路椎弓根钉棒内固定的临床效果显著。姜为民等认为颅骨牵引结合 $C_{1\sim2}$ 后路融合手术是治疗陈旧性寰枢椎脱位简便、安全、有效的方法。

（五）医家经验

张伦广

张伦广等认为柔筋正骨理论指导下三步三位三法手法优于常规仰卧位颈椎牵引、肌肉放松手法治疗儿童寰枢关节半脱位。

五、预后转归

牵引复位后，根据脱位复发可能性的大小来决定下一步治疗。脱位是否复发常取决于病程和病因：①凡病程超过3~4周的陈旧性脱位，不论病因如何，在复位与外固定治疗后脱位复发率高，常需行融合术，这可能是由于齿状突破坏或横韧带与其他韧带的损伤，不可能得到完整修复而重建寰枢间的稳定性。②病程在2~3周以内的新鲜脱位，如儿童的自发性脱位，若能及早复位，并积极控制炎症病灶，经一段时间的头颈胸支具外固定后常能重获关节稳定，不需要手术治疗。③齿状突骨折脱位，骨折线经椎体者（Ⅲ型），复位与支具外固定可获骨性愈合。但骨折线在齿状突基底部以上或为腰部骨折（Ⅱ型），因骨折不愈合率较高，多数作者主张行齿状突固定术或行 $C_{1\sim2}$ 或 $C_{1\sim3}$ 融合术。④先天性脱位的韧带已经薄弱，病理性脱位有骨质破坏，均应在复位后行融合术。

陈旧性及慢性进行性脱位，行持续大重量牵引亦常不能复位。但牵引常能使神经症状消失，无论病因及复位程度如何，在神经症状消失后应行枕颈融合术以保护脊髓。

六、预防调护

（一）预防

注意劳动、生活习惯，避免长时间弯

腰低头劳动或工作，积极防治颈部深在感染，避免高处跌落、头颈部撞击地面，或避免重物直接袭击，避免头部挥鞭样运动或损伤是预防本病的重点之一。早发现、早诊断、早治疗是本病防治的关键。

（二）调护

饮食上应以食补为基础，要注意营养的平衡，饮食适当搭配奶制品（如鲜奶、酸奶、奶酪）、豆制品（如豆浆、豆粉、豆腐、腐竹等）、蔬菜（如金针菜、胡萝卜、小白菜、小油菜）及紫菜、海带、鱼、虾等海鲜类。同时应多见阳光及食用富含维生素 D 的食物如炖鸡肝、烤羊肝等，以促进钙吸收。必要时，适量补充钙剂，如葡萄糖酸钙、巨能钙是临床常用的物美价廉的补钙品。但应注意一定要在医生指导下补钙。

七、专方选要

初期可内服正骨紫金丹等，中期内服补筋丸等，后期如有酸痛不适者，可内服五加皮汤等，还可用骨伤洗药热熨局部。

八、评述

（一）中医中药应用

"病证结合，从督论治"理念是治疗寰椎脱位的理论基础。脊髓减压、疏通督脉、重建寰枢椎稳定性是治疗寰椎脱位的基本策略。中医疗法可扶正祛邪、疏通督脉，加强外科治疗的作用，在促进压迫导致的神经功能障碍的恢复方面具有优势，是治疗寰椎脱位的重要辅助手段。大量临床和基础文献证明中西医结合临床疗效优于单纯外科疗效和单纯中医疗效。具体可采用中药内服、针灸、推拿、中药外敷、穴位按摩、中药熏洗等方法。

（二）西医学治疗

1. 寰枢椎后路手术技术

（1）寰椎后路螺钉置钉方法　寰枢椎后路螺钉固定技术即寰椎侧块螺钉技术，直接经后弓下方与侧块移行部进钉，螺钉进入寰椎侧块内进行固定。改良的寰椎椎弓根螺钉技术则是将进钉点直接移至后弓，以椎动脉沟后方后弓下缘与后弓结节中点作为定位进钉点。进钉点约在寰椎后结节中点旁开 18~20mm、后弓下缘上方 2 mm 处。冠状面上基本保持垂直进钉，矢状面上钉头向头侧倾斜约 5°，螺钉长约 24 mm。

（2）枢椎椎弓根螺钉置钉技术　枢椎椎弓根螺钉技术进钉点位于枢椎侧块中部，进钉方向斜向头侧 20°，指向内侧 15°~20°。

（3）寰枢椎其他后路内固定技术　如患者存在寰椎后弓细小、寰枢椎部位椎动脉明显迂曲等解剖变异情况，则不宜实施寰枢椎经椎弓根内固定技术。针对此类患者，涌现了各类寰枢椎后路替代技术，主要包括寰椎椎板钩技术、枢椎椎板螺钉技术等，无需跨越椎动脉和椎管，安全方便，可作为不适合经椎弓根固定患者的补救手术。

2. 寰枢椎前路手术技术

由于寰枢椎正对口咽后方，一些累及寰枢椎前方的疾患仅能通过经口入路方式来进行手术处理，后方入路则无法实现手术目的。如枢椎齿状突病变压迫脑干和延髓，可采用经口入路将其切除，这就是最早的经口前路上颈椎手术。

当代经口前路手术不仅能够进行单纯的前路减压、瘢痕松解和病灶清除，而且还能完成寰枢椎内固定和植骨融合，并能有效解决多种复杂的颅颈交界区疾患难题，目前已成为难复型寰枢椎脱位患者很好的治疗选择。

第二节　颈椎脱位

颈椎脱位又称低位颈椎或下颈椎脱位，是颈椎损伤最多的部位。通常合并有不同程度的脊髓和神经根损伤。可分为颈椎双侧关节突关节脱位、颈椎单侧关节突关节脱位、颈椎前半脱位、颈椎后脱位。

一、病因病机

（一）西医学认识

颈椎双侧关节突关节脱位是典型的屈曲性损伤，可以发生在 $C_2 \sim T_1$ 之间的任何节段，但以 C_4 以下节段最多见。这种损伤多较严重，极易合并脊髓不可逆损伤。多见于高处跌落头颈部撞击地面，或重物直接打击，致枕颈部受到屈曲性暴力作用。有时也可能见于乘坐的高速行驶车辆骤然刹车，头颈部因惯性作用而猛烈屈曲等暴力形式。在损伤段水平面的两侧小关节突关节脱位是主要的病理变化。由于过度屈曲性外伤，在损伤节段运动单位的全部韧带结构，包括前后纵韧带、棘间韧带以及黄韧带和关节囊韧带等均遭撕裂，椎间盘也不例外，受累的椎体向前下方脱位。

单侧关节突关节脱位是较为常见的颈椎损伤，通常是由于屈曲和旋转暴力协同作用造成某一侧关节突关节脱位或交锁。这种损伤与屈曲性损伤相似，只是在头顶部撞击地面或重物打击头颈部时，使颈部屈曲并伴一侧旋转。由于脱位的关节突位于上关节突的前方，使椎间孔变形或狭窄，神经根容易遭到损伤。

颈椎前半脱位，这种损伤多半比较隐匿，容易被漏诊或误诊，应引起注意。屈曲性损伤暴力相对较小，其作用力尚不足以引起双侧关节突关节脱位或交锁，也不能导致椎体压缩性骨折，但可以引起颈椎前半脱位。

颈椎后脱位实际上是过伸性损伤的一种类型，常表现为下颈椎不稳。以过伸性为主的暴力作用，既有损伤节段的椎体后脱位，也可伴有骨折。常见于中老年人。损伤集中发生于 C_{4-6} 节段。头面部直接遭受打击和高处坠落伤是常见的损伤原因。

（二）中医学认识

颈椎脱位属于中医学"痹证"范畴，其病因病机可概况为以下几点：肝肾亏虚、气血不足，痰湿凝阻、经络瘀滞，外伤导致气滞血瘀，风寒湿痹、经络受阻等。

二、临床诊断

（一）辨病诊断

1.临床表现

颈椎双侧关节突关节脱位可表现为：①颈部疼痛，颈部伸展、屈曲和旋转功能丧失；②头部呈强迫性固定并略有前倾畸形，颈部周围肌肉痉挛；③压痛广泛，但以脱位节段的棘突和棘间隙及两侧肌肉最明显；④颈椎前方不平整：在损伤节段水平，可在颈椎前方（颈内脏鞘之后）触及脱位的椎体突起，但在 C_7 下和 C_3 以上因部位深在不易发现；⑤多数合并脊髓或神经根损伤。损伤位置在 C_4 以上者常合并有呼吸功能障碍，因此，损伤早期可因呼吸衰竭死亡。

单侧关节突关节脱位出现单侧关节交锁。单纯颈椎损伤，只表现为颈部的局限性症状，如疼痛，强迫性头颈倾斜畸形，颈椎伸屈和旋转功能受限。合并脊髓和神经根损伤，表现相应脊髓节段的症状，四肢瘫、下肢瘫或部分瘫痪。神经根损伤者，表现该神经根分布区域皮肤过敏、疼痛或感觉减退。

颈椎前半脱位的症状比较轻，但其症

状隐匿时常发作，影响患者生活和工作。主要表现在局部。如颈部疼痛、肿胀、乏力，头颈伸屈和旋转功能受限；颈部肌肉痉挛，头颈呈前倾，自身感觉僵硬；损伤节段的棘突和棘间隙肿胀并具压痛，椎前侧也可有触痛。

颈椎后脱位，颈部疼痛、运动功能障碍为其主要的局部症状。神经症状严重程度依脊髓和神经根损伤程度，可表现为四肢瘫痪和部分瘫痪。

2. 相关检查

X线检查及CT重建可见到颈椎脱位后颈椎各骨质位置变化、椎间盘突出情况及骨折情况，MRI检查可清晰看到颈椎脱位后脊髓及韧带损伤情况。颈椎双侧关节突关节脱位损伤节段椎体前移的距离，常为椎体前后径的2/5或1/2，上位颈椎的下关节突位于下位颈椎上关节突的顶部或前方，两棘突间距离增大（图14-2-1）。

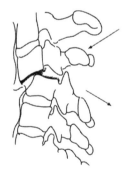

图 14-2-1　双侧关节突关节脱位，椎体移位达 1/2

单侧关节突关节脱位X线片特征性表现是诊断的关键。侧位X线片典型征象为：脱位的椎体向前移位的距离为椎体前后径的1/3，最多不超过1/2。在脱位的椎体平面上，丧失了关节突关节的相互关系（图14-2-2）。

颈椎前半脱位X线片可能无异常征象。如果小关节仍维持在半脱位状态时，侧位片可显示关节的排列异常。应用伸、屈动力性摄片以显示损伤节段的不稳定（图14-2-3）。

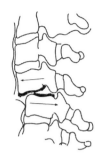

图 14-2-2　单侧关节突关节脱位

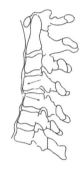

图 14-2-3　颈椎前半脱位

颈椎后脱位在颈椎损伤暴力消失的一刹那，因颈部肌肉收缩作用，脱位的颈椎可能恢复正常排列程序，故在普通X线片可表现正常征象。后结构可能出现小骨折片，颈前软组织肿胀增厚，有时椎体前缘可见骨折片。在伸屈动力性侧位片，损伤节段显示明显不稳，尤其在伸展位，上位椎体后移，这一点与屈曲性损伤不同。颈椎后脱位的诊断有时会发生困难，其原因是缺乏典型的固定的X线征象。仔细询问病史，拍摄颈椎动力片，可以做出诊断。

（二）辨证诊断

1. 风寒湿证

（1）临床证候　颈、肩、上肢窜痛麻木，以痛为主，头有沉重感，颈部僵硬，活动不利，恶寒畏风。舌淡红，苔薄白，脉弦紧。

（2）辨证要点　颈肢痛麻，头重颈僵，舌红苔白。

2. 气滞血瘀证

（1）临床证候　颈肩部、上肢刺痛，痛处固定，伴有肢体麻木。舌质暗，脉弦。

（2）辨证要点　颈肩部、上肢刺痛，痛定，舌暗，脉弦。

3. 痰湿阻络证

（1）临床证候　颈肩部、上肢疼痛，头晕目眩，头重如裹，四肢麻木不仁，纳呆。舌暗红，苔厚腻，脉弦滑。

（2）辨证要点　颈肩部、上肢痛，头晕目眩，四肢麻木，舌暗苔腻，脉滑。

4. 肝肾不足证

（1）临床证候　颈肩部、上肢疼痛，眩晕头痛，耳鸣耳聋，失眠多梦，肢体麻木，面红目赤。舌红少津，脉弦。

（2）辨证要点　颈痛肢麻，头晕耳鸣，失眠多梦，舌红、脉弦。

5. 气血亏虚证

（1）临床证候　颈肩部、上肢疼痛，多为缓痛，痛无定处，头晕目眩，面色苍白。心悸气短，四肢麻木，倦怠乏力。舌淡苔少，脉细弱。

（2）辨证要点　颈痛肢麻，痛无定处，头晕颜白，心悸乏力，舌淡，脉弱。

三、鉴别诊断

（一）西医学鉴别诊断

颈椎间盘突出症

寰椎脱位主要由外伤引起颈椎骨折、脱位，可合并有颈椎间盘突出及脊髓、神经根损伤，局部颈椎活动受限明显。颈椎间盘突出症主要由长期劳损及椎间盘突出压迫脊髓、神经根和椎动脉引起相应症状，局部虽然也有颈部疼痛及活动受限，但较颈椎脱位明显减轻，且颈椎间盘突出多不

合并局部骨折及脱位，故通过病因、临床表现及影像学检查不难鉴别。

（二）中医学鉴别诊断

痹证

主要表现为四肢关节痛，或关节有明显的红肿热痛，也有表现为全身性、广泛的肌肉疼痛，有时出现腰背疼痛。

四、临床治疗

（一）提高临床疗效的要素

（1）判断颈椎脱位的类型、脱位时间、是否合并并发症。

（2）明确颈椎脱位后是否影响颈椎稳定性。

（3）选择合适的手术时机、入路及术式，术后康复锻炼。

（二）辨病治疗

急救治疗并保持呼吸道通畅。如果出现呼吸功能障碍，需要紧急切开气管或插管，用人工呼吸机保持呼吸道通畅，维持呼吸并合理给氧。在全身状况允许条件下进行以下治疗。

1. 非手术治疗

对于双侧或单侧关节突关节脱位选择颅骨牵引或枕颌带牵引是最为重要的治疗方法之一。颅骨牵引也是急救颈椎损伤最基本也是最重要的步骤。牵引的目的在于复位和制动，其重量3~4kg起，逐渐加大牵引重量。每隔30分钟，床旁拍摄1次颈椎侧片，观察复位情况。同时密切注视血压、脉搏的变化，保持呼吸道通畅，在不加重神经症状条件下，重量可增加至10~15kg，单侧关节突关节脱位可适当降低牵引重量。

牵引的方向和颈椎置放的位置对复位十分重要。开始时，颈椎保持轻度的屈曲位（约10°~20°），严防过伸。待脱位或交

锁的关节牵开后，在肩背部垫一软枕，并将牵引方向改为略为伸展位。一经摄片证实复位，立即减轻重量至 2~3kg，取略伸展位维持牵引，3~4 周后用头颈胸石膏固定 3 个月；或持续牵引 3 个月，直至骨折愈合。在整个抢救和牵引治疗过程中，时刻观察肛门反射和阴茎海绵体反射，以判断脊髓损伤程度。

对于颈椎的前脱位或后脱位都可以选择牵引治疗，牵引通常可以复位，但不必使用颅骨牵引，枕颌带牵引就足以能够复位。牵引时，取头颅中立位，重量 2~3kg。拍片证实复位后，持续牵引 3 周。由于复位后存在严重不稳倾向，极易再发脱位，因此复位后应以头颈胸石膏固定，为期 2~3 个月。之后，再以颈部支具维持一段时期。

2. 手术治疗

损伤早期明确脊髓受压节段水平，经非手术治疗无效者；在后期仍然存在损伤节段的不稳定；在非手术治疗时，脊髓损伤症状逐渐加重者，骨折脱位经非手术复位失败者，陈旧性骨折脱位伴有不全瘫痪者；或伴有迟发性脊髓或神经根压迫症者，均具有手术指征，应采取手术治疗。取颈前路椎间盘摘除、减压及自体植骨融合；若有脊髓压迫，应施行扩大减压和植骨固定术。根据病情需要手术方式分为后路和前路两种。

（1）后路开放复位、减压和（或）融合术　取后正中切口，复位后，将颈椎伸展并用侧块或椎弓根螺钉固定。对于合并椎板和关节突骨折并陷入椎管内，则必须将其切除减压。合并脊髓损伤，可在复位后施行损伤节段椎板切除减压，再做固定和植骨融合术。

（2）前路复位、减压和融合术　经胸锁乳突肌内缘和颈内脏鞘间隙进入，暴露损伤节段。准确定位后，将损伤的椎间盘切除。复位后，如有骨折片突入椎管，则

采用刮匙细心刮出。取髂骨或融合器植入减压部的间隙固定融合。

如合并椎体和关节突关节骨折，则应用前路术式，以牵开器将脱位的上下椎体撑开，并切除损伤的椎体及上下椎间盘椎体终板，可获得复位。椎间隙植骨融合后钢板内固定。

（三）辨证治疗

1. 风寒湿证

治则：祛风散寒，通络止痛。

方药：桂枝附子汤或黄芪桂枝五物汤加减。药用桂枝（去皮）12g，附子（炮，去皮）15g，生姜 3 片，大枣 12 枚，炙甘草 6g。疼痛甚者，加乳香、没药、延胡索。

2. 气滞血瘀证

治则：行气化瘀。

方药：身痛逐瘀汤或者颈痛舒合剂、通络伸筋丹。药用桃仁、红花、当归、牛膝各 10g，川芎、没药、五灵脂、地龙各 8g，秦艽、羌活、香附各 5g，甘草 4g。如疼痛剧烈者加蜈蚣。如肾阳虚者，去桃仁、红花，加附子、肉桂。如肾阴不足者，去桃仁、红花，加杜仲、枸杞子、熟地黄、桑寄生。中成药可用七厘胶囊、回生第一散等活血止痛药。

3. 痰湿阻络证

治则：燥湿化痰，通络止痛。

方药：温胆汤或半夏白术天麻汤加减。半夏 6g，竹茹 6g，枳实 6g，陈皮 9g，甘草 3g，茯苓 5g，生姜 5 片，大枣 3 枚。纳差、舌苔腻加藿香、苍术；大便干结加酒大黄。

4. 肝肾不足证

治则：补益肝肾。

方药：六味地黄汤、壮筋养血汤、健步虎潜丸、续断紫金丹等加减。药用当归 10g、威灵仙 10g、续断 10g、骨碎补 10g、杜仲 10g、党参 10g、黄芪 20g、何首乌 6g、菟丝子 6g 等。中成药可用仙灵骨葆胶囊、

六味地黄丸等补益肝肾；外用坚骨壮筋膏、金不换膏、伸筋散等，关节强直、筋脉拘挛者，可用海桐皮汤、骨科外洗一方、骨科外洗二方、舒筋活血洗方等熏洗。

5.气血亏虚证

治则：补中益气，养血通络。

方药：补中益气汤加减，八珍汤、归脾丸等加减。药用黄芪 15g、党参 15g、白术 10g、炙甘草 6g、当归 10g、陈皮 6g、升麻 6g、柴胡 12g、生姜 9 片、大枣 6 枚。兼头痛者加细辛、川芎、藁本。兼气滞者，加木香、枳壳。

（四）新疗法选粹

前路撑开提拉复位法可对早期颈椎脱位进行有效复位，前路植骨内固定术后并发症少，减少受损神经细胞的死亡，进一步保护了神经功能，术后缩短了神经功能的恢复时间，适合临床推广应用。I-gel 喉罩在小儿颈椎脱位合并外伤手术过程中，对于患儿通气指标和血液动力学的影响与普通喉罩类似，但 I-gel 喉罩置入时间更短，一次置入成功率更高，术后并发症较少，可有效减轻患儿痛苦。枕颌牵引治疗颈椎脱位患者采用短暂牵引中断，可改善其颈椎功能，缓解其疼痛，提高其治疗依从性。

五、预后转归

下颈椎骨折脱位合并脊髓损伤，严重危害患者的生命，诊疗困难，预后较差，从理论上讲，脊髓压迫去除越早脊髓功能恢复也应越好，在能保证让患者生命安全条件下，应积极尽早手术。颈椎外伤后的骨折脱位可直接压迫脊髓，导致微循环障碍；反应性水肿，自由基蓄积等继发性损伤可损伤脊髓功能。因此，应尽快手术，以最大限度地恢复脊髓残留功能。有学者认为，对于急性颈脊髓损伤在伤后 72 小时内行减压和稳定术，不仅可以促进神经系统功能尽快恢复，还可以减少并发症。随着伤后手术时间的增加，疗效呈减低趋势。

六、预防调护

由于复位后存在严重不稳倾向，极易再发脱位，因此复位后，以头颈胸部石膏固定 2~3 个月。拆石膏后再以颈部支架维持一段时间。

七、专方选要

中医学将本病分为早期气滞血瘀型，内服消瘀退肿、行气活血汤药；中期为气血不足型，内服活血化瘀、濡养筋骨汤药；晚期为阳虚湿重型，补肝肾，并训练颈部行局部热敷和中药熏洗。在脱位初期（伤后 1~2 周），损伤后经脉受损，气血运行受阻，血滞不散，形成血肿产生疼痛，瘀血不散则新血不生，影响损伤的修复，故受伤后对于有瘀血停滞者应采用攻下逐瘀法，如桃核承气汤、大成汤等。此法为下法，对年老体弱、气血虚衰、失血过多及妊娠、产后、经期应禁用或慎用。对于气滞血瘀、局部肿痛，因各种原因不能猛攻急下者可采用行气活血法，如复元活血汤、膈下逐瘀汤、顺气活血汤。对于创伤感染者可采用清热凉血法（包括清热解毒法、凉血止血法，如犀角地黄汤、五味消毒饮等）。中期局部肿胀消散，软组织内可有硬块，可采用和营止痛法、接骨续筋法、舒筋活络法，如和营止痛汤、接骨紫金丹、舒筋活血汤。后期筋骨已连接，经络疏通，瘀血已去，但筋肉萎缩，肢体乏力，脾胃虚弱。此时应强筋壮骨、固本培元、健脾和胃。常用补气养血法、补养脾胃法、补益肝肾法、温通经络法。方如：八珍汤、健脾养胃汤、壮筋养血汤、独活寄生汤等。

八、评述

目前对本病主张保守治疗还是主张手

术治疗，以及如何选择手术时机的争议较大。传统的观念以保守治疗为主，行颈部固定并给予脱水、激素等药物治疗，并认为该类脊髓损伤绝大多数为不完全性损伤，其静态稳定不受影响，经制动后能自然恢复稳定，且保守治疗后脊髓功能均有不同程度的恢复，损伤轻者甚至有完全恢复可能，而手术治疗后脊髓功能亦未必能完全恢复。大剂量的甲基泼尼松龙在临床得到广泛使用，可能与其抑制脂质过氧化、抗炎作用、抑制脂质水解、改善损伤后的脊髓血流、防止脊髓细胞凋亡等机制有关，具有一定疗效。传统中药具有消肿、活血、化瘀等作用，王志红等认为传统中药可以阻止脊髓的继发性损伤，促进神经元及损伤神经纤维的修复，在临床有一定治疗价值。

主张手术者认为该类脊髓损伤的发生基于各种高危因素的存在，减压可以减轻脊髓水肿，降低脊髓内部压力，从而改善脊髓的血循环，避免或减轻脊髓的继发损害，并且现在内固定技术有了很大提高，内固定可以使颈椎获得即刻的刚度和稳定，利于脊髓功能恢复及患者早期活动，且远期疗效较好。早期手术减压会进一步促进神经恢复，且手术越早，疗效越好。早期解除脊髓压迫，特别是当压迫是局部的和来自脊髓前方的。手术方式包括前路减压内固定和后路减压内固定。急性中央型脊髓损伤预后良好。一般仅累及上肢预后比累及四肢预后明显占优。MRI 具有重要的预后参考价值，患者的恢复与脊髓在 MRI 上的表现有一定的相关性。脊髓在 MRI 上的表现以出血坏死病变为主，预后较差。而以水肿性病变为主者则功能恢复大多满意。

大多数下颈椎创伤性脱位可以通过颅骨牵引的闭合复位或前路撑开提拉复位法达到满意的复位和稳定性重建，对于牵引复位失败的患者，椎弓根螺钉内固定技术可以实现单一切口下松解复位及短阶段坚强固定，创伤小，疗效满意。单纯颈椎前路手术治疗伴关节突交锁的下颈椎脱位较前后联合入路手术安全性较好。持续闭合复位对下颈椎骨折脱位的矫正安全有效，结合颈椎前路手术固定，在恢复脊柱的稳定性、椎间隙高度和颈椎生理曲度上有效，利于护理和脊髓功能的康复。小儿上颈椎脱位需手术治疗时可采用计算机辅助设计和快速成型技术。APOF IX 内固定系统可使固定节段颈椎具有较好的内在稳定性，手术操作简单、安全，手术并发症相对较少，对颈椎脱位是一种比较理想的后路重建固定方法。严重颈椎脱位前路手术复位率可达 89.2%，需联合后路手术再前路手术者占 10.8%。C_4 以上脱位伴完全性瘫痪者以及 C_5 以下脱位但脊髓水肿平面高于 C_4 水平的完全性瘫痪者，应积极行气管切开，待病情稳定后再行手术治疗；而对于脊髓水肿平面低于 C_4 水平或水肿平面高于 C_4 水平但为不完全性瘫痪的患者，可考虑尽早手术。前 – 后 – 前联合入路手术适应证最广，对于难复性颈椎脱位的治疗是一个理想的选择。新鲜脱位可有如下选择：术前牵引复位者可选择单纯前入路；术前牵引不能复位且 MRI 确定无椎间盘组织突入椎管者可选择后 – 前入路；单纯后路固定临床应用较少。

第三节　肩关节脱位

肩关节由肩胛骨的关节盂和肱骨头构成，属球窝关节。肩关节为全身最灵活的球窝关节，可做屈、伸、收、展、旋转及环转运动。肩关节周围有大量肌肉通过。这些肌肉对维护肩关节的稳固性有重要意义，但关节的前下方肌肉较少，关节囊又最松弛，所以是关节稳固性最差的薄弱点。

肩关节脱位占全身关节脱位的 50% 以上，多见于青壮年，男性多于女性。肩关节脱位可分前脱位和后脱位，前者多见。当跌倒时，掌或肘着地，上肢内旋后伸，由于传导暴力或杠杆外力的作用，随暴力大小可分别造成盂下、喙突下或锁骨下前脱位。

一、病因病机

（一）西医学认识

肩关节前脱位者很多见，病因有直接和间接暴力。直接暴力少见，间接暴力多见。

（1）直接暴力　多因打击活冲撞等外力直接作用于肩关节引起。

（2）间接暴力　可分为传达暴力和杠杆作用力两种：①传达暴力：患者侧向跌倒患肢外展外旋，手掌或肘部着地，外力沿肱骨纵轴向上冲击，肱骨头自肩胛下肌和大圆肌之间薄弱部撕脱关节囊，向前下脱出，形成前脱位。肱骨头被推至肩胛骨喙突下，形成喙突下脱位，如暴力较大，肱骨头再向前移至锁骨下，形成锁骨下脱位。②杠杆作用：当上肢高举、外展、外旋时，肱骨大结节与肩峰紧密相连，而形成杠杆里的支点。若手掌撑地暴力上传或暴力使上肢过度外展，肱骨头受力后向前下部滑脱，形成盂下脱位。因胸大肌和肩胛下肌的牵拉，肱骨头又滑至肩前成为喙突下脱位。后脱位很少见，多由于肩关节受到由前向后的暴力作用或在肩关节内收内旋位跌倒时手部着地引起。

（二）中医学认识

我国古代典籍对肩关节的解剖部位、脱位后的治疗和预后均有描述。如《灵枢·经脉》称肩关节为"肩解"，《医宗金鉴·正骨心法要旨》云："其处名肩解，即肩髆与臑骨合缝处也。"唐朝蔺道人在《仙授理伤续断秘方》中首次描述了应用椅背作为杠杆支点整复肩关节脱位的方法。书中载："凡肩胛骨出，相度如何整，用椅当圈住胁，仍以软衣被盛簟，使人一捉定，两人拔伸，却坠下手腕，又着曲着手腕，绢片缚之。"清代胡廷光《伤科汇纂·髃骨》引《陈氏密传》记载拔伸托入法，"肩髆骨出臼，如左手出者，医者以右手叉患者左手，却以手掌推其腋，用手略带伸其手，如骨向上，以手托上"。胡廷光《伤科汇纂》在"上肩髎用肩头捐法图"较为生动地描绘肩头顶推法："上肩巧捷法，独自一人捐，手先擒拿住，肩从腋下填，将身徐立起，入髎已安痊，漫道容易事，秘诀不乱传。"此法是在缺少助手情况下一人完成肩关节脱位手法整复术。胡廷光《伤科汇纂》记载膝顶推拉法："令患人安坐于凳上，医者侧立其旁，一足亦踏于凳上，以膝顶于胁肋之上，两手将患肩之臂髆擒住，往外拉之，以膝往里顶之，骤然用力，一拉一顶，则入臼矣。比之用肩头捐者，更为简捷矣。"

二、临床诊断

（一）辨病诊断

1.临床表现

肩关节脱位一般有明确外伤史，伤后肩部外观呈方肩，原关节处空虚，肩峰明显突出，搭肩试验阳性，不难诊断本病。摄 X 线片检查可确定诊断及判断有无合并骨折。其诊断标准如下：

（1）肩关节前脱位

①外伤史。

②肩部受伤后，局部肿痛，肩部活动障碍。

③肩部呈"方肩"畸形，有空虚感，可在腋窝或喙突或锁骨下扪及肱骨头，伤

肢处于20°~30°肩外展位，并呈弹性固定。

④搭肩试验（Dugas征）及直尺试验阳性。

⑤X线片可以确诊。

（2）陈旧性肩关节脱位

①既往病史中有外伤史。

②患侧三角肌萎缩，肩关节各方向活动受限。

③"方肩"畸形更加明显，在盂下、喙突下或锁骨下摸到肱骨头。

④搭肩试验、直尺试验阳性。

（3）陈旧性肩关节后脱位

①既往病史中有外伤史。

②喙突突出明显，肩前部塌陷扁平，肩部活动受限。

③在肩胛冈下触及肱骨头，上臂呈轻度外展、内旋畸形。

④X线照片可以确诊。

（4）习惯性肩关节脱位

①有多次脱位病史。

②脱位时疼痛不剧烈，但仍有关节活动障碍。

③当肩外展、外旋和后伸时，易诱发再脱位。

④X线片可以确诊。

（5）肩关节后脱位

①外伤史。

②肩部剧痛，肩后肩峰下压痛明显。

③上臂固定于中立位或内收内旋位，不能外展外旋。

④喙突异常突起，在肩峰下可触及肱骨头。

⑤X线片可确诊（摄腋窝位）。

2. 相关检查

（1）X线检查　X线正位检查可以明确肩关节前脱位诊断，但对于肩关节后脱位及合并肱骨头大结节撕脱骨折，并不能显示清楚，肩关节后脱位需要拍摄肩关节腋窝位。

（2）CT检查　CT检查对于肩关节脱位类型诊断更为明确，并可以清楚显示是否合并有肱骨头骨折及移位方向，特别是CT三维重建，对于脱位的方向、骨折线的位置、骨折块的大小及粉碎程度有较为准确的显示。

（3）MRI检查　MRI检查对于肩关节脱位是否合并有肩袖损伤及关节囊撕裂的诊断有指导意义。

（二）辨证诊断

1. 气滞血瘀证

（1）临床证候　肩关节呈方肩畸形，弹性固定，活动受限，屈伸不利，肩关节周围局部瘀斑，肿胀疼痛，多为刺痛，痛有定处，夜间加重，局部触痛明显，纳差腹胀，舌质紫暗，或有瘀点瘀斑，舌下脉络迂曲，舌苔薄白，大便溏泄，小便不利，脉弦涩。

（2）辨证要点　肩关节局部肿痛明显，多为刺痛，痛有定处，夜间加重，舌暗，脉弦涩。

2. 营卫不和证

（1）临床证候　肩关节呈方肩畸形，活动受限，屈伸不利，肩关节周围局部瘀斑消失，肿胀有所消退，关节疼痛减轻，痛有定处，夜间加重，局部触痛减轻，纳差，舌质淡白，舌苔薄白或薄黄，脉弦涩。

（2）辨证要点　肩关节局部肿痛有所消退，纳差，舌白，苔薄白或薄黄，脉弦涩。

三、鉴别诊断

（一）西医学鉴别诊断

1. 肱骨外科颈骨折

二者都有肩关节肿痛、活动受限，肱骨外科颈骨折局部有环形压痛和纵向叩击痛，非嵌插型骨折可出现畸形、骨擦音及异常活动，X 线片可加以鉴别并确诊。

2. 肩周炎

肩周炎与肩关节脱位均有肩部的剧烈疼痛和肩关节功能明显受限。但肩周炎是一种慢性的肩部软组织的退行性炎症，早期以剧烈疼痛为主，中晚期以功能障碍为主。

（二）中医学鉴别诊断

1. 痉证

痉证以四肢抽搐、项背强直，甚至角弓反张为主症，发病时也可伴有神昏。

2. 痿证

虽同是肢体疾患，但痿证以手足软弱无力，甚则肌肉枯萎瘦削，关键在于肌肉"痿弱不用"，关节相对"变大"，但无疼痛及活动受限。

3. 痹证

主要表现为四肢关节痛，或关节有明显的红肿热痛，也有表现为全身性、广泛的肌肉疼痛，有时出现腰背疼痛。

4. 流痰

多发于肩、脊椎、环跳、肩、肘、腕，其次下肢，亦可走窜，一般为单发，但脓肿形成后常可走窜，患处隐隐酸痛，虽然起病慢，化脓亦迟，溃后亦不易收敛，但关节骨性变形较少；但在损伤筋骨时轻者致残，重者可危及生命。

5. 流注

流注是外科疾患，其发于长骨，流注于肌肉，无固定部位，随处可生，大多为多发性。起病较快，疼痛较甚，化脓既易，溃后亦容易收口。

四、临床治疗

（一）提高临床疗效的要素

（1）明确判定肩关节脱位的方向。
（2）判断肩关节周围韧带损伤情况，是否有伴发骨折。

（3）根据肩关节脱位的类型、脱位时间、是否合并并发症选择治疗方法。

（4）结合特色疗法及综合康复护理干预。

（二）辨病治疗

对于肩关节脱位的治疗，多采用中西结合治疗。对于新鲜脱位，发挥中医复位效果较好之优势，并同时结合中药内服、外洗治疗，配合功能锻炼，能取得比单纯西医整复较好的疗效；对于陈旧性脱位，不能过分强调手法复位，必要时应切开复位；对于习惯性脱位，应切开复位，加强关节囊的修补。

1. 非手术治疗

（1）新鲜的肩关节前脱位

1）悬吊复位法（Stimson 方法）：此法适用于年老体弱及有麻醉禁忌证者，比较安全。患者俯卧于床上，患肢悬垂于床旁，根据患者肌肉发达程度，患肢手腕系布带并悬挂 5~10 磅重物（不要以手提重物），依其自然牵引持续 15 分钟许，肩部肌肉由于持续重力牵引作用而逐渐松弛。往往在牵引过程中肱骨头即可自动复位。有时术者需内收患肩或以双手自腋窝向外上方轻推肱骨头，或轻轻旋转上臂，肱骨头即可复位。

2）手牵足蹬复位法：这是一种最古老的复位方法，至今仍被广泛应用，只需一人操作。术者沿患肢畸形方向牵引，同时以足跟蹬于患肩垫有棉垫的腋窝部，向外上方用力，逐渐增加牵引力量，同时轻柔旋转上臂，以解脱肱骨头的病理咬合，并内收上臂，此时肱骨头即可复位。复位时常感到肱骨头的滑动感和复位后的响声。复位后患者肩部疼痛症状顿时明显减轻，肩部恢复饱满，Dugas 征阴性，肩关节恢复一定的活动。

3）固定方法：复位后将上臂置于内收、内旋、肘关节屈曲90°功能位，用三角巾悬吊胸前2~3周。

4）功能锻炼：固定2~3天后在三角巾悬吊下行肩肱关节前后、内外摆动练习，逐步增大摆动幅度。去除三角巾后行三角肌及肩带肌肉的肌力练习及恢复肩关节活动度的练习，但要防止过分牵伸关节囊的撕裂部位，以免增加习惯性脱位的可能。

（2）肩关节陈旧性前脱位

1）手法复位适应证与禁忌证：①陈旧性肩关节脱位，在3个月以内，无明显骨质疏松者可试行手法复位；②年轻体壮者，可试行手法复位，年老体弱者禁用手法复位；③脱位的肩关节仍有一定活动范围，可手法整复，相反脱位的关节固定不动者，禁用手法复位；④经X线拍片证实，未合并骨折，或关节内外无骨折，可试行手法复位；⑤肩关节脱位无合并血管、神经损伤者，可手法整复。

2）持续牵引：脱位整复前，先做尺骨鹰嘴牵引1~2周，牵引重量3~4kg，可将脱出的头拉到关节盂附近以便复位。

3）手法松解：在全麻或高位硬膜外麻醉下助手固定双肩，术者一手握患肢肘部，另一手握伤肢腕部，屈肘90°，做肩关节的屈伸内收、外展、旋转等各向被动活动，使粘连彻底松解，痉挛的肌肉彻底松弛，充分延伸，肱骨头到达关节盂边缘，以便手法整复。术者在松解粘连时，切不可操之过急，否则可引起骨折，或血管、神经损伤。

4）手法整复：手法复位时一般采用卧位杠杆复位法。患者取仰卧位，第一助手用宽布带套住患者胸廓向健侧牵引，第二助手立于床头，一手扶住竖立于手术台旁的木棍，另一手固定健侧肩部，第三助手双手握患肢腕关节上方，牵引下逐渐外展到120°左右，术者双手环抱肱骨大结节处，

3个助手协调配合用力，当第三助手在牵引下徐徐内收患肢时，术者双手向外上方拉肱骨上端，同时利用木棍作为杠杆的支点，迫使肱骨头复位。复位后正规三角巾固定。

（3）陈旧性肩关节后脱位

1）手法复位适应证、禁忌证及术前准备与上述相同。整复时，应用牵引推拿法，患者仰卧，用布带绕过胸部，一助手向健侧牵拉，另一助手用布带绕过腋下向上向外牵引，第三助手紧握患肢腕部，向外旋转，向下牵引，并内收患肢，三助手同时徐缓、持续不断用力牵引，可使肱骨头复位。

2）复位后正规三角巾固定，陈旧性肩关节前及后脱位治疗原则是尽量手法复位，如获成功，效果比手术复位为佳。勉强复位，有时可致骨折或神经损伤等并发症，故须严格选择病例掌握适应证及手法复位的技术。操作用力适当，手法轻柔，动作缓慢，避免造成骨折或血管、神经损伤等并发症。

（4）习惯性肩关节脱位

1）手法复位：一般可自行复位或轻微手法即可复位，可用上述所用之方法。

2）固定方法：用颈腕吊带和胸臂绷带将上肢固定在胸前。

（5）肩关节后脱位

1）手法复位：麻醉后沿肱骨轴线纵向牵引同时内收上臂以使肱骨头与肩盂后缘解脱，此时术者以一手自后方向前推挤肱骨头，同时再外旋上臂，一般肱骨头即可复位。

2）固定方法：将上臂固定于外展、外旋及轻度肩后伸位，用肩人字石膏固定。

2. 手术治疗

（1）肩关节前脱位 切开复位，修补关节囊。

（2）陈旧性脱位 ①切开复位，修补加强关节囊，肱二头肌长头肌腱悬吊肱

骨头或经肩峰至肱骨头以两枚克氏针交叉固定；②肌腱修补术；③肱骨头切除术；④人工肱骨头置换术；⑤悬吊手术；⑥肩关节融合术。

（3）肩关节脱位伴大结节骨折　有两种情况：①因肱骨头向前脱位造成的骨折块较大，且有骨膜与肱骨头相连，一旦脱位整复，骨折块亦随之复位。术后处理与单纯脱位者相同。②如骨块太小或粉碎时，冈上肌的收缩可将骨折块与肱骨头撕脱分离，拉至肩峰下。先手法整复脱位后，再采用切开复位内固定撕脱的骨折块。术后将患肢上臂放于内收、内旋位，屈肘 90°，用三角巾悬吊于胸前固定 2 周后开始活动。

（三）辨证治疗

1. 气滞血瘀证

治则：活血行气，通络止痛。

方药：活血祛瘀汤。药用丹参 30g、当归 9g、赤芍 9g、鸡血藤 15g、桃仁 6g、延胡索 9g、郁金 9g、三七 3g（研）、香附 9g、枳壳 6g、广木香 6g、甘草 3g。如肩关节肿胀严重者加薏苡仁、泽泻；瘀血阻滞疼痛甚者加乳香、没药、延胡索；如兼有面色不华、倦怠乏力症状者可加党参、黄芪、白术、茯苓；肢麻较重者加全蝎、蜈蚣。

2. 营卫不和证

治则：调和营卫，和营止痛。

方药：和营止痛汤加减。药用赤芍 9g、当归尾 9g、乌药 9g、川芎 6g、苏木 6g、陈皮 6g、桃仁 6g、乳香 6g、没药 6g、木通 6g、甘草 6g、续断 12g。肢体畏寒者加桂枝、白芍、巴戟天；疼痛甚者加乳香、没药。

（四）新疗法选粹

宁凡友曾报道 13 例患者采用肩关节镜 Bankart 修补并 Remplissage 术治疗合并 Hill–Sachs 损伤的复发性肩关节前脱位，取

得了良好的疗效。

刘修齐等通过选择遵义医科大学附属医院 2017 年 1 月至 2019 年 10 月收治的伴明显关节盂骨缺损的复发性肩关节前脱位患者 42 例，均采用关节镜下改良弹性固定 Latarjet 术治疗。比较术前、术后目测类比评分、美国加州大学肩关节系统评分、美国肩肘外科协会评分、Rowe 评分及 Walch-Duplay 评分，术后复查肩关节 CT+ 三维重建及肩关节平片，评估骨块位置、肩盂缺损纠正程度、肩关节退变情况以及转位喙突愈合吸收等。结果与结论提示关节镜下改良弹性固定 Latarjet 术治疗伴明显盂骨缺损的复发性肩关节前脱位可获得满意疗效，手术时间短，兼有关节镜下手术微创、精细等优点，喙突位置满意，术后无复发脱位及半脱位，可以显著改善肩关节功能。

（五）医家经验

何竹林

广东骨伤名家何竹林"抗撬法"整复肩关节前脱位。

"抗撬法"操作如下：患者正坐，术者站患侧，将患肩外展及屈肘，术者一手（左脱位用右手，右脱位用左手）从腋后穿前，手指与患者之手指相扣，前臂做上托患肩之势；另一手持其上臂或肘部，先用力慢慢向下外方牵引，最后使之摆向内侧，同时在腋下之肘，上托肱骨头向外上方拉，彼此做抗撬之势。术者可感到患者的肱骨头逐渐离开锁骨或者喙突下，当靠近关节盂时，加大抗撬之力，并内收内旋患肩，此时往往肱骨头可自动回纳到关节腔中。术后用三角巾将患臂屈肘悬吊于胸壁前 2~3 周；若合并肱骨大结节者骨折固定时间须 4 周以上。

该操作方法原理首先是术者托腋之前臂作为支点，同时用力向外，而另一手内收用力成为撬开之势。运力时可同时利用

持患臂（或肘）之力向下牵引，逐步缓解胸大肌、喙肱肌的痉挛，也同时理顺移位的肱二头肌腱；当感觉到肱骨头到达关节盂水平时停止牵拉；此时加大抗撬力度，将患腕外旋带动肱骨头外旋外展，肱骨头在肩袖和三角肌等弹性作用下，靠近破裂的关节囊裂口；接下来再将患臂内收内旋，肱骨头自然回纳到关节腔中。可见该方法主要运用杠杆原理，术者双手用力一上一下，内外对抗，犹如撬物，故何竹林先生称之为"抗撬法"。

五、预后转归

（1）肩关节脱位后超过3周尚未复位者，即可发展为陈旧性脱位。关节腔内充满瘢痕组织，有与周围组织粘连，周围的肌肉发生挛缩，这些病理改变都阻碍肱骨头复位。脱位在3个月以内，年轻体壮，脱位的关节仍有一定的活动范围，X线片无骨质疏松和关节内、外骨化者可试行手法复位。若手法复位失败，或脱位已超过3个月者，对青壮年伤员，可考虑手术复位。如发现肱骨头关节面已严重破坏，则应考虑做肩关节融合术或人工关节置换术。肩关节复位手术后，活动功能常不满意，对年老患者，不宜手术治疗，鼓励患者加强肩部活动。

（2）肩关节脱位如在初期治疗不当，可发生习惯性脱位。习惯性肩关节前脱位多见于青壮年，究其原因，一般认为首次外伤脱位后造成损伤，虽经复位，但未得到适当有效的固定和休息。由于关节囊撕裂或撕脱和软骨盂唇及盂缘损伤没有得到良好修复，肱骨头后外侧凹陷骨折变平等病理改变，关节变得松弛。以后在轻微外力下或某些动作如上肢外展外旋和后伸动作时可反复发生脱位。对习惯性肩关节脱位，如脱位频繁宜用手术治疗，目的在于增强关节囊前壁，防止过分外旋外展活动，

稳定关节，以避免再脱位。手术方法较多，较常用的有肩胛下肌关节囊重叠缝合术（Putti-Platt法）和肩胛下肌止点外移术（Magnuson法）。

六、预防调护

（一）预防

（1）多锻炼，增加肌肉弹性，实施可以改善肌肉力量、平衡性的训练计划。每天坚持做肩关节外展、内收、上举、后伸功能锻炼，适当进行游泳运动。

（2）老年人用药要有明确的适应证，可用可不用的最好不用。尽量减少和同种作用的药物重复使用，如镇静药、利尿药、降压药及扩血管药联用时，可致血压下降较快，导致脑供血不足等，引发跌倒，致使肩部及上肢遭受暴力，引发肩关节脱位。

（二）调护

1. 疼痛的护理措施

给予活血化瘀、消肿止痛药物，如内服舒筋活血汤、活血止痛汤或筋骨痛消丸等，外敷活血散、消肿止痛膏等；分散患者注意力，如听一些轻松愉快的音乐或针刺止痛等，必要时口服止痛药物。

2. 固定的护理措施

（1）前脱位　复位后腋窝置一棉垫，上臂内收，内旋位固定于胸臂一侧，前臂屈90°用三角巾悬吊固定3周。合并大结节骨折者，固定时间延长1~2周。对腋神经麻痹的患者可用外展架固定，1~8周可恢复。

（2）后脱位　复位后采用肩人字石膏固定，维持上臂外展35°，轻度外旋，肘位于躯干平面的稍后方。

3. 功能锻炼

固定期间应加强手指和腕的活动，避免发生关节僵硬和废用性肌肉萎缩。新鲜脱位1周后去绷带，保留三角巾悬吊前臂，

开始练习肩关节前屈，后伸运动；2周后去除三角巾，开始逐渐做关节各方向主动功能锻炼，如手拉滑车、手指爬墙等运动。

拆除固定肩关节的绷带或三角巾后，可遵医嘱主动进行一些手臂和肩部的活动或锻炼，但要循序渐进，注意不要用力过度，不要提举过重的重物。

4. 理疗热敷

在功能练习基础上配合理疗、热敷，对肩关节的恢复更加有利。尤其是陈旧性脱位，固定期间应加强肩部按摩理疗。

七、专方选要

早期患肩瘀肿疼痛明显，宜活血化瘀、消肿止痛。可内服舒筋活血汤、肢伤一方，外敷双柏散、跌打膏或消肿止痛膏。肿痛减轻后，宜舒筋活血、强筋壮骨。可内服壮筋养血汤、跌打养营汤、补肾壮筋汤；外贴接骨续筋药膏或舒筋活络药膏。后期体质虚弱，可服八珍汤、左归丸或补中益气汤加菟丝子、补骨脂；外洗药可选用骨科外洗一方、上肢损伤洗方煎汤熏洗。习惯性脱位应内服补肝肾、壮筋骨药物，如补肾壮筋汤、虎潜丸等。

八、评述

（一）中医中药应用

中医学以手法复位作为最常使用的早期治疗手段，杠杆法利用杠杆支点，省力快捷，但局部软组织的应力较大，并发症多，适用范围小；重力法无需寻找杠杆支点，利用重力进行牵引，节省人力，但所需时间较长，对场地设备要求高，不适用于现场急救；牵拉法临床最为常用，操作简便，对局部软组织损伤小，对场地设备要求低，适用于现场急救，但复位成功率相对较低，与术者的临床经验和操作手法的熟练程度相关。

中药主要分为内治疗法和外治疗法两部分。①中药内服：按骨折、脱位三期治疗原则辨证施治。②中药外敷：主要是采用敷、贴、搽、浸、熨等疗法，根据中医疗法对于脱位后的分期，一般在脱位的初、中期主要是以膏药敷贴，在脱位的后期则主要是以药物熏洗、热熨或涂擦等。中医治疗有安全性高、效果显著、痛苦小、费用少等优点。在常规功能锻炼的基础上，应用中医综合护理措施干预在肩关节脱位治疗中具有积极、有效的作用，可以促进患者肩关节功能的尽快恢复，提高康复有效率，减轻患者的焦虑情绪。随着对中医药机制更深入的探索研究，中医在治疗肩关节脱位上必定有更大的发挥空间。

（二）西医学治疗

肩关节前脱位可合并前下关节囊韧带复合体损伤（Bankart损伤）、关节盂骨缺损（骨性Bankart损伤）以及Hill-Sachs损伤。对于Bankart损伤，可选择关节镜下修复或者联合喙突截骨转位术、移植物行骨性重建。对于Hill-Sachs损伤，根据骨性缺损范围选择保守、软组织修复或骨性重建等。对于双极损伤（肩胛盂以及肱骨头骨缺损），可根据骨缺损范围选择Bankart术、Remplissage术或肱骨头置换等。Latarjet术治疗伴有肩关节盂骨缺损的复发性肩关节前脱位手术时间短，骨块固定可靠，神经、血管损伤发生率低，可以显著改善肩关节功能，获得良好的临床疗效。

关节镜下取自体肩胛冈肩盂植骨治疗关节盂骨质缺损10%~15%的肩关节复发性前脱位，术后可恢复肩关节稳定性，显著提高肩关节功能，明显降低肩关节脱位复发率。陈旧性肩关节后脱位治疗十分棘手，对于肱骨头关节面缺损少于20%，小于4周的肩关节后脱位，可通过复位、Gunslinger支架进行治疗。肱骨头关节面缺损超过 20%，脱位时间 >4 周的病例需要行开放复位，复位后，通过内旋肩关节来评价其稳定性。如果内旋时关节稳定（通常此时肱骨头关节面的缺损<25%），固定肩关节于中立位或外旋位 4 周。如果内旋时发生再脱位，需重建其稳定性，防止再脱位。将肩胛下肌腱转位至肱骨头的缺损处（McLaughlin 术）或者将小结节截骨转位到肱骨头的缺损处（Neer 改良 McLaughlin 手术）被广泛应用。在伴随小结节骨折时，改良 McLaughlin 手术更可取。改良 McLaughlin 手术较之 McLaughlin 手术提供更好的术后早期稳定性，可以较早进行肩关节活动，恢复肩关节功能。对于缺损达到肱骨头关节面 40%~50%，手术的成功率明显下降。而且会引起肩胛下肌腱的功能障碍，导致内旋无力，使得以后可能的肩关节置换手术复杂化。为避免上述手术的并发症，通过骨移植来填充肱骨头缺损重建肱骨头关节面的修复手术被用于治疗复位后的不稳定。Robinson 推荐对于脱位 < 2 周，肱骨头的缺损 < 25% 的病例，选用骨移植修复肱骨头的缺损；对于脱位 >2 周，肱骨头的缺损面积小的病例使用 McLaughlin 手术或改良 McLaughlin 手术。对于缺损达到 40%~50% 的病例使用异体的骨软骨移植修复缺损。

第四节　肘关节脱位

　　肘关节脱位是肘部常见损伤，占全身各大关节脱位总数的 1/2，多发生于青少年，成人和儿童也时有发生。肘关节脱位类型较复杂，常合并肘部其他骨结构或软组织的严重损伤，如肱骨内上髁骨折、尺骨鹰嘴骨折和冠状突骨折，以及关节囊、韧带或血管、神经的损伤。

一、病因病机

（一）西医学认识

　　肘关节脱位占全身四大关节脱位总数的一半。构成肘关节的肱骨下端呈内外宽厚，前后薄扁。侧方有坚强的韧带保护，关节囊前后部相当薄弱。各种脱位类型如下。

　　1. 肘关节后脱位

　　肘关节后脱位多为传达暴力及杠杆作用力所造成。患者跌仆时肘关节伸直前臂旋后位、传达暴力使肘关节过度后伸，以至于鹰嘴尖端急骤撞击肱骨下端的鹰嘴窝，起到杠杆作用，使尺桡骨上端同时被推向后外方而导致典型的肘关节后脱位。

　　2. 肘关节前脱位

　　单纯肘关节前脱位较罕见，多为肘部旋转暴力所致，跌倒时手撑地，在前臂固定的情况下，身体沿上肢纵轴旋转，以致产生肘侧方脱位，外力继续作用，则可导致尺桡骨完全脱到肘前方。

　　3. 肘关节侧方脱位

　　肘关节侧方脱位又可分为内侧脱位和外侧脱位两种，外侧脱位是肘外翻应力所致，内侧脱位是肘内翻应力所致。

　　4. 肘关节暴裂型脱位

　　此种肘关节脱位极少发生，此种脱位后，肱骨下端位于尺桡骨中间，并有广泛的软组织损伤。除有关节囊及侧副韧带撕裂外，前臂骨间膜及环状韧带也都完全撕裂。

　　5. 肘关节骨折脱位

　　指肘关节脱位时，由于撞击或肌肉韧带牵拉作用，合并有肘部或邻近部位的骨折。如肘关节前脱位合并尺骨鹰嘴骨折，肘关节后脱位合并冠状突骨折，肘关节后脱位合并桡骨头骨折，肘关节外侧脱位合并肱骨内上髁撕脱骨折，肘关节后脱位合并肱骨外髁背侧缘骨折。

（二）中医学认识

肘关节脱位，又称肘骨脱臼、臂骱落出、手肘脱轮等。历代文献对肘关节脱位皆有论述。如《医宗金鉴·正骨手法要旨·肘骨》："肘骨者，胳膊中节上、下支骨交接合处也，俗名鹅鼻骨。若跌伤其肘尖向上突出，疼痛不止，汗出颤栗，用手法翻其臂骨，托肘骨令其合缝。其斜弯之筋，以手按摩，令其平复，虽即时能垂能举，仍当以养息为妙。"《伤科汇纂·肘骨》引《陈氏密传》："两手肘骨出于臼者，先服保命丹，后用药洗软筋骨，令患人仰卧。医者居其侧，托其肘撑后，又用两指托其骨内，却试其屈肱，使屈伸两手，合掌并齐，方好摊膏贴之。"《伤科大成》："臂骱落出者，以上一手抬住其弯，下一手拿住其脉踝，令其手伸直，拔下遂曲其上，后抬其弯，捏平凑合其拢，内有响声，使其手曲转，搭着肩膊，骱可合缝矣，贴损伤膏，多以布每头钉带四根，裹扎臂骨，复以竹帘照患处大小为度，围紧布外，使骨缝无参差走脱之患，以引经药煎汤和吉利散。"此外，《救伤秘旨·整骨接骨夹缚手法》也有复位固定的记载。以上文献记载的肘关节脱位的诊断、复位手法、用药经验、固定及练功，至今仍有一定指导意义。

二、临床诊断

（一）辨病诊断

1. 临床表现

（1）肘关节后脱位

①典型外伤史。

②肘关节疼痛、肿胀、活动受限，肘关节处于 130°~160° 位。

③肘后空虚、凹陷、肘前饱满，可扪及肱骨小头和滑车，上下臂的比例失常，前臂变短，肘后 Huter 三角关系异常，肘关节呈靴样畸形。

（2）陈旧性肘关节后脱位

①典型病史，肘关节脱位超过 3 周。

②肘关节肿胀，活动受限，处于 150°~160° 位。

（3）肘关节前脱位

①典型外伤史。

②肘关节疼痛、肿胀，不能伸屈。

③关节不稳定摇摆，上下臂均见增长，肘后可触及肱骨下端，Huter 关系破坏。

（4）肘关节侧方脱位

①典型外伤史。

②具备肘后脱位的症状、体征。

③呈肘内翻或肘外翻畸形，肘关节出现内收、外展等异常活动，肘部左右径增宽，Huter 关系破坏。

（5）肘关节暴裂型脱位

①典型外伤史。

②肘关节疼痛、肿胀、活动受限。

③尺桡骨上部分别位于肱骨下端的内外侧，肘关节左右径明显增宽，或因尺桡骨上部分别位于肱骨下端的前后侧，肘关节前后径明显增宽，Huter 关系破坏。

2. 相关检查

通过 X 线检查可进一步明确脱位的程度、方向，以及有无合并骨折、陈旧性脱位，有无骨化性肌炎或缺血性坏死等。必要时 MRI 辨别肘关节周围韧带的损伤情况。

（二）辨证诊断

肘关节脱位可结合损伤三期辨证，早期、中期及晚期因不同时期病理变化不同，具体证候也不相同，具体如下：

1. 早期 – 气滞血瘀证

（1）临床证候　肘关节畸形，弹性固定，活动受限，屈伸不利，肘关节周围局部瘀斑，肿胀疼痛，多为刺痛，痛有定处，夜间加重，局部触痛明显，纳差腹胀，舌质紫暗，或有瘀点瘀斑，舌下脉络迂曲，舌苔薄白，大便溏泄，小便不利，脉弦涩。

（2）辨证要点　肘关节弹性固定，局部肿痛明显，多为刺痛，痛有定处，夜间加重，舌暗，苔白，脉弦涩。

2.中期–营卫不和证

（1）临床证候　肘关节畸形，活动受限，屈伸不利，肩关节周围局部瘀斑消失，肿胀有所消退，关节疼痛减轻，痛有定处，夜间加重，局部触痛减轻，纳差，舌质淡白，舌苔薄白或薄黄，脉弦涩。

（2）辨证要点　肘关节局部肿痛有所消退，舌白，苔薄白或黄，脉弦涩。

3.后期–气血亏虚证

（1）临床证候　肘部酸痛，屈伸无力，遇劳更甚，卧则减轻，喜按喜揉，全身无力，容易疲劳，面色无华，手足不温，舌质淡，脉沉细。

（2）辨证要点　肘部酸痛，屈伸无力，卧则减轻，喜按喜揉，脉沉细。

三、鉴别诊断

（一）西医学鉴别诊断

1.肱骨远端骨骺分离与肘关节脱位的鉴别

小儿X线片上肱骨小头骨化中心未显现，仅靠X线片诊断，极易误诊为肘关节脱位。由于儿童时期骺板的强度远不及关节囊及韧带，对儿童的关节部位损伤，首先要考虑有无骨骺损伤的可能；其次，仔细全面的临床检查也是非常重要的一环。根据肿胀、压痛及瘀血斑的部位可对骨折部位有一初步印象，利用一些特殊骨性标志如肘后三角等来诊断和鉴别肱骨下端骨骺分离与肘关节脱位；第三，熟悉小儿肘关节解剖形态及生理演变，才能在阅读X线片时提高诊断符合率，以免误诊误治，给患儿的生长发育造成严重后果。

2.合并尺骨鹰嘴骨折的肘关节前脱位与伸直型孟氏骨折的鉴别

合并尺骨鹰嘴骨折的肘关节前脱位的主要临床特征是尺骨近端发生骨折，肱骨远端穿过尺骨鹰嘴，使肘关节产生前脱位。由于多起因于高能量创伤，因此尺骨近端多为复杂的粉碎性骨折，少数也可为发生于尺骨鹰嘴单纯的斜形骨折。肱桡关节大都同时伴有脱位，但上桡尺关节无分离。

3.肱骨髁上骨折与肘关节脱位的鉴别

肱骨髁上骨折（伸直型）时，肘关节可部分活动，肘后三角无变化，上臂短缩、前臂正常。肘关节脱位时，肘关节弹性固定，肘后三角有变化，上臂正常、前臂短缩。

（二）中医学鉴别诊断

1.流痰

多发于肩、脊椎、环跳、肩、肘、腕，其次下肢，亦可走窜，一般为单发，但脓肿形成后常可走窜，患处隐隐酸痛，虽然起病慢，化脓亦迟，溃后亦不易收敛，但关节骨性变形较少；但在损伤筋骨时轻者致残，重者可危及生命。

2.痿证

虽同是肢体疾患，但痿证以手足软弱无力，甚则肌肉枯萎瘦削，关键在于肌肉"痿弱不用"，关节相对"变大"，但无疼痛及活动受限。

3.痹证

主要表现为四肢关节痛，或关节有明显的红肿热痛，也有表现为全身性、广泛的肌肉疼痛，有时出现腰背疼痛。

4.流注

流注是外科疾患，其发于长骨，流注于肌肉，无固定部位，随处可生，大多为多发性。起病较快，疼痛较甚，化脓既易，溃后亦容易收口。

四、临床治疗

（一）提高临床疗效的要素

（1）确定肘关节脱位的类型、脱位时

间、是否合并并发症。

（2）辨明肘关节周围韧带的损伤情况。

（3）确定肘关节稳定度，确定合适的治疗方式和固定方法。

（4）医患结合，配合康复训练。

（二）辨病治疗

对于肘关节脱位的治疗，多采用中西医结合治疗。对于新鲜脱位，发挥中医复位效果较好之优势，并同时结合中药内服、外洗治疗，配合功能锻炼，能取得比单纯西医整复较好的疗效；对于陈旧性脱位，不能过分强调手法复位，必要时应切开复位；对于习惯性脱位，应切开复位，加强关节囊的修补。

1. 非手术疗法

（1）新鲜肘关节后脱位　一般采用拇指推顶法复位。患者坐位或仰卧位，局麻或臂丛麻醉下，前臂旋前，助手握前臂腕部牵引，术者双手交叉抱于肘上臂，二拇指相并抵于尺骨鹰嘴，与助手反方向牵引。当牵引 1~2 分钟后，助手始终保持牵引力状态下逐渐屈曲前臂，有时即可听到响声得以复位，或屈肘达 90° 左右时，加大牵引，拇指用力推顶鹰嘴突即可听到"咯噔"复位声。也可采用膝顶复位法。复位成功后，采用长臂石膏托固定于功能位 2~3 周。或采用肘关节屈曲 60°~90° 之间，颈腕带悬吊 3 周。

（2）陈旧性肘关节后脱位　一般陈旧性脱位适用于以下情况：脱位时间不太长，血肿尚未完全纤维化者；以前未经多次复位，损伤不重，瘢痕、痉挛不重；尚无损伤性骨化性肌炎；无明显骨质疏松；牵引肘关节仍有松动余地者。

手法复位前应通过中药熏洗、热敷、骨牵引、推拿等松解粘连。复位时采用臂丛麻醉，先试行被动伸屈肘关节数次，然后助手牵引前臂，术者腰缠长宽布带绕经患肘前上方做反牵引，用力不可过猛，术者双手做舒筋理血按摩，并由助手逐渐加大前后伸屈、左右摇摆、内外旋转的活动幅度，此时可闻及肘部粘连松解的撕裂音，使肘关节周围粘连尽皆分离，肱二头肌获得伸展，稍用力见有弹性恢复，当显示已相当松动时，令助手在持续牵引下加大肘屈曲角度约至 90° 左右，术者两手指交叉抱合肘前上方布带前面，两拇指并拢抵于鹰嘴尖。使拇指向前推顶，余四指向后牵拉，加上助手与术者牵引布带间的反向牵拉、闻及钝"喀"声或震动，示复位已成功。固定同新鲜型脱位。

（3）肘关节前脱位　手法复位时，适当麻醉，一助手握脱位侧前臂、手腕部进行持续牵引下，并且极度屈肘；另一助手握上臂远段，两手交叉合抱肱骨下端，两助手牵引上下臂牵开脱位骨端；术者一手握前臂上端，一手握肱骨远段，使鹰嘴窝对合肱骨滑车面，使之复位。复位成功时可闻"喀"响声，肘后三角关系和正常关节形态均恢复，关节伸屈滑利。疼痛旋即消除，手指可触及患侧肩部。复位后采用前臂石膏托外固定或行绷带肘关节"8"字固定。1 周后采用肘屈曲 90° 前臂中立位，三角巾悬吊或行直角夹板固定。

（4）肘关节侧向脱位　合并侧向脱位者，应先整复侧方脱位，而后矫正前后移位。用双手握住肘关节，以双拇指和其他手指使肱骨下端和尺桡骨上端相对方向移动即可使其复位。侧方移位纠正后，再用拇指推顶法或膝顶法复位，整复前后脱位。复位后按照前后脱位的方式进行固定。

2. 手术疗法

（1）适应证　①肘关节脱位合并滑车骨折。②肘关节脱位合并肱骨内上髁骨折。③肘关节后脱位合并神经、血管损伤。④手法复位失败者或不宜手法整复者。

（2）手术方法　①切开复位。②切开

复位加内固定。③切开复位，神经、血管探查及修补术。④手术辅助石膏托外固定。

（三）辨证治疗

1. 早期 – 气滞血瘀证

治则：活血行气，通络止痛。

方药：活血祛瘀汤。药用丹参30g、当归9g、赤芍9g、鸡血藤15g、桃仁6g、延胡索9g、郁金9g、三七3g（研）、香附9g、枳壳6g、广木香6g、甘草3g。如肘关节肿胀严重者加薏苡仁、泽泻；瘀血阻滞疼痛甚者加乳香、没药、延胡索；如兼有面色不华、倦怠乏力症状者可加党参、黄芪、白术、茯苓；肢麻较重者加全蝎、蜈蚣。

2. 中期 – 营卫不和证

治则：调和营卫，合营止痛。

方药：方用和营止痛汤加减。赤芍10g、当归尾10g、乌药10g、川芎6g、苏木6g、陈皮6g、桃仁6g、乳香6g、没药6g、木通6g、甘草6g、续断12g。肢体畏寒者加桂枝、白芍、巴戟天；疼痛甚者加乳香、没药。

3. 后期 – 气血亏虚证

治则：补益气血。

方药：十全大补汤加减。药用白芍15g、熟地黄30g、炙黄芪60g、肉桂20g、炙甘草12g、茯苓15g、炒白术15g、党参25g、当归15g、川芎20g等。阳虚者加用右归丸、金匮肾气丸、青蛾丸；阴虚者加用左归饮、大补阴丸；若兼有寒湿症状可加熟附子、肉桂；气虚明显者可加人参、黄芪。

（四）新疗法选粹

复杂肘关节脱位采取内外侧联合入路手术，术后早期使用铰链式外固定架固定，其在改善患者肘关节灵活度、肘关节功能及肘关节功能疗效方面具有明显的优势，减少术后肘关节僵硬的发生。

五、预后转归

新鲜脱位经早期正确诊断及适当处理后，不应遗留有明显的功能障碍，如早期未能得到及时正确的处理，则可导致晚期严重的功能障碍。此时无论何种治疗仅能得到不同程度的功能改善而已。另外，肘关节脱位及复位过程中，关节周围的肌肉，尤其是肱前肌，在肌肉与骨骼连接处好发创伤性骨化和异位骨形成，大多由于操作粗暴及复位后被动按摩的损伤引起。因此，凡脱位整复后，肘部长期肿胀、疼痛、活动障碍者，应想到创伤性骨化的可能，伤后3~4周X线摄片即可有骨化阴影。一旦发生，目前还不能阻止其发展，只有将肘固定在功能位。待症状消失，骨化成熟后，在无损伤操作下，将妨碍活动的异骨切除，可恢复部分关节功能。

六、预防调护

（一）预防

（1）多锻炼，增加肌肉弹性，实施可以改善肌肉力量、平衡性的训练计划。

（2）老年人用药要有明确的适应证，可用可不用的最好不用。尽量减少和同种作用的药物重复使用，如镇静药、利尿药、降压药及扩血管药联用时，可致血压下降较快，导致脑供血不足等，引发跌倒，致使肘部及上肢遭受暴力，引起肘关节脱位。

（3）活动前认真做准备活动，比如说做一些环绕、伸展的活动，让各个关节部位得到充分的活动。

（4）活动时要采取保护，尤其是要加强对易受伤部位的保护，量力而行，做些适合自己体力的体育活动，决不做力不能及的危险动作，避免暴力的直接冲撞。

（5）并发症的预防　肘关节脱位并发症多是由于患者未及时治疗或治疗不当引

起，主要包括关节僵硬、骨缺血性坏死、骨化性肌炎、创伤性关节炎等，故外固定去除后即可逐步进行肘关节屈伸功能锻炼。高明开运用中药及冷敷分期预防骨化性肌炎取得了良好效果。

（二）调护

1. 疼痛的护理措施

给予活血化瘀、消肿止痛药物，如内服舒筋活血汤、活血止痛汤或筋骨痛消丸等，外敷活血散、消肿止痛膏等；分散患者注意力，如听一些轻松愉快的音乐或针刺止痛等，必要时口服止痛药物。

2. 固定的护理措施

石膏的固定要注意皮肤护理，骨突部位避免出现压疮，引起局部皮肤坏死，避免局部压迫神经，致神经损伤，出现相应的功能障碍。

3. 功能练习

手法复位外固定者，固定后即开始各手指及肩关节、腕关节功能锻炼，以恢复关节活动度和肌肉力量为目的，只要能耐受即可进行轻度活动，根据愈合情况逐渐加强力量和提高活动度。术后3~4周去除外固定开始做主动的肘关节屈伸功能锻炼，必要时辅以理疗，但不宜做强烈的被动活动。手术治疗切开复位者，术后2~3天开始锻炼腕关节及手指，术后1~2周后拔除克氏针，3~4周后去除石膏或小夹板固定，逐渐练习肘关节主动活动，要防止被动牵拉，以免引起骨化肌炎。

七、专方选要

中医学将本病分为早期气滞血瘀型，内服消瘀退肿、行气活血汤药；中期为气血不足型，内服活血化瘀、濡养筋骨汤药；晚期为阳虚湿重型，补肝肾，并训练上肢行局部热敷和中药熏洗。复位后肘关节部仍有瘀肿疼痛，应及时运用内服及外敷药物，初期宜活血化瘀、消肿止痛，可内服接骨紫金丹、续断紫金丹、舒筋活血汤或活血镇痛汤，外敷消肿散、双柏散或消肿止痛膏；中期宜和营生新、舒筋活络。可内服壮筋养血汤、跌打养营汤或肢伤二方。外敷舒筋活络药膏或接骨续筋药膏；后期宜补养气血，可内服八珍汤或补中益气汤，外用海桐皮汤、上肢损伤洗方或骨科外洗一方煎汤熏洗。

八、评述

儿童肘关节脱位多由高能量损伤及前臂暴力旋转性损伤所致，极易合并不同类型的肘部骨折和严重的肘关节侧副韧带损伤，应积极手术治疗，恢复肘关节的正常解剖关系，重建肘关节的稳定性，恢复肘关节功能。杨文龙等认为中医手法复位结合桃红四物汤治疗肘关节脱位的效果显著，可显著调节血清学指标，在发生肘关节恐怖三联征的时候，往往损伤外侧副韧带，而内侧副韧带损伤的可能性也很大。在治疗复杂肘关节脱位的时候，对骨性结构和软组织的治疗具有同样的重要性。增大关节活动度，利于改善患者预后，应用中药熏洗对患肢功能的康复有明显的促进作用。

手术入路以后正中切口为主，可同时利用内外侧切口。肘后入路松解复位术适用于陈旧肘关节后脱位并骨性强直患者。内外侧联合入路合并早期支具固定治疗复杂肘关节脱位对患者术后肘关节功能恢复有利，愈合时间短。冠状突骨折若骨折片能较好复位则采用空心螺钉固定，若为粉碎或骨块太小，则选用可吸收线缝合。对于桡骨小头骨折，亦可选用空心螺钉固定，而粉碎的桡骨小头骨折采用桡骨小头切除术或桡骨小头假体置换术。术中对软组织损伤的准确评估和治疗也是必要和关键的。一般的治疗方法是：首先修复外侧副韧带复合物，可以通过在肱骨上对称点钻孔后缝合，伸肌起点也需修复，术中检查肘关节的伸屈活动度。若骨性结构和外侧副韧带复合物修补后，肘关节仍不稳定，则需耐心修补内侧副韧带及屈肌起点。若再不稳定，考虑使用外固定支架。对于陈旧性肘关节脱位，行侧副韧带重建术后可常规应用铰链式外固定支架辅助治疗，外固定支架固定允许术后早期功能锻炼，可减少关节僵硬、异位骨化等并发症，能很好地维持手术效果，获得满意的复位和功能。

第五节　桡骨小头半脱位

小儿桡骨小头半脱位，又称小儿牵拉肘，多发生于4岁以下的幼儿。桡骨小头半脱位，并无关节囊的破裂及桡骨小头的明显移位，伤后肘关节无明显肿胀与畸形。X线拍片，亦不能显示关节的病变，故有肘关节假性脱位之称。

一、病因病机

（一）西医学认识

肱桡关节在小儿时，环状韧带前下较薄弱，桡骨小头关节平面略向后方、远端倾斜，与桡骨干的纵轴不完全垂直，且略呈卵圆形，在旋后位时矢状径较长；在极度旋前位时桡骨小头略离开尺骨的桡骨切迹，其前外侧边缘较低平而位于偏远端，当小儿因穿衣、跌倒后被拉起，上楼过马路时被大人牵拉手腕，当前臂右旋前位时用力牵拉前臂环状韧带容易向桡骨小头前外侧近端滑移，其薄弱附着点易被横形撕破，桡骨小头前方即在环状韧带前下方脱出，形成半脱位。

（二）中医学认识

桡骨小头半脱位多发生在小儿，中医称为牵拉肘。该病多因过度牵拉小儿手臂所致，当幼儿跌倒或穿衣，或因强力外展外旋而致伤，局部骨骼及韧带错位，损伤局部经络气血，气滞血瘀，阻滞经络，伤肘部可呈现半曲屈位，肘外侧部疼痛，前臂呈旋前位而垂于体侧，主动、被动活动障碍，尤其不能旋后、屈伸及取物活动，且桡骨小头处有明显压痛。中医对幼儿桡骨小头半脱位的诊治有独到的见解。通过对局部骨骼的旋转活动，采用牵拉肘复位法，或手翻托复位法，往往可以达到良好的复位效果。

二、临床诊断

（一）辨病诊断

1. 临床表现

（1）有被牵拉的损伤史，伤侧肘部疼痛，伤肘保持半屈曲，前臂处于内旋位。伤儿哭闹，不能屈肘、举臂，常拒绝别人触动伤肢及拒绝检查。

（2）伤肘外侧部有压痛，但无肿胀和畸形，前臂不能外旋，肘关节被动屈、伸活动时，疼痛加重及伤儿哭闹。

（3）若有明显外伤史者，应做X线检查，以排除桡骨头、桡骨颈及肱骨髁上骨折。

2. 相关检查

X线检查无异常改变。但个别小孩可发现桡骨小头和肱骨小头空隙略增宽。

高频超声通过连续扫查可观察肘关节周围解剖结构的连续性及毗邻关系，尤其双察对比前区桡侧纵切面、外侧区冠状面可快速、准确地诊断儿童难复性桡骨小头半脱位。

（二）辨证诊断

1. 气滞血瘀证

（1）临床证候　肘关节呈屈肘贴腹畸形，弹性固定，活动受限，屈伸不利，肘关节周围局部肿胀疼痛，多为刺痛，痛有定处，局部触痛明显，舌淡红，苔薄白，脉涩。

（2）辨证要点　肘关节局部疼痛，活动不利，痛有定处，舌淡红，脉涩。

2. 筋骨失养证

（1）临床证候　肘关节呈屈肘贴腹畸形，弹性固定，活动受限，屈伸不利，肘关节周围局部肿胀疼痛，疼痛较轻，体型瘦小，纳差，容易疲劳，面色无华，手足不温，舌质淡，脉沉细。

（2）辨证要点　肘关节畸形，弹性固定，体型瘦小，面色无华，手足不温，舌质淡，脉沉细。

三、鉴别诊断

（一）西医学鉴别诊断

桡骨小头半脱位与桡骨小头脱位相鉴别

桡骨小头半脱位常有提拉患儿手臂上楼梯或走路的受伤史。半脱位时患儿哭闹，肘部疼痛，肘部半屈曲，前臂中度旋前，不敢旋后和屈肘，不肯举起和活动患肢，桡骨头部位压痛，X线检查阴性。桡骨小头脱位患者，X线片显示桡骨小头脱位，即可确定诊断。

（二）中医学鉴别诊断

1. 痿证

虽同是肢体疾患，但痿证以手足软弱无力为主，甚则肌肉枯萎瘦削，关键在于肌肉"痿弱不用"，关节相对"变大"，但无疼痛及活动受限。

2. 痹证

主要表现为四肢关节痛，或关节有明显的红肿热痛，也有表现为全身性、广泛的肌肉疼痛，有时出现腰背疼痛。

四、临床治疗

（一）提高临床疗效的要素

（1）明确受伤时的体位和受伤力度。

（2）复位手法正确。

（3）复位后予以科普宣教，预防为主，锻炼为辅。

（二）辨病治疗

本病的治疗主要是依靠手法复位，一般复位时不需麻醉，方法是先安抚好患儿，一手握患儿肘部，拇指压在桡骨小头外侧稍前方的位置，另一手握住患儿腕部，先行前臂牵引、外旋、过伸，同时拇指轻轻推挤桡骨小头，将肘关节屈曲至最大限度，然后内旋前臂、伸直肘关节，可感到复位的响声，必要时可伸屈肘关节2~3次。复位后嘱患儿用手抓物体、触摸头部，活动肘关节灵活且不再哭闹，说明复位成功。复位后用三角巾悬吊1周。

桡骨小头半脱位不能复位者，要在患儿3岁以后，采用桡骨小头切开复位并环状韧带重建术。采用克氏针暂时将桡骨小头与肱骨小头固定。石膏固定6周后拔除克氏针。较大儿童桡骨小头脱位时因无法复位，可到青春期考虑行桡骨小头切除术。改良Ilizarov半环形外固定架结合尺骨微创截骨治疗儿童陈旧性桡骨小头半脱位，具有创伤小、去架方便、复位满意和有效避免尺骨截骨后骨不连等优点，远期疗效有待进一步随访。

（三）辨证治疗

1. 气滞血瘀证

治则：活血行气，通络止痛。

方药：活血祛瘀汤。药用丹参30g、当归9g、赤芍9g、鸡血藤15g、桃仁6g、延胡索9g、郁金9g、三七3g（研）、香附9g、枳壳6g、广木香6g、甘草3g。肿胀明显者加茯苓、泽泻。

2. 筋骨失养证

治则：补养筋骨。

方药：方用壮筋养血汤加减。药用白芍

9g、当归 9g、川芎 6g、川断 12g、红花 5g、生地 12g、牛膝 9g、牡丹皮 9g、杜仲 6g 等。如兼有脾胃不足者可加白术、山药、茯苓等，气虚明显者可加黄芪、党参。

（四）新疗法选粹

通过超声连续扫查双侧肘关节，并进行对比，有助于快速、准确地对 X 线检查阴性的桡骨小头半脱位做出诊断。小儿桡骨小头半脱位采取旋前复位法治疗一次复位成功率高，肘关节功能优良率高，疼痛轻，必要时对复发的病例予以石膏托固定 3 周，运用纵压提按旋转手法对难复性桡骨小头半脱位能有效复位，可避免因误诊而延误治疗，均可取得满意疗效。小儿桡骨小头半脱位以小年龄儿童为主，多为牵拉所致，手法复位可以起到较好的效果，但若复位后注意程度不够易导致患儿治疗后出现复发。医务人员在为患儿治疗桡骨小头半脱位的同时，更应该加强相关知识的科普宣教，防止反复发生，减轻患儿痛苦，促进健康成长。

（五）医家经验

刘景邦

刘景邦教授总结出小儿桡骨小头半脱位的三种复位手法。第一种是经典的旋后位复位法：即牵引、旋后、压头、屈肘。具体操作：患儿由家长抱坐位，并令家长一手握住患儿上臂，医者一手握住患儿肘部，拇指按压于肘外侧的桡骨头处，另一手握住腕部，在肘关节伸直位时做对抗拔伸牵引，同时做小幅度的前后旋转以理顺嵌入关节的环状韧带，然后做极度旋后，拇指按下桡骨小头，向前、桡侧施力，同时再将患肢肘关节极度屈曲，可以听到弹响声。但有些手感不明显，不好复位，可能是嵌入的环状韧带超过桡骨小头的一半。如果前臂过度旋后也不能复位，此时用第

二种复位方法，即前臂旋前复位法：将前臂极度旋前，拇指向尺侧轻按桡骨小头。刘景邦认为由于极度旋前，桡骨小头自轴线外移可达 2mm，环状韧带最紧张，同时附着于环状韧带外侧的桡侧副韧带亦紧张，参与牵拉嵌入肱桡间隙的环状韧带而使其逐步滑绕到桡骨颈上而解除嵌顿。若前两种手法均失败，可用第三种手法，即旋前尺侧按压法：术者一手握患肢前臂轻轻旋后位牵引，一手拇指挤压桡骨头掌尺侧，向桡侧及下方捻搓，同时使前臂旋前、屈肘即可获得成功。所以复位时肘关节的位置、前臂的位置以及用哪种手法要灵活掌握。复位后用三角巾颈腕悬吊 3~5 天，交代家长不要再牵拉，以防形成习惯性脱位。对于第二次脱位者，复位后用石膏固定 2 周，一般在 5 岁以后，肌肉与关节囊韧带增强，则对此病有自限能力，不会再脱位。

五、预后转归

桡骨小头半脱位伤势虽然不重，但同样影响肘关节功能，绝大部分患者均需复位才能获得痊愈。但一般通过治疗后效果良好，无并发症发生，部分就诊不及时的患儿，可能恢复时间会稍长，但同样无并发症发生。

六、预防调护

（一）预防

平时牵拉（提）小儿手部时，应同时牵拉衣袖；防止跌仆；成人与小儿嬉闹时应注意方法，不能单牵（提）手；穿衣服时，应避免手部旋前位牵拉，应和衣袖同时拉扯；避免反复脱位，形成习惯性脱位。

（二）调护

整复手法宜轻缓柔和，牵引力不可过大、过猛。复位后，一般不需固定，可嘱

家长在 3~7 日内避免牵拉患儿伤肢，以防止复发。

七、评述

以前大多数的学者认为造成桡骨头脱位的原因主要是小儿桡骨小头发育不完善，桡骨头、颈周径等粗，环状韧带松弛、关节囊比较薄弱等。现代解剖学的研究发现：造成桡骨小头半脱位的原因是多方面的，如骨的解剖特点、关节囊松弛、受伤的方式、受伤时关节内的负压增大以及外力作用的大小等都是引起桡骨头半脱位病理改变的原因，特别是受伤方式、受伤时关节内的负压改变以及外力作用大小等在引起桡骨小头半脱位的病理改变中所占的比重是越来越大。

对于儿童创伤性孤立性桡骨头脱位合并环状韧带损伤以积极手术治疗为主，主要术式为切开复位、重建环状韧带术。主要因为此手术创伤小，在同一切口即可取材，缩短了手术时间；肌腱膜坚韧厚实，固定牢靠，再脱位几率低。人工肌腱因取材简便，固定牢靠，能避免因切取自体重建材料引起的手术创伤而日渐受到重视。目前韧带重建材料多选用肱三头肌肌腱，人工材料是研究趋势。

第六节 腕部脱位

腕关节脱位可分为月骨脱位，经舟骨骨折、月骨周围腕骨脱位，腕掌关节脱位。腕骨中以月骨脱位最常见，可向掌侧或背侧脱出，月骨掌侧脱位可压迫正中神经（图14-6-1）。经舟骨骨折、月骨周围腕骨脱位系指除舟骨近端、月骨与桡骨远端仍保持正常关系外，腕部诸骨向掌侧或背侧脱出。单纯闭合性腕掌关节脱位少见，故易漏诊。但有时可见开放性腕关节脱位及脱位并发骨折。

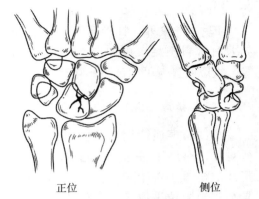

正位　　　　　　侧位

图 14-6-1　月骨前脱位

一、病因病机

（一）西医学认识

月骨脱位多为传达暴力所致，不慎跌倒，手掌着地，手腕极度背伸位受伤。月骨被桡骨下端和头状骨挤压向掌侧移位，舟月骨间韧带、月三角韧带、月头掌侧韧带及关节囊破裂造成月骨周围脱位，头状骨位于月骨的背侧，此时月骨压迫屈指肌腱，腕由背伸而转为掌屈，头状骨从背侧挤压月骨的背侧，从而使桡月背侧韧带断裂造成月骨向掌侧脱位。

如跌倒时，腕背伸位手掌着地，地面反冲力作用于掌骨和远端腕骨，以致腕骨间韧带及关节囊破裂，舟骨骨折，舟骨近端、月骨仍保持在原位，其他腕骨向后、向上、向外侧移位，造成经舟骨骨折、月骨周围脱位（图14-6-2）。

腕掌关节脱位多为直接暴力所致，跌仆、坠落时，手掌撑地或手背着地，腕关节过度背伸或掌屈所致，也有机械挫伤或过度旋拧损伤。一般造成第一掌腕关节脱位者较为多见。

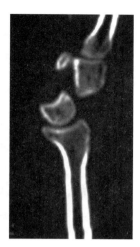

图 14-6-2　经舟骨骨折、月骨周围脱位

（二）中医学认识

腕骨脱位古称"手腕骨脱""手腕出臼"，腕关节的腕骨以月骨脱位最常见。《医宗金鉴·正骨心法要旨》记载腕舟状骨是近排腕骨中最长的一块，呈长弧形，其状如舟，但很不规则。《伤科补要·手腕》中说"若手掌着地，只能伤腕，若手指着地，其指翻贴于臂着，腕缝必开"，跌倒时手掌先着地，腕部极度背伸，月骨被桡骨下端和头状骨挤压而向掌侧移位，关节囊破裂，而引起月骨向掌侧移位。本病多因跌仆挫闪腕部，损伤经脉气血，骨骼错位，血溢脉外，瘀血内阻于腕，气滞血瘀，阻塞经络而发生。

二、临床诊断

（一）辨病诊断

1.临床表现

（1）病史　有明显外伤史。

（2）体格检查　腕部肿痛，有纵轴叩击痛。局部隆起，腕关节屈伸受限，月骨脱位时腕关节呈屈曲位，不能背伸，中指不能完全伸直。握拳时第 3 掌骨头明显塌陷，叩击该掌骨头，则明显疼痛。脱位的

月骨压迫正中神经出现急性腕管综合征，正中神经支配的桡侧 3 个半指掌侧麻木、活动受限、拇指不能对掌。经舟骨骨折、月骨周围腕骨脱位，叩击 2~4 掌骨头时，腕部疼痛。腕掌关节脱位手背隆起，伸指肌腱紧张。若用手检查时，可摸到第一掌骨头向外突出，第一腕掌关节处凸出，肿胀明显。如用手向下压迫，即能复位，且听到骨入臼声，但松手则又滑脱。

（3）影像学表现　月骨脱位正位片显示月骨由正常的四方形变成三角形，月骨凸而转向头状骨，头状骨向近侧移位；侧位片可见月骨凹面与头状骨分离而转向掌侧，凸面向背侧。月骨可旋转 90°~270°。经舟骨骨折、月骨周围腕骨脱位 X 线斜位片可见舟骨骨折征，X 线正位片显示：头状骨、月骨和头状骨、舟骨关节间隙重叠，关节间隙消失，头状骨向近侧移位，与桡骨远端距离缩短，月骨由于尺偏与三角骨可有重叠，此型最显著的特点是月骨微成方形。X 线侧位片显示：月骨凹状关节窝空虚，头状骨和舟骨骨折远端伴随其他腕骨向月骨后方脱位，月骨与舟骨骨折近端仍保留在桡骨远端关节窝内，桡骨纵轴延长线只通过月骨中心，不通过头状骨，头状骨在桡骨纵轴线后方。

2.相关检查

在腕部脱位疾患中影像检查应用相当广泛。在分析手部疾患时必须结合病史、体格检查和化验检查等临床资料，才能得出正确的结论。

（1）X 线检查　X 线摄片是腕部脱位最常规的检查方法。手部受伤后均可首选用平片检查。体位应包括正、侧两个位置，有些情况需加照斜位，切线位或轴位，必要时可加照对侧相同的部位，以便对照观察。

（2）CT 检查　CT 检查可以排除骨折，明确错位的位置等。

（3）MRI 腕部受伤脱位是关节囊、关节软骨和关节内的韧带均可能出现损伤，MRI更容易分辨。

（4）其他检查方法 近年来，腕关节损伤常选用肌骨超声来判定关节囊、韧带和关节软骨的损伤情况，克服了腕关节造影的不良反应和痛苦。

（二）辨证诊断

1.气滞血瘀证

（1）临床证候 腕关节畸形，弹性固定，活动受限，屈伸不利，腕关节周围局部瘀斑，肿胀疼痛，多为刺痛，痛有定处，夜间加重，局部触痛明显，纳差腹胀，舌质紫暗，或有瘀点瘀斑，舌下脉络迂曲，舌苔薄白，大便溏泄，小便不利，脉弦涩。

（2）辨证要点 腕关节局部肿痛明显，多为刺痛，痛有定处，夜间加重，舌暗，苔白，脉弦涩。

2.气血不和证

（1）临床证候 腕关节肿胀消退，活动受限，屈伸不利，腕关节周围局部瘀斑消失，肿胀有所消退，关节疼痛减轻，痛有定处，夜间加重，局部触痛减轻，纳差，舌质淡白，舌苔薄白或薄黄，脉弦涩。

（2）辨证要点 腕关节局部肿痛有所消退，痛有定处，屈伸不利，苔白或黄，脉弦涩。

三、鉴别诊断

（一）西医学鉴别诊断

本病应与桡骨远端骨折及腕管综合征相鉴别。腕部脱位和桡骨远端骨折均有腕关节明显畸形，但脱位没有骨擦音，弹性固定明显，而桡骨远端骨折有骨擦音，局部肿胀更为明显，两者X线检查可明确诊断。腕管综合征主要是以腕管狭窄为主，损伤不明显。但月骨脱位后期也会并发腕

管综合征。X线检查可明确诊断，后期需要MRI鉴别。

（二）中医学鉴别诊断

1.痉证

痉证以四肢抽搐、项背强直，甚至角弓反张为主症，发病时也可伴有神昏。

2.痿证

虽同是肢体疾患，但痿证以手足软弱无力，甚则肌肉枯萎瘦削，关键在于肌肉"痿弱不用"，关节相对"变大"，但无疼痛及活动受限。

四、临床治疗

（一）提高临床疗效的要素

（1）判断是否合并血管、神经损伤，特别是正中神经损伤。

（2）判断是否合并桡骨远端、尺骨茎突或其他腕骨骨折。

（3）根据腕部脱位类型、时间选择不同的治疗方法。

（4）准确的脱位复位，加强腕关节功能锻炼时间及恢复效果。

（二）辨病治疗

1.手法复位

（1）月骨掌侧脱位 可以采用拇指整复法。患者取坐位，麻醉生效后，肘关节屈曲90°，前臂中立位，患腕背伸位。两助手分别握住肘部和手指对抗牵引，在拔伸牵引下，前臂旋后，徐徐使前臂旋后（即仰掌），腕关节逐渐背伸，使桡骨与头状骨之间的关节间隙加宽，术者两手握住患者腕部，两手拇指用力推压月骨凹面的远端，迫使月骨进入桡骨和头状骨间隙，助手同时使腕在对抗牵手中逐渐掌屈至45°，当感到有复位声响，中指可以伸直时，则表明已复位，复查X线片以证实。

（2）经舟骨骨折、月骨周围腕骨脱位　复位前患者取坐位，一助手牵前臂上端，另一助手充分旋后位牵引手指，对抗牵引3~5分钟，术者两拇指由背侧向掌侧用力推压脱位之腕骨，即可复位。复位后，将腕关节用小夹板或石膏托固定于屈曲45°位，3周后解除固定。固定后早期用夹板或石膏托固定期间，可行掌指及指指之间的功能锻炼，3周后解除固定可行腕关节功能活动。后期可配合中药熏洗，以防止关节粘连及功能障碍。

2. 手术治疗

（1）适应证　陈旧性脱位；手法复位失败者；月骨坏死及合并创伤性关节炎。

（2）术式　切开复位术，适应于手法整复失败者。月骨摘除术，适应于部分陈旧性脱位及月骨坏死合并创伤性关节炎，如有月骨坏死需行月骨摘除肌腱球填塞术等。

（3）月骨脱位针拨复位法　患者端坐位，麻醉生效后，在严格无菌操作及X线透视下，两助手持患腕背伸对抗牵引，术者用20号注射针头或细钢针，顶月骨凹面的远端，使之复位，然后固定患腕于掌屈45°。复位后，用石膏托或塑形夹板将腕关节固定于掌屈约45°位，1周后改为腕中立位，再固定2周。

3. 药物治疗

（1）中成药治疗　龙血竭含片，每次1.0g，每日2~3次；治伤胶囊、三七伤药片、沈阳红药、七厘胶囊、云南白药、骨折挫伤散等，适用于急性期损伤。通迪胶囊，每次4~6片，每日3次，可用于疼痛甚者。

（2）西药治疗　消炎、镇痛、止血等对症处理。对关节积血较多者，在手法复位后可采取无菌穿刺抽吸之法，预防发生关节粘连与骨化性肌炎。

（二）辨证治疗

1. 气滞血瘀证

治则：活血化瘀，消肿止痛。

方药：消肿止痛汤加减。药用桃仁10g、红花10g、当归10g、生地黄30g、赤芍10g、黄柏10g、泽兰10g、木通10g、生大黄10g（后下）、三七4g、桑枝10g。早期往往因湿阻气机，脾虚失运，患者胸腹痞胀、纳差等症较著，可随症加入苍术、厚朴、半夏等以健脾燥湿、行气和胃。肠道干涩，燥屎内停，腑气不通，大便干结，宜适当加入大黄、枳实等泄热通便。

2. 气血不和证

治则：活血化瘀，接骨续筋。

方药：散瘀接骨汤加减。药用当归10g、赤芍10g、川芎10g、骨碎补10g、怀牛膝10g、陈皮10g、焦三仙各10g。疼痛明显者加制乳香、制没药等；肿胀明显者加苏木、地鳖虫、续断等。

（四）新疗法选粹

Majeed等曾报道对骨折脱位后的舟骨进行复位后选择合适加压螺钉固定后，用带关节的腕关节外固定架，分别于桡骨中远端及第2或第3掌骨上各打入两枚合适粗度、长度的半针并连接外固定架后将其逐渐撑起，锁紧固定半针及外固定架关节处，以防止其再次脱位。Driscol等认为利用外固定架独特的支撑作用，缓解腕关节内压力，维持正常间隙，对已切开复位固定的腕关节起到制动并减压作用，待3~5天之后，可松开外固定架的关节，但要保持其撑开状态，适当功能锻炼，能减轻关节面之间的摩擦，减少肌肉软组织的牵缩及关节僵直等。柳权哲等认为在掌握适应证的前提下，腕关节镜辅助复位和固定治疗月骨周围脱位、经舟骨月骨周围脱位的随访效果较满意，优势明显，是一个有效和值得推荐的治疗方法。

五、预后转归

本病主要是由外伤造成，故平时要注意安全，防止意外伤害。特别是月骨脱位，由于月骨脱位后很容易发生月骨缺血性坏死，因此早期明确诊断，及时闭合手法复位或经皮克氏针撬拨复位，是避免月骨发生缺血性坏死的关键所在。对陈旧性及远距离脱位的病例，因其掌背侧韧带均已断裂，月骨血液运行已中断，成为死骨，应予切除。

六、预防调护

1. 情志护理

心理上解除顾虑；与患者建立融洽友好的关系，取得患者的信任，使其积极配合治疗。

2. 生活护理

给予安静舒适的环境，保证其充足的睡眠，给予易消化食物。

3. 外固定护理

将前臂悬挂于胸前，夹板固定者应及时调整布带的松紧度，上下移动范围以1cm为宜。观察伤肢疼痛及肿胀情况，发现局部出现异常疼痛及肿胀及时处理。

4. 功能护理

指导进行功能锻炼，加强营养，防治内科并发症。

5. 饮食护理

骨折早期饮食应以清淡开胃、易消化、易吸收的食物为主，如蔬菜、蛋类、豆制品、水果、鱼汤、瘦肉等，制作以清蒸炖熬为主，避免煎炸炒烩的酸辣、燥热、油腻之食品。骨折中晚期饮食应由清淡转为适当的高营养，以满足骨痂生长的需要，可在初期的食谱上加以骨头汤、三七煲鸡、鱼类、蛋类以及动物肝脏之类，以补给更多的维生素A、C、D，钙及蛋白质，促进

骨痂生长和伤口愈合。

七、专方选要

早期：局部外敷散瘀消痛膏。生大黄30g，黄柏30g，乳香、没药各15g，天南星15g，山栀子30g，地鳖虫15g，制马钱子粉10g，冰片10g。上药共为细末，用蜂蜜调膏。功效：活血解毒，消肿止痛。

中期：外用刘氏接骨膏接骨。仙桃草60g，煅自然铜60g，龙骨60g，续断60g，乳香、没药各30g，地鳖虫30g，白芷30g，肉桂30g，五加皮30g。上药共为细末，用蜂蜜调膏。功效：续筋接骨，温经通络。

晚期：海桐皮汤熏洗。海桐皮30g，铁线透骨草30g，制乳香、没药各30g，当归15g，川椒30g，威灵仙10g，川芎15g，红花10g，白芷10g，甘草10g，防风10g。功效：温经散寒，祛风通络，消肿止痛。

上述膏药敷于患处或熏洗患处，每天2~3次。有严重张力性水疱和使用伤膏后过敏者应避免使用。

八、评述

熟悉腕关节的正常X线表现，掌握各型脱位及骨折脱位的X线特点，是避免漏误诊的关键。MSCT通过薄层重建配合MPR、VRT能够克服横断扫描限制，在不增加患者辐射剂量的情况下，能够更加直观、立体地显示腕关节损伤的基本征象，为腕关节损伤的诊断提供更多信息。

腕关节轴向骨折脱位的软组织损伤程度远大于骨与关节损伤程度，应重视软组织损伤的处理及术后系统康复治疗。腕关节脱位复位后稳定者可行石膏外固定，不稳定者可应用克氏针固定。伴舟骨骨折者可应用克氏针、微型松质骨螺纹钉或可吸收钉固定骨折，可达到稳定腕骨结构的目的。术后石膏固定3~4周。早期行功能锻炼，有利于腕关节功能恢复。陈旧性脱位

首选近排腕骨切除术。伴腕骨骨质疏松、创伤性关节炎、患者腕部肿胀、疼痛剧烈者，应行桡腕关节融合术。对于新鲜损伤，修复桡舟头韧带、桡舟月韧带和腕关节囊，不仅有利于重建腕骨的屈伸柱和运动柱，对于月骨和腕舟骨骨折近段血运的恢复有重要意义。可活动外固定支架结合 Anchor 钉治疗腕关节脱位可有效固定腕关节，韧带修复可靠，利于破损韧带愈合及促进早期逐步功能锻炼，疗效满意。对于陈旧性损伤，术中应注意以剥离近远排腕关节之间掌侧瘢痕粘连为主，尽量少剥离月骨与舟状骨之间瘢痕粘连，以免造成舟状骨周围血运破坏，导致舟状骨缺血坏死。桡骨茎突部分切除并行舟状骨植骨既可减轻其对腕舟骨的应力，又能促进骨折愈合。腕关节镜辅助复位和固定治疗腕骨脱位已取得良好疗效。

第七节　指骨脱位

手指间关节，由近节指骨滑车与远节指骨基底部构成。分为近侧和远侧指间关节。指间关节脱位较为常见，各手指的近侧或远侧指间关节均可发生。脱位的方向多为远节指骨向背侧移位或内、外侧移位，前方脱位极为罕见。指间关节脱位常与侧副韧带损伤同时发生。

一、病因病机

多见于青壮年及体力劳动者。多向背侧伴侧方移位，掌侧脱位罕见。由扭转或侧方挤压造成关节囊破裂、侧副韧带撕裂而引起，甚至伴有指骨基底部骨片撕脱。脱位的方向大多是远节指骨向背侧移位，同时向侧方偏移。向掌侧移位者非常少见。

二、临床诊断

（一）辨病诊断

1. 临床表现

有外伤史，伤后关节呈梭形肿胀、畸形，疼痛，局部压痛，弹性固定，手指呈背伸或侧弯，被动活动时疼痛加剧。若合并侧副韧带断裂，则可有侧方活动。

2. 相关检查

X 线摄片显示指间关节脱离正常位置，并可排除骨折。

（二）辨证诊断

可以按照腕部脱位的辨证进行诊断。

三、鉴别诊断

（一）西医学鉴别诊断

指骨骨折

亦有手指肿痛、屈伸障碍，但可见成角畸形及锤状指畸形，有骨擦音及异常活动，无弹性固定。X 线片有骨折征。

（二）中医学鉴别诊断

痹证

主要表现为四肢关节痛，或关节有明显的红肿热痛，也有表现为全身性、广泛的肌肉疼痛，有时出现腰背疼痛。

四、临床治疗

（一）提高临床疗效的要素

认真仔细了解致伤原因及损伤机制，详细查体，查看是否合并骨折、肌腱断裂或韧带损伤，可全面了解病情，减少漏诊及误诊率，提高诊疗效果。

（二）辨病治疗

1. 药物治疗

消炎、镇痛、止血等对症处理。静脉滴注甘露醇250ml，氨苄青霉素5g，酚磺乙胺3.0g，山莨菪碱20mg，每日1次，3天即可。对关节积血较多者，在手法复位后可采取无菌穿刺抽吸之法，预防发生关节粘连与骨化性肌炎。

2. 手法复位

患者坐凳上，一助手固定前臂，术者一手拉脱位的患指远端，一手持住近端指骨。先顺势拔伸牵引，视其情况采用提按手法，提按指骨远端，并屈曲之，即可复位。复位后以胶布粘贴将指间关节固定在90°，外敷消肿药膏如消定膏，绷带包扎2~3周。

3. 手术治疗

（1）适应证

①手法整复失败或复位后不能维持对位者。

②合并侧副韧带断裂者。

③陈旧性指间关节脱位者。

（2）术式

①切开复位内固定术，适应于手法复位失败者。

②侧副韧带修补术，适于侧副韧带断裂者。

③指间关节成形术或功能位融合术，适应于陈旧性脱位者。

4. 康复治疗

手法整复后，关节固定于功能位，早期需重视患指以外手指的功能锻炼，取出固定后，可做患指指间关节的主动屈伸活动，活动范围由小到大，逐渐进行。此种损伤，多有关节肥大、骨膜增生症状。

术后外固定于功能位3~4周，同上逐步进行功能锻炼，并配合理疗、中药熏洗以恢复关节功能。

（三）辨证治疗

可以按照腕骨脱位分型论治进行治疗。

（四）新疗法选粹

徐吉海等利用微型骨锚钉修复掌板－侧副韧带复合体治疗近节指间关节背侧脱位，结果示微型骨锚钉修复掌板－侧副韧带复合体治疗近节指间关节脱位疗效可靠。安伟等利用改良掌板成形术治疗近侧指间关节背侧脱位可避免在背侧"纽扣"衬垫上打结而出现的背侧皮肤坏死及手指肿胀，是一种行之有效的手术方法。李敬矿等认为带关节可调式微型外固定支架跨关节固定是治疗单指陈旧性近指间关节脱位的有效方法，能防止关节侧副韧带挛缩，减少关节僵硬的发生，有利于恢复手指功能。

五、预后转归

外伤导致掌指关节和指间关节脱位是很常见的，一般都容易徒手复位，但如果无法完全复位则要考虑是否有软组织卡在其中，并且还要注意可能伴有关节囊破裂、韧带撕裂或撕脱骨折情况。而这种情况多可留有手指难屈伸，指节肿胀、增粗、疼痛难愈，常需半年以上才能恢复。

六、预防与调护

（一）预防

早期加强患手健指的功能锻炼，去除固定后，可进行患指的掌指关节和指间关节的主动屈伸活动，活动范围由小到大，逐渐进行。切忌采用粗暴手法推拿。指间关节脱位手指功能恢复较缓慢，常需3~8个月才能完全恢复，且常有关节增粗、变硬、伸屈功能部分受限、疼痛等后遗症。

（二）调护

饮食上应以食补为基础，要注意营养的平衡，多食奶制品（如鲜奶、酸奶、奶酪）、豆制品（如豆浆、豆粉、豆腐、腐竹等）、蔬菜（如金针菜、胡萝卜、小白菜、小油菜）及紫菜、海带、鱼、虾等海鲜类。同时应多见阳光及补充维生素 D，以促进钙吸收。必要时，适量补充钙剂，但应注意一定要在医生指导下补钙。

七、专方选要

在脱位初期（伤后 1~2 周），损伤后经脉受损，气血运行受阻，血滞不散，形成血肿产生疼痛，瘀血不散则新血不生，影响损伤的修复，故受伤后对于有瘀血停滞者应采用攻下逐瘀法，如桃核承气汤、大成汤等。此法为下法，对年老体弱、气血虚衰、失血过多及妊娠、产后、经期应禁用或慎用。对于气滞血瘀、局部肿痛，因各种原因不能猛攻急下者可采用行气活血法，如复元活血汤、膈下逐瘀汤、顺气活血汤。对于创伤感染者可采用清热凉血法（包括清热解毒法、凉血止血法，如犀角地黄汤、五味消毒饮等）。中期局部肿胀消散，软组织内可有硬块，可采用和营止痛法、接骨续筋法、舒筋活络法，如和营止痛汤、接骨紫金丹、舒筋活血汤。后期筋骨已连接，经络疏通，瘀血已去，但筋肉萎缩，肢体乏力，脾胃虚弱，此时应强筋壮骨、固本培元、健脾和胃。常用补气养血法、补养脾胃法、补益肝肾法、温通经络法。方如八珍汤、健脾养胃汤、壮筋养血汤、独活寄生汤等。

八、评述

脱位的诊断并不困难。这种脱位往往在尚未就医之前，患者已自行整复。因着力的表面极小，复位末节指骨的脱位特别困难。在此关节的脱位大约有 25% 的病例不能复位。如果用一般的手指末节手法牵引的方法不能达到目的，则应采取骨骼牵引或手术复位。

微型骨锚治疗近侧指间关节脱位伴单侧副韧带损伤，辅助术后佩戴弹力指套早期功能锻炼可取得满意的临床效果，但是必须掌握相应的适应证。带关节可调式微型外固定支架跨关节固定是治疗单指陈旧性近指间关节脱位的有效方法，可防止关节侧副韧带挛缩，减少关节僵硬的发生，有利于恢复手指功能。充分的伸指肌腱松解可以在很大程度上有利于陈旧中节指骨掌侧骨折合并 PIPJ 脱位患者的术中复位，并有利于其术后早期全 ROM 的功能锻炼，可以考虑与半钩骨移植术联合应用。应用聚丙烯补片可以明显加强关节稳定性，减少关节复位后关节再脱位的发生，而且不破坏手部其他处结构，创伤小，操作简单，聚丙烯补片取材方便，值得推广。

手法或手术复位后 2~3 日用金属夹板建立相对静养的条件，然后开始主动性活动。配合中医中药内服外用治疗，中药内服按骨折、脱位三期施治。配合中药外敷采用敷、贴、搽、浸、熨等疗法，根据中医疗法对于脱位后的分期，一般在脱位的初、中期主要是以药膏、膏药敷贴，在脱位的后期则主要是以药物的熏洗、热熨或涂擦等相关疗法。中医治疗有安全性高、效果显著、痛苦小、费用少等优点。

第八节　腰椎滑脱

腰椎滑脱是由于腰骶部高剪切力及抗滑脱结构异常而引起的上位脊椎（或其椎体）连同其承载的躯干，在下位脊椎上向前（或向后）滑动或脱位，称上位腰椎向前（或向后）滑脱，以前滑多见，而后滑和侧滑少见。

一、病因病机

（一）西医学认识

腰骶部存在生理性的高剪切力、高弯矩与完整的抗滑脱结构，两者处于平衡状态，若前者增强和（或）后者减弱，可失去平衡而发生腰椎滑脱。作为腰椎滑脱发病的两个环节，临床上以后者更为重要。目前多数学者赞同综合因素学说，即多种始发因素（有主次、先后之分），通过使剪切力增强和（或）抗滑脱结构减弱两个环节，导致腰椎滑脱的发生。可能的始发因素如下。

1. 遗传因素

根据峡部裂发生有一定遗传倾向，提示基因水平的易感性不同。峡部裂常伴发其他腰骶部畸形，如过渡性腰骶椎、隐性脊柱裂等，可能源于同一遗传发育异常。

2. 发育因素

在脊椎先天和（或）后天发育过程中，可因各种内外因素的影响而引起腰骶部发育异常。

3. 创伤因素

虽然腰骶连接部力学结构非常稳定，但在局部性的强大前后方向或后前方向暴力作用时，引起剪切力及扭矩剧增，可导致小关节突和横突骨折。作为腰椎应力集中区，峡部相对狭窄薄弱，峡部损伤常发生在较强屈伸应力的反复作用下。一旦发生应力骨折不易愈合，可吸收分离而造成峡部断裂。这种慢性损伤在运动员和舞蹈演员中多见。

4. 退变因素

各种抗滑脱结构均可产生退变，产生腰椎滑脱或使已发生的滑脱进展加重。

（二）中医学认识

腰椎滑脱，在中医学中称之为腰痛、腰痹。《素问·脉要精微论》："腰者，肾之府。转摇不能，肾将惫也。肾脉搏坚而长，其色黄而赤者，当病折腰。"《中藏经》则从不同方面指出肾与腰痛的关系，"肾风者，腰脚痛重……""肾寒则阴中与腰脊俱痛""肾胀则腰痛满引背，怏怏然痹痛"。腰椎滑脱可以分为真性滑脱和假性滑脱两种，上位腰椎在下位腰椎上面滑移者称为腰椎滑脱症，若双侧峡部不连断裂，则将整个腰椎分成两部分，此种滑脱称为真性滑脱症，无峡部不连而因腰椎关节退变出现骨性关节炎所致的脊椎滑脱者称为退变性腰椎滑脱症，又称假性滑脱。

本病的基本病理特点为肾虚不足，经脉痹阻，骨质错位所致，肾虚是其发病的关键，而风寒湿热之邪痹阻不行和跌仆闪挫等，常常是发病之诱因。故《杂病源流犀烛·腰脐病源流》云："腰痛，精气虚而邪客病也……肾虚本也，风寒湿热痰饮，气滞血瘀闪挫其标也。"一般偏于肾阳不足多易感受寒湿之邪，而肾阴亏虚则多湿热内袭，久治不愈，肾精亏损，内生痰瘀，阻痹经脉，发生瘀血腰痛，久则伤筋败骨。

二、临床诊断

（一）辨病诊断

1. 临床表现

大多数的腰椎滑脱是没有症状的，常在体检时无意中发现。临床上以腰腿痛来就诊的患者，即使X线片上发现有峡部崩裂或腰椎滑脱，也不一定是引起该症状的原因。滑脱者的腰痛发生率并不比一般人群高。腰腿痛可表现为以下某一模式或其组合，故较为复杂。

（1）下腰痛　常为最早出现的症状，一般在20~30岁时缓慢出现下腰痛并可伴臀部和大腿后部放射痛，多为间歇性钝痛。

（2）马尾神经痛　因神经弓完整，故

在退变性腰椎滑脱等无峡部裂性滑脱患者中最常见。典型症状为间歇性跛行，于行走一段距离后出现腿痛、肌力下降、肢体刺痛、麻木，停步弯腰休息后可缓解。

（3）根性神经痛　有很多患者同时有根性神经痛，最初位于大腿或臀部，向骶髂部及小腿放射，一般无感觉、运动异常，膝、跟腱反射正常。

2. 相关检查

常规采用站立位摄片借助重力的作用提高脊柱滑脱的检出率。

（1）正位片　因椎体影像的干扰，一般不易显示峡部病变，偶可见椎弓根下方出现由内上斜向外下的约 2mm 宽透亮裂隙，边缘硬化、不规则。

（2）侧位片　峡部裂表现为在椎弓根后下方、上下关节突之间、自后上斜向前下的透明间隙，常有边缘硬化征象。

评价腰椎滑脱程度：把下位椎体上面由后向前分为 4 等份。正常时相邻椎体后缘相平齐，有滑脱则上位椎体前移。根据上位椎体后下缘在下位椎体上表面对应的位置，将其分为Ⅰ～Ⅴ度滑脱：不超过 1/4 者为Ⅰ度；在 1/4~2/4 者为Ⅱ度；在 2/4~3/4 者为Ⅲ度；超过 3/4 者为Ⅳ度；严重的脊椎滑脱可致两脊椎的对应关系完全丧失，为Ⅴ度，亦称脊椎脱离。

MRI 主要用于：①显示椎管狭窄部位。旁正中矢状位可显示椎间孔处神经根，若受到骨性或椎间盘压迫，则神经根周围脂肪信号减少。轴位可显示小关节的方向，神经根压迫是由于下关节突还是上关节突以及估计解除侧隐窝神经根压迫而需切除的小关节量。②通过评估邻近椎间盘退变程度，了解腰椎滑脱进展趋势，确定是否行椎体间融合术以及确定患者手术融合范围的上端椎平面。③因 MRI 对骨组织的分辨率较差，故难以直接显示峡部裂，但若矢状椎管比率增大，则间接提示峡部裂。

④排除其他脊柱及椎管内病变。

（二）辨证诊断

1. 气滞血瘀证

（1）临床证候　腰曲过大畸形，多有明显外伤史，腰骶痛骤作，疼痛剧烈，刺痛或胀痛，痛有定处，日轻夜重，俯仰受限，转侧步履困难。舌红或紫暗，脉弦细。

（2）辨证要点　腰曲过大，腰骶痛骤作，日轻夜重，俯仰受限。舌质紫暗。

2. 风寒湿阻证

（1）临床证候　腰骶部酸胀疼痛，时轻时重，拘急不舒。偏寒者得寒痛增，得热痛缓，舌淡苔白滑，脉沉紧；偏湿者腰痛重着，肢体麻木，舌质红，苔黄腻，脉濡数。

（2）辨证要点　腰骶部酸胀痛，得寒痛增，得热痛缓，肢体麻木。

3. 肝肾亏虚证

（1）临床证候　腰骶部酸痛，腿膝无力，遇劳更甚，卧则减轻，喜按喜揉。偏阳虚者面色无华，手足不温，舌质淡，脉沉细；偏阴虚者，面色潮红，手足心热，失眠遗精，舌质红，脉弦细数。

（2）辨证要点　腰骶部酸痛，腿膝无力，遇劳更甚，喜按喜揉，四肢不温，或面色潮红，手足心热。

三、鉴别诊断

（一）西医学鉴别诊断

1. 腰肌劳损

有长期弯腰、坐位工作史，为酸胀性痛，休息可缓解，疼痛区有固定压痛点，压痛点叩击可使疼痛减轻，无跛行，无下肢放射性麻痛，直腿抬高试验及加强试验阴性。

2. 腰椎占位

多有夜间痛且进行性加剧，放射学检

查可见椎体或椎管占位。

（二）中医学鉴别诊断

1. 腰痹

腰痹是以腰部或下腰部疼痛、重着、麻木甚则俯仰不便或连及一侧或双侧下肢为主要症状的一类病证。多因肾虚不足，外邪杂至而引起经脉气血痹阻不通所致。腰痹的基本病理特点为肾虚不足，经脉痹阻所致，肾虚是其发病的关键，而风寒湿热之邪痹阻不行和跌仆闪挫等，常常是发病之诱因。

2. 痿证

虽同是肢体疾患，但痿证以手足软弱无力为主，甚则肌肉枯萎瘦削，关键在于肌肉"痿弱不用"，关节相对"变大"，但无疼痛及活动受限。

四、临床治疗

（一）提高临床疗效的要素

（1）根据腰椎滑脱原因、程度、节段、症状及并发症选择不同的治疗手段；明确诊断。

（2）分析手术的内固定稳定情况，术后椎间融合骨质愈合情况，术后椎间融合后椎管及神经根减压情况。

（3）术后结合中医药治疗，正确及时有效地过行康复锻炼。

（二）辨病治疗

鉴于腰椎滑脱的复杂性，目前有许多治疗方法，并存在着争议。临床应合理选择治疗方法，根据腰椎滑脱的全面诊断制订个体化的治疗策略。

1. 非手术治疗

对于症状不严重、滑脱程度在Ⅰ～Ⅱ度的患者而言，按照以下措施治疗一段时间往往能够获得满意的疗效。

（1）减少负重及腰部活动　可以缓解腰椎滑脱的加重趋势，不让滑脱继续加重。

（2）腰围固定　腰围固定后腰椎活动度减少，增加腰部支撑力度，减轻腰椎滑脱患者症状。

（3）物理治疗　包括牵引、超声波、针刺、艾灸、热疗和外敷药物等一般的物理治疗。腰椎滑脱患者的腰腿痛症状可以得到缓解。

（4）手法正骨　腰椎滑脱患者经过腰椎牵引、中药熏洗等治疗后，腰部症状明显缓解，可以进行腰椎手法正骨治疗，经过复位后，腰椎滑脱程度往往可以有所缓解，但真性滑脱复位后难以长期维持，容易出现矫正度的丢失。

（5）功能锻炼　经过治疗后的腰椎滑脱，均要通过仰卧屈腿滚背锻炼，训练腰部及腹部肌力，或平板支撑等训练腰椎周围核心肌群肌力。

2. 手术治疗

包括修复手术、减压手术、复位固定手术、融合手术4类。临床上应综合考虑患者的年龄、滑脱原因、滑脱程度、进展趋势、腰椎不稳的程度、疼痛类型、骨质条件、邻近节段情况、手术入路等因素，合理组合使用以上4种基本手术方式。

（1）修复手术　主要是对峡部裂进行的峡部缺损修复术（包括峡部清创、假关节处自体骨移植及对骨折相对面间的加压），使峡部能骨性愈合。

（2）神经减压手术　全椎板完整的切除减压，减压是否彻底，是决定手术成败的关键因素之一。

（3）复位固定方法　①后路松解、牵引、伸展位石膏固定：适用于柔韧性好、滑脱角大的年轻患者，特别是不宜内固定的儿童。技术要点主要包括纵向牵引、骨盆前旋、骶骨背侧加压、髋关节过伸等，必要时可辅以L_5椎弓切除、棘突椎板钢丝维持复位等。②后路器械复位固定：适用于年龄超过10岁的真性Ⅱ度滑脱或临界脊椎脱离者。

（4）融合手术　需要考虑是否融合、融合节段、融合方式。如果相邻节段椎间盘已有严重退变、不稳、高度丧失，则融合延伸到此节段；否则融合滑脱椎体及其下位椎即可。

（三）辨证治疗

1. 气滞血瘀证

治则：活血祛瘀，消肿止痛。

方药：方用身痛逐瘀汤。药用桃仁、红花、当归、牛膝各10g，川芎、没药、五灵脂、地龙各8g，秦艽、羌活、香附各5g，甘草4g。若微热，加苍术、黄柏；若虚弱，酌情加黄芪。

2. 风寒湿阻证

治则：祛风散寒，除湿通络。

方药：偏风寒者，方用独活寄生汤。独活15g，桑寄生15g，杜仲15g，川牛膝12g，秦艽12g，细辛3g，茯苓15g，肉桂1.5g，防风12g，川芎12g，党参15g，当归10g，白芍12g，熟地黄15g，甘草6g。偏于风湿者，方用桂枝附子汤。桂枝（去皮）12g，附子（炮，去皮）15g，生姜3片，大枣12枚，炙甘草6g。或用加味二妙散。黄柏10g，苍术10g，牛膝10g，当归10g，泽兰叶6g，薏苡仁20g，乳香10g，没药10g，穿山甲3g，甘草3g，水蛭3g。

3. 肝肾亏虚证

治则：阳虚者宜温补肾阳，阴虚者宜滋补肾阴。

方药：阳虚者方用右归丸，药用熟地黄240g、山药（炒）12g、山茱萸（微炒）90g、枸杞（微炒）120g、鹿角胶（炒珠）120g、菟丝子（制）120g、杜仲（姜汤炒）120g、当归90g、肉桂60g、制附子60g、制蜜丸，每食前滚汤或盐汤送下。阴虚者方用左归饮，药用熟地黄24g、枸杞子12g、怀山药12g、山茱萸12g、菟丝子12g、鹿角胶12g、龟甲胶12g、白芷6g、防风6g、香附6g、川牛膝10g。

（四）新疗法选粹

内镜下椎间融合联合经皮椎弓根内固定术治疗退行性腰椎滑脱合并腰椎管狭窄可以取得满意的治疗效果。老年重度腰椎滑脱患者椎间融合复位联合骨水泥强化椎弓根螺钉治疗，虽一定程度上延长了手术时间，但可改善椎间高度及腰椎滑脱程度，缩短住院时间，且不增加并发症发生率。腰椎滑脱修复术中应用3D打印技术具有手术时间短、手术出血少、术中透视次数少、置钉准确率高等优点。

五、预后转归

大多数腰椎滑脱患者，首先应行非手术治疗，并定期随访观察腰腿痛性质及滑脱进展趋势，完善全面诊断。一般6~12个月应行1次X线拍片检查。以下情况应考虑手术治疗：①Ⅰ~Ⅱ度腰椎滑脱，顽固性腰背部疼痛，或原有的下腰痛症状加剧，经非手术治疗不缓解；②病程很长，有逐渐加重的趋势时，症状的轻重与椎体滑脱加重程度和椎间盘退变程度相符，影像学检查证实滑脱进展；③腰椎滑脱短期内进展明显者；④Ⅲ度以上的严重腰椎滑脱。在随机的临床随访中发现，约1.25%腰背痛者是腰椎滑脱引起的，而在X线片上证实存在腰椎滑脱的患者，仅50%左右会出现症状，其中大多数可以通过保守治疗缓解，最终只有10%的患者接受手术治疗，手术后效果可靠，症状大部分可以缓解。

六、预防调护

（一）预防

1. 减轻体重

减少自身的体重，尤其是腹部的脂肪。如果体重过重，尤其是腰部，脂肪过多会增加腰部的负担，增加腰椎骶骨的滑脱几率。

2. 加强功能锻炼

增加脊背的肌肉锻炼，可以增强腰椎的稳定性，减少腰椎滑脱的几率。

3. 减少运动

有腰部不适的人，应减少腰部的旋转、蹲起等活动，因为，如果锻炼时间过长，锻炼方法不当，容易引起关节劳损，从而导致腰椎滑脱的发生。

（二）调护

1. 富含钙的食物

牛奶、海带和虾皮、豆制品、动物骨头等食物都是富含钙食品，牛奶应该作为日常补钙的主要食品，鱼骨也能补钙，但要注意选择合适的做法。干炸鱼、焖酥鱼都能使鱼骨酥软，更方便钙质吸收，而且可以直接食用。能促进骨骼生长，避免腰椎骨质疏松进而导致腰椎病。

2. 含蛋白质多的食物

食物中以豆类、花生、肉类、乳类、蛋类、鱼虾类含蛋白质较高，蛋白质是构成人体的重要物质，人体的60%以上是水分，其余差不多有一半是由蛋白质构成的。蛋白质也是形成韧带、骨骼、肌肉所不可缺少的营养素。

3. 富含维生素C的食物

维生素C的主要食物来源为蔬菜与水果，蕴含维生素C最为丰富的食物有樱桃、番石榴、柠檬等。维生素C的摄取可以缓解腰椎病疼痛，解除疲劳。

七、专方选要

常用方有腰腿痛方、独活寄生汤、壮腰健步汤。腰腿痛方补益肝肾、祛湿除痹、通络止痛，主治肝肾两亏证。症见腰膝冷痛，酸重无力，屈伸不利，或麻木不仁。独活寄生汤祛风湿、止痹痛，主治风湿证。症见腰膝酸痛，肢节屈伸不利，或麻木不仁，怕寒喜温，心悸气短，舌淡苔白，脉细弱。壮腰健步汤活血化瘀、行气止痛，主治气滞血瘀证。症见腰痛，腿痛，或周身疼痛，痛如针刺，经久不愈，舌质紫暗，脉涩。

八、评述

原位融合术治疗腰椎滑脱的疗效是肯定的。虽然复位滑脱的腰椎会造成神经损伤、手术时间增加和出血量问题，然而许多临床医生相信力学原理，支持手术复位，复位可恢复腰骶椎生理弧度、纠正腰骶椎后凸畸形、增加椎间稳定性，有助于椎体间融合。

从生物力学角度，重度腰骶椎后凸畸形原位融合受到很大剪切应力的影响，但复位可通过将剪切应力转变为压缩力、恢复椎管形态、增加椎管容积减少畸形进一步进展的风险，改善融合的生物力学环境。随着手术技术的发展和对解剖的认识，临床上对复位问题有了更多思考。首先，重度腰椎滑脱患者总会有发育不良因素，意味着手术需要内固定和融合；其次，重度滑脱患者局部畸形可引起局部骨盆结构继发性改变，这种改变会导致脊柱畸形，最终造成整体姿势畸形。支持原位融合的学者认为原位融合病变节段，可解决压迫问题，另外扩大椎管、除去增生组织、解压神经根、固定活动椎体，症状即可得到很大程度缓解，然而复位手术可能提供更多好处。腰椎滑脱症临床治疗的手术方案具有多样性，但无论是对于合路椎间盘植骨融合术（PLIF）、经椎间孔腰椎间融合术（TLIF）、前路腰椎椎体间融合术（ALIF）、腰椎微创极外侧椎体间融合术（XLIF），还是对于近些年才逐渐发展起来的更加微创的斜前方入路腰椎椎间融合术（OLIF），其手术核心都是减压、固定、融合。

现如今，3D打印技术在骨科许多领域都得到了应用和发展，脊柱内镜的微创效果让许多患者受益，骨科机器人及加速康复外科理念也开始逐步应用于临床。腰椎滑脱症治疗与这些新技术相结合的方式有待深入研究探索。

中医药针对退行性腰椎滑脱的治疗虽有较好的临床效果，但治疗方式多样，缺乏规范的诊疗标准及诊疗思路，将多种治疗方式联合应用，逐渐形成一个科学的体系，可更好地指导临床治疗。

第九节　骶髂关节脱位

骶髂关节位于腰臀部，由髂骨及骶骨的耳状关节面组合而成，周围有多条坚韧的韧带加强，结构上较稳定，是一个微动关节。但当外力作用使其发生强力牵拉、扭转及冲撞，超过了正常生理范围时，便可引起骶髂关节周围软组织牵拉、扭转损伤，造成骶髂关节半脱位，甚至骨折脱位。

一、病因病机

（一）西医学认识

骶髂关节脱位多由外伤所致，如：弯腰搬取重物时姿势不当；跌倒时臀部着地；肩担重物时突然失足；上下楼梯或走路时登空身体失去平衡、重心突然转移，身体来不及适应而导致骶髂关节错位。根据受伤的姿势与外力的作用方向不同，可造成骶髂关节向前或向后脱位。前脱位发生于下肢伸髋屈膝的位置上，如剧烈奔跑、跳远或劳动中、用肩推重物时，一腿伸髋屈膝，大腿前部的股四头肌强力收缩向前猛力牵拉髂骨，同时由于同侧骶髂关节后面韧带的作用，使骶髂关节向后旋转，导致髂骨向前下错位；后脱位发生于下肢屈髋伸膝的位置上，如跨越沟壑、弯腰搬取重物时，大腿的后部肌肉强力收缩，牵拉髂骨向后，躯干、脊柱及骶骨向对侧前方旋转时，导致骶骨向后上错位。

（二）中医学认识

骶髂关节脱位古称"胯骨错缝"，多有急性腰骶部扭伤史或慢性劳损史，多见于从事体力劳动的青壮年。伤后出现一侧或双侧腰骶部疼痛，不能弯腰，患侧下肢站立负重、行走抬腿困难。

二、临床诊断

（一）辨病诊断

1.临床表现

（1）多有外伤史或孕产史。

（2）单侧或双侧骶髂关节处及臀外上方疼痛，可有下肢活动受限症状。行走时出现歪臀跛行，不能持久；站立时多以健肢负重；不能久坐，坐位时常以健侧臀部触椅。严重者甚至仰卧时不能伸直下肢，喜屈曲患肢仰卧或向健侧侧卧。

（3）检查可见骨盆倾斜、脊柱侧凸，呈"歪臀跛行"的特殊姿势，不能挺胸直腰。骶髂关节周围肌肉痉挛，患侧骶髂关节较健侧凸起或凹陷，有压痛、叩击痛，有时可触及痛性筋结；两侧髂后上棘、髂后下棘等骨性标志不对称，髂嵴不等高、骶棘不居中或骶沟不对称；两下肢有外观上的不等长。骨盆分离挤压试验、"4"字试验、下肢后伸试验、单足站立试验等可出现阳性。

2. 相关检查

（1）骨盆 X 线平片　可见患侧骶髂关节间隙略增宽，耻骨联合两侧高度不在同一水平；部分患者可见关节边缘增生或骨密度增高。其他间接征象可见两侧髂嵴左右不等高，髋骨左右不等宽，闭孔左右不对称，骶骨不居中。

（2）骶髂关节 CT 扫描　可见关节间隙不对称。

（二）辨证诊断

1. 气滞血瘀证

（1）临床证候　腰骶痛骤作，疼痛剧烈，刺痛或胀痛，痛有定处，日轻夜重，俯仰旋转受限，痛处拒按。舌质暗紫，或有瘀斑，脉弦紧或涩。

（2）辨证要点　腰骶痛骤作，痛有定处，舌紫暗，脉弦涩。

2. 寒湿阻络证

（1）临床证候　腰骶部冷痛重着，活动不利，静卧痛不减，受寒及阴雨天疼痛加重，肢体发凉。舌质淡，苔白或腻，脉沉紧或濡缓。

（2）辨证要点　腰骶部冷痛重着，受寒及阴雨天疼痛加重，舌淡苔白腻，脉沉紧或濡缓。

3. 气血两虚证

（1）临床证候　腰骶部酸痛，痛连臀腿，遇劳则甚，动作不利，体倦乏力，面色无华。舌质淡，脉细无力。

（2）辨证要点　腰骶部酸痛，遇劳则甚，体倦乏力，面色无华，舌淡，脉细无力。

4. 肝肾亏虚证

（1）临床证候　腰骶隐痛，遇劳更甚，卧则减轻，腰肌酸软无力，腿膝乏力，喜揉喜按。偏阳虚者，面色无华，手足不温，阳痿或早泄，妇女带下清稀，舌质淡，脉沉细；偏阴虚者，咽干口渴，面色潮红，手足心热，失眠多梦，男子遗精，女子经少经闭或崩漏等，舌质红，脉沉细或细数。

（2）辨证要点　腰骶疼痛，喜按喜揉。偏阳虚者四肢不温，舌淡，苔白，脉沉细；偏阴虚者手足心热，舌红苔少，脉细数。

三、鉴别诊断

（一）西医学鉴别诊断

1. 强直性脊柱炎

强直性脊柱炎发病隐袭，逐渐出现腰背部或骶髂部疼痛和（或）发僵，半夜痛醒，翻身困难，晨起或久坐后起立时腰部发僵明显，但活动后减轻。疾病早期疼痛多在一侧呈间断性，数月后疼痛多在双侧呈持续性。后期由腰椎向胸颈部脊椎发展，则出现相应部位疼痛、活动受限或脊柱畸形。

2. 骶髂关节炎

骶髂关节炎的特点为隐匿发作、持续钝痛，多发生于活动以后，休息可以缓解。随着病情进展，关节活动可因疼痛而受限，甚至休息时也可发生疼痛。

3. 骶髂关节致密性骨炎

骶髂关节致密性骨炎患者腰骶部疼痛多呈慢性、间歇性酸痛、隐痛，可向一侧或双侧臀部及大腿后侧扩散，但不沿坐骨神经方向放射，步行、站立、负重及劳累后加重，咳嗽、打喷嚏不能使疼痛明显加重，休息后症状减轻。

4. 骶髂关节结核

骶髂关节结核发病缓慢，病期较长，多为 1~2 年。主诉局部疼痛和脓肿，偶有跛行。偶有疼痛沿坐骨神经放射。疼痛多局限于患侧臀部，盘腿穿鞋袜时较困难，早期很轻微，逐渐加重，病变突破关节囊后，脓液外溢，关节内压力减少，疼痛又减轻。

（二）中医学鉴别诊断

1. 腰痹

腰痹是以腰部或下腰部疼痛、重着、麻木甚则俯仰不便或连及一侧或双侧下肢为主要症状的一类病证。多因肾虚不足，外邪杂至而引起经脉气血痹阻不通所致。腰痹的基本病理特点为肾虚不足、经脉痹阻，肾虚是其发病的关键，而风寒湿热之邪痹阻不行和跌仆闪挫等，常常是发病之诱因。

2. 膝痹

膝痹以膝关节变形、肿大疼痛，股胫肌肉枯细，肢体形如鹤膝之状为特征。故又名膝游风、游膝风、膝眼风、鹤节、膝眼毒、膝疡等。膝痹由调摄失宜，亏损足三阴经，风寒之邪乘虚而入引起，以致肌肉日瘦、肢体挛痛，久则膝大而腿细，如鹤之膝。

3. 痿证

虽同是肢体疾患，但痿证以手足软弱无力，甚则肌肉枯萎瘦削为主要表现，关键在于肌肉"痿弱不用"，关节相对"变大"，无疼痛及活动受限。

四、临床治疗

（一）提高临床疗效的要素

（1）根据骶髂关节脱位类型、程度及骨盆环稳定程度选择不同的治疗手段。

（2）确定骶髂关节脱位的复位方式、康复方法。

（二）辨病治疗

1. 非手术治疗

（1）固定疗法　严格卧硬板床休息，翻身时保持躯干上下一致，起床活动时采取腰围固定。

（2）手法正骨　对于轻微的骶髂关节

错位可以选择推拿治疗，主要选用骶髂关节调整推拿技术，恢复骨盆承载功能，操作时间不宜太长。根据患者骶髂关节错位的情况选取不同的关节调整推拿技术。

①调整向前错位的方法

方法一：患者健侧卧位，身体靠近床边，健侧下肢伸直，患侧屈膝屈髋。医者面对面站立，一手按住患肩向后固定其躯体，另一手按住患膝向前向下做最大限度的撬压，借助杠杆作用，可使骶髂关节错动而复位。

方法二：患者仰卧位，医者站于患侧，在髋膝关节屈曲至最大限度的同时，用力向对侧季肋部顿压，然后于屈髋位做快速伸膝和下肢拔伸动作，反复3~5次。

②调整向后错位的方法

方法一：患者健侧卧位，健侧下肢伸直，患侧屈髋屈膝。医者站在身后，一手向前抵住患侧骶髂关节，一手握住患侧踝部，向后拉至最大限度的同时，两手做相反方向的推拉。

方法二：患者俯卧位，医者站于健侧，一手向下压住患侧髂后上棘内侧，一手托起患侧下肢，两手对称用力，使患侧下肢后伸至最大限度，在下肢后伸扳动的同时，按髂后上棘内侧之手向外向上推动。此时，可听到关节复位的响声。

③蛙式四步扳法

第一步：自体牵引势。患者取俯卧位，在患侧髂前部垫一枕头，患侧下肢悬挂于治疗床外，自然下垂，不能用足着地支撑。利用患侧肢体的自身重量做自体牵引，牵引时间10~15分钟。此法能分解关节粘连，使骶髂关节的背侧面拉开，腹侧关节面闭合。

第二步：极度屈膝屈髋势。继上势，在自体牵引的姿势上，施术者以一手托起患侧膝部，做极度的屈膝屈髋运动，另一手按压患侧骶髂关节处，按压与屈膝屈髋同步进行，一按一屈重复3次，转第3步操作。此法能使骶髂关节上侧的髂骨面向背侧位移，下侧的髂骨面向腹侧位移。

第三步：极度屈膝屈髋外展势。继上势，在上述极度屈髋姿势的基础上，施术者托膝关节的手用力做"蛙式"外展扳动，按压骶髂关节部之手同时向下用力按压，再回到极度屈髋的姿势做重复极度外展法。按压与外展同步进行，一按一扳同步进行3次。转第4步操作。此法能使骶髂关节的腹侧关节面拉开，背侧面闭合。

第四步：外展后伸扳势。继上势，在上述极度外展姿势的基础上，转为后伸扳法。施术者一手托起患肢膝部用力抬腿由外展姿势转为后伸扳法，另一手同时向下按压骶髂关节，再回复到屈髋屈膝极度外展姿势做重复后伸扳法。按压与后伸同步进行，一扳一压同步进行3次。此法能使骶髂关节上侧髂骨面向腹侧位移，下侧的髂骨面向背侧位移。

④改良斜扳法

方法一：患者健侧卧位，健侧下肢伸直，患肢伸膝屈髋，上侧之手抓住床沿。医者握住患者下侧手臂向斜上方牵拉，然后令患者松手，两手相抱，抓住对侧肩部，下侧下肢略屈髋，医者一手按患者肩部前推，另一手掌根按于坐骨结节处，令患者深吸气后徐徐呼出，在呼气过程中将脊柱扭转弹性限制位。在下一次呼气过程中，按肩部之手稳住躯干不动，按坐骨结节之手做一突发的扳动，用力方向为患者下颌与下侧肩关节连线的中点。此法用于调整髂骨向前错位。

方法二：患者健侧卧位，下侧下肢伸直，患肢屈膝屈髋，上侧之手抓住床沿。医者握住患者下侧手臂向斜上方牵拉，然后令患者松手，两手相抱，抓住对侧肩部，下侧下肢略屈髋，医者一手按患者肩部前推，另一手掌根按于髂后上棘后扳，令患者深吸气后徐徐呼出，在呼气过程中将脊柱扭转至弹性限制位。在下一次呼气过程中，按肩部之手稳住躯干不动，按髂后上棘之手做一突发的扳动，用力方向指向患者股骨纵轴。此法用于调整髂骨向后错位。

2. 手术治疗

骶髂关节脱位常用手术方法有切开前路钢板固定、骶骨棒和骨盆张力钢板固定，后路骶髂拉力螺钉固定。

（1）骨盆前路钢板固定　沿髂嵴后方做切口，剥离髂骨内侧的骨膜直到骶髂关节的前方，显露骶髂关节，将骶髂关节复位后用2个3孔重建钢板塑形后，放于骶髂关节前方，骶骨固定1枚螺钉，髂骨固定2枚螺钉。注意不要损伤位于骶骨前方经过的L_5神经根。此手术方法简单、安全、效果确切。

（2）骶骨棒固定　方法简单，从双侧髂后上棘下方1.5 cm处，横穿2枚骶骨棒，将骶骨棒两端的螺母拧紧即可。其创伤少、安全性高。

（3）骶髂拉力螺钉固定　是近年来应用最为普遍、固定也最为牢固的固定方法。其基本方法是X线透视下从髂骨后外侧经骶髂关节拧入1~2枚7.3 mm空心加压螺钉，直至S_1椎体中央。该方法固定可靠，但要求骶髂关节完全复位，手术条件要求高，术中需反复透视，如螺钉位置不当，可造成神经、血管损伤。

计算机导航、骨科机器人3D模式适用于骶髂关节脱位闭合复位内固定术，精准性高，可以提高手术效率。

（三）辨证治疗

1. 气滞血瘀证

治则：活血化瘀，行气止痛。

方药：身痛逐瘀汤加减。桃仁、红花、当归、牛膝各10g，川芎、没药、五灵脂、地龙各8g，秦艽、羌活、香附各5g，甘草

4g。若微热，加苍术、黄柏；若虚弱，酌情加黄芪。中成药可以用云南白药胶囊等。

2. 寒湿阻络证

治则：祛寒除湿，温经通络。

方药：桂枝附子汤加减。桂枝（去皮）12g，附子（炮，去皮）15g，生姜3片，大枣12枚，炙甘草6g。疼痛甚者，加乳香、没药、延胡索。

3. 气血亏虚证

治则：补益气血，濡养经脉。

方药：八珍汤加减。人参9g，白术9g，白茯苓9g，当归9g，川芎9g，白芍9g，熟地黄9g，甘草（炙）5g。中成药有十全大补丸等。

4. 肝肾亏虚证

治则：滋补肝肾，强筋壮骨。

方药：左归饮合二仙汤加减。熟地黄24g，枸杞子12g，怀山药12g，山茱萸12g，菟丝子12g，鹿胶12g，龟甲胶12g，白芷6g，防风6g，香附6g，川牛膝10g。中成药用壮腰补肾丸等。

五、预后转归

脱位整复后，应注意处理臀部筋肉组织的损伤。施术手法后，嘱患者卧床休息2～3周，卧床时应在腘窝部放置一厚棉垫，将伤肢髋膝关节保持轻度屈曲位，1周后逐渐开始功能锻炼并配合局部热敷，每日1次。注意局部保暖，勿受凉。个别病情较重者，可用1%普鲁卡因加泼尼松龙局部痛点封闭。如果是骶髂关节半脱位，只要诊断正确、治疗及时，手法复位准确、方法得当，都能取得满意的效果。

六、预防调护

（一）预防

（1）注意观察患者疼痛性质、程度以及全身症状，起床时采取正确的姿势，腰围固定，可在腰围保护进行下床活动。

（2）禁止举重弯腰等大幅度活动，告诫患者注意腰部防寒保暖，避免腰部负重，坚持导引功锻炼。

（二）调护

（1）饮食上应以食补为基础，要注意营养的平衡。

（2）加强腰肌、臀肌和腹部肌肉力量，增强骨盆稳定性，训练强度逐渐增大，每日2次，逐步恢复患者腰骶部功能活动。

七、评述

骶髂关节脱位的手术治疗需要关注3个关键环节，即骶髂关节固定的牢靠性、确保达到解剖复位和避免血管神经的损伤。骶髂关节脱位常见手术治疗方法有骶髂关节前路钢板内固定、骶髂拉力螺钉内固定、骶骨棒内固定、骶髂关节外固定支架固定及髂骨置钉联合同侧椎弓根钉复位固定。骶髂关节前路钢板固定术在直视下进行复位，由于在骶骨内和骶髂关节前方有硬脊膜囊、骶神经根、骶神经丛及重要大血管通过，局部解剖复杂，骶髂关节脱位手术难度大。而且用钢板固定骶髂关节，其固定强度差，在手术前应行股骨髁上牵引以达到骶髂关节大致复位，特别是垂直方向上的复位。骶髂拉力螺钉置钉难度大，操作不当有损伤骶神经或马尾神经等危险，但近些年计算机导航技术的应用可大大减少置钉风险及提高置钉准确性。骶骨棒可以对抗垂直剪切力，但几乎不能对抗扭转力。外固定支架固定主要用于局部皮肤条件不理想，并要求术前行股骨髁上牵引以达到骶髂关节尽量复位，固定强度及稳定性较差。虽然通过多种方法可以固定骶髂关节，对于固定系统、手术时机的选择和术后效果的评定还存在不一致，但治疗的目的以促进患者尽早进行下床活动、降低围术期并发症发生为标准。

第十节　髋关节脱位

髋关节骨性结构由髋臼和股骨头组成。股骨头呈球状，其2/3纳入髋臼内。髋关节的结构相当稳定，只有强大的暴力才可引起脱位。根据脱位后股骨头所处在髂前上棘与坐骨结节连线的前、后位置，可分为前脱位、后脱位及中心性脱位。前脱位又可分为耻骨部脱位和闭孔脱位，后脱位又可分为髂骨部脱位和坐骨部脱位。根据脱位后至整复时间的长短，可分为新鲜及陈旧脱位，脱位超过3周以上为陈旧性脱位。临床上以后脱位多见。

一、病因病机

（一）西医学认识

直接暴力和间接暴力均可引起髋关节脱位，以间接暴力多见。髋关节结构稳定，一旦发生脱位，则说明外力相当强大，因而在脱位的同时，软组织损伤亦较严重，且往往合并其他部位多发损伤。本病多因车祸、塌方、堕坠等引起。

（二）中医学认识

中医学早已对髋关节脱位有所认识，积累了丰富的经验。古人称髋关节为"髀枢""大膀"。如《伤科补要》中记载："胯骨，即髋骨也，又名髁骨。其外向之凹，其形似臼，以纳髀骨之上端如杵者也，名曰机，又名髀枢。"《仙授理伤续断秘方》描述了手牵足蹬法："凡胯骨从臀上出者，可用三两人，挺定腿拔伸，乃用脚捺入。如胯骨从裆内出，不可整矣"。《世医得效方》把髋关节脱位分为前、后脱位两型，并记有"此处身上骨是臼，腿骨是杵，或出前或出后，须一人手把住患人身，一人拽

脚，用手尽力搦归窠，或是锉开，又可用软棉绳从脚缚倒吊起，用手整骨节，从上坠下，自然归窠"。

二、临床诊断

（一）辨病诊断

1.临床表现

有明显的外伤史，伤后患髋疼痛、肿胀，功能障碍，畸形并弹性固定。不同方向脱位，有不同表现（图14-10-1）。

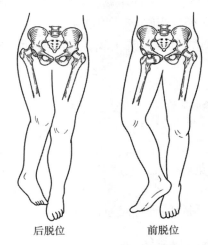

后脱位　　　　前脱位

图14-10-1　髋关节脱位的畸形

（1）后脱位　伤后患髋痛，患肢呈屈曲、内收、内旋及缩短的典型畸形。大粗隆向后上移位，常于臀部触及隆起的股骨头。髋关节主动活动丧失，被动活动时出现疼痛加重及保护性痉挛。若髂股韧带同时断裂（少见），则患肢短缩、外旋。对每一例髋关节后脱位的患者都应该认真检查有无坐骨神经损伤，且应注意有无同侧股骨干骨折。

（2）前脱位　患肢疼痛，呈外展、外旋和轻度屈曲的典型畸形，并较健肢长。在闭孔附近或腹股沟韧带附近可扪及股骨头。若股骨头停留在耻骨上支水平，则压迫股动、静脉而出现下肢血液循环障碍，可见患肢大腿以下苍白、青紫、发凉，足

背动脉及胫后动脉搏动减弱或消失。若停留在闭孔内，则可压迫闭孔神经而出现麻痹症状。

（3）中心性脱位　髋部肿胀多不明显，但疼痛显著，下肢功能障碍。脱位严重的，患肢可有短缩，大转子不易扪及，阔筋膜张肌及髂胫束松弛。骨盆分离及挤压试验时疼痛，有轴向叩击痛。若骨盆骨折血肿形成，患侧下腹部有压痛，肛门指检常在伤侧有触痛。

（4）陈旧性脱位　症状、体征同上述，但时间已超过3周，弹性固定更为明显。X线照片检查可见局部血肿机化，或时间长而出现股骨头、颈部骨质疏松，或有关节面呈不规则改变。陈旧性脱位以后脱位多见。脱位可合并髋臼缘骨折或股骨干骨折。

2. 相关检查

（1）后脱位　X线摄片检查见股骨头呈内旋内收位，位于髋臼的外上方，股骨颈内侧缘与闭孔上缘所连的弧线（申通线）中断。

（2）前脱位　拍摄X线片可见股骨头在闭孔内或耻骨上支附近，股骨头呈极度外展、外旋位，小转子完全显露。

（3）中心性脱位　X线检查可显示髋臼底部骨折及突向盆腔的股骨头，CT检查可明确髋臼骨折的具体情况。

（4）陈旧性脱位　X线摄片显示，当后脱位合并股骨干上1/3骨折时，近折端内收，或骨折向内成角；前脱位合并骨折时，近折端呈极度屈曲、外展畸形。

（二）辨证诊断

髋关节脱位根据病程，可分为早期、中期、后期三期。

1. 气滞血瘀证（早期）

（1）临床证候　髋部疼痛，畸形，痛有定处，肿胀剧烈，活动受限，动则痛甚，舌紫暗，脉弦涩。

（2）辨证要点　髋部疼痛，畸形，痛有定处，舌紫暗，脉弦涩。

2. 营血不调证（中期）

（1）临床证候　髋部疼痛有所缓解，肿胀有所消退，活动仍有受限，舌质淡红，苔薄白，脉弦细。

（2）辨证要点　髋部肿痛有所缓解，活动受限，舌淡红，脉弦细。

3. 肝肾亏虚证（后期）

（1）临床证候　髋部疼痛基本消失或时有隐痛，筋骨续连，肿痛消退，可轻微活动，但尚未能负重行走，舌质淡，胖嫩，边有齿痕，苔薄白，脉细弱。

（2）辨证要点　髋部肿痛基本消失，舌质淡，苔薄白，脉细弱。

三、鉴别诊断

（一）西医学鉴别诊断

1. 股骨颈骨折

股骨颈骨折多发于老年人，有外伤史，但暴力不大，伤后伤肢短缩，呈外旋、外展畸形，有明确骨擦音，但无弹性固定，X线可见股骨颈不稳骨折。而髋关节脱位多发于青壮年，由强大的暴力引起，脱位后呈弹性固定，X线可见髋关节脱位。

2. 髋部扭挫伤

髋部扭挫伤局部肿痛较明显，常有皮下瘀斑，功能障碍较轻，可呈保护性姿态（拖拉步态、骨盆倾斜等），无关节盂空虚及弹性固定。X线摄片检查无异常。

（二）中医学鉴别诊断

1. 痿证

虽同是肢体疾患，但痿证以手足软弱无力，甚则肌肉枯萎瘦削为主要表现，关键在于肌肉"痿弱不用"，关节相对"变大"，无疼痛及活动受限。

2. 痹证

痹证主要表现为四肢关节痛，或关节有明显的红肿热痛，也有表现为全身性、广泛的肌肉疼痛，有时出现腰背疼痛。

3. 流痰

流痰多发于脊椎、环跳、肩、肘、腕，其次下肢，一般为单发，但脓肿形成后常可走窜，患处隐隐酸痛。虽然起病慢，化脓亦迟，溃后亦不易收敛，但关节骨性变形较少。在损伤筋骨时轻者致残，重者可危及生命。

四、临床治疗

（一）提高临床疗效的要素

（1）有效提高诊断的准确性，将先天性髋关节脱位和髋关节发育不良的确诊时间提前。

（2）髋关节脱位的治疗应根据其分型选择不同的治疗方法。

（3）髋关节脱位患者经手术治疗后配合一定的术后康复训练。

（二）辨病治疗

1. 手法整复

手法复位前应根据患者的不同情况，选用全麻、腰麻、硬膜外麻醉等。如无麻醉条件亦可就地进行手法复位。为便于操作，复位时患者应仰卧于床或放好草席的地上。

新鲜脱位，一般以手法闭合复位为主；陈旧性脱位，力争手法复位，若有困难，可考虑切开复位；脱位合并臼缘骨折，一般随脱位的整复，骨折亦随之复位；合并股骨干骨折，先整复脱位，再整复骨折。手法复位在全身麻醉或腰麻下进行，如果难以复位则行手术切开复位。

（1）后脱位复位手法

①屈髋拔伸法（Allis 法）：患者仰卧于木板床或铺于地面的木板上，助手以两手按压髂前上棘以固定骨盆。术者面向患者，弯腰站立，骑跨于患肢上，用双前臂、肘窝扣在患肢腘窝部，使其屈髋、屈膝各90°。先在内旋、内收位顺势拔伸，然后垂直向上拔伸牵引，使股骨头接近关节囊裂口，略将患肢旋转，促使股骨头滑入髋臼，当听到入臼声后，再将患肢伸直，即可复位。

②回旋复位法：患者仰卧，助手以双手按压双侧髂前上棘固定骨盆。术者立于患侧，一手握住患肢踝部，另一手以肘窝提托腘窝部，在向上提拉的基础上，将大腿内收、内旋，髋关节极度屈曲，使膝部贴近腹壁，然后将患肢外展、外旋、伸直。在此过程中，听到入臼声，复位即告成功。因为此法的屈曲、外展、外旋、伸直是一连续动作，形状恰似一个问号（左侧）或反问号（右侧），故亦称为画问号复位法（图 14-10-2）。

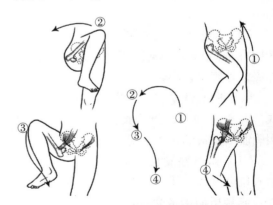

图 14-10-2　髋关节后脱位回旋复位法

注：①内收内旋　②屈髋　③外旋外展　④伸髋

③拔伸足蹬法：患者仰卧，术者两手握患肢踝部，用一足外缘蹬于坐骨结节及腹股沟内侧（左髋脱位用左足，右髋脱位用右足），手拉足蹬，身体后仰，协同用力，两手可略将患肢旋转，即可复位。

④俯卧下垂法：患者俯卧于床缘，双下肢完全置于床外。健肢由助手扶持，保

持在伸直水平位。患肢下垂,助手用双手固定骨盆。术者一手握其踝关节上方,使屈膝90°,利用患肢的重量向下牵引,术者在牵引过程中,可轻旋患侧大腿,用另一手加压于腘窝,增加牵引力,使其复位。

（2）前脱位复位手法

①屈髋拔伸法:患者仰卧于铺于地面的木板上,一助手将骨盆固定,另一助手将患肢微屈膝,并在髋外展、外旋位渐渐向上拔伸至屈髋90°。术者双手环抱大腿根部,将大腿根部向后外方按压,可使股骨头回纳髋臼内。

②侧牵复位法:患者仰卧于木板床上。一助手以两手按压两髂前上棘以固定骨盆,另一助手用一宽布绕过大腿根部内侧,向外上方牵拉。术者两手分别扶持患膝及踝部,连续伸屈患髋,在伸屈过程中,可慢慢内收内旋患肢,即感到腿部突然弹动,同时可听到响声,畸形随着响声消失,此为复位成功。

③反回旋法:其操作步骤与后脱位相反,先将髋关节外展、外旋,然后屈髋、屈膝,再内收、内旋,最后伸直下肢。

（3）中心性脱位复位手法

①拔伸扳拉法:若轻微移位,可用此法。患者仰卧,一助手握患肢踝部,使足中立,髋外展大约30°,在此位置下拔伸旋转,另一助手把患者腋窝行反向牵引。术者立于患侧,先用宽布带绕过患侧大腿根部,一手推骨盆向健侧,另一手抓住绕大腿根部之布带向外拔拉,可将内移之股骨头拉出。触摸大转子,与健侧相比,两侧至对称,即为复位成功。

②牵引复位法:适用于股骨头突入骨盆腔较严重的患者。患者仰卧位,患侧用股骨髁上牵引,重量8~12kg,可逐步复位。若复位不成功,可在大转子部前后位骨圆针贯穿,或在大转子部钻入一带环螺丝钉,做侧方牵引,侧牵引重量5~7kg,在向下、

向外两个分力同时作用下,可将股骨头牵出。经床边X线摄片,确实已将股骨头拉出复位后,减轻髁上及侧方牵引重量至维持量,继续牵引8~10周。用此法复位,往往可将移位的骨折片与脱位的股骨头一齐拉出。

（4）陈旧性脱位复位手法 一般来讲,脱位未超过2个月者,仍存在闭合复位的可能,可先试行手法复位。在行手法复位前,先行股骨髁上牵引12周,重量10~20kg,由原来的内收、内旋和屈髋位逐渐改变牵引方向,至伸直和外展位,待股骨头牵至髋臼水平或更低,即可在麻醉下行手法复位。施行手法时,用力应由轻到重,活动范围应由小到大,逐步解除股骨头周围的粘连。松动至最大限度,再按新鲜脱位的手法复位。切忌使用暴力,以防发生股骨头塌陷或股骨颈骨折等并发症。如手法复位遭遇困难,不应勉强反复进行而应改行手术治疗。

2. 固定方法

复位后,可采用皮肤牵引或骨牵引固定,患肢两侧置沙袋防止内、外旋,牵引重量57kg,通常牵引3~4周,中心脱位牵引6~8周,要待髋臼骨折愈合后才可考虑解除牵引。合并同侧股骨干骨折者,一般以股骨髁上骨牵引,牵引时主要考虑股骨干骨折的部位及移位方向,时间及注意事项与股骨干骨折相同。

3. 西药治疗

早期消炎、镇痛、止血等对症处理。静脉滴注甘露醇250ml、氨苄青霉素5g、酚磺乙胺3.0g、山莨菪碱20mg,每日1次,3天即可。对关节积血较多者,在手法复位后可采取无菌穿刺抽吸之法,预防发生关节粘连与骨化性肌炎。后期可加强改善循环、扩张血液循环、预防股骨头坏死治疗。

4. 手术治疗

（1）适应证 ①脱位合并大块臼缘骨

折，妨碍手法复位者，可行切开复位，螺丝钉固定骨折块，修补关节囊。中心脱位，骨折块夹住股骨头难以脱出者，亦可考虑切开复位。如臼底骨折为粉碎者，则不宜切开复位。②如考虑有坐骨神经、闭孔神经、股动静脉受压，手法复位不能解除压迫，则应尽快切开复位，以便及时解除压迫。③复位后，持续的足背或胫后动脉搏动消失，是手术探查动脉的指征。④坐骨神经损伤，一般是压迫所致。如考虑为臼缘骨折块脱落压迫，要及时去除压迫，使神经早日恢复。⑤陈旧性脱位时间在 3~6 个月者，以及上述闭合复位失败者，可行手术切开复位。脱位时间已超过 6 个月以及上述不宜再复位的患者，截骨术往往是首先考虑的治疗方法，可通过截骨矫正畸形，恢复负重力线，改进功能。

（2）手术方法　根据不同情况可以选择切开复位或切开复位内固定术、髋关节重建术或融合术、人工髋关节置换术等方法。

（三）辨证治疗

1. 辨证论治

（1）气滞血瘀证

治则：活血化瘀，行气消肿止痛。

方药：桃红四物汤加减。药用桃仁 9g、红花 6g、川芎 8g、当归 15g、白芍 10g、熟地黄 15g。兼气滞者加香附 10g，青皮 15g；兼血虚者加党参 15g、阿胶 10g。

（2）营血不调证

治则：和营生新，续筋活络。

方药：舒筋活血汤加减。药用羌活 6g、防风 9g、荆芥 6g、独活 9g、当归 12g、续断 12g、青皮 5g、牛膝 9g、五加皮 9g、杜仲 9g、红花 6g、枳壳 6g。疼痛甚者加乳香、没药；湿盛者加薏苡仁、防己、白术。

（3）肝肾亏虚证

治则：补肝肾，养气血，壮筋骨。

方药：壮筋养血汤加减。白芍 9g，当归 9g，川芎 6g，白芷 3g，续断 12g，红花 5g，生地黄 12g，牛膝 9g，牡丹皮 9g，杜仲 6g。气虚明显者，可加人参、黄芪、白术；血虚者，加熟地黄、阿胶、鸡血藤。

2. 外治疗法

活血止痛膏外敷：药用桂枝 10g、乳香 15g、没药 15g、生川乌 10g、生草乌 10g、伸筋草 15g、透骨草 15g、红花 6g、当归 10g，共为细末，用蛋清或凡士林以 1:2 的比例调和制成膏剂摊于布上，敷于腹股沟处，用绷带包扎，3 日换药 1 次。

3. 成药应用

龙血竭含片，每次 1.0g，每日 2~3 次；或治伤胶囊、三七伤药片、沈阳红药、七厘胶囊、云南白药、骨折挫伤散等，适用于急性期损伤。通迪胶囊，每次 4~6 片，每日 3 次，可用于疼痛甚者。

五、预后转归

髋关节脱位和骨折合并脱位是一种严重损伤，后期可并发股骨头缺血性坏死、创伤性关节炎以及关节周围骨化等，影响髋关节功能造成病残。故对本病应尽早正确诊断并及时给予适当的方法进行复位固定。单纯髋关节脱位诊断并不困难，但应注意其常为损伤的一部分，特别当有同侧股骨干骨折时，由于脱位的典型畸形被股骨干骨折的移位所掩盖，在临床上常发生漏诊。故对此类患者应常规拍摄髋关节 X 线片，防止漏诊。单纯性脱位及时复位固定后功能恢复良好，延迟持重时间对股骨头缺血性坏死的预防有很大好处，即使下地活动后也应尽可能减少患肢持重，可有效地防止股骨头缺血性坏死的发生和发展。对合并有髋臼骨折的患者应常规行 CT 检查，确定髋臼损伤部位、程度，判定髋关节的稳定性，以决定保守治疗或手术治疗。

应用手法复位应在麻醉下进行，使疼

痛消失、肌肉松弛。复位手法用力虽大，但应由轻到重，缓缓持续用力，防止使用突发的瞬间暴力，避免造成进一步损伤。复位后应立即行X线检查证实复位确切。如发现关节面不相称，即证明未完全复位，应及时手术探查，否则延误治疗，影响疗效。去除固定后在床上进行髋关节屈伸旋转运动，有利于恢复髋关节面的光滑，减少创伤性关节炎的发生。对于中心性脱位者更应适当延迟持重时间。

六、预防调护

（一）预防

髋关节后脱位复位后家庭座椅不能太低，最好有扶手，不坐沙发，坐位时身体不前倾，髋关节屈曲不大于90°。起立或下时，先伸直患肢，用双上肢在座椅扶手上支撑躯体起立或坐下。不交叉双腿、不盘腿而坐、不使用蹲便器。穿拖鞋、擦脚、修趾甲、穿脱袜子、系鞋带时应外展位，踝关节在对侧膝关节上面。不能屈胯、交膝穿脱鞋袜，避免再次脱位。

（二）调护

（1）心理护理　耐心向患者讲解外伤性髋关节脱位的损伤修复过程和治疗措施，使患者抛开顾虑，积极配合治疗。

（2）生活方式指导　饮食宜清淡，配合全身功能锻炼。

七、评述

关于治疗时机及预后，现代研究强调，无论何种髋关节脱位均应急诊复位。Phillips的研究发现，伤后6小时内复位者股骨头坏死发生率为5%，而超过6小时坏死发生率高达50%。国内学者认为单纯髋关节脱位如在24小时内复位，其治疗预后一般都较好。而复杂的髋关节脱位并骨折国内外报道的治疗效果差异较大。

毛宾尧等对15例髋关节脱位并髋臼骨折患者进行了6~105个月（平均6~7个月）的随访，结果显示，不论采取何种治疗方法，其晚期并发症的发生率高而严重，其中发生创伤性骨性关节炎者7例，股骨头缺血性坏死者3例，神经损伤不全麻痹者1例，发生率高达73.3%。

卢汉生等对53例髋关节中心性脱位的患者进行了长达4~10年（平均6年）的随访，其中优37例（69.8%），良11例（20.7%），优的37例均在伤后12小时内采用双向牵引治疗，其后的CT及MRI检查发现一些髋臼内壁的骨块对合相差在0.5cm内。认为早期积极的处理和正确的治疗是影响结果的关键因素，骨折块勿需强调一定达到解剖复位，只要重建股骨头和髋臼负重面的吻合对应关系即可。

毛军选取2013年12月至2015年5月收治的38例单纯创伤性髋关节脱位患者，采用髋关节镜检查患者脱位情况并在髋关节镜下手术治疗，统计发现，手术38例患者均痊愈出院，半年后对患者髋关节疗效评分（93.27±2.48）分，治疗效果比较好，无并发症发生。结论：髋关节镜在单纯创伤性髋关节脱位治疗效果显著，能有效提高医师观察患者髋关节腔中游离组织视野，可以清除关节内血肿及游离体，手术创伤小，关节功能恢复快，可有效降低关节炎发生概率。

北京积水潭医院小儿骨科冯超等2014年1月至2016年12月共完成12例（12髋）关节镜辅助下难复性小儿发育性髋关节脱位闭合复位术，患儿月龄10~20个月（平均14个月）。手术指征为麻醉下双侧内收肌患侧髂腰肌松解后髋关节不能中心复位的患者。采用单一内收肌下入路观察并操作，镜视下切除肥厚的圆韧带、清理髋臼底部纤维脂肪组织，盂唇内翻者行外2/3放射状切开、松解缩窄关节囊及髋臼横韧带。清理完毕后关节镜监视下手法复位，双髋人类位石膏外固定（并不进行镜下关节囊紧缩缝合），术后6~8周更换二期石膏。所有患儿随访18~36个月（平均26个月），全部12髋在关节镜下复位成功。结论：单入路关节镜辅助下髋臼清理闭合复位术是治疗难复性小儿发育性髋关节脱位安全有效的方法。

第十一节　膝关节脱位

膝关节脱位比较少见，多见于青壮年人。膝关节是人体最大、结构最复杂的关节。由股骨下端、胫骨上端和髌骨的关节面构成。膝关节只有在遭受强大暴力，周围软组织大部分被破坏时，其稳定性丧失，才可导致脱位。一旦发生脱位，即伴有广泛的关节囊及韧带撕裂带合并骨折，如胫骨结节、胫骨棘、胫骨髁、股骨髁等的撕脱或挤压性骨折及侧副韧带、十字韧带、关节囊等软组织和腘动脉、腘静脉、腓总神经等损伤。半月板也多同时受累及。血管与神经损伤如果诊治不当，可导致严重后果乃至截肢。

根据脱位后胫骨上端所处位置及暴力作用方向，可分为膝关节前脱位、膝关节后脱位、膝关节内侧脱位、膝关节外侧脱位和膝关节旋转脱位5种。其中，前脱位最常见，内、外侧及旋转脱位较少见。根据股骨髁及胫骨髁完全分离或部分分离，可分为完全脱位和部分脱位。

一、病因病机

（一）西医学认识

膝关节脱位由强大的直接暴力及间接暴力引起。以直接暴力居多，如从高处跌下、车祸、塌方等暴力直接撞击股骨下端或胫骨上端。间接暴力则以股骨下端固定而作用于胫骨的旋转暴力多见。

1. 膝关节前脱位

膝关节前脱位多为膝关节强烈过伸所致。当膝关节过伸超过30°，或外力由前方作用于股骨下端，或外力由后向前作用于胫骨上端，使胫骨向前移位。此类脱位最常见，多伴有后关节囊撕裂、后十字韧带断裂，或伴有腘动、静脉损伤。

2. 膝关节后脱位

当屈膝时，暴力作用于胫骨上端，使其向后移位。多有前十字韧带断裂。腘动、静脉损伤在此型脱位中较常见，约占50%。

3. 膝关节外侧脱位

强大外翻力或外力直接由外侧作用于股骨下端，而使胫骨向外侧移位。

4. 膝关节内侧脱位

强大外力由外侧作用于胫腓骨上端，使胫骨内移脱位，严重者易引起腓总神经牵拉损伤或撕裂伤。

5. 膝关节旋转脱位

强大的旋转外力，使胫骨向两侧旋转脱位，以向后外侧脱位居多，一般移位幅度小，较少合并血管和神经损伤。

膝关节完全脱位时，常造成关节周围软组织的严重撕裂和牵拉伤，多为前、后十字韧带完全撕裂，一侧副韧带断裂和关节囊后部撕裂。

（二）中医学认识

本病因劳损或年高，复因膝部活动过多、负重损伤等，致膝部经气不利、气血运行不畅，骨节失却精血充养，肾亏骨弱，不任负重而成。是以膝部长期固定疼痛、活动时关节内有声响等为主要表现的肢体痹病类疾病。好发于老年人。发于其他年龄者，多有膝关节创伤、下肢先天畸形或痹证等病史。

二、临床诊断

（一）辨病诊断

1. 膝关节前脱位

（1）症状　膝关节肿胀严重，疼痛剧烈，功能障碍，前后径增大，髌骨下陷，膝关节处于微屈曲位，畸形、弹性固定。

（2）体征　触摸髌骨处空虚、腘窝部丰满，并可触及股骨髁突起于后侧，髌腱两侧可触及向前移位的胫骨平台前缘。

（3）相关检查　①X线检查：侧位片可见胫骨脱于股骨前方。②超声多普勒检查：凡合并腘动、静脉损伤，形成血栓而致肢体远端缺血者，做超声多普勒检查，可明确栓塞的部位和轻重程度。

2. 膝关节后脱位

（1）症状　膝关节肿胀严重，疼痛剧烈，功能障碍。

（2）体征　膝关节前后径增大，呈过伸位，胫骨上端下陷，皮肤有皱折，畸形明显，呈弹性固定。触摸髌骨下空虚，腘窝处可触及胫骨平台后缘向后突起，髌腱两侧能触到向前突起的股骨髁。

（3）相关检查　①X线检查：侧位片可见胫骨脱于股骨后方。②肌电图检查：膝关节后脱位常合并腓总神经损伤，导致胫前肌麻痹。肌电图检查可明确损伤的性质和程度，动态观察可了解神经功能恢复情况。

3. 膝关节侧方脱位

（1）症状　膝关节侧方脱位因筋伤严重，肿胀甚剧，局部青紫瘀斑，功能丧失，压痛明显，有明显的侧方异常活动。

（2）体征　在膝关节侧方能触到脱出的胫骨平台侧缘，若有神经损伤，常见足踝不能主动背伸，小腿下段外侧皮肤麻木。

总之，膝关节侧方脱位依据外伤史、典型症状和畸形，一般即可确定诊断，但需X线摄片，诊查是否合并撕脱性骨折。另外要检查胫前、后动脉搏动情况，判断腘窝血管是否受伤；检查足踝的主动运动和感觉情况，判断神经有否损伤。

4. 膝关节旋转脱位

（1）症状　膝关节严重肿胀，疼痛剧烈，膝关节功能障碍。

（2）体征　膝关节周径增大，下肢畸形明显，呈旋转弹性固定，足部过度内旋或外旋。

（3）相关检查　X线检查可见股骨和胫骨之间旋转错位，并脱位。

（4）依据外伤史、典型症状、畸形，一般X线片即可确定诊断。由于前内侧的外力作用于胫骨的前方，造成后外侧脱位，导致向后的旋转脱位，后侧和内侧的关节囊发生撕裂，同时伴随部分腓肠肌撕脱、半月板损伤和软骨骨折。腓总神经损伤继发于这些损伤。向后内侧的脱位常由于一个向前外侧的外力作用于胫骨，造成向后的旋转脱位，并造成内侧副韧带、前后交叉韧带以及内后侧关节囊的撕裂，同时伴随部分腓肠肌撕脱和半月板及软骨的破坏。

（二）辨证诊断

1. 气滞血瘀证

（1）临床证候　膝部疼痛活动受限，膝部肿胀疼痛，周围瘀斑，多为刺痛，痛有定处，夜间加重，局部触痛明显，得温痛减。脘腹胀满，不思饮食，大便溏泄或干，小便不利，舌质紫暗，或有瘀斑，舌下脉络迂曲，脉弦涩。

（2）辨证要点　膝部疼痛活动受限，多为刺痛，夜间加重，得温痛减，脘腹胀满，舌紫暗，脉弦涩。

2. 营卫不和证

（1）临床证候　膝部活动受限，周围局部瘀斑消失，肿胀有所消退，关节疼痛减轻，痛有定处，夜间加重，局部触痛减轻。纳差，舌质淡白，舌苔薄白或薄黄，脉弦涩。

（2）辨证要点　局部肿痛有所消退，痛有定处，夜间加重，舌淡白，苔薄白或薄黄，脉弦涩。

3. 痰湿痹阻证

（1）临床证候　膝部活动受限，周围局部浮肿，肢体困重，关节疼痛减轻。胃脘胀满，纳差，舌质淡白，舌苔白腻，脉濡缓。

（2）辨证要点　周围局部浮肿，肢体困重，纳差，舌淡白，苔白腻，脉濡缓。

4. 湿热蕴结证

（1）临床证候　膝部活动受限，周围局部红肿，肢体困重，关节疼痛。胸脘痞闷，口干不欲饮水，纳差，舌质红，舌苔黄腻，脉数。

（2）辨证要点　膝部周围局部红肿，胸脘痞闷，口干，纳差，舌红，苔黄腻，脉数。

5. 气血不足证

（1）临床证候　患者不愿活动，局部瘀肿疼痛，多为缓痛，痛无定处。患者精神萎靡，疲倦乏力，心悸气短，体倦自汗，动则尤甚，少气懒言，头晕耳鸣，面色少华，纳食不香，失眠多梦、健忘，精神恍惚，舌质淡，苔白，脉沉细或细数。

（2）辨证要点　膝部屈伸活动无力，痛无定处，疲倦乏力，面色少华，失眠健忘，舌质淡，脉沉细或细数。

三、鉴别诊断

（一）西医学鉴别诊断

1. 股骨髁间骨折

股骨髁间骨折亦有膝疼痛，但局部肿胀严重，皮下瘀斑，压痛敏锐，可有骨擦音与异常活动。X 线显示骨折线。

2. 胫骨髁骨折

胫骨髁骨折膝部明显肿痛，压痛，瘀斑，功能障碍，可见膝内外翻畸形，可有骨擦音、异常活动及关节内积血。X 线片显示骨折和移位情况。

3. 髌腱断裂

髌腱断裂膝前部肿痛，髌腱处明显压痛并有空虚感，伸膝功能障碍，伸膝抗阻力试验阳性。X 线片见髌骨上移，并可排除骨折和其他脱位。

（二）中医学鉴别诊断

1. 膝痹

膝痹以膝关节变形、肿大疼痛，股胫肌肉枯细，肢体形如鹤膝之状为特征。故又名鹤游风、鹤膝风、游膝风、膝眼风、鹤节、膝眼毒、膝疡等。膝痹由调摄失宜、足三阴经亏损，风寒之邪乘虚而入引起，以致肌肉日瘦、肢体挛痛，久则膝大而腿细，如鹤之膝。

2. 痿证

虽同是肢体疾患，但痿证手足软弱无力，甚则肌肉枯萎瘦削，关键在于肌肉"痿弱不用"，关节相对"变大"，无疼痛及活动受限。

四、临床治疗

（一）提高临床疗效的要素

（1）根据膝关节脱位的类型选择不同的治疗手段。

（2）是否合并有周围骨折、血管神经及韧带损伤。

（3）确定关节内韧带、半月板、关节囊损伤情况。

（4）明确复位固定后康复措施及方案。

（二）辨病治疗

膝关节脱位属急症，一旦确诊，即应在充分的麻醉下，行手法复位。有血管损伤表现、在复位后未见恢复，应及时进行手术探查，以免贻误时机。神经损伤如为牵拉性，则多可自动恢复，故可不做处理。若韧带、肌腱或关节囊嵌顿而妨碍手法复位，应早期手术复位。神经或韧带断裂，如情况允许，亦应早期修补。

1. 药物治疗

消炎、镇痛、止血等对症处理。静脉滴注甘露醇 250ml、氨苄青霉素 5g、酚磺乙胺 3.0g、山莨菪碱 20mg，每日 1 次，3 天即可。对关节积血较多者，在手法复位后可采取无菌穿刺抽吸之法，预防发生关节粘连与骨化性肌炎。

2. 手法整复

（1）前脱位　一般在腰麻或硬膜外麻醉下进行，患者取仰卧位。一助手用双手握住患侧大腿，另一助手握住患侧踝部及小腿做对抗牵引，保持膝关节半屈伸位置。术者用双手按脱位的相反方向推挤或提托股骨下端与胫骨上端，如有入臼声、畸形消失，即表明已复位。

（2）后脱位　牵引方法同前脱位。术中一手端托小腿上端向前，另一手按压大腿下端向后即可复位。

（3）侧方脱位　牵引同前。术者以双手掌相对推挤膝关节内、外侧的上、下方，即可复位。

3. 固定

膝关节加压包扎，用长腿夹板或石膏托屈曲 20°~30° 位固定 6~8 周。禁止伸直位固定，以免加重血管、神经损伤。抬高患肢，以利消肿。

4. 康复治疗

复位固定后即可充分做股四头肌收缩及髋、踝关节主动屈伸运动。3 周后开始在保持固定下做膝关节主动屈伸活动。4~6 周解除固定，下床锻炼。先在床上练习膝关节屈伸，待股四头肌肌力恢复及膝关节屈伸活动稳定以后，才可逐步负重行走。若膝关节不稳，过早负重行走，滑膜易被损伤，常可发生创伤性关节炎。其防治方法是加强股四头肌活动，并配备护膝或支架保护伤肢。

5. 手术治疗

膝关节脱位并发韧带、血管损伤及骨折者，应手术治疗。①切开复位术：适用于手法整复失败或开放脱位。②韧带修补术：适用于重要韧带完全断裂者。③血管或神经探查、修补术：适用于合并神经、血管损伤者。手术不但可修复韧带，而且可检视半月板有无损伤，以便早期处理。关节内如有骨软骨碎屑也可得到及时清理，以免形成关节游离体。合并腘动脉损伤者更应毫不迟疑地进行手术探查及修复。合并髁部骨折者，也应及时手术撬起塌陷的髁部，并以螺栓、拉力螺丝或特制的"T"形钢板固定，否则骨性结构紊乱带来的关节不稳定将在后期给患者造成严重后遗症。

（三）辨证治疗

1. 气滞血瘀证

治则：活血祛瘀，消肿止痛。

方药：身痛逐瘀汤。桃仁、红花、当归、牛膝各 10g，川芎、没药、五灵脂、地龙各 8g，秦艽、羌活、香附各 5g，甘草 4g。若治骨折者，应加骨碎补、自然铜、地鳖虫等以增接骨续筋之功。

2. 营卫不和证

治则：调和营卫，和营止痛。

方药：和营止痛汤。赤芍 10g、当归尾 10g、乌药 10g、川芎 6g、苏木 6g、陈皮 6g、桃仁 6g、乳香 6g、没药 6g、木通 6g、甘草 6g、续断 12g。若治骨折者，应加骨碎补、自然铜、地鳖虫等以增接骨续筋之功。

3. 痰湿痹阻证

治则：化痰利湿，通络止痛。

方药：化痰利湿方。生黄芪 20g、苍术 10g、茯苓 15g、橘红 6g、荷叶 10g、冬瓜皮 15g。或参苓白术散，药用党参 15g、白术 15g、茯苓 10g、泽泻 15g、薏苡仁 20g、黄芪 20g、甘草 3g。

4. 湿热蕴结证

治则：清热利湿，通络止痛。

方药：黄连解毒汤。黄连 10g、黄芩 10g、黄柏 10g、栀子 15g。合三妙丸，药用黄柏（切片，酒拌略炒）400g、苍术（米泔浸一二宿，细切，焙干）600g、川牛膝（去芦）200g，粉碎成细末，过筛，混匀，用水泛丸，干燥即得，每次 6~9g，1 日 3 次。

5. 气血不足证

治则：补益气血。

方药：八珍汤加减。人参 9g、白术 9g、白茯苓 9g、当归 9g、川芎 9g、白芍 9g、熟地黄 9g、甘草（炙）5g。若以血虚为主，眩晕心悸明显者，可加大地、芍用量；以气虚为主，气短乏力明显者，可加大参、术用量；兼见不寐者，可加酸枣仁、五味子。或十全大补汤，药用人参（去芦）10g、肉桂（去皮）3g、川芎 5g、干熟地黄 10g、茯苓 10g、白术 10g、甘草（炙）5g、黄芪 10g、当归（去芦）10g、白芍 10g。

（四）新疗法选粹

HX-KDMLI 分期分型可以有效促进医生对于膝关节脱位的认识，避免误诊漏诊，同时可以指导治疗方案的制定，使患者得到最佳的治疗方案，以恢复膝关节的功能。一期前交叉韧带（ACL）、后交叉韧带（PCL）及内侧副韧带（PLC）重建联合 MCL 修复治疗 KD–IV 型膝关节脱位，能有效恢复膝关节稳定性、改善关节松弛程度，并提高关节运动能力。关节镜联合微创切口治疗膝关节脱位合并多韧带损伤的临床效果更佳，能够有效提高治疗效果，缩短患者的恢复时间，且并发症发生率较低。关节镜下行交叉韧带重建治疗膝关节脱位，创伤小，并发症少，与开放手术相比，此法患者术后膝关节功能恢复的效果更好。

五、预后转归

膝关节脱位很少见，但其并发症常见且严重，是骨科急症之一，在大多数病例中，动脉受损的发生率为 20%~30%，如果不修复动脉，截肢率可达 72.5%。对血管损伤的治疗外科意见是一致的，对韧带的治疗存在着一定的分歧，但无论如何，静力稳定对于保持膝关节多年承受压力非常重要，应避免短期的优良结果随之发生退行性变，因此要对膝关节静力稳定、弯曲性、本体感觉和动力保护在治疗前后及恢复期做出一个完善的处理计划。

早期的治疗方法是尽快进行闭合复位，解除神经血管结构牵拉引起的张力增高，促使血运的恢复。复位后如果足部无脉或出现膝以下一定的循环障碍，则必须在 6 小时以内进行手术探查和动脉修补或移植，此时如合并交叉韧带损伤可在伤后 2 周局部软组织愈合后再进行。如果无血管损伤应立即修复所有的韧带损伤以保证膝关节韧带稳定性，防止后期膝关节不稳的发生。

膝部肌力的恢复对后期关节稳定起着重要的作用，特别是股四头肌的恢复，在固定期间即要进行股四头肌训练，防止其萎缩无力，去除固定后在增加肌力的基础上逐渐恢复膝关节屈伸度。在肌力未恢复强度之前，要防止对交叉韧带有损伤的训练，如下山跑等运动。

六、预防调护

（一）预防

注意劳动、生活习惯，避免长时间劳动或工作，避免受伤是预防本病的关键，另外还需注意积极防治类风湿关节炎。早发现、早诊断是本病防治的关键。

（二）调护

（1）膝关节脱位复位后，应将膝关节固定于屈曲 15°~30° 位，减少对神经血管的牵拉。

（2）密切观察血管情况，触摸胫后动脉和足背动脉，若足部虽温暖但无动脉搏动则标志着血供不足。

（3）术后在 40°~70° 范围内的持续被动活动对伤后早期恢复活动是有帮助的，但应注意防止过度运动在后期遗留一定程度的关节不稳。

（4）股四头肌的训练对膝关节动力性稳定起着重大作用。固定后，即指导患者做自主股四头肌收缩锻炼；肿胀消减后做带固定仰卧抬腿锻炼；4~8 周解除外固定后，先开始做膝关节的自主屈曲，然后下床活动锻炼，按膝关节功能疗法处理。

（5）饮食上应以食补为基础，要注意营养的均衡，多食奶制品（鲜奶、酸奶、奶酪等）、豆制品（豆浆、豆粉、豆腐、腐竹等）、蔬菜（金针菜、胡萝卜、小白菜、小油菜等）及紫菜、海带、鱼、虾等海鲜类。同时应多见阳光及补充维生素 D，以促进钙吸收。必要时，适量补充钙剂，如葡萄糖酸钙、巨能钙是临床常用物美价廉的补钙品。但应注意一定要在医生指导下补钙。

七、评述

最近有研究显示膝关节脱位手术治疗与非手术治疗相比疗效较好。Richter 等对 89 例创伤性膝关节脱位进行回顾性研究，63 例手术治疗，26 例保守治疗。平均随访 8 年。手术组 Lysholm 和 Tenger 评分较好，韧带修复或重建后的功能康复是最重要的预后因素。Rios 等对 26 例创伤性脱位的治疗结果根据 Lysholm 评分系统进行评价，8 例患者较差，5 例因合并内脏或骨骼损伤无

法进行急诊手术而采取保守治疗，另外 3 例只对撕脱的侧副韧带和后外侧结构进行一期修复而未处理十字韧带。为达到最好的术后疗效，应急诊重建或修复所有的损伤结构。Wong 等的研究显示膝关节脱位手术治疗较保守治疗疗效好，因此主张重建或修复所有的韧带结构以求最稳定的膝关节和最大程度的患者满意度。

目前大多数学者对急性膝关节脱位均推荐手术治疗，但关于手术时机、手术技术（哪些结构需要修复或重建）、移植物选择和康复观点还不太一致。同时修复 ACL 和 PCL 以及Ⅲ度损伤的软骨或关节囊是恢复韧带稳定性、膝关节运动和全部膝关节功能的最可靠方法。华伟伟等认为关节镜下一期以自体肌腱重建 PCL、同种异体跟腱重建 ACL、同种异体胫前肌腱 Larson 后外侧加强重建 PLC，带线锚钉或单纯缝线缝合修复 MCL 治疗 KD–Ⅳ型膝关节脱位，能有效恢复膝关节稳定性、改善关节松弛程度，并提高关节运动能力。李正南等认为关节镜联合微创切口治疗膝关节脱位合并多韧带损伤的临床效果更佳，能够有效提高治疗效果，缩短患者的恢复时间，且并发症发生率较低。

第十二节　髌骨脱位

髌骨是人体最大的籽骨，略呈扁平三角形，底朝上，尖朝下，覆盖于股骨与胫骨两骨端构成的膝关节前面。根据其脱位的病因可分为外伤性脱位和习惯性脱位。

一、病因病机

（一）西医学认识

1.外伤性脱位

外伤性脱位可以因为关节囊松弛，股骨外髁发育不良而髌骨沟变浅平，或伴有

股内侧肌肌力弱；或在损伤时大腿肌肉松弛，股骨被强力外旋、外展，或髌骨内侧突然遭受暴力打击，可完全向外脱出。当用力踢东西时，突然猛力伸膝，股四头肌的内侧扩张部撕裂也可引起髌骨向外侧脱位。外侧撕裂而向内侧脱位极少见。当暴力作用下，股四头肌断裂或髌韧带断裂，髌骨移位于下方或上方，有时可夹在关节间隙。

2. 习惯性脱位

由于股四头肌特别是内侧肌松弛，髌骨较正常时小，股骨外髁扁平，并有膝外翻畸形，髌腱的抵止部随着胫骨外翻而向外移位，使股四头肌与髌腱的作用力线不在一条直线上而向内成角。胫骨有外旋畸形时，亦可引起髌骨脱位。轻度外力，有时甚至屈伸膝关节即可诱发脱位。外伤性脱位治疗不当，如股内侧肌未修补或修补不当，亦常为习惯性脱位的主要原因。

（二）中医学认识

髌骨又称膝盖骨、连骸。《医宗金鉴·正骨心法要旨》曰："膝盖骨即连骸，亦名髌骨。形圆面扁……"又曰："如有跌打损伤，膝盖上移者，其筋即肿大，株连于腘内之筋……""宜详视其骨如何斜错，按法推拿，以复其位。内服补筋丸……"

二、临床诊断

（一）辨病诊断

1. 临床表现

（1）外伤性脱位 有外伤史，伤后膝部肿胀、疼痛，膝关节呈半屈曲位，不能伸直。膝前平坦，髌骨可向外、内、上、下方脱出。或有部分患者就诊时，髌骨已复位，仅留下创伤性滑膜炎及关节内积血或积液，在髌骨内上缘之股内侧肌抵止部有明显压痛。

（2）习惯性脱位 有新鲜创伤性脱位病史，或先天发育不良者，可有明显创伤或急性脱位病史。每当屈膝时，髌骨即在股骨外髁上变位向外侧脱出。脱出时伴响声，膝关节畸形，正常髌骨部位塌陷或低平，股骨外髁前外侧有明显异常骨性隆起。局部压痛，轻度肿胀，当患者忍痛自动或被动伸膝时，髌骨可自行复位，且伴有响声。平时行走时觉腿软无力，跑步时常跌倒。

2. 相关检查

（1）X线摄片 髌骨位于膝关节外侧股骨外髁处，脱位状态通过X线摄片检查可以明确。①外伤性脱位：膝部侧位、轴位X线摄片可见髌骨移出于股骨髁间窝之外。②习惯性脱位：膝关节轴位X线摄片可显示股骨外髁低平。

（2）核磁共振（MRI）检查 自动复位者，可以通过核磁共振进行检查，查看韧带损伤情况。MRI测量TT-TG和TT-RA诊断髌骨脱位和预测再发具有明确的诊断意义。当MRI测量TT-RA大于23.43mm、TT-TG大于19.05mm时，可考虑采用胫骨结节截骨术治疗髌骨脱位。TT-RA并不能完全取代TT-TG，但是TT-RA在各型滑车发育不良中ICC数值更为稳定，TT-RA可以在严重滑车发育不良中辅助TT-TG进行诊断。

（3）肌骨超声检查 近年来，肌骨超声可以快速无辐射地探查膝关节周围韧带及骨骼的情况。

（二）辨证诊断

髌骨脱位后局部变形明显，疼痛活动受限，髌骨的错位往往在活动后恢复。位置恢复正常后可以参本章第十一节考膝关节脱位辨证诊断。

三、鉴别诊断

（一）西医学鉴别诊断

与髌骨骨折相鉴别。髌骨骨折膝关节活动受限明显，屈伸活动及膝关节肿胀均较为明显，X线可明确诊断。

（二）中医学鉴别诊断

1.膝痹

膝痹以膝关节变形、肿大疼痛，股胫肌肉枯细，肢体形如鹤膝之状为特征。故又名鹤游风、鹤膝风、游膝风、膝眼风、鹤节、膝眼毒、膝疡等。膝痹由调摄失宜，亏损足三阴经，风寒之邪乘虚而入引起，以致肌肉日瘦、肢体挛痛，久则膝大而腿细，如鹤之膝。

2.痿证

虽同是肢体疾患，但痿证手足软弱无力，甚则肌肉枯萎瘦削，关键在于肌肉"痿弱不用"，关节相对"变大"，无疼痛及活动受限。

四、临床治疗

（一）提高临床疗效的要素

（1）查看髌骨脱位的方向及程度，是否为习惯性的脱位。

（2）明确是否合并髌骨周围骨折。

（3）确定髌骨周围韧带损伤情况。

（二）辨病治疗

1.手法复位

患者取仰卧位。术者站于患侧，一手握患肢踝部，一手拇指按于髌骨外方，使患膝在微屈状态下逐渐伸直的同时，用拇指将髌骨向内推挤，使其越过股骨外髁而复位。复位后，可轻柔屈伸膝关节数次，检查是否仍会脱出。

2.固定

长腿石膏托或夹板屈膝 20°~30° 位固定 2~3 周；若合并股四头肌扩张部撕裂，则应固定 4~6 周，固定时应在髌骨外侧加一压力垫。

3.康复治疗

固定后抬高患肢，可做股四头肌收缩、舒张活动。解除外固定后，在无痛状态下循序渐进地进行主、被动屈、伸膝关节，对防止关节僵硬、提高日后功能质量极为有效。早期避免负重下蹲，以免再发生脱位。

4.手术治疗

外伤性髌骨脱位，有严重的股四头肌扩张部或股内侧肌撕裂及股四头肌腱、髌韧带断裂等，均应做手术修补。习惯性脱位，则以矫正伸膝装置力线为主，如股内侧肌髌前移植术、胫骨结节髌腱附着部内移及内侧关节囊紧缩术、膝外翻畸形截骨矫正术或股骨外髁垫高术。在胫骨上端骺骺闭合前，尽量不做胫骨牵引术，或股骨外髁垫高术。术式：①髌腱外侧半内移术，适于 12 岁以下患者；②胫骨结节移位术，适于 12 岁以上患者；③截骨术，适于有膝内、外翻畸形者；④股骨外髁垫高术，适于股骨外髁发育不良者。

（三）辨证治疗

1.辨证论治

髌骨脱位初期以瘀肿为主，治宜活血化瘀，可内服舒筋活血汤、活血止痛汤，外敷散瘀膏、双柏散。中后期则着重舒筋活络、补益气血、强壮筋骨，可内服补肾壮筋汤、虎潜丸等，外敷接骨续筋药膏、舒筋活络膏。具体可参考本章第十一节膝关节脱位辨证治疗。

2.外治疗法

术后待切口愈合后，除常规运动疗法外，亦可采用中药外洗方熏洗患膝，如海桐皮汤、下肢操作洗方等。由于药物的作用，促进局部血液循环、改善营养状况，活血化瘀、疏通经络，加上按摩手法，可加速术后造成伸膝装置的较广泛粘连松解，从而缩短康复期。

五、预后转归

因长时间的固定，使关节囊、滑膜、韧带、筋膜不能做功，发生粘连、变性，同时肌群失用性萎缩，致关节僵硬、功能丧失。早期避免负重下蹲，以免再发生脱位。

六、预防调护

（1）复位固定后，抬高患肢，并积极做股四头肌收缩。解除外固定后，有计划地指导加强内侧肌锻炼，逐步锻炼膝关节屈伸。早期避免负重下蹲，以免发生脱位。

（2）饮食上应以食补为基础，要注意营养的平衡，多食奶制品（鲜奶、酸奶、奶酪等）、豆制品（豆浆、豆粉、豆腐、腐竹等）、蔬菜（金针菜、胡萝卜、小白菜、小油菜等）及紫菜、海带、鱼、虾等海鲜类。同时应多见阳光及补充维生素D，以促进钙吸收。必要时，适量补充钙剂，如葡萄糖酸钙、巨能钙是临床常用物美价廉的补钙品。但应注意一定要在医生指导下补钙。

七、评述

有文献报道不同的治疗方式、解剖异常、内侧髌股韧带损伤等影响急性髌骨脱位的预后。生物力学研究表明，内侧髌股韧带在防止髌骨外侧脱位过程中起主要作用，Hautamaa等试验证明，切断内侧髌股韧带后髌骨外侧半脱位将增加50%，修复或重建内侧髌股韧带对维持正常髌骨轨迹具有重要意义。Ma等对比了治疗髌骨脱位的两种不同的手术方式，发现内侧髌股

韧带修补术在术后关节功能恢复、降低脱位复发方面均明显优于内侧关节囊紧缩术。Zhao等研究发现，内侧髌股韧带重建术在膝关节功能评分及影像学指标方面优于内侧支持带修补术。影像学研究发现，内侧髌股韧带损伤存在于大多数急性髌骨脱位病例，且是复发性髌骨脱位的高危因素。侯费裤等认为关节镜下髌外侧支持带松解、取同侧半腱肌肌腱移植重建髌股内侧韧带重建术，联合胫骨结节内移术治疗复发性髌骨脱位，临床效果良好。詹红伟等认为单半隧道、双半弯形隧道和缝线锚钉固定重建内侧髌股韧带治疗髌骨脱位均可改善膝关节活动度，但双半弯形隧道固定后膝关节功能恢复更好。李智彬等认为与改良上畸法治疗创伤性RDP（复发性髌骨脱位）患者相比，应用关节镜辅助下小切口内侧髌股韧带重建术治疗在改善患者的膝关节功能、促进病情恢复方面更具优势，且对机体产生的创伤更小。

第十三节　踝关节脱位

踝关节为屈枢关节，由胫、腓、距三骨组成。踝关节囊的前后部较松弛，有利于踝关节的屈伸活动，但其内外侧韧带较坚强，以保持踝关节的稳定性。踝关节脱位根据是否有创口与外界相通，常可分为闭合性脱位和开放性脱位。根据脱位的方向，可分为内侧脱位、前脱位和后脱位。单纯脱位极为少见，多合并骨折如内、外踝和胫骨前唇或后踝骨折。

一、病因病机

（一）西医学认识

1. 踝关节内侧脱位

踝关节内侧脱位多由间接暴力所致，如由高处跌下，扭伤时足的内侧先着地，

或走不平道路，或平地滑跌，使足过度外翻、外旋致伤。常合并内、外踝骨折。

2.踝关节外侧脱位

踝关节外侧脱位多由间接暴力所致，常见由高处跌下，扭伤足的外侧先着地，或行走凹凸不平道路，或平地滑跌等，使足过度内翻、内旋而致伤。常合并内、外踝骨折。其机制与内侧脱位相反。

3.踝关节前脱位

踝关节前脱位由间接或直接暴力所致，如由高处跌下，足跟后部先着地，身体向前倾而致胫腓骨下端向后错位，形成前脱位。或由于推跟骨向前，胫腓骨向后的对挤暴力，可致踝关节前脱位。

4.踝关节后脱位

足尖或前足着地，由后方推挤胫腓骨下端向前；或由高处坠下，前足着地，身体向后倾倒，胫腓骨下端向前翘起，而致踝关节后脱位。常合并后踝骨折。

5.踝关节开放性脱位

踝关节开放性脱位多由压砸、挤压、坠落和扭绞等外伤所致。其开放性伤口多表现为自内向外，即骨折的近端或脱位之近侧骨端自内穿出皮肤而形成开放性创口，其伤口多污染重，感染率相对增高。

（二）中医学认识

踝关节脱位，见于《证治准绳·外科》卷六。亦称脚板上交（月牙）出臼、踝骨脱、脚踝骱出。该病多因跌仆、扭撞所致。症见伤后患处局部肿胀、疼痛，跟骨变长，胫腓骨下端向前突出；严重者可见脚跟向前、脚趾向后，疼痛剧烈，不能活动。治疗宜先用挪踝入臼复位法以复其位，内服复元活血汤，外敷栀乳散。肿消痛减后，可内服补筋丸，并以海桐皮汤或五加皮汤外洗，同时配合舒筋法锻炼。

二、临床诊断

（一）辨病诊断

1.踝关节内侧脱位

（1）临床表现　伤踝关节肿胀、疼痛、瘀斑，甚者起水疱，踝关节功能障碍，足呈外翻、内旋，内踝不高突，局部皮肤紧张，外踝下凹陷，明显畸形。

（2）相关检查　X线检查可见距骨及其以下向内侧脱出，常合并内、外踝骨折或下胫腓韧带撕裂。

2.踝关节外侧脱位

（1）临床表现　伤踝关节肿胀甚者起水疱、疼痛、瘀斑，踝关节功能丧失，足呈内翻、内旋，外踝下高突，内踝下空虚，明显畸形，局部皮肤紧张。若合并内、外踝骨折则肿胀、疼痛更甚，伴下胫腓韧带撕裂，则下胫腓联合分离。

（2）相关检查　X线检查可见距骨及其以下向外侧脱出，常合并内、外踝骨折，下胫腓韧带撕裂者，则见胫腓间隙增宽。

3.踝关节前脱位

（1）临床表现　伤踝关节肿胀、疼痛，踝关节功能障碍，足呈极度背伸，不能跖屈，跟腱两侧有胫腓骨远端的骨性突起，跟骨向前移，跟腱紧张，常合并胫骨前唇骨折。

（2）相关检查　X线检查可见距骨及其以下向前脱出，或合并胫骨前唇骨折。

4.踝关节后脱位

（1）临床表现　伤踝关节肿胀、疼痛，功能障碍，足跖屈，跟骨后突，跟腱前方空虚，踝关节前方可触及突出的胫骨下端，而其下方空虚，常伴后踝骨折。

（2）相关检查　X线检查可见距骨及其以下向后脱出，或合并后踝骨折。

5.踝关节开放性脱位

（1）临床表现　踝关节肿胀、疼痛，

踝关节功能障碍，局部有渗血，伤口多位于踝关节内侧。一般为横行创口，严重者骨端外露，伤口下缘的皮肤常嵌于内踝下方，呈内翻内旋，外踝下高突，内踝下面空虚。

（2）相关检查　X 线检查可提示移位的方向及是否合并骨折。

一般踝关节脱位 X 线检查就可以明确诊断。MRI 可以明确周围韧带损伤情况。肌骨超声也可以检查韧带及骨骼情况。

（二）辨证诊断

1. 气滞血瘀证

（1）临床证候　踝关节疼痛活动受限，踝关节肿胀，周围瘀斑，多为刺痛，痛有定处，夜间加重，局部触痛明显，得温痛减。脘腹胀满，不思饮食，舌质紫暗，或有瘀斑，舌下脉络迂曲，大便溏泄或干，小便不利，脉弦涩。

（2）辨证要点　踝关节肿痛活动受限，痛有定处，夜间加重，得温痛减，舌紫暗，脉弦涩。

2. 营卫不和证

（1）临床证候　踝关节活动受限，周围局部瘀斑消失，肿胀有所消退，关节疼痛减轻，痛有定处，夜间加重，局部触痛减轻。纳差，舌质淡白，舌苔薄白或薄黄，脉弦涩。

（2）辨证要点　踝关节肿痛有所消退，夜间加重，舌淡白，苔薄白或薄黄，脉弦涩。

三、鉴别诊断

1. 痿证

虽同是肢体疾患，但痿证手足软弱无力，甚则肌肉枯萎瘦削，关键在于肌肉"痿弱不用"，关节相对"变大"，无疼痛及活动受限。

2. 痹证

痹证主要表现为四肢关节痛，或关节有明显的红肿热痛，也有表现为全身性、广泛的肌肉疼痛，有时出现腰背疼痛。

四、临床治疗

（一）提高临床疗效的要素

（1）根据踝关节脱位的类型、损伤机制选择不同的治疗手段。

（2）确定是否合并韧带损伤、骨折，是否是开放性的。

（3）确定踝关节是否稳定。

（4）确定及时有效的中西医结合治疗及康复训练。

（二）辨病治疗

对于开放性脱位在治疗上应着重于防止感染及稳定骨折脱位，使关节得以早期进行功能锻炼。伤后 6~8 小时内，宜彻底清创，常规肌内注射破伤风抗毒素 1500U，复位后对合并骨折进行内固定，争取一期缝合闭合伤口。为早期开始关节功能活动创造条件，缩短患肢功能恢复时间。

1. 手法复位

（1）内侧脱位　患者侧卧，患侧向下，膝关节半屈曲。助手双手固定患肢小腿部，将小腿抬起。术者双手环扣踝关节顺势用力牵引，并加大畸形，然后两手拇指按压内踝骨端向外，其余指用力将踝内翻，使足极度内翻、背伸，即可复位。

（2）外侧脱位　患者取健侧卧位，患肢在上，膝关节屈曲。一助手固定患肢小腿部，将小腿抬起。术者双手环扣踝关节，顺势用力牵引，并加大畸形，然后两手拇指按压外踝下方突起部向内，其余手指在下向上用力端提，使足极度外翻，即可复位。

（3）前脱位　患者仰卧位，膝关节屈曲。一助手双手固定患肢小腿部，将小腿抬起。术者一手握踝上，一手持足跖部，顺势用力牵引，持踝上之手提胫腓骨下端向前，握足跖的手使足跖屈并向后推按，即可复位。

（4）后脱位　患者仰卧位，膝关节屈曲。一助手双手固定患肢小腿部，将小腿抬起，另一助手一手持足跖部，一手持足跟部，两手顺势用力牵引，加大畸形。术者用力按压胫腓骨下端向后，同时牵足的助手在牵引的情况下，先向前下提牵，再转向前提，并略背伸，即可复位。

2. 固定

（1）内侧脱位　超踝塑形夹板加垫，将踝关节固定在内翻位，单纯性脱位固定3周，合并骨折固定5周。

（2）外侧脱位　超踝塑形夹板加垫，将踝关节固定在外翻位，单纯性脱位固定3周，合并骨折固定5周。

（3）前脱位　石膏托固定踝关节于稍跖屈、中立位3~4周。

（4）后脱位　石膏托固定踝关节于背伸、中立位3~4周。

3. 手术治疗

踝关节脱位合并内外踝骨折，手法复位后骨折位置欠佳，需要手术治疗，否则后期可能出现较重创伤性关节炎。手术方法主要为切开复位内固定，内固定可选择钢针、螺钉、钢板等，术后行踝关节稳定性检查，如踝关节稳定性差，需要行内外侧韧带修复或重建手术。

4. 康复治疗

复位后的第3天应行腓肠肌及足趾功能锻炼，3周后解除外固定后行踝关节屈伸功能锻炼。早期固定期间，抬高患肢可行跖趾及趾间关节的活动，以促进局部肿胀的缓解，以防局部粘连。解除外固定后，在无痛状态下循序渐进地进行主、被动屈、伸踝关节，对防止关节僵硬、提高日后功能质量极为有效。开放性脱位术后不负重、早期功能锻炼，以利于关节功能恢复。

（三）辨证治疗

具体参考本章第十一节膝关节脱位气滞血瘀证和营卫不和证的辨证治疗方案。

五、预后转归

踝关节脱位治愈后，由于周围韧带损伤，关节不稳，晚期可出现骨关节炎，致踝关节长期疼痛，并会出现反复踝关节扭伤，治疗效果欠佳。

六、预防调护

（一）预防

（1）平时走路注意防止踝部扭伤，出现踝部扭伤后尽可能卧床休息6周，使周围损伤的韧带充分修复，避免形成慢性劳损、关节不稳，出现反复扭伤。

（2）有过踝关节扭伤患者要加强踝关节稳定性练习，避免穿高跟鞋，下楼梯及下山时特别注意，避免扭伤致踝关节骨折、脱位。

（二）调护

（1）注意观察固定后的足趾端血运。

（2）及时调整石膏或自黏性绷带的松紧度。

（3）指导患者进行足踝部肌肉训练。

（4）根据病情需要采用足底应力分布测试技术协助治疗和护理。

七、评述

现阶段，治疗踝关节骨折脱位的方法很多，可总结为两大类，即保守治疗和手术治疗。但是通过临床实践研究发现，对踝关节骨折脱位患者进行保守治疗，虽然可以防止手术治疗给患者带来的手术创伤，但是对于骨折脱位较为严重的患者，不能起到良好的复位及固定作用，导致患者在治疗后期，出现畸形愈合的现象。而手术治疗，不仅能够对踝关节骨折脱位进行良好的解剖复位，同时可以减少外部固定所花费的时间，对踝关节骨折愈合和功能恢复训练起着至关重要的作用，同时可以避免踝关节炎症的产生，对韧带损伤也具有良好的修复作用。在进行手术治疗前，依据患者骨折脱位类型，选择适宜的手术方式，并采用不同的内固定措施，以保证手术治疗效果。对于踝关节骨折脱位较为严重的患者，应该及时掌握治疗时机，进行有效的手术治疗，以保证手术内固定能够起到良好的复位效果，使得患者踝关节骨折脱位处功能得到有效的康复，同时避免畸形愈合、关节炎症及关节僵硬等并发症的产生。王自力等认为组合式外固定架结合有限切开内固定治疗复杂踝关节骨折脱位临床疗效显著，可有效促进患者骨折愈合及显著降低患者术后并发症发生率，值得临床推广应用。吴国忠等认为3D打印技术在高能踝关节骨折脱位患者治疗中的应用效果显著，可缩短骨折愈合时间，提高踝部运动功能和生活质量，且治疗安全性良好。除此之外，在术后要给予有效的护理措施，例如，给予石膏进行外固定，时间为4~6周；鼓励患者进行功能恢复训练等，使得患者踝关节骨折脱位处得到良好的愈合和恢复。

第十四节　跖趾关节及趾间关节脱位

跖趾关节由第1~5跖骨头与趾骨基底部组成。关节囊背侧为伸肌腱加强，两侧为扇形侧副韧带。跖侧有增厚的跖骨副韧带，与跖骨深横韧带融合，横行连结各跖骨头。趾间关节是由近侧趾骨的滑车，与远侧趾骨底构成，关节囊两侧有副韧带。趾间关节是屈枢关节。

跖趾关节结构与功能类似掌指关节，主要功能为跖屈、背伸并可内收、外展。跖趾关节脱位多发生于第1跖趾关节。趾间关节脱位是指趾骨与趾骨之间的关节发生分离，好发于拇趾与小趾，此种脱位不多见。脱位后有时可自行复位。

一、病因病机

（一）西医学认识

1. 跖趾关节脱位

跖趾关节脱位多见于行走或跳跃，因挤压外力或其他使足过伸的暴力（跳高、跳远时足趾先着地）迫使跖趾关节过伸，近节趾骨基底脱向跖骨头的背侧所致，也有脱向侧方者。第1跖骨较长，前足踢碰时常先受力，外力直接压砸亦可累及，故第1跖趾关节脱位较多见。

2. 趾间关节脱位

趾间关节脱位多见于直接踢、碰、顶趾端，引起末节趾骨近端向近节趾骨背侧移位，若有侧副韧带撕裂则可向侧方移位。

（二）中医学认识

中医学认为，跖趾关节及趾间关节脱位属于"脱臼"范畴，该病多因跌仆损伤、撞击及扭伤所致，症见伤后跖趾关节或趾间关节局部肿胀畸形，部分可以自己复位，主要局部关节错位。血溢脉外，阻滞经络，故见肿胀疼痛。治疗宜先用牵引复位法使局部关节复位，外用消肿止痛膏，并以海桐皮汤或五加皮汤外洗，同时配合舒筋法锻炼。

二、临床诊断

（一）辨病诊断

1. 跖趾关节脱位

（1）病史　明确外伤史。

（2）临床表现　伤处局部疼痛、肿胀、

功能障碍，足趾短缩，跖趾关节过伸，趾间关节屈曲，跖骨头向跖侧突出畸形，关节呈弹性固定。侧方脱位多见于2~5跖趾关节，患足趾歪向一侧，患趾过伸不明显，仅见短缩，其他症状同背侧脱位。

（3）X线检查　跖骨头向跖侧突出，跖趾关节过伸，趾间关节屈曲畸形。

2. 趾间关节脱位

（1）病史　明确外伤史。

（2）临床表现　伤处疼痛、肿胀、功能障碍，足趾短缩，脱位之趾前后径增大畸形，关节呈弹性固定。

（3）X线检查　趾骨正斜位片可见足趾短缩，脱位之趾前后径增大。

（二）辨证诊断

跖趾关节及趾间关节脱位后，局部变形，肿胀疼痛明显，活动受限，不能负重。具体辨证诊断可参考"膝关节脱位"。

三、鉴别诊断

（一）西医学鉴别诊断

1. 趾骨骨折

趾骨骨折伤趾肿痛，可有成角畸形、瘀斑、骨擦音，骨折处压痛、纵叩痛敏锐，常并发趾周软组织挫伤。X线片有骨折征象。

2. 大骨节病

本病为地方病，其主要病变在骨之两端，常见踝关节、趾间关节呈骨性粗大，病变发展迟缓。以多个关节肿大、全身矮小、肢体呈缩短畸形、永不化脓为其特征。

（二）中医学鉴别诊断

1. 痿证

虽同是肢体疾患，但痿证手足软弱无力，甚则肌肉枯萎瘦削，关键在于肌肉"痿弱不用"，关节相对"变大"，无疼痛及活动受限。

2. 痹证

痹证主要表现为四肢关节痛，或关节有明显的红肿热痛，也有表现为全身性、广泛的肌肉疼痛，有时出现腰背疼痛。

四、临床治疗

（一）提高临床疗效的要素

（1）外伤性跖趾关节及趾间关节脱位以及合并骨折，可以参考掌指关节及手指间关节损伤处理。

（2）早期复位、有效合理的固定，同时配合中医中药治疗，尽早康复锻炼可以有效缓解痛苦、减少创伤性关节炎及关节功能障碍的发生。

（3）对于合并跖痛症的跖趾关节脱位，采取根据跖痛症分度标准确定的跖骨截骨术治疗，可显著改善前足底疼痛症状，有效复位跖趾关节脱位，并发症少，临床疗效确切。

（二）辨病治疗

因跖趾关节脱位与趾间关节脱位常不易造成韧带损伤，故临床中一般无需手术治疗。

1. 手法复位

（1）跖趾关节脱位　跖趾关节脱位有时由于跖骨头被关节囊或屈趾肌腱嵌夹交锁，不易复位。在复位时，关键在于将拇趾极度背伸，加大畸形，然后将拇趾近节基底部顶紧第1跖骨背侧，向远端推到跖骨头部，可使嵌顿缓解，即可复位。其他2~5跖趾关节脱位多脱向背侧，趾背伸、翘起、短缩，不能屈曲，跖骨头突出，复位时牵拉推脱出的趾骨向跖侧，同时屈曲患趾，即可复位。

助手双手握患肢踝关节，术者一手握患足跖部，另一手持患拇趾，或用绷带提牵患趾,先将患趾极度背伸牵引,加大畸形,同时推基底部向跖骨头远端,持跖部远端的拇指推跖骨头向背侧,当患趾基底部滑到跖骨头远端时,在维持牵引的情况下,将患趾由跖趾关节背伸位,转向跖屈位即可复位。

（2）趾间关节脱位 术者一手握踝部,一手捏紧足趾远端,牵引拔伸,即可复位。

2.固定

（1）跖趾关节脱位 一般不需固定,固定时可用绷带缠绕足部数圈,再以硬纸壳、夹板或压舌板固定跖趾关节于伸直位2~3周。

（2）趾间关节脱位 一般不需固定,固定时可用邻趾胶布固定于屈曲位3~4周。

3.康复治疗

（1）跖趾关节脱位 复位后,局部揉摩舒筋,早期可做踝关节屈伸活动;1周肿胀消退后,可扶拐以足跟负重行走;3周后去除外固定后逐步加强跖趾关节活动并练习行走。

①摆动练习:行踝关节伸屈活动及踝关节环绕运动,以活动踝关节及牵拉小腿肌肉,手术当日即可行,每天6~8次,每次5~10分钟。

②患肢肌肉等长收缩训练:每日6~8次,每次时间以不引起肌肉过度疲劳为宜,一般需5~10分钟或更长。

③跖趾关节的理筋手法:患者取仰卧位,患肢屈膝。术者面向患者站立,上方手放在跖骨上,拇指在足底,食指放在足背;下方手放在相应的趾骨近端,拇指在足底,食指在足背;上方手固定,下方手将趾骨上下推动并维持,使关节增加活动。此法一般在术后6周开始进行,指导患者自行操作。

（2）趾间关节脱位 治疗同前,注意固定时间的不同。4周后去除固定行趾间关节的锻炼。

4.手术治疗

（1）跖趾关节脱位 因软组织或碎骨片嵌夹而妨碍闭合复位者,并发骨折、血管损伤需探查,开放性脱位、复发性或陈旧性脱位等情况,均是手术的适应证。切开复位钢针内固定术适用于手法复位、固定失败者,跖趾关节融合术适用于陈旧性脱位。

（2）趾间关节脱位 开放性脱位以及陈旧性脱位都是手术适应证。开放复位内固定术适应于开放性脱位。

（三）辨证治疗

跖趾关节及趾间关节脱位可以按照骨伤三期辨证论治进行。早期宜活血化瘀、消肿止痛通络,内服方选活血舒肝汤加牛膝,外敷消肿药膏如消定膏等;中、后期应以补气血、壮筋骨为主,内服健步虎潜丸,外用海桐皮汤熏洗。具体辨证治疗参考本章第十一节膝关节脱位内容。

五、预后转归

本病在发病时,还可伴有足部筋膜间隙综合征,应注意预防。早期发现,早期切开减压,后期注意加强功能锻炼,预防粘连。

六、预防调护

1.心理护理

耐心向患者讲解跖趾关节脱位及趾间关节脱位的病因和治疗方法等,使患者抛开顾虑,积极配合护理。

2.生活方式指导

（1）避免长期负重,术后6周内可下地,保持生活自理。

（2）姿势 平卧时抬高患肢,高于心脏水平。

（3）饮食 宜清淡为主,避免膏粱厚味。

七、评述

跖趾关节脱位与趾间关节脱位的手术治疗，目前常采用切开复位内固定术，直视下可以获得解剖复位。其缺点也不容忽视：手术时间长、软组织广泛剥离、操作过程复杂等，极大增加了术后发生皮肤感染坏死以及损伤处愈合不良等并发症的风险。并且切开复位过程中需广泛剥离骨膜，会导致合并骨折的粉碎骨块失去固定而游离，并且严重破坏关节周围的血液循环，进而影响骨折及损伤愈合。切开复位创伤较大，加速关节退变进程。相比而言，闭合复位内固定具有以下优势：手术操作简单，创伤小，对周围软组织干扰小，可有效降低皮肤感染及坏死的发生率，保持骨膜的完整性利于骨折脱位愈合。

参考文献

[1] 孙永强，罗晓鹏. 骨关节损伤治疗学 [M]. 北京：人民军医出版社，2007：656-658.

[2] 和艳红，安丙辰. 骨科疾病术后康复 [M]. 郑州：河南科学技术出版社，2014：273-274.

[3] 吴峰，尹庆水. 经口前路寰枢椎复位钢板系统枢椎固定螺钉拔出强度的实验研究 [J]. 山东医药，2010，50（28）：27-29.

[4] 尹庆水，夏虹，马向阳，等. 寰枢椎脱位规范化诊治的临床研究 [J]. 中国骨科临床与基础研究杂志，2012，4（3）：165-172.

[5] 王建华，尹庆水，夏虹，等. 数字骨科技术在寰枢椎个体化置钉手术中的应用 [J]. 脊柱外科杂志，2011，9（3）：165-168.

[6] Smith WD, Christian G, Serrano S, et al. A comparison of perioperative charges and outcome between open and mini-open approaches for anterior lumbar discectomy and fusion [J]. J Clin Neurosci, 2012, 19（5）：673-680.

[7] 尹自飞，韩培，柴益民，等. 可活动外固定支架结合 Anchor 钉治疗腕关节脱位 [J]. 临床骨科杂志，2012，15（1）：25.

[8] Ma LF, Wang F, chen BC, et al. Medial retinaculum plasty versus medial patellofemoral ligament reconstuction for recurrent patellar instability in adults: a randomized controued trial [J]. Anhroscopy, 2013, 29（5）：891-897.

[9] Zhao J, Huangfu X, He Y. The role of medial retinaculum plication versus medial patellofemoml ligament reconstruction in combined procedures for recurrent patellar instability in adults [J]. Am J sports Med, 2012, 40（6）：1355-1364.

[10] 严峻，衡中华，冒四平，等. 颈椎脱位手术入路及术式的前瞻性选择 [J]. 中国骨与关节损伤杂志，2013，28（9）：26.

[11] 温建民，孙卫东，韩金昌，等. 距骨截骨术治疗距痛症合并跖趾关节脱位的临床疗效分析初探 [J]. 中国会议，2014.

[12] 郭安坤. 急诊手术与择期手术治疗踝关节骨折脱位的疗效对比 [J]. 临床医学研究与实践，2016，1（22）：17.

[13] 王自力，常刚，万青红. 组合式外固定架结合有限切开内固定治疗复杂踝关节骨折脱位临床疗效分析 [J]. 中国实用医刊，2017，44（7）：19.

[14] 黄华强，李箭，唐新. 膝关节脱位后内侧结构及后外侧角损伤分期分型及诊治体系 [J]. 中国修复重建外科杂志，2017，31（5）：8.

[15] 许娜，夏焙，陶宏伟，等. 桡骨小头半脱位的超声诊断及其临床意义 [J]. 中国医学影像技术，2017，33（7）：21.

[16] 王林亮，燕树义，褚秀成，等. 初次肩关节脱位伴肱骨大结节骨折的关节镜治疗 [J]. 中国矫形外科杂志，2018，26（8）：19.

［17］柳权哲，杨光，王悦书，等．腕关节镜辅助下微创治疗经舟骨月骨周围脱位［J］．中华手外科杂志，2018，34（5）：391-393．

［18］安伟，赵玲珑，于学军，等．改良掌板成形术治疗急性近侧指间关节背侧脱位［J］．实用外科杂志，2018，32（3）：32．

［19］梁达强，丘志河，柳海峰，等．肩关节前向脱位及合并损伤的手术治疗进展［J］．中国修复重建外科杂志，2019（6）：22．

［20］冯超，万世奇，吕学敏，等．单入路关节镜辅助治疗难复性小儿发育性髋关节脱位［J］．中华医学杂志，2019，99（1）：11．

［21］付丽萍，贺秋霞，陈圆圆，等．中医综合护理对肩关节脱位复位后康复效果的影响［J］．新中医，2020，52（7）：15．

［22］向明，杨金松，陈杭，等．关节镜下取自体肩胛冈肩盂植骨治疗肩关节复发性前脱位［J］．中华骨科杂志，2020，40（1）：23-31．

［23］李正南，王一海，杨康骅，等．关节镜联合微创切口治疗膝关节脱位合并多发韧带损伤的临床效果［J］．中国当代医药，2020，27（13）：17．

［24］王晓非，滕学仁，丛琳岩，等．Latarjet术治疗伴盂骨缺损的复发性肩关节前脱位［J］．中国矫形外科杂志，2021，29（4）：361-363．

［25］万大地，袁野，范鑫超，等．腰椎滑脱症的分类及治疗进展［J］．中国医药导刊，2021，23（3）：31．

［26］凌武胆，潘艳芳，钟承珊，等．骨科机器人3D模式下骶髂关节脱位闭合复位内固定术的临床疗效［J］．广西医科大学学报，2021，38（8）：35．

［27］华伟伟，刘数敬，王波．一期前、后交叉韧带及后外侧复合体重建联合内侧副韧带修复治疗KD-IV型膝关节脱位的近期疗效［J］．中国修复重建外科杂志，2022，36（1）：21．

［28］张伦广，郑志刚，潘三元，等．三步三位三法治疗儿童寰枢关节半脱位的临床研究［J］．中医药学报，2022，50（7）：26．

［29］杨文龙，董志超，杨家伟，等．中医手法复位结合桃红四物汤治疗肘关节脱位的效果［J］．临床医学研究与实践，2022，7（23）：33．

［30］牛镜森，董林．肩关节脱位手法复位治疗进展［J］．中国民族民间医药，2022（2）：21-22．

［31］刘修齐，陈方，仲鹤鹤，等．改良弹性固定Latarjet术治疗伴明显关节盂骨缺损复发性肩关节前脱位的短期随访［J］．中国组织工程研究，2022，（10）：31-32．

［32］赵俊骥．关节镜联合微创切口治疗膝关节脱位合并多韧带损伤的临床效果［J］．中国社区医师，2022，38（9）：11-12．

［33］吴建伟，孔繁林，张天一，等．膝关节脱位患者的关节镜下手术效果研究［J］．临床和实验医学杂志，2022，21（4）：28-29．

［34］沈郑伟．MRI测量的TT-RA和TT-TG在髌骨脱位诊疗中的作用［J］．吉林大学，2022，5（1）：9．

［35］詹红伟，耿彬，张小辉，等．单半隧道、双半弯形隧道和缝线锚定固定重建内侧髌股韧带治疗髌骨脱位的疗效比较［J］．中华创伤杂志，2022，38（10）：34-36．

［36］李智斌，郭志强，杨团营．关节镜辅助下小切口内侧髌股韧带重建术治疗创伤性复发性髌骨脱位的临床效果［J］．河南医学研究，2022，31（10）：33-34．

第十五章　骨损伤愈合异常

第一节　骨折畸形愈合

骨折畸形愈合是指骨折断端在非解剖位愈合。不论畸形难看与否，均能通过以下几个方面引起功能障碍：①关节表面异常可以导致不规则的重力传递和关节炎，尤其是在下肢；②骨折断端的旋转或成角畸形在下肢可以影响正常的平衡或步态，在上肢可干扰其放置在合适的位置；③骨折断端的重叠或骨的缺损能导致可见的肢体短缩；④相邻关节的运动可受到阻挡。严格地讲，闭合治疗骨折时通常都为畸形愈合，但是这种畸形愈合一般不影响功能。只有当骨折畸形愈合引起功能障碍时才真正具有外科治疗的意义。

在治疗骨折畸形愈合时，有四个特征决定了骨折复位是否可以接受。首要的是对线，其次是旋转，第三是恢复正常的长度，第四也是最次要的是骨折断端的实际位置。当畸形愈合发生在关节或关节附近时，即使轻度的畸形也会引起严重的功能丧失。有时骨折畸形愈合仅引起轻微的功能障碍，术后功能改善的余地不大，因此不应贸然决定手术。然而，旋转畸形能引起明显的功能障碍，必须行手术矫正。对9岁以下的儿童，轴向对线畸形，特别是在关节附近并与运动方向在同一平面时，大多数可以在成长过程中自行矫正。如果骺板没有损伤，骨骺端的侧方移位也可自行矫正。

一、病因病机

（一）西医学认识

肢体功能的恢复和许多因素有关，如原始损伤的严重程度、接受治疗的时间、整复的位置是否理想、治疗过程是否顺利、功能锻炼是否正确、愈合时间是否正常等，都会影响到最终功能的恢复。神经、肌肉的损伤，关节等因素均会引起功能的障碍。因此，在有移位的骨折愈合中造成的肢体功能障碍，或者有明显外观畸形的，称为骨折畸形愈合，或者称为非功能位愈合。

骨折畸形愈合的原因很多，主要包括骨折未得到整复和固定，或整复位置不良、固定不恰当，或过早去除固定及进行不适当的活动、负重等，使骨折端再次移位而引起。骨折的畸形愈合可造成肢体功能上的障碍，如骨折端成角、旋转畸形，可影响正常的平衡和步态；骨折远近段互相重叠，可导致肢体短缩；骨折端成角、旋转、重叠，致使肌肉收缩和重力的不均衡及相关的关节面负重不平衡，可引起创伤性关节炎；关节内骨折的畸形愈合，可造成关节功能障碍。

（二）中医学认识

根据中医理论分析，骨折术后畸形愈合主要与损伤后气滞血瘀、气血不足、肝肾不足姿势不良，运动异常有关。受伤后，血液受损，血液不循常道而逃离脉搏。血瘀不好，经络不畅，气机受阻，气滞不通。如果筋骨随着时间的推移而受伤，如果气血营养不足，新骨就不会生长。损伤后气血消耗，或素体气血虚弱，血虚时骨失去营养，气虚时不能输布精细，导致骨折生长缓慢或不生长。肝主筋，肾主骨；肝藏血，肾藏精；肝肾同源，精血相互生长。如果肝肾不足，精血不足，筋骨失养，新骨不生。治疗本病主要以益气养血为原则，培养肝肾。在药物治疗的同时，中医更重视筋骨平衡、动静结合等理论。

二、临床诊断

（一）辨病诊断

1. 临床表现

首先肢体具有功能障碍，或是具有明显的外观畸形，下肢短缩，成角超过15°，旋转畸形超过30°。当然对于不同部位的骨折畸形愈合不能一概而论，最终还是应以肢体的功能障碍为主要依据。

（1）功能障碍 骨折畸形愈合所致的成角、短缩、旋转等畸形会不同程度地影响肢体的功能。但对于轻度的关节运动轴线上的成角，或是轻度的旋转畸形，以及2cm以内的下肢短缩畸形可通过关节运动、肌肉等代偿。

（2）患肢畸形 根据畸形的类型可分为成角畸形、短缩畸形和旋转畸形。

2. 相关检查

患肢 X 线、CT 检查可以帮助确定畸形愈合的类型及其程度。

（1）X 线检查 X 线检查应拍摄患肢正、侧位 X 线片。X 线照片能明确诊断，提供初步的骨折畸形愈合的畸形评估。

（2）CT 检查 CT 检查对于骨折畸形愈合是十分有帮助的，通过 CT 照片可以精确测量畸形成角、旋转角度、短缩畸形的短缩长度。特别是 CT 的三维重建，可以直观了解畸形的程度。

（二）辨证诊断

1. 气滞血瘀型

（1）临床证候 患肢呈外旋屈曲畸形，活动受限，屈伸不利，偶有疼痛不适，痛有定处，夜间加重，局部触痛。纳差腹胀，舌质紫暗，或有瘀点瘀斑，舌下脉络迂曲，舌苔薄白，脉弦涩。

（2）辨证要点 偶有疼痛，多为刺痛，痛有定处，夜间加重，舌质紫暗，脉弦涩。

2. 气血不足型

（1）临床证候 患肢畸形，屈伸不利，活动无力。患者不愿活动，精神萎靡，疲倦乏力，心悸气短，体倦自汗，动则尤甚，少气懒言，头晕耳鸣，面色少华，纳食不香，失眠多梦、健忘，精神恍惚，舌质淡，苔白，脉沉细或细。

（2）辨证要点 患肢屈伸活动无力，患者不愿活动，精神萎靡，疲倦乏力，面色少华，失眠多梦、健忘，舌质淡，苔白，脉沉细或细数。

3. 肝肾亏虚型

（1）临床证候 患肢屈伸不利，活动受限，肌肉瘦弱。腰膝酸软，或畏寒肢冷，或骨蒸潮热、心烦口干，精神差，舌质淡红，苔白，脉沉细弱。

（2）辨证要点 患肢屈伸不利，腰膝酸软，舌质淡红，苔白，脉沉细弱。

三、鉴别诊断

（一）西医学鉴别诊断

本病多与骨折不愈合相鉴别。二者均有明确的骨折病史，均可见肢体功能障碍。骨折不愈合可有骨擦音、骨擦感、异常活动等骨折病所特有的体征，亦可见纵轴叩击痛、局部压痛等，而本病则仅偶有疼痛不适感。影像学检查骨折不愈合可见清晰骨折线、骨折端硬化、骨髓腔闭合，而骨折畸形愈合可见骨折线模糊、骨痂形成，骨折端不同程度的成角、短缩、旋转畸形。

（二）中医学鉴别诊断

1. 流痰

流痰多发于脊椎、环跳、肩、肘、腕，其次下肢，一般单发，但脓肿形成后常可走窜。患处隐隐酸痛，虽然起病慢，化脓亦迟，溃后亦不易收敛，但关节骨性变形较少。在损伤筋骨时轻者致残，重者可危及生命。

2. 流注

流注是外科疾患，其发于长骨，流注于肌肉，无固定部位，随处可生，大多为多发性。起病较快，疼痛较甚，化脓既易，溃后亦容易收口。

3. 附骨疽

附骨疽（化脓性骨髓炎）虽多发于长骨，但起病较快，开始就有高热，局部压痛明显，后期可以化脓。

四、临床治疗

（一）提高临床疗效的要素

（1）明确骨折受伤时的情况。

（2）根据骨折畸形部位、程度、方向、愈合时间选择治疗手段。

（3）确定是否进行手术截骨，还是骨延长。

（二）辨病治疗

1. 治疗原则

对畸形较轻，年龄在 9 岁以下的患者，除旋转及严重的成角畸形外，常能在发育过程中自行矫正，不必进行处理。如果畸形严重，如下肢短缩超过 2cm，成角超过 15°，旋转超过 30°，影响肢体功能者，不论年龄大小，均应及早进行手术治疗。治疗可根据骨折畸形轻重、部位及愈合的坚固程度，采用手法折骨、手术截骨或者切开重新复位内固定加植骨等方法治疗。

2. 手术适应证及手术时机选择

对于骨折畸形愈合患者行手术治疗，不仅要考虑患者生活、局部活动范围等功能的需求，也要将畸形解剖结构纳入考虑。适应证包括：①有持续疼痛症状，腕部功能障碍与相应的腕部畸形相符；②关节内或关节外畸形影响生活功能的；③影像学上显示旋转、成角等畸形较为明显；④外观畸形明显；⑤生物力线明显偏歪，影响临近关节的活动度。

随着手术技术的提高，矫正性截骨术用于桡骨远端骨折畸形愈合已无年龄上限，骨质疏松及老年患者必要时也可应用。对于骨折畸形愈合一般提倡尽早手术治疗，因骨折后 4~8 周内，骨痂易去除，可利用原有骨折线标志，使解剖复位更易达到。而且，早期软组织挛缩程度较轻，对骨折复位矫形的影响较小。此外，关节内骨折患者畸形愈合后，更易造成临近关节出现骨关节炎，而相应韧带的损伤或挛缩畸形也会极大增加截骨矫形难度。

以股骨干骨折畸形愈合为例，随着交锁髓内钉的普遍应用，股骨干骨折畸形愈合的发生率已大大降低。虽然闭合治疗必然不能达到解剖位置的愈合，但只有当肢体短缩大于 2.5cm、成角畸形大于 10° 或者内旋或外旋畸形使膝关节的运动方向与步态中向前的运动无法保持一致时，才需要手术治疗。股骨的畸形愈合能引起步态和姿势的异常，进而导致膝关节和脊柱的应力异常。当设计矫正手术时，应考虑患者的总体病情、对功能的要求和症状的严重程度，同时应确定成角和短缩畸形的程度、骨质的坚硬度以及血管、神经和软组织的条件。术前准备应包括拍摄健侧和患侧肢体的负重下长 X 线片，以便于对比。成年人的股骨截骨术，尤其是同时进行急性延长者，可出现多种并发症，包括感染、神经麻痹、内固定失败和骨折不愈合。

小粗隆至膝关节股骨髁间窝上 5cm 之间的股骨干畸形愈合可以有数种方法进行治疗。对于无感染并且软组织条件良好的成人股骨干的畸形愈合，截骨后采用交锁髓内钉固定和自体髂骨植骨，骨折愈合率很高，并具有可在没有外固定的情况下进行早期负重活动的优点。该手术要求有复杂的手术器械、影像增强设备、合适的骨折复位手术床和熟练的交锁髓内钉固定技术。在儿童，非手术治疗是股骨骨折的标准治疗方法，截骨结合牵引和石膏固定能取得满意的效果。可用往复锯或摆动锯经畸形愈合的平面截断股骨，或在畸形愈合平面预计的截骨线上密密地钻孔，然后用小骨凿将股骨完全截断。对不符合上述标准的患者，应选择切开复位，用动力加压阔钢板和螺丝钉内固定，同时用自体髂骨植骨，或者采用 Ilizarov 技术行外固定。

骨折断端成角和旋转畸形通常是由于在骨折达到完全坚固愈合前过早负重所引起的。当骨折畸形愈合发生在非手术治疗后，并且发生的时间较短，可手法将畸形愈合处折断，再通过骨牵引或用外固定装置逐渐牵引来矫正重叠和成角畸形，在这种情况下，要注意避免在牵引的过程中发生坐骨神经或其分支的麻痹。绝大多数需外科手术治疗的股骨干骨折畸形愈合需要用内固定治疗，另外，如术中因对位需要而做了广泛的骨膜剥离后则应行植骨术。

对股骨干近 1/3，尤其是粗隆下区域的畸形愈合，可用适合固定粗隆下骨折的近端交锁髓内钉（重建髓内钉）、传统交锁髓内钉或髋部加压螺丝钉行内固定。股骨远端的畸形愈合可采用传统交锁髓内钉、髁部动力加压钢板或普通钢板行内固定。

在骨折复位床上进行成人股骨干畸形愈合的矫正手术比较容易。为了确定骨折平面及合理地选取截骨平面，可于看似骨折平面处穿入一枚克氏针或细针，然后摄片或透视确认骨折与克氏针的相对位置。另外可以在较粗的部位行长斜行截骨，这样可以在矫正对线和延长肢体后使截骨断端有较大的接触面。

3. 各部位截骨术

（1）截骨术治疗股骨骨折畸形愈合

①截骨术治疗成人股骨骨折畸形愈合　手术方法：在术前预计截骨的部位，通过前外侧或外侧切口，暴露骨折畸形愈合处。如采用交锁髓内钉固定，在骨折显著的畸形愈合部位将骨膜纵行切开 6~8cm。然后，用往复式动力锯横行截断股骨，或者在截骨平面横行钻一排孔后，用骨凿凿成宽大平整的截骨面，以便最大限度地扩大骨端对合。最后通过手法折断截骨断端，矫正畸形，扩通骨折断端的髓腔。在成年人，尤其是股骨近 1/2，骨折复位后不稳定，截骨后骨折端的端 – 端对位和正确的对线只能通过内固定来维持。交锁髓内钉固定的指征与新鲜股骨干骨折交锁髓内钉固定的指征相同，术后护理也与新鲜股骨干骨折交锁髓内钉固定的术后护理相同。另外，截骨断端也可以采用加压钢板固定。无论选取何种内固定，截骨部位必须植松质骨。

对畸形严重、时间很长的患者，手术应分两期进行。第一期，在股骨畸形愈合部位斜行截断，通过骨牵引或外固定架恢复肢体的长度。第二期，断端采用髓内钉或大的加压钢板内固定，同时在截骨部位的后内侧处植骨，以取得理想的对位和对线。

②截骨术治疗儿童股骨骨折畸形愈合　儿童的股骨干骨折成角畸形愈合的发生率可高达 40%，通常随着生长发育而自行矫正。如果骨折愈合后有明显的成角畸形，除非畸形很严重地影响了功能，否则截骨矫正术应在伤后至少 1 年以后进行。理想的截骨部位是在骨折的部位。然而，在青少年患者，在股骨远、近端的干骺端截骨更为可取。对于青春期患者股骨中段畸形宜采用股骨干截骨和交锁髓内钉固定术。尽管自行矫正旋转畸形的能力很小，但患者通常能够忍受这种畸形，很少要求治疗。

手术方法：采用合适的外侧或前外侧切口，暴露骨折畸形愈合处。通常骨折的近端位于骨折远端的前外侧，如果畸形愈合仅6~12个月，则骨折端很容易辨认。切开骨膜并自近侧骨折段的前、后、外侧面将其剥离。用动力往复锯将骨折畸形愈合处截断，或在畸形愈合处用动力钻钻出一排孔，标出畸形愈合平面，再用窄骨刀把孔连在一起将骨截开。无论采用何种方法截断股骨，均应注意避免损伤股骨内侧的重要血管和神经。如果畸形愈合时间很长，可不必考虑骨折平面，做一斜行截骨即可。用锯将骨折的远、近端各截去0.6~1.3cm，这样做的理由如下：①骨折断端常有硬化，因此必须切除到暴露出相对正常的骨质；②使形成的断面能更稳定更确切地对合；③当骨折畸形愈合时间较长和软组织张力较大时，骨折断端较容易对合，畸形复发发生较少。

当畸形严重时，如果不广泛地剥离软组织并适当地切除骨折断端的骨质则可能无法将骨折断端对合。在这种情况下，采用外固定架较好。在大龄儿童和青春期患者，通常适于采用髓内钉固定。

当骨纤维结构不良患者发生畸形愈合时，由于钢板及螺丝钉在病理骨上固定较差而使病情更加复杂。在这种情况下，采用重建髓内钉会有帮助，这是因为髓内钉对整个股骨都起到夹板作用，可以避免后期发生的成角畸形和钢板两端的应力性骨折。

（3）截骨术治疗股骨粗隆区畸形愈合　股骨粗隆区的骨折可分为两种类型：①内旋或外旋伴髋内翻且短缩约2.5cm的畸形；②内旋或外旋伴严重的髋内翻且短缩5cm以上的畸形。对第一种类型的畸形可作粗隆下截骨术，以矫正旋转和髋内翻畸形，除在截骨时调整骨的角度以外，不应尝试用其他方法减少短缩。对第二种类型的畸

形的治疗与处理伴有严重重叠的股骨颈粗隆部畸形愈合的方法相同，此方法将在下面描述。

粗隆下截骨术治疗髋内翻和旋转畸形，该手术的常规操作方法可用于治疗多种病变。操作方法的改变或改良已分别在粗隆部代偿截骨术治疗股骨近端骨骺滑脱畸形愈合和先天性髋内翻畸形。

（4）截骨术治疗股骨颈-粗隆区　股骨颈-粗隆区骨折发生于股骨颈与股骨粗隆的交界处。由于股骨颈远侧1/3的后侧无关节囊覆盖，因此骨折的后部通常在关节囊外；骨折的前部可恰在关节囊内或在关节囊内延伸一小段距离。该部骨折后，除非得到正确的治疗，否则畸形愈合不可能避免，畸形时髋常内翻至90°，骨折远侧段外旋，且有大约5cm的肢体短缩。在儿童，即使骨骺没受影响，骨折愈合时短缩畸形很轻微，但随着生长发育，短缩畸形也可逐渐加重，最大可达7.5cm；短缩畸形的增加可能由于肢体的部分功能障碍导致，后者使骨骺无法得到正常活动时受到的有效刺激。在儿童，畸形矫正后要维持位置尤其困难，而在青年人更容易保持满意的对线和获得正常的功能。在老年人，仅用粗隆下截骨术来矫正畸形，即使肢体的长度仅部分恢复，功能也会有所改善。

（三）辨证治疗

1. 气滞血瘀证

治则：活血行气，通络止痛。

方药：活血祛瘀汤。丹参30g，当归9g，赤芍9g，鸡血藤15g，桃仁6g，延胡索9g，郁金9g，三七3g（研），香附9g，枳壳6g，广木香6g，甘草3g。如肿胀严重者加薏苡仁50g、泽泻20g；瘀血阻滞疼痛甚者加乳香、没药各9g，延胡索加至12g；兼有面色不华、倦怠乏力症状者可加党参10g、黄芪15g、白术15g、茯苓15g；肢麻

较重者加全蝎 5g、蜈蚣 3 条。

2. 气血不足证

治则：益气养血，通络止痛。

方药：归脾汤加减。白术 10g，当归 3g，党参 10g，酸枣仁 10g，黄芪 10g，木香 12g，远志 15g，炙甘草 6g，龙眼肉 10g，茯苓 10g。若兼有寒象者可加熟附子 5g、肉桂 10g；心悸明显者可加五味子 10g、麦冬 15g；兼有气虚血瘀者可加桃仁 15g、红花 15g、葛根 15g、丹参 15g。

3. 肝肾亏虚证

治则：补肝肾强筋骨，舒筋活血通络。

方药：舒筋通络汤加减。生地黄 12g，当归 6g，白芍 5g，川芎 3g，枸杞子 9g，木瓜 3g，狗脊 6g，续断 6g，独活 3g，牛膝 6g，秦艽 3g，红枣 10g，桂枝 10g。有寒证加熟附子、肉桂等；气虚者加黄芪、人参等。

五、预后转归

手法折骨后，再行复位、固定、练功和药物治疗。但陈旧性骨折折断后，其愈合速度较新鲜骨折慢，所以固定的时间亦会延长。

六、预防调护

（一）预防

（1）新鲜骨折复位时应尽量做到解剖复位。

（2）复位后不论选择外固定还是内固定都需要能够为骨折端提供可靠、坚强的固定支持效果。

（二）调护

（1）术后卧床期间要鼓励患者多饮水，做深呼吸及有效咳嗽活动；协助患者定时翻身、拍背，局部受压皮肤可每日用温水擦洗或按摩，对于体弱消瘦的患者，在臀部垫气圈，以防止坠积性肺炎、压疮等长期卧床并发症的发生；保持会阴部清洁，防止发生泌尿系感染。

（2）正确指导患者进行患肢及全身功能锻炼，促进患肢功能康复及骨折愈合。

（3）针对老年人骨折后紧张、焦虑、悲观、痛苦等多种情绪反应，有的放矢地进行心理疏导。耐心向患者解释此病不是不治之症，精心治疗与患者积极配合是可以治愈的。介绍同种疾病经治疗痊愈出院的病例，使患者树立治愈的信心，处于接受治疗护理的最佳心理状态。

（4）出院后要告诫患者骨折愈合前不可负重过早。

七、评述

（一）病因病机

不合理的固定是诱发畸形愈合的主要原因。根据骨折的具体情况，选择不同的固定模式是最为重要的思路，但是，选择不正确或者不合适的固定方式，可以诱发骨折远近端的力线平衡，继而发生畸形愈合。于某等通过多中心回顾了石膏固定、外固定、内固定治疗桡骨远端骨折的临床疗效，82 例畸形愈合患者中 34 例为桡骨短缩，22 例为关节面背倾或桡偏，15 例为关节面不平整，11 例为下尺桡关节脱位。桡骨远端骨折畸形愈合影响腕关节及前臂的功能，造成生活质量下降，最终分析认为不合理的固定方式是造成骨折畸形愈合的主要原因，对不同类型的桡骨远端骨折应采取不同的治疗方案，畸形愈合对腕关节造成的影响应引起足够的认识。

（二）治法探讨

1. 中医辨证论治

骨折畸形愈合再次复位、固定后等同于新鲜骨折，因此可根据中医学把骨折愈合过程概括为瘀去、新生、合骨 3 个阶段来组方用药。早期气滞血瘀型，内服消瘀退肿、行气活血汤药；中期为气血不足型，内服活血化瘀、濡养筋骨汤药；晚期为阳虚湿重型，补肝肾，并训练下肢行局部热敷和中药熏洗。李坤祥等在骨折初期（伤后 1~2 周），活血化瘀、消肿止痛，方选复元活血汤加减；中期（伤后 3~5 周）治宜舒筋通络、接骨续筋，方选续骨活血汤加减；后期（伤后 6~8 周）治宜益气养血、滋补肝肾、强筋壮骨，方选补肾壮筋汤加减。谢松根据骨折三期用药辨证施治，早期（术后 2 周以内）：以活血化瘀、通经活络、消肿止痛为主，选用黄芪、当归、茯苓、鸡血藤、地龙、水蛭、牛膝、桃仁等；中期（术后 2~4 周）：以和营生新、接骨续筋为主，选用熟地黄、枸杞子、赤芍、白芍、生地黄、山药、牛膝、骨碎补等；后期（4 周以后）：以补益肝肾、强筋健骨为主，选用黄芪、当归、红参、陈皮、山药、薏苡仁、鹿角胶、地鳖虫等水煎服。

2. 虚拟三维技术协助手术

一般情况下，骨折畸形愈合后的治疗术前规划多以 X 线平片为参考依据。但是，当遇到复杂畸形，尤其是旋转畸形时，X 线片则无法充分显示畸形旋转角度及复杂畸形的解剖结构。通过虚拟的计算机技术辅助 3D 图像和模型处理，可以直观地观察畸形的形态，再通过与健侧对比，精确评估畸形位置和程度，并模拟相应的截骨平面，有利于手术的顺利开展，并可预测手术结果，有效减少术中不必要的损伤。

骨折畸形愈合的手术治疗，目前没有一种被公认最有效的手术方法，应根据不同的情况，结合畸形与疼痛的严重程度、患者的实际情况和要求采取适当的综合治疗方法，多种手术方式结合，计算机模拟技术的配合，以求达到令患者满意的结果。目前 3D 打印技术通过建立 3D 模型，可做好术前规划、选择最佳术式，并且可模拟手术过程、规划钢板螺钉的位置、缩短手术时间及减少术中出血量。3D 打印技术的应用可使骨折畸形愈合的治疗更加个体化、精细化，但也存在一些问题，如 3D 打印模型与真实情况之间的差距不确定及该技术的推广不足等。因此应该致力于更深一步的研究。

第二节　骨缺损

骨缺损是指创伤、手术、各种先天性因素等导致的骨的结构完整性被破坏。多为感染、肿瘤、创伤、骨髓炎手术清创以及各种先天性疾病等所致。

一、病因病机

（一）西医学认识

骨缺损常因为外伤、感染、先天性疾病、畸形、骨坏死、肿瘤等因素导致，文献报道骨折不愈合、骨缺损发生率高达 5%~10%，是骨科较难解决的问题，已经成为当前研究的热点之一。

（1）先天性因素　唇腭裂是常见因素之一。尚有先天性耳损伤，其中耳缺损较多见，鼻缺损较少见。产生以上缺损畸形主要与孕期母体的营养不足、内分泌失调、感染、精神刺激、损伤及遗传等因素有关。

（2）后天因素　外伤，平时常见的有工伤、烧伤、爆炸伤及交通事故等所造成的颌骨、耳、鼻、眼及肢体的损伤。疾病如肿瘤切除术后遗留骨缺损。

（二）中医学认识

中医对骨缺损没有专属的论述，所谓骨缺损就是人体的骨骼因为外伤、手术、炎症侵蚀、或者各种骨病、肿瘤等导致了骨头的缺失，对人体造成了功能上的损害。

中医学认为骨缺损主要与损伤后气血不足、筋骨失养有关。局部骨骼受伤后，血液受损，血溢脉外，经络不畅，气机受阻，气滞不通，故出现局部肿胀疼痛，局部常可出现具体反复肿胀疼痛，异常活动或伴假关节形成，活动时疼痛明显，可因体内瘀血不散，新血不生，郁而化热，或气血亏虚，如果气血营养不足，导致骨折生长缓慢或不生长，故出现骨缺损情况。

二、临床诊断

（一）辨病诊断

典型的缺损局部临床表现，结合 X 线平片、CT 扫描，即可明确诊断。

（1）X 线平片 正侧位及其他不同方位平片即可显示颅骨缺损的部位、范围。

（2）CT 扫描 同 X 线片相结合，不仅可以进一步明确颅骨缺损的部位与范围，而且可以了解周边颅骨及脑内、脑膨出组织情况，有利于手术。

（二）辨证诊断

1. 气滞血瘀型

（1）临床证候 患处反复肿胀，触痛明显，异常活动，疼痛多为刺痛，痛有定处，夜间加重，局部触痛明显。纳差腹胀，大便溏泄，小便不利，舌质紫暗，或有瘀点瘀斑，舌下脉络迂曲，舌苔薄白，脉弦涩。

（2）辨证要点 局部反复肿胀，疼痛明显，多为刺痛，痛有定处，夜间加重，舌质紫暗，脉弦涩。

2. 肝肾亏虚型

（1）临床证候 患处反复肿胀，触痛明显，异常活动或伴假关节形成，局部肿胀疼痛，多为闷痛，活动时疼痛明显，肢体静止时疼痛减轻或消失。同时兼有腰酸膝软、头晕眼花、耳鸣、耳聋、倦怠乏力

的症状，舌质淡白，舌苔薄白或薄黄，脉弦涩或细弱。

（2）辨证要点 患处反复肿胀疼痛，多为闷痛，异常活动，腰酸膝软，头晕眼花，耳鸣耳聋，倦怠乏力。兼阳虚者可见畏寒肢冷、小便清长；兼阴虚者全身发热烦躁、舌质红。

3. 气血不足型

（1）临床证候 患处反复肿胀，局部瘀肿疼痛，痛无定处，多为缓痛，异常活动。患者不愿活动，少气懒言，精神萎靡，疲倦乏力，面色少华，心悸气短，体倦自汗，动则尤甚，舌质淡，苔白，脉沉细或细数。

（2）辨证要点 患处瘀肿疼痛，痛无定处，多为缓痛，异常活动，患者精神萎靡，疲倦乏力，面色少华，舌质淡，苔白，脉沉细。

4. 邪毒内蕴型

（1）临床证候 患处肿胀明显，皮温升高，局部红肿，触痛明显，骨折部异常活动，或伴假关节形成，皮肤伤口渗液，偶可见死骨排出。患者多为剧痛，痛有定处，面红目赤，纳食不香，眠差，舌质红，苔黄或厚腻，脉洪数或细数。

（2）辨证要点 患处局部红肿，触痛明显，患者多为剧痛，痛有定处，面红目赤，纳食不香，眠差，舌质红，苔黄或厚腻，脉洪数或细数。

三、鉴别诊断

（一）西医学鉴别诊断

1. 骨不连

骨折经治疗后，经临床或 X 线证实骨折愈合停止而未连接的可能性很大时才能诊断为骨不连，X 线片示骨折断端硬化、骨髓腔闭合、假关节形成者。

2.骨折延迟愈合

骨折延迟愈合是骨折经治疗后，已超过同类骨折正常愈合的最长期限，骨折处局部仍有肿胀、压痛、纵轴叩击痛、异常活动、功能障碍。

（二）中医学鉴别诊断

1.流痰

流痰多发于脊椎、环跳、肩、肘、腕，其次下肢，一般为单发，但脓肿形成后常可走窜。患处隐隐酸痛，虽然起病慢，化脓亦迟，溃后亦不易收敛，但关节骨性变形较少。在损伤筋骨时轻者致残，重者可危及生命。

2.流注

流注是外科疾患，其发于长骨，流注于肌肉，无固定部位，随处可生，大多为多发性。起病较快，疼痛较甚，化脓既易，溃后亦容易收口。

四、临床治疗

（一）提高临床疗效的要素

（1）明确骨缺损疾病的原因。

（2）根据骨缺损的不同部位确定手术治疗方案。

（3）制定合适的术后康复方案。

（二）辨病治疗

较小的骨缺损（通常指8mm以下），对于一个健康的非吸烟者来说，有可能自行愈合。但骨缺损过大，或者是在较小的骨头上的骨缺损，很难完全愈合，这就需要手术的干预。主要方法有以下几种。

1.骨移植

（1）自体骨移植 到目前为止，仍是较为常用的治疗骨缺损的方法。自体骨移植通常是取自髂骨或者腓骨，带或者不带血运。自体骨移植有明显的优点，如无排斥反应、无污染、材料成本低、可以完全吸收、能诱导骨重建。但也有一定的缺点，如取骨的量较少、需要额外的取骨手术部位、增加了麻醉及手术的时间、并发症相对较高、取骨部位可能有长达半年或更长时间的疼痛或不适感。

（2）同种异体骨移植 取自尸体骨，骨组织经过处理后已灭活，具有来源较自体骨丰富、免疫源性低、可提供结构支撑等优点。与自体骨比较，不能诱导骨愈合，同时也存在引起免疫反应、血源性疾病传播的可能性。

（3）异种骨移植 取自动物的骨骼制成，由于不能100%确定这些材料无传染性污染物，有可能引起免疫反应。目前已较少应用。

2.骨水泥修复

磷酸钙骨水泥是一种新型的骨修复材料，具有较好的组织相容性，也是较好的抗生素载体，可以植入感染性骨缺损处发挥持续抗感染作用，但机械强度较低，不能用于负重骨的修复。丙烯酸酯类骨水泥能够及时塑形，且具有较好的力学性能，但生物相容性较差，缺乏骨传导性，聚合过程会发热引起周围骨坏死，在骨水泥界面形成纤维组织，既不利于吸收，也不利于骨组织的长入。但近年来研究者对其做了许多改进，使其更适于临床应用。

（三）辨证治疗

1.气滞血瘀证

治则：活血行气，通络止痛。

方药：活血祛瘀汤合养血止痛汤加减。鸡血藤30g，生白芍12g，丹参30g，当归9g，赤芍9g，秦艽15g，桃仁6g，延胡索9g，乌药9g，郁金9g，三七3g（研），牛膝15g，香附12g，桂枝9g，枳壳6g，广木香6g，甘草3g。如肿胀严重者加薏苡仁50g、泽泻20g；瘀血阻滞疼痛甚者加乳香、没药各 9g，延胡索加至 12g；如兼有面色不华、倦怠乏力者可加党参 10g、黄芪 15g、白术 15g、茯苓 15g；肢麻较重者加全蝎 5g、蜈蚣 3 条。

2. 肝肾亏虚证

治则：阳虚型，补益肝肾、温阳通络止痛；阴虚型，补肾滋阴、通络止痛。

方药：偏阳虚者，右归丸加减；偏阴虚者，左归丸加减。主方药物有熟地黄 15g、怀山药 20g、山茱萸 15g、枸杞子 20g、菟丝子 20g、鹿角胶 20g、白芷 12g、防风 12g、香附 15g 等。偏阳虚者加杜仲 25g、肉桂 20g、当归 15g、熟附子 15g；偏阴虚者加龟甲胶 20g、川牛膝 20g 等；兼有寒湿者加熟附子 5g、干姜 10g；气虚明显者可加黄芪 40g、党参 15g。

3. 气血不足证

治则：益气养血，通络止痛。

方药：归脾汤加减。白术、茯神（去木）、黄芪（去芦）、龙眼肉、酸枣仁（炒，去壳）各 18g，人参、木香（不见火）各 9g，甘草（炙）6g，当归 3g，远志（蜜炙）3g。如肿胀重者加薏苡仁 40g、泽泻 15g；脾胃不足者可加党参 25g、茯苓 15g。

4. 邪毒内蕴证

治则：清热解毒，消肿溃坚，活血止痛。

方药：仙方活命饮加减。白芷 3g，贝母 6g，防风 6g，赤芍 6g，当归尾 6g，甘草节 6g，皂角刺 6g，天花粉 6g，乳香 6g，没药 6g，金银花 9g，陈皮 9g。如大便不通者加大黄 12g、厚朴 15g；麻木较重者加全蝎 12g、蜈蚣 5 条；疼痛严重者加延胡索 12g、地鳖虫 6g。

（四）新疗法选粹

1. 生物陶瓷修复

羟基磷灰石是生物相容性很好的骨修复材料，其修复作用主要体现在骨传导方面，可以为新骨的形成提供支架。但羟基磷灰石在体内降解的速度慢，不利于新骨的长入，通常需要与其他生物材料复合，增加其适用性。

2. 骨组织工程

治疗骨缺损的基本方法是用自体或异体骨式支架材料移植、填充骨缺损，主要通过骨传导方式修复骨缺损，因此常需要加入骨诱导、骨生成的成分，最终期望恢复其生理学的功能。目前骨组织工程的快速发展，为解决这一难题提供新的手段。骨组织工程的三要素可归纳为支架材料、种子细胞和细胞生长调节因子，利用组织工程的手段，构建、培育活的骨组织，以修复或重建骨的结构。目前仍处于研究阶段，尽管目前已取得较大进展，但离广泛生产及大量临床应用还存在一定的距离。

3. 骨搬运技术

利用 Ilizarov 的牵张－成骨原理，在外固定架的辅助下，在骨缺损的近端或远端截骨，并将游离骨段搬运至骨缺损处的方法。在搬运的过程中，截骨处会长出新生的骨组织。

五、预后转归

本病通过积极的治疗，可以达到较好的效果，恢复或部分恢复肢体的功能。

六、预防调护

（一）预防

（1）对于先天骨缺损者，多是由于发育问题，预防主要通过产前仔细进行筛查避免。

（2）对于外伤等导致的骨缺损者，主要是术中尽可能保留有活力的骨组织，避免骨量的丢失，必要时在手术同时可进行植骨。

（二）调护

（1）术后卧床期间要鼓励患者多饮水，做深呼吸及有效咳嗽活动；协助患者定时翻身、拍背，局部受压皮肤可每日用温水擦洗或按摩，对于体弱消瘦的患者，在臀部垫气圈，以防止坠积性肺炎、压疮等长期卧床并发症的发生；保持会阴部清洁，防止发生泌尿系感染。

（2）正确指导患者进行患肢及全身功能锻炼，促进患肢功能康复及骨折愈合。

（3）针对老年人骨折后紧张、焦虑、悲观、痛苦等多种情绪反应，有的放矢地进行心理疏导。耐心向患者解释此病不是不治之症，精心治疗与患者积极配合是可以治愈的。介绍同种疾病经治疗痊愈出院的病例，使患者树立治愈的信心，处于接受治疗护理的最佳心理状态。

（4）出院后要告诫患者骨折愈合前不可负重过早。

七、评述

（一）中药研究

中药及复方修复骨缺损的基础研究及临床研究均表明，中药治疗骨缺损效果明显，其对骨缺损的修复可通过多靶点、多角度作用起效。①促进 BMSCs 增殖及诱导 BMSCs 迁移：BMSCs 的特性表现为较强的增殖能力和向多种间充质细胞分化的潜能，其在骨缺损的修复过程中起关键作用。蔡炎的研究表明补肾活血汤在一定浓度下可作为 BMSCs 的活性位点，从而诱导 BMSCs 定向运动，其促进骨折愈合的分子机制可能与 BMSCs 表面相关受体 IGF2R 的表达有关。②加强成骨细胞增殖能力：成骨细胞作为骨形成的主要功能细胞，在新骨合成过程中扮演重要角色。姚明智的研究结果表明，接骨七厘片药物溶液能够明

显促进成骨细胞增殖和钙盐沉积能力，进而促进骨折愈合。③促进 BMP-2 表达：BMP-2 能诱导人间充质干细胞向骨组织分化，是骨形态发生蛋白家族中最具成骨能力的成员，在骨形成的数个阶段均起作用。李勇强的研究证实，强力接骨胶囊能够显著提高骨折局部生长因子 BMP-2 的表达，进而促进新骨形成，促进骨折愈合。

（二）治法探讨

有学者报道吻合血管自体腓骨移植修复胫骨缺损具有骨愈合可靠、并发症少的优点。①联合自体髂骨植骨：可促进移植骨增粗塑形，早日恢复负重功能；②腓骨皮瓣移植：赵治伟等指出腓骨（皮）瓣具有解剖标志清楚、骨膜较厚、血供丰富、血管蒂多、供骨量大、皮瓣面积大、位置表浅、成功率高（或）手术操作有较大的灵活性等优点；③腓骨带肌蒂移植：此种方法可突破带血管腓骨段的移植受到条件的限制，为在基层医院广泛开展提供了可能。但自体骨也存在一定的缺点：额外增加手术创伤和手术时间，可供骨源有限，移植骨的形态、大小等方面不易满足要求，取骨区常出现感染、疼痛等并发症。因此，选择合适的骨替代物成为必然。

第三节　骨折延迟愈合、骨不连

骨折经治疗后，已超过同类骨折正常愈合的最长期限，骨折处局部仍有肿胀、压痛、纵轴叩击痛、异常活动、功能障碍，X 线照片显示骨痂生长缓慢而未连接，但骨折断端无硬化现象、骨髓腔仍通者，称为骨折延迟愈合。骨折经过治疗后无法正常愈合，则被称为骨不连。1986 年，FDA 小组为了确定骨折愈合的检查方法，将骨不连定义为"损伤和骨折后至少 9 个月，并且没有进一步愈合倾向已有 3 个月"。但这个

标准并不适用于每一处骨折。长骨干部骨折愈合需要较长的时间，至少在6个月之内不能认为是骨不连，特别是在局部伴有感染等并发症时。相反，股骨颈骨折有时在3个月时就可诊断骨不连。

骨折延迟连接和骨不连的主要差别只是程度上的不同。无法决定每一个具体的骨折的愈合时间，一定部位和类型的骨折未能在其平均时间（通常3~16个月）内愈合称为延迟连接。

一、病因病机

（一）西医学认识

引起骨折延迟愈合和骨不连的原因有全身性因素和局部因素，但确切病因尚不清楚。全身性因素包括患者的代谢和营养状况、一般健康状况和活动情况。最近有报道吸烟与骨不连有关。

Judet、Muller、Weber和Cech等人根据骨折断端活力的不同而将骨不连分成两种类型。

1. 血管丰富型骨不连

第一种类型为血管丰富型（肥大型）骨不连，骨折端富有生命力，产生明显的生物学反应。摄取锶[85]研究显示骨折端血供丰富。这种类型又可分为以下几种亚型：

（1）"象足"型骨不连（图15-3-1A）骨折端有肥大和丰富的骨痂。该骨折端具有活力，主要由于骨折复位后固定不牢、制动不充分或负重过早引起。

（2）"马蹄"型骨不连（图15-3-1B）骨折端轻度肥大，骨痂很少。主要由于钢板和螺丝钉固定不够牢固，骨折端有一些骨痂形成但不足以连接骨折端并且可能有少量的硬化。

（3）营养不良型骨不连（图15-3-1C）骨折端为非肥大型，缺乏骨痂。主要发生在骨折端明显移位、分离或者内固定时骨折端未能准确对位时。

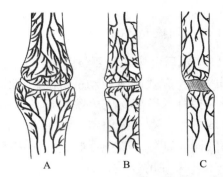

图15-3-1　血管丰富型骨不连

A："象足"型骨不连；B："马蹄"型骨不连；C：营养不良型骨不连

2. 缺血型骨不连

第二种类型为缺血型（萎缩型）骨不连，骨折端缺乏活力，生物学反应较少。摄取锶[85]研究显示骨折端血供较差。可分为以下几个亚型：

（1）扭转楔形骨不连（图15-3-2A）特点是两骨折端中间有一块缺乏或无血供的骨片，可与一端愈合而与另一端没有连接。主要见于钢板螺钉固定的胫骨骨折。

（2）粉碎性骨不连（图15-3-2B）特点为存在一个或多个死骨片，X线显示无任何骨痂形成。主要见于固定急性骨折的钢板断裂时。

（3）缺损型骨不连（图15-3-2C）特点为骨干存在骨折段缺损，骨折端虽有活力但却不能越过缺损处进行连接，经过一段时间后断端萎缩。主要发生于开放性骨折、继发性骨髓炎或因肿瘤切除部分骨干。

（4）萎缩型骨不连（图15-3-2D）此系中间骨片缺失，缺损由缺乏成骨潜力的瘢痕组织填补所致，骨折端出现萎缩和骨质疏松。

Paley等人介绍一种胫骨骨不连的分类方法，同样也可适用于其他部位的骨不连。他们根据临床表现和X线将骨不连分成两种主要类型：骨缺损小于1cm（A型）和大于1cm（B型）。A型又可分为可动畸形（A1型）和固定畸形（A2型）。A2型又进一步分为无畸形强直骨不连（A1–1型）和有畸形强直骨不连（A2–2型）。B型又可分为骨缺损型（B1）、骨长度缺损型（B2）和骨缺损伴骨长度缺损型（B3）。这两种分类方法又可根据有无感染作进一步的改进。

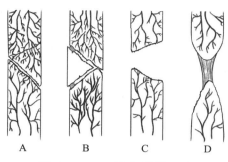

图 15-3-2　缺血型骨不连

A：扭转楔形骨不连；B：粉碎性骨不连；C：缺损型骨不连；D：萎缩型骨不连

（二）中医学认识

骨折延迟愈合、骨不连属中医学"肾虚骨痿""骨痹"范畴。中医学认为，骨折延迟愈合和骨不连与患者本身体质有关，与自身体质、肝肾功能及环境因素等均有明显关系。肾虚是本病发生的根本原因。肾脏是"五脏之大主"，且肾藏精，主骨、生髓。肾精不足则髓化生无源，骨骼失养则易导致骨质疏松、骨折延迟愈合的发生。此外，由于骨折日久，骨折给局部肌肉、筋膜带来持续的损伤和刺激，因此，骨折处瘀血停滞，痹阻经脉，阻碍气血正常运行，不通则痛，故患者产生疼痛、功能障碍等症状。所以本病为肾虚与血瘀并存，瘀血痹阻为标，肾虚骨枯为本。

二、临床诊断

（一）辨病诊断

1.临床表现

骨折经治疗后，已超过同类骨折正常愈合的最长期限，骨折处局部仍有肿胀、压痛、纵轴叩击痛、异常活动、功能障碍。

骨折延迟连接和骨不连的主要差别只是程度上的不同。无法决定每一个具体的骨折的愈合时间，一定部位和类型的骨折未能在其平均时间（通常3~6个月）内愈合称为延迟连接。

2.相关检查

（1）X线检查　骨折延迟愈合X线照片显示骨痂生长缓慢而未连接，但骨折断端无硬化现象、骨髓腔未闭合。骨不连X线照片显示无骨痂生长、骨折断端硬化、骨髓腔闭合。

（2）CT检查　CT检查对断端间隙、髓腔闭合程度可提供精确详细的数据。特别是CT的三维重建，对于骨折线的走向及骨折线的位置较为准确。

（3）MR检查　MR检查对骨折周围软组织情况做出评估，判断是否有软组织嵌顿骨折断端。也可对髓腔内部情况作出一定的判断。

（二）辨证诊断

患者骨折经久不愈，多因体内瘀血不散、新血不生，或因全身气血不足，筋骨失养，或肝肾不足，不能濡养筋骨，导致筋骨愈合速度变慢甚至不愈合。其辨证诊断临床证候与骨缺损极为相似，可以参考本章第二节骨缺损内容。

三、鉴别诊断

（一）西医学鉴别诊断

骨折延迟愈合与骨不连相鉴别。二者均有明确骨折病史，骨折局部可有压痛，肢体等纵轴叩击痛，但骨折延迟愈合具有骨痂生长仅为骨痂生长缓慢，有骨折愈合的迹象，而骨不连则出现骨擦音、骨擦感、骨折断端硬化、髓腔闭合、假关节形成等特有的表现。

（二）中医学鉴别诊断

1. 流痰

流痰多发于脊椎、环跳、肩、肘、腕，其次下肢，一般为单发，但脓肿形成后常可走窜。患处隐隐酸痛，虽然起病慢，化脓亦迟，溃后亦不易收敛，但关节骨性变形较少。在损伤筋骨时轻者致残，重者可危及生命。

2. 流注

流注是外科疾患，其发于长骨，流注于肌肉，无固定部位，随处可生，大多为多发性。起病较快，疼痛较甚，化脓既易，溃后亦容易收口。

3. 附骨疽

附骨疽虽多发与长骨，但起病较快，开始就有高热，局部压痛明显，后期可以化脓。

四、临床治疗

（一）提高临床疗效的要素

（1）确定骨折延迟愈合和骨不连的诊断。

（2）根据骨折延迟愈合及骨不连的不同原因选择不同的治疗手段。

（3）手术局部固定物是否有效、是否植骨、如何植骨非常重要。

（二）辨病治疗

1. 治疗原则

骨折延迟愈合，若经过正常的处理，最终仍可达到骨性愈合。因此在治疗时宜针对病因进行治疗，消除妨碍骨折愈合的因素，为骨折愈合创造良好的条件，配合内外用药，骨折是完全可能愈合的。如过度牵引造成骨折断端分离者，宜减轻牵引重量，结合主动练功及纵向叩击患肢，使骨折端嵌插或者紧密接触。固定不当者，

如外固定器具不能有效地控制骨折断端，则不利于骨折的愈合，骨折断端间长期承受扭转及成角等剪切应力，造成一个分离面，则断端间多形成软骨及纤维组织。对于这些患者，只要骨折对位尚好，利用局部外固定控制骨折断端间的成角、扭转活动，经过患者积极地练功，利用自身肌肉的内在动力稳定骨折，使骨折断端产生对向挤压作用而紧密接触，可使愈合缓慢的骨折最终达到骨性愈合。感染引起的延迟愈合，只要保持伤口引流通畅，应用有效抗生素和中药控制感染，骨折是可以愈合的。

有效的石膏固定通常能使延迟连接得到成功的治疗，并使肢体获得最大的功能恢复，一般来讲上肢固定仅能进行手指和肩的功能锻炼，下肢合适的负重行走石膏可加速愈合。对骨折延迟连接可再保守治疗 4~12 周，如果骨折仍未愈合，则必须做出继续保守治疗或按骨不连治疗的决定，植骨是一种折中的治疗方法。对于上肢，特别是肱骨干骨折时，必须考虑患者的社会和经济状况，手术常是合理的，但有延长康复期的危险性。然而受伤后连续固定 6~8 个月不做手术仍可能愈合，也许试用物理电刺激方法有可能加速愈合而避免手术。

2. 物理治疗

（1）石膏固定　有效的石膏固定通常能使延迟连接得到成功的治疗，并使肢体获得最大的功能恢复，一般来讲上肢固定仅能进行手指和肩的功能锻炼，下肢合适的负重行走石膏可加速愈合。

（2）物理电刺激　物理电刺激可以刺激局部骨骼生长，增加骨折愈合的可能。近年电、电磁刺激和超声波治疗的进步也促进了骨折延迟愈合、骨不连的治疗。

（3）适当的应力对抗　对骨折端适当的应力刺激可以诱发骨折端的成骨细胞生长。

3. 手术治疗

骨折延迟愈合、骨不连伴有其他并发症增加（感染、畸形、短缩、骨缺损）时，治疗难度也相应地增加，肥大型（血管丰富型）骨不连单纯牢固固定即可愈合，而萎缩型（缺血型）则必须将骨皮质切除和植骨方能愈合。所有成功的骨不连的治疗都要求准确的复位、充分的植骨和坚强的固定。手术方法有很多种措施可以选择，其创伤性或并发症的严重性差别很大。Ilizarov 外固定架对治疗伴有畸形、感染、缺损的复杂骨不连是一种多功能又有效的方法。改良的内固定系统固定牢靠，允许邻近关节主动和被动活动，促进了肢体功能尽早恢复和骨质愈合。促进骨再生的骨移植和新材料也在继续研究中。

（1）骨折切开复位　当骨折端对位良好但被软组织隔开时，一般不必再做广泛的切开，而保留主要骨折块的骨膜、骨痂和纤维组织，不干扰骨折端的血供和稳定性，通过一个桥形植骨或使骨折端连接植骨，嵌入的纤维组织和骨痂会骨化。

任何移位型长骨骨不连，特别是刺刀型移位，在闭合插入髓内针前应首先通过简单的钢针逐步牵引复位。术前几天先应用外固定恢复肢体长度后去除外固定器，再闭合插入髓内针固定。对于短期的外固定，尚未遇到无感染问题。也可选择 Ilizorov 外固定架来复位、固定骨折块，维持肢体长度直至愈合。

大多数长骨移位型骨不连应用钢板固定和植骨时，手术显露范围较大，应清除骨折端的瘢痕组织使植骨块被相对正常的组织覆盖，松解骨折端，尽可能保留其上附着的软组织，切去萎缩的断端以增大接触面，清除髓腔内的纤维组织以帮助髓内成骨，尽可能使断端紧密对合。

（2）植骨术　骨的来源很多，有自体骨、异体骨、人工合成骨替代物等。植骨，或者植骨加上内固定可帮助刺激新骨形成。它具有骨传导（基质）和骨诱导（蛋白质）的特性，同时又含有骨原细胞，是一种理想的非结构性植骨材料。自体松质骨取自胫骨近端及髂骨。在自体骨不够或无法获得时，可用新鲜或冷冻的同种异体骨。对于结构性植骨，除腓骨外，其他自体皮质骨移植都因为供区的问题而很少应用。冷冻和冷冻干燥的异体皮质骨可提供最大的结构支撑，但是成骨活性有限。陶瓷骨（羟基磷灰石、磷酸钙或者两者混合应用）具有骨传导特性，并可避免供区的并发症问题，但脆性太大。目前正在研究联合应用陶瓷骨和骨形态发生蛋白（BMP）或其他骨诱导蛋白。颗粒陶瓷也可与骨髓混合以增加骨原细胞或与有限的松质骨混合使用，以提高其成骨活性。

①加盖植骨术：在治疗长骨骨不连时，用大块皮质骨移植能起到成骨和固定两种作用。过去经常应用加盖植骨或大块滑移植骨，Gill 曾描述大块滑移植骨方法。加盖植骨术的名称首先由 Campell 使用，是改进的 Henderson 法。加盖植骨术用于任何长骨的骨干骨不连，而手术方法均相似，只是所需植骨块的大小和螺钉的数目不同以适合各个骨骼。

②双侧加盖植骨术：由于先天性胫骨假关节很难愈合，Body 在 1941 年创用双侧加盖植骨术。在缺损的相对两侧植两块皮质骨，并用两套相同数目的螺钉将其固定，犹如一个钳子将骨折端夹住，在中间填充松质骨。这种方法同样可用于治疗其他的骨不连，但不如单侧加盖植骨术应用普遍。双侧加盖植骨术还能用于牢固地固定关节附近短骨折并且有骨质疏松的骨不连，将较短的骨节段夹在中间，螺钉穿过两侧坚硬的皮质和夹在中间松质骨。目前对关节附近的骨不连，多应用钢板固定并植入自体松质骨，或者用 Ilizarov 外固定架治疗。

③松质骨嵌入植骨术：Nicoll 描述一种桥接长骨缺损的方法，在缺损处嵌入坚硬的松质骨块并用钢板固定。这种方法适用于小于 2.5cm 的缺损，采用普通钢板，按 Nicoll 所述方法嵌入植骨块，但一般认为加压钢板比普通钢板效果更好。

④大块滑移植骨术：Gill 创用这种方法，植骨块大约是长骨周径的一半，长 10~15cm。Flanagan 和 Burem 对这种方法加以改进并用于治疗胫骨和股骨骨不连，特别适合于桥接骨缺损。但是这种方法一旦失败，再用其他方法植骨就比较困难。

⑤腓骨段移植：用整段腓骨移植可桥接桡骨或尺骨缺损。腓骨是管状骨，比含有等量皮质骨的胫骨植骨块坚硬，并且体积较小，不至过于推挤前臂软组织，使伤口较容易关闭。

（3）内固定术　治疗骨不连的内固定应提供坚强固定，不增加多余的强度。内固定的方法应根据骨不连的种类、软组织和骨的情况、骨折块的大小和位置以及骨缺损的大小而决定。对肥大型骨不连，骨折端较大可供螺钉固定并且没有骨质疏松时，可用钢板螺钉固定，可植骨或不植骨。髓内钉，特别是带锁髓内钉适于长骨骨不连，如胫骨、股骨、肱骨等。如果对线复位尚可或可能闭合复位，则不必切开骨折部位，一般也不需植骨。当需要切开时，一般也仅需局部的显露和解剖。可早期负重，不会出现晚期应力遮挡效应。

（4）外固定术　Ilizarov 外固定架是治疗骨不连的一种不费力但非常有效的方法，特别是在伴有骨缺损、短缩或畸形时。许多根据 Ilizarov 原理设计的传统外固定架也可用于治疗骨不连，特别是伴有感染时。最近出现的连接于单一延伸平面的混合环状外固定架可解决其复杂的操作问题。外固定架可作为暂时或最终的固定方法，其优点是相对创伤较小，不干扰骨不连处周围的软组织。其他优点是它能纠正畸形并提供稳定的外固定。

（三）辨证治疗

对于骨折延迟愈合及骨不连患者辨证治疗，主要参考骨伤骨病三期辨证用药进行辨证治疗：早期活血化瘀；中期舒筋通络、和营止痛、接筋续骨；后期补肝肾强筋骨。具体可以根据本章第二节骨缺损内容进行辨证治疗。

（四）新疗法选粹

1.经皮骨髓注射

相对于一般的自体植骨来说，经皮骨髓注射操作简单、并发症少，但是并不能替代骨折端的固定，如石膏、支架、外固定或闭合髓内针固定等需要时仍应使用。该法对延迟愈合的治疗效果最佳，对肥大型、非感染性骨不连效果较好，而有活动性感染的骨不连是其禁忌证。

2.电和电磁刺激

电和电磁骨生长刺激器目前仍在改进中。骨生长刺激器一般结合石膏固定和负重一起使用，在感染性骨不连处理中或不能做手术处理时非常有用。常用的方法有三种：侵入性，需要植入电极；半侵入性，要求皮下埋入多个电极；非侵入性，通过电导或电感偶联刺激。应用电感偶联的装置构型多种多样，已证明有效的几种电或电磁波治疗方法包括应用直流电、矩形波发生器和其他少见波形的电磁波。电磁波应用每日应不少于 3 小时，对各种骨不连均有效。有人用 Helmholtz 构型，有人用"U"型线圈。对感染性或非感染性骨不连同样有效，骨折端 1cm 之内的间隙对治疗结果没有影响。

五、预后转归

对于大多数骨折延迟愈合的患者，及

早解除影响骨折愈合的因素配合积极的功能锻炼，骨折是可以愈合的。只有少数患者因病程迁延，错过最佳治疗时机，发展为骨不连。骨不连是临床常见的骨科并发症，给患者及家庭带来了沉重的精神和经济负担，本病经过积极的治疗，预后良好。

六、预防调护

（一）预防

1. 预防本病发生

预防骨折延迟愈合、骨不连的方法是了解骨折发生的机制，熟悉骨折移位的倾向，尽量避免不必要的手术干预，早期应用无创、无痛的手法整复固定。固定稳定后鼓励患者积极功能锻炼，去除骨折愈合的不利因素，增加骨折愈合的有利条件，避免延迟愈合的发生。断端嵌顿有软组织的应在复位时予以解除，必要时要手术治疗。

2. 预防并发症

骨不连常伴发感染、软组织情况较差、关节附近小骨折碎片或明显畸形。

（1）感染　对感染性骨不连的治疗要求作周密的计划。对此困难的问题通常有三种完全不同的治疗方案，第一种是已被应用几十年的"保守治疗"或者说是"传统疗法"。第二种是"积极"或称"现代治疗"，最近 Weber、Cech 和其他人介绍了这种方法。根据患者的状况和医生的经验，选择一种治疗方法或者其中的一部分。第三种方法是电、磁脉冲治疗。Bassett 等人发展的这种非侵入性治疗可用于感染性骨不连。最近应用 Ilizarov 方法治疗感染性骨不连，兼具保守治疗和现代治疗的特点。

（2）畸形短缩和节段性骨缺失　预防畸形短缩和节段性骨缺失，主要是将内固定术、植骨术、外固定术等治疗感染性骨不连的方法联合应用，如 Ilizarov

技术，可同时治疗和预防包括成角、旋转、移位、短缩畸形或节段性骨缺失等所有的并发症，但是这种方法技术要求高，需要充分的训练和经验，医生应具有相当的生物学基础和熟练的技术以保证安全有效地使用这项方法。

（二）调护

1. 洁身拍背

局部受压皮肤可每日用温水擦洗或按摩；对于体弱消瘦的患者，在臀部垫气圈，以防止坠积性肺炎、压疮等长期卧床并发症的发生；保持会阴部清洁，防止发生泌尿系感染。

2. 康复指导

正确指导患者进行患肢及全身功能锻炼，促进患肢功能康复及骨折愈合；针对老年人骨折后紧张、焦虑、悲观、痛苦等多种情绪反应，有的放矢地进行心理疏导。耐心向患者解释此病不是不治之症，精心治疗与患者积极配合是可以治愈的。介绍同种疾病经治疗痊愈出院的病例，使患者树立治愈的信心，处于接受治疗护理的最佳心理状态；出院后要告诫患者骨折愈合前不可负重过早。

七、研究进展

（一）中药研究

中医药学是祖国的瑰宝，中医药在治疗新鲜骨折方面有着显著的疗效，同样其在治疗骨折延迟愈合及不愈合方面也有独特的优势。陈奕等采用局部经皮自体骨髓移植结合中药补肾密骨片（益气补脾、培补肝肾、强筋续骨）治疗骨折延迟愈合患者 25 例，另设对照组采用单纯自体骨髓移植治疗骨折迟缓愈合患者 25 例，观察 X 线所示骨痂形成情况和临床体征，结果试验组 25 例患者骨折最终愈合，平均愈合时间 7 个月。对照组 23 例患者骨折最终愈合，平均愈合时间 8.8 个月，结果证实自体骨髓移植结合中药补肾密骨片可以改善成骨能力，促进骨折愈合。雷教育等设治疗组 32 例，以自体骨髓注射加中药补元复骨汤（补肾壮筋续骨，益气活血祛瘀）治疗，对照组 32 例，以骨肽注射液静脉点滴治疗。结果治疗组与对照组总有效率分别为 90.5%、72.3%，证实自体骨髓注射配合中药治疗骨折不愈合具有较好的疗效。焦亚军等用中西结合的方法治疗骨折迟缓愈合患者 35 例，结果全部愈合，其方法是：手术治疗主要是予以坚强内固定加植骨，术后 1~2 天开始内服中药汤剂，按早期消肿化瘀、中期接骨强筋、后期强筋健骨三期辨证用药，并用中药离子导入、电脑骨折创伤治疗仪刺激骨折端。张魁等用补肾养血活血法随症加味治疗股骨骨折术后延迟愈合 15 例，经 3~8 个月治疗达到骨性愈合 5 例，有效 10 例，有效率 100%。李洵等对符合骨折延迟愈合诊断标准的 43 例患者施用独活寄生汤加减治疗，有效率达 88.89%。高焱将 69 例骨折延迟愈合和骨不连患者分为对照组 33 例，予以骨折端重新复位、固定或给予植骨；治疗组 36 例，在对照组所用治疗方法的基础上加服强骨胶囊。发现治疗组的临床症状恢复、骨折愈合率、愈合时间明显优于对照组，认为骨碎补总黄酮配合治疗骨折延迟愈合和骨不连有显著效果。

吴泉州等的研究表明，益气生血汤治疗创伤性胫腓骨骨折术后患者在视觉模拟量表评分、骨痂影像学评分、BMP-2 及 VEGF 水平等方面均优于对照组，提示益气生血汤有利于提高 BMP-2 和 VEGF 的表达，进而加快骨折愈合进程。柳景红运用接骨续筋丸对骨折后期患者连续给药 30、60 天后发现，治疗组在骨痂 X 线评分、骨密度、血清碱性磷酸酶水平上均有提高，

从而发挥促进骨折愈合的作用。闫秀中等证实桃红四物汤能显著提高骨搬移段骨密度，减轻骨折愈合过程中患肢疼痛症状，从而缩短骨折愈合和骨矿化所需时间。李伟等运用中药外洗内服方案治疗 76 例围术期创伤感染性骨皮缺损患者，治疗 4 个疗程后发现，观察组患者的骨缺损愈合用时以及疼痛症状消退用时均明显短于对照组，并且数据差异有统计学意义（$P < 0.05$）。刘源等的研究表明，骨伤愈合汤剂组的骨痂直径率平均值明显高于对照组，骨愈合时间平均值明显低于对照组，表明骨伤复原汤可促进骨缺损骨痂牵拉区成骨，缩短治疗时间。

（二）治法探讨

骨折不愈合在骨科，仍是一个具有挑战性的问题。骨折不愈合的治疗仍然是高度个性化、复杂和苛刻的。在大多数国家，清创不愈合间隙、解剖复位、适当的骨内固定和自体植骨被认为是治疗的标准。体外冲击波治疗（ESWT）最早的非泌尿系统应用之一涉及非愈合性骨折。自 20 世纪 90 年代初以来，ESWT 在骨科中的应用及工作机制的报道逐渐增多，证实其是一种高效、无创、几乎无并发症和经济的非愈合性骨折手术治疗的替代方案。

邢某等通过体外冲击波治疗骨折延迟愈合及骨不连，32 例患者，男 20 例，女 12 例，平均年龄 32.5 岁；其中骨不连 16 例，骨折延迟愈合 16 例。骨不连病例中，股骨干 2 例（均有内固定），肱骨中段 5 例，胫骨下段 4 例，前臂尺桡骨各 1 例，手掌骨 2 例，足舟骨 1 例；骨折延迟愈合病例中，股骨干 2 例，肱骨干 5 例（4 例有内固定），胫骨中下段 5 例（3 例有内固定），尺骨 2 例，桡骨 2 例。根据患者耐受情况随时调整工作电压及冲击次数，有内固定物的病例尽量从没有内固定物一边治疗，并适当减

少治疗剂量。骨不连上肢治疗三四次，下肢治疗四五次，手足部两三次；骨折延迟愈合上肢治疗一二次，下肢两三次。每次治疗间隔7~10天。治疗后4周，各骨折部位均有明显骨痂形成。治疗后8周，尺、桡骨干2例骨折愈合。治疗后12周，16例延迟愈合中13例均愈合，3例有明显骨痂形成。治疗后16周，余3例骨折均愈合。

有人对109例骨折不愈合、36例延迟愈合者实施翻修手术。手术处理包括：处理骨折断端，全部患者根据具体情况重新固定骨折，所有手术病例根据具体情况均做植骨。植骨方式包括自体髂骨植骨、含骨形成蛋白（BMP）人工骨移植、吻合血管游离髂骨移植、吻合血管游离腓骨移植、腓骨带血管蒂转移。2例先天性胫骨骨不连患儿行吻合血管的游离腓骨移植加自体髂骨植骨，术后89例辅以石膏或支具外固定。结果143例中有133例获随访，均获得骨性愈合，无1例行再次翻修术。

参考文献

[1] 坎贝尔骨科手术学 [M]. 11版. 北京：人民军医出版社，2011.

[2] 邢星，冯培. 体外冲击波治疗骨折延迟愈合及骨不连：动物实验及临床病例随访 [J]. 中国组织工程研究与临床康复，2010，14（9）：1625-1627.

[3] 董福慧. 尚天裕实用中医骨伤科学 [M]. 北京：中国中医药出版社，2013.

[4] 胥少汀，葛宝丰，徐印坎. 实用骨科学 [M]. 4版. 北京：人民军医出版社，2012.

[5] 杨豪，王衍全. 中医骨关节疾病学 [M]. 北京：人民军医出版社，2006.

[6] 高书图. 实用骨伤科系列丛书·骨病 [M]. 北京：人民卫生出版社，2008.

[7] 秦桂美. 兔BMSC-s体外培养及诱导为成骨细胞的研究 [J]. 中医临床研究，2011，3（19）：105-106.

[8] 蔡炎. 补肾活血汤对胫骨平台骨折愈合影响的临床及实验研究 [D]. 广州：广州中医药大学，2016.

[9] 姚明智. 成骨细胞增殖和钙盐沉积能力：在接骨七厘片药物溶液中的反应 [J]. 中国组织工程研究，2015，19（11）：1694-1698.

[10] 李勇强，曹永登，侯宇，等. 强力接骨胶囊在骨折愈合早中期对BMP表达影响的应用基础研究 [J]. 中国中医基础医学杂志，2014，20（1）：98-99，112.

[11] 赵治伟，程春生，马文龙，等. 腓骨皮瓣移植修复股骨长段骨骨缺损的临床应用研究 [J]. 世界中西医结合杂志，2009，4（7）：514-515.

[12] 吴泉州，吕国强. 创伤性胫腓骨骨折患者术后加用益气生血汤临床观察 [J]. 中国中医急症，2017，26（6）：1109-1111.

[13] 柳景红. 接骨续筋丸治疗骨折后期临床观察及其机制研究 [J]. 中华中医药学刊，2007（1）：92-94.

[14] 闫秀中，王燕，秦泗河，等. 桃红四物汤对骨搬移过程中骨质矿化影响的临床观察 [J]. 上海中医药杂志，2018，52（8）：50-53.

[15] 李伟，许晓芳，贾斌，等. 观察中医中药治疗围术期创伤感染性骨皮缺损的疗效 [J]. 中医临床研究，2018，10（33）：103-105.

[16] 刘源，肖放军，刘新武. 骨伤复原汤促进骨缺损骨痂牵拉区成骨的临床观察 [J]. 中国医药指南，2015，13（11）：205-206.

[17] 聂华，尹立，刘洪文，等. 体外冲击波治疗骨折不愈合的临床应用进展 [J]. 长春中医药大学学报，2023，39（1）：104-107.

[18] 万鹏程，俞秋纬，王杰. 骨折延迟愈合骨不连的非手术治疗评述 [J]. 四川中医，2021，39（6）：219-222.

第十六章 先天性骨关节畸形

第一节 斜颈

先天性肌性斜颈是由胸锁乳突肌内纤维瘤病导致胸锁乳突肌紧张、挛缩，并导致头颈向一侧偏斜的疾病。病变可以累及全部肌肉，但更多的病变只累及胸锁乳突肌的近锁骨附着点。肿块在生后1~2个月内最大，通常在1年时间内变小或消失。如果肿块不消失，肌肉将发生永久性纤维化并挛缩；如不治疗，最终将导致永久性斜颈。

一、病因病机

（一）西医学认识

多数认为胎儿胎位不正常或受到不正常的子宫壁压力，使头颈部姿态异常，而阻碍一侧胸锁乳突肌的血液循环，使该肌缺血、萎缩、发育不良、挛缩而引起斜颈，即所谓"宫内压抑学说"。也有人认为由于分娩时一侧胸锁乳突肌受到产道或产钳挤压或牵拉而受伤出血，血肿机化挛缩所致。还有人认为胸锁乳突肌的营养动脉栓塞，或静脉回流受阻，导致肌纤维发生退行性改变而形成斜颈。

（二）中医学认识

中医学将本病归属于"筋缩""痉证"的范畴。一般认为本病为本虚标实之证，由先天禀赋不足，或（和）后天气血运行不畅所致。气血运行不畅，则气虚血瘀，局部经脉闭阻，经络不通，筋失濡养，瘀久结而成块，肿块形成，头颈则随之歪斜。其病位特点以项僵为主，符合《伤寒论》之"项背强几几"。

二、临床诊断

（一）辨病诊断

1. 临床表现

婴儿出生后1~2周发现头颈歪斜，头部转向肌肉挛缩一侧，下颌转向健侧。在胸锁乳突肌内可触及局限性肿块，呈椭圆形，有硬韧感，无明显压痛，并逐渐增大。2个月后肿块开始逐渐缩小，一般在1年内基本消失。未予治疗者，有的肿块会形成无弹性纤维带，并逐渐挛缩，颈部活动更加受限。

2. 相关检查

（1）X线检查　可见颈椎侧凸畸形，不能自行矫正。

（2）MR检查　可见患侧胸锁乳突肌挛缩。

（二）辨证诊断

斜颈是颈部发生的不对称畸形，使患者头部倾向患侧而颜面朝向健侧。根据中医辨证，可分为以下两证型：

1. 先天不足证

（1）临床证候　患儿头部倾向患侧而颜面朝向健侧，患侧胸锁乳突肌紧张而突出，皮下如条索状，枕部歪斜，面部不对称。发黄，面白，发育不足，精神萎靡，舌淡，苔白或无苔，脉细弱。

（2）辨证要点　头部倾向患侧而颜面朝向健侧。发黄，面白，发育不足，精神萎靡，舌淡，苔白或无苔，脉细弱。

2. 气滞血瘀证

（1）临床证候　患儿头部倾向患侧而颜面朝向健侧，患侧胸锁乳突肌紧张而突出，皮下如条索状，枕部歪斜，面部不对称。可触及患侧胸锁乳突肌硬结呈条索状，可有压痛。舌暗有瘀斑，苔白或无苔，脉弦涩。

（2）辨证要点　患侧胸锁乳突肌硬结呈条索状，可有压痛，舌暗有瘀斑，苔白或无苔，脉弦涩。

三、鉴别诊断

（一）西医学鉴别诊断

1. 颈椎结核

颈椎结核多为缓慢发病，可有轻微的全身症状，局部以持续颈部钝痛和僵硬为主，部分患者有斜颈畸形。X线片显示颈椎破坏和椎前脓肿，血沉加快。

2. 颈椎自发性半脱位

颈椎自发性半脱位有咽部或颈部软组织感染病史，其后发生斜颈，颈部活动受限、疼痛。X线片显示颈椎有半脱位，多发于第一、第二颈椎之间。

3. 眼肌异常或听力障碍

眼球外肌的肌力不平衡，故患儿视物时采取斜颈姿态；若一侧听力障碍，患儿于注意倾听时常表现为斜颈姿态。但均无固定性斜颈，也无胸锁乳突肌挛缩。

（二）中医学鉴别诊断

本病要与落枕相鉴别。落枕是颈部一侧或者两侧出现僵硬、疼痛明显，影响颈部的活动，按压时会有明显的压痛，有时还会伴有头部的疼痛、头晕等情况。主要是因睡觉的枕头过高，或者是睡姿不正确，或者受凉等因素，导致颈部肌肉痉挛。恢复后颈部活动正常。

四、临床治疗

（一）提高临床疗效的要素

（1）明确斜颈诊断，确定发病年龄及原因。

（2）根据患儿年龄选择合适的方案。

（3）根据斜颈的严重程度及全身情况，选择不同的治疗手段，是微创松解还是手术切断。

（二）辨病治疗

1. 保守治疗

对婴儿期的患儿，应采用手法治疗，多在出生后2周方可进行。具体手法：被动牵拉挛缩的胸锁乳突肌。将下颌转向患侧并逐渐抬头，同时将头偏向健侧，保持此位置5~10秒，此时对胸锁乳突肌肿块或挛缩部分进行按摩。如此重复该手法10~15次，每日3~4次。手法操作应缓慢而轻柔，以不使患儿感到疼痛为度。一般需坚持3~6个月才能将斜颈矫正。

2. 手术治疗

（1）单极松解术　对于保守治疗失败或效果欠佳时，可采用此种术式。术后1周开始物理治疗，如早期的手法牵伸，应每日3次，持续3~6个月，通常无需应用支具固定。

（2）双极松解术　严重畸形或手术失败者，通常需要做胸锁乳突肌的双极松解。术后早期可以进行包括颈部被动牵伸、增强肌力和主动活动的训练等物理治疗。在术后前6~12周也可采用颌枕牵引和颈部围支具固定。

（三）辨证治疗

中医学认为扶正祛邪是本病的治疗大法，先天不足者宜补益正气、强筋健骨；气滞血瘀者可行气散瘀。

1. 先天不足证

治则：补肾益筋壮骨。

方药：补肾地黄丸加减。熟地黄6g、山茱萸12g、炒山药15g、茯苓6g、牡丹皮6g、泽泻6g、牛膝6g、鹿茸3g。如心脾两虚者加远志 6g、龙眼肉 12g、人参 6g、炙甘草 3g；如兼有面色不华、倦怠乏力者可加党参 10g、黄芪 9g、白术 9g、茯苓 9g。

2. 气滞血瘀证

治则：活血行气，通络止痛。

方药：活血祛瘀汤加减。丹参 9g、当归 6g、赤芍 6g、鸡血藤 6g、桃仁 3g、延胡索 6g、郁金 9g、三七 3g（研）、香附 6g、枳壳 3g、广木香 6g、甘草 3g。瘀血阻滞疼痛甚者加乳香、没药各 6g；如兼有面色不华、倦怠乏力者可加党参 6g、黄芪、白术、茯苓各 9g。

（四）医家经验

1. 王金贵

王金贵教授从痰论治痉挛性斜颈的经验，认为本病根源为肝、脾、心三脏功能失调，津液与气机运行不畅，且以"痰""风""火"为诱发因素，提出从痰论治，并从解郁化痰、清热化痰、化痰息风、补虚祛痰四个方面辅助以脏腑推拿综合治疗痉挛性斜颈。

2. 何雁玲

何雁玲教授创立了"一揉二扳三热敷四功能锻炼"一整套规范性治疗肌性斜颈的方法。推拿以舒筋活血通络、软坚散结、矫正畸形为治疗原则，常用手法有按揉、推揉、弹拨、拿捏、拿法、端提旋转法、牵拉侧扳法等。揉法、拿捏、弹拨等手法能放松肌肉，促使局部血液循环，使损伤组织得到修复；端提旋转法、牵拉侧扳法可拉长肌纤维，剥离粘连组织，解除肌肉挛缩，从而改善及恢复颈部活动功能。活血化瘀熏洗方中当归、红花、乳香养血和血，疏通局部气血；威灵仙、透骨草、伸筋草、羌活、土茯苓加强祛风除湿、通络散结之力。热敷与手法推拿产生的热效应不仅能改善局部血液、淋巴循环，使血管通透性增高，加强局部组织供氧和营养供给，还能使巨噬细胞系统和白细胞吞噬能力增加，短期内使血肿缩小。

五、预后转归

对于斜颈应及时发现、早期治疗，对于不同严重程度、不同年龄的患儿采用适当的治疗方法，一般来讲是可以治愈的。

六、预防调护

（一）预防

1. 斜颈的预防

斜颈是一种先天性的疾病，对于产前胎位不正者，给予积极纠正；分娩时助产师手法应轻柔，产钳的运用应合理，仔细操作，避免对患儿胸锁乳突肌的机械性损伤。

2. 斜颈的并发症及预防

（1）斜视 因斜颈没能及时有效地治疗，患儿在成长过程中逐渐造成习惯性斜视。

（2）脊柱侧弯 斜颈影响患儿视物姿态，为代偿斜颈所造成的颜面偏斜，患儿不自觉的会扭转脊柱，久之形成脊柱侧弯。

（二）调护

（1）患儿睡眠时，将枕垫于肩部，使头垂向健侧，或诱导患儿使其头颈部向与畸形相反方向旋转。

（2）术后应经常做与原畸形方向相反的头颈部活动。

七、研究进展

临床研究显示，推拿联合蜡疗治疗小儿斜颈具有更为明显的临床效果，复发几率小，有临床推广价值。多例临床观察显示：推拿结合经络导平、推拿联合药物水针、推拿结合超声等治疗，均取得很好的疗效。

近年来，针对经保守治疗无效的斜颈患儿，有些学者通过施行胸锁乳突肌"Z"形延长术矫正其畸形，即：在显露胸锁乳突肌的锁骨端和胸骨端之后，在锁骨上方将锁骨端横断，继之将胸骨端做"Z"形成型。另外还可在关节镜下行微创松解手术，松解胸锁乳突肌的胸骨端和锁骨端，此种操作方法具有创伤少、痛苦少、恢复快、伤口美观、疗效好等优势。

李文锦团队观察胸锁乳突肌双切口手术治疗先天性肌性斜颈的疗效。采用乳突区、锁骨上双切口行胸锁乳突肌多头切断术治疗，得出胸锁乳突肌多头切断双切口术治疗先天性急性斜颈疗效较好，值得在临床上推广。

第二节　颈肋

颈椎不应连接有肋骨，倘若出现者，称为颈肋。颈肋常发生在第七颈椎，极少数位于第六以上颈椎，可为一侧或两侧均出现。当颈肋压迫臂丛神经或锁骨下动、静脉产生症状时，称为颈肋综合征；其与前斜角肌综合征形成的卡压症状，统称为胸廓出口综合征。颈肋的发生率为 0.5%~1%，以女性多见，男女之比为 1 :（2~3），初诊年龄为 20~40 岁。约半数为双侧性，单侧者以左侧居多。大多数颈肋无任何症状，只有当血管、神经受挤压时才表现症状。此病的一般体征为患者肩部多肌肉饱满，锁骨上窝浅，有时可触及隆起的包块或肥厚的斜角肌。

一、病因病机

（一）西医学认识

颈肋是一种先天性的畸形肋骨，可由外伤、肩部负重因素等引起。大多数颈肋无任何症状，只有当血管、神经受挤压时才表现症状。此病的一般体征为患者肩部多肌肉饱满，锁骨上窝浅，有时可触及隆起的包块或肥厚的斜角肌。肩胛带下垂、高位胸骨、第一肋骨高位、低位臂丛与前斜角肌肥厚均能引起与颈肋相似的症状，因为它们都压迫臂丛神经与锁骨下动脉而产生症状。有颈肋者并非都有症状。

（二）中医学认识

中医学无"颈肋"名称，根据其临床表现可参照中医学"痹证"进行辨证诊治。由先天禀赋不足、肝肾不足等导致局部气血运行不利，经脉痹阻，脉络不通，而引发疼痛、麻木等症状。先天禀赋不足、颈椎发育畸形是本病发生的先决条件。加之平素肝肾虚弱、筋肉萎缩无力，成年后终发为本病。

二、临床诊断

（一）辨病诊断

1. 临床表现

颈肋好发于 40 岁以后，女多于男，右侧比左侧多。主要症状是颈部疼痛、强硬，头偏向病侧；肩痛，放射到肘关节、前臂的尺侧、手的 4、5 指；日间疼痛严重，休息则可缓解。有的出现麻木、疼痛，当抬起上肢时疼痛消失或减轻，向下牵拉时则疼痛加剧。血管受累者，手部反复出现肿胀、寒凉、苍白、发绀与麻木刺痛，甚至出现指尖坏疽，常伴有锁骨下动脉受压、桡动脉暂时性阻滞，可触及锁骨下动脉的锁骨上部分异常搏动与杂音。

2. 相关检查

（1）上肢外展试验　上肢外展 90°、135° 和 180°，手外旋、颈伸展位，使锁骨下神经血管紧束压在胸小肌止点下方和锁骨与第 1 肋骨间隙处，可感到颈肩部和上肢疼痛或疼痛加剧。桡动脉搏动减弱或消失，锁骨下动脉区听到收缩期杂音，即为阳性。

（2）Adson试验 在扪及桡动脉搏动下进行监测。患者深吸气、伸颈，并将下颌转向受检测，如桡动脉搏动减弱或消失则为阳性发现。

（3）多普勒超声检查和光电流量计检测 此并非特异性检查方法，根据术前和术后血流情况，评估手术疗效。

（5）选择性血管造影 用于严重动静脉受压，合并动脉瘤、粥样斑块、栓塞和静脉血栓形成，以明确病变性质和排除其他血管病变。

（6）X线检查 可以看出颈肋骨与锁骨、第1肋骨的关系。

3.分型

根据受累的成分不同分为3种类型。

（1）神经型

①手、肩钝痛是最常见的首发症状，为间歇性。当上肢及肩向下牵引，或手拿重物时疼痛加重，因此患者常把上肢举起置于头顶之上。受第Ⅷ颈神经和第一胸神经支配的肌肉肌力减弱，表现在握、捏及细小的动作方面。晚期可见手骨间肌和大小鱼际肌肉萎缩，无腱反射改变。感觉障碍以尺神经分布区为主。

②由于交感神经受压，出现血管舒缩功能障碍，如手下垂时皮肤变色，呈灰蓝色，出汗，水肿，上举后则消失。遇冷手指变苍白。有时出现颈交感神经麻痹综合征。

③颈肋有时可触知，压迫该处可引起局部疼痛并向手臂放射。

（2）血管型 血管型较少见，间歇性上肢皮肤颜色改变或静脉怒张，严重者发生溃疡或坏疽，伴随疼痛或痛觉障碍。锁骨上窝常能听到杂音是一重要体征，有时双侧均可听到，患侧声大。牵引上肢上述症状加重。前斜角肌试验（Adson试验）：取坐位，臂自然下垂，头用力转向病侧并

后伸，嘱深吸气并屏气，病侧桡动脉搏动减弱或消失，为阳性。

（3）神经血管型 神经血管型指神经型与血管型混杂的病例。

（二）辨证诊断

1.先天不足证

（1）临床证候 颈部不适、强硬，颈肩痛，抬高上肢时疼痛消失或减轻，向下牵拉上肢则疼痛加剧。精神欠佳，面色萎黄，食欲不振，少气懒言，舌淡，苔白，脉细。

（2）辨证要点 颈部不适、强硬，颈肩痛，精神欠佳，面色萎黄，食欲不振，少气懒言，舌淡，苔白，脉细。

2.肝肾亏虚证

（1）临床证候 颈部不适、强硬，颈肩痛，抬高上肢时疼痛消失或减轻，向下牵拉上肢则疼痛加剧。精神萎靡，疲倦乏力，心悸气短，体倦自汗，动则尤甚，少气懒言，头晕耳鸣，面色少华，纳食不香，失眠多梦、健忘，精神恍惚，舌质淡，苔白，脉沉细或细数。

（2）辨证要点 颈部强硬疼痛，抬高上肢时疼痛消失或减轻，向下牵拉上肢则疼痛加剧，精神萎靡，疲倦乏力，舌质淡，苔白，脉沉细或细数。

三、鉴别诊断

（一）西医学鉴别诊断

1.肋锁综合征

肋锁综合征肋锁试验为阳性，即当肩部受重压，使肩关节向后、向下时，由于第一肋骨与锁骨间隙变窄，桡动脉搏动变弱或消失。是鉴别本征的依据。

2.胸小肌综合征

胸小肌综合征是胸小肌与胸壁挤压神经血管束而引起的综合征，可依据超外展

试验阳性，即肩外展、后伸、牵引胸小肌而出现桡动脉搏动消失，而做出诊断。

3. 颈椎间盘脱出症

颈椎间盘脱出症多发生于壮年，发病较急，常有外伤史，经牵引后，症状可缓解，脊髓造影显示椎间盘组织压迹。

（二）中医学鉴别诊断

与伤筋病相鉴别。颈肩部伤筋病主要是由风、寒、湿邪侵袭局部，痹阻筋脉所致，症状以颈肩部肌肉筋膜紧张痉挛疼痛为主，是因疼痛而功能障碍，日久废而不用导致肌肉萎缩。也可因扭挫、斗殴等因引起的局部肿胀疼痛，皮肤或可见大片瘀斑，甚则关节功能障碍、屈伸不利。

四、临床治疗

（一）提高临床疗效的要素

（1）明确颈肋的诊断。

（2）确定患者的年龄、体质、全身情况以及症状的不同确定手术还是非手术治疗。

（3）治疗后进行康复锻炼。

（二）辨病治疗

1. 非手术疗法

非手术疗法适用于症状轻和初始患者，如局部注射、药物口服、透热疗法或碘离子透入等理疗、颈部牵引、按摩、功能锻炼等。对于大多数病例，保守治疗可以缓解疼痛。

2. 手术疗法

手术疗法适用于经 1~3 个月非手术治疗后，症状无改善，甚至加重，尺神经传导速度经过胸廓出口低于 60m/s 者；血管造影显示锁骨下动脉和静脉明显狭窄受阻者；局部剧痛或静脉受压症状明显者。治疗原则：解除对血管神经束的骨性剪刀样压迫，

切除第 1 肋骨全长，解除压迫因素，使臂丛和锁骨下动脉下移，而不产生畸形并发症。

（三）辨证论治

颈肋的病机是先天禀赋不足、气血不充，加之后天失养，肝肾亏虚，骨脉不强，筋肉痿弱。因此治疗多以补气扶正、补益肝肾、强筋健骨。

1. 先天不足证

治则：补肾益筋壮骨。

方药：补肾地黄丸。山药、山茱萸、熟干地黄各 15g，鹿茸、川牛膝各 12g，牡丹皮、白茯苓各 9g，泽泻 6g。根据不同情况适当进行加减，阳虚明显加附子 10g、肉桂 9g；阴虚加生地黄 12g、玄参 12g、麦冬 9g 等。

2. 肝肾亏虚证

治则：阳虚型，补益肝肾、温阳通督止痛；阴虚型，补肾滋阴、通督止痛。

方药：右归丸或左归丸加减。熟地黄 24g、怀山药 12g、枸杞子 12g、山茱萸 12g、菟丝子 12g、鹿角胶 12g、杜仲 12g、当归 9g。偏阳虚者，加肉桂 6g、制附子 6g；阳衰气虚，可酌加人参；阳虚便溏，加酒炒补骨脂；飧泄、肾泄不止，加五味子、肉豆蔻；如脾胃虚寒，饮食减少、食不易化或呕恶吞酸，加干姜；偏阴虚者，加川牛膝 9g、龟甲胶 12g；虚火上炎者去鹿角胶，加麦冬 12g、女贞子 10g；肺热咳嗽者，加百合 18g、桑白皮 10g。

（四）医家经验

1. 宋知非

宋知非教授将颈肋从形态上分为横突增长、不完整颈肋、完整颈肋和特殊形态 4 类，提出不完整颈肋和完整颈肋的患者多有明显的下颈部质硬包块，横突增长的患者不易查见下颈部包块。颈肋综合征的主要特点是臂丛下干支配区的运动和感觉障

碍以及下颈部肿块，臂丛下干受压型则是其主要临床类型。手术是颈肋综合征主要的治疗方法，术中需仔细探查，将颈肋及其周围组织等卡压因素逐一消除，解除对臂丛神经的卡压。切除颈肋时需注意将骨膜连同骨质一并切除。建议将颈肋综合征作为胸廓出口综合征的一种特殊类型加以研究。

2. 范炳华

范炳华教授临证奉行"有症必有因，凡症皆由因所致"的观点，根据多年的临床经验将斜角肌综合征的症状归纳为"痛、麻、肿、胀、凉、白、紫"，以舒筋活血、通络止痛为治疗原则，采用"点、线、面"结合的症因推拿法，并根据其"症因相关"理论在治疗中重点治疗斜角肌部位以及颈臂穴，取得了明显的疗效。

3. 罗才贵

罗才贵教授认为，临床上如前斜角肌综合征等伤科顽疾多以"寒瘀互结"为主要病机，治法宜活血化瘀、温经止痛。在推拿手法中，勾揉手法具有活血化瘀、理气止痛的功效，点按手法具有解痉止痛、温经散寒的功效。故在推拿手法选择上，以勾揉手法松筋祛瘀、点按手法温经行血。《灵枢·阴阳二十五人》云："凝涩者，致气以温之，血和乃止。"解剖学表明，前斜角肌起于第 3~6 颈椎横突前结节，止于第 1 肋骨上面的斜角肌结节，其作用是帮助深呼吸、侧屈颈椎。前斜角附着点后方有锁骨下动静脉和臂丛神经穿过，其抵止部较坚韧且缺乏弹性，前斜角肌异常时，易导致周围组织受到卡压，出现各种神经、血管症状，病程日久炎性渗出，还易与周围组织发生粘连。手法作用于前斜角肌和胸锁乳突肌之中间隙，有效缓解痉挛、剥离粘连、减轻神经症状时，针对"筋喜柔不喜刚"的特点，又可避免对肌肉直接正面刺激，并通过辨证给予特定中药口服调内

固外更好地提升临床疗效。

五、预后转归

根据临床类型的不同，结合患者不同情况，选择不同的治疗方法，一般可以取得良好的效果。

六、预防调护

（一）预防

（1）无症状者，指在体检或做其他检查时发现有颈肋者，原则上勿需特别处理。

（2）症状较轻者，以预防病变发展及增强肩部肌力为主。

（二）调护

（1）注意平时的锻炼及不正确姿势。

（2）术后应注意康复训练。

七、评述

本病发生率为 0.5%~1%，颈肋中有神经血管受压症状者不足 10%，临床容易和神经根型颈椎病混淆，引起漏诊。目前肌骨超声检查因无创、简便和高分辨率已成为其首选的影像学检查，通过对患者双侧颈部及锁骨上窝进行对比，根据声像图可清晰看到颈肋特征性表现，并可评价其与周边组织包括臂丛神经与锁骨下动静脉的关系，判断有无压迫、是否引起颈肋综合征，有助于早期诊断和正确处理，在诊断颈肋中具有很大的应用价值。

胸廓出口综合征是指臂丛神经、锁骨下动脉或锁骨下静脉在胸廓出口受到卡压而出现的一系列症状，由于临床表现多样及缺乏确诊性的检查方法，使其诊断仍旧十分困难。完整的病史及全面的体格检查对鉴别胸廓出口综合征和其他类似疾病具有不可或缺的作用，但是单独的查体往往无法判断卡压部位和卡压原因，因此还需

结合影像学、电生理学等检查方法。未来的检查方法可以向肢体在激发体位下的胸廓出口影像学成像以及更灵敏的神经传导测量等方向发展。胸廓出口综合征的保守治疗包括健康教育、姿势纠正、物理治疗，还可结合药物治疗和局部封闭治疗。对于一些有症状的血管型胸廓出口综合征和保守治疗失败的神经型胸廓出口综合征，应考虑尽早手术治疗。保守治疗和手术治疗均可获得较好的预后，关于最佳的手术入路目前仍存在争议。

第三节　脊柱侧弯症

脊柱侧弯是指脊柱在冠状面上一个或多个节段偏离身体中线，向侧方形成弯曲。多半还伴有脊柱的旋转和矢状面上后凸、肋骨和骨盆的旋转倾斜畸形以及椎旁的韧带肌肉异常。引起脊柱侧弯的原因较多，其中特发性脊柱侧弯是最常见的，其原因不明确，约占全部脊柱侧弯的80%。它好发于青少年，尤其是女性，常在青春发育前期发病并快速发展。成年期则进展缓慢，甚至停止进展。

一、病因病机

（一）西医学认识

脊柱侧弯不是单一疾病，许多因素可以引起这种畸形。根据病因可其将分为非结构性侧弯和结构性侧弯两大类。

1.脊柱侧弯的评定

脊柱侧弯的严重程度多通过对脊柱侧弯角度的测量、脊柱的旋转程度和骨成熟度加以评估。角度测量最常用的是Cobb角度测量方法（图16-3-1）。多取站立位、包括髂嵴的全脊柱正位片。首先，确定侧弯的顶椎；然后，根据原发性侧弯的顶椎上三个椎体上缘水平线的垂线和顶椎下三个

椎体下缘水平线的垂线的夹角确定为Cobb角。分为以下3种：

轻度：Cobb角小于20°。

中度：Cobb角在20°~50°。

重度：Cobb角大于50°。

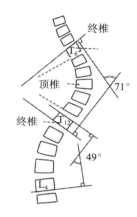

图16-3-1　Cobb角度测量方法

2.脊柱旋转程度的测定

根据椎弓根的位置判断脊柱旋转程度（图16-3-2）：

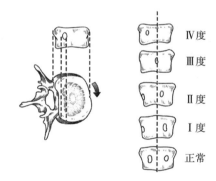

图16-3-2　脊柱旋转程度的测定

正常：无椎体旋转移位，凸侧椎弓根与对侧对称，并紧贴椎体侧缘。

Ⅰ度旋转：椎弓根离开椎体缘向中线移位。

Ⅲ度旋转：移至中线附近。

Ⅱ度旋转：Ⅰ度和Ⅲ度之间。

Ⅳ度：越过中线。

（二）中医学认识

在中医学典籍中，根据脊柱侧弯症的症状、体征与发病机制，大多数学者认识可归属于中医疾病中的"腰痛""龟胸龟背"证候。认为是胎禀怯弱、禀赋不足引起龟胸龟背，能俯不能仰；邪客脊骨龟背，背膂不能擎举，脊柱疼痛强直，背脊弯曲，背高如龟，驼背。《婴童百问•龟背龟胸鹤膝行迟》："圣惠论，龟背者，小儿初生，未满半周，强令早坐，遂使客风吹脊，故令背高如龟之状也，有灸法可疗。"《幼幼集成•龟胸龟背证治》："予按龟胸有治，龟背乃不治之症。"由此可见，中医学对本病的病因和临床证候已经有了很详细的认识。

二、临床诊断

（一）辨病诊断

1.临床表现

脊柱外观畸形常是本病唯一诊断线索，询问病史时应了解发现畸形的年龄、畸形发展速度以及与生长发育的关系，是否诊疗过、第二性征出现时间及家族中有无类似畸形等。其诊断要点如下：

（1）畸形　是促使患者就诊的主要症状。

（2）疼痛　主要表现为腰痛和背痛。

2.相关检查

（1）X线检查　主要包括直立位影像、脊柱弯曲像、悬吊牵引像3个方面。全脊柱直立正侧位像是诊断的最基本手段。脊柱弯曲像包括立位、卧位弯曲像，以仰卧位最多，主要用于评价腰弯椎间隙的活动度、确定下固定椎、预测脊柱柔韧度。悬吊牵引像可以提供脊柱侧弯牵引复位的全貌，适用于神经肌肉功能有损害的患者，也适用于评价躯干偏移和上胸弯，可以估计下固定椎水平。

（2）CT检查　全脊柱CT扫描可以更清楚地看到脊柱侧弯畸形的细节，其中经椎弓根平面的图像，可以进行椎体的测量，对术中置入椎弓根螺丝钉的长度和方向有很好的指导意义。另外，CT还发现椎管内是否存在骨性畸形；CT三维重建还可以更加全面观察到畸形的部位和形态，有利于发现畸形中的细节，包括半椎体的大小和范围等。

（3）MRI检查　可以更清楚地显示脊髓的形态和位置，发现脊髓有无纵裂、有无栓系、有无脊髓空洞以及小脑扁桃体疝等畸形。

（4）云纹摄影　又称莫瑞摄影，是一种新型的检查方法。它是通过一层铜丝网，用特殊照相装置，显示特殊图像。如有脊柱侧弯时，肋骨隆起，双侧图像就不对称，可以通过电子计算机计算出记录数据，表示脊柱侧弯程度，为早期普查和判定疗效提供客观佐证。

（二）辨证诊断

本病辨证分型复杂，尚未统一，多表现为先天不足证。

（1）临床证候　背部畸形，精神欠佳，面色萎黄，食欲不振，少气懒言，舌淡，苔白，脉细。

（2）辨证要点　背部畸形，精神欠佳，面色萎黄，食欲不振，舌淡，苔白，脉细。

三、鉴别诊断

（一）西医学鉴别诊断

1.脊柱结核

脊柱结核当有椎体一侧破坏、压缩时，常出现脊柱侧弯畸形或后凸畸形，有低热、盗汗等中毒症状、脊柱活动受限、局部叩击痛等。X线片表现椎间隙狭窄和椎体骨质破坏，或有寒性脓肿等。实验室检查血沉加快。

2. 脊髓空洞症

当患者存在脊柱侧弯和神经障碍时，应考虑脊柱侧弯合并本症。通常在脊柱畸形的平面可查出节段性分离性感觉障碍，在病变范围内，痛、温觉消失，而触觉与深部感觉相对完好。

（二）中医学鉴别诊断

本病与痹证相鉴别。痹证主要表现为四肢关节痛，或关节有明显的红肿热痛，也可能表现为脊柱僵硬疼痛、活动受限，也有表现为全身性、广泛的肌肉疼痛，有时出现腰背疼痛。本病的疼痛症状较轻。

四、临床治疗

（一）提高临床疗效的要素

（1）明确脊柱侧弯诊断。

（2）根据患者年龄、侧弯度数、身体状态、神经症状选择治疗方法。

（3）选择合适的康复锻炼方法。

（二）辨病治疗

脊柱侧弯的治疗主要有非手术治疗及手术治疗，具体选择治疗方式要综合考虑患者的年龄、发育程度、侧弯类型、Cobb角、骨骼成熟度及侧弯进展情况等方面。

1. 非手术治疗

其目的是最大限度矫正畸形，并使之保持在矫正的位置上不再继续发展。

（1）20°以下　对于20°以下的特发性脊柱侧弯的治疗，主要是运动锻炼和端正姿势。运动锻炼可以使身体各部肌肉能够均衡发展，有利于矫正肌肉的不平衡；用手法松解凹侧软组织痉挛，也有利于脊柱两侧软组织的平衡，加上手法正骨可以恢复脊柱侧弯度数；支具固定可以维持位置，避免快速加重，保持治疗后的效果；调整坐姿可以去除病因，教育儿童注意使用双肩均衡负重。定期随访，观察侧弯变化。

（2）20°以上　对于20°以上的特发性脊柱侧弯的治疗，需外力加以矫正和维持，同时进行体操锻炼，以增强肌力。可以通过牵引疗法改善脊柱的活动度，但不能矫正侧弯畸形；脊柱侧弯矫形支架疗法利用三点加压原理矫正脊柱侧弯，对年龄较轻、脊柱活动度较好，侧弯在20°~40°，可用脊柱支架系统保护。

2. 手术治疗

手术治疗包括前路手术和后路手术。

（1）后路手术

① Harrington手术：为第一代脊柱侧弯后路矫形器械，用上下椎板钩和撑开棒在额状面上的两点，作单一平面凹侧撑开矫正侧弯，此术对胸椎侧弯有较好的矫形效果。缺点是纠正角度小，不能纠正甚至会加重矢状面上的畸形，术后需石膏外固定。

② Luque手术：1976年墨西哥Luque医生发明了这种手术，使用两根"L"形圆棍，用钢丝通过椎板下，把棍子固定在椎板上用以矫形及固定，形成节段性脊柱固定术。

③ Harrington-Luque联合手术：联合使用Harrington棍、Luque棍，通过棘突行节段钢丝固定。

④ C-D脊柱矫形手术：1984年，由法国人Cotrel和Duboussett成功发明了横向连接系统和可以放置多个位置、既能产生加压又能撑开的多钩固定系统，这一系统的设计是为了提供节段性固定和无需外固定的三维矫形。

（2）前路手术

① Dwyer手术：目前已经少用。

② Zielke手术：Zielke手术是一种很好的方法。

③ Kaneda前路多节段器械固定手术：利用两根椎体螺钉和一个椎体板固定每个

椎体，并用两根半刚性杆逐节连接起来，从而达到畸形的三维矫形和力学上的稳定。

（三）辨证治疗

1. 辨证论治

先天性畸形往往与先天不足有关，再加上后期脾胃虚弱，不能滋养筋骨。本病辨证治疗如下：

治则：补肾益筋壮骨。

方药：补肾地黄丸加减。山药、山茱萸、熟干地黄各 15g，鹿茸、川牛膝各 12g，牡丹皮、白茯苓各 9g，泽泻 6g。阳虚明显加附子 10g、肉桂 9g；阴虚加生地黄 12g、玄参 12g、麦冬 9g 等。

2. 外治疗法

单纯中医药治疗脊柱侧弯，目前尚未见有报道。现主要是利用中医的外治法为辅助治疗，在术前或术后通过药蒸药浴、针灸按摩、体疗牵引、功能锻炼来缓解肌肉痉挛、改善症状。

功能锻炼可以使缓解肌肉痉挛、预防侧弯加重，减轻疼痛等。每日做主动左、右侧弯的肌肉自动锻炼，或做单、双杠引体向上锻炼、牵引等。

（四）新疗法选粹

3D 打印技术又称快速成型技术，其原理是利用 CT、MRI 获取资料，传入计算机并创建 3D 模型，3D 打印机读取计算机文件后，使用金属、陶瓷、树脂等材料，以熔融沉积模型、选择性激光烧结、立体光刻法等打印方法，精准制造出 1：1 的实物解剖模型。随着医学技术的飞速发展，目前 3D 打印已广泛应用于神经外科、骨科手术中。青少年特发性脊柱侧弯（AIS）是指发生在 11~18 岁年龄段的脊柱侧方弯曲、椎体附件旋转及矢状面上脊柱三维畸形，其 Cobb 角大于 10°，并伴有脊柱前后凸角度改变，AIS 患者表现为脊柱畸形、胸部变

形、形体不对称、运动失平衡等异常。对于 Cobb 角小于 20° 患者，必须每隔 6 个月进行 X 线片或临床检查，直到骨骼成熟；Cobb 角在 25°~40° 的患者，应予以支具支撑、特殊运动、锻炼呼吸、手法理疗等治疗；Cobb 角大于 45°~50° 或侧弯畸形发展迅速，则应选择矫形手术治疗。AIS 患者常存在脊椎椎弓根发育异常的现象，如椎弓根髓腔变细和硬化，以及椎弓根弧形样改变、不规则畸形改变，甚至缺如，特别是凹侧椎弓根，其中大部分位于上胸椎区域，使得椎弓根置钉变得困难，随着 3D 打印技术的出现及在脊柱侧弯矫形中的广泛运用，AIS 的诊治效果较以往有了明显提升。

（五）医家经验

1. 邱贵兴

邱贵兴院士带领团队经过数十年的研究，针对特发性脊柱侧弯总结出了新的分型——"协和分型"（PUMC 分型）。此分型系统根据侧弯顶点数量多少分为三大型，再分裂为 13 个不同的亚型。此种分型较为全面，可对所有的侧弯进行分型，既符合临床中特发性脊柱侧弯的特点，又简单实用易于普及。2005 年，协和分型发表在国际脊柱外科领域权威杂志《Spine》上。经过国内外临床多年研究验证，按照协和分型方法不仅能指导手术入路的设计，而且还可有效选择手术矫形融合的具体范围，同时大大降低了术后并发症的发生，提高了手术治疗效果。

2. 毛书歌

毛书歌教授针对青少年特发性脊柱侧弯提出了"三步五法正脊术"的治疗方法，此法以中医动态平衡为特点，包括理筋松解、正脊手法、功能锻炼三大步骤，集中药外治、理筋松解、手法正骨、康复锻炼于一体。理筋松解是指通过充分地松解局部软组织为后期手法整复提供良好的治疗

条件。正脊手法包括顶凸法、端提法、调颈法、还腰法、胸顶法5种手法，主要根据脊柱侧弯部位划分，通过手法改善侧弯局部解剖关系，并重视侧弯脊柱的上下调整而达到使脊椎复位的目的，进而有效恢复脊柱的正常承重力线，从整体上恢复脊柱生理力学平衡。后期功能康复锻炼可以协调脊柱旁肌肉达到最优的平衡状态，收到远期良好疗效。

五、预后转归

脊柱侧弯虽然病因较为复杂，但只要早期注重、及时佩戴支架或手术治疗，其疗效一般情况下是肯定的。然而，先天性畸形的脊柱侧弯治疗比较困难。特发性脊柱侧弯弹性比较好，容易取得良好效果。年龄超过20岁之后，脊柱僵硬，就不太容易矫正，年龄愈小，脊柱的伸缩性愈大、效果较好。

六、预防调护

（一）预防

脊柱侧弯症以预防为主，学龄儿童应保持正确姿势，加强腰背肌、腹肌、髂肌及肩部肌肉锻炼，轻者自行矫正，不需治疗。对于一些由于先天性因素引起的脊柱侧弯，目前则无有效的预防措施，早期发现、早期诊断、早期治疗是关键。

（1）注意坐姿。

（2）正确使用双肩背包。

（3）避免外伤。

（4）定期体检。

（5）进行良好的体育锻炼，鼓励孩子做跑步、游泳、拉伸等运动。

（二）调护

对于一些特发性脊柱侧弯可以进行一定的诊治调护。

1. 运动锻炼

运动锻炼包括运动体操、形体训练、姿势训练、游泳等运动。脊柱运动体操和侧弯形体训练是指根据脊柱侧弯发生部位，指导患者在简单设备辅助下，通过一系列针对脊柱周围肌肉及呼吸训练，使之与脊柱侧弯发展相对抗，从而达到控制脊柱侧弯进展的目的。

2. 手法整复

手法整复通过专业正脊手法对脊柱肌肉进行有针对性的收缩放松训练，平衡脊柱整体受力情况，对胸腰段侧弯、骨盆倾斜进行手法整复。

3. 鞋垫矫形

矫形鞋垫是针对一些侧弯度数较小，但有骨盆倾斜的患者，通过调整两腿的长短，继而纠正骨盆倾斜，从而达到矫正脊柱侧弯的目的。

4. 支具固定

支具固定是指通过各种材料做成的矫形器在侧弯的凸侧施加一个反向的挤压力，从而起到部分矫正侧弯并控制侧弯的进展。一般用于侧弯角度20°~40°并且生长潜能仍很大的患者。大部分角度较小的患者在采用支具治疗将有可能限制侧弯的发展，从而避免手术。目前临床常用的支具有以下两种类型：软支具（角度较轻、脊柱较柔软的小孩）和硬支具（角度较大、脊柱柔软度较差的小孩）。

七、评述

随着技术的发展，出现了多种手术方式。近年，非融合手术技术成为研究的热点方向，也有许多学者借助腔镜、机器人等辅助工具进行手术。辛晓明等人使用天玑机器人辅助青少年型特发性脊柱侧弯矫形术中置入椎弓根螺钉，选取了40例采用后入路椎弓根钉固定矫形术符合选择标准的青少年特发性脊柱侧弯患者，通过比较两组患者围术期、随访时的各项指标及影像学资料，包括目测类比评分、日本骨科协会（JOA）评分、手术时间、术中出血量、术中透视次数、住院时间、脊柱矫正率、置钉准确率等，发现机器人辅助青少年型特发性脊柱侧弯手术可提高椎弓根置钉的准确性、减少术中出血量，具有更好的安全性及准确性。

山东齐鲁大学脊柱外科李超团队通过使用机器人联合三维"C"型臂导航连接天玑骨科机器人系统，安装棘突夹和示踪器。术中使用三维"C"型臂行置钉节段CT扫描，扫描期间手术医生均处手术室外，以避免辐射暴露。将扫描数据导入机器人系统进行自动配准，于机器人控制台规划椎弓根螺钉的入点、方向、直径和长度，随后将机械臂运动至规划的位置，并实时监测机械臂定位精度。将套筒置入机械臂导向器内，沿套筒依次钻入导针。确认导针位置满意后，沿导针方向置入椎弓根螺钉。内固定完成后，透视检查螺钉的位置，如果螺钉位置满意，撤出机器人系统。效果满意。

第四节　椎弓峡部裂和脊椎滑脱

椎弓上下关节突之间称为峡部。脊椎椎弓峡部裂是骨不连，可发生于椎体一侧或两侧。其棘突或正常、缺如或合并脊椎裂等其他畸形，但在临床上可无症状或滑脱。此种骨不连称为脊椎崩解症，这是发生腰腿痛的潜在内因。继发脊椎滑脱多发生于第5腰椎，其他部位较少见。

一、病因病机

（一）西医学认识

1. 椎弓峡部裂

其病因尚不明确，多数认为有先天性和损伤性两种原因，也有人认为在峡部发育障碍的基础上再加外伤引起。有的患者发病于多次外伤之后，故其发病机制与疲劳骨折相似。受累椎骨的椎弓根、上关节突和横突仍与椎体相连，而下关节突和棘突则与之分离。在缺损裂隙部有肌腱样结缔组织，因椎板之关节间部缺损，故其稳定性不佳。

2. 脊椎滑脱

正常的上位椎体的下关节突与下位椎体的上关节突相互交锁，防止脊椎向前滑动。从腰骶部结构来看，第5腰椎有向前滑动趋势，但受到椎间关节突关节对合的阻挡，以及完整的椎弓和椎间盘的约束，使椎体保持原位。这种正常对合的破坏，将造成脊椎滑脱。

（二）中医学认识

本病应该属于中医学"腰痛"范畴。对于腰痛古代文献早有论述，《素问·脉要精微论》指出："腰者，肾之府，转摇不能，肾将惫矣。"说明了肾虚腰痛的特点。《素问·刺腰痛》认为腰痛主要属于足六经之病，并分别阐述了足三阳、足三阴及奇经八脉经络病变时发生腰痛的特征和相应的针灸治疗。《内经》在其他篇章还分别叙述了腰痛的性质、部位与范围，并提出病因以虚、寒、湿为主。《金匮要略》已开始对腰痛进行辨证论治，创肾虚腰痛用肾气丸、寒湿腰痛用干姜苓术汤治疗，两方一直为后世所重视。隋·《诸病源候论》在病因学上，充实了"坠堕伤腰""劳损于肾"等病因，分类上分为卒腰痛与久腰痛。唐·《备急千金要方》《外台秘要》增加了按摩、宣导疗法和护理等内容。

金元时期，对腰痛的认识已经比较充分。如《丹溪心法·腰痛》指出腰痛病因有"湿热、肾虚、瘀血、挫闪、痰积"，并强调肾虚的重要作用。清代，对腰痛病因病机和证治规律已有系统的认识和丰富的临床经验。《七松岩集·腰痛》指出："然痛有虚实之分，所谓虚者，是两肾之精神气血虚也，凡言虚证，皆两肾自病耳。所谓实者，非肾家自实，是两腰经络血脉之中，为风寒湿之所侵，闪肭挫气之所碍，腰内空腔之中，为湿痰瘀血凝滞不通而为痛，当依据脉证辨悉而分治之。"对腰痛常见病因和分型作了概括。《证治汇补·腰痛》指出："唯补肾为先，而后随邪之所见者以施治，标急则治标，本急则治本，初痛宜疏邪滞、理经隧，久痛宜补真元、养血气。"这种分清标本先后缓急的治疗原则，对临床很有意义。

二、临床诊断

（一）辨病诊断

1. 临床表现

椎弓峡部裂继发的腰椎滑脱，以青少年及成人多见，主要症状是腰背痛和下肢痛。年轻患者多以腰背痛为主诉，可向臀部以及大腿后部放射，腰部过伸可加重或诱发疼痛。患者向前弯腰将双手下垂，在腰伸直过程中会诱发疼痛。有的患者出现间歇性跛行。对年龄偏大患者应注意检查下肢血管情况，与动脉硬化、供血不足引起的相关症状鉴别。

2. 相关检查

（1）X线检查　腰椎X线摄片可判断有无滑脱及滑脱的程度。腰椎斜位片可清晰显示峡部病变情况。

（2）CT检查　对峡部病变诊断率较高，并可明确有无椎管狭窄、椎间盘突出等并发症。

（3）磁共振检查　有助于鉴别畸形和应力性峡部骨折。

（二）辨证诊断

本病首先需辨外感内伤及标本虚实。有久居冷湿、劳汗当风、冒受湿热，或腰部过度劳累、跌仆伤损病史，起病急骤，或腰痛不能转侧，表现为气滞血瘀者，为外感腰痛；年老体虚，或烦劳过度、七情内伤、气血亏虚病史，起病缓慢，腰痛绵绵，时作时止，表现为肾虚证候者，属内伤腰痛。肾精不足、气血亏虚为本；邪气内阻、经络壅滞为标。

1. 寒湿腰痛

（1）临床证候　腰部冷痛重着，转侧不利，逐渐加重，每遇阴雨天或腰部感寒后加剧，痛处喜温，得热则减，苔白腻而润，脉沉紧或沉迟。

（2）辨证要点　腰部冷痛重着，转侧不利，逐渐加重，每遇阴雨天或腰部感寒后加剧。

2. 湿热腰痛

（1）临床证候　腰髋弛痛，牵掣拘急，痛处伴有热感，每于夏季或腰部着热后痛剧，遇冷痛减，口渴不欲饮，尿色黄赤，或午后身热，微汗出，舌红苔黄腻，脉濡数或弦数。

（2）辨证要点　腰髋弛痛，牵掣拘急，痛处伴有热感，每于夏季或腰部着热后痛剧，尿色黄赤，舌红苔黄腻，脉濡数或弦数。

3. 瘀血腰痛

（1）临床证候　痛处固定，或胀痛不适，或痛如锥刺，日轻夜重，或持续不解，活动不利，甚则不能转侧，痛处拒按，面晦唇暗，舌质隐青或有瘀斑，脉多弦涩或细数。病程迁延，常有外伤、劳损史。

（2）辨证要点　痛处固定，或胀痛不适，或痛如锥刺，面晦唇暗，舌质隐青或有瘀斑，脉多弦涩或细数。

4. 肾虚腰痛

（1）临床证候　腰痛以酸软为主，喜按喜揉，腿膝无力，遇劳则甚，卧则减轻，常反复发作。偏阳虚者，则少腹拘急，面色㿠白，手足不温，少气乏力，舌淡脉沉细；偏阴虚者，则心烦失眠，口燥咽干，面色潮红，手足心热，舌红少苔，脉弦细数。

（2）辨证要点　腰痛以酸软为主，喜按喜揉，腿膝无力，遇劳则甚。

三、鉴别诊断

（一）西医学鉴别诊断

本病应与退行性假性滑脱相鉴别。退行性假性滑脱发病年龄多在 50~60 岁，伴有神经根受压时，出现根性坐骨神经痛症状。X 线侧位片显示椎体移位，但测量椎体前缘中点至相应棘突间连线距离，可以区分脊椎滑脱与退行性假性滑脱。前者因椎弓峡部裂，椎体前移而棘突保持原位，故连线间距加大。后者间距不变，此外，可见椎间隙变窄，相邻上下椎体边缘增生硬化。

（二）中医学鉴别诊断

本病应与痹证相鉴别。痹证主要表现为四肢关节痛，或关节有明显的红肿热痛，也有表现为全身性、广泛的肌肉疼痛，有时出现腰背疼痛。但是本病主要症状在腰椎，表现为腰部疼痛、腰部活动受限，可出现下肢症状，多为放射疼痛。

四、临床治疗

（一）提高临床疗效的要素

（1）明确腰椎滑脱及峡部裂的诊断。

（2）根据患者体质、年龄、全身情况、滑脱严重程度、症状严重程度选择不同治疗方案。

（3）术中对腰椎滑脱椎固定的牢固程度决定术后的恢复状态。

（4）术后良好正确的康复锻炼方法决定恢复的速度。

（5）术后更要注意生活方式等，是复发与否的关键。

（二）辨病治疗

1. 非手术治疗

对于无症状的轻度峡部裂性腰椎滑脱，一般无需治疗，仅需随访观察。对于有症状的患者，首选保守治疗，目的是减轻患者的疼痛、恢复功能及改善生活质量。方法包括限制活动、休息、支具治疗、理疗、适当的锻炼等。

2. 手术治疗

目前，对轻度峡部裂性腰椎滑脱症的手术适应证，仍存在争议，但大部分学者认同的是：保守治疗无效，或腰椎滑脱有加重风险，或出现下肢神经或马尾神经症状的患者。手术目的：解除疼痛和改善功能，使神经压迫解除；矫正畸形，以增强腰椎稳定性。治疗轻度峡部裂性腰椎滑脱症的手术方法很多，包括峡部不连植骨修复术、后外侧融合术、前路椎间融合术及 360° 融合术等。对是否需要神经减压、滑脱是否需要复位、是否需要内固定等方面也均存在较多争议。

（三）辨证治疗

1. 辨证论治

（1）寒湿腰痛

治则：散寒除湿，温经通络。

方药：渗湿汤加减。白术 15g、干姜 9g、白芍药 9g、附子 9g、白茯苓 12g、人参 9g、桂枝 12g、甘草 6g、薏苡仁 30g。寒重者加附子至 20g。

（2）湿热腰痛

治则：清热利湿，舒筋活络。

方药：加味二妙散。方中以黄柏、苍

术辛开苦燥以清化湿热，绝其病源；防己、草薢利湿活络、畅达气机；当归、牛膝养血活血，引药下行直达病所；龟甲补肾滋肾，既防苦燥伤阴，又寓已病防变。诸药合用，寓攻于补，攻补兼施，使湿热去而不伤正。

（3）瘀血腰痛

治则：活血化瘀，理气止痛。

方药：身痛逐瘀汤。方中以当归、川芎、桃仁、红花活血化瘀，以疏达经络；配以没药、五灵脂、地龙化瘀消肿止痛；香附理气行血；牛膝强腰补肾、活血化瘀，又能引药下行直达病所。诸药合用，可使瘀去壅解、经络气血畅达而止腰痛。

（4）肾虚腰痛

治则：偏阳虚者，宜温补肾阳；偏阴虚者，宜滋补肾阴。

方药：偏阳虚者，以右归丸为主方温养命门之火。方中用熟地黄、山药、山茱萸、枸杞子培补肾精，是为阴中求阳之用；杜仲强腰益精；菟丝子补益肝肾；当归补血行血。诸药合用，共奏温肾壮腰之功。偏阴虚者，以左归丸为主方以滋补肾阴。方中熟地黄、枸杞子、山茱萸、龟甲胶填补肾阴；配菟丝子、鹿角胶、牛膝以温肾壮腰，肾得滋养则虚痛可除。若虚火甚者，可酌加大补阴丸送服；如腰痛日久不愈，无明显的阴阳偏虚者，可服用青娥丸补肾以治腰痛。

2.外治疗法

（1）温熨疗法　寒湿腰痛配合温熨疗法效果较好。以食盐炒热，纱布包裹温熨痛处，冷则炒热再熨，每日4次左右。或以坎离砂温熨患处，药用当归38g、川芎50g、透骨草50g、防风50g、铁屑10kg，上五味，除铁屑外，余药加醋煎煮2次，先将铁屑烧红，以上煎煮液焠之，晾干，粉碎成粗末，用时加醋适量拌之，外以纱布包裹敷患处。

（2）贴敷疗法　瘀血腰痛也可配合膏药敷贴。如阿魏膏外敷腰部，方由阿魏、羌活、独活、玄参、官桂、赤芍、苏合香油、生地、鼹鼠矢、大黄、白芷、天麻、红花、麝香、木鳖子、黄丹、芒硝、乳香、没药组成；或外用成药红花油、速效跌打膏等。

（3）配合推拿与理疗，也会取得较好的疗效。

（四）新疗法选粹

近年来，经椎弓根内固定的应用，取得了很好的效果。如：RF、DRFS、CD、Steffee、Socon等器械复位固定。

钛钢螺纹融合器是一个70%表面多孔的金属圆管，并带有螺纹，可提供可靠的固定，将椎间隙塌陷减小到最低可能，管内植骨，以便于椎间融合。目前已经与内固定器联合广泛应用于临床，效果显著。但本法操作技术要求较高，宜慎用。

leeds-Keio人工韧带椎弓根螺钉固定技术的使用，能使腰椎滑脱获得完全复位，达到坚强固定，但其术后的并发症也日益增多。

（五）医家经验

朱立国

朱立国教授采取坐位定点旋转手法治疗退行性腰椎滑脱患者取得良好效果。具体操作步骤如下：①晃腰推拿：患者取俯卧位，医生双手置于脊柱两旁，骶棘肌表面，由表及里，由浅入深，有节奏地推揉骶棘肌，同时使腰段脊柱左右晃动。此步骤可以放松肌肉、解除肌肉痉挛，达到松解粘连、活血化瘀、疏通经络、解痉止痛的作用。②坐位旋转治疗：嘱患者坐于特制治疗椅上，腰部放松，固定患者的双下肢，术者一手顶住滑脱腰椎的棘突，另一手从患者一侧的腋下穿过，按住对侧的颈肩部；先令患者慢慢做脊柱前屈，当前屈至术者拇指下感到棘突间隙张开时，在此幅度稳住；再嘱患者向此侧做最大幅度的旋转；最后术者将按住颈肩部的手屈曲旋转患者腰部，另一拇指顶推异常椎体的棘突，此时常能听到"咔嗒"声，术者按住棘突的拇指下也感有棘突跳动。③对侧重复同样的手法操作。

五、预后转归

本病保守治疗多可获得满意效果，若保守治疗无效，则可选择相应手术治疗，可靠的内固定能够获得良好的复位，并维持稳定，预后较好。

六、预防调护

（一）预防

（1）加强腰背肌锻炼，可加速新陈代谢，改善血液循环，增加腰肌的弹性及力量，对防治腰痛有着举足轻重的作用。

（2）腰椎滑脱症者，要避免劳累及负重，不要乱踩、乱扳，以免加重病情。

（3）锻炼时要做到循序渐进、持之以恒。妇女妊娠期以及月经期不宜进行锻炼。

（二）调护

（1）对于手术治疗后的患者，应鼓励患者早期功能锻炼，同时，要注意4个问题：①术后3~5天行直腿抬高，主要锻炼股四头肌肌力；②梨状肌舒缩锻炼；③3周后，行拱桥式背伸肌锻炼（包括三点支撑和五点支撑）和俯卧式背伸肌锻炼；④1个月后佩戴腰围下床活动，注意保护措施，活动范围及强度应循序渐进。

（2）出院后早期，患者不宜做过度弯腰负重动作，尽量减少脊柱弯曲，以便逐渐恢复正常生活。后期逐渐增加锻炼幅度及力度。

七、专方选要

独活寄生汤

李建利采用独活寄生汤联合下肢悬吊法、屈髋屈膝抱法对肝肾亏虚型腰椎滑脱症患者进行治疗，疗效显著。独活寄生汤作为中医传统经方之一，君臣佐使配伍考究。独活作为君药，入足厥阴肝经和足太阳膀胱经，因此能够疏通腰部经络。同时，桑寄生能起到通经活络、祛风除湿的作用，再辅以牛膝、杜仲等强壮筋骨、补益肝肾的中药，配合鸡血藤、芍药等达到补血活血的目的。此外还有多种通络止痛、补益肝肾的药物互相配合，使得肝肾亏虚型患者的症状得到很好的治疗。

八、评述

对于选择何种减压方式或椎板切除的范围更有疗效，目前尚未有明确的相关文献报道。从尽可能减少创伤及术后椎体失稳的方面考虑，目前大多数学者更倾向于避免广泛椎板切除减压，在达到减压目的的同时，尽可能保留椎体后部结构。为了顺应这一要求，微创有限减压手术方式逐渐兴起。

梅伟教授认为对于单节段或双节段退变性滑脱患者来说，采取微创可扩张通道下后路固定及关节突间减压融合是一种有效的治疗方式，与椎体间融合相比，具有出血少、手术时间短、保留脊柱后部结构、减少术后瘢痕组织粘连及卡压、避免医源性椎管狭窄和脊柱失稳等优势，术后的随访结果表明在症状改善及功能恢复上亦取得满意临床疗效。

石林新团队采用节段内"U"形钛棒固定系统结合峡部植骨治疗腰椎峡部裂患者，所有手术切口均Ⅰ期愈合，植骨骨性融合，无感染、慢性疼痛、内固定松动等并发症发生。节段内"U"形钛棒固定结合峡部植骨治疗能取得良好疗效有利于保留腰椎的活动度。

蔡芝军团队利用椎弓根螺钉－钩－棒技术，通过将活动的峡部及椎体固定在一起，使椎体应力分布可以恢复自然状态，减轻关节突关节以及椎间盘的应力刺激，逐步改善患者腰部疼痛症状。同时通过清除峡部裂处的纤维组织，咬除硬化骨，取髂骨松质骨植入峡部裂缺损处，可促进峡部裂处愈合，修复峡部裂，远期可预防峡部裂滑脱的发生，延缓脊柱退变速度。此外，该研究还需更大样本的病例及更长久的随访研究，更远期疗效尚需进一步观察。

近年来，随着脊柱微创技术的进步，越来越多的技术开始用于退变性腰椎滑脱的手术治疗。一般情况下，微创经椎间孔后路手术（MIS TILF）和微创侧方手术（XLIF）是两种主要的手术治疗方式。目前这两种技术已经被逐步应用于脊柱外科的临床手术治疗之中，并取得一定临床效果。有人回顾性分析微创手术在 55 例患者治疗腰椎滑脱方面的效果，随访 2 年结果发现，这两种术式在患者术后功能改善上并无明显区别，同时建议根据患者具体情况选择适当的手术方式进行治疗。另外通道下减压固定术在临床上也在逐步得到广泛应用。

第五节　先天性尺桡骨骨性连接

先天性桡尺骨连接是一种较为罕见的先天性骨发育畸形，表现为桡骨和尺骨的近端相互融合，而远端融合极为罕见。病变可发生于一侧或者两侧，约 40% 为单侧受累，60% 为双侧，发病率约为 0.2‰。男女发病率大致相同。约有 1/3 的患者合并其他器官或肢体的先天性畸形。

一、病因病机

（一）西医学认识

本病是一种遗传性疾病，国内外现普遍认为是常染色体显性遗传，畸形似乎也有父系遗传。具体病因目前尚不清楚，多数认为是因为纵裂发育抑制所造成的。也有学者认为这是一种返祖现象，因为在低级脊椎动物如骆驼和鹿，其尺骨和桡骨是联结在一起的。

（二）中医学认识

导致脊柱和四肢畸形的真正原因不清楚，中医学认为多属外感六淫侵袭或先天禀赋不足。人是一个内外统一的整体，损伤的发生发展是内外因素综合作用的结果。损伤疾患的发生，外因很重要，但是不能忽视机体的内因。《灵枢·百病始生》曰："风雨寒热不得虚，邪不能独伤人。"说明大部分外界致病因素只有在机体虚弱的情况下，才能伤害人体。

二、临床诊断

（一）辨病诊断

1. 临床表现

（1）病史　症状和体征较典型者，出生后就可发现。

（2）症状和体征　本病主要是旋转功能丧失，前臂常固定在一个中度或极度旋前位，肘关节伸直功能也有轻度受限。由于肩和腕关节的代偿，掩盖了前臂旋转功能障碍，所以，在 3~4 岁以前，症状轻者，更容易被忽视。

2. 相关检查

（1）X 线检查　可见尺桡骨连接，可合并桡骨近端发育不良，也可有桡骨近端的弓形弯曲和桡骨头脱位。

（2）CT 检查　CT 重组可以直观显示

畸形，特别是复杂畸形的部位和程度。

（二）辨证诊断

本病主要辨证为先天禀赋不足、肝肾亏虚，以致发育不良、骨脉不强、筋肉痿弱。

（1）临床证候　前臂中度或极度旋前位，不能旋转，或有前臂畸形，精神欠佳，面色萎黄，食欲不振，少气懒言，舌淡，苔白，脉细。

（2）辨证要点　前臂中度或极度旋前位，不能旋转，精神欠佳，舌淡，苔白，脉细。

三、鉴别诊断

（一）西医学鉴别诊断

本病主要应与外伤性尺桡骨间形成的骨桥相鉴别，后者有明确的外伤史。

（二）中医学鉴别诊断

1. 痿证

痿证以肌肉软弱无力或萎缩为临床特征，并无疼痛，因肌肉软弱无力而行动艰难，甚至瘫软于床榻。

2. 痹证

痹证以肢体肌肉关节疼痛、酸楚、麻木为临床特征，因疼痛或关节变形而行动艰难，因行动艰难肌肉少用而渐瘦，但不至于瘫痪。

四、临床治疗

（一）提高临床疗效的要素

（1）明确本病诊断。

（2）根据患者全身情况及对前臂功能的要求选择治疗方案。

（3）根据患者功能受限的具体情况选择治疗手段。

（4）手术固定方式的选择及术后良好的康复锻炼是本病恢复的关键。

（二）辨病治疗

1. 非手术治疗

若前臂固定于中立位30°位，功能影响不大，不需特别治疗。

2. 手术治疗

对于功能受限较为明显时，本病非手术治疗整体效果差。对严重旋前畸形，可行手术治疗，以恢复或重建前臂的旋转功能，或最大限度地改善前臂和使用手的功能。

由于病理因素及临床表现程度不同，先天性尺桡骨骨性连接的手术指征至今尚未统一，现普遍认为手术宜在6岁以前进行。如在年龄过大或成年时手术，骨性和软组织畸形加重，将增加手术矫正的难度和并发症的产生，且不利于功能训练。目前，手术方法有：

（1）尺桡骨连接部旋转截骨术　国内外学者通过比较认为，Green等的前臂旋转截骨术是治疗先天性尺桡骨骨性连接有效的方法。Scott结合Green的术式采用尺桡骨融合部近端旋转截骨术，将前臂旋转至设计的位置，克氏针纵行穿过截骨面固定，用另一根克氏针斜行经皮穿过截骨面控制旋转。肘关节屈曲90°用长臂石膏管型或夹板固定。术后6~8周拆除石膏、拔克氏针，开始主动功能训练。

（2）尺桡骨融合部截骨片旋转截骨术　手术入路同Green术式一致，在充分显露融合部位的前提下，在其融合处设计相互平行、相距1cm的两条横截骨线，用骨刀或电动骨锯，沿截骨线截骨并去除1~2cm长的骨片，将前臂旋转至设计的位置，选用一枚克氏针经尺骨鹰嘴、截骨处和尺骨干髓腔内固定，后放松止血带，彻底止血后分层缝合切口。此改进术式使得前臂血管神经松弛，可避免在旋转截骨远端时，血管神经受到牵拉和扭转性损伤。旋转截骨后断端对合良好，有效减少了截骨后断端骨不连的风险。

（三）辨证治疗

先天禀赋不足、骨骼发育异常、肝肾亏虚为本病发病的根本原因，主要表现为肝肾不足证型。

治则：补肾壮骨，养肝柔筋。

方药：加味六味地黄丸加减。熟地黄30g、山茱萸30g、怀山药20g、茯苓20g、泽泻15g、牡丹皮15g、鹿茸（炙）9g、五加皮15g、麝香1.5g。

（四）医家经验

1. 肖增明

肖增明等采用在桡尺骨连接部以远端3cm内做桡尺骨不同平面的旋转截骨，同时松解挛缩的旋前肌等软组织。此法对于严重的旋前畸形的患儿是一种可行的手术方式。显露桡尺骨连接部以远端3cm分别将桡尺骨在不同平面截断。然后将前臂旋转至理想的位置，一般将患者左前臂旋后25°~30°，右前臂为旋前位25°~30°，以利于前臂功能发挥。如果截骨后前臂仍不能旋转至理想的位置，应进行旋前肌等软组织松解，待旋转至理想位置后，将截骨端对位，尺骨用三棱针内固定，以防止再旋转。术后屈肘长臂石膏托固定4~6周。

2. 董延召

郑州大学第三附属医院骨科董延召对分离尺桡骨融合部位手术方式进行改良，采用桡骨近端短缩去旋转截骨增加前臂旋转活动度，局部皮下带蒂脂肪瓣填充分离融合区，降低了手术复杂程度，操作相对简便、耗时短，取得了良好的手术效果。

五、预后转归

本病手术时机应在儿童期，最好在学龄前。在生长发育过程中，前臂软组织继发性挛缩日益加重，增加了畸形矫正的难度、手术创伤以及手术并发症。早期手术亦可避免这些缺点。

六、预防调护

（一）预防

尚无有效预防措施。

（二）调护

本病多见于小儿，不能主动功能锻炼，一般要有父母配合进行，并经常进行腕及手指关节活动。通过功能锻炼，可使手部肌腱、骨关节和韧带适应新的环境，即使畸形不能消失，但手部可获得较健全的功能。

第六节　先天性骨缺如

先天性骨缺如有部分缺如或完全缺如两种。主要表现为肢体短缩，有时伴发其他畸形。缺如的部分不同，可产生不同的畸形。横行缺如是指肢体的某段或全部缺如，可表现为一侧上肢或下肢完全缺如，称无肢畸形。近、远段完全缺如，仅留手或足与躯干相连者，称短肢畸形，或海豹畸形；近段（上臂、大腿）缺如称近段短肢畸形；远段（前臂、小腿）缺如称远段短肢畸形；肢体末端（手、足）完全缺如称无手畸形或无足畸形；完全无掌（跖）骨及指（趾）骨者，或指（趾）完全或部分缺如者为无指（趾）畸形。纵行缺如是缺少肢体的一侧。例如前臂双骨中缺一骨及其同侧的掌、指骨；或小腿双骨中缺一骨及其同侧的跖、趾骨，称为半肢畸形。这类畸形常纳入骨缺如中。本病可发生于四肢各骨骼段，本节只介绍常见的长骨干缺损及治疗。

一、病因病机

（一）西医学认识

1. 先天性桡骨缺如

本病并非十分罕见，国内有关文献报道很少，有单侧或双侧者。发生率约1/10万。本病的发病机制，多数认为是胚胎期上肢肢体桡侧部分损害、发育受到抑制。发病男性多于女性，右侧多于左侧，5%患者双侧受累。

单个桡骨发育异常，Henkel等按其发育的程度分为5型：①桡骨轻度发育不全，即中段较细小，两端缺如；②桡骨中度发育不全，即中段较粗短，两端缺如更长些；③桡骨中段缺如，其两端存在但有变形畸形，④桡骨大部分缺如，即中段及远端缺如，仅近端存在且有变形；⑤桡骨全部缺如。

2. 先天性股骨缺如

先天性股骨缺如是一种股骨近端的发育缺陷，在下肢纵向缺损中居第三位。最常见的表现为股骨近端部分骨骼缺损、髋关节不稳定、肢体短缩畸形，并伴有其他部位的异常。多数先天性股骨缺如患者，特别是双侧病变者均有伴发畸形，其中以腓侧半肢畸形和膝关节十字韧带发育不全最为多见。先天性股骨缺如的发病率为活婴的1/50,000，股骨发育不良与母亲患糖尿病有关。约15%为双侧发病。

本病的发病机制多数认为与胚胎期时股骨近端累及髋臼的软骨细胞发育不良有关，也有报道与孕妇早期应用止吐药物（沙利度胺）等致畸药物有关。Aitken四型分类方法（A、B、C、D）是最早的分类方法之一，试图为这种疾病提供一个系统的分类学方法。

3. 先天性胫骨缺如

自从1941年Otto首次描述本病以来，对于胫侧半肢畸形有多种名称，如先天性胫骨纵向缺失、先天性胫骨发育不良、轴旁胫侧半肢畸形、胫骨发育不全和先天性胫骨缺损或缺如，这些实际上只是描述胫骨缺失的范围，从胫骨的完全缺失（最严重型）到胫骨中间部分缺失（最轻型）。其发病率约为活婴的百万分之一，双侧病变占30%。

尽管有家族性常染色体显性或隐性遗传的病例报告，但本病通常为散发病例。Jones、Barnes和Lioyd-Roberts基于早期的X线表现，提出胫侧半肢畸形的分类方法已被广泛的使用。该分类方法并对每一类型推荐了具体治疗方法。1A型畸形，X线片显示胫骨完全性缺如，股骨远端骨骺发育不良（与正常侧对比）。1B型畸形，X线片也显示胫骨缺如，但股骨远端骨骺形状及大小更接近正常。这种差异至关重要，因为1B型畸形有胫骨近端软骨原基，随着时间推移可望发生骨化。现代影像学技术如关节造影、超声及核磁共振均已证明1B型畸形中有软骨原基，1B型畸形的胫骨近端软骨基质将来可能发生骨化而变为2型畸形。具体分型如下：

1A型：腓骨向近端脱位。X线检查不能显示胫骨，股骨远端骨骺小于正常侧。

1B型：腓骨向近端脱位。超声及MRI检查显示胫骨近端原基，但不能被X线检查所显示。

2型：腓骨向近端脱位。X线片显示胫骨近端及看似正常的膝关节。

3型：腓骨向近端脱位。X线片显示胫骨远端，但不能显示胫骨近端。

4型：罕见，腓骨近端向近端游走，并伴有远端胫腓关节分离。

4. 先天性腓骨缺如

腓骨缺如也叫腓侧半肢畸形，在长骨先天性缺如中最为常见（其后依次为桡骨、股骨、胫骨、尺骨和肱骨发育不全），但一般要到 5 岁以后才能确定腓骨是否完全缺失。本病右侧较多见。腓骨缺如继发于肢体肌肉的病变，腓骨肌和小腿三头肌的短缩将增强胫骨与足的应力，常引起小腿弓形和足下垂外翻畸形。

先天性腓骨缺如是一种先天性疾病，它在胚胎早期肢体原基于 8 周前形成缺失，造成畸形。也有人推测，其是否因血管发育不良及相对供血不足而影响间质发育，从而引起腓骨发育不良仍然是一种推测，遗传或中毒的致病作用目前尚未阐明。

Achterman 和 Kalamchi 曾提出有实用价值的分类方法，将腓侧半肢畸形分为 1 型畸形（腓骨发育不全）与 2 型畸形（腓骨完全缺如），1 型畸形又分为 1A 型和 1B 型。1A 型的腓骨近端骨骺位于胫骨近端骨骺的远端，腓骨远端骨骺则位于距骨顶部的近端。1B 型的腓骨缺损较严重，其缺损长度为 30%~50%，末端失去对踝关节的支撑作用，股骨的异常也颇为常见，如髌骨及股骨外髁发育不良。临床上也可发现十字韧带松弛。

（二）中医学认识

肾主骨，先天禀赋不足、肢体骨骼缺失或发育畸形是本病发生的先决条件。

二、临床诊断

（一）辨病诊断

1. 临床表现

（1）先天性桡骨缺如　本病临床表现为前臂短，腕关节不稳定，并向桡侧倾斜，故有"桡侧拐状手"之称。本病症状和体征较典型者，出生后就可发现。主要症状包括前臂向桡侧弯曲，手与前臂甚至可成 90°，掌指关节和指间骨关节屈曲受限。先天性部分性桡骨缺如时，受累骨明显短缩。桡神经往往止于肘部，而手桡侧的感觉受

正中神经支配。它还可伴有其他异常，如唇裂等。

（2）先天性股骨缺如　最常见的先天性股骨近端缺陷表现为股骨近端部分骨骼缺损、髋关节不稳定、肢体短缩畸形，并伴有其他部位的异常。多数先天性股骨头近端缺陷患者，特别是双侧病变者均有伴发畸形，其中以腓侧半肢畸形和膝关节十字韧带发育不全最为多见。伴发其他各种先天性异常曾有报告，包括先天性马蹄内翻足、先天性心脏异常、先天性脊柱发育不良和面部发育不良。

（3）先天性胫骨缺如　受累的小腿有短缩畸形，可触及向近端移位的腓骨头，足表现为严重的内翻跖屈畸形，伴后足僵硬。通常当膝屈曲畸形严重时，因股四头肌发育不全则缺乏膝关节伸直功能。

（4）先天性腓骨缺如　临床表现取决于具体类型和伴随畸形。通常，腓侧半肢畸形可有下肢不等长、马蹄外翻足、膝关节的屈曲挛缩、股骨短缩、膝及踝关节的不稳定，以及后足僵硬和足外侧列缺如。虽然马蹄外翻足是最为常见的伴随畸形，但马蹄内翻足及跟骨外翻畸形也有报告。临床主要问题是小腿不等长、足及踝关节的不稳定。双侧病变时小腿不等长通常表现为失比例的侏儒，因为双侧受累程度往往相似。

2. 相关检查

X 线检查可以明确骨缺损范围，以及是否合并其他畸形。部分或完全性桡骨缺如，或同侧尺骨干弯曲、尺腕关节脱位，查看股骨、胫骨、腓骨等发育不完全等。

（二）辨证诊断

本病的主要辨证为先天禀赋不足、肝肾亏虚、发育不良。

（1）临床证候　前臂及腕部畸形，或髋部及大腿畸形，或小腿畸形，或肢体不

等长，伴有畸形，局部触诊无骨性结构，可有异常活动，精神欠佳，面色萎黄，食欲不振，少气懒言，舌淡，苔白，脉细。

（2）辨证要点　肢体不等长，畸形，精神欠佳，面色萎黄，食欲不振，少气懒言，舌淡，苔白，脉细。

三、鉴别诊断

（一）西医学鉴别诊断

1. 桡骨缺如 – 血小板减少综合征

桡骨缺如 – 血小板减少综合征属常染色体隐性遗传性疾病。

2. 心血管 – 肢体综合征

心血管 – 肢体综合征为常染色体显性遗传性疾病。

3. 下肢不等长

一般由于创伤或感染破坏骨骺引起或肿瘤以及肿瘤类似疾病，刺激骨的非对称性生长引起下肢不等长，须与遗传性疾病，如股骨或腓骨缺陷，或胫侧半肢畸形引起不等长相鉴别。

4. 侏儒症

双侧病变时小腿不等长通常表现为失比例的侏儒，因为双侧受累程度往往相似。X 线片可助鉴别。

（二）中医学鉴别诊断

本病应与痿证相鉴别。虽同是肢体疾患，但痿证以手足软弱无力，甚则肌肉枯萎瘦削为主要临床表现，关键在于肌肉"痿弱不用"，关节相对"变大"，但无肢体不等长或肢体畸形。

四、临床治疗

（一）提高临床疗效的要素

（1）明确骨缺如的诊断。

（2）根据病情及年龄选择合适的手术时机及手术方式。

（3）根据骨缺如严重程度选择不同的治疗手段。

（4）术后康复的方法能够影响恢复的效果。

（二）辨病治疗

1. 非手术治疗

（1）先天性桡骨缺如　按照年龄不同分期进行治疗，早期（约 1 岁之内）主要采取手法治疗，以矫正手向桡侧偏斜。

（2）双侧先天性股骨缺如　最好选择非手术治疗，这些患者没有假肢能很好地走路，但是出于社交或美容的原因，可提供能伸屈的假肢。

（3）先天性胫骨缺如　非手术治疗主要选择配用支具、假肢或矫形靴等。

（4）单纯腓骨缺如而无畸形者　可用矫形鞋垫高患肢，或配用支具、假肢或矫形靴等。

2. 手术治疗

（1）先天性桡骨缺如　若软组织挛缩，非手术治疗无效，可采用肌腱和软组织松解术，配合牵引和支具等治疗，以纠正手和尺骨的关系。先天性桡骨缺如的治疗方法中，吻合血管的腓骨移植术效果较好，术后矫正位石膏固定，直至骨愈合。然后训练手、腕活动与协调功能，并要坚持较长时间。

（2）先天性股骨缺如　可供选择的手术治疗方法包括从截肢术及装配假肢到挽救肢体手术、肢体延长及髋关节重建术。自然病程的特殊变异和外科重建手术的限制，也必须予以认真考虑。如果不宜选择肢体延长术，还有多种可使安装假肢和功能康复更为容易的治疗方法。一个可供选择的方法是用假体将足塑型至跖屈位足，这样可使下肢较容易穿戴，为膝上截肢所设计的假肢，并将假肢的凹腔能够容纳整个股骨。如果要使佩戴假肢更舒适，后期可进行关节固定术。

（3）先天性胫骨缺如　1A型畸形的治疗有两种选择，即膝关节离断或膝关节重建术（足部截除或不截除）。最容易往往也是最有效的选择是膝关节离断术，随后佩戴装有膝关节的假肢，这是通过一次手术提供彻底治疗的方法。膝关节离断术比膝上截肢术更好。

1B型畸形的膝关节大多存在，即使不能从X线片上看出。如同治疗2型畸形，有可能进行功能重建。这两种畸形的胫骨近端均存在，值得推荐的手术方法是将腓骨近端于胫骨残端的水平横行截骨，把腓骨的截骨远侧段移位并与胫骨残端融合，Putti使用侧一侧方式行胫腓骨融合术，但是现在多数学者更喜欢采取腓骨与胫骨残端的端一端融合的方式。

肢体重建的新技术如Ilizarov技术，允许在严重胫侧半肢畸形，甚至伴有严重的马蹄内翻畸形者，实现肢体长度的均衡。但是，目前治疗1B型和2型畸形，获得最好结果的方法还是足截除术和装配能使肢体等长的假肢。

由于3型畸形极为罕见，在有限的文献报告中，多采用Syme或Chopart足离断的方法治疗，这些患者的膝关节通常较稳定，但腓骨向近端移位。

对4型畸形的治疗，必须因人而异的选择手术方法，Syme截肢术可获得良好的功能，多数患者适用于远端胫腓骨融合与远端腓骨骨骺阻滞的联合手术。如果伴有马蹄内翻足畸形，则需要做足的软组织松解。

（4）先天性腓骨缺如　对胫骨弯曲和足下垂外翻畸形者，5岁前可将残留的腓骨处纤维带切除，松解其他软组织，畸形可减少。两侧肢体长度如果相差10cm以上，可做小腿下端截肢，装配假肢。

（三）辨证治疗

本病的主要原因为先天禀赋不足、骨骼发育缺如，属于肝肾亏虚、发育不良证型。具体辨证治疗如下：

治则：补肾、益筋壮骨。

方药：补肾地黄丸。熟地黄6g、山茱萸12g、炒山药15g、茯苓6g、牡丹皮6g、泽泻6g、牛膝6g、鹿茸3g。如心脾两虚者，可加远志、龙眼肉等；如兼有面色不华、倦怠乏力者，可加党参10g、黄芪9g、白术9g等。

（四）新疗法选粹

目前，治疗严重的先天性股骨头近端缺陷最常见手术是膝关节融合和足部截肢联合手术，而不是肢体延长。踝关节离断术、Syme截肢术或Boyd截肢术都可用于治疗先天性股骨头近端缺陷。Syme或Boyd切断术后均可使跟垫保持稳定，因此优于单纯性踝关节离断术。Boyd截肢术可保留整个的跟骨，并提供一个近似球状的残端，也增加了长度。截肢术应慎重，一般在患者发育成熟时期进行。截肢前应考虑到术后有一个满意的肢体残端，以便装配义肢。必要时应进行稳定患肢的手术，再根据情况进行膝关节离断术或其他平面的截肢术。

先天性股骨缺如手术方法（Van Nes手术）：患者采取仰卧位，铺单时整个患体即从髂嵴至足趾均需显露，骶骨下垫一手术巾。切口起自膝关节近端的外侧，经膝关节并沿胫骨嵴向远端延长，向内外侧游离皮瓣，显露膝关节囊和髌韧带等，分离、切断髌韧带，并横行切开关节囊。再将关节囊牵向远近两端，分离切断侧副韧带及前、内和外侧关节囊，充分显露膝关节。在切口内侧，仔细分离出大收肌附着处及其近端的股动脉水平，切断大收肌，使股动脉能够旋转到前方，并限制术后发生旋转。沿着股动脉及远端的腘动脉，向后下方寻找、切断腘绳肌的起点。在切口外侧仔细解剖腓总神经，如果腓骨异常，腓总神经与腓骨头间的解剖关系可能不正常。为避免腓总神经损伤，向近端游离腓总神经直到腓总神经在坐骨神经起始点，松解附着于腓总神经上筋膜组织。当主要的神经血管结构完全辨认、保护后，切开后关节囊和切断腓肌头起点，此时从股骨到胫骨留下的附着组织只有皮肤、皮下组织及神经血管结构。松解外侧腘绳肌后，用骨刀或摆动骨锯切除胫骨近端关节软骨，但勿损伤胫骨近端骨骺板。

（五）医家经验

胥少汀

胥少汀教授认为先天性桡骨缺如治疗时应按年龄不同而分期进行，在早期（约1岁之内）主要采用手法伸展短缩的软组织，用支架与石膏固定，使患肢的发育与功能尽可能地接近正常，为晚期矫形创造好的条件。晚期时（约5岁后）可用手术方法使其保持稳定。手术方式主要包括腕关节桡侧脱位的矫正（尺骨下端中央移位术）、尺骨弯曲畸形矫正、桡侧软组织挛缩矫正、桡骨缺损的再植、拇指缺损的再植或拇指功能不全的修复等。

五、预后转归

上肢骨缺损术后应着重功能锻炼，使上肢肌腱、骨关节和韧带适应新的环境。病变即使处于畸形状态，也能获得较好的功能。下肢骨缺如的治疗根据每个患者的不同畸形情况采取不同的治疗方法，临床效果一般。

六、预防调护

（一）预防

本病为先天性疾病，无有效预防措施，早诊断、早治疗是本病的防治关键。同时应注意鉴别是单纯的骨缺如，还是由于其他先天性畸形引起的骨缺如，以便进行对因治疗。

（二）调护

（1）注意早期的手法矫正。
（2）术后应注意加强康复训练。

第七节　并指畸形

并指，又称"蹼状指"，由于胚胎发育过程中手指未能分开，是最常见的手部先天性畸形，发病率为1/2000，具体病因不清楚，一般认为并指起源于妊娠第7~8周时指芽的生长发育异常减慢。大多数患者为散发，Flatt发现40%并指患者有家族史，说明存在一定的遗传因素。几个家族谱显示中环指并指为常染色体显性遗传，但外显率不完全。

50%以上患者有中指与环指间的并指畸形，其次是第四指蹼间、第二指蹼间、第一指蹼间并指的发生率依次降低。大约半数患者为双侧并指，男孩比女孩多见。

并指分为完全或不完全并指和单纯或复杂性并指。完全并指自指蹼到指尖都连在一起；不完全并指为两指自指蹼到指尖近侧某一点连在一起。简单并指指仅有皮肤或其他软组织桥接在一起；复杂并指的两指共用骨性结构。有隙并指的指远端连接，而近侧有空隙。

一、病因病机

（一）西医学认识

手在发育过程中，手指开始是并在一起的，再逐步分开形成一个拇指和四个手指。如果在此过程中，出现异常导致手指分开不彻底或没有分开，就会出现部分或完全并指。并指发生的确切原因尚不清楚，少数有遗传性，多数原因不明。

（二）中医学认识

中医学对本病的认识具有悠久的历史，纵观著述此类患者为先天不足。先天禀赋不足、手部发育异常畸形是本病发生的重要原因。

二、临床诊断

（一）辨病诊断

1.临床表现

（1）分型

1）按并连组织的结构分型

①单纯性并指：仅有相邻手指的皮肤、结缔组织相连，指间隙皮肤宽窄不一。

②复杂性并指：两指或多个手指间除有连续的皮肤软组织相连外，还有指骨间的融合，或神经血管及肌肉肌腱相连，故又称为骨性并指。

2）按并连的程度分型

①完全性并指：从相邻手指的基底到指尖完全相连。

②不完全性并指：仅相邻手指的部分组织相连。

③复合性并指：并指合并其他畸形，如尖头并指、短指并指、裂指并指、多指并指以及环形沟并指等。

3）混合分型　单纯性完全并指、单纯性不完全并指、复杂性完全并指、复杂性不完全并指、复合性并指。

（2）分级　为了有效地衡量其畸形及损害程度，Eaton 和 Lister（1990）对先天性并指畸形程度进行了分级。分级包括三部分：

1）指蹼粘连程度分级

测量较长的手指，取其手指完全伸直及外展位时，指蹼到掌骨头距离与掌骨头到指尖距离之比例。其标准为：

Ⅰ度：正常，≤ 1/8 掌骨头到指尖距离。

Ⅱ度：1/8–1/4 掌骨头到指尖距离。

Ⅲ度：1/4–3/8 掌骨头到指尖距离。

Ⅳ度：>3/8 掌骨头到指尖距离。

2）骨结构畸形及活动范围分级

①采用主动外展范围的分级：

Ⅰ度：拇 – 食指外展 ≥ 60°，手指外展 ≥ 30°。

Ⅱ度：拇 – 食指外展 45°~60°，手指外展 20°~30°。

Ⅲ度：拇 – 食指外展 30°~45°，手指外展 10°~20°。

Ⅳ度：拇 – 食指外展 <30°，手指外展 <10°。

②主动伸指或屈指程度的分级：以伸指不足及屈指不足的厘米数来测量，拇指则以外展功能失去的厘米数测量。

Ⅰ度：指伸或指屈范围减少在 0.5cm 以下。

Ⅱ度：指伸或指屈范围为 0.5~1.0cm。

Ⅲ度：指伸或指屈范围为 1.0~2.0cm。

Ⅳ度：指伸或指屈范围 >2.0cm。

2.相关检查

（1）X 线检查　应拍摄患肢正、斜位 X 线片。明确并指间是否存在有不同形式的骨性连接，提供初步的畸形评估。

（2）CT 检查　CT 检查对于并指畸形愈合是十分有帮助的，通过 CT 照片可以精确测量畸形成角、旋转角度，短缩畸形的短缩长度。特别是 CT 的三维重建，可以直观了解畸形的程度。

（二）辨证诊断

本病主要表现为先天不足、肝肾亏虚。

（1）临床证候　患儿相邻两指软组织连接，偶尔有骨及关节连接。皮肤发黄，面色㿠白，发育不足，体型瘦小，精神萎靡，舌淡，苔白或无苔，脉细弱。

（2）辨证要点　相邻两指连接，皮肤发黄，面白，发育不足，舌淡，苔白，脉细弱。

三、鉴别诊断

（一）西医学鉴别诊断

1. 多指

多指可较正常手多指畸形，活动手指发育不良等情况，需要进行X线检查，以鉴别诊断，常规多指需要进行多指切除手术。

2. 三节拇指

三节拇指的患侧拇指可有两个关节，并向桡、尺侧偏斜。行X线检查发现其有3节指骨，需要学龄前期进行截骨手术治疗。

3. 分裂手

分裂手的患手可有明显发育异常及畸形，同时伴有指骨发育异常情况。行X线检查可以明确诊断。分裂手是一种较为复杂的畸形，根据具体情况决定手术方式方法。

（二）中医学鉴别诊断

本病应与痿证相鉴别。虽同是肢体疾患，但痿证以手足软弱无力，甚则肌肉枯萎瘦削为主要临床表现，关键在于肌肉"痿弱不用"，关节相对"变大"。本病主要是手部畸形，特别常见于手部各个手指之间的肌肉骨骼链接较多，其他肢体未见明显异常。

四、临床治疗

（一）提高临床疗效的要素

（1）明确并指畸形的诊断。

（2）根据患儿肌肉骨骼并指的不同选择合适的方案。

（3）根据并指的类型、严重程度选择不同的治疗手段。

（4）根据手术后康复要点进行康复，促进恢复。

（二）辨病治疗

此类疾病不急于手术治疗。在等待合适的手术年龄时，鼓励父母按摩指蹼，以伸展指间皮肤，以利于后期手术。过早手术有发生指蹼向远端移位和收缩的倾向。并指畸形的治疗时机应根据畸形的形式和程度、患儿的全身健康状况、麻醉的安全度及家长的要求而定。早期手术后患儿手指发育速度加快，较迟手术残留畸形明显。

如果仅有第2或3指蹼间的并指畸形，而无其他的畸形，手术至少应推迟到18个月。如果不同大小的手指完全受累，不管是简单还是复杂并指，最好在6~12个月之内早期分离，因为可能会发生成角、旋转和屈曲畸形。这些畸形很难矫正，预防这些畸形比可能发生远端指蹼的移动和挛缩为好。当多指受累时，应首先松解边缘指，6个月后再松解其他并指。禁止同时松解一指的桡侧和尺侧，这样可导致指坏死。对那些关节不在同一水平，影响手指的屈伸活动的并指，以及末节指骨融合在一起的并指，如不及时分开将会影响手指的发育和功能，可在3~4岁时施行手术。复杂性并指涉及骨骼成分的融合，在生长发育过程中，并指也随着生长，很少引起短小或屈曲畸形。再者，复杂性并指的血管、神经和肌腱的变异较多，在年龄过小时手术，手术操作的难度和风险都较大。因此，手术宜在 3~4 岁以后进行。

在手术时必须考虑到一个重要的事实，即与正常手相比虽然皮肤不足，但并指间皮肤一般正常。两个指甲可完全分开，也可两指共有一个指甲而没有甲状表皮相隔。如两指的长度比较接近，一般屈伸活动正常。指蹼内常有异常紧张的筋膜束，限制患指侧方活动。通常并指间异常地共用肌肉、肌腱、神经、血管。简单并指的指骨通常正常，然而复杂并指间有不同形式的骨性连接，可为重复，或分支或共有，关节分化也可能不完全，除三角指骨外出生时罕见手指成角畸形。如果是中间并指，如中、环指或中、食指并指，可慢慢出现成角畸形。而对于环指、小指或食、拇指并指，在 1 岁内较长的指通常发生进行性屈曲挛缩、侧偏和旋转畸形。

（三）辨证治疗

本病主要是因先天禀赋不足、肝肾不足，致骨骼发育异常。

治则：补肾，益筋壮骨。

方药：补肾地黄丸。熟地黄 6g、山茱萸 12g、炒山药 15g、茯苓 6g、牡丹皮 6g、泽泻 6g、牛膝 6g、鹿茸 3g。如心脾两虚者，可加远志、龙眼肉等；如兼有面色不华、倦怠乏力者，可加党参 10g、黄芪 9g、白术 9g 等。

（四）医家经验

于胜吉

于胜吉教授于 1988 年 1 月至 1999 年 3 月手术治疗先天性并指畸形 24 例，根据并连组织的结构及并连的程度进行分型：①单纯性完全性并指 4 例，2 指并指一次手术，3 指并指分二次手术。②单纯性不完全并指 9 例，一次手术。③复杂性完全并指 4 例，分期手术。④复杂性不完全并指 0 例。⑤复

合性并指 7 例，单纯行并指分指术。手术时并指间主要采用锯齿形切口，同时设计指根部皮瓣以重建指蹼，多采取手掌、手背双侧三角皮瓣、"M-V" 皮瓣或背面单侧舌状皮瓣重建指蹼，皮肤缺损区用全厚皮片植皮。术中须仔细操作，避免损伤指神经和指动脉。指根部的分离须尽量深，一般从近侧指间关节向远侧分离。指根部皮瓣基底部设在掌指关节近端。皮肤缝合时从指根部开始，有指甲相连者也同时分离。另外，由于并指畸形多伴有患指屈曲畸形，术后易发生手指屈曲挛缩，故常规用石膏托或铝制夹板固定手指于伸指位 2~3 周。拆线后逐渐进行运动练习，以免过度锻炼引起切口裂开。

五、预后转归

本病通常需手术治疗。虽然，并指分离并不是十分复杂的手术，但常常得不到最佳的治疗效果。婴幼儿因手指过于短小，给皮瓣设计及植皮、术后固定带来困难，并且由于手的发育相对较快，术后的瘢痕将发生挛缩而不能适应手的发育，尚需二次或多次手术修复，因此，对功能影响不大、不明显妨碍发育的并指不宜过早手术。反之，对功能影响较大或明显障碍发育的并指，如末节并指，手术时机可适当提前。而对于并连过于紧密，分指后造成关节囊的大片缺损，术后可能加重功能障碍的并指，也可不予处理。多指并指应分期手术较为安全。

六、预防调护

并指是一种先天性的疾病，根据其原因应做好孕期保健。提倡优生优育；防止或减轻工业污染，如放射性物质；在妊娠头 3 个月，慎重服用或不用药物等。

七、评述

在并指畸形分离手术中通常会出现皮肤软组织缺损，对于这类皮肤缺损多通过设计掌背皮瓣或者临近指背皮瓣进行覆盖，对于一些复杂完全性并指，可能通过植皮才能解决问题。

陶忠生等采用三叶草状皮瓣成形指蹼、指间锯齿对应皮瓣分开进行分指，创面全部闭合，不需植皮，治疗15并指畸形患儿伤口均一期愈合，无皮缘坏死及感染，外观及功能满意。

陈江海等为解决此类问题，提出了人工真皮诱导免植皮并指分指技术，通过人工真皮诱导全层皮肤再生的办法，对先天性并指分离后创面进行治疗，以达到免植皮目的。此技术适用于所有类型的并指，对复杂并指的治疗效果更为显著。各项研究已证实人工真皮诱导的皮肤再生可以修复大面积皮肤缺损，除了在创面长轴线处存在线性瘢痕外，局部再生的皮肤质量与正常皮肤极为相似。使用此技术进行手术后，定期更换敷料，适当康复训练，可达到改善患指术后外形和功能的目的，同时不对身体其他部位造成影响。

曹怡团队使用圣诞树形背侧推进瓣重建指蹼且不伴植皮术的并指分离术矫正先天性单纯型完全或不完全性并指畸形。探索一种设计合理、巧妙的指背推进皮瓣，在重建指蹼时可完全覆盖指根部创面，从而达到不植皮的目的，这样既能避免供皮区的产生，也能减少植皮术带来的并发症。根据以往的经验，曹怡团队在推进瓣上进行改良、优化，设计了一种形似圣诞树冠的双层瓣，不仅可重建生理性指蹼，且所有病例无一例需要植皮手术，并对23例行圣诞树形背侧推进瓣重建指蹼，获满意临床疗效。手术操作简便，安全有效可靠，术后随访患手重建指蹼均呈现出良好的宽度和合理的倾斜度，外形美观度高，术区无明显增生性瘢痕遗留，患手关节活动度无功能障碍。

第八节　多指畸形

多指畸形又称为重指，是一种常见的手部畸形。多指可分为：桡侧——拇指重复（分叉拇指），中央——食指、中指或环指重复，尺侧——小指重复。另外，重指还包括尺侧复肢畸形，或称镜像手，是一种极少见的畸形。

一、病因病机

（一）西医学认识

1. 桡侧多指（分叉拇指）

分叉拇指是指拇指的完全或部分重复，这是白种人和亚洲人中最常见的多指畸形，发病率为新生儿的1/3000。多为单侧性。分叉拇指的病因不清楚，大多为散发，这提示该病与环境因素有关，而与遗传因素无关。当重复拇指伴三节拇指时，已经鉴别出常染色体显性遗传和散在发病。典型分叉拇指为孤立畸形，不伴其他畸形综合征，偶尔有报告伴内脏畸形的，特别是手-心或Holt-Oram综合征。

根据Wassel提出的分类方式，目前，临床上最为常用的分类方式大体分为四种类型。

Ⅰ型：远端型，指远端关节分叉型。
Ⅱ型：近端型，指近端关节分叉型。
Ⅲ型：掌骨型，掌骨分叉型。
Ⅳ型：指关节型、分叉型以及成对型。

2. 二、三节拇指

三节拇指有三节指骨，而不是正常的两节指骨。这种畸形并不常见，可能是常染色体显性遗传，与母亲用沙利度胺有关。最常见的三节拇指有两种：

Ⅰ型畸形（三角指骨）：拇指在指间关节部位尺偏，X线显示一个三角指骨或一个多余的斜方形指骨。

Ⅱ型畸形（五指手）：拇指较正常长，与其他手指位于同一平面，多余的皮纹覆盖额外的指间关节。Ⅱ型拇指不能和其他指对掌，而只能边侧对边侧抓握。Ⅱ型畸形常伴有鱼际肌发育不良，进而阻碍对掌，常伴有多指，60%患者有明显的指蹼挛缩，X线显示一个完全多余的长方形指骨，典型的重复指骨为中节指骨。

3. 尺侧多指

尺侧（小指）多指是黑人最常见的多指畸形，发病率约新生儿的1/300，是其他重指的8倍。根据重复的程度，Stelling和Turek将尺侧多指分成三种类型：

Ⅰ型：仅有软组织重复。

Ⅱ型：包括骨组织在内的部分重复指。

Ⅲ型：包括掌骨在内的指列完全重复。这种类型少见。

一般认为小指重指是遗传决定的，Ⅱ型和Ⅲ型为显性遗传，外显率明显。Ⅰ型由多遗传因素决定，包括两种基因的不完全外显。Ⅱ型或Ⅲ型患者的后代可为3种类型的任何一种，而Ⅰ型患者的后代只能是Ⅰ型，伴有多种畸形时也发现有常染色体隐性遗传。

4. 中央多指

中央多指为食指、中指、环指的重指，很少单独发生，常伴有复杂的并指畸形。最典型的类型是Ⅱ型中央多指隐藏在中指和环指的并指中间。食指多指和中指、环指的多指并指畸形可能是常染色体显性遗传，可伴有足部多趾和并趾畸形。

5. 尺侧复肢畸形

尺侧复肢畸形，也称为镜像手，在同一只手的尺侧和桡侧各有一组手指，两侧如镜像一般。这种畸形被认为是一种前臂、腕和手尺侧半肢的重复，但是因为桡侧也完全被替代，这种畸形不能轻易归为纯粹的重复。这种畸形极少见，一般认为是由于肢芽顶端外胚层嵴的分化紊乱所致。当伴有腓骨重复畸形时，可能是一种常染色体显性遗传的单基因突变。尺侧复肢畸形常伴有不同程度的上臂和肩胛骨发育不良，唯一的远处伴发畸形是腓侧重复肢伴胫骨缺如。

（二）中医学认识

中医学对本病的认识具有悠久的历史，纵观著述，此类患者为先天不足。先天禀赋不足、手部发育异常畸形是本病发生的重要原因。

二、临床诊断

（一）辨病诊断

1. 临床表现

先天性多指畸形根据病史、临床体格检查即可明确诊断。

2. 相关检查

（1）X线检查　应拍摄正、斜位X线片。明确多指畸形各指骨间骨性连接，提供初步的畸形评估。

（2）CT检查　对于并指畸形愈合是十分有帮助的，可以精确测量畸形成角、旋转角度及短缩畸形的短缩长度。

（二）辨证诊断

多指畸形常见于单侧，患者为先天不足。

（1）临床证候　患儿多指畸形，有骨及关节连接。发黄，面白，发育不足，精神萎靡，舌淡，苔白或无苔，脉细弱。

（2）辨证要点　相邻两指软组织连接，偶尔有骨及关节连接。发黄，面白，发育不足，精神萎靡，舌淡，苔白或无苔，脉细弱。

三、鉴别诊断

（一）西医学鉴别诊断

本病应与缺指、裂手相鉴别。缺指和裂手是一种少见的遗传性缺陷。缺指可分中央型和边缘型两种，中央型表现为食指、中指和无名指缺如，有时掌骨也缺如。手掌部裂开，将手分成两部分，形如龙虾爪手，称为裂手。裂手代表手的中央部分完全或部分的纵向发育缺陷，肘、前臂及腕往往发育正常。常伴有多指和手指发育不良，且同时侵犯手及足，呈现常染色体显性遗传。

（二）中医学鉴别诊断

本病应与痹证相鉴别。痹证多见指节肿胀变大，受风受寒时症状加重；本病是手部手指多长，并未见关节肿胀病变，两者明显不同。

四、临床治疗

（一）提高临床疗效的要素

（1）明确多指诊断。

（2）根据患儿年龄、全身情况以及多指的类型、严重程度选择不同的治疗手段。

（二）辨病治疗

1. Ⅰ型和Ⅱ型分叉拇指

手术方法（Bilhaut-Cloquet）　治疗对称性重复拇指，切除中间多余的软组织和骨，两重复指在中线联合在一起。在患指指端从背侧至掌侧做楔形切口，向近端延伸至拇指分叉处，背侧切口通过指甲和甲床；沿皮肤切口切开重复结构的肌腱和骨的中间部分，仔细对接远端指骨剩余部分的关节面和骨骺，用横行克氏针固定；用6-0可吸收线缝合甲床，间断缝合关闭切口；根据患者年龄，用短或长臂拇指"人"

字形石膏固定，幼儿用长臂石膏。术后4~6周去除石膏，6周拔除克氏针。在去除石膏和克氏针后逐步开始恢复功能锻炼。

2. Ⅲ－Ⅵ型分叉拇指

（1）手术方法（Lamb、Marks 和 Bayne）

在发育最差的拇指（多为桡侧指）上做"球拍"形切口，通过切口暴露拇短展肌腱在最桡侧拇指近节指骨的附着点，小心保护肌腱。如果切除的为尺侧拇指，则应暴露并保护拇内收肌。从待切除指骨上切断侧副韧带远端。将侧副韧带近端从掌骨或指骨上剥离，并随之剥离一条骨膜，使关节暴露清楚，将多余指连同与其形成关节的部分掌骨或指骨一并切除，将剩余指置于关节面中央，将侧副韧带和内在肌腱牢固地缝合到指骨上，克氏针纵行穿过关节保持对线。检查指伸、屈肌腱的位置，保证位于手指的中央，可能需要部分切除或转移肌腱以使其位于中央，间断缝合，关闭切口，如果皮肤不够，也可沿尺侧做"Z"形切口整形，使缝合无张力。术后处理拇指制动4周。4周时，去除克氏针，手开始活动，保护性夹板再固定3~4周。

（2）截骨复位术（Peimer）　在术前X线片上标记或画出指骨和骨骺畸形的简图，计划截骨部位和截骨长度。用笔画出背侧弧形切口，包括必须切除的指甲和甲床。通过指甲、甲床和皮肤做弧形切口达腱旁，掀开皮瓣，在拇长伸肌腱在远节指骨的附着点近侧切断肌腱将之翻转，暴露中远节指骨，用解剖刀或细咬骨钳按预先设计缩窄远节指骨，注意避免指骨破碎，在第一个纵切口暴露远节指骨干骺端。用解剖刀横行截骨，完全切除骨骺，在中节指骨中部、骨骺正常的水平部分远侧做第二个横行截骨，为保证截骨平面与近侧指间关节平行，可用一根皮下细针穿过指间关节确定关节线。通过第二个横行截骨，暴露"C"形中节指骨骨骺异常的纵行部分，完全切除中节指骨远端和不正常的骨骺，但避免切断侧副韧带。截骨后弃骨片，将剩余的指骨对线，使拇指短缩及重排。必要时用咬骨钳或骨凿修整骨表面，骨端对位后用一个或两个 0.028 或 0.035 英寸的光滑克氏针固定，如不稳定，可贯穿关节固定。X 线检查位置和对线的准确性，检查指骨和克氏针的位置，缩短并用细线缝合修复拇长伸肌。松开止血带，切除多余皮肤，关闭伤口，剪断克氏针，末端折弯，留在皮肤外，用长至肘上的对掌位手套形石膏夹固定。术后处理如必要，可在术后 2~3 周内去除石膏夹查看伤口，但石膏夹固定 6~8 周，6~8 周后或 X 线证实骨愈合后去除克氏针，去除针后一般不必继续用夹板固定，理疗可帮助年龄较大的患者恢复功能。

（三）辨证治疗

本病的辨证治疗具体可以参考本章第六节骨缺如内容。

（四）新疗法选粹

关节造影在拇指多指畸形中的应用，除了详细分型，最重要的是术前提供更精确的信息，从而帮助医师根据每个患儿的不同情况设计不同的手术方案。李红等通过对 Wassel IV 型的拇指多指分叉处关节进行术前关节造影，更清楚地显示关节面的情况，根据显影情况进一步明确分型，并测量力线决定是否截骨及具体截骨方案。

五、预后转归

本病一般预后良好。但由于患儿正处于生长发育阶段，术后存在继发性畸形的可能性，临床应注意加强定期复诊和随访，必要的情况下，开展二次手术，以纠正畸形，使患儿的手部外观和生理功能得到恢复。

六、预防调护

多指是一种先天性的疾病，根据其原因应做好孕期保健，加强孕期保健和营养。孕期避免呼吸道感染、胃肠道感染，避免风疹、麻疹、水痘、腮腺炎等病毒感染，避免接触辐射、药物等可能胚胎致畸因素。

七、评述

目前，针对先天性拇指多指畸形的治疗方法主要是手术治疗，以切除副指、保留正指为原则。但是在拇指多指畸形矫正手术过程中，一些患儿常见有保留拇指指体纤细短小、关节偏斜不稳定、指甲侧偏畸形、虎口狭窄及皮肤缺损等问题。

针对这些问题，何宜林根据患者 Wassel 分型的不同制定个性化的手术治疗方案，利用拇指的不同组织结构，纠正拇指轴线，稳定关节，平衡肌力，使拇指的长轴力线恢复正常，并使指间关节的稳定性及拇指外展功能得到重建，效果显著。

王德华等采用从畸形拇指切除的指体切取带蒂复合组织瓣并转移，弥补保留指体的组织缺损矫正拇指多指畸形，使拇指良好的外观和功能得以保留。术中根据保留拇指皮肤缺损、指体长度和指甲缺损以及骨骼缺损情况，从已切除的拇指中设计以指神经血管束为蒂的皮瓣、拇甲皮瓣及复合组织皮瓣，组合重建拇指，以获得稳定的骨关节力线、适宜的指体长度和周径、良好的指甲形态以及张力适宜的肌腱系统。

刘新强团队改良 Bilhaut-Cloquet 术在拇指多指畸形患儿中的应用效果显著，有利于缩短患儿的住院时间及截骨愈合时间，降低指体宽大、指甲畸形及指体窄小的发生率，改善关节活动范围、关节稳定性、成角畸形及患儿的心理状态，提高患儿的生活质量及家属满意度。

第九节　巨指畸形

巨指畸形是神经生长异常所致，以手指或足趾体积增大为特征的先天性畸形，在四肢先天性畸形中的发生率很低，约为0.9%。巨指畸形最少见的是上肢畸形，是由于手指、手掌或肢体超常发育所致。巨指不仅影响肢体功能而且严重影响美观，还给患者带来心理上的障碍，容易形成孤僻的性格。

一、病因病机

（一）西医学认识

巨指是一种少见的手指变粗的先天性畸形。Flatt在1476例先天性手部畸形中仅发现19例巨指，占0.9%，食指受累最为常见。巨指不像遗传症，虽然原因不能肯定，但可能与以下三种因素密切相关：神经支配异常、血供异常、体液系统异常。一些人认为巨指是神经纤维瘤病的一种退化类型，但是，在这类患者没有见到神经纤维瘤病的其他病变。

Barsky将真正的巨指分为两种类型：

（1）静止型　不再随儿童的发育而进展。

（2）进展型　与正常发育不成比例的增大。在幼儿时出现并迅速增大，常出现成角畸形，使指呈"香蕉"形。巨指大多单独存在，但有10%巨指伴有并指。

（二）中医学认识

中医学对本病的认识具有悠久的历史，纵观著述，此类患者为先天不足。先天禀赋不足、手部发育异常畸形是本病发生的重要原因。

二、临床诊断

（一）辨病诊断

1. 临床表现

（1）静止型　巨指畸形在新生儿就存在，指弥漫性增大，指远端和掌侧组织通常比背侧和近侧组织更粗大，巨指和正常指成比例生长。

（2）进展型　巨指在幼儿时出现并迅速增大，常出现成角畸形。皮肤增厚，指甲肥大，指骨经常受累，掌骨也可增粗。随巨指生长、增粗，逐渐丧失活动功能，以后可出现腕管综合征，伴感觉异常和感觉减退。巨指也可出现营养性溃疡。巨指多为单侧，多指受累为单指的2~3倍。如拇指受累，可出现典型的外展和过伸畸形。

2. 相关检查

可行X线检查以了解手指骨骼发育情况。

（二）辨证诊断

1. 先天不足证

（1）临床证候　患儿单个或多个指巨大，伴发黄、面白、发育不足、精神萎靡，舌淡，苔白或无苔，脉细弱。

（2）辨证要点　患儿单个或多个指巨大，伴发黄、面白、发育不足。

2. 气滞血瘀证

（1）临床证候　患儿单个或多个指巨大，舌暗有瘀斑，苔白或无苔，脉弦涩。

（2）辨证要点　患儿单个或多个指巨大，舌暗有瘀斑，脉弦涩。

三、鉴别诊断

（一）西医学鉴别诊断

与杵状指相鉴别。杵状指指（趾）末端软组织增厚似鼓槌状膨大，呈拱形隆起，甲纵脊和横脊高度弯曲，表面呈玻璃状。

（二）中医学鉴别诊断

与痿证相鉴别。虽同是肢体疾患，但痿证以手足软弱无力，甚则肌肉枯萎瘦削为主要临床表现，关键在于肌肉"痿弱不用"，关节相对"变大"，但无肢体不等长或肢体畸形。

四、临床治疗

（一）提高临床疗效的要素

（1）明确巨指畸形诊断。

（2）根据患儿年龄、巨指的类型、严重程度选择不同的治疗手段。

（3）治疗前后选择合适的康复手段是恢复的重点。

（二）辨病治疗

目前没有控制巨指生长的有效的非手术方法，弹力包裹或压迫指均无效。手术指征包括：增粗、成角、腕管综合征和灼性神经痛。

进展型巨指通常需行剥脱术，手术时尽可能多的切除指一侧的过剩组织，3个月后再行另一侧剥脱术，在生长发育过程中需多次做这种手术。Tsuge认为巨指的生长是由于过多的神经长入，推荐在剥脱术时将增粗的指神经束削掉一半，他还建议术中完全切除增大的指神经，这样对控制巨指发展最为有效，而且对儿童指的神经损伤很小。文献记载，缩短巨指的方法有多种，包括单纯截除远端指骨和将远节指骨切成条状，将指甲及甲床转移至中节指骨末端、连带或不连带其下的远节指骨。对成角畸形，可通过中节或远节指骨楔形截骨矫正。对于成人严重的畸形截指、截肢只能是最后的选择。

剥脱术后最常见的并发症是复发，皮瓣坏死是其主要的并发症，有学者建议将增厚皮肤全部切除，然后全厚植皮来避免这个问题。注意皮瓣设计可有助于防止皮瓣坏死。每次手术只做手指一侧可降低循环障碍的危险。

1. 剥脱术

手术方法：上止血带，取患指等长的侧正中切口，分离指神经，切除所有多余的脂肪组织，切除远节指骨的掌侧半和中节指骨的背侧半，然后将剩余骨片重叠对位，切除过剩皮肤，关闭切口，无菌敷料包扎。术后不需特殊保护，可在3个月后施行患指另一侧剥脱术。

2. 指缩短术

手术方法：上止血带，取侧正中"L"形切口，自近侧指间关节向远侧延伸至甲根近侧，切口横行通过指背侧，切除中节指骨的远侧半和远节指骨的近侧部分。用咬骨钳将保留中节指骨远端修尖至可以插入远节指骨髓腔为止，将远节指骨放到中节指骨，然后用克氏针固定使指回缩；掌侧过剩的软组织留待以后切除，关闭伤口，用指夹板固定3周。

3. 拇指缩短术

手术方法（Millesi）：上止血带，切除指甲和甲床远侧半及其下的远节指骨粗隆，通过近节和远节指骨背侧的纵行切口，切除远节指骨中1/3及其表面指甲和甲床的中1/3，然后通过平行的斜行截骨切除近节指骨的中1/3。将远节指骨剩余的两纵行部分用克氏针横穿固定。近侧指骨的远端和近端缩短对位，克氏针斜向固定。仔细对合皮缘和甲床，将克氏针留在皮外，拇指夹板固定。术后处理夹板固定3周，通常4~6周骨愈合后拔除克氏针。

（三）辨证治疗

1. 先天不足证

治则：补肾益筋壮骨。

方药：补肾地黄丸。熟地黄6g、山茱

黄 12g、炒山药 15g、茯苓 6g、牡丹皮 6g、泽泻 6g、牛膝 6g、鹿茸 3g。气血不足者加黄芪 40g、当归 15g；脾胃不足者加党参 20g、茯苓 15g、芡实 15g。

2. 气滞血瘀证

治则：活血行气，通络止痛。

方药：活血祛瘀汤。丹参 9g、当归 6g、赤芍 6g、鸡血藤 6g、桃仁 3g、延胡索 6g、郁金 9g、三七 3g（研）、香附 6g、枳壳 3g、广木香 6g、甘草 3g。

（四）医家经验

汤海萍

汤海萍等在 Tsuge 手术方法的基础上进行了改良，一期将巨指多余的皮肤、软组织及指甲切除，并在缩短指骨或指间关节融合的同时保留指背静脉网，将指背多余皮肤一并切除，对手指过长、侧偏畸形、指端肥大和指甲过大等畸形一次矫正，保证了手指血运不受影响。对矫正已成年的、稳定型的巨指有明显的效果。该术式设计合理、效果可靠，是一种理想的巨指矫正术式。

五、预后转归

术后手指感觉稍受影响。手术可分期进行，以免损伤手指所有的血管。对于手指骨太长、畸形较严重影响功能的，可切除手指的一部分，但术后往往复发。

六、预防调护

本病是一种先天性的疾病，根据其原因应做好孕期保健。

七、评述

巨指的治疗目的主要是修复畸形手指的外观，同时强调保留指尖感觉和掌指关节的活动。因此治疗必须考虑多方面因素，比如巨指的类型、进展程度和年龄等。轻型者以软组织（皮肤、脂肪、神经、血管等）切除术为主，中型者以骨组织（骨骺或骨）切除手术为主，重型者以截指为主。先天性巨指（趾）畸形可表现为指（趾）不同程度、速率的过度生长，受影响的指/趾数量及邻近肢体异常的表现多种多样。然而，当疾病表现出家族性遗传倾向，或脉管网络、内脏组织等其他系统异常增生时，应警惕 CLOVES 综合征、Proteus 综合征及 KTS 等以巨指（趾）为临床表现的过度生长性疾病。在制定治疗方案时，需要综合考虑患者的年龄、受累部位、疾病进展速度以及康复潜能之后行个体化的手术设计，同时也应当了解患者及家属的心理状况并充分疏导。随着世界各国研究者对这一疾病发病机制的深入探索以及基因靶向治疗的不断成熟，相信未来有望实现针对巨指/趾畸形的药物联合手术的系统性治疗，取得更为满意的临床疗效。

第十节　先天性蝶形椎、半椎体

先天性蝶形椎、半椎体等是由于脊柱发育障碍所引起的椎体形态异常的一类疾病，是先天性脊柱畸形中最常见的，约占先天性脊柱畸形的 50%，也是导致先天性脊柱侧凸的最常见原因，占所有脊柱侧弯的 10% 左右。半椎体、蝶形椎体、楔形椎体等，导致的脊柱侧弯属结构脊柱侧弯。

一、病因病机

（一）西医学认识

胚胎 5、6 周是脊柱开始发育的时间，在轴索内形成原椎，上下原椎之间彼此融合椎体。一侧原椎发育不良可形成半椎体畸形，而椎体中央脊索或脊索周围隔残存，沿矢状面分布时，形成椎体矢状裂隙，而导致蝶形椎体。

楔形椎体有两个椎弓根，其中一个发育不良，上下椎间盘完整则为全半椎体，临近一侧椎间盘发育不良则为半椎体，两个椎间盘都未有形成则为没有完全分离的半椎体。

半椎体畸形属于椎体形成障碍，其所致的脊柱侧弯约占先天性脊柱侧弯的46%。对于先天性的脊柱侧弯患者，在MRI上有35%的合并神经系统异常，包括脊髓纵裂、脊髓栓系、脊髓空洞还有椎管的发育异常。

（二）中医学认识

本病可归属于中医学"五迟""五软"范畴，《张氏医通·婴儿门》认为其病因"皆胎弱也，良由父母精血不足，肾气虚弱，不能荣养而然"，此类患者多为父母精血虚损，或孕育调摄失宜，精神、起居、饮食、药治不慎等致病因素遗患胎儿，损伤胎元之气致使先天精气不足、筋骨失养而成。

二、临床诊断

（一）辨病诊断

1.临床表现

先天性蝶形椎体、半椎体的患者多表现不同程度的脊柱侧弯症状。胸椎的单侧分节不良发生骨桥，其脊柱侧弯最明显。颈胸段侧弯则会造成头颈倾斜、双肩不对称，或先天性高肩胛畸形。腰椎的侧弯一般不会造成严重的体态问题。先天性脊柱侧弯晚期，易并发神经系统症状，如大小便功能障碍、下肢感觉障碍，甚至截瘫；呼吸循环系统症状，如胸廓畸形，跑步及上下楼梯后喘息、发绀多易出现；泌尿生殖系统的症状，如独肾、马蹄肾，无子宫、输尿管异常等也可见。

2.相关检查

（1）X线检查　是诊断本病的最基本手段。照片时必须强调直立位，不能卧位。

同时还要拍摄胸廓及骨盆平片，以免遗漏复合畸形。

（2）CT检查　可以更为清晰地观察到椎体的畸形情况，同时可以了解椎管内存在的骨性畸形。三维重建还可以更加全面观察到畸形的部位和形态，有利于发现畸形中的细节，包括半椎体的大小和范围。

（3）MRI检查　可以更清楚地显示脊髓的形态和位置，发现脊髓有无纵裂、有无栓系、有无脊髓空洞以及小脑扁桃体疝等畸形。

（二）辨证诊断

依据中医学理论，本病的主要原因为先天禀赋不足、骨骼发育异常，属于肝肾亏虚、发育不良证型。

（1）临床证候　患儿面白无华，发育不足，精神萎靡，脊柱侧弯，局部畸形，舌淡，苔白或无苔，脉细弱。

（2）辨证要点　患儿面白无华，发育不足，精神萎靡，脊柱侧弯，局部畸形。

三、鉴别诊断

（一）西医学鉴别诊断

1.特发性脊柱侧弯

特发性脊柱侧弯多发生在青春期，女性多见，椎体分化一般可。一般没有半椎体、楔形椎体、蝴蝶椎及融椎现象。但可出现胸廓变形、剃刀背畸形等，又被称为青少年特发性脊柱侧弯。

2.小儿脊柱结核

小儿脊柱结核多发于3~5岁的小儿，起病缓慢，常有烦躁、食欲减退和低热。局部会出现疼痛，脊柱活动常受限。可出现脊柱畸形，但以后凸为主。X线检查可见椎间隙变窄，或模糊不清，甚至椎间隙消失。临近椎体常出现骨质稀疏、骨质破坏和椎旁脓肿。先天性脊柱侧弯通常无椎体破坏。

（二）中医学鉴别诊断

1. 流痰

流痰多发于脊椎、环跳、肩、肘、腕，其次下肢，亦可走窜，一般为单发，但脓肿形成后常可走窜，患处隐隐酸痛，虽然起病慢，化脓亦迟，溃后亦不易收敛，但关节骨性变形较少；在损伤筋骨时轻者致残，重者可危及生命。

2. 流注

流注是外科疾患，其发于长骨，流注于肌肉，无固定部位，随处可生，大多为多发性。起病较快，疼痛较甚，化脓既易，溃后亦容易收口。

四、临床治疗

（一）提高临床疗效的要素

（1）明确脊柱椎体发育畸形的诊断。

（2）根据患儿年龄、椎体畸形及脊柱侧弯的严重程度选择不同的治疗方案。

（3）坚持不懈的治疗及康复锻炼是轻症恢复的前提，或是延迟手术的最好方案。

（4）治疗后的康复是恢复的关键。

（二）辨病治疗

1. 非手术治疗

非手术治疗对先天性脊柱侧弯患者意义不大。少数先天性侧弯可以用矫形支具治疗，支具固定主要起保护及防止继发改变加重的作用。对代偿性的侧弯，支具可以成功控制数年。如果选择支具治疗，就应每6个月拍摄一次脊柱X线片，仔细测量和比较。

2. 手术治疗

由于75%的先天性脊柱侧弯是进展型的，而可以用支具治疗的只有5%~10%，所以手术仍然是最根本的治疗方法。以下是几种治疗本病的手术方法：

（1）无器械矫形固定并后路融合术　使用器械内固定可以稍微增强矫正效果，但有的患者出现了四肢瘫和感染。无器械内固定的后路融合的优点是手术简单、安全、可靠。不利方面包括：手术后需用石膏矫形、假关节率增高、可能发生晚期弯曲、可能出现"曲轴"现象和矫形程度可能较小。单纯后路融合一般用于估计发展较慢的轻度侧弯。

（2）器械矫形固定并后路脊柱融合术　先天性脊柱侧弯患者使用器械内固定的优点：①增加少量的矫正度；②可稍微减少假关节形成率；③术后石膏或矫正器更舒适。不过，这些优点要与手术造成的瘫痪和感染的风险相权衡。通常，器械内固定应专门用于侧弯曲较重，且年龄较大的病儿，因为单纯使用石膏，很难对这些病儿的侧弯进行矫正和保持。器械内固定只能用于提高融合率和作为稳定支撑，而不是获得明显的矫正效果。

（3）前路和后路凸侧半骨骺阻滞融合术　患者取直侧卧位，凸侧向上，消毒和铺手术单，前路入路可根据融合节段决定，后侧手术入路是一个标准的骨膜下显露方式，但通常在侧弯的凸侧。侧弯显露后，分别在前路和后路插入钢针或其他标记物，在透视机屏幕上观察到。术后石膏固定6个月，根据需要勤换石膏。随访至生长发育结束期，术后前几年效果良好，但在生长快速期可能有侧弯加重。

（三）辨证治疗

治则：补肾，益筋壮骨。

方药：补肾地黄丸。熟地黄6g、山茱萸12g、炒山药15g、茯苓6g、牡丹皮6g、泽泻6g、牛膝6g、鹿茸3g。如心脾两虚者，可加远志、龙眼肉等；如兼有面色不华、倦怠乏力者，可加党参10g、黄芪9g、白术9g等。

（四）新疗法选粹

半椎体切除术半椎体切除的侧弯是半椎体位于侧弯顶端的成角弯曲，这个手术报道最多的是腰骶半椎体切除。

近年来，Braford、Boachie-Adjei、Bergoin、Bollini 等报告一期行前路和后路半椎体切除术的可接受的结果。一般术后需要行石膏或支具制动 6 个月。很多半椎体在后部，靠近椎管，通过前路很难显露。Heinig 报告了一种用刮匙通过椎弓根去除松质骨的方法。一般认为，这种"鸡蛋壳"术式可避免前路入路，但要求有经验的脊柱外科医生完成。

Kosterhon 等在 1 例 56 岁女性半椎体畸形患者的手术治疗中，创新性地采用了光学导航显微镜 HUD 技术，并取得良好效果。该团队在术前使用 Sawbone 创建截骨术虚拟模型，精确计算所需切除的平面和体积，将三维手术计划导出到手术显微镜可视化导航系统中，在光路引导下进行精确截骨。术后影像学检查和临床随访显示，该患者脊柱失衡获得充分矫正，后路融合良好且术后没有出现神经功能损伤。光学导航技术的引入可以按计划进行骨质切除，通过实时视觉反馈，帮助术者精确定位截骨面，避免骨质过多去除，从而避免骨不连发生。但术中导航常用于颅神经外科手术，若要将其广泛应用于复杂的脊柱手术，需进行充分的技术革新及操作培训，以避免神经损伤发生。

（五）医家经验

初同伟

初同伟教授对一期经后路半椎体切除矫治先天性脊柱半椎体侧后凸畸形进行了多方面的总结分析。经后路半椎体切除术主要有 3 种手术方法，分别是经典的后路半椎体切除术、"蛋壳"法半椎体切除术、"类蛋壳法"半椎体切除术。经典的后路半椎体切除术手术要点是经后正中入路，对周围组织进行分离；在相应节段植入椎弓根螺钉；通过切除半椎体的后方结构及椎弓根，显露脊髓、神经根及半椎体四周；切断上下椎间盘，移除半椎体；充分清除残余椎间盘组织；植入双侧矫形杆，在凸侧加压，闭合半椎体切除后遗留的空隙，若同时存在后凸，可在凹侧进行撑开以恢复矢状位正常曲度。"蛋壳"法半椎体切除术与经典的后路半椎体切除术不同的是，此法在充分暴露硬膜囊并加以保护后，直视下切除患椎横突和椎弓根；自椎弓根基底部向前逐渐挖除半椎体内松质骨，直至触及其侧壁及前壁皮质；切除上、下终板；应用钉棒系统行凸侧加压，闭合半椎体切除后遗留空隙，同时压碎半椎体侧壁及前壁皮质壳；对于凹侧可在安全范围内轻度撑开，以增加矫形效果。"类蛋壳法"半椎体切除术与前两种手术方法不同的是，此法通过椎弓根以刮匙刮除椎体内的松质骨；以高速磨钻磨除残余椎体；切除相邻椎间盘并以刮匙清理上、下终板；将切除的骨片植入半椎体切除后遗留空隙中；然后再应用钉棒系统或钩棒系统在凸侧加压，凹侧撑开进行矫形。

五、预后转归

绝大多数先天性脊柱侧凸为进展性的，并且为显著进展，只有 10%~25% 患者不进展。胸腰段侧凸，或两岁以前 Cobb 角已大于 50° 者，预后较差。

六、预防调护

（一）预防

应早期手术融合，否则会产生严重僵硬、畸形，使矫形手术难度明显增大。因此，治疗上应以早期治疗、预防畸形进展为原则。

（二）调护

（1）患者的不合作和恐惧常来自于肢体动受限、切口的疼痛、对疾病的不了解以及对医疗操作和康复训练的陌生，因此术前、术后的健康教育、积极有效的沟通技巧等有助于缓解患儿心理压力，从而增加信心及依从性。

（2）术后患者清醒后，应立即检查双下肢感觉运动情况，如发现异常，应通知医生及时处理。

（3）良好的术后康复功能锻炼，能够进一步增加手术效果。术后3天鼓励患者主动活动四肢关节，积极练习深呼吸；1周后可让患者慢慢坐起，在支具保护下逐渐下地站立、行走，严禁做躯体侧屈、扭转、弯腰等动作。活动强度循序渐进，避免疲劳。出院后继续佩戴支具固定3~6个月。

七、评述

非手术治疗包括支具、电刺激、体育锻炼等方法，一些资料证实支具、电刺激治疗在改变特发性脊柱侧凸的自然病程的有效性，但对先天性脊柱侧凸几乎是无效的，或只有暂时延缓侧凸发展作用。

近年来，手术治疗应用椎弓根钉棒三维矫形的人逐渐增多。但是，胸椎椎弓根较腰椎狭小，有研究显示：不良置钉率高达54%，有脊髓、血管、神经损伤等并发症。所以胸椎尤其是上胸椎一直是椎弓根钉的手术禁区，至今美国FDA仍未批准使用。

第十一节　先天性髋关节脱位

先天性髋关节脱位又称发育性髋关节脱位或发育性髋关节发育不良及髋发育不全，是较常见的先天性畸形，股骨头在关节囊内丧失其与髋臼的正常关系，以致在出生前及出生后不能正常发育。

先天性髋关节发育不良通常包括股骨头半脱位（部分脱位）、髋臼发育不良和股骨头完全从真臼脱位。在新生儿期，真正的先天性髋脱位的股骨头可从真臼脱出和复位，但较大年龄儿童的先天性髋脱位，股骨头则为持续性脱位，股骨头和髋臼也发生继发性改变。

一、病因病机

（一）西医学认识

关于先天性髋关节脱位的病因，已提出几种学说，包括机械学说、激素学说、原发性髋臼发育不良和遗传学说等。Wynne-Davies报告有一个家系都有"浅髋臼"的表现，将其称为"发育不良性状"，提示原发性髋臼发育不良可能是先天性髋关节发育不良的一个危险因素。

（1）根据股骨头与髋臼的关系，一般可将其分为以下3种类型（图16-11-1）：

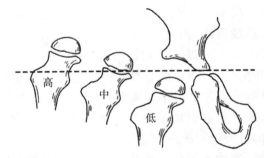

图16-11-1　先天性髋关节脱位上移标准

①先天性发育不良：股骨头仅略向外移，Shenton线基本正常，但CE角可减小，髋臼变浅，Dunn称此为先天性髋关节脱位Ⅰ级。

②先天性半脱位：股骨头向外上方移位，但仍与髋臼的外侧部分形成关节，Shenton线不连续，CE角小于20°，髋臼变浅，属Dunn分类Ⅱ级。

③先天性完全脱位：股骨头完全在真

性髋臼以外，与髂骨的外侧面形成关节，逐渐形成假髋臼，原关节囊则嵌夹于股骨头与髂骨之间，属 Dunn 分类Ⅲ级。

（2）根据脱位的程度分类，分为以下4度：

①Ⅰ度脱位：股骨头骺核位于 Y 线以下、髋臼外上缘垂线之外。

②Ⅱ度脱位：股骨头骺核位于 Y 线与 Y 线的臼上缘平行线之间。

③Ⅲ度脱位：股骨头骺核位于臼上缘平行线高度。

④Ⅳ度脱位：股骨头骺核位于臼上缘平行线以上，并有假臼形成。

（二）中医学认识

髋关节脱位属于骨关节疾病，中医学认为肾藏先天之精，主生殖，肾精化肾气，肾气为人体先天之本，在体合骨，生髓。蔺道人在《仙授理伤续断方》中首次描述了髋关节脱位，并将其分为"从档内出""从臀上出"，采用手牵足蹬手法复位治疗。《素问》记载曰："肾主骨""肾生骨髓""在体为骨"。在肾的生理功用中，认为主人体生长发育和各脏腑的气化，在出生之前，肾精是生命构成的重要物质，出生后，能促进人体的生长发育和生殖，肾精、肾气主宰者着人体的生长发育。《灵枢》曰："肾藏精""肾者……其充在骨"，都说明肾主骨生髓，骨的生长发育，均须依赖肾之精气的营养和推动。在小儿发育性髋关节脱位的病因病机中，考虑因肾精的先天不足，在生长发育过程中，关节囊、关节周围软组织不能正常发育，导致髋关节一系列病理改变，最终导致髋关节脱位。

二、临床诊断

（一）辨病诊断

1.临床表现

（1）新生儿和婴儿期的表现　此阶段症状并不明显，难以引起家长和医务人员的注意。但如果发现有下列体征者，应密切注意并高度怀疑有先天性髋关节脱位的可能。

①一侧下肢活动少，蹬踩力量低于另一侧。

②双侧大腿内侧皮肤皱褶不对称，患侧皮纹较检测深陷。

③在为患儿更换尿布或洗澡时，在髋关节部位可闻弹响声。

④在下肢伸直位或屈髋位时，髋关节外展受限。

⑤Ortolani 征及 Barlow 征阳性：这两项体征是在一次检查中同时完成的，并且要反复做几次。在操作时，动作要求轻柔，最好是患儿熟睡时进行。超过 3 个月者即使阴性也不能排除先天性髋关节脱位。

⑥Allis 征阳性：阳性并非为髋脱位的特有表现，当骨盆倾斜时也可表现为阳性，故在做出诊断时要综合判断（图 16-11-1）。

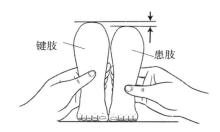

图 16-11-2　Allis 征阳性，患侧膝平面低于健侧

（2）幼儿期的表现　当患儿年龄到 6~18 个月时，在临床上的一些因素却发生了变化，可有如下表现。

①跛行（单侧髋脱位），或摇摆步态（双侧髋脱位）。

②臀部扁而宽，股骨大粗隆突出，如为双侧脱位，表现为会阴部增宽，臀部后耸，腰前突增大。

③触诊：股三角空虚而凹陷，股动脉搏动减弱，髋外展受限，内收肌紧张。

④检查者一只手放在患侧股骨上端大粗隆处，另一手被动旋转患肢，可以感到脱位的股骨头滑动。

⑤ Allis 征阳性：使新生儿平卧，屈膝85°~90°，两腿并拢，双足跟对齐，如有本病，可见两膝高低不等。这是患侧股骨上移所致。

⑥套叠试验（望远镜征）阳性：使患儿平卧，患侧髋膝关节各屈曲90°，检查者一手握住其股骨远端和膝关节，另一手压住其腹股沟，在提推患肢膝部时，如感到大转子随之上下活动，则为套叠试验阳性。

⑦ Trendelenburg 征阳性：嘱小儿单腿站立，另一腿尽量屈髋、屈膝，使足离地。正常站立时对侧骨盆上升；髋关节脱位后，股骨头不能托住髋臼，臀中肌无力，使对侧骨盆下降，从背后观察尤为清楚，称为Trendelenburg 试验阳性，是髋关节不稳定的体征。

⑧ Ortolani 试验和 Barlow 试验：适用于自出生至 3 个月之间的先天性髋关节脱位。

Ortolani 试验：是将患儿两膝和两髋屈曲至 90°，检查者将拇指放在患儿大腿内侧，示指、中指则放在大转子处，将大腿逐渐外展、外旋。如有脱位，可感到股骨头嵌于髋臼缘而产生轻微的外展阻力。然后，以示指、中指往上抬起大转子，拇指可感到股骨头滑入髋臼内时的弹动，即为Ortolani 试验阳性。

Barlow 试验与 Ortolani 试验操作相反，检查者使患儿大腿被动内收、内旋，并将拇指向外上方推压股骨大转子，可再次感到一次弹动。

⑨髋膝屈曲外展试验：使受检婴儿平卧，髋膝关节屈曲，检查者双手握住其膝部，拇指在膝部内侧，其余的四指在膝部外侧，正常的婴儿一般可外展 80° 左右，若仅外展 50°~60°，则为阳性，只能外展40°~50° 为强阳性。

2. 相关检查

（1）X 线检查　X 线检查可揭示髋臼发育不良或畸胎型脱位。随着髋脱位患儿的年龄增加和软组织的挛缩，X 线检查不仅变得更为可靠，而且有助于诊断和治疗。最常使用的参照线是 Perkins 垂线和 Hilgenreiner 水平线，这两条线均用于估计股骨头的位置。

帕金方格：帕金方格可以很直观地观察髋关节脱位，在髋关节正位 X 线片上，H线是通过两侧“Y”形软骨顶部的水平线，P 线是通过髋臼最外缘，与 H 线垂直的一条线，H 线和 P 线将髋关节分为四个区域，称为帕金方格，正常髋关节的股骨头处于帕金方格的内下象限，若股骨头中心未处于内下象限，可称为髋关节脱位。

髋臼角：髋臼角也称为髋臼指数在骨盆正位片上，经过髋臼外上缘与髋臼的髂骨下外侧点的连线所在的直线与 H 线相交所成的锐角称之为髋臼角。“Y”形软骨闭合后，双侧泪滴下缘所在的直线，与经过髋臼外缘和一侧泪滴下缘所在的直线形成的锐角称为 Sharp 角。国内马瑞雪等认为，正常男性 Sharp 角在 32°~44.5°，女性在 34.5°~47.5°。故认为女性髋臼角 >48° 时，考虑为髋臼发育不良。

颈干角：在髋关节正位片上，分别画出股骨干轴线和股骨颈轴线，两线相交内侧形成的夹角称为股骨颈干角。颈干角从出生到成人逐渐减小，出生时为 137°，1~4岁为 143°~145°，4~12 岁为 130°~135°，成人为 120°~125°，股骨颈干角较小为髋内翻，增大为髋外翻。

（2）其他检查　超声、关节造影、CT、MRI 均能对先天性髋脱位有其诊断价值。

（二）辨证诊断

1. 先天不足证

（1）临床证候　先天禀赋不足，肾气未充，不能温煦、濡养筋骨。发病隐蔽，双侧大腿内侧皮纹不对称，髋关节弹响，肌肉痿软，四肢酸软，疼痛绵绵，神疲乏力，舌淡苔白，脉沉细无力。

（2）辨证要点　双侧大腿内侧皮纹不对称，髋关节弹响，肌肉痿软，舌质淡、苔薄白、脉细。

2. 气滞血瘀证

（1）临床证候　外伤致脉络受损，血瘀筋脉关节。双侧大腿内侧皮纹不对称，髋关节弹响，患处疼痛、跛行，舌质可紫暗或舌有瘀斑，脉弦涩。

（2）辨证要点　双侧大腿内侧皮纹不对称，髋关节弹响，跛行，舌质可紫暗，脉弦涩。

三、鉴别诊断

（一）西医学鉴别诊断

1. 先天性髋内翻

先天性髋内翻临床表现为步态跛行或摇摆，髋关节外展明显受限，Trendelenburg试验阳性，但望远镜试验阴性。X线片可明确诊断。

2. 小儿股骨头坏死

小儿股骨头坏死又称股骨头骨骺骨软骨病。早期也有无痛性跛行，髋外展、旋内活动受限，发病年龄在3~9岁，多发生于男孩，常有患髋屈曲内收畸形。X线片显示股骨头骨骺致密、囊性变，或骨骺碎裂、变扁等变化，股骨头可稍向外移位，内侧关节间隙增宽，但髋臼指数正常，股骨头仍在臼中。

（二）中医鉴别诊断

本病可与小儿骨蚀病相鉴别。两者均可出现髋关节疼痛、跛行，但后者早期也有无痛性跛行，髋外展、旋内活动受限，发病年龄在3~9岁，多发生于男孩，常有患髋屈曲内收畸形。

四、临床治疗

（一）提高临床疗效的要素

（1）明确先天性髋关节脱位的诊断。

（2）早发现、早治疗、早康复是本病恢复的要点。

（3）根据患儿年龄、脱位的类型、严重程度选择不同的治疗手段。

（4）非手术治疗失败时，应选用手术治疗。

（二）辨病治疗

1. 分期治疗

先天性或发育性髋关节发育不良的治疗与年龄有关，应根据不同的病理变化选择不同的手术方法。应分为5个时期，即新生儿期（出生~6个月龄）、婴儿期（6~18个月龄）、幼儿期（18~36个月龄）、儿童期（3~8岁龄）和青少年期（大于8~10岁龄）。

（1）新生儿期（出生~6个月）　Ortolani和Barlow试验阳性的患儿，治疗的目的是稳定髋关节。对于有轻、中度内收肌挛缩的患儿，主要是将脱位的髋关节复位。文献报告在出生后的前几个月里，应用连衣挽具治疗的成功率为85%~95%。随着患儿年龄的增长，软组织挛缩的出现，以及髋臼的继发性改变，连衣挽具的成功率将逐渐下降。

连衣挽具由1条胸带、2条肩带和2个镫带组成。穿戴连衣挽具时，将穿着舒适衬衣的患儿仰卧，首先系上胸带，调整松紧度使胸壁与带子之间保持3指宽的距离，保持胸带位于乳头平面，接着扣紧肩带，再将双足同时放到镫带内，调整前屈的带子使髋关节位于屈曲90到110度位置，最后调整外侧带子呈略微松弛状，以限制内收，但不能强迫外展。应用连衣挽具后，可以观察到4种基本的持续脱位类型，即向上、向下、向外和向后脱位。如果向上脱位，需要额外增加屈髋；向下则减少屈髋；在开始穿戴连衣挽具时就应该发现向外脱位，只要X线片或超声波检查证实股骨颈正对着"Y"形软骨的方向，股骨头可逐渐复入髋臼内。持续后脱位则很难处理，使用连衣挽具治疗往往不能成功。后脱位通常伴有内收肌紧张，在后侧触摸到大粗隆可做出诊断。

（2）婴儿期（6~18个月）　这个时期的患儿，通常可见肢体短缩、被动外展活动受限和Galeazzi征阳性。如果患儿正在学走路，可能出现臀肌失效步态。X线改变包括股骨头骨骺骨化延迟、股骨头向外上方移位和发育不良的浅髋臼。此时应用连衣挽具治疗的成功率将显著降低，可能需要闭合复位或者切开复位术。治疗方案应包括：充分的术前牵引、内收肌切断、闭合复位和关节造影，或者闭合复位失败后进行切开复位。

①术前牵引：主要表现是采用皮牵引还是采用骨牵引，而且对牵引重量、最有效的牵引方向和时间的长短也有不同的意见。

②内收肌切断术：在无菌条件下经皮内收肌切断，适用于轻度内收肌挛缩者。对于较长时间的内收肌挛缩，则应选择横行切口切断内收肌。

③闭合复位：应在全身麻醉下，轻柔地完成闭合复位，然后辅髋"人"字石膏外固定，使髋关节维持在屈曲95°、外展40°~45°的位置。髋"人"字石膏固定需要固定4个月左右，可于2个月时更换一次石膏，并拍摄X线片或关节造影证实股骨头已解剖复位。CT扫描有助于评价石膏固定后的复位，与常规X线片比较，石膏不影响CT的成像质量。

④关节造影术：由于婴儿或幼儿髋关节X线片不能提供诊断和治疗先天性髋关节所需要的全部信息。

⑤切开复位：闭合复位而失败者，可以选择切开复位。切开复位可去除妨碍复位的软组织结构，实现股骨头中心性复位。可通过前侧、前内侧和内侧入路进行切开复位。

（3）幼儿期（18~36个月）　年长儿童的先天性髋脱位的会阴部增宽、患肢短缩和下段脊柱前凸增加，均是股骨-骨盆不稳定的结果。对于已明确诊断为髋关节发育不良，往往需要切开复位和股骨截骨或骨盆截骨。抑或采取切开复位、股骨截骨和骨盆截骨等手术方法。治疗髋关节发育不良的股骨截骨术，包括股骨内翻、外旋截骨和Campbell钢板螺丝钉固定。

（4）幼儿或儿童期（3~8岁）　处理3岁以上未曾治疗的先天性髋脱位较为困难，此时髋关节周围的结构已发生适应性短缩，髋臼和股骨头也出现结构性改变，因此需要切开复位，术前不应该再作骨骼牵引。

1）一期股骨短缩　在过去10年中一期切开复位和股骨短缩，或同时做骨盆截骨等联合手术，已经被接受为治疗年长儿童先天性髋脱位的方法。

2）骨盆截骨　单纯骨盆截骨术，或联合切开复位手术，是增加或保持术后髋关节稳定的措施。通常采用的骨盆截骨包括：①髂骨截骨（Salter）；②髋臼成形（Pemberton）；③髋臼游离截骨；④造架术（Stahli）和⑤髋臼内移截骨（Chiari）。为矫正年长儿童的股骨头和髋臼异常，上述骨盆截骨可与股骨短缩截骨联合应用。

①Salter髂骨截骨术：在先天性髋关节的切开复位手术中，整个髋臼的方向比正常者更面向前外侧，因此当髋关节伸直时，股骨头的前外侧部分没被髋臼充分覆盖，而髋关节内收时股骨头上方也没被充分覆盖。Salter髂骨截骨改变了髋臼方向，使股骨头的前侧部分和上方均被髋臼覆盖。

② Pemberton 髋臼成形术：髋臼成形这一名称是指在髋臼上方截断髂骨，随后将截骨远端及髋臼撬向下方，从而改变髋臼顶壁的倾斜方向。Pemberton 把髋臼成形称作关节囊周围髂骨截骨。截断全层髂骨后，"Y" 形软骨作为铰链使髋臼顶壁向前、外旋转。

（5）青春期和青年期（大于8~10岁）这个时期的患者，股骨头已不能向远端移位到髋臼水平，只有采用姑息性及补救性手术的可能，在罕见的情况下，才考虑做股骨短缩和骨盆截骨联合手术，但术后髋关节功能，能持续终生的机会则非常少见。关节固定术目前已极少用于治疗年长儿童未复位的髋关节脱位。双髋脱位是关节固定术的禁忌证，此种情况的双髋脱位不应予以复位。待进入成年期后，再考虑做全髋关节置换术。

2. 并发症的治疗

发生缺血性坏死是治疗婴幼儿髋关节脱位最严重的并发症。缺血性坏死的潜在后遗症包括股骨头变形、髋臼发育不良、股骨头向外侧半脱位、大粗隆过度生长和肢体不等长等，而骨性关节炎则是常见的晚期并发症。

对先天性髋脱位治疗后发生股骨头缺血性坏死的儿童，应采取系列 X 线片进行观察，直至骨骼发育成熟。当出现明显的肢体不等长时，可选择适当的方法予以治疗，例如骨骺阻滞术。对年长儿童有症状的大粗隆过度生长，可采取大粗隆前置术，不仅可增加外展肌的静止长度，还能增加其杠杆力臂。

（三）辨证治疗

1. 先天不足证

治则：阳虚型宜补益肝肾、温阳通督、止痛；阴虚型宜补益肝肾、滋阴通督、止痛。

方药：偏阳虚者，右归丸加减。组成：熟地黄 25g、炒山药 12g、山茱萸 9g、枸杞子 12g、鹿角胶 12g、菟丝子 12g、杜仲 12g、当归 9g、肉桂 6g、制附子 6g。阳衰气虚，可酌加人参；如阳虚精滑或带浊便溏，加酒炒补骨脂；如飧泄、肾泄不止，加五味子、肉豆蔻；如脾胃虚寒，饮食减少、食不易化，或呕恶吞酸，加干姜。偏阴虚者，左归丸加减。组成：熟地黄 24g、山药 12g、枸杞子 12g、山茱萸 12g、川牛膝 9g、菟丝子 12g、鹿角胶 12g、龟甲胶 12g。虚火上炎者去鹿角胶，加麦冬 12g、女贞子 10g；肺热咳嗽者，加百合 18g、桑白皮 10g。

2. 气滞血瘀证

治则：活血行气，通络止痛。

方药：活血祛瘀汤加减。丹参 9g、当归 6g、赤芍 6g、鸡血藤 6g、桃仁 3g、延胡索 6g、郁金 9g、三七 3g、香附 6g、枳壳 3g、广木香 6g、甘草 3g。瘀血阻滞疼痛甚者加乳香、没药各 6g；如兼有面色不华、倦怠乏力者可加党参 6g，黄芪、白术、茯苓各 9g。

五、预后转归

先天性髋关节脱位的治疗，患儿年龄越小，疗效越好。目前，在先天性髋关节脱位的患儿中，有相当多的病例已超过闭合复位的年龄，错过最佳治疗时机。如未经及时治疗，将导致关节畸形、失去髋关节正常的结构，最终导致骨关节炎的发生。

六、预防调护

（一）预防

孕妇怀孕期间不要弯腰干活，避免出生后的孩子得先天性髋关节脱位。此病为新生儿期的常见畸形疾病，做好早期发现、诊断、及时处理，大多可获得良好疗效。

（二）调护

（1）先天性髋关节脱位治疗越早越好，在婴儿期应引起重视，避免过早下地，补充维生素 A、D 等微量元素，促进骨骼发育。

（2）行固定后，可给予推拿、中药熏洗等治疗，内服补益脾肾、调和气血等中药，以预防髋关节僵硬、股骨头坏死等，较好地改善关节功能，促进关节的发育和修复。

七、评述

儿童期先天性髋关节脱位的治疗多采用矫正手段，若非手术矫正方案疗效不显著，则需要进行手术治疗。Salter 骨盆截骨术为常见的矫治手术，可以通过手术方式矫正髋关节方向，但受其手术方式影响，易出现并发症，不利于患儿康复。何义团队采用折线形骨盆截骨术通过对 Salter 骨盆截骨术进行改良、减轻术中创伤，来改善先天性髋关节脱位患儿的术后康复效果。

近年来，对于本病并无太新的治疗方法，Ganz 等在 Steel 截骨术基础上发展一种三个平面的髋臼周围截骨，治疗青少年和成人需要矫正髋关节不匹配，增加髋臼对股骨头覆盖的髋关节发育不良，如果股骨头负重区已出现退行性改变，同时做股骨近端截骨，可使未受累的髋臼、股骨头作为负重区。

第十二节　先天性髋内翻

先天性髋内翻亦称发育性髋内翻，系幼儿时发生的股骨颈干角进行性减小所致的畸形。正常成人的颈干角为 120°~140°，儿童为 135°~145°。若颈干角小于 120°，称为髋内翻。表现为日见加重的跛行，是小儿跛行常见原因之一。单侧发病多于双侧，性别和种族无明显差异。

一、病因病机

（一）西医学认识

先天性髋内翻的原因不明，其发病可能与多种因素有关。有人认为它是一种生长性紊乱，属于股骨近侧段发育不完全病损的一种。有人认为是外伤所致，还有人强调与内分泌有关，也可能与家族遗传有关。

（二）中医学认识

先天性髋内翻属于骨关节疾病，中医学认为肾藏先天之精，主生殖，肾精化肾气，肾气为人体先天之本，在体合骨、生髓。《素问》记载曰："肾主骨""肾生骨髓""在体为骨"。在肾的生理功用中，认为主人体生长发育和各脏腑的气化，在出生之前，肾精是生命构成的重要物质，出生后，能促进人体的生长发育和生殖，肾精、肾气主宰者着人体的生长发育。《灵枢》曰："肾藏精""肾者……其充在骨"，都说明肾主骨生髓，骨的生长发育，均须依赖肾之精气的营养和推动。在小儿发育性髋内翻的病因病机中考虑为肾精的先天不足导致小儿骨骼发育异常，在生长发育过程中，关节囊、关节周围软组织不能正常发育，使髋关节出现一系列病理改变，最终导致髋内翻。

二、临床诊断

（一）辨病诊断

1.临床表现

本病最突出的表现是日益加重的跛行。婴儿时症状不明显，早期以髋痛为主，之后患肢无力，易疲劳，行走时身体摇晃，跛行。站立时，患肢呈外旋及轻度内收位，骨盆斜向患侧，脊柱出现侧凸畸形，在腰段凸向患侧，在胸腰段凸向健侧。患侧臀肌萎缩，臀纹比健侧下降，Trendelenburg征阳性。患者仰卧位时，在其腹股沟部可触到增生的股骨头、颈。大粗隆顶点高出Nelaton线，患髋外展、内旋及后伸明显受限。套叠试验阴性。

2. 相关检查

X线检查：颈干角进行性减小，股骨头骨骺线由水平变为垂直，在股骨颈部近股骨头处有一个被裂隙分开的三角形骨块，有两条透亮带穿越股骨颈，形成"Y"形裂隙。随着骨的生长，内翻越来越明显，髋臼出现适应性改变。可通过测定HE角来评定髋内翻的程度（图16-12-1）。HE角即双髋臼"Y"形软骨连线与股骨头骺板的延长线相交的角度，正常为25°。

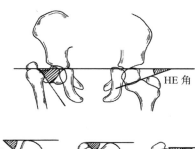

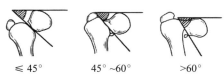

| ≤45° | 45°~60° | >60° |

图16-12-1　HE角测量示意图

（二）辨证诊断

1. 先天不足证

（1）临床证候　以髋痛为主，患肢无力，易疲劳，行走时身体摇晃，跛行。患侧臀肌萎缩，臀纹比健侧下降。患者仰卧位时，在其腹股沟部可触到增生的股骨头、颈。患髋外展、内旋及后伸明显受限。舌质淡、苔薄白、脉细。

（2）辨证要点　患肢无力，易疲劳，行走时身体摇晃，跛行，舌淡苔白，脉沉

细无力。

2. 气滞血瘀证

（1）临床证候　以髋痛为主，患肢无力，易疲劳，行走时身体摇晃，跛行。患侧臀肌萎缩，臀纹比健侧下降。患者仰卧位时，在其腹股沟部可触到增生的股骨头、颈。患髋外展、内旋及后伸明显受限。舌质可紫暗或舌有瘀斑，脉弦涩。

（2）辨证要点　以髋痛为主，患肢无力，易疲劳，行走时身体摇晃，跛行，舌质可紫暗或舌有瘀斑，脉弦涩。

三、鉴别诊断

（一）西医学鉴别诊断

1. 骨软骨病

骨软骨病其病史、髋关节活动受限及肢体短缩等与轻度的先天性髋内翻相似，但二者在X线片上各有特点。骨软骨病的股骨头、颈无分离现象，头致密扁平，颈粗短。

2. 先天性髋关节脱位

先天性髋关节脱位患者的跛行出现较早，从幼儿学步时开始，检查见股骨头在髋臼之外，大多数患者套叠试验阳性。

（二）中医学鉴别诊断

本病应与幼儿骨蚀相鉴别。二者均有关节活动受限等症状，但是幼儿骨蚀（儿童股骨头缺血坏死）常见明显的疼痛、行走跛行等，常因长期慢性损伤缓慢形成，或跑、跳、跌等急性损伤局部，造成筋骨损伤、骨骼坏死引起。而本病多与先天发育有关，磁共振影像可以明确诊断。

四、临床治疗

（一）提高临床疗效的要素

（1）明确先天性髋内翻诊断。

（2）根据症状及HE角的大小选择不同

的治疗手段。

（3）根据患者的年龄选择手术时机。

（4）根据患者是否有并发症选择不同的方法。

（5）在手术中应考虑股骨颈干角的恢复。

（6）注意髋外展肌力学功能的恢复。

（二）辨病治疗

治疗目的是促进骨化和愈合，将股骨头、干角矫至正常，恢复髋外展肌的正常力学功能。症状及 HE 角是确定治疗方案的指征。

1. 非手术治疗

HE 角 < 45°，无症状者，定期拍片判断畸形有无进展，对于肢体不等长可通过垫高鞋治疗。

2. 手术治疗

（1）适应证　①临床髋内翻出现跛行、下肢短缩、髋外展功能受限。X 线片示：股骨颈干角 <100°~110°，股骨 HE 角 >45°；②4~8 岁最为合适，最好不超过 15 岁。

（2）手术方法　发育性髋内翻的矫形治疗，可选择粗隆下截骨，使股骨头颈置于适当的外翻位置（图 16-12-2A）。外科治疗应推迟到 4~5 岁以后，以便容易使用内固定。当股骨颈干减少到 110° 或更小时，则有指征手术治疗。粗隆下截骨可用钢板螺丝钉和叉状钢板固定。虽然，这种内固定在生物力学上比较坚强，足以免除术后制动的需要，但也可用髋"人"字石膏固定，直至骨愈合。

为了增加在股骨头和颈之间的接触面，使股骨颈更好地承受负重的压力，Pauwels 设计了一种"Y"形截骨术（图 16-12-2B）。Langenskiold 设计了类似"Y"形截骨术的粗隆下内移截骨术（图 16-12-2C），手术时将截骨处的远端外展后，使其断面内移至股骨颈下方。

无论采取哪种截骨方法，畸形都可能

复发，因此术后应该定期复查，直到生长停止。此外，许多罹患先天性髋内翻者合并股骨发育不良、肢体不等长等，最终将需要做肢体均衡术。

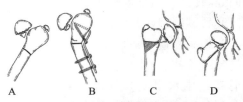

图 16-12-2　先天性髋内翻手术方式

A：大粗隆下截骨及内固定；B："Y"形截骨；C：Langenskiold 截骨；D：大粗隆下斜行截骨

（三）辨证治疗

本病的具体辨证治疗可以参考本章第十一节先天性髋关节脱位内容。

（四）医家经验

朱盛修

国内学者朱盛修采用股骨粗隆下斜行截骨（图 16-12-2D）。麻醉生效后，患者取仰卧位，患髋垫高，行股骨上段外侧纵行切口，显露股骨大粗隆及股骨上 1/3，在大粗隆的骨骺稍下方向小粗隆下做一斜行截骨，与股骨干成角 35°~45°，将股骨近端的截骨面内的松质骨凿出一骨槽，外展大腿，将股骨截骨远端斜行尖端插入近端股骨粗隆的槽内。如不易插入，可将股骨干截骨远端上段斜面的两侧皮质骨边缘修理得更加尖锐，修整后的尖端即能完全插入槽内。股骨干外展角度视术前髋内翻程度决定，用两枚螺丝钉穿入股骨上端与小转子内侧皮质骨作固定。术后皮肤牵引，6~8 周去除牵引，床上活动。待 X 线片证实愈合后，下地行走负重。

五、预后转归

外翻矫正的程度对畸形是否复发起着重要作用。文献报告，复发率 30%~70%。

无论采取哪种截骨方式，畸形均有可能复发，因此术后应定期复查，直到生长发育停止。对于合并的股骨发育不良、肢体不等长等问题，最终需行肢体长度均衡术。

六、预防调护

（一）预防

本病为先天性疾病，无有效预防措施，早诊断、早治疗是本病的防治关键。

（二）调护

1. 术前系统评估

认真做好患儿的入院评估，以便根据发病特点制定有针对性的护理计划。对不同病因引起的髋内翻护理上要有侧重点；对家长的评估通过有效沟通建立护士与患儿家长的良好合作模式。

2. 术后护理

手术后要注意石膏护理，查看石膏固定肢体的血运情况、患者的感觉、等长肌肉功能锻炼等，拆除石膏后指导患者积极进行正确的功能锻炼。

七、评述

现阶段对于髋内翻畸形具体的发病原因和详细机制尚未完全明了，大部分学者认为，婴幼儿时期股骨颈内侧骺板生长速度快，其颈干角较成人时期偏大，随着年龄的增大，外侧的骨骺板生长明显加快，从而使颈干角变小。先天性髋内翻通常采用手术治疗，手术治疗的目的是在转子部位截骨以改变颈干角。先天性髋内翻的治疗主要依据为股骨颈部的骨化不良，手术的最终目的在于矫正颈干角到正常生理角度，使股骨头的骺板从垂直位改变为水平位，使局部的剪应力变成生理性压缩应力。

手术矫正畸形对先天性髋内翻治疗十分重要。目前国、内外大部分主张行粗隆下外展截骨矫形术，根据截骨方式及固定方法可分为股骨粗隆楔形外展截骨术、股骨粗隆下斜行截骨术、股骨粗隆间倒"V"形插改角截骨法等，每一种方法都各自的特点及优点。

第十三节　先天性髌骨脱位

先天性髌骨脱位，是一种较为罕见的新生儿畸形，出生后即发现髌骨脱位，往往有家族史，双侧受累，偶尔伴有其他异常，如先天性多发关节挛缩症和Down综合征。其病情顽固，不能自行或用手法复位，常伴有股四头肌伸膝装置异常，股外侧肌可能缺如或严重挛缩，髌骨可以向外脱位并于髂胫束粘连。髌骨通常较小、形状异常。

一、病因病机

（一）西医学认识

本病发病原因尚未完全明确。有学者认为，本病的发生与胚胎时期组成股四头肌和髌骨的肌节内旋障碍所致。国外有学者对患有先天性髌骨脱位的尸体解剖，发现其股四头肌短缩、轴向偏移向外侧移位，使其产生一个屈曲膝关节的作用力。髌骨因没有处在正常的股骨髁间凹而发育不良变得很小，其髌骨与股骨外髁外侧面形成关节，髌骨不能被内移到正常的滑车关节面上。

因此，先天性髌骨脱位与其他类型的髌骨脱位有本质的区别，其畸形是在患儿出生以前就形成的，且较为严重。本病如得不到及时治疗，生长发育过程中股四头肌伸肌装置产生的异常牵拉力，可导致一系列继发性畸形，如膝外翻、外旋、内侧副韧带松弛或固定的膝屈曲畸形等。这些畸形的产生，对治疗增加了难度。

（二）中医学认识

我国古代典籍对"骨关节畸形"早有记载。如《易经》云"跛能履"，可能指包括先天性髌骨脱位的先天性畸形。亦可归属于中医学"五迟""五软"范畴。《张氏医通·婴儿门》认为其病因"皆胎弱也，良由父母精血不足，肾气虚弱，不能荣养而然"，此类患者多为父母精血虚损，或孕育调摄失宜，精神、起居、饮食、药治不慎等致病因素，损伤胎元之气致使先天精气不足、筋骨失养而成。

二、临床诊断

（一）辨病诊断

1. 临床表现

先天性髌骨脱位多见于婴幼儿及青少年，多无创伤史和急性脱位病史，其诊断要点如下：

（1）疼痛　一般无明显疼痛。

（2）肿胀　局部无或轻微肿胀。

（3）畸形　出生时发现股骨髁间窝内没有髌骨，而幼年时在股骨外侧髁上可触及髌骨，髌骨保持于永久性脱位状态，不能主动伸直膝关节，常屈膝畸形，膝关节被动活动正常。

2. 相关检查

（1）X线检查　4岁前由于髌骨骨化中心尚未出现，先天性髌骨脱位难以做出诊断。4岁以后，X线片显示髌骨较小、向外脱位及股骨外髁变平；膝关节轴位像更清楚地显示髌骨向外侧移位。

（2）MRI检查　MRI能显示髌骨软骨位于股骨的外侧，并能确诊可疑的先天性髌骨脱位。

（3）超声检查　有学者曾描述应用超声来定位髌骨软骨。

（二）辨证诊断

本病的患者多表现为先天不足证型：

（1）临床证候　站立或行走障碍，无力，局部触诊难以触及髌骨或髌骨较小。精神欠佳，面色萎黄，食欲不振，少气懒言，舌淡，苔白，脉细。

（2）辨证要点　精神欠佳，面色萎黄，食欲不振，少气懒言，舌淡，苔白，脉细。

三、鉴别诊断

（一）西医学鉴别诊断

1. 外伤性髌骨脱位

外伤性髌骨脱位有明显外伤史，膝部明显肿胀或皮下瘀血，伸膝时脱位的髌骨可恢复正常位置，屈膝时髌骨则脱出。髌骨形态尚正常，有时存在潜在的结构异常，如股骨外侧髁低平、髌股关节浅平等。

2. 习惯性髌骨脱位

习惯性髌骨脱位是在先天发育异常的基础上，大多数因轻度外伤所致，少数可无明显外伤。在正常屈伸膝关节过程中发生髌骨脱位，屈膝时髌骨脱至股骨髁外侧，伸膝则髌骨自动复位。由于髌骨反复脱位，股四头肌不能正常活动，出现肌肉萎缩、打软腿等症状。

（二）中医学鉴别诊断

本病应与痿证相鉴别。虽同是肢体疾患，但痿证以手足软弱无力，甚则肌肉枯萎、瘦削为主要临床表现，关键在于肌肉"痿弱不用"，关节相对"变大"，但关节无疼痛及活动受限。

四、临床治疗

（一）提高临床疗效的要素

（1）明确髌骨脱位的诊断。

（2）根据患者年龄、体质、全身情况

等选择方案。

（3）根据患者疾病发展阶段选择不同的治疗手段。

（二）辨病治疗

畸形严重程度与畸形未经矫正的时间长短有关，应尽早采取治疗措施。

1. 非手术治疗

先天性髌骨脱位的保守方法有手法矫正、固定、推拿、药物等治疗方式，治疗效果不佳，提倡早期手术治疗。

2. 手术治疗

应尽早手术治疗，重建伸膝装置。如能得到早期治疗，膝关节功能慢慢恢复，随生长发育，畸形也逐渐得以矫正。常规手术方案有以下几种。

（1）松解术　松解髌骨外侧的挛缩组织，并作好重建准备。切口从股骨外侧中下段沿髂胫束到胫骨结节弯向内侧，将髌骨外侧的挛缩组织充分松解，包括髌韧带外侧，将股外侧肌的远端从髂胫束、股四头腱外侧缘和髌骨外缘的连接处纵行切断，向上游离后备用。将挛缩的髂胫束切断，如股二头肌挛缩明显则作延长，此时髌骨外侧挛缩组织已完全被松解。

（2）复位　沿髌骨内缘股直肌与股内侧肌之间切开，此时髌骨可复位至股骨髁间。如果股四头肌腱和髌韧带仍不在一条直线，屈曲膝关节髌骨仍向外脱位，可将外侧髌韧带一半移缝至内侧，作胫骨结节内下移手术。

（3）修补　缝合为加强伸膝装置，可将内侧松弛的关节囊及滑膜切除一部分后作拉紧缝合。将股内侧肌稍向上游离之后，用肌腹组织盖过髌骨，缝合于髌骨外缘以加强固定，使髌骨维持于中立位。使被松解的股外肌远端向上移位，缝于股四头肌腱上部，减少向外牵拉髌骨的力量。切除内侧多余关节囊及滑膜，修补外侧滑膜缺

损。术中屈曲膝关节90°，髌骨不再向外滑移，即认为满意。术后长腿石膏托固定6周，早期行股四头肌收缩功能锻炼，拆除石膏后练习膝关节屈伸功能。

（三）辨证治疗

本病的主要原因为先天禀赋不足、骨骼发育不良，属于先天不足证型。具体辨证治疗如下：

治则：补益肝肾，益筋壮骨。

方药：补肾地黄丸加减。熟地黄6g、山茱萸12g、炒山药15g、茯苓6g、牡丹皮6g、泽泻6g、牛膝6g、鹿茸3g。如心脾两虚者，可加远志、龙眼肉等；如兼有面色不华、倦怠乏力者，可加党参10g、黄芪9g、白术9g等。

（四）新疗法选粹

"四合一"术式是联合四种手术方法综合治疗先天性骨窦骨脱位（CDP）或习惯性髌骨脱位（HDP）的一种术式，包括外侧软组织松解、髌骨近端力线管状重排、半腱肌肌腱固定、髌韧带内移。之后又有Niedzielski等对此术式进行了改良。前者对5例6膝开展了此种术式治疗，平均随访54.5个月后，患儿均获得满意效果，未发生髌骨再脱位。其中2例发生切口皮缘坏死，经清创再缝合后恢复良好。后者对11例患儿术后进行了平均8.1年的随访，所有患儿膝关节活动范围较对侧无受限，仅有1例于术后5年和7年在运动中发生两次再脱位，其余均无再脱位。"四合一"术式均采用半腱肌或筋膜条穿过髌骨骨隧道，反折后再通过缝线甚或锚定钉固定，将髌骨位置维持于股骨髁间沟。莫越强的改良Langenskiold术式通过滑膜囊将髌骨重新固定于股骨髁间沟水平，可获得比较稳定的髌骨，不需要再进行半腱肌肌腱转移固定术，降低了手术操作的复杂性及对髌骨的

创伤。

（五）医家经验

邵增务

邵增务教授采用传统术式结合自身设计的股骨下端滑车成形术治疗先天性髌骨脱位，主要包括：①软组织手术：膝关节外侧松解和内侧紧缩是有必要的，松解外侧挛缩组织可调整髌骨力线，改善髌骨位置，同时减轻髌股外侧关节压力，外侧松解和内侧紧缩同时进行，可使髌骨易于复位，恢复正常力线关系；股内侧肌止点移位术和半腱肌肌腱转位术均为加强髌骨向内的力量，防止髌骨向外侧再脱位。②骨性手术：对于年龄较大、病情较重和Q角＞20°的患者，上述软组织手术常不足以矫正髌骨移位，需在此基础上加行骨性手术帮助矫正和固定髌骨。手术的关键是髌韧带止点位置的选择，根据是：移位后力线正常；髌骨位于股骨髁间沟的正常位置；测量Q角应在10°~15°。需注意胫骨结节凿骨一般不主张用于胫骨近端骨骺未闭的儿，以免产生低位髌骨和膝反屈的不良结果，对于儿童，可直接将髌腱止点切断后固定于胫骨结节内侧。

五、预后转归

本病只要早期发现、早期治疗，可以取得良好的效果。术后给予伸膝位长腿石膏固定，4~6周拆除石膏，开始膝关节屈伸功能锻炼。大部分髌骨脱位得以纠正，膝关节屈伸活动改善。复查X线摄片，可显示髌骨发育亦接近正常，结果满意。

对于大龄儿童，出现的继发性膝外翻畸形和固定的膝屈曲畸形，常常不能单纯通过软组织的松解来获得纠正，须另行胫骨上端或股骨下端截骨术矫正。

六、预防调护

（一）预防

本病为先天性疾病，无有效预防措施，早诊断、早治疗是本病的防治关键。

（二）调护

手术后注意保持石膏的清洁、干燥；术后早期积极行康复锻炼。

七、评述

近年来，内侧髌股韧带（MPFL）重建在治疗髌骨脱位已经达成共识并逐渐被重视，故目前手术方案倾向于MPFL重建术为基础联合其他手术方式。同时由于关节镜及微创技术的迅猛发展，目前关节镜辅助下髌骨脱位治疗的相关术式已广泛应用于临床，且疗效确切。

第十四节　先天性胫骨假关节

先天性胫骨假关节（CPT）是先天性胫骨形成不良的总称，是一种比较少见的先天畸形，也是一种特殊的骨不连。其发病率约占存活新生儿的1/250000。有多种特定的类型，各型有其独立的病理、病程和预后，多见于胫骨下段向前成角和病理性骨折而形成局部的假关节。其病因不明，男性发病率略高于女性，多为单侧，腓骨常同时受累。少数患者有遗传病史，偶尔也可见于其他软骨起源的，如肋骨、锁骨、尺骨、肱骨和股骨等。

一、病因病机

（一）西医学认识

先天性胫骨假关节发病原因目前尚不完全了解，50%~55%同时存在神经纤维瘤病的特征，很多学者认为：先天性胫骨假关节与神经纤维瘤病有关，因患者可同时存在皮肤色素斑和骨性损害，提示与神经纤维瘤病有一定联系，二者可能属于同一病因。按 Boyd 的病理观察，认为 II 型的病理变化是一种侵袭性的溶骨性纤维瘤病，患者年龄越小，其侵袭性越大，年龄逐渐增大及至骨骺板闭合，这种纤维瘤病也丧失其侵袭性，所以，在生长发育过程中，即使出现骨性连接，仍会出现假关节，因此在生长发育停止以前不要轻易做出治愈的结论。

（二）中医学认识

先天性胫骨假关节是在出生前或出生时，由于先天禀赋不足或母体因素的影响，使胫骨发育缺陷或发生变形。小儿素体肝肾亏虚，较小的外力就能造成骨折形成假关节。

二、临床诊断

（一）辨病诊断

1.临床表现

多数患儿全身皮肤有散在咖啡样色素斑，或神经纤维结节，常有胫骨反复骨折史；有些患儿出生时就发现骨折；有些患儿出生后外观正常，较小外力发生胫骨中下 1/3 骨折，经正规治疗后，仍出现骨折不愈合，形成假关节。骨折部位逐渐向前突出成角畸形，患肢肌肉萎缩、变细、变短、行走困难，局部无明显疼痛，这些形成了"先天性假关节三联征"。其诊断要点有：

（1）畸形　小腿中下 1/3 部位向前方成角畸形。

（2）功能障碍　小腿变细、变短，不能负重。

（3）合并神经瘤病变　周期性出现全身皮肤散在浅棕色斑。

2.相关检查

（1）X 线检查　可见胫骨中下 1/3 前弯、成角、纤维囊性变和假关节形成，骨端变细呈锥形、骨皮质变薄、胫骨远端关节面可变形等

（2）CT+ 三维重建　可见髓腔部分或完全闭塞。

（二）辨证诊断

1.气血不足证

（1）临床证候　患者小腿中下 1/3 部位向前方成角，患肢肌肉萎缩、变细、变短，行走困难。精神萎靡，疲倦乏力，舌质淡、苔白，脉沉细或细数。

（2）辨证要点　患者小腿中下 1/3 部位向前方成角，行走困难，少气懒言，面色少华，舌质淡、苔白，脉沉细或细数。

2.肝肾亏虚证

（1）临床证候　患者小腿中下 1/3 部位向前方成角，患肢肌肉萎缩、变细、变短，无明显疼痛。兼有腰膝酸软、头晕眼花、耳鸣、倦怠乏力的症状，舌质淡白，苔薄白或薄黄，脉细涩或细弱。

（2）辨证要点　患者小腿中下 1/3 部位向前方成角，无明显压痛，舌质淡白，苔薄白或薄黄，脉细涩或细弱。兼阳虚者可见畏寒肢冷、面色苍白；兼阴虚者可见全身发红、烦躁。

三、鉴别诊断

（一）西医学鉴别诊断

1.骨折不愈合

小儿外伤性胫骨骨折，畸形愈合可以发生，而骨折不愈合极为罕见，即使产生不愈合，骨折局部会有大量骨痂形成。

2.脆骨病

该病是全身性疾患，有多次骨折史，虽易骨折，但骨折修复后并无障碍。除此

以外，该病还有特殊症状，如巩膜发蓝、听力障碍、第二性征早期出现及家族遗传史。

3. 佝偻病

佝偻病患者的四肢长管状骨均有变化，因负重出现膝内翻畸形，多为双侧性；X线表现干骺端变宽、骺线增宽，且有"杯状"典型改变；佝偻病治愈可遗留胫骨内翻畸形。

4. 大骨节病

大骨节病为地方病，其主要病变在骨之两端。常见踝关节呈骨性粗大，病变发展迟缓，以多个关节肿大、全身矮小、肢体呈缩短畸形及永不化脓为其特征。

（二）中医鉴别诊断

1. 痿证

痿证以手足软弱无力，甚则肌肉枯萎、瘦削为主要临床表现，关键在于肌肉"痿弱不用"，关节相对"变大"，但无疼痛及活动受限。本病是先天性发育畸形，单纯性局部病变，没有全身症状。

2. 痹证

痹证主要表现为四肢关节痛，或关节有明显的红、肿、热、痛，也有表现为全身性、广泛的肌肉疼痛，有时出现腰背疼痛。

四、临床治疗

（一）提高临床疗效的要素

（1）明确胫骨假关节的诊断。

（2）患者的年龄、全身情况及有无基础疾病选择手术方案。

（3）根据假关节类型、有无新骨折确定手术方法。

（4）根据术后情况，指导康复锻炼。

（二）辨病治疗

本病的治疗至今仍是一个难题，可采取的手术方法很多，如大块外置植骨、复合组织瓣移植、搭桥植骨等，但效果均不满意，往往植骨被吸收而发生再骨折。随着显微外科的发展，已开始采用吻合血管的腓骨移植或带血管蒂的腓骨转移。由于改善了局部的血液供应，本病的疗效有了提高，但远期效果尚有待观察。植骨术仍然是治疗先天性胫骨假关节的主要手段。

1. 非手术治疗

应用支具保护患肢，以防畸形加重，疗效较差。

2. 手术治疗

（1）Boyd 双重植骨手术　此手术采用健侧胫骨骨板，剥去骨膜，留有部分松质骨，用健侧的胫骨骨板固定于假关节处，再从髂骨取松质骨植入固定。术后用长腿石膏固定，对于肥胖患儿可用单髋"人"字石膏固定。虽有骨性连接，但易产生再骨折，因此，外固定甚为重要。

（2）Sofield 手术　此手术适用于胫骨假关节远侧端胫骨过短者。于胫骨前方纵行切开，显露胫骨假关节上、下端，充分切除胫骨上、下端病变的软组织及骨质，应注意不应损伤胫骨下端的骨骺；扩大骨髓腔，于胫骨上端截断胫骨，将截下的胫骨倒置，使其上端对准胫骨远侧端，用髓内针固定。若胫骨中间有空隙，可取对侧腓骨进行植骨，使上、下端紧密接触并以有一定的压力为佳。术后长腿石膏固定 3~6 个月，期间可以适当负重刺激骨生长。

（3）游离腓骨移植术　近年来，由于显微外科的发展，应用健侧带血管蒂的腓骨移植取得了一定的效果。此手术要求在手术显微镜下进行，由专业的显微外科医生参加方可完成。

（4）Ilizarov 一次加压延长术　彻底切

除假关节病变部分，包括硬化骨、假关节之间的纤维组织、病变骨膜，尽量使骨髓腔显露出来。

（5）Ilizarov 技术联合髓内钉固定　治疗先天性胫骨假关节能有效促进假关节处骨愈合，显著改善双下肢不等长，保留踝关节活动度，并能预防术后胫骨力线异常等并发症。

（三）辨证治疗

1. 气血不足证

治则：益气养血，强筋健骨。

方药：以八珍汤为主方加减。党参10g、白术10g、茯苓10g、炙甘草5g、川芎6g、当归10g、熟地黄10g、白芍10g、生姜3片、大枣2枚。若兼有寒象者，可加熟附子5g、肉桂10g；心悸明显者，可加五味子10g、麦冬15g；兼有气虚血瘀者，可加桃仁15g、红花15g、葛根15g、丹参15g。

2. 肝肾亏虚证

治则：阳虚型则补益肝肾、温阳通督；阴虚型则补肾、滋阴通督。

方药：偏阳虚型，以右归丸为主方加减，药用熟地黄15g、怀山药20g、山茱萸15g、枸杞子20g、菟丝子20g、鹿角胶20g、杜仲25g、肉桂20g、当归15g、熟附子15g、白芷12g、防风12g、香附15g等。偏阴虚型，以左归丸为主方加减，药用熟地黄15g、枸杞子20g、怀山药20g、山茱萸15g、菟丝子20g、鹿角胶20g、龟甲胶20g、白芷12g、防风12g、香附15g、川牛膝20g等。若兼有寒湿症状，可加熟附子5g、肉桂10g；气虚明显者，可加黄芪15g、党参15g。

五、预后和转归

本病治疗至今仍是一个难题，治疗方法很多，但效果均不满意。在治疗过程中，有反复多次手术也达不到骨折愈合的效果，出现下肢短缩，以致造成肢体废用甚至截肢。对尚未形成假关节，而仅有胫骨弯曲者，是手术禁忌，一旦手术，必将形成假关节，造成不堪设想的后果。

六、预防和调护

（一）预防

本病为先天性疾病，无有效预防措施，早诊断、早治疗是本病的防治关键。

（二）调护

饮食宜清淡，多吃蔬菜水果，少食辛辣刺激性食物。手术患儿对失血耐受力差，失血过多时表现为面色苍白，应及时对症治疗。

七、评述

近年来，通过假关节病变切除、包裹式植骨、髓内固定、外固定的联合手术方式显著提高了该病的初期愈合率，但仍有部分病例不能达到一期愈合，出现大段骨萎缩甚至骨缺损。此外，部分病例由于骨感染迁延不愈，导致骨吸收减少、骨缺损。湖南省儿童医院团队采用分期治疗先天性胫骨假关节手术后大段骨缺损，手术操作相对简单，一期使用环形 Ilizarov 外架行胫骨骨搬运术，待 X 线片提示胫骨假关节断端对合后，行二期胫骨假关节切除、胫骨髓内棒固定、包裹式植骨术。切除已对合假关节两端松脆的软骨及纤维组织，保留假关节两端虽有硬化但髓腔仍有血运的骨端，尽可能保留胫骨的长度。术中同时调整伊氏架胫骨假关节远近端环进行加压，使断端接触，再进行包裹式植骨。术后随访患者骨搬运段和假关节处均获得骨性愈合。

第十五节 先天性马蹄内翻足

先天性马蹄内翻足是一种最常见的先天性畸形足，约占先天性足部畸形的 75% 以上。发病率约为 1/1000，男女比约为 2∶1，马蹄内翻足畸形由足下垂、内翻、内收三种因素组成。单侧略多于双侧。患者可以伴有其他畸形，如先天性髋关节脱位、并指、多趾畸形等。

一、病因病机

（一）西医学认识

西医学认为本病的发生主要有以下四方面因素造成：

（1）遗传因素　本病常有家族史，与遗传有一定的关系，虽然遗传是一种重要因素，但尚不能确定显性、隐性或伴性基因遗传的规律。

（2）胚胎因素　Bohm 认为，胚胎 3 个月之内，足处于马蹄内翻的三个原始畸形状态，即下垂、内收和旋后（内翻）；自第 4 个月开始，足处于中和旋转位，距骨轻度内收，足也开始沿长轴旋前，接近正常人足的位置。任何发育障碍都将使足保持于胚胎早期的畸形位。

（3）宫内因素　胎儿在宫内体位不佳，足部受压，长时间处于足内收、后跟内翻、踝部下垂位等，使足处于畸形位。

（4）环境因素　许多学者研究发现本病与环境因素有关，如 Duraswami 注射胰岛素至发育中的鸡胚内，造成马蹄内翻足畸形。

（二）中医学认识

中医学认为马蹄内翻足相当于中医学"痿证"范畴。病因是先天禀赋不足所致。

二、临床诊断

（一）辨病诊断

1. 临床表现

（1）疼痛　站立行走时跖外缘负重，严重时足背外缘负重，负重区产生滑囊炎和胼胝体而引起疼痛。

（2）足部发育不良　足前部内收内翻，距骨跖屈，跟骨内翻跖屈，跟腱、跖筋膜挛缩，前足变宽，足跟变窄小，足弓高，外踝偏前突出，内踝偏后且不明显。

（3）畸形　出生时即有一侧或双侧足部内翻、下垂畸形。

（4）功能障碍　单侧畸形，走路跛行；双侧畸形，行路摇摆、不稳。

2. 相关检查

X 线片正常足跟骨纵轴与距骨纵轴之间有 30° 左右的夹角，若小于 20°，常提示足后部内翻。正常足第一跖骨与距骨纵轴、第 5 跖骨与跟骨纵轴平行或交叉角大于 20° 时，提示足前部内收；马蹄内翻足距骨纵轴与第一跖骨相交成交。

（二）辨证诊断

1. 先天不足证

（1）临床证候　足跟内翻、前足内翻、距小腿与距下关节跖屈呈马蹄状畸形。发枯、面白，精神不振，发育弱小，舌淡，苔白少苔，脉细弱。

（2）辨证要点　足部马蹄内翻畸形、行走跛行。发枯、面白，精神不振，发育弱小，舌淡，苔白少苔，脉细弱。

2. 气滞血瘀证

（1）临床证候　患足马蹄内翻畸形，活动不利，有压痛，舌暗有瘀斑，苔薄，脉弦涩。

（2）辨证要点　患足局部有压痛，痛有定处，夜间痛甚，舌暗有瘀斑，苔薄，脉弦涩。

三、鉴别诊断

1. 新生儿足内翻

新生儿足内翻与先天性马蹄足外观相似，多数为一侧，足呈马蹄内翻但足内侧不紧张，足可以背伸。

2. 神经源性马蹄足

神经改变引起的马蹄足，随儿童发育畸形逐渐变得明显，应注意肠道和膀胱功能有无改变、足外侧有无麻木区，特别注意腰骶部小凹或窦道及皮肤的色素改变。必要时应行 MRI 检查确定是否存在脊髓栓系，肌电图及神经传导功能检查对了解神经损伤有帮助。

3. 脊髓灰质炎后遗马蹄足

脊髓灰质炎后遗马蹄足患者出生时足部外观无畸形，多在 6 个月以上出现，有发热史，单侧多见，伴有腓骨长短肌瘫痪，大小便正常。

4. 脑瘫后马蹄足

脑瘫后马蹄足患者在围产期或生后有缺氧史，大多于出生后就发现异常，马蹄足畸形随生长逐渐明显，但在睡眠中可消失或减轻，一经刺激畸形更明显。蹄为主，内翻少，无内收，畸形多为双侧性或同侧上下肢，双下肢交叉步态，下肢肌痉挛明显，常伴有智力减退。

5. 大骨节病

本病应与大骨节病相鉴别。大骨节病为地方病，其主要病变在骨之两端，常见踝关节呈骨性粗大，病变发展迟缓，多个关节肿大，身材矮小，肢体呈短缩畸形。本病主要是发育畸形、单关节存在，大骨节病多见多关节增大。

四、临床治疗

（一）提高临床疗效的要素

（1）明确马蹄内翻足诊断。

（2）根据患儿年龄制定治疗方案。

（3）根据患者全身状况、马蹄内翻类型制定治疗方案。

（4）术后加强功能锻炼。

（二）辨病治疗

治疗越早越好，最好在生后第 1 天就开始手法治疗。在患儿生长发育过程中，应根据患儿年龄、畸形程度选择治疗方法。早期可采用手法矫正，要求坚持不懈，长期观察，并制订个体化的治疗计划。手术治疗应考虑到生长发育因素，可分次进行，破坏性不宜太大。

1. 非手术治疗

（1）手法矫正　一般可由家长对婴儿患足进行按摩和几个方向的矫正活动，待婴儿习惯、安静后，可行手法操作。每日可操作 3~4 次，观察效果，并做必要的调整。

操作手法：矫正马蹄状跖屈畸形时，必须将足维持在轻度外翻或中立位进行。以轻柔手法将中立位的足变为距小腿关节背屈，范围由小到大。避免由中跗关节背屈，否则容易出现纵弓下陷，形成"摇椅足"。矫正内翻畸形，术者一手握住踝部上方，另一手握前足，以轻柔手法先将前足作外翻动作。手法可刺激软组织发育，可逐渐延长，使畸形得以矫正。

（2）手法矫正并石膏固定　一般在全身麻醉下进行，由医师操作。矫正顺序同上所述，本法往往需要联合跟腱切断延长和跖腱膜切断松解术。

2. 手术治疗

（1）跟腱延长术　应用较多，主要是

纠正足跖屈下垂。

（2）跖腱膜切断术　切断跖腱膜中段紧张部分，以纠正前足的跖屈与内收。

（3）关节囊和韧带松解术　常与跟腱延长术同时进行，视需要切断后踝、距下关节囊及部分三角韧带。

（4）胫前肌腱外移术　将胫前肌止点从第 1 楔骨处切断、游离，移至第 3 楔骨或骰骨处。

（5）截骨矫形术　适用于重度患儿，骨骼已有较严重的畸形者。较常应用的为跟骨楔形截骨术（Dwyer 手术），以纠正跟骨内翻畸形。也可采用骰骨楔形截骨术，以纠正前足内收畸形。

（6）关节融合术　多采用跗部三关节融合术，适用于 10~12 岁以上畸形严重的患儿，以及部分成年患者。

（三）辨证治疗

1. 先天不足证

治则：补肾益精壮骨。

方药：六味地黄汤加减。熟地黄 6g、山茱萸 12g、炒山药 15g、茯苓 6g、牡丹皮 9g、泽泻 6g。如脾气虚者，加党参 9g、白术 10g、黄芪 9g；若心脾两虚者，加远志 9g、炙甘草 6g、龙眼肉 12g。

2. 气滞血瘀证

治则：活血行气，通络止痛。

方药：活血祛瘀汤加减。当归 10g、丹参 15g、赤芍 9g、鸡血藤 12g、桃仁 5g、延胡索 9g、郁金 6g、三七 3g、香附 9g、枳壳 6g、广木香 5g、甘草 3g。肢麻较重者，加全蝎 5g、蜈蚣 2 条；如兼有面色不华、倦怠乏力者，可加党参 10g、黄芪 20g、白术 10g、茯苓 10g。

（四）医家经验

1. 秦泗河

秦泗河教授采用有限矫形手术结合

Ilizarov 外固定技术治疗先天性马蹄内翻足，将有限软组织松解、骨性截骨手术与 Ilizarov 牵拉技术结合起来，最大限度减小了足的自然破坏，保留原有组织结构并重建其功能，遵循了骨自然重建理念，尤其适用于治疗传统矫形骨科手术难以治疗的Ⅲ度先天性马蹄内翻足。其矫形手术策略制定原则为：

（1）术前检查评估畸形类别，确定矫形方案和疗效预期目标，严重双足畸形者建议分期矫正。

（2）实施个体化有限矫形手术、外固定牵伸器固定以及术后调整至矫形外科需要的预期结果。牵伸速度及频率依据患肢血管、神经反应，皮肤张力及患者自我感觉而定。所应用的 Ilizarov 外固定牵伸器为改良外固定器，主要包括在牵伸杆上增加弹簧以达到弹性固定，使推拉力通过弹簧压力的逐渐释放达到持续、缓慢、稳定的牵伸作用；外固定器的构型可以根据需要更换牵伸器附件，达到与治疗要求相符合的动态变化。医生可通过牵伸器精确控制骨的移动轨迹，畸形矫正的幅度可由医生甚至患者及其家属实时操控，其风险可被有效控制。

（3）患者按预订时间到门诊拆除外固定牵伸器，配小腿支具或配穿矫正鞋行走 3 个月以上。

（4）一个患者的医疗、康复全过程由一个医生负责，嘱患者 3 年内（青少年患者 20 岁前）定期复查。

2. 杨寿娥

杨寿娥教授于 1979 年首创“杨氏疗法”治疗小儿先天性马蹄内翻足，即包括中医手法按摩、可塑形夹板外固定、中药熏洗、功能锻炼、穿矫形鞋、定期复诊等一整套独特、系统、完整的中医规范化治疗方法，具有无创伤、不开刀、患者依从性好、疗效显著的特点，是中医正骨手法的创新与发展，尤其适用于刚出生至 10 岁的小儿先天性马蹄内翻足患儿。杨氏疗法的治疗原则是充分松解挛缩的皮肤、肌肉、肌腱、筋膜、关节囊等软组织，循序渐进逐步纠正骨错位、骨畸形，纠正骨内外翻肌力不平衡，恢复肢体正常力矩、力线。每天进行 1 次，1 个月为 1 个疗程。一般治疗需 1~2 个疗程，病情加重者可酌情延长疗程。

（1）手法按摩　包括手摸心会、按摩推拿、拔伸牵引、提按端挤、旋转屈伸 5 个步骤。

（2）可塑形外夹板固定　通过调整可塑形夹板固定的角度，增加踝、跗、趾关节的活动度，纠正足内翻畸形，是治疗马蹄内翻足的一项重大创新。

（3）中药熏洗　将中药外洗液放入足浴机中，患儿将患足放入其内熏洗 30 分钟，熏洗范围为患肢膝关节以下，每日 1 次。

（4）功能锻炼　必须在医师指导下进行，目的是预防肌肉萎缩，增强下肢肌肉力量，增加关节的活动功能，巩固临床疗效。分为局部锻炼和器具锻炼，局部锻炼是走一线直路、下蹲、爬楼梯、踢腿；器具锻炼是站矫正马蹄内翻足斜坡板（三角）、外展木板、斜坡滚动式板、踏自行车踩车等。每日 1 次，每次 30~40 分钟。

（5）穿矫形治疗鞋　将足适应于体位的改变，巩固疗效，减少畸形的复发。

（6）定期复诊　患儿出院后第 3 个月、半年、1 年，以及以后每年进行复查，定期追踪观察足部的发育情况。

五、预后转归

本病因患儿一出生就能发现，多数治疗及时，疗效预后较好。

六、预防调护

（一）预防

本病为先天性疾病，无有效预防措施，早诊断、早治疗是本病的防治关键。

（二）调护

（1）饮食补充钙质为佳。

（2）对手术患儿术后并发症的护理

①术后疼痛：由于大脑皮层对疼痛的反应受心理状态影响，故对于术后完全清醒的患儿，紧张、焦虑、恐惧均使疼痛阈值降低。应做好术后镇痛，降低患儿恐惧心理。

②压疮：由于长期卧床，导致肢体各部分血液循环差，受压部分极易引起压疮。应注意做好护理，指导患儿锻炼，预防压疮的发生。

③肢体缺血性坏死或肌挛缩：其初期的表现主要为患肢颜色苍白、温度降低、皮肤感觉迟钝、局部持续性疼痛等。应将石膏绷带松解，避免肢体缺血性坏死或肌挛缩发生。

七、评述

目前 3D 打印在先天性马蹄内翻足中最广泛的应用仍然是等比例实体模型的打印。通过打印等比例足踝模型，可以准确地显示复杂马蹄内翻足各部位解剖结构的空间关系和足踝的三维立体形态，可用于术前足踝畸形解剖结构的详细研究，有利于医患沟通，有利于设计手术方案以及术中参照对比，提高手术精确度及成功率。GuntherWindisch 等通过三维微断层系统，打印出高分辨率的马蹄足模型，由此来研究马蹄足复杂的解剖结构，为小儿矫形骨科医师及理疗师发展新的手术方式及马蹄足的手法复位方法提供帮助。

但是由于软组织松解在马蹄内翻足手术中十分重要，如何将 CT 数据与 MRI 数据结合以显示足踝畸形与软组织的关系，仍需进一步研究，这也是目前 3D 打印等比例模型的一个很大的缺陷。随着 3D 打印技术的发展与成熟，可以预见的是，越来越多的个体化矫形器将会应用到临床实践中，而矫形器的新功能及新特点也将得到极大发展。

第十六节　踇外翻

踇外翻是一种常见的前足畸形，是指踇趾向外偏斜移位超过正常生理角度的一种足部畸形，多伴有第1跖骨头红肿。多见于中老年妇女，常呈对称性，是目前最常见的足病之一。女性发病多于男性，男女比例为1:（9~15），常有家族史。由于前足增宽变厚，行走时疼痛，严重者影响足的负重和行走功能。

一、病因病机

（一）西医学认识

（1）遗传因素　家系遗传（母系为主），并且在年轻时就出现外翻畸形。欧美报道在50%~68%有家族遗传性，常是染色体显性遗传。

（2）鞋袜因素　穿鞋并不是引起踇外翻的唯一原因，但穿窄小、高跟的鞋被认为是引起踇外翻的重要外部原因之一。

（3）继发于其他疾患　风湿、类风湿、痛风、平足、关节炎、第2跖骨过长、第一趾骨近节过长等。足部外伤后处理不当：骨骺损伤。

（4）足部肌力减弱或不平衡　老年、神经疾病等。

（5）医源性　第二趾切除后、腓侧籽骨切除后。

（二）中医学认识

中医学认为，本病病因主要为先天因素，乃先天禀赋不足，第1跖骨在生长过程中内翻畸形所致；在后天因素中，主要

是是妇女裹足或穿尖头鞋、不适当的负重、站立行走过久、外伤等。第一楔骨和趾骨受非生理压力的影响向内移位，踇趾因受踇内收肌的牵引力，斜向足的外侧，使踇趾和第1跖骨，造成踇外翻。

二、临床诊断

（一）辨病诊断

1.临床表现

（1）病史　常合并有平足症，部分有家族史，或长久站立工作，或经常穿尖头鞋病史。

（2）症状　足踇趾外翻、旋转畸形，局部疼痛，行走困难。

（3）体征　第二趾锤状趾，跖面形成胼胝，关节内侧突出部形成足踇囊炎。

2.相关检查

（1）X线检查　第1、2跖骨夹角大于15度以上；第1跖骨头跖骨面的子骨向外移位；第1跖趾关节内侧可有骨赘形成，严重者可产生骨性关节炎；第1跖趾关节轻度脱位等畸形。

（2）CT检查　第1、2跖骨间距离增大，第1跖骨头籽骨关节脱位。

3.分型

（1）按物理检查分型

Ⅰ度：外翻的趾与其他的趾不发生挤压。

Ⅱ度：外翻的趾与其他的趾发生挤压。

Ⅲ度：外翻的趾与第二趾相互重叠。

（2）按X线片有关角度测量分型

轻度：踇外翻角小于30°，跖骨间夹角小于13°，关节常是匹配的，畸形可能由趾间踇外翻引起。

中度：踇外翻角30°~40°，跖骨间夹角13°~20°，跖趾关节常不匹配（半脱位），踇趾旋前并常对第二趾造成压迫。

重度：踇外翻角大于40°，跖骨间夹角大于20°，趾旋前并常常重叠在第二趾之上

或之下，跖趾关节不匹配。第2跖骨头下时常有转移性疼痛，可能有关节炎改变。

（二）辨证诊断

中医学常把本病分为筋脉瘀阻、气血亏虚和筋骨不用等证型。

1. 筋脉瘀阻证

（1）临床证候　第1跖趾关节处疼痛、麻木固定，活动后加重，休息后减轻，踇外翻畸形，舌暗，苔白，脉弦涩。

（2）辨证要点　踇外翻畸形，第1跖趾关节处疼痛、麻木固定，舌暗，苔白，脉弦涩。

2. 气血亏虚证

（1）临床证候　踇外翻畸形，第1跖趾关节处长期疼痛史，症状反反复复，重者肢体痿软、拘挛，伴有少气懒言、乏力自汗、面色苍白或萎黄等，舌淡而嫩，苔薄白，脉细弱。

（2）辨证要点　踇外翻畸形，第1跖趾关节处疼痛、麻木，重者肢体痿软、拘挛，并见少气懒言、乏力自汗、面色苍白或萎黄，舌淡而嫩，苔薄白，脉细弱。

3. 筋骨不用证

（1）临床证候　踇外翻畸形，第1跖趾关节处慢性疼痛史，踇外翻畸形进行性加重，久则可见局部肌肉萎缩，肌筋挛缩，关节伸屈不利，活动受限。或伴有神疲乏力、肌肉消瘦，舌淡，苔薄，脉细弱。

（2）辨证要点　踇外翻畸形，第1跖趾关节处疼痛，足部局部肌肉萎缩，肌筋挛缩，关节伸屈不利，活动受限。并见神疲乏力、肌肉消瘦。舌淡，苔薄，脉细弱。

三、鉴别诊断

（一）西医学鉴别诊断

1. 踇内翻

踇内翻是因踇趾跖趾关节水平向内侧张开过大引起的畸形，与踇外翻相反，二者较易鉴别。

2. 踇僵硬

踇僵硬是指踇趾的跖趾关节僵硬，并无关节畸形。

（二）中医学鉴别诊断

尪痹

尪痹系风寒湿邪客于关节，气血痹阻所致的骨关节疾病，以小关节疼痛、肿胀、晨僵为特点，多见于中老年人群，多发为手足，多个小关节对称性病变，双手及双足各个关节均有畸形及症状。而本病的发生也可对称发病，多见单侧，但只有踇趾的跖趾关节外翻畸形，或伴有疼痛等。

四、临床治疗

（一）提高临床疗效的要素

（1）明确踇外翻畸形诊断。

（2）踇外翻畸形早发现、早治疗。

（3）根据不同年龄、类型、严重程度选择合适的治疗方案。

（4）手术治疗应避免造成踇内翻。

（5）术后要求良好固定及康复锻炼。

（二）辨病治疗

有踇外翻畸形发生时，最好及早防治，这样，不仅能够延缓踇外翻的进程，还可有效地预防一些并发症。本病治疗分非手术治疗和手术治疗。

1. 非手术治疗

病情较轻者，可采用按摩、封闭、在骨突周围放一软垫圈等，以减轻对骨突的压力和磨擦；少穿尖头、高跟鞋，以解除对踇趾的压力，经常赤足行走，尤其在沙地上，锻炼足内在肌。

2. 手术治疗

踇外翻的手术方式繁多，有200多种。

手术大致可归纳为以下4类：

（1）单纯踇趾滑囊炎及骨突切除术　目前该手术只适用于踇趾外翻较轻、外翻角<20°，以骨赘及踇趾滑囊炎为主、没有关节病变的病例，对矫正畸形效果不理想。McBride法为代表的这类手术，目前已得到国内外的广泛应用。McBride手术原理是将踇趾内收肌、趾短屈肌外侧头的联合肌腱自趾骨近端转移至第1跖骨头的外侧，并将外侧籽骨切除。它不仅消除了踇趾畸形的因素，又能牵拉第1跖骨，从而矫正了第1跖骨的内翻及踇趾外翻。该手术的设计最符合生理要求。

（2）截骨术（伴有或不伴有软组织手术）　有近节趾骨截骨术、第1跖骨头颈截骨术等；目前国外较常用的截骨术是以Golden（1961）法做第1跖骨基底部截骨。由于截骨的手术与固定方法的不同，疗效也众说不一。

（3）关节成形术　可适用于不同类型的踇趾外翻，因此，目前在国内外仍得到广泛应用。

（4）关节融合术　对于严重创伤性关节炎及半脱位，且踇趾过短者可考虑做关节融合术。由于关节融合术需长期固定，融合率难以达到百分之百，故目前较少采用。

（三）辨证治疗

1.辨证沦治

（1）筋脉瘀阻证

治则：逐瘀通络。

方药：活络效灵丹加减。当归15g、丹参15g、生乳香15g、生没药15g。如见瘀块明显，加三棱、莪术、桃仁、赤芍；臂痛，加片姜黄、独活；腿痛，加牛膝、威灵仙；外伤瘀痛，加三七；疮疡红肿，加金银花、连翘、蒲公英；疮疡属阴者，加肉桂、鹿角霜。

（2）气血亏虚证

治则：补气血，通筋络。

方药：人参养荣汤加减。芍药9g、当归10g、陈皮12g、桂心9g、人参9g、白术12g、甘草6g、熟地黄6g、五味子9g、茯苓9g、远志12g、黄芪30g。渗出多者，可加薏苡仁、白扁豆以利水渗湿；气血两虚者，可加丹参、石菖蒲、鸡血藤以活血养血；心悸失眠者，加酸枣仁、柏子仁、夜交藤以养心安神。

（3）筋骨不用证

治则：强筋壮骨。

方药：壮筋养血汤加减。白芍9g、当归9g、川芎6g、续断12g、红花5g、生地黄12g、牛膝9g、杜仲6g。

2.外治疗法

在本病手术后，拆除固定以后，使用足外洗方以消肿止痛、松解粘连。药物组成：桃仁15g、红花10g、川芎10g、生大黄20g、伸筋草20g、透骨草20g、路路通20g、川萆薢20g、枳壳10g、赤芍15g、桂枝10g、鸡血藤30g、生甘草6g、川牛膝10g。临床如见血虚，加何首乌、熟地黄、鸡血藤；气虚明显，可加黄芪、党参、白术；腰络损伤，还可加地鳖虫、桑寄生等。

（四）医家经验

1.俞光荣

俞光荣教授针对临床上踇外翻角<40°、第1、2跖骨间夹角<25°的轻中度踇外翻患者，在传统的双切口术式基础上进行了改良，于单一内侧切口同时完成Austin跖骨截骨、踇收肌及跖横韧带切断等外侧软组织松解，能有效矫正轻中度踇外翻，还可减小手术创伤，避免发生外侧入路瘢痕及可能产生的感染和腓深神经分支损伤等并发症，同时可安全有效切断内收肌及跖横韧带等籽骨外侧韧带复合体，达到较好的外翻畸形矫正。

2.温建民

温建民教授创立了中西医结合微创治疗踇外翻新方法。温教授认为，踇外翻一旦出现，保守治疗效果不佳，只有手术才能矫正。温建民教授在总结国内外治疗踇外翻经验的基础上，本着"勤求古训，博采众方"的仲景精神，以治病求本的理念，设计了用微创技术切除部分内侧跖骨头及在头颈部二维截骨，并配合中医手法整复脱位的踇跖趾关节。与传统的方法比，具有局麻、切口小、不做内固定、不打石膏、术后能下地活动、疼痛小、恢复快、并发症少等特点。术后，患者穿特制的前开口软鞋帮矫形鞋，配合踇外翻术后方，以活血化瘀、消肿止痛为主，药物组成：桃仁10g、红花6g、当归12g、赤芍12g、川芎12g、防风10g、黄柏10g、枳壳10g、乳香5g、川牛膝15g、生地黄12g、川草薢12g、生甘草6g。水煎内服。同时，指导患者主动和被动功能锻炼。

五、预后转归

踇外翻应早发现、早治疗，以手术治疗为主。传统大切口手术对软组织损伤严重、并发症多、术后恢复慢、复发率高。现在，微创手术创伤小、矫形满意、恢复快、复发较少。无论何种手术，均可能遗留内侧皮神经损伤、伸趾肌腱粘连、踇趾僵硬、转移性跖骨痛等并发症。

六、预防调护

（一）预防

当发现有踇外翻畸形时，最好及早防治，这样不仅能延缓踇外翻的进程，并能有效地预防一些并发症的发生。具体预防措施如下：

（1）穿宽松的鞋子，不能穿高跟、尖头的鞋子，使足趾在鞋子里有一定的活动空间，而不受挤压，从而消除足部疲劳。

（2）做赤足运动，增强足部肌肉力量。

（3）每日被动将踇趾向内侧扳动。

（4）可长期佩戴踇外翻矫形器。

（二）调护

（1）保守治疗调护主要是穿宽松的鞋子，加强足部肌肉锻炼。

（2）术后嘱患者循序渐进的功能锻炼，一般术后24小时后进行，可以促进血肿、炎性和坏死组织的吸收，减少粘连和瘢痕，改善血液循环，防止肌肉废用性萎缩。

（3）做好疼痛的护理，为患者创造舒适的环境，减少患者的焦虑和恐惧情绪。

七、评述

目前，采取微创技术矫正踇趾外翻畸形，有着独特的疗效和优势。对不同程度的踇趾外翻均采用微创治疗，疗效有较大差别。通过分析，微创技术对轻、中度踇趾外翻有很好的疗效，但对重度踇趾外翻畸形者，效果不是很理想。

踇外翻微创术式已经发展了三代技术：第一代为Reverdin-Isham截骨，不使用内固定，通过石膏绷带固定，矫形潜力较低。第二代为Bosch截骨，是对于Kramer截骨的改进，进行第一跖骨横行截骨并用克氏针临时固定，但是截骨术后不稳定，易于发生移位，留置克氏针容易引起针道感染，且早期跖趾关节活动受限，常出现关节僵硬。第三代最早由Vernois及Redfern提出，由Chevron截骨术发展而来，在"C"形臂X线机监控下经3~4个小切口用特殊的微创动力工具与裂钻完成截骨，并使用特殊螺钉系统来固定截骨端，以纠正IMA（第1、2趾骨间夹角）、HVA（踇外翻角）与跖骨远端关节面角。根据截骨部位、内固定进钉点与数量的不同，可以分别命名为微创Chevron截骨联合Akin截骨（MICA）、经皮关节外到"L"形 Chevron、经皮 Chevron–Akin、经皮关节内 Chevron 截骨术等，但技术要点基本相同。相比于前 2 代微创技术，第三代 MICA 技术疗效稳定、适应证广，可用于部分重度拇外翻治疗，在并发症发生率、矫形效果、临床症状改善等方面可发挥良好的治疗效果，还具有创伤小、手术时间短、住院时间少、术后早期负重、康复快速等优点。

参考文献

［1］Tibial lengthening for unilateral Crowe type–IV developmental dysplasia of the hip［J］. Indian J Orthop，2014，48（4）：415.

［2］王毓岩，王锡友，于长禾，等. 王金贵教授祛痰四法治疗痉挛性斜颈经验［J/OL］. 辽宁中医杂志，2023，3：1–7［2023–03–06］.

［3］李文锦，周孙章，林高鸥. 胸锁乳突肌双切口手术治疗先天性肌性斜颈疗效观察［J］. 临床合理用药杂志，2020，13（7）：144–145.

［4］柯奇朝. 范炳华教授诊治前斜角肌综合征的经验总结［D］. 杭州：浙江中医药大学，2017.

［5］袁强，龚萌，金龙. 罗才贵教授"罗氏勾点手法"治疗前斜角肌综合征经验［J］. 四川中医，2020，38（10）：16–17.

［6］项杰，陈肖肖，王章富，等. 胸廓出口综合征的诊断治疗进展［J］. 中国骨伤，2019，32（2）：190–194.

［7］徐昌超，邹强，孙红，等. 3D 打印在青少年特发性脊柱侧弯中的应用进展［J］. 中国医疗设备，2022，37（11）：160–163，175.

［8］邱贵兴. 特发性脊柱侧凸的 PUMC（协和）分型［C］. 中华医学会. 第八届全国骨科新进展、新技术学习班讲义汇编.［出版者不详］，2005：5–12.

［9］梁舒涵，杨期才，李俊杰. 毛书歌教授治疗青少年特发性脊柱侧弯经验［J］. 中医药导报，2016，22（5）：36–38.

［10］李超，孙小刚，李昊，等. 机器人联合三维"C"型臂辅助置钉在 44 例脊柱侧弯矫形术中的应用价值［J］. 山东大学学报（医学版），2023，61（3）：107–114.

［11］李建利. 仰卧下肢悬吊牵引法对肝肾亏虚型退行性腰椎滑脱症的临床疗效观察［D］. 福州：福建中医药大学，2018.

［12］石林新，吴成如，廖国权，等. 节段内 U 形钛棒固定系统结合峡部植骨治疗腰椎峡部裂的临床效果［J］. 颈腰痛杂志，2021，42（6）：809–811.

［13］蔡芝军，何晓清，浦路桥，等. 双侧腰椎峡部裂钉–钩–棒固定联合植骨术［J］. 中国矫形外科杂志，2021，29（23）：2186–2189.

［14］吴南，李其一，邱贵兴. 微创脊柱手术在青少年特发性脊柱侧凸和成人脊柱侧凸矫形的应用进展［J］. 中国医学科学院学报，2013，35（4）：457–461.

［15］Chung KC. 田光磊，陈山林，田文，主译. 手和腕关节手术技术［M］. 2 卷. 北京：北京大学医学出版社，2010：705.

［16］洪光祥，王炜. 手部先天性畸形［M］. 北京：人民卫生出版社，2004：253–256.

［17］董延召，呼鹏飞，刘福云，等. 桡骨短缩去旋转截骨皮下带蒂脂肪瓣填充治疗先天性尺桡骨融合［J］. 中国修复重建外科杂志，2020，34（7）：820–825.

［18］张斌，朴成哲，卢建新. 吻合血管的腓骨移植修复尺桡骨严重骨缺损［J］. 骨与关节损伤杂志，2004（11）：767–768.

［19］胥少汀，葛宝丰，徐印坎. 实用骨科学［M］. 4 版. 北京：人民军医出版社，2014：1423–1425.

［20］陶忠生，冯亚高，田帅男，等. 三叶草状皮瓣重建先天性并指指蹼［J］. 实用骨科杂志，2011，17（10）：921–923.

［21］曹怡，姜浩，杜子婧．一种不植皮的并指分离术在先天性并指畸形中的应用［J］．中国骨与关节杂志，2022，11（12）：898-902.

［22］刘新强，屈笃哲．改良 Bilhaut-Cloquet 术在拇指多指畸形患儿中的应用效果［J］．临床医学研究与实践，2022，7（18）：39-42，47.

［23］王德华，王增涛，韩钦一，等．带蒂复合组织瓣转移在拇指多指畸形矫形中的临床应用［J］．实用手外科杂志，2021，35（3）：279-281.

［24］汤海萍，刘亚平，何旭，等．改良 Tsuge 法巨指矫正术一例［J］．中国修复重建外科杂志，2004（2）：164.

［25］王牧川，高鹏．先天性巨指／趾畸形的评述［J］．中华骨与关节外科杂志，2021，14（9）：799-804.

［26］林芳琪，张保焜，徐建广．半椎体畸形手术治疗［J］．国际骨科学杂志，2021，42（1）：14-17.

［27］邹传奇．一期经后路半椎体切除矫治先天性脊柱侧后凸畸形的研究［D］．第三军医大学，2014.

［28］何义．折线形骨盆截骨术与 Salter 骨盆截骨术治疗小儿先天性髋关节发育不良的应用价值对比［J］．大医生，2023，8（6）：14-16.

［29］李承球，朱盛修．骨科手术图解［M］．南京：江苏科学技术出版社，1996：1585-1588.

［30］黄伟东．先天性髋内翻手术治疗分析［J］．吉林医学，2013，34（11）：2122-2123.

［31］胡祖杰，刘传康．儿童髌骨脱位诊断及治疗进展［J］．重庆医学，2013，42（28）：

3447-3451.

［32］莫越强，宁波．改良 Langenskiold 术和 Grammont 术联合治疗先天性及习惯性髌骨脱位的短期疗效观察［J］．临床小儿外科杂志，2020，19（9）：816-820.

［33］邵增务，茅文斌，刘建湘，等．传统术式联合股骨下端成形术治疗青少年先天性髌骨脱位［J］．中国矫形外科杂志，2007（7）：501-504.

［34］陈述，郑彩顺，燕华，等．Ilizarov 技术联合髓内钉固定治疗先天性胫骨假关节［J］．临床骨科杂志，2022，25（2）：280-283.

［35］秦泗河，葛建忠，郭保逢．Ilizarov 技术在中国大陆 20 年（1991～2011 年）［J］．中国矫形外科杂志，2012，20（7）：662-666.

［36］高云，梁庆团，肖晓亮，等．3D 打印个性化支具防治先天性马蹄内翻足的临床研究［J］．名医，2022（10）：17-19.

［37］段雄义，段雄敏，杨寿峨．杨氏疗法治疗小儿先天性马蹄内翻足［J］．中医药导报，2011，17（10）：4-6.

［38］杨晓东，俞光荣，张根福，等．Herbert 钉结合 Chevron 截骨技术治疗轻中度踇外翻［C］．浙江省医学会骨科学分会．2015 年浙江省骨科学学术年会论文汇编——创伤专题．［出版者不详］，2015：20.

［39］韩金昌，温建民，孙卫东．中西医结合微创治疗踇趾外翻临床应用进展［J］．现代中西医结合杂志，2014，23（10）：1132-1134.

［40］张伟，万德余，梁西俊．Chevron 和 Akin 截骨结合改良软组织平衡治疗中度踇外翻的疗效分析［J］．中华保健医学杂志，2022，24（6）：509-511.

第十七章 骨髓炎

第一节 急性化脓性骨髓炎

血源性骨髓炎亦称附骨疽，是细菌通过血液播散、附着于骨的化脓性疾病。其特点是全身发热，多发于四肢长骨的骨端，患肢局部红肿热痛，疼痛彻骨，溃后脓水淋漓，不易收口，形成窦道，可伴有部分死骨流出。根据临床表现分为急性和慢性骨髓炎两类，急性血源性骨髓炎发病较急。

一、病因病机

（一）西医学认识

西医学认为血源性骨髓炎是细菌通过血液播散种植到骨结构，引起的骨膜、骨质和骨髓等的炎症。最常见的致病菌是金黄色葡萄球菌，多发生于儿童长骨的干骺端，干骺端血液丰富但血流慢，细菌易于定植，或在外伤下局部组织坏死导致细菌生长或感染的发生。病理特点是感染后局部形成脓液，脓液经过哈弗系统及伏克曼管进入骨膜下，骨膜被掀起，导致骨质坏死、破坏，同时诱发骨膜反应，并逐渐形成包壳，包裹着感染骨及坏死骨，形成慢性骨髓炎。

（二）中医学认识

化脓性骨髓炎是由疮疖、疔毒或咽喉、耳道肿痛等病后，余毒未尽，热毒深蕴于内，伏结入骨成痈而致，《备急千金要方》说："以其无破，附骨成脓，故名附骨疽"。本病多发于四肢的干骺端，以胫骨为多，其次股骨、肱骨和桡骨。由于骨中空的管腔，其为奇恒之府，藏精气而不泻，与肺、脾、肾、肝关系密切。其病机变化有虚有实、有寒有热，涉及六淫、气血、经络及阴阳。素体热盛，六淫易袭者；饮食失节，湿热内蕴者；七情所伤，瘀毒内生者；房劳过度，肾精内伤者；痈疽疮疡，失治误治者，均好发附骨疽。

二、临床诊断

（一）辨病诊断

1.临床表现

（1）病史 常有呼吸道，或皮肤，或泌尿系等感染史。有的可伴有局部受伤史。一般起病较急。

（2）症状和体征

①初期：开始时全身乏力、烦躁不安，有时头痛、恶寒发热等，或患儿经常啼哭，继而寒战高热，体温可高达39~40℃，汗出而热不退。并逐渐出现患肢红肿疼痛，周围肌肉出现痉挛，活动时疼痛加重。

②成脓期：上述症状、体征明显加剧，全身虚弱，高热不退，甚至烦躁不安。患肢局部皮肤暗红，剧痛或跳痛，环行漫肿，压痛显著，皮温增高，约持续1周，剧痛可骤然减轻（此乃骨膜下脓肿破裂之征），但局部压痛加剧，整个患肢浮肿，皮肤红热，可触及波动感，局部穿刺抽出脓液。

③溃后期：骨膜下脓肿破裂后，脓液流到周围软组织内，引起软组织间隙感染化脓，3~4周后，穿破皮肤而外溃，形成窦道。疮口流脓，初多稠厚，渐转稀薄。此时，身热和肢痛均逐步缓解，但全身虚弱征象更加突出。

2.相关检查

（1）实验室检查 血常规检查：血白

细胞计数及中性粒细胞升高；血沉（ESR）：增快；C-反应蛋白（CRP）：升高；病灶穿刺液：常规进行革兰染色、细菌培养和药敏试验；血培养：50%的骨关节感染患者血培养结果为阳性；降钙素原检查：败血症患者可出现明显增高。

（2）X线检查　早期可出现轻微的局部脱钙，骨质疏松，同时伴有感染部位的软组织肿胀；在发病1~2周以后，可出现骨膜反应，多为葱皮状、花边状；继之，在感染部位出现一个或数个骨破坏区，为边缘不清楚的不规则溶骨性病灶；4周以后X线显示有明显骨质破坏、高密度死骨影及死骨周围的低密度区，同时外周新生骨包壳影；偶见伴发病理骨折。

（3）CT检查　CT对评价骨膜下及软组织脓肿很有意义。可以对骨破坏进行定位和判断，尤其是对脊柱、骨盆和骨骶的病变更有意义。

（4）超声检查　超声对明确骨膜下脓肿的位置、关节液是否增多及判定滑膜和关节囊增厚很有帮助。

（5）MRI检查　MRI的敏感性和特异性都很高，尤其在早期及超早期诊断急性血源性骨髓炎具有明显的优势。急性血源性骨髓炎典型的MRI表现在T1加权像上正常的髓腔信号降低，而在T2加权像上表现为信号增高。

（6）放射性核素检查　核素骨成像不作为常规检查，但在诊断或病变部位可疑时可以考虑。该检查对交流困难的小儿和婴儿更有必要。对早期骨髓炎和化脓性关节炎有诊断价值，但其特异性较低。

3. 病理检查

早期局部穿刺可以明确诊断，也可作为辅助治疗。选用合适的骨髓穿刺针，于压痛最明显处先穿入软组织内，如未抽得脓液，再穿至骨膜下，如仍无脓液则刺破骨皮质穿入骨髓内，穿刺组织为炎症组织。

对于不规则骨的穿刺活检常在CT引导下进行。

（二）辨证诊断

1. 初期

（1）临床证候　恶寒发热，患肢疼痛不剧，脉浮数或弦数，苔薄白或微黄，为热在卫表；若见寒战、高热，肢端病变部位肿痛较剧，舌质红，苔黄腻，脉数有力，为热入气分；若见高热神昏，吐血、衄血，或身现出血点，肢端病变部位肿痛剧烈，烦躁不安，舌质红，苔少，脉洪数，为热入营血。

（2）辨证要点　恶寒发热，患肢疼痛，脉浮数或弦数，苔薄白或微黄。

2. 成脓期

（1）临床证候　高热寒战，舌质红，苔黄腻，脉数，患肢环行漫肿，局部皮肤暗红，疼痛剧烈或跳痛，压痛明显，或有波动感，舌红，苔黄，脉数。为内已成脓，正虚不易托毒。

（2）辨证要点　高热寒战，患肢漫肿，局部皮肤暗红，疼痛加剧，脉数，苔黄。

3. 溃后期

（1）临床证候　窦道形成，疮口流脓，发热、局部红肿热痛减轻，但见形体逐渐消瘦，食欲减退，神疲乏力，舌淡、苔少，脉细无力。若脓肿初溃，脓多稠厚，略带腥味，为气血充实；若溃后，脓液清稀，量多质薄，舌淡，苔少，脉弱，为气血亏虚。

（2）辨证要点　窦道形成，疮口流脓，神疲乏力，脉细无力或弱，舌淡苔少。

三、鉴别诊断

（一）西医学鉴别诊断

1. 软组织炎症

早期急性血源性骨髓炎与蜂窝组织炎、

丹毒等软组织炎症在症状上共同点是患肢的局部红肿热痛。不同点：蜂窝组织炎及丹毒等软组织感染早期全身反应症状轻，而局部软组织红肿明显；急性血源性骨髓炎早期全身中毒症状严重，局部疼痛剧烈，红肿则较轻，压痛较深，肢体圆柱形深部压痛征阳性，常发生在长骨干骺端处。

2. 化脓性关节炎

化脓性关节炎和骨髓炎两者全身症状相似。其特点为：迅速出现关节肿胀积液，肿胀压痛在关节间隙而不在骨端，关节腔穿刺可抽出炎性混浊液或脓液，早期关节活动障碍，关节各方向活动均引起疼痛加剧。

3. 骨肉瘤

骨肉瘤和血源性骨髓炎发病年龄群和部位相似，早期均有局部软组织肿胀疼痛、X线表现有明显的骨膜反应等现象。鉴别点为：骨肉瘤全身症状不重，疼痛开始为隐痛、阵痛，迅速转为持续剧痛，尤以夜间为甚；肿块发展迅速，且质地坚硬，压痛明显，表面有静脉怒张；血清碱性磷酸酶、乳酸脱氢酶常增高；X线片显示肿瘤性新生骨增生常呈日光放射状排列或层状骨膜反应。

4. Ewing 肉瘤

Ewing 肉瘤和血源性骨髓炎两者都可引起体温升高、白细胞增多、X线片表现为"葱皮"样骨膜反应等现象。鉴别点为：Ewing 肉瘤常发生于骨干，破坏区广泛，全身症状不如急性骨髓炎强烈，但有明显夜间疼痛，表面有怒张的血管。活体组织检查找到肿瘤细胞可以确诊。

5. 骨结核

骨结核和血源性骨髓炎两者都引起体温升高、局部肿胀疼痛、穿刺可有脓液、X线片骨质破坏等现象。鉴别点为：骨结核发病隐渐，体温虽高但少有高热，初起全身和局部症状均不明显，晚期患者全身呈

慢性消耗性病态；溃后脓液清稀且夹有败絮样杂物；X线表现骨结构为单纯溶骨性破坏无新生骨形成，无骨膜反应。

6. 急性白血病

急性白血病可能出现与骨髓炎相似的骨与关节疼痛。临床特点包括无力、发热和血液的检查结果异常，包括血沉增快。本病与骨髓炎不一致的方面包括：贫血、血小板减少、多发疼痛、抽吸和培养结果阴性以及对抗生素治疗无反应。骨髓活检通常可以明确诊断白血病。

（二）中医学鉴别诊断

1. 流痰

流痰多发生在脊椎、环跳、肩、肘、腕，其次下肢，亦可走窜，一般以单发为多，脓肿形成后常可走窜。患处隐隐酸痛，虽然起病慢，化脓亦迟，溃后亦不易收敛，但关节骨性变形较少，且在损伤筋骨时轻者致残，重者可危及生命。

2. 流注

流注是外科疾患，其发于长骨，流注于肌肉，无固定部位，随处可生，大多为多发性。起病较快，疼痛较甚，化脓既易，溃后亦容易收口。

四、临床治疗

（一）提高临床疗效的要素

（1）骨髓炎应做到早诊断、早治疗，整体观念，辨证施治。

（2）根据骨髓炎病变阶段选择不同的治疗手段。

（3）骨髓炎应采用中西医结合的治疗方法，降低复发率。

（二）辨病治疗

1. 非手术治疗

（1）全身支持疗法　充分休息和合理

营养是提高疗效的一个重要方面。有选择地补充维生素，饮食上多吃高热量、高蛋白质的食物。高热时降温、补液、纠正酸中毒。中毒症状严重时，可少量多次输血。

（2）局部制动　早期根据病情程度及部位分别采用石膏固定、牵引、夹板固定等方法，使患肢置于功能位，并抬高患肢，使病变部位负重减轻，活动减少，既能减轻疼痛，又能防止病变扩散，有利于组织修复、缓解肌肉痉挛，防止畸形和病理性骨折。

（3）抗生素应用　抗生素使用是治疗急性血源性骨髓炎重要的治疗手段，应用原则为早期、足量、联合应用。临床上主要依据血液或脓液细菌培养和药敏试验，选用敏感有效的抗生素。如果革兰染色未能分辨出致病微生物，则只能根据患者的年龄和其他因素进行经验性抗感染治疗。经验性用药包括抗葡萄球菌青霉素类如苯唑西林和氨基糖苷类如庆大霉素，或广谱的第三代头孢菌素如头孢氨噻。

2. 手术治疗

急性血源性骨髓炎的手术适应证是从骨膜下间隙或病变骨髓中抽出脓液、经24~72小时静脉抗生素治疗没有明显反应的患者。

（1）切开引流术

适应证：在全身治疗2~3日后或发病6~7日，全身情况未好转者；局部肿胀未消退或反而增加；局部压痛明显或加重；X线片显示骨膜阴影局限性增宽或两侧不对称。

手术方法：在肿胀最明显部位做与该肢体纵轴一致的切口直达骨膜，注意避免剥离骨膜及进入关节和骨骺板。妥善保护皮缘后，先吸净软组织内脓液，然后切开骨膜，吸出骨膜下脓液，并做细菌涂片染色和细菌培养。最后用骨钻在病变区连续钻孔，注意不要钻到骺板。如流出脓液很少，则单纯行钻孔引流术即可；如果切开

处骨质已疏松，且自钻孔流出的脓液较多，则行切除部分骨皮质"开窗"引流；吸出骨髓腔内的脓液和坏死组织后，可放置负压引流管充分引流。切口可做单层缝合，患肢用石膏托保护，继续全身应用抗生素及清热解毒类中药，密切注意伤口引流是否通畅。

（2）骨皮质钻孔或开窗冲洗引流术

适应证：经大量抗生素及中医药辨证施治治疗无效；核磁共振显示有明确的病灶腔、局部穿刺抽出脓液者。

手术方法：结合病变部位沿肢体纵轴做切口，逐层切开皮肤、皮下组织、从肌肉间隙进入到达骨膜，沿骨纵轴直线切开骨膜，其长度和两侧剥离的范围，应按病骨的周径、长度和范围而定。以胫骨近端为例，骨膜剥离范围一般为1~2cm，避免过多地剥离骨膜。骨皮质上钻孔开骨窗，如有脓液应先吸出，并做细菌培养；如有炎性肉芽，应彻底清除；刮除脓肿壁，凿除硬化骨，使病灶腔内变为新鲜的出血面。在病灶空腔内放置两根引流管，一条作为进水管，即冲洗管，置于骨腔上口，连接生理盐水瓶；一条为引流管，稍粗些，置于脓腔底部以利引流，连于负压吸引器上。切口一期缝合，调整冲洗液流入速度进行伤口内冲洗，冲洗液配制：生理盐水1000ml加入庆大霉素8~16万单位，或其他高度敏感的抗生素。术后12~24小时内流入速度应当快些，以后每分钟50~60滴即可，24小时连续滴注。一般来说，每日冲洗量为1500~3000ml，术后前3天量可达5000ml左右。术后1~2周视冲洗效果拔管。拔管时先拔冲洗管，24小时后拔除吸引管，以吸尽伤口内残留的冲洗液。拔管指征：患者全身中毒症状明显好转，体温正常，局部肿胀消退，疼痛减轻，伤口局部无明显炎症表现，流出的液体清稀透明，同时留取冲洗液样本送细菌培养及药敏检

测为阴性。

（3）病灶清除及载抗生素的人工骨填充术

适应证：发病部位核磁共振检查显示骨膜下有脓肿存在；经使用抗生素抗感染治疗效果不明显；局部穿刺抽出脓液。

手术方法：结合病变部位沿肢体纵轴做切口，逐层切开皮肤、皮下组织、从肌肉间隙进入到达骨膜，沿骨纵轴直线切开骨膜，其长度和两侧剥离的范围，应按病骨的周径、长度和范围而定。以胫骨近端为例，骨膜剥离范围一般为1~2cm，避免过多地剥离骨膜。骨皮质上钻孔开骨窗，如有脓液应先吸出，并做细菌培养；如有炎性肉芽，应彻底清除；刮除脓肿壁，凿除硬化骨，使病灶腔内变为新鲜的出血面。将敏感抗生素以适当的浓度与硫酸钙或磷酸钙、骨水泥混合后植入局部骨缺损区，待其凝固后放置引流管，逐层间断缝合伤口，术后根据引流量来拔除引流管。抗生素硫酸钙或磷酸钙可以吸收，但抗生素骨水泥需二次手术取出。

（三）辨证治疗

附骨疽的治则是"扶正祛邪"。实证以祛邪为主，具体的治法包括清热解毒、清热凉血、活血祛瘀等，同时给予补益类药物应用；虚证以扶正为主，具体的治法包括补益肝肾、益气养血、温阳化滞等，同时兼以祛邪类药物应用。

1. 辨证论治

（1）初期

治则：清热解毒，消肿散坚。

方药：内治法方用仙方活命饮合黄连解毒汤加减。高热不退，加用天葵、蒲公英等；高热神昏，加用安宫牛黄丸或紫雪丹，按感染性休克处理，积极行中西医结合治疗；局部疼痛剧烈、拒按，加乳香、没药；便秘、尿赤加大黄、车前子。

外治法选用双柏散、黄金散、玉露膏等外敷患处；蒲公英、紫花地丁、四季青、马齿苋、野菊花、芙蓉花叶等捣烂外敷患处。

（2）成脓期

治则：清营托毒，托里透脓。

方药：内治方用五味消毒饮、黄连解毒汤合透脓散加减。脓成不溃、局部疼痛剧烈，配合托里消毒饮。

外治法：可选用阳毒内消散、红灵丹、黑退消、桂麝散、丁桂散、拔毒消疽散、蟾酥散等清解透散之剂外用。

（3）溃后期

治则：托里排脓，祛腐生新。

方药：内治方用托里消毒饮。若溃后脓液稀薄、全身无力，为气血虚弱，加用八珍汤；如畏寒，偏阳虚者，方用十全大补汤；如脾胃亏虚，纳谷不化者，用四君子汤加陈皮、山楂、二芽；如气阴两亏，口干纳差、舌尖无苔，方用生脉散加山楂、二芽。

外治法：疮口可用冰黄液冲洗，并根据有无脓腐情况，分别选用九一丹、八二丹、七三丹、生肌散药捻，或黄连液纱条引流脓液；如疮口太小或疮口僵硬、腐肉不脱，可选用白降丹、红升丹、千斤散药捻，插入疮口内，使疮口扩大，脓腐易出；溃后而身热不退、局部肿痛、脓泄不畅者，多数是引流不畅，常需扩大疮口，以利引流；或骨炎膏外涂患处，拔脓引流；疮口腐肉已脱，脓水将尽时，选用外敷玉露膏或生肌玉红膏、八宝丹、生肌散（膏）等促其生肌收口。

（四）医家经验

河南省洛阳正骨医院骨髓炎科对急性骨髓炎治疗，三期辨证用药。早期局部微红肿痛、无明显波动感者，提示脓液尚未形成，局部骨炎膏（当归、土茯苓、紫草、红花、白芷、醋炙商陆、白头翁等）应用，达到清热解毒目的；中期使用骨炎托毒丸（黄芪、党参、熟地黄、当归、川芎、桔梗、金银花、土茯苓、蒲公英等）；后期使用骨炎补髓丸（黄芪、党参、熟地黄、当归、土茯苓、肉桂、白芥子、续断、杜仲、骨碎补等）。

五、预后转归

急性血源性骨髓炎在病理演变过程中，始终存在着"正邪相搏"。相搏的结果有如下三种转归：

（1）正盛邪弱，热毒消散　正气盛而邪毒弱，正能胜邪，邪毒消散而病愈。

（2）正盛邪实，热毒局限　正邪双方，势均力敌，热毒无退无进，腐骨化脓，形成局限性骨脓肿，此多数发生在干骺端，易反复发作。

（3）正虚邪盛，热毒扩散　正气衰弱，毒邪炽盛，正不胜邪，热毒扩散，甚至内攻脏腑，伤营劫血，引起全身性毒血症候，易出现严重并发症。

六、预防调护

本病预防调护主要是增强体质、预防感冒、合理饮食、按时作息。

（1）急性发作期监测生命体征变化，有高热、休克者，严密观察患者神志情况，遵医嘱给予氧气吸入、激素治疗和人工冬眠。

（2）卧床休息，患肢抬高制动。

（3）遵医嘱合理、足量、必要时联合使用抗生素。

（4）做好饮食调护，及时补充营养水分，防止津液耗伤。饮食以清淡易消化、高蛋白、高热量、富含维生素的食物为宜，如鸡蛋、牛奶、瘦肉等。忌食海腥发物及辛辣刺激食品，如牛羊肉、海鱼、辣椒等。

（5）遵医嘱穴位按摩，取穴大椎、合谷、曲池等。

（6）做好口腔及皮肤护理，防止并发症发生。

（7）病室温湿度适宜，空气流通。

七、评述

金黄色葡萄球菌是血源性骨髓炎最主要的致病菌，而流感嗜血杆菌及金格杆菌感染呈明显的上升趋势，同时耐甲氧西林金黄色葡萄球菌（MRSA）感染率也呈上升趋势，该细菌具有更高的机体致残率。血源性骨髓炎临床表现主要是患处红肿热痛、患肢运动减少及不能负重，这些临床表现是否明显，取决于感染的程度。

判断细菌感染最常用的标准是白细胞计数、C-反应蛋白（CRP）、血沉（ESR），有文献报道，急性血源性骨髓炎首发症状以急性发热、肢体疼痛、发热伴疼痛多见。金黄色葡萄球菌是最常见的病原菌。精神改变、食欲减退和（或）乏力、病原培养阳性、入院至手术时间长者易发生并发症。患并发症、合并局部并发症、金黄色葡萄球菌阳性者预后差。急性期C-反应蛋白高是并发症及预后不良的独立危险因素。

影像学检查中X线检查在血源性骨髓炎早期表现正常，但对症状及局部体征持续2周以上时具有意义；核磁共振（MRI）检查在早期诊断血源性骨髓炎方面具有独特的优势，且可以确定软组织及关节的累积情况，因此在临床中应该将核磁共振检查作为血源性骨髓炎的常规检查方法。有研究认为，对于血源性骨髓炎的早期诊断，同位素骨扫描和核磁共振都是最敏感的检查方法，且同位素骨扫描的准确度高于核磁共振。

对于血源性骨髓炎确诊后应尽快经验性抗感染治疗，有研究表明口服抗生素治疗具有与静脉用药相同的效果，而静脉用药存在发生相关并发症的可能；对于血培养为 MSRA 感染的患者病情通常较重，可能伴有肺炎或败血症，治疗相对困难；有研究表明，单纯应用抗生素治疗的骨髓炎复发率高，因此建议应用敏感抗生素的同时手术清创是必要的。手术已成为血源性骨髓炎治疗的趋势，手术治疗可以直视下将抗生素置于感染部位，取出感染的骨质及切除外周感染的软组织，从而减轻髓腔压力，预防局部缺血和骨破坏的产生。尤其是 MRSA 细菌感染，清创手术尤其必要。术后为了预防病理性骨折，可以给予外固定架固定或支具、石膏托给予保护。

第二节　慢性化脓性骨髓炎

慢性骨髓炎亦称附骨疽，多是由急性化脓性骨髓炎治疗不及时、不彻底发展而来的，或开放性骨折清创不彻底，或骨折手术后感染。其特点是病程长、反复发作，或窦道形成、流脓不愈。

一、病因病机

（一）西医学认识

慢性骨髓炎亦称附骨疽，多是由急性化脓性骨髓炎治疗不及时、不彻底发展而来的，或开放性骨折清创不彻底，或骨折手术后感染，金黄色葡萄球菌是最常见的致病菌，其他常见的致病菌为溶血性链球菌、表皮葡萄球菌、绿脓杆菌等。近年来革兰阴性杆菌的查出率有明显增加。从急性骨髓炎到慢性骨髓炎是一个逐渐发展变化的过程，一般认为在发病4周，急性炎症消退后，遗留死骨、窦道、死腔等，即为慢性骨髓炎。在病理上是一个连续的过程，即有显著的骨破坏为特征的急性期，逐步发展为以修复增生为主的慢性期，破坏和修复在整个病理演变过程中是共同存在的两个方面。急性期的症状缓解，X线表现骨

的破坏局限化，骨的增生明显，形成死腔、死骨及窦道，标志着已演变为慢性骨髓炎。

（二）中医学认识

化脓性骨髓炎是由化脓性细菌感染经血液运行或直接损伤由伤口侵入骨肉繁殖而致，《备急千金要方》说："以其无破，附骨成脓，故名附骨疽。"以胫骨为多，其次股骨、肱骨和桡骨，本病多发于四肢的干骺端，其表现是局部肿胀，附筋着骨，推之不移，疼痛入骨，溃后脓水淋漓，不易收口，可形成窦道，伴有死骨排出。由于邪毒侵袭，筋骨损伤，气血运行紊乱，骨骼功能失常所致，其病位在于骨骼，与肺、脾、肾、肝关系密切；其病机变化有虚有实、有寒有热，涉及六淫、气血、经络及阴阳。素体热盛、六淫易袭者；饮食失节，湿热内蕴者；七情所伤，瘀毒内生者；房劳过度，肾精内伤者；痈疽疮疡，失治误治者，均可形成慢性化脓性骨髓炎。

二、临床诊断

（一）辨病诊断

1.临床表现

（1）全身表现　有急性骨髓炎病史。慢性骨髓炎病程长期迁延，反复急性发作，或有窦道形成者长期排出脓性分泌物，对患者机体产生慢性消耗损害，因此患者往往有贫血和低蛋白血症。有些慢性骨髓炎患者合并有糖尿病，也是窦道缠绵难愈的重要因素。部分患者因长期使用抗生素而合并肝肾功能损害，从而影响修复组织的合成及康复进程。

（2）局部表现　患肢长期隐痛、疼痛时轻时重。局部有压痛、叩击痛。皮肤上有长期不愈或反复发作的窦道口，时常流出稀薄脓液、淋漓不尽，或流出小的死骨片。窦道口常有肉芽组织增生，周围有色

素沉着。脓液排出不畅时，局部肿胀疼痛加剧，并有发热和全身不适等症状。有时在症状消失、疮口愈合后数月或数年，患肢突发剧痛，伴有全身寒热交作，原窦道口处（或他处新发）红肿，继而破溃流脓，经休息治疗后，症状又消退，如此反复发作。患肢增粗，皮肤上常留有凹陷的窦道瘢痕，紧贴于骨面，皮下组织变硬。

2. 相关检查

（1）X线表现　病变范围多在骨端，骨干甚至全骨，偶尔可见多骨发病。X线片上可见病变部位骨皮质增厚，骨髓腔变窄或消失，或骨外形增粗、不规则或呈纺锤状。或可见单个或多个散在的骨质破坏区，可见死骨的影像。

（2）CT表现　CT显示骨质破坏，为低密度区。破坏区内有时显示大小不一的高密度死骨，偶可见骨髓腔内极低密度的气体影，高密度的骨膜反应围绕骨皮质。慢性修复期骨皮质显著增厚，骨髓腔变窄，甚至完全闭塞。

（3）MRI表现　慢性骨髓炎骨质的不均匀增厚，T1或T2加权图像上均为低信号。松质骨在T2加权图像上可见不均匀高信号改变，为渗出或肉芽组织增生所致。死骨周围常有渗出或肉芽组织增生，因此，死骨的信号可表现多样，在T1加权图像低信号、中等信号或高信号，T2在加权图像上则多为高信号。

3. 病理检查

慢性化脓性骨髓炎手术时应取标本进行病理学检查，以确定诊断。当可疑窦道恶变时，病理检查有很大价值，不典型病例的病理检查有助于鉴别诊断。

（二）辨证诊断

1. 热毒蕴结证

（1）临床证候　患部疼痛，皮肤红肿，触痛明显，肢体局部可触及波动感，或窦道可见脓性分泌物流出，可闻及异常气味，受累肢体关节主动活动及被动活动均受限，或伴寒战、发热，舌质红，苔黄，脉弦数。

（2）辨证要点　皮肤红肿，窦道流脓，寒战、高热，舌质红，苔黄，脉弦数。

2. 正虚邪滞证

（1）临床证候　患部时有疼痛，活动、劳累或逢阴雨天气后加重，皮肤轻肿不红，触痛轻微，窦道时愈时溃，脓液或稠或稀伴轻度异常气味，间或可见死骨排出，受累肢体关节僵硬时轻时重，偶见低热，舌质淡红，苔薄白或薄黄，脉滑。

（2）辨证要点　时有疼痛，活动、劳累或逢阴雨天气后加重，窦道时愈时溃，偶见低热，舌质淡红，苔薄白或薄黄，脉滑。

3. 肝肾亏虚、瘀阻络脉证

（1）临床证候　患部隐隐作痛，窦道周围皮肤暗紫无弹性，窦道长期不愈，脓液清稀不伴异常气味，肢体关节僵硬、活动障碍，舌质暗淡，苔薄或无苔，脉沉细。

（2）辨证要点　患部隐隐作痛，窦道长期不愈，舌质暗淡，苔薄或无苔，脉沉细。

三、鉴别诊断

（一）西医学鉴别诊断

1. 硬化型成骨肉瘤

硬化型成骨肉瘤与慢性化脓性骨髓炎，特别是低毒感染的慢性化脓性骨髓炎在临床和X线表现上有十分相似。

硬化型成骨肉瘤无感染病史，发展较快，疼痛较剧烈，夜晚疼痛较白天重，血清碱性磷酸酶多高于正常值。在鉴别诊断时除注意其各自的临床特点外，X线的鉴别要点是：骨肉瘤骨膜反应大多由层次清楚、均匀、光滑变为模糊、残缺不全或厚薄不均，骨肉瘤常有迅速增大的软组织包块，出现放射状骨针、Codman 三角征和绒毛样骨膜增生影像。软组织块内可见到肿瘤骨。

2. 骨样骨瘤

骨样骨瘤是一种比较常见的良性骨肿瘤，以骨干部为好发部位。病变部位呈局部较广泛的骨皮质增厚，皮质较光滑，一般是一侧性的皮质增厚，髓腔不对称的变窄。其特征表现为骨增生区中心的瘤巢呈圆形或卵圆形透明区，通常在 1cm 以下，罕有超过 2cm 的。水杨酸钠制剂对骨样骨瘤常有良好的止疼作用，而对骨髓炎则不然。

3.Ewing 肉瘤

Ewing 肉瘤无骨感染病史，疼痛为最突出的症状，开始为间歇性疼痛，以后变为持续性疼痛，尤其是夜晚疼痛更甚。X 线表现上 Ewing 肉瘤的增生仅局限于骨外膜，量也较少，常有一定形态，如葱皮样或放射状骨针，不产生死骨。

4. 骨结核

在临床中松质骨结核多见，骨干结核临床很少见，松质骨发生结核病变后，骨组织发生坏死，以溶骨性破坏为主，不易形成死骨，形成局部脓肿较多，脓肿压力增大时，病灶扩大，脓液可穿破骨膜在软组织中形成脓肿，最后破溃形成窦道。窦道排出物为稀薄之结核性脓液。X 线片最初显示骨小梁模糊不清，呈磨砂玻璃样改变，其密度比周围脱钙的骨质为高。

5. 病理性骨折

病理性骨折亦可表现为局部肿痛、活动受限，X 线示局部骨质破坏、连续性中断。与骨髓炎的区别是：局部皮肤无红热，压痛局限，可查及骨摩擦感及异常活动；体温不增高或轻度增高；血常规检查白细胞正常或轻度增高。

（二）中医学鉴别诊断

1. 历节风

历节风虽发于关节，日久亦可以出现肌肉萎缩、关节变形，但初起即有寒热、汗出，关节灼热剧痛，痛无定处，并不化脓，病变关节常左右对称，甚则遍及全身关节。

2. 痿证

两病虽同是肢体疾患，但痿证手足软弱无力，甚则肌肉枯萎瘦削，关键在于肌肉"痿弱不用"，关节相对"变大"，但无疼痛及活动受限。

3. 流痰

流痰多发于脊椎、环跳、肩、肘、腕，其次下肢，亦可走窜，一般为单发，但脓肿形成后常可走窜，患处隐隐酸痛。虽然起病慢，化脓亦迟，溃后亦不易收敛，但关节骨变形较少。在损伤筋骨时轻者致残，重者可危机生命。

4. 骨痹

骨痹是多发于中年以后的以关节疼痛、变形、活动受限为特点的慢性、退行性关节疾病。多累及负重关节及手的小关节。

四、临床治疗

（一）提高临床疗效的要素

（1）早期足量全身性使用抗生素。
（2）化脓性骨髓腔内注射抗生素。
（3）化脓性骨髓腔持续性灌洗。

（二）辨病治疗

1. 全身抗生素药物应用

应用于慢性化脓性骨髓炎的急性发作期、手术前的准备和术后。主要目的是预防和治疗炎症的扩散及全身感染。患者入院后应及时做脓液细菌培养和药物敏感试验，找出致病菌种和敏感的抗生素。选择最敏感的杀菌性抗生素。抗生素应联合应用，如青霉素类或头孢菌素类与氨基糖苷类联合应用可起到协同作用。足量抗生素应用4~6周，静脉应用2~3周改口服。

2. 局部抗生素药物应用

慢性化脓性骨髓炎由于局部血循环障碍，通过全身给予的抗生素很难或很少渗透到病灶内，病灶部位的抗生素含量达不到有效的杀菌浓度。局部应用抗生素可使病灶内抗生素浓度比全身用药高数倍、甚至数十倍，从而提高疗效。

（1）抗生素纱条填塞　将浸有敏感抗生素药液的纱条敷于创面或填塞于窦道中，从而将抗生素带入创面或窦道，以提高局部给药浓度。常用药物如庆大霉素、呋喃西林等。多需每日或隔日换药。

（2）载药不可吸收骨替代物植入　将庆大霉素等敏感且性能稳定抗生素放入聚甲基丙烯酸甲酯等不可吸收骨替代物中，制成直径6~8mm之小球，用细不锈钢线串连起来，将其置入病灶内，可在2~3周内不断释放有效浓度的抗生素。3周后取出或将链的一端置于切口外，每日拉出一颗，等待肉芽逐渐填充死腔。适用于局灶性骨缺损病灶较小、周围血供丰富的患者，或作为病灶清除与组织瓣移植间的过渡措施。

（3）载药可吸收人工骨颗粒植入　病灶清除的基础上，以生理盐水冲洗创面，选用敏感抗生素与可吸收人工骨调制成颗粒状，革兰阳性菌感染者多用万古霉素，革兰阴性菌感染者多使用妥布霉素；切口一期缝合，病灶中置管引流。拔管指征：患者全身中毒症状明显好转，体温正常，局部肿胀消退，疼痛减轻，伤口局部无明显炎症现象，引流液小于10ml/d。适用于局灶性骨缺损及病灶周围有血供良好的软组织覆盖的患者。

（4）动脉加压灌注或静脉加压灌注抗生素　上肢用肱动脉，下肢用股动脉，通常需在DSA透视下进行动脉插管，将全身应用剂量的抗生素溶于50~100ml盐水，用注射泵在30~60分钟内加压注入动脉。静脉加压灌注系采用皮静脉穿刺法，近端上止血带，远端加压包扎，将抗生素用动脉输液加压器注入。

（5）持续抗生素溶液冲洗及引流　冲洗液中溶入高浓度抗生素，在有效地局部给药的同时，及时带走病灶渗出液及过多瘀血，促进病灶炎症消退及病变愈合。

3. 病灶清除术

病灶清除包括彻底切除窦道，摘除死骨，清除病灶中的脓液、炎性肉芽组织等病理产物，必要时剔除死腔壁硬化骨质并适当扩大骨腔。对于明确发生癌变或有癌变倾向的皮肤及瘢痕组织应扩大切除范围，以预防复发及恶变。非承重骨感染范围广泛、局部切除难以彻底者如末节趾（指）骨、肋骨或腓骨慢性骨髓炎，可以考虑整段切除或完全切除。松质骨如髌骨、髂骨等的慢性骨髓炎炎症界限不易明确，多需扩大病灶清除范围。病灶清除的时机是否恰当，也是治疗成败的关键因素；一般要求骨包壳完全形成、可以承受肢体应力后施行，过早行病灶清除术存在病理性骨折及术后高复发率风险。病灶清除术是慢性骨髓炎的基础性治疗，残留死腔的处理较为复杂和棘手，治疗方法多样，需根据不同的病情灵活应用，方能达到较好的预期效果。

4. 病变死腔的修复方法

慢性化脓性骨髓炎病灶死骨清除后病灶清除后可用组织瓣、自体松质骨、人工骨等填塞以消灭残腔。在有效抗生素配合下，如病灶清除彻底，可以一期闭合伤口，但复发率较高。

（1）不可吸收载药抗生素骨填充物应用　适应证及操作方法同前述。

（2）载药可吸收人工骨植入术　适应

证及操作方法同前述。

（3）组织瓣填充术　应用显微外科技术治疗慢性化脓性骨髓炎，通过带血管蒂的或吻合血管的组织移植治疗慢性化脓性骨髓炎，可以改善病灶局部的血液循环，从而有效地发挥抗生素的杀菌作用。适用于骨端较大的骨缺损空腔。常用的治疗方法包括：胫后血管蒂组织瓣逆行或顺行填塞股骨远端、胫骨近端、胫骨远端空腔；腓血管蒂组织瓣填塞跟骨骨髓炎空腔。根据空腔的大小，可单用血管蒂填塞或连带血管营养之骨膜、深筋膜、肌肉等。

5. 截肢术

截肢术适用于长期慢性骨髓炎患者，患者体质较差、病变广泛、病肢功能严重障碍、合并癌变等严重病例；或长期反复治疗无效，患者经济情况不能承受其他治疗的情况。

（三）辨证治疗

1. 辨证论治

（1）热毒蕴结证

治则：清热解毒，消肿排脓。

方药：仙方活命饮加减。白芷12g，浙贝母9g，防风15g，赤芍15g，当归尾12g，生甘草6g，皂角刺（炒）12g，天花粉12g，乳香9g，没药9g，金银花15g，陈皮6g。初起发热、恶寒或局部红肿热痛明显者，加野菊花、蒲公英、紫花地丁；局部窦道破溃、皮色暗红、疼痛剧烈者，去除皂角刺，重用当归，加用玄参等凉血解毒之品。

（2）正虚邪滞证

治则：扶正托毒。

方药：内补黄芪汤加减。黄芪20g，麦冬15g，熟地黄15g，人参12g，当归12g，甘草（炙）6g，茯苓12g，白芍6g，远志6g，川芎9g，肉桂3g，生姜3片，大枣2枚。痛甚者，加乳香、没药；局部皮肤肿硬者，酌加皂角刺。每日1剂，水煎，分2次服。

（3）肝肾亏虚、瘀阻络脉证

治则：滋补肝肾，化瘀通络。

方药：阳和汤加减。黄芪20g，麦冬15g，熟地黄15g，白芥子（炒）9g，鹿角胶10g，甘草（炙）6g，赤芍10g，山茱萸12g，远志6g，牡丹皮9g，肉桂3g，生姜3片，大枣2枚。痛甚者，加乳香、没药；局部皮肤肿硬者，酌加皂角刺。每日1剂，水煎，分2次服。

2. 外治疗法

（1）外用药膏

①金黄膏：药物组成：大黄、黄柏、姜黄、白芷、南星、陈皮、苍术、厚朴、甘草、花粉、凡士林。性状：本品为棕褐色软膏剂，气香。用法用量：前9味药物各1kg和轻粉5kg混合研粉制成金黄散，从中取金黄散200g加入加热熔化后的凡士林800g中搅拌至半凝固状，即可外用。将患处清洗干净，软膏涂抹于纱布，贴于患处，或直接涂抹于患处。注意事项：用前洗净患处，破损皮肤勿用，过敏体质慎用。规格：盒装，每盒20g。

②生肌玉红膏：药物组成：当归60g、白芷15g、甘草36g、紫草9g、血竭12g、轻粉12g、凡士林500g。性状：本品为深红色软膏剂，气芳香。用法用量：将前四味药放入凡士林中熬枯去渣，加入研成细末的血竭、轻粉后搅拌均匀即可外用，将患处溃疡面清洗干净，软膏涂抹于纱布，以纱布填塞窦道，每日1次。注意事项：用前洗净患处，过敏体质慎用。规格：盒装，每盒20g

③消炎膏：药物组成：冰片，枯矾，生石膏，黄连，黄柏，乳香。性状：本品为棕褐色软膏剂，气香。用法用量：外用，将患处清洗干净，软膏涂抹于纱布，贴于患处，或直接涂抹于患处。注意事项：用前洗净患处，破损皮肤勿用，过敏体质及孕妇慎用。规格：盒装，每盒20g。

④岐黄散：药物组成：黄芩1000g、黄连700g、黄柏1000g、姜黄1000g、重楼500g、大黄1000g。用法：药物混合，打磨成粉。用水和适量凡士林调均，敷于患处。每次使用根据面积大小，确定药物剂量多少。破损皮肤勿用，过敏体质孕妇应慎用。

⑤消炎长皮膏：药物组成：驴皮胶、制乳香、制没药、血竭、紫草、虎杖、煅龙骨、地榆。性状：本品为紫棕色软膏。用法用量：外用，将患处清洗干净，涂以适量并以干净纱布覆盖。注意事项：过敏体质慎用。规格：塑料盒装，每盒30g。

（2）外用洗药

①洗三方：药物组成：生大黄30g、黄芩30g、黄柏30g、白芍10g、九里明30g、甘草30g、威灵仙15g、五倍子10g。用法：水煎，外洗溃疡创面，每日1次，每次30分钟。

②桑根煎剂：药物组成：桑树根500g、丹参30g、土茯苓100g、六角仙100g。用法：水煎，将创面或窦道浸泡药液中，每日1~2次，每次1小时。

3.成药应用

长春中医学院内部制剂：消炎灵胶囊制剂。药物组成：金银花，白芷，当归，连翘，延胡索，皂角刺，蒲公英，紫花地丁，天花粉。用法用量：口服，每日4次，每次8粒，温开水送服。规格：0.25g/粒，60粒/瓶。注意事项：孕妇忌服。

（四）新疗法选粹

1.骨搬移术

理论依据是张力－应力法则，即给活体组织持续、稳定和缓慢牵伸使其产生一定张力时，可刺激某些组织的再生和活跃生长。其外固定器分为Ilizarov外固定器及单臂轨道式外固定器，适用于承重骨如股骨、胫骨等长管状骨病灶清除术后节段性缺损的患者。该技术优点是避免了大段复杂的骨移植，成功率高，创伤小，病灶清除彻底，但也有其一定的并发症，如骨断端不愈合、针道感染、血管损伤等。

2.Masquelet技术

Masquelet等报告了一种新的骨重建方法，其原理是依靠聚甲基丙烯酸甲酯骨水泥间隔器诱导成类似于骨膜的结构，并在膜内植骨，取得了满意的效果。后来有学者将该方法称为Masquelet技术（或膜诱导技术）。该技术主要分2期进行：一期通过彻底清创、抗生素骨水泥填充骨缺损控制感染，并诱导形成一层具有生物活性的膜；二期取出骨水泥，膜内植骨重建骨缺损。作为一种全新的骨缺损修复方案，该技术被运用于治疗创伤、骨肿瘤、慢性骨髓炎、难治性骨不连及放射性骨坏死术后所致的骨缺损修复，取得了满意的疗效。不足之处：由于自体髂骨取骨量有限，Masquelet技术不适合>20cm的大段骨缺损患者，且取髂骨有一定的并发症。应用膜诱导技术分期治疗成人四肢长骨慢性血源性骨髓炎能够有效控制感染，实现骨缺损修复，减少并发症的发生。

五、预后转归

慢性骨髓炎经早期治疗后预后良好，病程超过5年以上有癌变可能，预后不佳。

六、预防调护

（一）预防

健康合理饮食，适宜起居，禁烟禁酒，控制血糖，适度锻炼身体，增强体质。

（二）调护

（1）急性发作期监测生命体征变化，有高热、休克者，严密观察患者神志情况，可以给予氧气吸入、激素治疗和人工冬眠。

（2）卧床休息，患肢抬高制动。骨折

久治不愈或骨缺损患者，注意保持外固定稳妥有效。严防活动时骨折端损伤周围组织及血管。

（3）合理使用抗生素。

（4）做好饮食调护，及时补充营养水分，防止津液耗伤。饮食以清淡易消化、高蛋白、高热量、高维生素为宜，如鸡蛋、牛奶、瘦肉等。忌食海腥发物及辛辣刺激食品，如牛羊肉、海鱼、辣椒等。

（5）穴位按摩，取穴大椎、合谷、曲池等。

（6）关节僵直、肌肉粘连或有贴骨瘢痕者，可以使用中药熏洗。

（7）做好口腔及皮肤护理，防止并发症发生。

（8）病室温湿度适宜，空气流通。

七、专方选要

河南省洛阳正骨医院骨髓炎科内部制剂。

1. 骨炎膏

骨炎膏治疗慢性骨髓炎早期。

药物组成：当归、土茯苓、紫草、红花、白芷、商陆（醋炙）、天花粉、白头翁。性状：本品为棕色软膏。

用法：外用，将患处清洗干净，涂以适量并以干净纱布覆盖。

注意事项：用前洗净患处，破损皮肤勿用，过敏体质及孕妇慎用。

规格：塑料瓶装，每瓶装150g。

2. 骨炎托毒丸

骨炎托毒丸治疗本病中期。

药物组成：黄芪、党参、熟地黄、当归、川芎、桔梗、金银花、土茯苓、蒲公英。

用法：口服，1次1袋，1日2~3次，温开水送服。

注意事项：孕妇忌用。

规格：每袋6g，每盒10袋，复合膜袋装。

3. 骨髓炎外洗方

药物组成：透骨草30g，生大黄30g，黄芩30g，黄柏30g，蒲公英30g，紫花地丁30g，川牛膝30g，苍术30g，苦参30g，土茯苓40g，红花20g。

用法：水煎，外洗溃疡创面，或将窦道浸泡药液中，每日1次，每次30分钟。

4. 骨炎补髓丸

骨炎补髓丸治疗本病后期。

药物组成：黄芪、党参、熟地黄、当归、土茯苓、肉桂、白芥子、续断、杜仲、骨碎补。

用法：口服，1次1袋，1日2~3次，温开水送服。

注意事项：有高热症状的患者及孕妇应慎用，或在医师指导下服用。

规格：每袋装6g，每盒10袋，复合膜袋装。

八、评述

慢性骨髓炎病程长，反复发作，给患者带来巨大痛苦。特别是近年来抗生素的不规范使用促使耐药菌种增多，慢性骨髓炎的感染控制及诊断治疗更加困难。同位素骨扫描通常用于需X线摄片以外的检查而又不能用核磁共振检查者，或感染部位不能确定以及怀疑多处感染者。有研究认为，对于下肢慢性血源性骨髓炎，99mTc-MDP SPECT/CT 融合像可以作为感染骨组织术前清创范围界定的有效手段，不仅能避免过度清创，还可以提高治愈率。

从目前临床应用看，中西医结合治疗慢性骨髓炎的疗效得到广泛认可，基本形成了"外科手术清创＋抗生素应用＋中药内服外用调理控制"的联合治疗模式。西医手术和中药调理的联合应用真正实现了各取所长、优势互补。但是由于中医药的辨证论治原则，药物的个体化选择非常重要。目前中西医结合治疗慢性骨髓炎存在多个门派、多个组方、难以规范的问题，并且中药复方虽然效果显著但其作用机制方面的基础研究很少，所以机制研究、组方最优化选择将成为中西医结合治疗慢性骨髓炎研究的发展方向。

第三节　化脓性关节炎

化脓性关节炎是一种由化脓性细菌感染关节腔，并引起关节破坏及功能丧失的关节内炎症。任何年龄均可发病，但好发于儿童和青少年，老年体弱和慢性关节炎患者，男多于女。发病以膝、髋关节最多见，其次是肘、肩、踝和骶髂关节。在中医诊断中属于"关节流注""骨痹疽"范畴。

一、病因病机

（一）西医学认识

化脓性关节炎通常是单个关节受累，个别病例亦可几个关节同时受侵犯。关节感染的途径常为致病菌从身体其他部位的化脓性病灶，经血液循环传播至关节腔，即化脓性播散，但亦有找不到原发病灶者。最常见的致病菌为金黄色葡萄球菌，其次为链球菌、脑膜炎双球菌、大肠杆菌、肺炎双球菌等。病变的发展大致可分为以下3个阶段。

1. 浆液性渗出期

感染后，首先引起关节滑膜充血、水肿、白细胞浸润。关节腔内有浆液性渗出液，是一种清稀的浆液状液体，内有大量的白细胞。在此阶段关节软骨没有被破坏，如果得到恰当及时的治疗，渗出液可以完全吸收，关节滑膜的炎症消退，关节功能可完全恢复，不遗留后遗症。

2. 浆液纤维蛋白性渗出期

此期关节滑膜炎症程度加剧，渗出液较前增多。渗出液中的细胞成分增多，黏稠浑浊，内含脓细胞，革兰染色可找到致病菌。随着关节炎症的加重，进入关节腔的血浆蛋白明显增加，关节内纤维蛋白的沉积可造成关节的永久性损害，且能使炎症不易消除。中性多核白细胞释放大量溶酶体类物质，破坏软骨的基质，使胶原纤维失去支持，在负重和活动时受压力和碾磨而断裂。关节软骨的破坏使关节失去润滑的关节面，纤维蛋白还将形成关节内纤维粘连。因此，能否彻底清除纤维蛋白，将决定关节损害能否成为永久性，而关节软骨面的破坏和纤维粘连的形成，将决定着关节功能障碍的形成。

3. 脓性渗出期

关节腔内有黄色的脓液。死亡的白细胞释放出蛋白分解酶，溶解破坏关节软骨。研究表明，即使微生物已经消失，但上述病理过程可能会继续。炎症侵犯软骨下骨质。关节囊和周围软组织发生蜂窝织炎改变，形成脓肿，穿破皮肤形成窦道。治疗后，关节活动功能常遗留严重障碍，甚至完全丧失。

（二）中医学认识

化脓性关节炎属中医学的"关节流注"和"骨痹疽"范畴，系关节腔内的化脓性感染。古代文献对本病的记载颇多，如：明·汪机《外科理例·流注》说："大抵流注之证，多因郁结，或暴怒，或因脾虚气逆于肉理，或腠理不密，寒邪客于经络，或闪仆，或产后，瘀血流注关节，或伤寒余邪未尽为患，皆因真气不足，邪得乘之"；清·高憩云《外科医镜》指出："流注病多生十一二岁，或七八岁、三两岁小儿最多，大多先天不足，寒乘虚入里"；清·祁坤《外科大成》描述环跳疽（化脓性髋关节炎）的症状："生环跳穴，漫肿隐痛，尺脉沉紧，腿不能伸"；等等，对本病的病因、证治都有较详细的论述。

二、临床诊断

（一）辨病诊断

1. 临床表现

（1）病史　询问患者是否有感染的可疑病史。感染以血源性感染最多见，另外细菌可由关节腔穿刺、手术、损伤或关节邻近组织的感染直接进入关节。血源性感染也可为急性发热的并发症，如麻疹、猩红热、肺炎等，多见于儿童。外伤性引起者，多属开放性损伤，尤其是伤口没有获得适当处理的情况下容易发生。邻近感染病灶如急性化脓性骨髓炎，可直接蔓延至关节。

（2）症状及体征　化脓性关节炎急性期主要症状为中毒的表现，患者突有寒战高热，全身症状严重，小儿患者则因高热可引起抽搐。局部有红肿疼痛及明显压痛等急性炎症表现。关节液增加，有波动，这在表浅关节如膝关节更为明显，有髌骨漂浮征。病人常将膝关节置于半弯曲位，使关节囊松弛，以减轻张力。如长期屈曲，必将发生关节屈曲挛缩，关节稍动即有疼痛，有保护性肌肉痉挛。成人多累及膝关节，儿童多累及髋关节，其次为踝、肘、腕和肩关节，手足小关节罕见。

2. 相关检查

（1）实验室检查　初期化验检查，白细胞计数略增高，中性粒细胞上升。酿脓期化验检查，白细胞计数增高达 $20 \times 10^9/L$ 以上，中性粒细胞 0.8~0.9。血沉（ESR）、C- 反应蛋白（CRP）升高。对所有怀疑化脓性关节炎的患者都应该进行血培养，其中 50% 的患者血培养结果为阳性。

关节穿刺液检查有重要诊断价值。正常关节液无色透明，白细胞计数 $<0.2 \times 10^9/L$，中性粒细胞 <0.25，糖含量与血糖相差

不超过 0.55mmol/L。化脓性关节炎的关节液可为浆液性或浑浊黏稠或脓性，白细胞计数 $>100 \times 10^9/L$，或有脓细胞。关节液中含糖量比血糖低，两者相差 >2.2mmol/L。

（2）X 线检查　早期有关节囊和关节周围软组织肿胀，局部软组织密度增高。1~2 周后可见关节邻近骨质疏松，关节间隙增宽、关节半脱位或脱位。晚期可见软骨下骨硬化或骨质破坏、关节间隙狭窄。在儿童可有骨骺分离现象或病理性脱位。

（3）MRI 检查　可早期诊断化脓性关节炎，以避免延误治疗。

（二）辨证诊断

1. 初期

（1）临床证候　全身不适，食欲减退，恶寒发热，舌苔白薄，脉紧数。病变关节疼痛、压痛，不能完全伸直，活动受限，局部肿胀、皮温高或颜色发红。

（2）辨证要点　恶寒发热，病变关节疼痛、压痛，不能完全伸直，活动受限，局部肿胀、皮温高或颜色发红。

2. 酿脓期

（1）临床证候　全身呈中毒性反应，寒战、高热、出汗，体温可达 40~41℃，脉数，口干，苔黄腻。局部肿胀、灼热，皮肤潮红、胀痛或跳痛、拒按。因炎症刺激，肌肉痉挛，使病变关节处于畸形位置，不能活动。

（2）辨证要点　局部肿胀、灼热，皮肤潮红、胀痛或跳痛、拒按，关节屈曲不能。

3. 脓溃期

（1）临床证候　全身热毒炽盛症状如上，局部红肿热痛更加显著，脓肿穿破皮肤，脓液流出，关节内张力减低，疼痛稍微减轻，全身症状和局部红肿减轻。转为慢性期，疮口流脓，形成窦道，经久不愈。虚弱体征突出，神情疲惫、面白无华、舌

淡苔少、脉细而数等。

（2）辨证要点　脓毒未溃时全身热毒炽盛，局部肿热痛加剧；脓毒已溃时脓肿突破皮肤而外溃，形成窦道。全身急性症状减退，而虚弱体征突出，神情疲惫、面白无华、舌淡苔少。

三、鉴别诊断

（一）西医学鉴别诊断

1.关节结核

发病较急的关节结核与发病缓慢的化脓性关节炎有时不易鉴别，但关节液的检查结果常可做出区别。

2.急性化脓性骨髓炎

两者全身症状相似，急性化脓性骨髓炎病变以干骺端为主，有局部的压痛和肿胀，关节活动一般影响不大，但在病变的演变过程中，两者可互相侵犯、同时并存。

3.风湿性关节炎

风湿性关节炎常为多发关节游走性肿痛，其关节液内无脓细胞，无细菌、血清抗链球菌溶血素"O"试验常为阳性。

4.类风湿关节炎

类风湿关节炎常为多关节发病，但无游走性，常以手、足小关节受累为主，有关节肿胀，但不发红。患病时间长者，常有关节畸形和功能障碍。类风湿因子试验常为阳性。

5.毒性或一过性滑膜炎

本病亦可出现数天的跛行，但缺乏不适、发热、食欲不振和其他虚弱症状，肿胀和红斑都较局限，实验室检查常为阴性，必要时需通过关节穿刺来鉴别。多数未经治疗的患儿会在几天之后出现戏剧性的改善。

6. Legg-Calve-Perthes 病或股骨头骨骺滑脱

Legg-Calve-Perthes 病或股骨头骨骺滑脱也会出现髋关节疼痛、不能活动。因此很难从临床上与髋关节化脓性关节炎鉴别。对此两种非感染性疾病，髋关节 X 线平片有助于鉴别。

（二）中医学鉴别诊断

1.历节风

历节风虽发于关节，日久亦可以出现肌肉萎缩，关节变形，但初起即有寒热、汗出，关节灼热剧痛，痛无定处，并不化脓，病变关节常左右对称，甚则遍及全身关节。

2.流痰

流痰多发于脊椎、环跳、肩、肘、腕，其次下肢，亦可走窜，一般为单发，但脓肿形成后常可走窜，患处隐隐酸痛，虽然起病慢，化脓亦迟，溃后亦不易收敛，但关节骨性变形较少。在损伤筋骨时轻者致残，重者可危及生命。

3.骨痹

骨痹是多发于中年以后的以关节疼痛、变形、活动受限为特点的慢性、退行性关节疾病，多累及负重关节及手的小关节。

四、临床治疗

（一）提高临床疗效的要素

（1）早期全身性足量使用抗生素。

（2）关节穿刺抽吸或闭式灌洗引流。

（3）关节腔灌注及关节清理术及时应用。

（二）辨病治疗

1.全身抗生素药物应用

抗生素治疗是化脓性关节炎临床重要的治疗手段，主要目的是预防和治疗炎症的扩散及全身感染。患者入院后应及时做关节腔穿刺液的细菌培养和药物敏感试验，找出致病菌种和敏感的抗生素。选择最敏感的杀菌性抗生素。早期治疗应以抗生素大剂量、联合应用，如青霉素类或头孢菌素类与氨基糖苷类联合应用可起到协同作用。足量抗生素应用4~6周，一般静脉应用2~3周症状改善后改口服抗生素2~3周。

2. 关节穿刺抽吸与闭式灌洗引流术

（1）关节穿刺抽吸　可以帮助诊断，同时也是治疗的重要措施，其目的是吸出渗出的关节液，冲洗出纤维蛋白和白细胞释出的溶酶体等有害物质，避免对关节软骨造成损伤，同时局部应用抗生素可使病灶内抗生素浓度比全身用药高数倍甚至数十倍，从而提高疗效。

（2）闭式灌洗引流术　冲洗液中溶入高浓度抗生素，在有效的局部给药的同时，及时带走病灶渗出液及过多瘀血，促进病灶炎症消退及病变愈合。

3. 关节清理术

关节清理及载药可吸收硫酸钙颗粒植入：手术清理病变的滑膜，同时大量的生理盐水冲洗关节腔，有利于控制炎性渗出及减轻对关节软骨的破坏，同时选用敏感抗生素与可吸收硫酸钙调制成颗粒状，革兰阳性菌感染者多用万古霉素，革兰阴性菌感染者多使用妥布霉素；切口一期缝合，病灶中置管引流。避免了因冲洗造成的二次污染，同时局部应用抗生素缓释载体可使病灶内抗生素浓度持续比全身用药高数倍甚至数十倍，从而提高疗效。

（三）辨证治疗

1. 辨证论治

（1）初期

治则：清热解毒，利湿化瘀。

方药：黄连解毒汤合五神汤加减。因感暑湿邪毒发病者，加佩兰、薏苡仁、六一散等；因热毒余邪发病者加生地黄、牡丹皮；因蓄瘀化热而形成者，加桃仁、红药、丹参、三七等；局部肿硬难消，可加三棱、莪术、地龙；痛甚加乳香、没药、延胡索等。

（2）酿脓期

治则：清热解毒，凉血利湿。

方药：五味消毒饮合黄连解毒汤。湿热体征显著者，加薏苡仁、茯苓、泽泻、车前子；热毒内盛，症见高热神昏甚或谵妄、身现出血点者，属危候，急于上方中加水牛角、生地黄、牡丹皮，配服安宫牛黄丸或紫雪丹；若因炽热伤阴、气阴亏损，症见心烦口燥、舌红光无苔者加生脉散。

（3）脓溃期

治则：托里透脓。

方药：托里消毒饮或透脓散。热毒体征严重者，加薏苡仁、黄连、蒲公英、败酱草以清热解毒。

2. 外治疗法

（1）局部外敷拔毒生肌散、玉露膏、金黄膏等。

（2）局部外用五加皮、白芷、芒硝水煎湿敷，以促其局限及早日穿溃。适用于脓溃期。

五、预后转归

经过治疗，炎症消失，病灶愈合，全身情况恢复良好，即应逐步进行关节功能锻炼，可用五加皮汤或海桐皮汤熏洗僵硬关节。如关节粘连、周围软组织挛缩，还可适当按摩和理疗，以促进血液循环、松解粘连、增加关节活动，早日恢复。

六、预防调护

（一）预防

（1）保持伤口清洁，术后抗感染治疗。

（2）鼓励患者多饮水，约1500ml/天，可用菊花、金银花泡水代茶饮，以清热解毒。

（3）饮食易消化，均衡营养，注意优

质蛋白的摄入，如鸡蛋、牛奶、瘦肉等。忌食海腥发物及辛辣刺激、助火食品，如牛羊肉、海鱼、虾、蟹、葱、蒜、辣椒等。

（二）调护

（1）观察伤口渗出情况。对于渗出较多者，及时换药。避免交叉感染。

（2）术后持续冲洗，正确记录冲洗液及引流液的颜色、性质、量，保持出入量的平衡。保持冲洗管及引流管均通畅。

（3）关节僵直、肌肉粘连或有贴骨瘢痕者，遵医嘱给予中药熏洗。

（4）指导患者正确使用拐杖。

（5）做好防跌倒措施落实。

七、专方选要

河南省洛阳正骨医院骨髓炎科内部制剂。

1. 骨炎托毒丸

药物组成：黄芪、党参、熟地黄、当归、川芎、桔梗、金银花、土茯苓、蒲公英。

用法：口服，1次1袋，1日2~3次，温开水送服。

注意事项：孕妇忌用。

规格：每袋6g，每盒10袋，复合膜袋装。

2. 骨炎膏

药物组成：当归、土茯苓、紫草、红花、白芷、商陆（醋炙）、天花粉、白头翁。本品为棕色软膏。

用法：外用，将患处清洗干净，涂以适量并以干净纱布覆盖。

注意事项：用前洗净患处，破损皮肤勿用，过敏体质及孕妇慎用。

规格：塑料瓶装，每瓶装150g。

八、评述

在诊断上，目前化脓性关节炎的"金标准"是通过关节穿刺液、血培养，或革兰染色涂片寻找致病菌实现的，但是该方法耗时长，阳性检出率低，一般在40%~60%。在传统的感染检测指标中，WBC、NEU、hs-CRP和ESR是常用的，当机体处于急性感染或炎症时，WBC和NEU会反应性升高，但在鉴别化脓性关节炎时，hs-CRP和ESR有较好的应用价值，而CARPENTER等的研究则认为这2个指标在诊断该病时帮助不大。在临床工作中，由于hs-CRP和ESR检测方便、费用低廉，因此，从成本效益角度出发，可将hs-CRP和ESR作为鉴别化脓性关节炎与非化脓性关节炎的初筛试验。血清降钙素原（PCT）是近年来用于鉴别细菌感染与非细菌感染的一个新检测指标，而且该指标在鉴别全身性感染与非全身性感染方面作用明显。大量临床研究已经证实，脓毒血症患者PCT水平明显高于病毒感染和局灶性细菌感染的患者。

参考文献

[1] 徐静芳，杨溢，李海冰，等. 104例急性化脓性骨髓炎患儿病原学特点[J]. 中华急诊医学杂志，2022，31（9）：1262-1266.

[2] 常玥，陈天明，郭凌云，等. 儿童急性血源性骨髓炎临床特征及不良预后因素分析[J]. 中华儿科杂志，2022，60（8）：756-761.

[3] 刘峰. MRI在急性化脓性骨髓炎早期诊断中的应用探究[J]. 现代医用影像学，2017，26（2）：377-379.

[4] 张曦娇，徐永清，周田华，等. 膜诱导技术分期治疗成人四肢长骨慢性血源性骨髓炎的疗效分析[J]. 中华创伤骨科杂志，2022，24（10）：892-897.

[5] 胡适，孙东，王舒琳，等.（99m）Tc-MDP SPECT/CT融合像引导下肢慢性血源性骨髓炎骨组织清创的有效性评价[J]. 中华创伤杂志，2021，37（3）：243-249.

［6］张菊，陈亚男，彭志亮，等. 降钙素原作为临床感染诊断指标的辩证思考与探索［J］.中华医院感染学杂志，2018，28（24）：3833-3835.

［7］鲁玉来，范启申，王学春，等. 骨与关节化脓性感染外科学［M］. 北京：人民军医出版社，2012：114-130.

［8］殷渠东，孙振中，顾三军. 应用 Masquelet 技术修复骨缺损评述［J］. 中国修复重建外科杂志，2013，27（10）：1273-1276.

［9］张一，田晓滨，佘荣峰，等. 膜诱导技术结合抗生素硫酸钙颗粒治疗下肢感染性骨缺损［J］.中华骨科杂志，2017，37（9）：513-519.

［10］Mathews C J, Weston V C, Jones A, et a1.Bacterial septic arthritis in adults［J］. Lancet, 2010, 375（9717）：846-855.

［11］Carpenter C R, Schuur J D, Everett W W, et a1.Evidence-based diagnostics：adult septic arthritis［J］. Acad Emerg Med, 2011, 18（8）：781-796.

［12］Hardgrib N, Wang M, Jurik AG, et al.Life-threatening MRSA sepsis with bilateral pneumonia, osteomyelitis, and septic arthritis of the knee in a previously healthy 13-year-old boy：a case report［J］. Acta Radiol Open, 2016, 5（10）：1-7.

［13］张志强，张自明. 儿童血源性骨髓炎诊治进展［J］.国际骨科学杂志，2017，38（3）：166-169.

［14］鲁玉来，张喜善. 骨髓炎临床感染类型的变化及其对策［J］.中国矫形外科杂志，2014，22（23）：2189-2194.

［15］Jia W T, Luo S C. In vitro and in vivo efficacies of teicoplanin-loaded calcium sulfate for treatment of chronic methicillin-resistant Staphylococcus aureus osteomyelitis［J］. Antimicrobial Agents & chemotherapy, 2010, 54（1）：170-176.

［16］邱奕雁，陈扬，周文钰，等. 骨内置入硫酸钙产品的生物相容性与安全性评价［J］.中国组织工程研究，2016（16）：2317-2323.

第十八章 骨结核

第一节 脊柱结核

脊柱结核的发病率占全身骨关节的首位。在脊柱结核中又以椎体结核为最多，而附件结核则很少见，椎体结核的发病率高，与脊柱的解剖生理有关。椎体结核按病灶的原发部位可分为中心型和边缘型两种。儿童的椎体较小，病变多属中心型，且病变进展较快，常很快地波及整个骨化中心，穿破周围的软骨板，侵入椎间盘及邻近椎体。成人椎体较大，病变进展较慢，中心型病变可以长期局限在椎体的中心部位，而不侵犯椎间盘和邻近椎体。中心型病变以骨破坏为主，病灶内形成死骨比较常见，死骨被吸收后遗留空洞，空洞内充满结核性脓液、肉芽、死骨和干酪样物质。10岁以上的患者边缘型病变较多。边缘型病变以溶骨性破坏为主，死骨较小或无死骨，破坏后形成脓液、肉芽或干酪样物质。靠近椎体上下缘边缘型病变较易侵犯椎间盘。大多数（约99%）病例的椎体只有1个病灶，少数有2个或2个以上，每个病灶之间有比较健康的椎体或椎间盘隔开，比较常见的为1~2个椎体被侵犯，也有极个别的有多个椎体被累及。

一、病因病机

（一）西医学认识

脊椎结核是在血源性播散的基础上发生的继发性的疾病，原发病灶多为肺部结核，也可以是其他内脏器官的结核病变或淋巴结结核。结核杆菌主要是通过动脉系统，少数通过静脉和淋巴管的逆流进入椎体，进入椎体的菌栓很多，其中绝大多数都被消灭，只有个别的可发展成为小病灶隐匿下来。当全身的和局部的抵抗力低下时，该隐匿的病灶发展浸润。

1. 椎间隙变窄

病变侵犯椎间盘后，引起椎间盘破坏，椎间盘间隙狭窄或消失。椎间隙狭窄或消失的原因有三：软骨板被穿破，髓核流出而消失；纤维软骨板破坏、坏死、变薄或破碎；破坏后游离的软骨板及纤维环因受压，向破坏的椎体内、前、两侧或向椎管内脱出，后者常为造成脊髓受压的原因之一。

2. 椎体骨折脱位

椎体遭结核病变破坏后，受压可产生病理性骨折，在X线侧位片上，病椎常呈楔形，但不管压缩多少，总和两个椎弓根相连。具有中心型空洞的椎体，病理骨折后空洞塌陷消失，碎骨片或死骨被挤到椎体周围，如被推挤到椎管内，则可造成严重的并发症，压迫脊髓而截瘫。

3. 脓肿的形成

广泛的椎旁脓肿多发生在胸椎，其次是骶椎，颈椎和腰椎则易发生流注性脓肿。不同的部位病变，脓肿的形成和流注也不同。

（1）颈椎 由于颈椎椎前骨膜和前纵韧带张力较高，不易被掀起，颈椎椎体结核病变所产生的脓液常常是突破椎前骨膜和前纵韧带，汇集在椎体骨膜前方和颈长肌的后方。颈$_5$以上病变，脓肿位于咽腔后方，称咽后壁脓肿。颈$_5$以下病变，脓肿多位于食管后方，称食管后脓肿。脓肿巨大时，可引起呼吸和吞咽困难。颈椎前方有含气的咽腔和气管，可以透过较多的X线，因而在颈椎X线侧位片，可以清楚地显示咽后或食管后脓肿的大小和形态。

（2）胸椎　胸椎结核形成椎旁脓肿，是因为胸椎呈生理性后凸，其前纵韧带和椎体前方的骨膜处于比较松弛状态，当椎体病变形成脓液到骨膜下，骨膜和前纵韧带容易被掀起，掀起的范围逐渐增加，即可形成广泛的椎旁脓肿，另外胸腔内随呼吸压力变化频繁，常有负压吸引作用，加上胸主动脉的搏动，有助于椎旁脓肿的扩展。形成的椎旁脓肿的两侧有含气的肺组织对照，在X线正位片上，可以清楚地显示其轮廓。定期拍照X线片复查，可发现脓肿阴影加宽或变窄。椎旁脓肿如向胸腔或肺穿破，在X线片上可显示靠近脓肿的肺野内出现球形阴影，该球形阴影与椎旁脓肿阴影相连。若脓汁大量流入胸腔或肺内，则椎旁脓肿阴影缩小，而肺内阴影增大，此时患者多全身中毒症状加重，体温增高、咳嗽，若脓肿与支气管相通，则患者咯出大量脓液、干酪物质或有死骨碎片。

（3）腰椎　腰椎结核病变不易形成椎旁脓肿，因腰椎具有生理前凸，这种体位前纵韧带和椎体前方骨膜处于紧张状态，腰段前纵韧带肥厚而坚韧，因而病变所形成脓液不易穿破椎体前方骨和韧带，而易穿破椎体侧方的骨膜汇集在腰大肌鞘内，形成该侧的腰大脓肿，如病变累及对侧，在对侧腰大肌内也形成脓肿。腰大肌脓肿可穿破髂腰肌滑囊，该滑囊与髋关节相通，就可引起继发性髋关节结核，或可形成臀大肌下脓肿。

（4）腰骶椎　腰骶结核可以形成腰大肌及骶前脓肿。骶前脓肿腐蚀骶骨前方，造成继发性破坏。骶前脓肿可以穿破乙结肠和直肠形成内瘘。单纯的骶椎结核很少见，患病后脓液汇集在骶前凹骨膜下形成脓肿。脓肿内压力增加时脓液可沿梨状肌经坐骨大孔流注到股骨大粗隆附近，或经

骶管流窜到骶骨后方形成脓肿。

（二）中医学认识

骨结核属于中医学"骨痨"的范畴。中医学认为，本病主要责之于正气虚弱，导致邪气侵入人体气血，继而损害骨骼和关节，所以脊柱结核大多继发于全身性结核杆菌感染之后。病机为寒、热、虚、实交杂，但从整体来看，以阴虚为主。其始为寒，久而化热。既有全身正气不足、气血不和、肾亏骨空之虚，又有局部的痰浊凝聚、筋骨腐烂之实。化脓之时，不仅寒化为热，而且随着病变的发展，肾阴更加不足。阴愈亏，则火愈旺，中、后期常出现阴虚火旺证候。病骨伤口溃后，久不收口，脓水清稀不断。脓为气血所化，必致气血两亏、形体羸瘦、正气衰败。故本病的预后，轻则骨、关节受到破坏造成终身残疾，重则危及生命。因此本病治疗以全身治疗与局部治疗相结合。

二、临床诊断

（一）辨病诊断

1.临床表现

本病多见于儿童和中青年，40岁以上比较少见。

（1）各部位临床表现

①颈椎结核：比较少见，在整个颈椎中以颈$_5$、颈$_6$的发病率较高。颈部疼痛和活动受限是主要症状。颈$_1$、颈$_2$受累时，疼痛在枕骨下方，头部旋转受限较明显。来自上部颈椎结核的寒性脓肿常见于咽后壁；来自下部颈椎病变者，则多见于食道后方。脓肿可下垂到一侧或两侧锁骨上窝，也可向体外、咽腔和食道内穿破。

②胸椎结核：比较常见，但上胸椎发病率较低，从胸$_6$开始发病率逐渐升高。背痛和局限性后突是最早的症状和体征。病

变刺激神经根则引起肋间神经痛。脓肿多位于椎旁，少见于背部脊柱两侧。下胸椎病变的脓肿可穿破胸膜形成局限性脓胸，或穿入肺或支气管，形成支气管瘘。

③腰椎结核：其在整个脊柱结核中的发病率最高。腰痛是最常见的症状，因肌肉痉挛活动受限是最早的体征。站立或行走时，头和躯干呈僵硬性后伸。从地上拾物时，尽量屈膝屈髋下蹲，而避免弯腰，即拾物试验阳性。俯卧位脊柱后伸试验亦阳性。病变刺激神经根可引起坐骨神经痛。寒性脓肿常见于两侧髂窝、腰三角或大腿上部，脓肿偶可穿入腹腔或肠管。

④骶尾椎结核：最少见，因 5 个骶椎融合在一起，故疼痛和活动受限都不明显。只有在病变压迫骶神经或脓肿增大才出现症状。寒性脓肿常出现在骶骨前方，也可出现在骶骨后方或下垂到肛门附近。骶前脓肿偶可向乙状结肠穿破，肛门附近的脓肿都可向体外或肛管内穿破。

（2）神经功能障碍 患者除具备脊柱结核的症状与体征外，还有脊髓神经受压的症状与体征，一般先出现运动障碍和感觉异常，而后出现括约肌功能障碍。

①运动障碍：痉挛性截瘫患者最早出现的症状，是自觉双下肢发僵、发硬、颤抖、无力，易于跌倒，行走呈痉挛性步态或剪刀步。弛缓性瘫痪患者则感下肢发软、无力，易跌倒。初起尚能扶拐蹒跚而行，以后则卧床不起，有的则完全丧失自主运动能力。除两下肢的自主运动丧失外，截瘫平面以下的躯干肌肉亦同时出现麻痹。

②感觉障碍：感觉可分浅感觉和深感觉两组。浅感觉有痛、温、触觉三种。深感觉包括震颤觉、深触觉和位置觉。如脊髓损伤发生感觉障碍，轻度的感觉障碍，表现为感觉异常或过敏，如患肢冷感、热感、蚁行感、针刺感、痛觉过敏等；较重的感觉障碍，表现为感觉迟钝；严重的感

觉障碍则为感觉消失。检查确定感觉障碍的平面是十分重要的，除早期很轻的截瘫外，一般都可根据感觉障碍的平面来初步确定脊髓受压损伤的部位。

③括约肌功能障碍：膀胱功能障碍，主要是膀胱肌麻痹，最初表现为排尿困难，有尿意而不能及时排出，须采取某种体位，或经过一段时间，或用手按压下腹部，才能将尿排出，但也不能排净，进一步发展，即出现完全尿闭，呈显著的膀胱充盈扩张。患者多有便秘，严重者的直肠内有干燥的硬结便块，常需灌肠或导泻，甚或需用手指取出。由于便秘和肠蠕动减少，患者常有腹胀。大便稀时，不能控制，又无知觉而便在床上。

④自主神经系统：在早期，截瘫平面以下皮肤干燥无汗，无汗平面常与感觉丧失平面相一致，在做发汗试验时可以清楚地看到无汗区。截瘫恢复后，排汗功能也随之恢复。在后期即使截瘫不恢复，截瘫平面以下的也可出现反射性排汗。

⑤反射：生理反射的改变有亢进、减弱、消失。截瘫平面以下由于椎体束的损害，所有的浅反射都消失或减弱，如腹壁反射、提睾反射。腱反射（深反射）在截瘫早期（脊髓休克期）截瘫平面以下的腱反射消失或减弱，在脊髓休克期之后，由于失去高位中枢的控制，腱反射多亢进。

⑥脑脊液：脑脊液通畅试验也称奎肯试验，是检查脑脊液通畅情况的方法。在脊柱结核合并截瘫患者中脑脊液发生完全或不完全梗阻。脑脊液可呈微黄色或淡黄色，蛋白含量增加，细胞数增加不明显，糖和氯化物正常。

2. 相关检查

（1）X 线检查 颈椎结核 X 线片示生理弧度改变，椎体破坏，椎间狭窄或消失，椎前软组织阴影增厚。胸椎结核 X 线片上可见胸椎后突增加，椎体破坏，椎间狭窄

或消失，椎旁阴影增大。腰椎结核 X 线片可见腰大肌阴影增宽；椎体破坏椎间隙变窄或消失骨密度不均。骶尾骨结核 X 线片可见骶尾椎骨破坏或死骨形成。X 线照片显示比较典型，诊断一般无困难。但在病变发展的早期，骨质破坏尚不明显各种症状和体征尚不典型，诊断有一定困难时，可借助 CT 断层或细菌学和病理学检查。

（2）实验室检查

①血常规：骨与关节结核患者常有轻度贫血。长期混合感染或多发结核可有较严重的贫血。白细胞计数正常或稍高，混合感染后，白细胞计数明显增高。

②红细胞沉降率（血沉）：骨与关节结核活动期，血沉一般都增快，而且血沉的变化比 X 线片所反应的要快。因此定期检查，可随时判断病变的活动程度。但血沉不是一个特异性很强的检查，其他炎症或恶性肿瘤的患者血沉也可加快。

③结核菌素实验：在我国城市中 5 岁以上儿童结核菌素实验大部为阳性，因而将结核菌素作为一个诊断方法，临床意义不大。对 5 岁以下尚未接种过卡介苗的患者可以试用。如试验为阴性，表明患儿尚未感染结核病，如为阳性，表明已感染过结核病，如由阴性转和阳性，表明刚感染上结核病不久。

④豚鼠接种试验：豚鼠接种阳性率高，是一种可靠的诊断依据，但方法复杂，费用也大，需时较长（6~7 周），若有必要，条件允许，可以采用。

⑤结核菌培养：结核菌生长缓慢，繁殖一代约需 18 小时。结核菌培养需时也较长，用罗－詹改良培养基需 3~6 周，液体培养基或玻片培养则生长较快。培养阳性率与病变部位和病程关系不大，与送检材料不同而异，脓液阳性最高（74.1%），肉芽和干酪样物质次之，关节液和死骨最低，分别 42.9% 和 35.3%。

3. 病理检查

病理检查的阳性率一般在 70%~80%，若同时做抗酸染色，其特异性则会更高。病理检查和结核杆菌培养，两者可以互相核对和补充，若两种检查同时进行，确诊率可提高到 88.7%。

（二）辨证诊断

1. 寒凝瘀滞证

（1）临床证候 初期起病缓慢，症状不显，患处仅有隐隐酸痛，常不引起重视继而少气无力，全身倦怠，夜间疼痛明显，脊柱活动障碍，动则疼痛加剧，舌质淡红，苔薄白，脉象沉细。

（2）辨证要点 夜间疼痛明显，脊柱活动障碍，动则疼痛加剧，舌质淡红，苔薄白，脉象沉细。

2. 湿热壅滞证

（1）临床证候 受累部位逐渐肿起，出现潮热或寒热交作，盗汗，失眠，纳差，舌质红，少苔或无苔，脉沉而细数。

（2）辨证要点 受累部位肿胀，出现潮热或寒热交作，舌质红，少苔或无苔，脉沉而细数。

3. 阴虚火旺证

（1）临床证候 窦道形成，时流稀脓，或夹有豆腐花或干酪样物质，久则管口陷凹，周围皮色紫暗，不宜收口。心悸失眠，盗汗日重，舌质淡红，苔少，脉细数。

（2）辨证要点 阴愈亏，则火愈旺，中、后期常出现阴虚火旺证候。

4. 气阴两伤证

（1）临床证候 日渐消瘦，精神萎靡，面色无华，心悸失眠，盗汗日重，舌质红，苔少，脉细或虚大。

（2）辨证要点 日渐消瘦，精神萎靡，心悸失眠，盗汗日重，舌质红，苔少，脉细或虚大。

5. 肝肾亏虚证

（1）临床证候　伤口溃后，久不收口，脓水清稀不断。头晕眼花，耳鸣，两胁隐痛，腰膝酸软，舌红少苔，脉沉细无力。

（2）辨证要点　精血阴液亏虚，以头晕、眼花、耳鸣、两胁隐痛、腰膝酸软等为常见证候。

三、鉴别诊断

（一）西医学鉴别诊断

1. 脊椎化脓性骨髓炎

脊椎化脓骨髓炎比脊柱结核发病率低，病变侵犯附件，而脊柱结核则很少侵犯。最常发生的部位为腰椎，病原菌大多为金黄色葡萄球菌。本病发病多急骤、体温迅速升到 39~40℃，中毒症状明显，白细胞及中性粒细胞升高，受累部位疼痛明显，脊柱活动严重受限，局部软组织肿胀，压疼明显。X 线检查在椎体破坏的同时，可见骨膜反应性增生、椎间隙狭窄或消失，常有死骨形成，晚期可见骨质增生及硬化。亚急性型骨质破坏不明显，主要表现为椎体浸润致密、骨质硬化、椎间隙变窄。

2. 强直性脊椎炎

该病多见于青壮年男性，脊柱活动广泛受限，病变脊柱发生强直并伴有骶髂关节病变，甚至髋关节受累。X 线早期仅见骨质疏松，无骨质破坏，更无死骨形成；晚期可见脊柱韧带钙化、椎间盘软骨表面骨化呈竹节样改变。

3. 布氏杆菌脊柱炎

本病多见于牧区，有接触牛羊史，主要症状为间歇性发热（波浪热）、关节痛、腰痛、出汗、背肌紧张，但不影响饮食，患者也多不消瘦。X 线可见椎体广泛增生，韧带钙化，椎间隙狭窄，确诊须靠血清冷凝集试验、补体结合试验或皮内试验。

4. 半椎体畸形

本病为先天性畸形，有明显的脊柱侧凸，X 线正位片示，病椎只有一半，呈楔形，骨纹理清晰，无椎旁脓肿阴影，且在脊柱两侧的椎弓根、横突和肋骨的数目不同，半椎体的一侧（侧弯的凸侧）常比对侧多一个。

5. 椎体肿瘤

椎体肿瘤恶性最多见，且多为继发性（转移性）约占 90%。常见的有原发性成骨肉瘤，多见于较年轻的患者，本病脊椎塌陷常常是突然发生，且常伴有脊髓或神经根压迫症状。X 线检查，最初表现外形模糊，骨质的结构不均匀与显著的骨质疏松及部分骨质硬化，继之是椎体似有膨胀，伴有大的透光区，后期发生椎体明显压缩。

6. 脊柱转移性癌

脊柱转移性癌大部分是多发，且多为跳跃型，很少是孤立的。最常见的向骨内转移的是前列腺癌。其次是甲状腺癌和乳癌。较少见的是子宫颈癌、胃癌、肺癌和其他器官癌。在脊柱的腰段、骨盆是其常见转移部位。脊椎的转移癌首先表现为局部顽固性的放射性神经根疼痛，后转变为持续性不能耐受的疼痛，无论是休息，药物或理疗均不能使疼痛缓解。以后则出现脊髓压迫和骨的破坏性改变，脊椎塌陷并形成双凹畸形。在做 X 线检查时，转移癌表现为两种类型：溶骨型和成骨型改变。常见的溶骨型转移癌，是椎体、椎弓呈广泛溶骨性破坏，伴有组织吸收，骨质无反应性增生，这种类型多见于来自甲状腺癌的转移和来自乳癌的转移。成骨性转移癌可导致极度的致密变、骨硬化，通常见于前列腺癌的转移。

（二）中医学鉴别诊断

1. 腰痹

腰痹是以腰部或下腰部疼痛、重着、

麻木甚则俯仰不便或连及一侧或双侧下肢为主要症状的一类病证。多因肾虚不足、外邪杂至而引起经脉气血痹阻不通所致。腰痹的基本病理特点为肾虚不足、经脉痹阻所致，肾虚是其发病的关键，而风寒湿热之邪痹阻不行和跌仆闪挫等，常常是发病之诱因。

2. 膝痹

膝痹以膝关节变形、肿大疼痛，肌肉枯细，肢体形如鹤膝之状为特征。故又名膝游风、游膝风、膝眼风、鹤节、膝眼毒、膝疡等。膝痹由调摄失宜，亏损足三阴经，风寒之邪乘虚而入引起，以致肌肉日瘦，肢体挛痛，久则膝大而腿细，如鹤之膝。

3. 痿证

虽同是肢体疾患，但痿证以手足软弱无力，甚则肌肉枯萎瘦削为主要临床表现，关键在于肌肉"痿弱不用"，关节相对"变大"，但无疼痛及活动受限。

四、临床治疗

（一）提高临床疗效的要素

（1）明确脊柱结核的诊断。
（2）根据脊柱结核类型选择治疗手段。
（3）根据患者全身情况及基础疾病选择方法。

（二）辨病治疗

1. 非手术治疗

治疗应贯彻局部与整体相结合的原则，发挥中西医结合综合疗法的作用。

（1）加强营养　结核病是一种消耗性疾病，为增加抵抗力和产生抗体，对患者应给予可口、易消化、富有蛋白质的饮食。此外还应选择的给予足量的维生素，如 B 族维生素、维生素 D 和多种维生素。

（2）抗结核药物应用　目前常用的抗结核药物有异烟肼、链霉素、双氢脱氧链霉素、卡那霉素和利福平、利福定等。大量临床实践证明它们都是治疗结核病的有效药物。

（3）卧木板床休息　休息不单纯是体力休息、减少消耗，很重要的是对椎间关节的制动和避免对病椎的纵向压力，防止增加畸形，这样可以控制病变的发展和减少疼痛。患者应住在日光充足、空气新鲜和温度易于调节的医院或疗养院。在卧床期间，可鼓励不发热的患者，定时做些力所能及的床上体操，以改善肺功能，增进食欲，促进新陈代谢，减少骨质脱钙和肌肉萎缩。在做床上体操时，患者可仰卧。关于卧木板床休息的时间，应根据结核病变静止、稳定的情况，一般需卧床休息6~12 个月。脊柱病变比较稳定的患者，可以起床活动，但也应注意休息，避免过于劳累。

（4）牵引　用于颈椎结核患者，用枕颌带或颅骨牵引，牵引的目的在于防止脱位、整复脱位和矫正后突畸形。牵引时可使患者仰卧，身下垫厚褥子，枕部放床上，使颈部保持过伸位。对于较长期应用牵引治疗的患者，应预防压疮，定时翻身、枕下垫棉圈、定时按摩等。

（5）各种固定支架　椎体病变已静止，脊柱也很稳定的患者，如无其他原因，可随意起床活动，不必穿戴任何支架，因长期穿戴支架可造成肌肉的废用性萎缩。如脊柱稳定性尚不足，但估计经过一段时间的功能锻炼后，脊柱的稳定性可逐渐恢复，可适当应用各种支具支持活动。

2. 手术治疗

（1）病灶清除术

1）手术适应证　①有明确的寒性脓肿；②有经久不愈的窦道；③有明显死骨或空洞存在；④有脊髓或马尾神经受压征象。

2）有下列情况应采用非手术治疗或暂缓手术治疗　①合并有肺、肾、脑膜、胸膜、腹膜或肠等活动性结核病的应先采用非手术疗法，等上述脏器病变稳定后，再做椎体结核病灶清除术；②一般情况不佳的患者，应暂缓手术，因患者对手术耐受力差，愈合能力低，且术后伤口易裂开、渗液甚至感染，往往使病情更加恶化；③有严重高血压或其他肺、心、肝、肾疾患的患者，应尽量采用非手术疗法；④两岁以下的幼儿和65岁以上的老年人应尽量采用非手术疗法；⑤后凸畸形严重，心肺功能不好的应尽量采用非手术疗法。

3）手术方法　手术应根据病变部位的局部解剖，采取不同的手术途径。如颈椎结核可采用沿胸锁乳突肌斜切口或锁骨上横切口，沿颈鞘前侧纵行切开颈中层筋膜，进行钝性分离进入。胸椎结核可采用肋骨横突切除侧前方胸膜外病灶清除术，宜可经胸腔进入，胸腰段脊柱结核可采用胸腰联合手术路径；胸腰结核可采用经前腹壁倒"八"字切口，骨膜外途径不管采取何种途径，术前定位要准确。反复搔刮病灶，不遗留死骨。对脊柱结核合并截瘫者可根据部位不同、病灶差异分别选用椎管前方减压、椎管侧前方减压，侧方减压加椎体融合的手术。对合并截瘫患者特别应注意椎体及椎间后部的病灶清除及减压，术中应很好保护脊髓，切勿误伤，甚至轻微振荡均可加重截瘫程度。术后应保持脊柱的稳定性，根据情况选择适当的植骨融合术。

（2）脊柱后路植骨融合术

1）手术适应证　①椎体病变已静止，不需清除病灶，但脊柱稳定性不足；②成人病灶清除时，发现脊柱不稳，因某种原因未能作前路植骨的。后路病灶清除术后，脊柱稳定性不够的；③前路植骨失败或前路植骨不够坚固的。

2）手术方法　可根据患者情况选用局部麻醉、硬膜外麻醉或全身麻醉。根据患者体质情况，一般不需输血，必要时可给

输血200~400ml。多采用侧卧位或俯卧位。

①备骨：切取髂骨一般都以髂骨前部作为取植骨材料的部位。儿童取髂骨可在髂骨嵴骨骺下方开窗取骨。取骨后立即将切口分层缝合，将骨块上的软组织去净后，制成火柴棒样骨条，用盐水纱布包好备用，同时可用青霉素粉80万单位、链霉素1g拌匀再用，或凿成一定形状备用。

②暴露棘突和椎板：患者取侧卧位，切口可沿棘突的上侧与棘突平行切开，切口的上下端应超过要固定的椎板1~2个，切开皮肤、皮下组织后，切开棘上韧带，紧贴棘突切开骨膜，用骨膜起子将骶棘肌从棘上向两侧剥离，并及时用纱布填塞止血。在剥离棘突及椎板时，应用较宽的骨膜剥离器，剥离应紧贴骨膜下进行，逐渐向外推进并及时用纱布填塞止血。待两侧骶棘肌从棘突和椎板上剥离后，用脊柱自动牵开拉钩拉开，即可暴露要暴露的棘突和椎板。

③植骨：在要融合的棘突两侧和椎板上用圆凿或小平凿，凿起一些鱼鳞样的小骨瓣。在凿椎板时，只将表层皮质骨掀起即可，切忌凿入椎管内，造成椎管内出血，或损伤脊髓。如棘突凸起太高，将其适当剪断，以改进外观，并便于患者仰卧。

（3）脊柱前路植骨融合术

1）手术适应证　①椎体坏死多，脊柱不稳，但椎体病变界限清楚，患者一般情况好，血沉正常或趋向正常；②病灶清除彻底，留有较大的骨腔；③已做椎板切除，不便施行后路植骨术的。

2）手术方法　可选用硬膜外或全身麻醉；可根据病变部位不同采取不同体位，颈段、胸腰段取侧卧位。在病灶清除之后，根据病变部位不同采用不同的手术方法。

①充填植骨：适用于椎体内有较大空洞，但椎体的前后缘都比较完整，脊柱比较稳定的病例，如空洞不与椎管相通，可

将肋骨或髂骨剪成碎片，充填满洞内即可。

②支持植骨：适用于病灶清除后缺损较大，前后缘都不完整，脊柱不稳定的病例。缺损大的可用立柱植骨。在上下两椎体各凿一骨槽，在骨内放置比较坚固的肋骨条数条或髂骨一大块作为支柱，防止病灶清除后缺损较大的椎体相互接近选靠拢。缺损较小的可用"T"形或楔形骨块，夹在两椎体之间。"T"形骨块的横头和楔形骨块的基底部都应放在椎体的前方，防止骨块向后滑动压迫脊髓。"T"形和楔形骨块都可用髂骨制成。

③上盖植骨：将椎体表面凿成骨粗面，再将植骨片跨越骨缺损处，纵行堆放在骨粗面上。本法可单独使用，也可与上法联合使用。

（三）辨证治疗

1.寒凝瘀滞证

治则：养肝肾，补气血，温经通络，散寒化痰。

方药：阳和汤加减。熟地黄30g、细辛9g，鹿角胶10g，麻黄、肉桂各3g，白芥子、炮姜、制附子、生甘草各6g。疼痛重者加乳香、没药；气虚者加党参、人参等。

2.湿热壅滞证

治则：清热祛湿，通络止痛。

方药：宣痹汤加减。防己12g、杏仁12g、滑石15g、连翘20g、栀子25g、薏苡仁25g、半夏12g、蚕沙15g、赤小豆皮20g、苍术12g、黄柏20g、牛膝15g等。热盛者酌加石膏20g、知母12g；兼有消化不良者加生白术、砂仁、陈皮等。

3.阴虚火旺证

治则：养阴清热。

方药：清骨散加减。银柴胡12g、胡黄连6g、秦艽10g、鳖甲15g、地骨皮10g、青蒿10g、知母10g、甘草6g、牡丹皮10g。气短乏力者加党参20g、黄芪15g；盗汗明显者加乌梅6g、浮小麦30g；咳嗽较频者加百部10g、款冬花10g；若兼盗汗不止，可加沙参12g、川贝母12g、麦冬15g、牡蛎12g、牡丹皮15g等。

4.气阴两伤证

治则：扶正托毒，补气益血，化瘀消肿。

方药：托里透脓汤加减。白芷6g，当归9g，黄芪20g，人参6g，白术12g，皂角刺9g，升麻9g，甘草6g，蒲公英12g，菊花12g，金银花15g，苦参12g。疼痛明显者加白芍15g、延胡索12g。

5.肝肾亏虚证

治则：培补肝肾，补气养血。

方药：人参养荣汤或十全大补汤。人参6g，白术12g，茯苓12g，炙甘草4g，当归10g，川芎10g，熟地黄24g，白芍10g，黄芪45g，肉桂10g。疼痛较重者加乳香15g、没药15g。

（四）医家经验

1.李初勤

李初勤治疗102例脊椎结核并寒性脓疡，用阳和汤加减配合中成药消核丸内服、静脉给药卡那霉素及复方氨基酸、局部穿刺抽脓。结果：临床明显好转，血沉及血象均正常，B超诊断有无液暗区，治疗时间最短30天，最长70天，总有效率达100%。

2.肖登鹏

肖登鹏用痨克定（蜈蚣、夏枯草、白僵蚕、山慈菇、百部、百合、浙贝母、地骨皮、麦门冬、天门冬、补骨脂、玄参、知母、玉竹、黄精）随症加减。局部将上药制成散剂调成糊状，敷于患处。脓肿形成则抽出脓液后注射链霉素。治疗骨痨68例痊愈55例，好转8例，无效5例，用药时间长者达一年半，最短5个月。

3. 张心海

张心海用自拟骨痨汤（补骨脂、黄精、乳香、没药、羌活、地骨皮、海藻、白及、百部、黄芪、夏枯草、丹参）为基本方，肺部有结核者加紫菀、款冬花；湿热甚者加黄连、黄柏；热毒甚者加金银花、连翘；气虚下陷者加升麻、柴胡；胃脘胀痛加枳实或枳壳；阴虚者加玄参、玉竹。配服抗结核西药治疗脊柱结核，并设对照组（单用抗结核西药）。结果：中西组 67 例，治愈 57 例，好转 7 例，无效 3 例，有效率 96.5%；西药组 65 例治愈 50 例，好转 6 例，无效 9 例，有效率 86.2%。中西组疗效明显优于对照组（$P<0.01$）。

4. 李孝年

李孝年等用骨痨汤（党参、炙黄芪、蒸百部、生地榆、地骨皮、白及、夏枯草、丹参、重楼、桃仁、当归、熟地黄、焦白术、鹿角胶、制乳香、僵蚕、没药、肉桂、炙甘草）为基本方，阳虚加制附子、干姜；阴虚加青蒿、胡黄连、山茱萸、赤芍；气血两虚加制首乌、炒白芍、阿胶、黄精。用抗痨散（蜈蚣、全蝎、地鳖虫、白及、天花粉，各等份共研细粉）冲服汤药。外敷金黄膏（金黄散、芒硝、血竭、肉桂，共研细粉加白酒调成）配合常规西药抗结核，治疗 7 例中晚期脊椎结核伴寒性脓肿均获临床治愈。

5. 周大成

周大成治疗本病内治法：①初期：治宜益肾温经、散寒化痰，予骨痨消散方加减。脊柱结核加炙龟甲、杜仲、续断和炙狗脊等；伴痉挛掣痛者则加蚕沙、蜈蚣粉、羌活、独活等；伴四肢不温者加熟附子、淫羊藿、仙茅、山茱萸；伴胃纳欠佳者去大熟地，加制首乌、制黄精、炒白术、茯苓、砂仁等。②中期：治宜益肾养督、扶正托毒，予骨痨消散方加减。伴阳虚症状加熟附子、肉桂、补骨脂、当归、皂角刺等；伴阴虚证者去鹿角胶、炮姜、桂枝，加当归、制黄精及知柏地黄汤等；如胸椎结核伴有截瘫加当归、皂角刺、蚕沙、络石藤、木瓜、骨碎补、白僵蚕和陈胆星等。③后期：治宜益肾健脾、扶正托毒，予骨痨消散方加减，以气虚为主加四君子汤，以血虚为主加四物汤等。外治法：①初期：可用回阳玉龙膏、阳和解凝膏，另掺桂麝散外贴，或配合隔姜灸、雷火神针灸等法，以促其消散。②后期：寒性脓肿破溃以后，若脓液干净，疮面红活时，可用生肌散收口；若疮面苍白、肉芽不新鲜时，可用附子饼灸熨，以宣散寒凝；若窦道长期不愈合，可先用八二丹、五五丹药线插入，提毒祛腐；厚壁窦道，可插入三品一条枪，以腐烂窦道壁。如已发生压疮，应在治疗结核的同时，多注意压疮换药。冷脓疡初起未溃，治宜消瘀散毒，予骨痨消散膏外贴。冷脓穿溃或切开排脓后形成漏管和窦道，治宜拔毒祛腐、敛疮生肌，予白降丹黏附药线或三品一条枪插入空腔，以腐蚀漏管壁组织，待脓腐将尽，可改用五五丹或八二丹黏附药线换药，外敷青蛤膏。

五、预后转归

学术界在脊柱结核的治疗策略上分歧严重，治疗理念经历了保守—手术—保守—手术的几个转变历程。20 世纪 40 年代多主张单纯化疗。20 世纪 60 年代以 Hodgson、Stock 为代表的香港学派提倡病灶清除、植骨融合术，与单纯化疗相比，其在防止后凸畸形进展具有一定优势；而以 Konstam 等为代表的 Madras 学派则认为单行院外化疗，对大部分患者均能取得良好疗效，尤其是对不伴严重并发症的脊柱结核。为解决通过化疗联合手术还是单纯化疗治疗脊柱结核的分歧，英国医学研究会（BMRC）开展了 2 项多中心临床对照研究，认为脊柱结核更倾向于内科疾病，基本治疗应为化疗、休息及制动，对不伴严重并发症的患者，单行化疗能取得良好的近期和远期效果。Tuli 等还倡导了"折中方案"，明确界定了手术指征，对大多数患者采取保守治疗，较早体现了脊柱结核个体化治疗的理念。一些中、重度的脊柱结核，无论手术还是保守治疗，患者均需要长期卧床，治疗期长、并发症多。随着各种脊柱后路内固定、前路内固定技术的蓬勃发展及手术技巧的提高，手术对于一些经严格选择病例的恢复具有优势，可以彻底清除病灶、缩短治疗周期、矫正后凸畸形、促进植骨融合、重建脊柱稳定性，患者可早期恢复活动，无需长期卧床，生活质量明显提高，特别适合生活节奏快的现代社会。

六、预防调护

（一）预防

中医学认为"正气存内、邪不可干"，平素注意锻炼、增强体质是防止发生结核病的关键措施。新生儿、婴幼儿接种卡介苗在预防结核病，特别是可能危及儿童生命的严重类型结核病，如结核性脑膜炎、粟粒性结核病等方面具有相当明显的作用。戒烟限酒对保持人呼吸道完善的生理屏障、维护正常的免疫系统，从而预防结核的发生具有重要作用。此外，有结核病症状的人尽快到当地结核病防治机构就诊，及早进行确诊，一旦确诊就要按照医生的治疗方案进行治疗。

（二）调护

1. 心理护理

本病为慢性病，病程长，患者思想负担重，对治愈疾病缺乏信心。与患者多交流，宣教忧愁、郁怒对疾病的不良影响，讲解疾病与情志的关系。关心患者疾苦，与其家人联系，要求其家人多关心、体谅、安慰患者。鼓励患者树立战胜疾病的信心。

2. 饮食护理

饮食上注意补充营养，应多食补益肝肾强筋壮骨滋阴之品，如：百合、莲子有滋阴生津、润燥之功效，有低热盗汗者尤其适用；黑鱼、鳝鱼、甲鱼、鳗鱼有丰富的蛋白质，可益脾滋阴；芋苗、山药能补气、润肠；绿豆、海带有清热解毒之功效。以上食物对结核患者恢复有很好的帮助。而公鸡、老鹅、猪头肉、牛肉、鲤鱼、春笋可动风、生痰、助火，引发旧疾或疮疡恶化，属忌食品。对长期卧床者还应适量补充粗纤维食品，如小米、玉米面、萝卜等，可预防体位性便秘。

3. 卧床护理

骨结核患者久病则肌损消瘦，需卧床休息。脊柱结核患者脊柱已受到损伤，需要特别保护。患者要卧硬板床，铺薄软垫，适当翻身，翻身时保持脊柱上下一致，避免扭曲。在做了植骨术后更应有人协助翻身。侧卧时，后背、腰部衬软垫，下腿弯曲，上肢可伸直，以稳定躯体。卧床期间，要加强肢体功能锻炼，防止肌肉萎缩、深静脉栓塞，促进血液循环。进行有效咳嗽，多饮水，防止肺部和泌尿系统感染。要定时按摩受压部位，预防压疮发生。初下床时，可有头晕、出虚汗、下肢软弱、发抖等现象，经卧床后可好转。不可急坐起下床，避免晕倒跌伤。特别对截瘫患者，用热水袋时，防止烫伤患者皮肤，注意观察下肢感觉及运动功能是否恢复，协助患者运动下肢关节，增强肌力及预防关节功能丧失。

七、专方选要

1. 黄精百部合剂

史巧英等运用黄精百部合剂（黄精、百部、夏枯草、生牡蛎、枸杞子、生地榆、丹参、黄连、白头翁、甘草）为基本方。认为初期证属阳虚痰凝，上方去黄连加肉桂、白芥子；数月后阴虚内热之象加重上方加青蒿、金银花、黄芪；后期气血大伤，肝肾亏虚，上方加熟地黄、白术、党参。外敷金蟾膏（活蟾蜍、蓖麻籽、巴豆仁、乳香、头发、鲜鲫鱼、官粉、香油等制成）。共治骨结核 66 例，总有效率 98.5%。

2. 自拟方

杨金录等辨证分三型：①痨毒内攻型，宜调和阴阳，通经活络兼顾脾胃，用自拟阳和解痨汤（鹿角胶、杭白芍、金银花、夏枯草、南星、陈皮、蜈蚣、白及、砂仁、熟地黄、炮姜、白芥子、淫羊藿、甘草）；②寒凝瘀热型，应滋阴清热，软坚散瘀，托脓解毒，用自拟滋阴解毒排痨汤（生地黄、赤芍、白芍、白术、金银花、白花蛇舌草、皂角刺、白芷、甘草、贝母、百部、黄芪、夏枯草）；③阴阳俱虚型以益气养血、扶阳滋阴，佐健脾补肾，用人参养荣汤加减。配合中成药消核丸等治法。

3. 抗痨胶囊

连芳等治疗脊柱结核辨证分三型：①阳虚寒凝型：治以补肾填精、温阳散寒、化痰祛瘀，用 1 号抗痨胶囊（熟地黄、当归、鹿角胶、黄精、补骨脂、生黄芪、炒白术、鸡内金、肉桂、白芥子、生麻黄、百部、皂角刺、川芎、生甘草）；②阴虚内热型：治以补肺益肾、滋阴清热、益气托毒，用 2 号抗痨胶囊（沙参、麦冬、茯苓、生山药、骨碎补、牡丹皮、地骨皮、炒白术、黄精、龟甲、生黄芪、当归、川芎、生薏苡仁、皂角刺、炒枳壳、鸡内金）；③气血阴阳俱虚型：治以补益肺肾、健脾益胃、调补气血，用 3 号抗痨胶囊（沙参、茯苓、炒白术、炒山药、当归、白芍、川芎、熟地、黄精、生黄芪、补骨脂、皂角刺、肉苁蓉、鸡内金等）。

八、评述

（一）抗结核药物疗法

抗结核药物疗法是 20 世纪结核病领域中极为重要的发展和成就，合理的化疗是取得良好效果和避免病变复发的重要环节。抗结核药物是脊柱结核治疗的基础，临床应用的抗结核药物主要分为一线和二线药物。一线抗结核药有利福平（RFP）、异烟肼（INH）、乙胺丁醇（EMB）、吡嗪酰胺（PZA）等；二线药物有阿米卡星（AMK）、卡那霉素（KM）、链霉素（SM）、对氨基水杨酸钠（PAS）、氨硫脲（TBI）、环丙沙星（CPLX）、氧氟沙星（OFLX）、左氧氟沙星（LVLX）等。主要的化疗原则是早期、适量、联用、规律、全程。目前主张联合用药，以异烟肼、利福平和乙胺丁醇为一线药物，尤其以异烟肼和利福平为首选药物。但相关报道认为异烟肼、氧氟沙星、链霉素、乙胺丁醇、利福喷丁患者服用后，在寒性脓肿中，药物浓度均达到或超过其有效抑菌浓度，而利福平不易渗入寒性脓肿中，其峰浓度仅达到最低抑菌浓度。

李源大对脊柱结核经病灶清除术后化疗与复发的 1074 例进行分析：其中规律化疗者 690 例，不规律化疗者 384 例，2~6 年复发率分别为 1.7%、13.1%；用药 <6 个月者复发率为 17.8%，6 个月为 48%，12 个月为 1.5%，18 个月为 0.6%。作者强调化疗应规律、足量、长期、联合。药物以 INH、SM、RFP 为主，其他辅助药物（EMB、PAS）用药时间应为 1~1.5 年。本组规律化疗方案分别为 3 个阶段：强化阶段：INH、SM、RFP、EMB 等 3~4 种药物为主；巩固阶段：INH、RFP 为主；维持阶段：INH 为主。每个阶段 4~6 个月，全程 1~1.5 年，中间如有药物中毒反应，及时停药或改服另

一种药。其中，694 例规律治疗的患者复发率仅为 1.7%。长期化疗的缺点是疗程长、用药量多，患者常不易坚持。

短期化疗是结核病化疗新的里程碑。强化治疗阶段，使用两种全效杀菌药，延续治疗阶段至少用一种全效杀菌药，全疗程 6~9 个月。朱同刚等推荐使用短程标准化疗方案（6 个月），即开始 2 个月用 INH、RFP 和 PZA，后 4 个月用 INH 和 RFP，短期应用 PZA 不会引起肝实质性损害，经临床验证效果确切。有人认为不用 SM 或 EMB 不会降低疗效。短程化疗费用低、用药时间短，患者乐于接受，一旦化疗失败及时延长化疗和手术，仍可望治愈。上述资料表明短期化疗效果优于长期化疗效果。

但是随着结核分枝杆菌（MTB）耐药性的不断增加，传统抗结核药物已经不能完全满足临床需要。近年来，结核药物的研发已经取得了令人满意的成绩，研制出了一些对包括多耐药结核病或广泛耐药结核病在内的结核都非常有效的候选药物。同时出现了具有开发前景的 3 个结核药物研发新领域. 即脂肪酸合酶 FASII 抑制剂（FAS20013）、移位酶 TL-1 抑制剂（SQ641）和肽脱甲酰酶抑制剂（BB3497 和 PDF611）。

（二）中西医结合疗法

郝晋丰认为内源性结核不易治疗属于机体免疫紊乱所致，在治疗过程中，以有效的抗结核治疗为基础，应用中药（骨痨汤、骨痨片辨证加减）进行免疫调节，取得了理想的疗效，表明中药在免疫调整中有独到之处。不仅可以双向调节机体免疫系统，减少不良反应治疗后病情控制，病灶愈合，升高的 IgG 明显下降，并恢复到正常水平。

李进更等认为本病治疗重点应立足治疗病变的主要方面，即抓住感染结核杆菌的主要病机用抗痨杀虫、抑菌杀菌的中西药物尽快控制病情发展是主要环节，而补虚扶正在治疗中则是次要方面。一攻法，药物组成：蜈蚣、全蝎等；二攻补兼施，药物组成：夏枯草、白头翁、泽漆等，并配合西药治疗。共治 220 例，治愈 203 例，好转 14 例，无效 1 例，复发 2 例，总有效率 98.7%。

恰当的中西药联合应用能提高疗效、缩短疗程并能弥补中西药治疗各自的不足。西药抗结核药物杀灭结核杆菌作用快，但不良反应及毒性大；中药抑制、杀灭结核菌作用慢，但扶正中调整机体抗病能力的作用持久，且无毒性及不良反应。可以发挥中西药各自优势，使一些本需手术的患者免除手术之苦，使一些不具备手术条件的患者得到及时的治疗。

（三）手术治疗

病灶清除术，即将病灶部位的死骨、脓肿、干酪样的物质、肉芽组织及坏死的椎间盘彻底清除。术前应做好充分准备，积极改进患者的心、肺、肝、肾功能；改善营养状况，提高患者抵抗力；有贫血者应进行输血；术前应用抗结核药物 2~4 周；有混合感染者应给予有效抗生素。手术方式应根据病变部位的局部解剖，采用不同的手术途径。内固定材料的使用对于早期稳定患椎、避免长期卧床的患者带来了福音，对于减少术后并发症、脊柱畸形的矫正、重建脊柱稳定性、缩短康复时间、提高生活质量起到了重要作用。研究表明，钛合金类的生物材料与结核杆菌的亲和力小，与周围组织的相容性好。并且据国内学者临床研究显示，脊柱结核手术治疗的患者内固定材料无论是用在前路或者后路. 其术后结核复发等并发症均比较低。

第二节　骨关节结核

骨关节结核是由结核菌侵入骨或关节而引起的化脓破坏性病变。患病率为0.55%。骨与关节结核是肺外结核病中最常见的一种，占结核病患者的总数的5%~10%。骨结核多发于儿童和青少年。大部分患者年龄在30岁以下。其中以10岁以下儿童占第一位。在10岁以下的儿童中，又以3~5岁的学龄前儿童为最多。发病部位多数在负重大、活动多、容易发生劳损的骨和关节，发病率依次为：脊柱、髋、膝、肘、踝、腕及手足的短骨干、四肢的长骨干，偶可见于扁骨，如胸骨、肋骨、颅骨等。

发生于肩关节为肩关节结核，据报道仅占全身骨关节结核的1%左右。发生于肘关节为肘关节结核，在上肢三大关节中居首位；发生于腕关节为腕关节结核，占全身骨关节结核的3%左右。在全身骨关节结核病中，发生于髋关节为髋关节结核，髋关节结核仅次于脊柱结核而居第二位。儿童时期发病率显著增加，且在4~7岁时其发病曲线为最高，男性多见，男女之比为2.5：1。一般为单侧，个别的为双侧同时发病。骶髂关节结核临床较为少见，占全身骨关节结核的2%~4%，多数来自原发于骶骨或髂骨的骨干型结核，部分继发于滑膜结核。膝关节结核患病率较高，在全身骨关节结核中仅次于脊柱结核、髋关节结核而居第三位，占骨关节结核的6%~15%，好发于5~15岁的小儿，男性明显高于女性。踝关节结核在下肢三大关节中发病率最低，约为髋关节的1/3，膝关节的1/4，占全身骨关节结核的3%左右，多在30岁以前发病，10岁以下的儿童发病率最高，男性患者略多于女性。

一、病因病机

（一）西医学认识

西医学认为，本病是全身结核病变的一个环节，多继发于肺结核。结核杆菌一般不直接侵犯骨与关节，当身体抵抗力减弱时，体内的结核杆菌经血行到骨而发病；关节结核通常是由骨端软骨面下的病灶逐渐蔓延进入关节而成。骨与关节病变发展时，肺部病变有的尚在活动，有的却已经吸收，纤维化或钙化。

骨关节结核的病理变化，在结核性肉芽组织内干酪性坏死，骨组织变化以溶骨为主，在破坏过程中合并极少量的新骨形成。

骨与关节病灶形成与否、形成时间的早晚、病灶的多少和范围、病灶的好发部位等都与结核杆菌的数量与毒力、患者的体质与免疫力、局部的解剖生理特性有密切关系。

（二）中医学认识

骨关节结核病，属中医学"骨痨"范畴，是一种发病慢、病程长，轻者形成残疾、重者危及生命的疾病。中医学认为，骨痨多因阳气不足、脾肾俱虚，肾阳虚不能温煦脾土，脾阳虚水湿不得运化，聚而成痰，病邪乘虚而入，流注肌腠关节而成。因其蓄毒于骨，酿生脓肿，可流窜他处，溃后稀薄如痰，故又称"流痰"。《疡医心得》指出："附骨痰者，亦生于大腿之侧骨上，为纯阴无阳之证，小儿三岁、五岁时，先天不足，三阳亏损，又或因有所伤，致使气不得上升，血不得行，凝滞经络，隐隐彻痛，遂发此疡，初起或三日一寒热，形容消瘦虚损，腿足难以展伸，有时疼痛，有时不痛，骨酸漫肿，朝轻暮重，久则渐渐微软，似乎有脓。及刺破后，脓水清稀，或有豆腐花块随之而出，肿仍不消，元气日衰，身体缩小，而显鸡胸鳖背之象。"《外科疡医汇编》指出："痰凝于肌肉、筋骨、骨空之处，无形可征，有血肉可以成脓，即为流痰。"

正虚是本病发病的根本原因，外邪和损伤是常见诱因。先天不足、后天失调、肾亏骼空是病之本，风寒侵袭、气血不和、痰浊凝聚是病之标。

二、临床诊断

（一）辨病诊断

1.临床表现

本病起病缓慢，早期症状轻微，可有关节肿胀且逐渐加重，无明显疼痛，但关节活动受限。初发病灶，成人多在骨端，儿童多在滑膜，最终均可发展为全关节结核。

（1）初期 主要是患部隐隐作痛和活动不利，劳累后症状加重，休息后减轻。单纯滑膜结核，关节活动障碍不明显。如病灶在鹰嘴则压痛局限于鹰嘴处，且有轻度肿胀，但不红不热；如病变在肱骨内外侧髁，则压痛局限在肘部内侧或外侧。单纯滑膜结核关节伸屈功能受限，活动痛较明显，关节周围轻度肿胀。

（2）成脓期 此期患处关节活动受限，疼痛明显。由于病变处关节呈梭形肿胀，渐至寒性脓肿形成，附近及淋巴结可肿大，甚至可出现全身虚弱或阴虚火旺的征象。

（3）溃后期 此期由于寒性脓肿破溃，且易合并混合感染，形成数个窦道，经久不愈。因关节结构破坏，可继发关节脱位。当病灶趋向愈合时，关节逐渐发生关节纤维强直或骨性强直。

2.相关检查

（1）实验室检查

①血常规：患者常有轻度贫血，多发病灶或长期合并继发感染者，可有较严重贫血。长期混合感染或多发性结核可合并较严重贫血，混合感染者白细胞计数明显增加。

②血沉：在病变活动期一般血沉都加速，但也可正常，病变静止或治愈者血沉将逐渐趋于正常，病变复发时可再度升高。但是本项检查非特异性，其他炎症或恶性肿瘤也可使血沉加快。

③结核菌素试验：未接种过卡介苗的15岁以下儿童，结核菌素试验由阴性转阳性者，说明最近感染了结核病，由非典型抗酸杆菌感染也可阳性，但反应较轻。假阴性可见初病期，或重症者无变应性。而由阳性转为阴性。

④脓液常规检查和培养：脓液结核杆菌培养阳性率70%左右，混合感染时白细胞总数增高，其中淋巴细胞、单核细胞增加。脓液或干酪样物质的结核杆菌培养时间较长，必要时可直接取病灶内病理组织（肉芽、干酪样物质）或所属淋巴结进行活检。

（2）X线检查 早期，单纯骨结核可见骨质破坏；单纯滑膜结核可见骨质疏松及关节间隙模糊，中、晚期则见关节间隙狭窄，各关节面模糊不清。

（3）CT、MRI检查 一般病例X线足以明确结核诊断和分型。但CT显示寒性脓肿较X线敏感，MRI对骨膜下型结核寒性脓肿显示较好。

（二）辨证诊断

1.阳虚痰凝证

（1）临床证候 初起病变关节外形既不红热，也不肿胀，仅感隐隐酸痛，关节活动障碍，动则痛甚；无明显全身症状；舌淡，苔薄，脉濡细。

（2）辨证要点 关节外形不红不肿，舌淡，苔薄，脉濡细。

2. 阴虚内热证

（1）临床证候　发病数月后，在原发和继发部位渐渐漫肿，皮色微红，中有软陷，重按应指，伴有午后潮热、颧红、夜间盗汗、口燥咽干、食欲减退，或咳嗽痰血，舌红，少苔，脉细数。

（2）辨证要点　午后潮热，夜间盗汗，口燥咽干，舌红，少苔，脉细数。

3. 气血亏损证

（1）临床证候　消瘦，精神萎靡，面色苍白，畏寒，不思饮食，或心悸、失眠、多梦、盗汗，流脓稀薄，或夹有败絮样物，形成窦道。可见肌肉萎缩、关节畸形。舌红，苔薄，脉细数或虚数。

（2）辨证要点　面色苍白，失眠多梦，疮口流脓稀薄，舌红，苔薄，脉细数或虚数。

三、鉴别诊断

（一）西医学鉴别诊断

1. 滑膜炎

滑膜炎患者血沉不快，无低热、盗汗等结核中毒症状，抗结核治疗无效。

2. 骨性关节炎

骨性关节炎主要表现为疼痛、活动受限，多发于中老年，起病缓慢，X线表现以关节间隙为主。

3. 类风湿关节炎

本病好发于20~55岁女性，多侵犯四肢小关节，受累关节常为多数，且呈对称性，类风湿因子可为阳性，且无寒性脓肿或窦道。单纯滑膜结核与单关节类风湿关节炎不易鉴别，须依靠细菌检查和滑膜切取活检确诊。

4. 化脓性关节炎与化脓性骨髓炎

化脓性关节炎与化脓性骨髓炎可有高热寒战、烦躁不安、患处有跳痛及压痛、口渴、脉数等征象。关节液穿刺检查有重要诊断价值。①关节软骨下骨结核穿入关节内，可出现急性症状，易误诊为急性化脓性关节炎。②慢性化脓性关节炎或骨髓炎易误诊为骨与关节结核。③骨与关节结核合并混合感染时，不易与化脓性关节炎或骨髓炎鉴别，两者均有经久不愈的窦道，X线均可见死骨和骨质增生、硬化。上述情况往往需要依靠病理学检查或细菌培养加以鉴别。

（二）中医学鉴别诊断

1. 历节风

历节风虽发于关节，日久亦可以出现肌肉萎缩，关节变形，但初起即有寒热，汗出，关节灼热剧痛，痛无定处，并不化脓，病变关节常左右对称，甚则遍及全身关节。

2. 附骨疽

附骨疽发病急，全身高热，局部红肿热痛，皮肤温度高，活动时疼痛加重。穿刺可抽出脓液，细菌培养多为阳性。

3. 骨痹

骨痹是发于中年以后的以关节疼痛、变形、活动受限为特点的慢性、退行性关节疾病。多累及负重关节及手的小关节。

四、临床治疗

（一）提高临床疗效的要素

早期发现、早期诊断、早期治疗、有效用药、清除死骨等是提高临床疗效的基础。

（二）辨病治疗

1. 非手术治疗

（1）休息　休息要适当，除一般情况欠佳、截瘫或椎体不稳定的患者外，一般不严格卧床。休息不单纯是体力休息和对某一肢体或关节的制动，还包括减少患者对疾病的顾虑。骨与关节结核患者应住在日光充足、空气新鲜和易于调节温度的环境治疗。

（2）加强营养　多吃高热量、高蛋白质饮食。有选择地补充维生素，如为帮助肠道内脂肪吸收和促进淋巴细胞形成，输送抗体和组织修复，应给予维生素 B；在行病灶清除和植骨融合术后，为帮助组织修复和钙化，可给予维生素 D 和多种维生素。

（3）局部制动　局部制动使病变部位负重减轻、活动减少，既能减轻疼痛，又能防止病变扩散，有利于组织修复。临床多用于关节结核急剧发展、疼痛和肌肉痉挛比较严重的病例。制动有石膏固定、牵引、夹板等方法，可根据病情程度及部位分别采用。

（4）药物治疗

①抗结核药物：经常使用疗效较好的抗结核药物有异烟肼、利福平、链霉素、对氨基水杨酸、乙胺丁醇、卡那霉素。较少使用的有氨硫脲、乙硫异烟胺、紫霉素、环丝氨酸、吡嗪酰胺、卷曲霉素等。

②联合用药：为避免耐药菌株的产生，多同时使用 2~3 种抗结核药物。对两种抗结核药物产生耐药菌株的结核菌是少见的，若有也多半是对其中一种药物产生耐药菌株，而对其中另一种药物不易或很少产生耐药菌株。合理的治疗方案治疗骨与关节结核，特别是初治病例，如 3 种抗结核药物联用，则几乎完全不产生耐药性，还可增强疗效。

③疗程：由于骨与关节结核的疗程很长，用药时间不宜过短。膝、肘、腕、踝、手、足等中小关节结核可用药 1 年左右，而腕、骶髂、脊柱及大关节结核则需用药 2 年左右。开始治疗和手术治疗前后，给药应适当集中，尽可能每日用药。

④短程化疗：短程化疗是结核病治疗新的里程碑，（强化）治疗阶段可使用两种全效杀菌药，延续（巩固）治疗阶段至少用一种全效杀菌药，快速杀灭病灶中各种菌群，全疗程为 6~9 个月。利福平、异烟肼、吡嗪酰胺和链霉素是短程化疗的主药。

2. 手术治疗

手术行病灶清除术是治疗骨关节结核常用术式。骨与关节结核是以进行性破坏为主的病变，病灶里的干酪样物质、死骨和结核杆菌可长期存在。病变静止后，在机体抵抗力下降时仍有复发的可能，尤其破坏严重、有大块死骨及较大寒性脓肿者仅单纯用抗结核药物治疗是不够的，往往需要同时进行病灶清除手术治疗。

（1）手术目的　①清除脓肿、干酪样物质和死骨的同时，可除去隐藏在其中的结核杆菌；②改善和增加原病灶区的血供；③增强局部组织的修复力；④提高原病灶区的抗结核药物的浓度；⑤防止病灶内的毒素吸收。

（2）手术适应证　①灶内有较大或较多的死骨，不易自行吸收者；②灶内或其周围有较大脓肿，不易自行吸收者；③流脓窦道经久不愈者；④单纯滑膜结核经非手术治疗无效，单纯骨结核有破入关节的危险，早期全关节结核均应及时手术；⑤有脊髓压迫症状，需清除病灶同时进行椎管减压者。

（3）手术方法　根据不同部位，选择适当手术治疗、病灶清理。上肢关节及踝关节结核晚期常行病灶清除及关节融合术，髋关节及膝关节结核可行关节置换术。

①肱骨头结核病灶清除：其手术入路及病灶显露同肱骨大结节结核病灶清除术。纵行切开关节囊的纤维层和滑膜层，则露出肱骨头和肩胛盂的前缘。沿结节间沟的走行方向将覆盖的纤维层切开。如关节囊已饱满膨隆，先将关节腔内脓液吸出，然后沿肩关节盂前缘切开关节囊，必要时沿关节盂的远近两端扩大切口，充分显露关节腔的病变。将水肿、增厚的前方关节囊

及滑膜切除。屈曲患侧肘关节到90°，再将患臂内收外旋，使肱骨头向前方脱出。肱骨头脱出后，应仔细检查肱骨头和肩胛盂软骨面是否完整。破坏的软骨面应彻底切除。肱骨头和肩胛盂的骨性空洞也应彻底刮除干净。同时也应将肩关节后方滑膜切除干净。病灶清除完毕后，用生理盐水反复冲洗干净，放入抗结核药物，有混合感染时放入青霉素80万单位。然后使肱骨头复位，分层缝合切口。术后2周拆线，用三角巾悬吊患肢，3周后做患肩功能锻炼。

②肩关节融合术：切除病灶和软骨面后，用3根骨圆针将肩关节临时固定在外展30°~45°、前屈30°和外旋25°的功能位置。使肱骨头与肩胛盂紧密接触，为了使关节容易融合应同时植骨。术后3周拔除骨圆针，上肩"人"字形石膏固定3~4个月。肩关节在功能位上融合后，因肩胸关节的代偿活动，术后患肢仍可外展、前屈到90°，一般不致造成工作和生活上的困难，且患肢有力、患肩不痛。但融合后旋转运动几乎完全丧失。

③肘关节结核病灶清除和关节切除术：肱骨下端和尺骨上端总的切除范围应在2~4cm。切除不应少于2cm，少于2cm则术后骨端靠拢太紧，关节活动不好，也不应多于4cm，切除肘关节上下骨端后进行固定。放松止血带，彻底止血、冲洗伤口，放入链霉素1g、异烟肼200mg，分层缝合伤口。长臂石膏托固定肘关节在100°位置。术后继续全身抗结核治疗，并进行肘关节功能锻炼。

④髋关节结核病灶清除和关节融合术：该手术适用于：患者年龄15岁以上的晚期全髋关节结核病例和儿童病例有股骨头、颈缺损髋关节脱位者；成年人髋关节结核静止期；已行髋关节结核病灶术后遗留关节功能障碍或疼痛明显的病例。依其病理情况，可选用前方入路、后方入路及外侧入路的方式进行手术。以前方入路应用最多，手术主要是为了彻底清除病灶，所以术中必须设法将股骨头脱出。创口内放入抗结核药物后缝合切口。术后上双髋"人"字石膏固定4~6个月，但应在术后2个月解脱患侧膝关节以利俯卧位时锻炼膝关节功能。术后4~6个月拆石膏照X线片复查，如已骨性愈合，可下床活动。

⑤膝关节结核病灶清除术：本方法适用于膝关节单纯骨结核、膝关节早期全关节结核、儿童时期全关节结核。

⑥早期全踝关节结核病灶清除术：对诊断为早期全踝关节结核的患者，术前应用抗结核药物治疗2~3周后可施行结核病灶清除术，以达到阻止病变进展，抢救关节功能的目的。

（4）晚期全关节结核的治疗　行病灶清除和关节融合术，对于病变仍属活动的晚期全关节结核或复发病例，因不存在挽救关节功能的问题，在采用抗结核治疗之后，在病灶清除的同时做关节融合术。此方法适用于14岁以上的患者。

（三）辨证治疗

1. 辨证论治

（1）阳虚痰凝证

治则：补肾温经，散寒化痰。

方药：阳和汤加减。鹿角胶10g（烊化，冲服），熟地黄15g，麻黄3g，桂枝4.5g，干姜3g，白芥子6g，当归10g，续断10g，牛膝10g。若兼表证，加荆芥、防风；有气虚者，加黄芪、党参；局部痛甚者，加乳香、没药、延胡索。

（2）阴虚内热证

治则：养阴清热，和营托毒。

方药：骨痨汤加减。鳖甲30g，熟地黄15g，银柴胡10g，知母10g，地骨皮10g，当归10g，生黄芪10g，桃仁10g，红花10g，续断10g。汗多，加黄芪、山茱萸、浮小麦；阴虚甚者，加生地黄、沙参、麦冬；咳嗽严重者，加百部、紫菀、款冬花。

（3）气血亏损证

治则：补气养血。

方药：十全大补汤加减。黄芪15g，党参15g，当归10g，白芍10g，熟地黄15g，山药15g，枸杞子10g，菟丝子10g。若伴腰酸足痿者，可加续断、杜仲、狗脊、菟丝子、巴戟天、牛膝等。

2.外治疗法

（1）初期　用回阳玉龙膏，或阳和解凝膏掺桂麝散贴敷治疗。

（2）成脓期　脓成则应及时切开排脓，切口要足够大，以排脓通畅为度。

（3）溃后　用五五丹药线引流提脓祛腐。

（四）新疗法选粹

病灶清除及抗生素硫酸钙填充术：彻底清除死骨后，将利福平注射液或链霉素注射液与硫酸钙混合制成颗粒，将其填充于骨缺损区，硫酸钙的缓慢释放有利于局部控制感染，减少复发几率。

五、预后转归

单纯滑膜结核治愈后不留明显后遗症；单纯骨结核因为不波及关节，治愈后多无后遗症；全关节结核预后较差，一般治愈后遗留关节功能障碍、畸形等。

六、预防调护

（1）平时宜多食富有营养的食物，如牛奶、鸡蛋、骨髓等；在病变进展时，忌食鱼腥、酒类及葱、椒、大蒜等发物。

（2）上肢关节结核者，用夹板固定，限制其关节活动；下肢部位结核者，用石膏或牵引功能位制动，减少其畸形的形成；若全身症状未控制时均应决定卧床休息。

（3）宜清心静养，节制房事，以利于健康。

第三节　骨干结核

四肢长骨结核临床上少见，患者多数为儿童和青少年。尺骨、桡骨、肱骨、股骨和胫腓骨均可发病，但腓骨干结核最少见。长骨干结核是一种局限性的骨感染。病灶破坏始于松质骨，继而侵犯骨皮质，并可引起骨膜增生。年轻体壮的患者，局部病变发展缓慢，以增生硬化为主，破坏相对较少；体虚正气不足者，局部病变发展较快，以骨质破坏为主。

一、病因病机

（一）西医学认识

结核病是世界上最主要的感染性死亡疾病，随着耐药菌株和低免疫状态（AIDS、酗酒）人群的增加，20世纪80年代以来全球结核病出现上升趋势，每年新增结核患者800万，死亡200万~300万人，骨结核是最常见的肺外结核形式之一，占全部结核的3%~5%，肺外结核的15%。单一部位骨结核最常见，多发骨结核临床上相对少见，临床及影像学易与转移瘤混淆，容易漏诊及误诊。

（二）中医学认识

骨结核属于中医学"骨痨"的范畴，中医学认为，本病主要责之于正气虚弱，导致邪气侵入人体气血，继而损害骨骼和关节。所以骨结核大多继发于全身性结核杆菌感染之后，病机为寒、热、虚、实交杂。但从整体来看，以阴虚为主。其始为寒，久而化热。既有全身正气不足、气血不和、肾亏骨空之虚，又有局部的痰浊凝聚、筋骨腐烂之实。化脓之时，不仅寒化为热，而且随着病变的发展，肾阴更加不足。阴愈亏，则火愈旺，中、后期常出现阴虚火旺证候。病骨伤口溃后，久不收口，脓水清稀不断。脓为气血所化，必致气血两亏、形体羸瘦、正气衰败。故本病的预后，轻则骨、关节受到破坏造成终身残疾，重则危及生命。

脾肾亏虚、阳气不足是骨结核发生发展的内在因素，肾阳不足、脾胃亏虚，气血生化乏源，湿浊内盛，痰湿内生，或有所损伤致使气血失和，风寒湿邪乘虚而入引起痰浊凝聚，留于骨骼而致病。本病是本虚标实之证。

二、临床诊断

（一）辨病诊断

1. 临床表现

（1）病史　95%以上继发于肺结核。

（2）症状　初期多无明显全身症状，随着病情的发展渐感全身不适、倦怠乏力、食欲减退、体重减轻，继而出现午后低热、夜间盗汗、心烦失眠、咽干口燥、形体日渐消瘦、两颧发红、舌红苔少、脉沉细而数等一系列阴虚火旺征象，后期气血亏虚，可见面色无华、舌淡苔白、头晕目眩、心悸怔忡等。

（3）体征　疼痛，肌肉痉挛、肿胀，患肢肌肉萎缩，功能障碍，畸形，寒性脓肿、窦道、瘘管形成。

2. 相关检查

骨结核病灶的X线征象，主要呈不规则的透光破坏区，其边缘无硬化增密现象，破坏区内有时可见到较小的密度增高影（死骨）。寒性脓肿形成时，在病灶附近出现软组织肿大阴影；如合并感染时，在破坏区周围可以出现明显的骨质硬化和骨膜反应。骨结核分为松质骨结核、密质骨结核和干骺端结核三类，各具一些特有的X线征象。

（1）松质骨结核　①松质骨中心型结核，早期病变以溶骨破坏为主，骨增生硬化不明显，X线表现呈磨砂玻璃样密度增加和骨小梁模糊，继而出现死骨，死骨吸收后出现透光的空洞。②松质骨边缘型结核，早期病变区骨质疏松，后呈溶骨性破坏，边缘缺损

（2）密质骨结核　可见到不同程度的髓腔内溶骨性破坏区和骨膜性新生骨形成；

（3）干骺端结核　兼有松质骨及密质骨结核的特点，即局部既有死骨形成，又有骨膜新骨增生。

（二）辨证诊断

具体辨证诊断可以参考本章第二节骨关节结核内容。

三、鉴别诊断

（一）西医学鉴别诊断

1. 类风湿关节炎

类风湿关节炎常累及手足小关节，多呈双侧对称性发病。无寒性脓肿或窦道，血清类风湿因子常呈阳性。

2. 强直性脊柱炎

强直性脊柱炎病变多由骶髂关节开始，逐渐向上发展至颈椎，四肢大关节可同时受累。多数患者，脊柱的韧带、软骨发生钙化、骨化，椎间形成骨桥，脊柱由僵硬逐渐变为强直，骨质疏松，但无破坏及死骨，无脓肿，常并发虹膜炎。

3. 化脓性骨关节感染

化脓性骨关节感染发病多急剧，开始就有高热，剧烈疼痛，白细胞及中性粒细胞均明显增高。X线片可见骨质破坏及大量新骨形成。

4. 大骨节病

本病为地方病，其主要病变在骨之两端。常见踝关节呈骨性粗大，病变发展迟

缓，多个关节肿大，全身矮小，肢体呈缩短畸形。永不化脓为其特征。

（二）中医学鉴别诊断

1. 痿证

虽同是肢体疾患，但痿证以手足软弱无力，甚则肌肉枯萎瘦削为主要临床表现，关键在于肌肉"痿弱不用"，关节相对"变大"，但无疼痛及活动受限。

2. 附骨疽

附骨疽（化脓性骨髓炎）虽多发与长骨，但起病较快，开始就有高热，局部压痛明显，后期可以化脓。

四、临床治疗

（一）提高临床疗效的要素

（1）明确骨干结核的诊断，是急性发作还是慢性发作。

（2）根据骨结核类型选择治疗手段。

（3）根据患者全身情况及基础疾病选择治疗方法。

（二）辨病治疗

1. 非手术治疗

（1）加强营养　结核病是一种消耗性疾病，为增加抵抗力和产生抗体，对患者应给予可口、易消化、富有蛋白质的饮食。此外还应选择的给予足量的维生素，如 B 族维生素、维生素 D 等。

（2）抗结核药物应用　目前常用的抗结核药物有异烟肼、链霉素、双氢脱氧链霉素、卡那霉素和利福平、利福定等。大量临床实践证明它们都是治疗结核病的有效药物。

2. 手术治疗

病灶清除术是治疗骨结核常用术式。骨结核是以进行性破坏为主的病变，病灶里的干酪样物质、死骨和结核杆菌可长期存在。病变静止后，在机体抵抗力下降时仍有复发的可能，尤其破坏严重、有大块死骨及较大寒性脓肿者仅单纯用抗结核药物治疗是不够的，往往需要同时进行病灶清除手术治疗。手术应根据病变部位的局部解剖，采取不同的手术途径。术前定位要准确。反复搔刮病灶，不遗留死骨。术后应坚强固定骨干，避免出现错位或畸形愈合，也可根据情况选择适当的植骨融合术。

（三）辨证治疗

本病的辨证论治可以参考本章第二节骨关节结核辨证治疗内容。

（四）医家经验

1. 周大成

周大成把此病分为初、中、后三期，自拟骨痨消散方（药物组成：鹿角胶、熟地黄、生黄芪等）。初期治宜益肾温经、散寒化痰，于骨痨消散方加减；中期治宜益肾养督、扶正托毒，于上方加减；后期治宜益肾健脾、扶正托毒，于上方加减。并自拟骨痨消散膏、三品一条枪、青蛤膏外用治疗 371 例患者，显效 227 例，有效 118 例，无效 26 例，总有效率为 92.99%。

2. 杨金录

杨金录将本病分为三型：痨毒内攻型，方用自拟阳和解痨汤；寒凝瘀热型，治宜扶正托毒，方用自拟滋阴解毒排脓汤；阴阳俱虚型，治宜补养肝肾，方用人参养荣汤，同时口服自制中成药消核丸。局部治疗：患部肿疼者用自制止疼膏；溃疡者用消核膏；肉芽生长不良者内服扶正药物，外用玉珍生肌散加新三仙丹、鸡内金粉；伤口不敛者用麝香生肌收口散。

五、预后转归

骨结核是最常见的肺外结核形式之一，

单一部位骨结核最常见，多发骨结核临床上相对少见，临床及影像学易与转移瘤混淆，容易漏诊及误诊。一般通过早期诊断、早期治疗、长期的抗结核治疗可以达到良好的效果，后期一般采用彻底清除病灶、缩短治疗周期、矫正畸形、促进植骨融合，患者可早期恢复活动，无需长期卧床，生活质量明显提高。

1. 寒性脓肿转归

（1）病变稳定静止，脓液可以逐渐被吸收。

（2）脓液向体表穿破或被切开，排净脓汁、干酪样物质或死骨碎片而自愈。

（3）病变趋向静止，不能被完全吸收的脓肿则可发生钙化。

（4）脓肿穿刺，脓液完全吸出或被手术清除。

（5）脓肿溃破或被切开后排脓不止，形成窦道，混合感染经久不愈，引起体质消耗。若向脏器、胸腔、支气管、肠管溃破形成内瘘，混合感染，其危害性更大，且不易治愈。

2. 脊柱结核可并发截瘫

椎体结核的截瘫发生率在 10% 左右；椎弓因三面环绕脊髓，故椎弓结核的截瘫发生率约 25%。并发截瘫的脊柱结核，主要在颈椎和胸椎。因这种截瘫是发生在骨病变的活动期，故称为骨病变活动型截瘫或早期截瘫，因此时脊髓组织已有相当明显的退行性改变，手术减压效果较差；腰椎管较宽敞，椎管内为脊髓圆锥和马尾神经，缓冲余地较多，故腰椎结核合并截瘫者很少见，便可因为神经根受压而引起相应症状。

六、预防调护

（一）预防

平素注意锻炼、增强体质是防止发生结核病的关键措施；戒烟限酒对保持人呼吸道完善的生理屏障、维护正常的免疫系统，从而预防结核的发生具有重要作用。此外，有结核病症状的人尽快到当地结核病防治机构就诊，及早进行确诊；一旦确诊就要按照医生的治疗方案进行治疗，治疗成功的关键是完成全疗程，不要中途停药，中途停药不仅会导致治疗失败还会产生耐药，危害他人。

（二）调护

1. 心理护理

本病为慢性病，病程长，患者思想负担重，对治愈疾病缺乏信心。进行心理护理时应与患者多交流，宣教忧愁、郁怒对疾病的不良影响。

2. 饮食护理

饮食上注意补充营养，应多食补益肝肾强筋壮骨滋阴之品，如：百合、莲子有滋阴生津、润燥之功效，有低热盗汗者尤其适用；黑鱼、鳝鱼、甲鱼、鳗鱼有丰富的蛋白质，可益脾滋阴；芋苗、山药能补气、润肠；绿豆、海带有清热解毒之功效。以上食物对结核患者恢复有很好的帮助。而公鸡、老鹅、猪头肉、牛肉、鲤鱼、春笋可动风、生痰、助火，引发旧疾或疮疡恶化，属忌食品。对长期卧床者，还应补充粗纤维食品，如小米、玉米面、萝卜等，可预防体位性便秘。

3. 卧床护理

患者久病则肌损，消瘦，需卧床休息。卧床期间，要加强肢体功能锻炼，防止肌肉萎缩、深静脉栓塞，促进血液循环。进行有效咳嗽，多饮水，防止肺部和泌尿系统感染。要定时按摩受压部位，预防压疮发生。初下床时，可有头晕、出虚汗、下肢软弱、发抖等现象，经卧床后可好转。不可快速坐起下床，避免晕倒跌伤。

七、评述

由于骨结核是一种全身慢性、消耗性疾病，应采用传统中医的扶正与西医学的抗结核疗法相结合，可以减轻单纯用西医抗结核的毒性及不良反应和单纯用中药抗结核力不足的缺点，这样才能提高疗效，扬长避短，得到事半功倍的效果。中药扶正与减轻或消除抗结核西药的毒性及不良反应方面效果十分显著，有医者在临床上收治了不少患者因服用抗结核西医不良反应特别大，以致不能坚持服用，导致病情逐日加重，经服用中药调治后，再配合抗结核西药，收到了较为满意的效果。

参考文献

[1] 胥少汀，葛宝丰，徐印坎，等. 实用骨科学 [M]. 北京：人民军医出版社，2012.

[2] 黄桂成，王勇军. 中医骨伤科学 [M]. 北京：中国中医药出版社，2018.

[3] 冯峰，李东升. 中医骨病 [M]. 北京：人民卫生出版社，2008.

[4] 唐神结，高文. 临床结核病学 [M]. 北京：人民卫生出版社，2019.

[5] （美）阿扎，（美）贝帝，（美）卡内尔原著. 唐佩福，王岩，卢世璧主译. 坎贝尔骨科手术学 [M]. 北京：北京大学医学出版社，2017.

[6] 刘勇，胡豇，宋跃明. 实用骨关节结核病学. [M]. 北京：科学出版社，2018.

[7] 王文军，马原. 脊柱结核外科治疗手术技巧 [M]. 北京：人民军医出版社，2014.

[8] 戴磊，张琳玲，黎伟林，等. 肺结核中医证候评述 [J]. 中西医结合研究，2019，11（6）：313-315.

[9] 姚林明. 中医药治疗脊柱结核的评述 [C]. 《中医杂志》特邀心血管专家学术座谈会暨中医治疗冠心病心绞痛疾病临床经验会议论文集，2017：598-599.

[10] 于首元，王珂，何礼营，等. 常规抗痨结合中医综合疗法治疗脊椎结核临床观察 [J]. 中医临床研究，2017，9（22）：88-89.

[11] 吴雪琼，梁秋. 积极探索和发展中西医结合治疗结核病——难治性结核病患者的新希望 [J]. 中国防痨杂志，2016，38（1）：9-13.

[12] 梁秋，宫汝华. 论中医药治疗肺结核 [J]. 辽宁中医药大学学报，2015，17（5）：24-25.

第十九章 骨坏死

第一节 小儿股骨头缺血性坏死

儿童股骨头缺血性坏死是一种儿童期特发的病症。1910 年，legg（美国）、Calve（法国）、Perthes（德国）同时报道此病，故又称 Legg-Calve-Perthes 综合征，简称 Perthes 病。病因与病理仍未完全清楚，属自愈性疾病，容易遗留扁平状畸形，故又称为扁平髋。4~8 岁儿童多见，男、女儿童发病率为 4.5 ∶ 1。

一、病因病机

（一）西医学认识

1. 病因

自 Legg-Calve-Perttles 报道以来，病因与病理研究颇多，如外伤、感染、遗传和体质因素、关节大量积液、股骨头小动脉损伤、软骨发育不全、重复骨梗死理论、静脉回流障碍和骨内压增高、内分泌障碍和免疫异常等，真正的病因和发病机制至今尚不完全清楚。

（1）反复微骨折 最初 legg 认为儿童股骨头坏死与外伤有关，后来 Waldenstrom 发现股骨头出现软骨下骨折征，1966 年 Salter 等证明了这种塌陷的新月形骨折属于病理性骨折。1985 年 Ferguson 通过不同年龄段股骨头坏死的有限元分析模型研究，发现 7 岁儿童在骨骺线上压力增高，横向压力在骺线上方中段增加，据此认为外伤可能是的 legg-Perthes 病的病因。

（2）血管学说 Trueta 最早提出儿童股骨头坏死与血供特点有关，作者认为 4~8 岁儿童圆韧带动脉尚未参与供应股骨头血循环，而来自干骺端动脉的血循又被骺板阻挡，仅有的一支外侧骨骺动脉自旋股内侧动脉发出，经转子间嵴转向头颈交界外侧入股骨头。股骨头骨骺受到某种虽不足以骨折的创伤，却可引起血供障碍，从而导致股骨头骨骺缺血性坏死。

（3）关节内压增高学说 凡导致髋关节内压增高的因素，如暂时性滑膜炎，外伤性关节内积血，影响关节滑膜循环的伸髋内旋等非生理性体位，均可造成关节内压增高，继而压迫外侧骨骺动脉而致股骨头骨骺坏死。

（4）遗传和体质学说 1970 年 Catterall 对 388 例儿童股骨头坏死统计发现，22 例出现肾发育异常，10 例疝气或睾丸下降不全。Catterall 还报道本症患儿有 10% 为臀位，远高于正常人 2%~4% 的臀位发生率。

2. 病理

儿童股骨头缺血性坏死的病理过程，包括骨坏死、死骨吸收和新骨形成、股骨头再造等一系列变化，一般分成四个阶段。

（1）初期（滑膜炎期） 关节囊滑膜充血、水肿，关节液渗出增多，邻近骺板下方的干骺端脱钙，此期持续 1~3 周。

（2）缺血坏死期 病理改变主要是骨髓坏死，骨小梁断裂成片状或压缩成块，骨细胞核消失。股骨头前外侧骨骺最早受累，或整个骨骺发生坏死。X 线显示股骨头密度普遍增高，软骨变薄，股骨头外侧有不同程度的变扁。这一阶段长达数月或 1 年。

（3）碎裂再生期 由于死骨的刺激，毛细血管和单核细胞组成的肉芽组织侵入坏死区吸收骨小梁碎片；破骨细胞增多且功能活跃，参与吸收坏死骨小梁。X 线片显示股骨头变扁，有碎裂与透亮区，股骨颈增宽、股骨头增大。此过程历时 2~3 年。

（4）愈合期 新形成的骨小梁是一种不成熟的板层骨，容易与尚未吸收的坏死骨小梁压缩，造成股骨头扁平、椭圆或不规则。

本病自然转归约 1/3 病例可不留任何解剖异常；2/3 病例残留不同程度的巨髋症，至青壮年发生退行性关节病。

3. Perthes 病发生畸形的机制

（1）骨骺和骺板发育障碍，骺板中央部生长停滞，股骨头歪向外侧，短颈和大粗隆过度生长，形成髋外翻畸形。

（2）股骨头应力分布异常致修复过程不对称。

（3）关节表面软骨层过度生长，而深层软骨生长缓慢，骨骺塌陷、畸形。

（二）中医学认识

小儿股骨头缺血性坏死属中医学"骨痿""骨痹""骨蚀"等范畴，其致病因素较为复杂。根据"肾主骨""肝主筋"的理论，筋骨强健有赖于肾阴阳的充沛、肝阴阳的平衡，否则筋骨无以充养、脆弱易腐。小儿体阴而用阳，朱丹溪认为"肝常有余，阴常不足"，万全认为小儿"肝常有余，脾常不足……肾常不足"。小儿脏腑娇嫩，脾胃尚弱，易虚易实，跌仆外伤、饮食不节、外邪入侵等，容易引起脾运不及，肠胃积滞，水湿停聚，痰浊内生，或肝胆火炽，痰火留筋，气为之不畅，血为之瘀滞，日久则筋骨失于滋养，筋痿骨腐失用致疼痛、跛行。

二、临床诊断

（一）辨病诊断

1. 临床表现

本病起病隐袭，可能已存在很长时间，患儿无症状诉说。儿童凡不明原因的髋、膝部疼痛、跛行，患儿身材矮小、有反复发作史者均应按观察髋处理，3~6 个月内定期随访检查，直至除外 Perthes 病为止。

（1）疼痛 疼痛部位往往在腹股沟、大腿前内侧或膝关节上方，休息后减轻，劳累后加重。

（2）跛行 初起患儿采取缩短患肢负重间期的保护性步态。后期可出现功能性髋内翻畸形，股内收肌挛缩，髋外展肌萎缩，呈明显 Trendelenburg 步态，累及双侧者则呈"鸭步"步态。

（3）功能障碍 初期各方向活动或可轻微受限，塌陷后各方向活动均可明显受限，以外旋、外展更为明显。

2. 相关检查

（1）X 线检查 标准体位的骨盆正位、双髋蛙式位 X 线片，可了解股骨头病变的部位和病变程度。根据 X 线表现可分为四期：

1 期：早期 X 线片仅见关节周围软组织肿胀，关节间隙增宽，股骨头轻度向外移位。骺板邻近的股骨干骺端变化不明显或轻度骨质疏松，股骨头骨骺的密度可相对增高。骨盆倾斜可使两侧闭孔大小不对称。

2 期：股骨头密度增高，有囊性变，干骺端增宽。骨骺软骨下方可见线样裂隙，骨骺中央缺血骨化中心周围有新骨包围，形成"头内头"的 X 线征象。

3 期：股骨头骨骺扁平，头内块状密度不均。

4 期：股骨头骨骺密度与邻近正常骨密度相同，股骨头形态可正常，但大多数有不同程度的变形，如扁平、菌状畸形，股骨头向外半脱位；干骺端变宽，呈广泛囊性变，股骨颈变宽变短，前倾角变小，髋内翻，大粗隆上移，等等。

（2）磁共振（MRI）检查 小儿股骨头坏死早期主要表现为滑膜炎和少量关节积液，关节积液为线样长 T1、长 T2 信号影。

随着病程进展，骨骺变扁，并呈长 T1、短 T2 信号改变，或同时出现条带状、结节状及不规则长 T1、长（短）T2 信号影，干骺端近骺板处类圆形长 T1、长 T2 信号结节。

3. 病理分型

Catterall（1971）根据病理改变，结合 X 线片上股骨头受累情况，提出 5 个危象头征（图 19-1-1），对指导临床治疗和估计预后有指导意义。①Gage 征：股骨头骨骺外侧有一小的"V"形骨质疏松"碎片"；②干骺端受累病变扩展，范围增大；③髋臼边缘外侧、骨骺外侧有斑点状硬化或钙化；④股骨头向外侧脱位，变形的股骨头有一部分凸于髋臼之外；⑤骺板呈水平位，产生剪切力，造成股骨头半脱位。

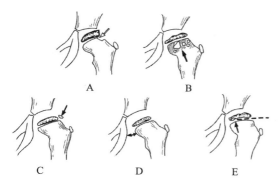

图 19-1-1　Perthes 病股骨头及干骺端的 5 个"临危"征

（二）辨证诊断

小儿股骨头坏死属中医学"骨痹""骨痿""骨蚀"等范畴。参照 1995 年国家中医药管理局辨证分型建议，分为气滞血瘀证、气滞血瘀兼肝肾不足证、肝肾不足证。

1. 气滞血瘀证

（1）临床证候　髋部疼痛，痛有定处，夜间痛剧，髋部屈伸不利，面色晦暗，舌暗或有瘀点，苔薄白或薄黄，脉弦或沉涩。

（2）辨证要点　髋部疼痛，痛有定处，面色晦暗，舌暗或有瘀点，脉弦或沉涩。

2. 气滞血瘀兼肝肾不足证

（1）临床证候　髋部疼痛、跛行。发病隐蔽，四肢酸软，疼痛绵绵，神疲乏力，舌质紫暗或舌有瘀斑，脉沉细无力。

（2）辨证要点　四肢酸软，神疲乏力，舌质紫暗或舌有瘀斑，脉沉细无力。

3. 肝肾亏虚证

（1）临床证候　髋部隐痛，绵绵不休，关节屈伸不利，腰膝酸软无力，失眠多梦，头晕目眩，面色潮红，五心烦热，口渴咽干，舌红少苔或苔薄白，脉细数或弦细无力。

（2）辨证要点　髋部隐痛，绵绵不休，五心烦热，口渴咽干，脉细数或弦细无力。

三、鉴别诊断

1. 暂时性滑膜炎

暂时性滑膜炎是因髋关节过度外展、旋外，关节囊或股骨头圆韧带等挤压在头臼之间，股骨头暂时不能完全复位，引起髋关节短暂性的疼痛、积液及功能障碍。经手法治疗或 1~2 周休息后症状多可痊愈。风湿、结核等原因均导致的滑膜炎多有实验室证据。

2. 股骨头骨骺滑脱症

股骨头骨骺滑脱是发生于青少年的髋关节病，以股骨头骨骺经生长板移位为特征。股骨头骨骺滑脱患者多为肥胖儿，滑脱前期常有疼痛、跛行，X 线表现为股骨头骨骺向下、向后滑脱。骨扫描和 MRI 检查能做出早期诊断，CT 扫描可提供三维影像。不稳定型股骨头骨骺滑脱者后期继发缺血坏死的几率高。

3. 髋关节滑膜结核

髋关节滑膜结核多见于儿童和青少年，常有结核病接触史或患病史，髋部隐痛，易于疲劳、乏力。多数患者结核中毒症状轻微，晚期可有发热、盗汗、贫血等中毒症状。X 线检查可见髋关节肿胀，髋关节间隙加宽；病变累及髋关节软骨及软骨下骨，可见髋关节间隙变小，软骨下骨密度不均，骨小梁稀疏。MRI、CT 及实验室检查有助于鉴别。

4. 股骨近端原发或继发性化脓性关节炎

全血细胞计数、C- 反应蛋白、红细胞沉降率及关节穿刺抽取液和关节液化验均有助于鉴别化脓性髋关节炎。

5. 血友病、镰状细胞贫血及戈谢病

血友病、镰状细胞贫血及戈谢病均可发生股骨头骨骺缺血性坏死，但由于其他部位的骨骺亦常发病，故结合临床不难鉴别。

6. 小儿髋关节扭伤

小儿髋关节扭伤又叫闪胯，多见于 4~10 岁的儿童。由于儿童股骨头尚未发育完全，骨骺未闭合，关节韧带松弛，关节囊附着点软弱，受伤时髋关节发生绞索或受损，使松弛的关节囊部分吸入髋臼内，致股骨头不能恢复到正常位置。一般急性发病，如下楼梯、跳皮筋、跑、跳、跌、仆都有可能闪胯。主诉多为膝以上大腿疼痛，但膝关节活动度正常，而髋关节活动受限，有时可见双下肢不等长，双侧臀纹不对称。X 线片常无明显异常，MRI 或可发现阳性表现。经牵引、按摩、手法治疗能迅速缓解症状。

四、临床治疗

（一）提高临床疗效的要素

Herring 等发现在碎裂中期，股骨头骨头外侧 1/3 塌陷的程度和疾病的预后强相关。早期治疗能预防和减少畸形的发生，但从开始发病到碎裂中期往往长达 4~8 个月，畸形恰恰就发生在这个"等待分级"的漫长过程中。在疾病早期股骨头塌陷之前，保持理想的解剖学和生物力学环境，预防血供重建期和愈合期股骨头的变形。

具体目标有：

（1）使股骨头完全包容在髋臼内，恢复包容性。

（2）避免髋臼外上缘对股骨头的局部压应力，引起坏死加重。

（3）减轻对股骨头的压力，避免受力过大。

（4）维持髋关节有良好的活动范围，保持前后左右的活动度。

（二）辨病治疗

根据年龄、病程长短和 X 线表现，在股骨头无明显畸形前选择合适的治疗方法效果最佳。

1. 非手术治疗

（1）适应证　①6 岁以下；②病变累及头骺前外侧部分或外侧柱压缩在 50% 以内；③ Catterall Ⅰ、Ⅱ 型或 Herring A、B 型；④5 项危象中只伴有一项或两项者。

（2）治疗目标　负重下髋关节外展、内旋位，髋臼能包容股骨头骺，头臼接触面均匀，利于股骨头的"生物性模造塑形"。

（3）治疗方法

1）精神调控　告诉家长了解本病，充分合作是确保成功的关键。

2）限制负重　卧床休息，避免负重行走、跑跳蹦等剧烈活动，有助于病变修复。

3）牵引疗法　缓解肌肉痉挛，将股骨头受压力降低到最小程度，有助于股骨头的塑形。

4）扶拐行走　保护性负重是最低限度的干预性治疗。

5）包容疗法　促使骨头在髋臼内有一定的深度，促进股骨头压力平均分布，利于模造活动。3~5 岁为股骨头骨骺、髋臼塑形高峰期。

①爬行练法：爬行时股骨头骨骺在髋臼内均匀的转动，范围由点到面，可促进

股骨头的发育。

②外展内旋承重训练行走：股骨头深置于髋臼内，避免髋臼外缘在股骨头产生的直接压应力，促使股骨头在髋臼内的正常活动与塑形，维持关节内"滑液生理循环代谢泵"的正常状态，改善软骨和滑膜营养。

③外展支具：佩戴支具后股骨头深置在髋臼内，减少股骨头压力，改善头臼对合关系，通常穿戴支具6~18个月。亦可采用两下肢Petrie长腿外展内旋石膏，置髋外展40°~45°，内旋10°~15°，患儿可带石膏行走，有利于股骨头的"生物性塑形"。

6）活血化瘀药物　活血化瘀药物可扩张血管、促进毛细血管再生，加速骨组织修复。

2. 手术治疗

手术指征：①年龄大于6岁；②有临床危象，即患髋进行性、持久性疼痛、活动受限；③Catterall Ⅲ、Ⅳ型或Herring C型；④髋关节半脱位。

根据病儿年龄、X线表现，选择合理的手术方式，宜简不繁。

（1）Salter骨盆截骨术（图19-1-2）

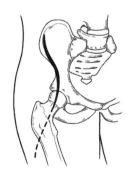

图19-1-2　Salter切口（虚线延长部分为Smith-Peterson切口）

适应证：①年龄在7岁以下；②Catterall Ⅲ、Ⅳ型或Herring C型；③半脱位者。

治疗原理：①Salter骨盆截骨术能够改变髋臼方向，增加股骨头前外侧包容；②

手术中切除约2.0cm×1.0cm关节囊，起到开窗关节减压的作用；③通过钻孔减压，降低股骨头内压力。

（2）Chiari骨盆截骨术

适应证：①年龄在7岁以上；②Catterall Ⅲ、Ⅳ型或Herring C型；③股骨头增大变扁、蘑菇状变形；④髋臼覆盖不良，有半脱位征象者。

治疗原理：①增加股骨头包容；②改变负重点，增加负重面积；③Chiari截骨术是一种关节囊成形术，增大髋臼对股骨头的包容。

治疗方法：手术中要严格掌握截骨部位，在髋臼骨性臼缘自髂前上棘下方至坐骨切迹用骨刀做外低内高10°~15°角截骨，截骨平面成弧形，手术中亦可切开减压或同时钻孔减压。术后外展40°~45°，内旋10°~15°髋"人"字石膏固定3个月。

（3）股骨近端内翻截骨术（转子间或转子下截骨术）

适应证：①Catterall Ⅲ、Ⅳ型或Herring C型；②股骨头半脱位；③颈干角较大或伴有前倾角过大。

治疗原理：①增加受累股骨头的前外侧包容；②内翻旋转截骨改变股骨头的受力点；③通过旋转截骨术纠正过大的前倾角，进一步增加包容、恢复头臼同心圆关系。

（三）辨证治疗

1. 气滞血瘀证

治则：活血化瘀，祛瘀生新。

方药：桃红四物汤加减。熟地黄15g、当归15g、白芍10g、川芎8g、桃仁9g、红花6g。疼痛严重者可加香附12g、延胡索10g；兼有气虚者，加党参18g、黄芪18g；若有寒者，则加肉桂粉4g、炮姜4片。

2. 气滞血瘀兼肝肾不足证

治则：活血化瘀，补益肝肾。

方药：桃红四物汤合六味地黄丸。熟地黄15g、当归15 g、白芍10g、川芎8g、桃仁9g、红花6g、生地黄12g、山茱萸12g、山药12g、泽泻9g、牡丹皮12g、茯苓12g。兼有气虚者，加党参18 g、黄芪18 g；若有寒者，则加肉桂4g、干姜4片。

3.肝肾亏虚证

治则：补益肝肾。

方药：六味地黄丸加减，可加健脾和胃药党参18g、黄芪18g、茯苓12g、白术12g、炙甘草9g。气滞者可加枳实12g、厚朴12g；疼痛严重者可加香附12g、延胡索10g。

（四）医家经验

何伟

何伟教授认为小儿股骨头坏死一般可为分为气滞血瘀、肝肾不足两型。小儿头臼发育尚未完成，仍有很大的塑形能力，提出"筋能束骨"理论为主导的中医特色康复技术与方法，采用分筋理筋手法松解挛缩的内收肌、牵拉紧张的髂腰肌，减少半脱位的不利力学因素，进行渐进式的髋外展功能训练增加髋关节稳定性。分期治疗如下：

（1）初期或滑膜炎期（1~3周）

辨证：脉络不通，血瘀筋脉关节。

治则：行气止痛，活血祛瘀。

方药：桃红四物汤加味。

一般措施：患肢牵引或单纯卧床休息，缓解疼痛，解除筋肉痉挛，减轻滑膜炎症。

手法治疗：用拇指、中指点压腹股沟中点、环跳等，揉捏髋周肌群。屈伸回旋：轻柔屈伸髋关节，范围逐渐加大，屈曲挤压髋部，回旋活动关节。松解挛缩筋肉，活络关节，减轻滑膜炎症。牵拉放松：握患儿足踝部，牵拉髋关节，轻轻摇动，作外展、内收动作，减少关节压力。手法宜轻柔，每天1~2次，每次20~30分钟。并指导患儿练功，每天行臀肌及股四头肌的收缩，逐渐进行关节活动度的训练。

（2）缺血坏死期（6~12个月）

辨证：气滞血瘀和肝肾不足为主。

治则：活血祛瘀，兼补肝肾。

方药：桃红四物汤合六味地黄汤加减。

一般措施：采用外展支具固定，将下肢固定在外展35°~45°，旋内5°~10°位，缓解疼痛、解除软组织痉挛，利于骨骺正常发育塑形。不宜负重行走，每3个月复查X线。

手法治疗：点按痛点，揉捏变硬肌群。用拇指、中指点压腹股沟中点，揉按环跳等，揉捏大腿上端内侧，放松内收肌同时按压患髋外侧粗隆部，减轻股骨头外移趋势。屈伸回旋：屈伸髋关节，回旋活动关节，逐渐加大屈曲挤压髋部力度，促进髋部血液循环。外展塑形：在滚木试验的基础上，双手分别握患儿足踝及膝部，外展髋关节，轻轻用力使股骨头顶压髋臼，做快速内外旋动作。可促进股骨头与髋臼的塑形。手法力度略重，每天1~2次，每次20~30分钟。

练功：目的在于保持患髋正常活动度，锻炼肌力防止肌萎缩，刺激患髋骨骺发育塑形。方法：仰卧患髋外展直腿抬高，侧卧直腿外展，俯卧患髋外展直腿抬高。分腿爬式塑形运动：准备式，分腿俯卧，双手放头部两侧；伸腰仰头式，双手用力撑起上身，伸腰伸髋抬头；爬式，双手用力撑住上身，同时屈髋屈膝跪起，臀部后伸，低头，身体重心前移，回复至伸腰仰头式。每个动作反复30次，注意调节呼吸。

（3）碎裂或再生期（1~3年）

辨证：肝肾不足为主。

治则：补肝肾，健骨。

方药：六味地黄汤加减，酌加健脾和胃药。

一般措施：X线显示股骨头密度增高区

全部消失后，患儿即可开始下地负重行走，为巩固头臼塑形生长，夜间可佩戴外展支具休息。此期仍不宜跑跳等剧烈运动。

手法治疗：在前期手法基础上加大点按揉捏，屈伸回旋及外展塑形手法的力度和反复速度。重点解决患髋存在内收畸形，或屈曲外展挛缩畸形。用拇指、中指点压腹股沟中点，揉按环跳等。揉捏大腿内侧上端，放松内收肌。患髋外展，同时按压患髋外侧粗隆部，促使股骨头回纳。屈伸髋关节，范围逐渐加大，屈曲挤压髋部，回旋活动关节。做屈髋、内收、内旋患肢或做屈髋、外旋、外展患肢。每天1~2次，每次20~30分钟，直至畸形消失或改善。

练功：此期为患儿解除限制初期，以巩固头臼塑形效果及训练步态，增强肌力为主。运动训练需从外展站立开始，逐渐过渡到步态训练。方法：外展承重行走：双手叉腰分腿外展（与肩同宽）向前走、向后退，来回反复10分钟，每天4次；正步操练：患儿立于姿势镜前，行原地正步行走10分钟，每天4次，直至步态恢复正常。以后每年定期复查1次，直至成年。

五、预后转归

本病有自限性特点，80%的患者到40岁预后良好，到50岁大约50%的病例需行人工关节置换术。有关因素如下：

（1）年龄越小修复塑形能力越强，5岁以下发病者，很少发生骨关节病；5~9岁的患儿将有38%残留畸形，在中年发生骨关节病；9岁以上发病者，将在后期发生骨关节病。

（2）股骨头受累范围和骨骺被损害程度与预后成正比，坏死范围大如：Catterall Ⅲ及Ⅳ期，Salter-Thommpson B型和外侧柱C型，股骨头骺外侧柱受累范围大于50%，预后不好。

（3）头臼包容差者提示预后不良，如

髋关节半脱位、向外侧突出，关节活动受限明显，最终将导致骨关节病。

六、预防调护

儿童股骨头缺血性坏死自然病程2~4年，往往遗留不同程度的畸形和关节功能障碍，最终结果优、良、差各占1/3。积极治疗，避免股骨头过度、过早负重，保护下进行免负荷塑形锻炼有利于取得更好结果。

七、评述

（一）MRI诊断

非增强型MRI确定的股骨头受累范围较X线准确，但在股骨头缺血性坏死症状出现的3~6个月内，非增强型MRI会因假阴性率较高而易低估股骨头的受累情况。与之相比，钆增强型MRI灌注检查股骨头血流情况时更为准确。Harry等对儿童股骨头缺血性坏死早期的MRI灌注进行定量分析认为，在儿童股骨头骨骺缺血性坏死的早期，整个骨骺和外侧1/3骨骺的MRI灌注情况可以作为该疾病碎裂中期外侧柱受累的预测因子。

（二）非手术包容疗法

儿童Perthes病目前最常用的非手术治疗仍是包容疗法，包容治疗是使患儿在负重下髋关节外展、内旋位，促进头臼同心圆，关节面应力分散在整个关节面上，利于股骨头的"生物性塑形"，逐渐取代了限制负重疗法。是使用Atlanta Scottish Rites外展支具，另外，双下肢Petrie长腿外展内旋石膏，同样可使股骨头得到最佳覆盖。文献报道包容负重治疗优良率可达90%，而单纯长期卧床非负重治疗优良率为60%。

（三）手术疗法

近年来，北美小儿骨科学会 Perthes 病协作组对该病的治疗进行了股骨近端内翻截骨术的多中心、前瞻性研究，研究表明包容疗法优于无治疗，手术包容优于外展支具，骨盆截骨术与股骨上端截骨术比较无显著性差异。因此，对于发病年龄大于 6 岁，股骨头受累达 Catterall Ⅲ、Ⅳ型或 Herring C 型以及股骨头畸形、头臼不对称或有半脱位征象者，应给予积极的手术包容治疗。

第二节　成人股骨头缺血性坏死

股骨头坏死（ONFH）又称股骨头缺血性坏死（ANFH），青壮年患者多见。国际骨循环学会（ARCO）及美国医师学会（AAOS）将股骨头坏死定义为：股骨头血供中断或受损，引起骨细胞及骨髓成分死亡及随后的修复，继而导致股骨头结构改变、塌陷，引起关节疼痛、功能障碍的疾病。

ONFH 可分为创伤性和非创伤性两大类，前者主要是由股骨颈骨折、髋臼骨折、髋关节脱位等髋外伤引起，后者与皮质类固醇应用、酗酒、系统性红斑狼疮、肾脏移植、慢性肝病、减压病、镰状细胞贫血、胰腺炎、放射病、胶原性疾病有关。

非创伤性股骨头坏死主要累及 20~50 岁的青壮年，因男性饮酒、外伤的比例高于女性，故男性股骨头坏死发病率高于女性（男女比例大于 2：1）。自然病史研究表明，一侧已确诊股骨头坏死的，2~3 年内对侧股骨头坏死的可能性为 50%~80%。未经有效治疗约 80% 的股骨头坏死会在 0.5~3 年内出现塌陷。股骨头一旦塌陷，87% 的髋关节会在 24 个月内进展到需行人工关节的程度。

一、病因病机

（一）西医学认识

非创伤性 ONFH 的发病机制尚不明确，有待进一步研究。尽管如此，还是有三项共识。首先，除辐射诱导的骨坏死外，由于血流受损导致的局部缺血是 ONFH 发病机制中的最终共同途径。其次，酒精或糖皮质激素相关的 ONFH 不是栓塞性梗死，它是一种骨间室综合征。第三，该疾病的病因有多种因素，包括遗传易感性和暴露于危险因素中。在大多数 ONFH 患者，遗传和非遗传危险因素在发病机制中相互影响并共同发挥作用。遗传倾向解释了为什么只有一些糖皮质激素使用者和酗酒者会患上这种疾病，而其他人则不会。

1. 遗传因素

遗传因素与高凝状态（低纤溶血质）和（或）血管生成减少有关。蛋白 C 和蛋白 S 缺陷、VLeiden 因子或凝血酶原 20210A 基因突变、纤溶酶原激活物抑制剂 –1 基因的多态性、抗磷脂抗体的存在和 5，10– 亚甲基四氢叶酸还原酶的活性下降，已被认为和血液高凝状态有关。内皮一氧化氮合酶基因和血管内皮生长因子的多态性会损害血管生成并与 ONFH 相关。

2. 危险因素

糖皮质激素的使用和酒精的过度使用是众所周知的 ONFH 危险因素。此外，吸烟、系统性红斑狼疮、压力失调、骨盆放疗、白血病和其他骨髓疾病的非甾体化学治疗剂、镰状细胞病、戈谢病、人类免疫缺陷病毒感染和胰腺炎等都是 ONFH 的危险因素或相关因素。

尽管糖皮质激素和酒精是 ONFH 的主要原因，但还没有统一的标准来对糖皮质激素和酒精相关的 ONFH 进行分类。2017 年，ARCO 通过 Delphi 调查制定了糖皮质激素相关性 ONFH 和酒精相关性 ONFH 分类方案，以规范 ONFH 临床研究。

糖皮质激素相关 ONFH 的 ARCO 分类标准包括以下内容：①患者在 3 个月内应有糖皮质激素使用史，每天 >2g 泼尼松龙或其等效物；②骨坏死应在使用糖皮质激素后的 2 年内确诊；③患者除糖皮质激素外不应有其他危险因素。

酒精相关性 ONFH 的标准包括：①患者应有酒精摄入史，>400 毫升 / 周纯酒精（320g/ 周，任何类型的酒精饮料）摄入时间超过 6 个月；②应在摄入该剂量酒精后 1 年内诊断为 ONFH；③患者不应有除酗酒外的其他危险因素。

3. 其他原因

长期大量使用激素及酗酒导致股骨头坏死的记载由来已久，还有其他不容易引起重视的原因。

（1）减压病　文献记载 2.5 亿年前就有恐龙减压病性股骨头坏死的证据；骨坏死与年龄、工龄、潜水次数、压力的高低、水底停留时间的长短、低温等有相关性。

（2）血管源性疾病　股骨头缺血的因素很多，有动脉源性，也有静脉源性。Jones 于 1965 年提出并于 1994 年对骨内血管脂肪栓子引起骨缺血性坏死的理论进行了阐述。Starklint 于 1995 年对髋关节切除标本经特殊染色研究后认为骨坏死是骨髓内静脉阻塞而非动脉系统阻塞，静脉内可见新生或陈旧纤维块堆积和血管周围向心性纤维化。Serre 和 Simon 及 Ruffit 认为静脉病因是"原发性"骨坏死的起源，提出"瘀滞—骨内压增高—血窦和小动脉压迫—缺血坏死"理论。

（3）痛风和高血酸症　痛风和高尿酸血症可致骨坏死，痛风是骨坏死的直接原因或只是作为伴随的病理变化有待进一步研究。

（二）中医学认识

中医学典籍中虽无股骨头缺血性坏死的直接记载，但根据其症状、体征与发病机制，一般将其归属于"骨蚀"与"骨痿"。正如《素问·痿论》曰："五脏使人痿，何也？肺主身之皮毛，肝主身之筋膜，脾主身之肌肉，肾主身之骨髓……肾气热，则腰脊不举，骨枯而髓减，发为骨痿。"《灵枢·刺节真邪》曰："虚邪之入于身也深，寒与热相搏，久留而内箸。寒盛其热，则骨疼肉枯；热盛其寒，则烂肉腐肌为脓，内伤骨，内伤骨为骨蚀。"《素问·长刺节论》曰："病在骨，骨重不可举，骨髓酸疼。"《脾胃论》曰："脾病则下流于肾，则骨乏无力，是为骨痿，令人骨髓空虚、足不能履也。"综上所述，对本病的归属问题，中医骨伤科界主要有髋骨痹、骨蚀与骨痿等见解。

中医学认为肾为先天之本，主骨生髓，肾健则髓充、髓满则骨坚，反之，则髓枯骨痿。正如薛己在《外科枢要》中曰："肝主筋藏血，与肾同源，两脏荣辱与共，若肝血亏损，疏泄失职，则藏运不周，营养不济，可引起筋脉失养，筋骨不利，发为筋挛、筋弛以及骨痿、骨蚀。"使脾健胃和则水谷腐熟，以化气血，以行营卫""若土失健运，生化无源，则筋骨肌肉皆无气以生""脾气虚则四肢不用"。若人体受到各种致病因素的影响而导致脏腑功能紊乱，出现"血不濡内，气不卫外"而最后致病。

二、临床诊断

（一）辨病诊断

1. 临床表现

本病发展缓慢，起病隐匿。早期常无明显髋部症状，只偶尔感髋部及大腿周围至膝关节上方有酸胀不适，长距离行走、长时间负重后症状加重。体检时往往无明显体征，但下肢强力内旋或外展时常诱发髋部疼痛。疼痛多位于腹股沟，部分患者以膝内侧疼痛为主，检查时可发现肢体假性不等长，髋周围肌肉紧张痉挛，关节活动受限。患髋"4"字试验阳性，髋关节屈曲挛缩试验阳性，髋外展内旋试验阳性。

2. 相关检查

（1）X线诊断　早期X线检查一般无明显异常，在高质量X线片上有时可见到股骨头内骨小梁纹理不清，或斑片状高密度和（或）低密度交错混杂，稍晚些的病变会出现被高密度的分界线包裹的低密度病灶。负重区软骨下骨质可见1~2mm宽的弧形透明带，称"新月征"，说明软骨下骨小梁与软骨分离或塌陷，很快出现股骨头塌陷。晚期股骨头塌陷，股骨头碎裂，关节间隙狭窄、股骨头半脱位等。

（2）CT扫描　CT扫描能显示坏死区内增生硬化、囊性变及软骨下微骨折等，对确定病变位置、范围，鉴别股骨头坏死的塌陷有帮助。

（3）ECT检查　ECT骨显像能反映骨的血液供应和代谢变化。与MRI相比灵敏度相似，但特异性没有MRI高。初期股骨头坏死ECT影像为股骨头区放射性减少，以后逐渐出现"炸面圈"样改变。

（4）MRI检查　早期股骨头缺血坏死在T1WI上呈线状低密度信号，代表缺血骨与正常骨的分离。T2WI表现在T1WI的线状低密度信号区内有另一条线状高密度信号，代表血管丰富的肉芽组织，这一特点称为"双线征"，这是ONFH的特征性MRI表现。Koo等的研究表明，骨髓水肿与疼痛症状显著相关。

3. 常用股骨头坏死分期方法

1973年Marcus首先根据病情变化规律，提出股骨头坏死的影像学分期方法。在此基础上出现多种分期方法，如Ficat分期、Steinberg分期、ARCO分期。

（1）Ficat分期法

Ⅰ期（缺血期）：X线片显示正常。

Ⅱ期（血管再生期）：X线片显示股骨头轮廓正常，但有硬化透明区，其中硬化为新生骨集聚，透明为骨质被吸收。

Ⅲ期（骨骼塌陷期）：X线片显示有软骨下塌陷或股骨头变扁平。

Ⅳ期（塌陷静止期）：X线片显示关节腔变窄，髋臼发生退行性改变。

（2）ARCO分期标准（2019年）

Ⅰ期：X线片正常，但磁共振成像或骨扫描均为阳性。

Ⅱ期：X线片异常（骨硬化、局灶性骨质疏松或股骨头囊性改变等细微表现），但没有任何软骨下骨折、坏死区骨折或股骨头扁平的表现。

Ⅲ期：X线或CT断层扫描显示软骨下或坏死区骨折、塌陷。该期进一步分为2个亚型：ⅢA期（早期，股骨头塌陷≤2mm）；ⅢB期（晚期，股骨头塌陷>2mm）。

Ⅳ期：X线表现为骨关节炎，关节间隙变窄，髋臼改变和（或）关节破坏。

（二）辨证诊断

早期股骨头坏死常见气滞血瘀证、痰瘀阻络证；中期多见经脉痹阻证；晚期多见肝肾亏虚证。

1. 气滞血瘀证

气滞血瘀证多见于早期（ARCO分期Ⅰ期、Ⅱ期）创伤性股骨头坏死。

（1）临床证候　髋部疼痛，痛如针刺，痛处固定，关节活动受限；面色暗滞，胸胁胀满疼痛，舌紫青暗或有瘀斑，脉弦或涩。

（2）辨证要点　髋部疼痛，痛如针刺，面色暗滞，舌青紫有瘀斑，脉弦或涩。

2. 痰瘀阻络证

痰瘀阻络证多见于早期（ARCO分期

Ⅰ期、Ⅱ期）非创伤性股骨头坏死。

（1）临床证候 髋部疼痛，或有静息痛，关节沉重；胸脘满闷，形体肥胖，舌胖大苔白腻，或舌紫青暗或有瘀斑，脉弦涩或滑，或脉沉涩或滑。

（2）辨证要点 髋部疼痛，关节沉重，胸脘满闷，舌胖大苔白腻，脉弦涩或滑。

3.经脉痹阻证

经脉痹阻证多见于中期（ARCO 分期Ⅱ期、Ⅲ期）股骨头坏死。

（1）临床证候 髋痛至膝，动则痛甚，关节屈伸不利；倦怠肢乏，周身酸楚，舌暗或紫，脉涩而无力。

（2）辨证要点 髋痛至膝，动则痛甚，倦怠肢乏，舌暗或紫，脉涩而无力。

4.肝肾亏虚证

肝肾亏虚证多见于晚期（ARCO 分期Ⅲ期、Ⅳ期）股骨头坏死。

（1）临床证候 髋部疼痛，下肢畏寒，下肢僵硬，行走无力；腰膝酸软，下肢痿软无力，头晕或健忘，舌淡苔白，脉沉而无力。

（2）辨证要点 髋部疼痛，下肢畏寒，腰膝酸软，痿软无力，舌淡苔白，脉沉而无力。

三、鉴别诊断

（一）西医学鉴别诊断

1.中、晚期髋关节骨关节炎

骨性关节炎病变以关节面狭窄和髋臼、股骨头软骨磨损为主，股骨头骨质正常或硬化。股骨头坏死则表现为密度下降、股骨头塌陷、软骨节裂，关节间隙继发狭窄。

2.髋关节发育不良继发骨关节炎

髋关节发育不良继发骨关节炎出现股骨头包容异常，关节间隙变窄、消失，骨硬化、囊变，髋臼对应区出现类似改变，容易鉴别。

3.强直性脊柱炎累及髋关节

强直性脊柱炎常见于青少年男性，多为双侧骶髂关节受累，HLA-B27 多阳性，股骨头保持圆形，但关节间隙变窄、消失甚至融合。部分患者长期应用皮质类固醇可合并 ONFH，股骨头可出现塌陷但往往不重。以关节面呈毛刷状破坏，甚则关节间隙融合为特征，股骨头无明显塌陷，同见双侧骶髂关节间隙狭窄甚至消失，坐骨支、耻骨支或可见骨膜反应。

4.风湿性关节炎

风湿性关节炎多见于女性，股骨头保持圆形，但关节间隙变窄、消失。常见股骨头外上方关节面及髋臼上缘骨侵蚀，以后骨质破坏扩大形成明显不规则边缘凹陷。

5.暂时性骨质疏松症

暂时性骨质疏松症（ITOH）中老年多见，又称骨髓水肿综合征。MRI 可见 T1WI 均匀低信号，T2WI 高信号，范围可至股骨颈及转子部，其广泛、弥漫、相对均一的信号特征区别于股骨头坏死的局灶性、界限清、不均匀的信号改变。X 线片示股骨头、颈甚至转子部骨量减少，病灶可在 3~12 个月内消散。

6.软骨下不全骨折

软骨下不全骨折多见于 60 岁以上老年骨质疏松性女性，无明显外伤诱因下突然出现髋部疼痛，不能行走，关节活动受限。X 线片示股骨头外上部稍变扁。MRI 的 T1 及 T2 加权相显示软骨下低信号线，周围骨髓水肿，T2 抑脂相显示片状高信号。

7.色素沉着绒毛结节性滑膜炎

色素沉着绒毛结节性滑膜炎多发于膝关节，累及髋关节，多为单侧发病。其特点为：关节腔内单个或多个强化的软组织结节影或滑膜不规则增厚伴关节积液是本病特征性 CT 表现。弥漫增生的囊内滑膜结节压迫侵蚀而致股骨头、颈或髋臼皮质骨侵蚀，关节间隙轻、中度变窄。MRI 示广泛滑膜肥厚，低或中度信号均匀分布。

8. 骨梗死

发生在长骨骨干的骨坏死称为骨梗死，不同时期其影像学表现不同。MRI 表现分别为：①急性期：病变中心 T1WI 呈与正常骨髓等或略高信号，T2WI 呈高信号，边缘呈长 T1、长 T2 信号；②亚急性期：病变中心 T1WI 呈与正常骨髓相似或略低信号，T2WI 呈与正常骨髓相似或略高信号，边缘呈长 T1、长 T2 信号；③慢性期：T1WI 和 T2WI 均呈低信号。

（二）中医学鉴别诊断

1. 尪痹

尪痹起病缓慢，反复迁延不愈，多因感受风寒湿邪而反复发作。初起多以小关节呈对称性疼痛肿胀，好发于指关节或背脊，晨僵、活动不利；病久受累关节呈梭形肿胀、压痛拒按，活动时疼痛；后期关节变形僵直，周围肌肉萎缩。类风湿因子阳性，发作期血沉增快。X 线摄片可见骨质疏松改变等。

2. 痿证

痿证是指筋骨痿软、肌肉瘦削、皮肤麻木、手足不用的一类疾患，肢体关节一般不痛。临床上以两足痿软、不能随意运动者较多见，故有"痿躄"之称。西医学的多发性神经炎、脊髓空洞症、肌萎缩、肌无力、侧索硬化、运动神经元病、周期性麻痹、肌营养不良症、癔病性瘫痪和表现为软瘫的中枢神经系统感染后遗症等，均属于"痿证"的范围。

3. 大偻

大偻又名背偻、背伛偻，俗称驼背。属督脉病变，因督脉亏虚，精髓不充，或湿邪伤于督脉所致。亦可因体虚感受风寒所致。见于胸椎结核、先天性胸椎后突畸形、类风湿脊柱炎。

4. 骨痨

骨痨又称为流痰，寒痰凝聚于骨关节间引起的一种阴证。因发病部位不同而病名各异，如生于脊背的叫龟背痰，生于腰椎两旁的叫肾俞虚痰，生于环跳部位的叫附骨痰，生于膝部的叫鹤膝痰，生于踝部的叫穿踝痰等。西医学称为骨关节结核。

四、临床治疗

（一）提高临床疗效的要素

（1）对股骨头坏死正确诊断和鉴别诊断。

（2）了解病史，寻找可能的病因，兼顾原发病、合并内科病同时治疗。

（3）根据患者的年龄、职业要求等综合考虑治疗方法。

（4）不可忽视患者凝血功能、血糖血脂、骨代谢等实验室指标。

（5）熟练掌握股骨头坏死分型方法，慎重选择手术适应证。

（6）掌握不同手术方法的应用技巧。

（7）综合应用手术、药物、理疗等多种治疗方法。

（8）注意术后助行器的选择及应用时间的掌握。

（二）辨病治疗

股骨头坏死的治疗方法较多，制订合理的治疗方案应综合考虑分期、坏死位置及大小、关节功能以及患者年龄、职业、依从性等因素。

1. 不同分期股骨头坏死的治疗选择

ARCO Ⅰ期：非负重区、病灶面积 < 15%，可严密观察，定期随访；病灶 > 15% 者，应积极进行下肢牵引及药物等非手术治疗，也可行保留关节手术治疗，建议采用髓芯减压术或高能冲击波治疗。

ARCO Ⅱ期：股骨头尚未塌陷的病

例，建议采用髓芯减压术、带血运自体骨移植术、不带血运的骨移植术（15%＜坏死范围＜30%）。

ARCO Ⅲ a：建议采用骨移植术。

ARCO Ⅲ b、Ⅳ期：ONFH 病例中，如果症状轻、年龄小，可选择骨移植术，也可选择人工关节置换术；Ⅳ期行人工全髋关节置换。

2. 非手术治疗

主要应用于股骨头坏死早期患者或不接受手术的患者。

（1）保护性负重　使用双拐可有效减少疼痛，但不提倡使用轮椅。

（2）药物治疗　非甾体抗炎药、低分子肝素、阿仑膦酸钠等有一定疗效；关节内药物注射富血小板血浆、透明质酸等可改善骨性关节炎症状。

（3）物理治疗　包括冲击波、超短波、高频电场、高压氧、磁疗等，可缓解疼痛、促进修复。

（4）制动与适当牵引　可缓解肌肉紧张引起的关节周围疼痛症状。

3. 手术治疗

手术包括保留患者自身股骨头手术和人工髋关节置换术两大类。

（1）股骨头髓芯减压术　这是治疗早期股骨头坏死被广泛接受、争议较少的手术方式。Ficat 和 Alter 最早将此术式从诊断手段变成治疗方法。细针钻孔减压术直径为 3~4mm；粗通道髓芯减压术的孔道直径为 6mm 以上。临床多倾向于细针（直径 3mm 左右），在透视引导下多处钻孔，可配合自体骨、骨髓干细胞、脱钙基质（BMP）等植入材料。Ficat 报道髓芯减压术治疗早期 ONFH 的有效率为 80%，但其他作者都无法获得如此高的疗效；相反，他们指出髓芯减压可使本已薄弱的软骨下骨的机械支撑能力进一步减弱，可能加速股骨头的塌陷。

（2）金属支撑物植入术　早期股骨头坏死患者可应用类骨小梁结构的钽金属棒或钛金属棒植入，对塌陷前股骨头可起到良好的减压、支撑作用，但需要严格把握适应证及较高的技术要求。

（3）截骨术　其目的是将股骨头前缘病变旋转向前离开负重区，改变股骨头负重区。Sugioka 等使用该术式治疗 378 例（474 个）ONFH 患者，3~16 年随访手术成功率 78%。但国外许多中心经长期随访未得到满意疗效，他们认为旋转截骨进一步损害了股骨头残留的血供。包括内翻或外翻截骨、经股骨转子旋转截骨术等。

①不带血运骨移植术：应用较多的有经股骨头颈减压植骨术、经股骨转子减压植骨术等。植骨材料包括自体骨、异体骨、骨替代材料。

②带血运自体骨移植：自体骨移植可分为带肌蒂或血管蒂骨瓣移植及吻合血管的腓骨移植。

（4）关节镜滑膜清理术　关节镜滑膜清理术可应用于各期股骨头坏死关节积液较多病例的辅助治疗，对合并局部痛点明确、肌肉挛缩的病例可应用小针刀进行辅助治疗。

（5）人工髋关节置换术　股骨头一旦明显塌陷，出现关节功能严重丧失或疼痛较重，优先选择人工关节置换术。人工髋关节置换术是治疗晚期 ONFH 的最佳选择。

（三）辨证治疗

1. 气滞血瘀证

治则：行气活血，破积散瘀。

方药：桃红四物汤（《医垒元戎》）加减。当归、川芎、白芍、生地黄、桃仁、红花、枳壳、香附、延胡索等。气血亏虚者加人参、党参等；疼痛明显者加白芍、乳香、没药等。

2. 痰瘀阻络证

治则：益气摄血，化痰渗湿。

方药：温胆汤（《三因极一病证方论》）加减。半夏、竹茹、枳实、橘皮、炙甘草、白茯苓、丹参、郁金、怀牛膝等。消化不良者加焦三仙；气机不顺者加厚朴。

3. 经脉痹阻证

治则：补益肝肾，强壮筋骨。

方药：补肾壮筋汤（《伤科补要》）加减。熟地黄、当归、牛膝、山茱萸、茯苓、川续断、杜仲、白芍、青皮、五加皮、骨碎补、鹿角胶等。舌体胖大者加薏苡仁、陈皮等，疼痛明显者加乳香、没药、延胡索等。

4. 肝肾亏损证

治则：补气血，养肝肾。

方药：和营止痛汤、左归丸、右归丸、复方巴戟天合剂。赤芍、当归、川芎、苏木、陈皮、桃仁、川续断、乌药、乳香、没药、川木通等。面色㿠白者加黄芪、当归；气血不足者加人参。

（四）医家经验

1. 陈献韬、刘又文

陈献韬、刘又文等报道采用电子束熔融（EBM）技术制造的钛金属骨小梁重建系统治疗早期股骨头坏死，严格选择手术适应证、良好的植入技术可有效缓解疼痛、避免或延迟关节置换时间。

2. 赵德伟

赵德伟教授对股骨头血供进行了深入的基础研究，主张对年轻Ⅲ期股骨头坏死采用带旋股外侧动脉横支大转子骨瓣重建股骨头配合钽棒治疗。

3. 陈卫衡

陈卫衡教授创立股骨头坏死三期四型辨证体系，提出骨蚀"脾虚生痰，由痰致瘀，因瘀致痹"病机和"痰瘀同治"治则，推荐采用多模式治疗方案，即根据坏死分期的不同分别采用髓心减压、微创打压植

骨术、中药多途径给药治疗股骨头坏死。

4. 高书图、刘又文

高书图、刘又文教授团队针对肝肾亏虚兼气滞血瘀型股骨头坏死，以传统平乐郭氏正骨"破、活、补"骨伤三期用药精髓立方，制定股骨头坏死愈胶囊（主要组成：续断、杜仲、黄芪、鹿茸、鸡血藤、没药、乳香、水蛭、丹参、连翘等），并进行了一系列药理试验，取得了满意效果。

五、预后转归

股骨头坏死病因复杂、起病隐匿，临床很难做到早期诊断，一旦出现明显的症状往往已经发展至 Ficat Ⅲ、Ⅳ 期，失去了最佳的治疗时机。在第一时间确诊股骨头坏死、抓住治疗的最佳时机并采取相应的预防措施，是股骨头缺血性坏死防治研究的重点和难点。治疗不能局限于手术、选择合适的适应证，非手术治疗也能取得良好的效果，预防同样也是积极的措施。

六、预防调护

（一）预防

（1）适当髋关节非负重活动，进行关节磨造锻炼，有利于股骨头修复、预防肌肉萎缩、改善血液循环。

（2）肥胖、剧烈运动会增加股骨头负重量，控制体重、清淡饮食非常有必要。

（3）酒精、抽烟影响骨修复，宜尽量避免烟酒。

（4）髋部受伤后要及时确诊，股骨颈骨折后正确、及时处理以降低创伤性股骨头坏死的发生。

（二）调护

康复锻炼可预防废用性肌萎缩，锻炼应以主动为主、被动为辅，由小到大、由少到多。根据股骨头缺血坏死的分期、治

疗方式、髋关节功能，选择适宜的方法。

1. 卧位抬腿法

仰卧，抬患腿，屈髋屈膝90°，动作反复。每日200次，分3~4次进行。

2. 坐位分合法

坐在椅子上，双手扶膝，双脚与肩等宽，左腿向左，右腿向右同时充分外展，内收。每日300次，分3~4次进行。

3. 立位抬腿法

手扶固定物，身体保持竖直，抬患腿，使身体与大腿成直角，屈髋屈膝90°，动作反复。每日300次，分3~4次进行。

4. 扶物下蹲法

手扶固定物，身体直立，双脚与肩等宽，下蹲后再起立，动作反复。每日300次，分3~4次进行。

5. 内旋外展法

手扶固定物，双腿分别做充分的内旋、外展、划圈运动。每日300次，分3~4进行。

6. 坚持扶拐步行训练法

坚持扶拐步行训练或骑自行车锻炼。

第三节　腕舟骨缺血性坏死

腕舟骨血液供应特殊，骨折后较难愈合，常合并缺血性坏死和囊性变。尤以腰部骨折、经舟骨月骨周围后脱位坏死发生率高。

一、病因病机

（一）西医学认识

腕部桡偏背伸位跌伤骨折，地面冲击力由舟骨结节向上传递，舟骨被桡骨下端侧缘或桡骨茎突缘切断，造成三型骨折。

1. 结节部骨折或远侧极1/3骨折

结节部骨折或远侧极1/3骨折发生率约占舟骨骨折的10%，属关节外骨折，因远

侧极血运良好，很少发生骨坏死。

2. 腰部骨折或中1/3骨折

腰部骨折属关节内骨折，发生率占70%~80%，骨折线可为横行（稳定型），也可为斜行或垂直斜行（不稳定型）。近侧骨块的血运比远侧骨块血运差，故近侧骨块坏死机会较多；不稳定型骨折坏死机会更多。

3. 舟骨近侧极或近1/3骨折

舟骨近侧极或近1/3骨折发生率为20%，近极骨折块小且血运差，很容易发生缺血坏死。如发生经舟骨月骨周围骨折脱位时，舟骨骨折的不愈合率及坏死率会增高；如舟骨骨折的远侧骨块与头状骨、三角骨一起脱向背侧或掌侧时，其脱位块的坏死率可达55%。与其他骨坏死一样，舟骨坏死后可发生塌陷，进而引起腕关节创伤性关节炎。

（二）中医学认识

本病可归属于中医学"骨蚀"范畴。多因坠压、跌仆、伤折等造成骨关节损伤，骨断筋伤，气滞血瘀，脉络瘀阻，久损入骨，骨失濡养，而出现骨蚀不愈。骨蚀为病，其肾元必亏，肾阳不足，失却温煦，骨之生长或修复困难，均可发生骨缺血性坏死。清代沈金鳌在《杂病源流犀烛》指出："夫至气滞血瘀，则作肿作痛，诸变百出。虽受跌受闪挫者，为一身之皮肉筋骨，而气既滞、血既瘀，其损伤之患，必由外侵内，而经络脏腑并与俱伤。"

二、临床诊断

（一）辨病诊断

1. 临床表现

腕鼻烟窝疼痛、压痛，劳动或活动时加重，腕桡偏后活动受限。局部轻度肿胀，腕关节伸屈或用力握拳受限，背伸时疼痛

加重，握拳时叩击第2、3掌骨远端腕部有疼痛。

2. 相关检查

（1）X线检查 显示坏死骨块密度增高影像，一般骨折后4~6周才能在X线上看出。晚期坏死时，骨块外形不规则、浓白、硬化斑或有囊变，正常骨小梁消失。

（2）MRI检查 MRI是诊断腕舟骨缺血性坏死最有价值的影像学技术。T1WI呈均匀低信号，有时也可表现为腕骨内斑片状或局限性信号改变，晚期出现骨质硬化时，T1WI和T2WI均为低信号。

（二）辨证诊断

1. 气滞血瘀证

（1）临床证候 患肢活动受限，屈伸不利，局部肿胀疼痛，多为刺痛，痛有定处，夜间加重，局部触痛明显，舌质紫暗，或有瘀点瘀斑，舌下脉络迂曲，脉弦涩。

（2）辨证要点 局部肿胀、刺痛，痛有定处，舌质紫暗，脉弦涩。

2. 肾元亏损、脉络瘀阻证

（1）临床证候 患肢活动受限，屈伸不利，肿胀不甚，疼痛多为闷痛，活动时疼痛明显，兼有腰酸膝软、头晕眼花、耳鸣、倦怠乏力，并可见畏寒肢冷、面色苍白、大便溏泄、小便清长，舌质淡白，脉沉迟。

（2）辨证要点 患肢屈伸不利，肿胀疼痛较轻，兼有腰酸膝软或畏寒肢冷，舌质淡白，脉沉迟。

三、鉴别诊断

（一）西医学鉴别诊断

1. 舟骨骨折并骨不连

局部症状相似，MRI能够有效地鉴别舟骨是否坏死。

2. 先天性双舟骨

先天性双舟骨临床少见，常需与陈旧性舟骨折鉴别。先天性双舟骨在X线片上两块骨之间界线清楚、整齐、光滑，无致密坏死或边缘不整齐表现。

（二）中医学鉴别诊断

1. 历节风

历节风又称"厉风""白虎历节"。以关节红肿、剧烈疼痛、不能屈伸为特征。多见于急性风湿性关节炎、类风湿关节炎、化脓性关节炎、痛风等。

2. 痿证

虽同是肢体疾患，但痿证手足软弱无力，甚则肌肉枯萎瘦削，关键在于肌肉"痿弱不用"，关节相对"变大"，但无疼痛及活动受限。

四、临床治疗

（一）提高临床疗效的要素

（1）促进舟骨骨折愈合是预防舟骨发生缺血性坏死的第一步。

（2）舟骨缺血性坏死不应盲目进行手术，应根据具体病情选择合适的治疗方法。

（二）辨病治疗

1. 非手术治疗

如早期确诊舟骨坏死，应延长制动时间，保持腕关节轻度尺倾3~4个月，配合活血化瘀中药治疗。局部理疗能缓解疼痛症状，如中药熏洗、针灸、药透等。但腕部活动受限不易恢复，保守治疗3个月以上无效宜积极采取手术治疗。

2. 手术治疗

（1）桡骨茎突切除及植骨术 切口始于腕部掌桡侧，切开桡骨茎突骨膜及腕关节囊，逐渐剥离桡骨茎突骨膜，在舟骨骨折线近端约0.2cm处切除桡骨茎突游离骨块，植入舟骨骨折处。

（2）带血管筋膜蒂的桡骨块植入　治疗舟骨骨不连。利用桡动、静脉与桡骨茎突之间的血管、筋膜为蒂，切取带血运的桡骨茎突上方处的骨块，将骨块植入舟骨骨槽内。

（3）旋前方肌带蒂骨瓣移植术　经舟骨结节和桡骨远端的掌侧"Z"形切口，辨别旋前方肌，于旋前方肌在桡骨的止点处靠近拇长展肌腱描出10~20mm长的骨块，用克氏针钻孔标出取骨轮廓，沿舟骨长轴做长10~20mm的椭圆形骨孔，将植骨块紧密插入舟骨的骨洞中，克氏针固定舟骨远近侧骨折段及植骨块，长臂拇指"人"字形管型石膏固定。

如果发生严重的舟骨塌陷或者桡腕关节炎，可采取舟骨切除伴头状骨月骨多角骨钩骨融合术或伴近端列腕骨切除术。

（三）辨证治疗

舟骨坏死其根本的病机就是局部气血运行不畅，治疗的最终目的是促进局部血液循环，不管是气滞血瘀，还是肾元亏虚、痰瘀阻络，都需要通气机、消瘀阻。

1. 气滞血瘀证

治则：行气活血，破积散瘀。

方药：身痛逐瘀汤加减。秦艽3g、川芎6g、桃仁9g、红花9g、甘草6g、羌活3g、没药6g、当归9g、五灵脂6g（炒）、香附3g、牛膝9g、地龙6g。疼痛甚者加三棱10g、莪术10g。

2. 肾元亏损、脉络瘀阻证

治则：温补肾元，活血祛瘀。

方药：二仙汤加减。仙茅9g、淫羊藿9g、巴戟天9g、当归9g，酌加川芎12g、丹参12g、三七3g（冲）等。阳虚者加附子、肉桂；阴虚者加生地黄、龟甲胶。

（四）新疗法选粹

1. 自体骨髓干细胞治疗

骨髓衍生干细胞（BMSC）可以向多种组织细胞分化，表现出不同细胞的可塑性，还具有广泛的迁移现象，参与各种组织的修复和再生。

2. 自体骨膜、肌腱包裹nHA/PA66复合材料治疗

nHA/PA66复合材料具有良好的生物力学特性，与包裹材料表面能够有效减少植入物对缺损周围关节软骨的磨损，改善置换后桡腕关节和尺腕关节的应力分布。在腕关节腔的微环境条件下能够化生出类软骨样组织，更接近于正常的关节骨端的关节软骨及软骨下骨，成为舟骨良好替代物。

五、预后转归

舟骨缺血性坏死可导致舟骨的塌陷、骨性关节炎，早期舟骨骨折的积极治疗能够有效地预防坏死，晚期关节退变的程度与腕关节负荷相关。

六、预防调护

（1）避免舟骨骨折端形成间隙。

（2）早期复位，尽量采取非手术复位法。

（3）固定要牢靠，时间要充足。

第四节　月骨缺血性坏死

月骨缺血性坏死又称为Kienbock病，是以月骨坏死和塌陷为主要影像学特征的疾病，临床表现为腕背部疼痛、肿胀、局限性压痛，握力和腕关节活动度减低。本病发病率较低，好发年龄20~45岁，男性多发，男女比例为2：1，绝大多数累及右侧，且体力劳动者好发此病。

一、病因病机

（一）西医学认识

关于此病的病因有很多推测，普遍认为是创伤后多因素共同作用的结果，危险因素包括尺骨负向变异、桡骨远端尺偏角、月骨原始血供状况、损伤机制、患者年龄和月骨形态等。①月骨与周围腕骨是关节软骨相接触，缺乏骨膜和肌腱附着，血液供应主要依靠腕前韧带的滋养血管，所以，急性或慢性反复创伤使腕前韧带滋养血管损伤，容易造成月骨缺血性坏死；②腕骨和前臂骨解剖变异或畸形：Hulten 研究发现，先天性尺骨缩短症的月骨易遭受桡骨的慢性撞击，月骨局部应力集中，营养血管受到损害，引起月骨的坏死和压缩变形。

（二）中医学认识

本病可归属于中医学"骨蚀"范畴。本病多因创伤致骨断筋伤，气滞血瘀，脉络瘀阻，骨失濡养，则发生骨缺血性坏死。亦有因肾阴不足，肾水亏乏，水不胜火，热伐其精，髓减骨枯；或肾阳不足，失却温煦，骨之生长或修复困难，亦可发生骨缺血性坏死。《灵枢·刺节真邪》记载："虚邪之入于身也深，寒与热相搏，久留而内著。寒盛其热，则骨疼肉枯；热盛其寒，则烂肉腐肌为脓，内伤骨，内伤骨为骨蚀。"

二、临床诊断

（一）辨病诊断

1.临床表现

常有外伤史或劳损历史，开始只有腕部钝痛伴无力，休息后可缓解，腕关节活动增多时症状加重。疼痛可向前臂放射，随着症状加重，腕部活动明显受限，并有手握力减弱。局部压痛，叩击第2、3掌骨头时可诱发或加重腕部疼痛，被动过伸中指的掌指关节也可引起局部疼痛。

2.相关检查

临床表现没有特异性，早期诊断有赖于影像学检查。X线片常不能提供有效的证据，CT对骨折的检测更为敏感，MRI检查诊断坏死具有明显优势。

（1）X线检查 发病数月后，X线可见骨密度普遍增高，而周围腕骨疏松，月骨可出现斑点状或囊样透亮区。继之月骨变形呈扁平形态，纵轴变短，前后径增宽，但关节间隙正常或稍宽。晚期月骨变小，呈碎裂样改变，周围关节间隙狭窄，并有骨赘形成。退行性改变先发生在月骨周围，渐波及全腕。X线分期以 Lichtman 的分类方法最为常用。

（2）MRI检查 MRI在月骨坏死的期即可发现局灶性或整体信号改变。为方便临床分型，根据 MRI 不同时期的病理特点，将该病分为四期：

Ⅰ期：在 T1 加权像上可见局部或弥漫性低信号区，桡腕关节内积液呈 T2 加权像高信号影。

Ⅱ期：X线平片上所见到骨硬化在 T1 加权像上表现为低信号区，在 STIR 像上则呈高信号影，注射造影剂后若有增加现象，表明有新生血管存在，预后较好；在 Ⅱ 期末病例可见月骨桡侧端高度下降。

Ⅲ期：冠状面上可见月骨近远端间距缩小，腕骨塌陷，矢状面见月骨前后间距拉长，头状骨向近侧移位。在 ⅢB 病例伴有月舟骨韧带撕裂而造成的舟骨关节间隙增大及手舟骨半脱位。

Ⅳ期：以月骨和其他腕骨的退行性改变为特征，坏死病灶呈弥漫性低信号（T1加权像、T2加权像），月骨塌陷更明显，有时完全破碎。

（3）核素扫描 月骨或其周围乃至整个腕关节的核素浓聚和延迟显像，这可能系月骨修复过程中，富含血管的肉芽组织以及腕关节的滑膜炎症成像所致。

（二）辨证诊断

1.气滞血瘀证

（1）临床证候　局部肿胀、疼痛，痛如针刺刀割，痛点固定，面色晦暗，唇舌青紫，脉细或涩。

（2）辨证要点　痛如针刺刀割，痛点固定。

2.肾元亏虚证

（1）临床证候　患肢局部空痛，绵绵不休，神疲耳鸣，腰膝酸软，小便频数而清，或尿后余沥不尽，或遗尿失禁，或夜尿频多，男子滑精早泄，女子白带清稀，舌淡苔白，脉沉弱。

（2）辨证要点　局部空痛，绵绵不休，神疲耳鸣，腰膝酸软。

3.湿热浸淫证

（1）临床证候　局部酸痛重着，头胀而痛如裹，胸前作闷，口不作渴，身重而痛，发热体倦，小便清长，舌苔白滑，脉濡或缓。

（2）辨证要点　局部酸痛重着，活动受限。

三、鉴别诊断

（一）西医学鉴别诊断

1.月骨脱位

月骨脱位多是在跌倒时腕呈极度背屈位，月骨被头状骨和桡骨挤向掌侧。月骨的四周均是关节面，血液供应主要靠桡月背侧韧带和桡月掌侧韧带内的血管，当一侧韧带断裂，若能及早复位，多能维持现状，未复位或两侧韧带均断裂，则可发生月骨缺血坏死。

2.月骨周围脱位

月骨周围脱位多是在跌倒时手掌着地，腕呈背伸位，暴力作用于掌骨及远排腕骨，腕间韧带及关节囊破裂，月骨保留在原位，其他腕骨向月骨背侧及近侧脱位。

（二）中医学鉴别诊断

1.痹证

痹证指风、寒、湿、热等邪气侵犯肌肉、经络和骨节而发生肌肉或关节疼痛、肿大和重着等一类疾患。因风邪偏盛所致者，以肢体酸痛、痛处游走不定为特征。因寒邪偏盛所致，以肢体疼痛较剧烈、痛处固定、得热痛减、遇寒痛增为特征。因湿邪偏盛所致者，以肢体沉重发麻、肿痛固定不移为特征。因热邪偏盛所致者，关节红肿热痛，常伴有发热、怕风、口渴、苔黄、脉数等全身热象为特征。

2.历节风

历节风又称"厉风""白虎历节"。指以关节红肿、剧烈疼痛、不能屈伸为特征的疾患。多见于急性风湿性关节炎、类风湿关节炎、化脓性关节炎、痛风等。

四、临床治疗

（一）提高临床疗效的要素

（1）月骨坏死的早期症状不典型，仅表现为月骨局部的疼痛和压痛，X线片无明显改变。出现这类症状的患者，应结合腕关节反复外伤史优先考虑。进行腕关节核素扫描或MRI以早期确诊。

（2）月骨坏死的治疗与其临床分期密切相关，早期病变因尚未引起其他腕骨排列的异常，治疗主要针对减轻月骨症状；晚期月骨塌陷、碎裂，或月骨周围或者全腕关节的骨性关节炎，需要综合判断和整体治疗。

（二）辨病治疗

1. 非手术治疗

主要是物理疗法，如短波、磁疗、蜡疗、红外线疗法、脉冲电刺激疗法、磁疗等。

2. 手术治疗

（1）骨间后血管尺骨远段骨（膜）瓣转位术　于腕背"S"形切开潜行剥离皮肤，切取尺侧腕伸肌桡侧的骨间后血管束，凿取尺骨茎突骨（膜）瓣，将骨间后血管尺骨远段骨（膜）瓣顺皮下隧道嵌入月骨骨槽中，克氏针固定。术后石膏托固定腕关节于功能位6~8周，复查X线片满意后，拔除克氏针，去除石膏托。

（2）动脉茎突返支血管蒂桡骨茎突骨瓣转位术　寻找桡动脉向尺侧发出的腕背支和由桡动脉干或腕背支发至桡骨茎突的茎突返支，沿该血管分布区切取桡骨茎突骨瓣，用骨凿清除月骨内的死骨，将骨瓣嵌入，克氏针固定。术后石膏托固定腕关节于功能位6~8周，每月复查X线片，视X线片情况决定拔除克氏针及去除石膏托。

（3）前方肌蒂桡骨远端骨（膜）瓣转位术　于腕横纹向近端做大"S"形切口，分离旋前方肌尺骨附着部，切取尺骨骨（膜）瓣；或以旋前方肌切取尺骨骨（膜）瓣，亦可以骨间前血管为蒂切取旋前方肌桡骨骨（膜）瓣，将带旋前方肌蒂的尺、桡骨远端骨膜瓣植入，术后石膏托固定腕关节于功能位6~8周。

（三）辨证治疗

1. 辨证论治

（1）气滞血瘀证

治则：活血祛瘀，温经散寒。

方药：桃仁四物汤合麻桂温经汤加减。桃仁12g，红花10g，熟地黄15g，当归15g，白芍10g，川芎8g，桂枝12g，红花

6g，细辛3g，赤芍20g，甘草6g。合并头痛眩晕、齿龈肿痛者加牛膝15g；气虚者加黄芪30~50g。

（2）肾元亏虚证

治则：补益肝肾，养血通络。

方药：壮筋养血汤合生血补髓汤加减。白芍9g，当归9g，川芎6g，红花5g，生地黄12g，牛膝9g，牡丹皮9g，黄芪9g，杜仲9g续断9g，五加皮9g。阳虚者加附子9g、肉桂10g；脾虚者加山药15g、茯苓15g。

（3）湿热浸淫证

治则：清热祛湿，通络止痛。

方药：白虎桂枝汤合宣痹汤加减。知母15g，杏仁15g，生石膏12g（先煎），滑石12g，半夏（醋炒）9g，栀子9g，桂枝9g，粳米6g，黄柏10g，牛膝10g，苍术10g，薏苡仁10g，炙甘草10g。局部红肿者加皂角刺15g、连翘15g。

2. 外治疗法

（1）中药熏洗疗法　直接作用于局部，改善症状。代表方有骨痛消方（透骨草20g，桂枝20g，麻黄15g，防风15g，当归15g，红花15g，益母草20g，川牛膝15g，宣木瓜15g，威灵仙15g）。

（2）针灸疗法　针刺局部穴位，改善组织的缺血、缺氧状态，抑制痛性及伤害性信息传导。代表穴位包括列缺、合谷、后溪等穴位。

（四）新疗法选粹

徐永清采用镍钛记忆合金舟大小融合器（NT-STTAC）治疗月骨无菌性坏死，术后平均随访12个月术后平均握力为（32.49±6.21）Kg，恢复至健侧的80.8%，该方法能保存大部分腕关节功能。侯宝贤等采用第4、5伸肌鞘管动脉桡骨瓣联合外固定架治疗，腕关节疼痛程度、活动度较术前改善，腕关节功能按Krimmer评分优良率达86.7%。林松庆对12例月骨缺血性

坏死的患者行腕关节部分融合术，术后随访时间为6~18个月，平均12个月，腕关节疼痛评分、活动度、握力均较术前改善。

（五）医家经验

1. 张勇

张勇采用中药治疗月骨无菌性坏死68例，治以益气活血、补肾健骨，药用生地黄10g，熟地黄15g，赤芍10g，当归10g，生黄芪15g，党参10g，续断15g，桂枝6g，桑枝6g，地鳖虫3g。水煎服，每日1剂。治疗期间禁止患腕关节的持重、受力和过度运动。

2. 张庆文

张庆文按三期辨证用药：早期（1~14天）治以活血祛瘀、消肿止痛，方以肢伤一方加减。处方：红花、乳香、没药各6g，桃仁、大黄各10g，当归、赤芍、泽兰各12g。中期（15~30天）治以活血止痛、接骨续筋，方以肢伤二方加减。处方：当归、续断、赤芍、威灵仙、牡丹皮各12g。后期（30天以上）治以补益肝肾、强筋壮骨，方以肢伤三方加减。处方：续断、骨碎补、白芍各12g，牛膝、熟地黄各15g，桑寄生30g，杜仲10g。中药每天1剂，水煎服。固定早期即可行手指屈伸功能活动。解除外固定后予舒筋汤外洗，处方：桂枝10g，宽筋藤、路路通、两面针、大风艾各15g，海桐皮12g。每天1剂，水煎外洗患处。

五、预后转归

对于少年儿童的月骨坏死治疗的效果普遍比较好。无论是治疗后月骨的再生能力，还是整个腕关节在发育过程中适应月骨病变的塑形能力都较强，所以不少病例可以得到完全的恢复。对于大多数青壮年的月骨坏死，其预后与病变的严重程度直接相关，晚期患者会或多或少地丧失一定的功能。

六、预防调护

该病致病因素复杂，伤后对其危险因素排查是预防该病的关键，及时制动使月骨避免反复创伤或应力压迫，一定程度上能延缓甚至避免月骨坏死的发生。

第五节　距骨缺血性坏死

足距骨缺血性坏死较多见。距骨是全身骨骼中唯一无肌肉起止附着的骨骼，在踝关节遭受严重损伤时，可使距骨的血供遭到完全破坏而发生缺血性坏死、距骨体塌陷，形成踝关节骨性关节炎。特发性距骨坏死约占10%，激素性坏死约占15%，创伤性的坏死约占75%。

一、病因病机

（一）西医学认识

距骨位于胫腓骨下端与跟骨之间的踝穴内，表面2/3为关节软骨所覆盖，距骨颈部没有关节软骨覆盖，是血供进入的主要部位，距骨骨折、脱位均可导致缺血性坏死。

距骨骨外血管系统包括胫后动脉、足背动脉及腓动脉的分支，这些血管相互交通在距骨周围形成丰富血管网。距骨缺血坏死的主要因素有：①2/5的关节软骨覆盖距骨表面，血管进入距骨内部的入口集中，极易因外伤而损伤血管；②距骨为松质骨，受伤造成压缩性骨折，会形成距骨局部缺血性坏死；③距骨颈骨折合并距骨后脱位时极易发生坏死。

Kally（1963年）认为距骨骨折术后坏死与骨折严重程度有关：

Ⅰ型：距骨颈骨折而无脱位，其韧带未受损，血液供应尚完整，距骨体坏死率不超过10%。

Ⅱ型：距骨颈骨折合并距上下关节脱位，骨间韧带遭受损伤，距骨体的血液供应将减少，坏死率上升至20%~40%。

Ⅲ型：距骨颈骨折合并距上下关节脱位，脱位后只有少数软组织附着以维持血供，坏死率高达70%以上。

Ⅳ型：距骨颈移位骨折，合并胫距、距下及距舟关节的半脱位或全脱位。

距骨体骨折占距骨骨折的13%~23%，该骨折缺血性坏死发生率为25%~50%，创伤性关节炎发生率约为50%，致伤原因以高处坠落为主。

（二）中医学认识

中医学典籍无距骨坏死的直接记载，根据其症状、体征与发病机制，可将其归属于"骨蚀"范畴。本病多因创伤致骨断筋伤，气滞血瘀，脉络瘀阻，骨失濡养，则发生骨缺血性坏死。亦有因肾阴不足，肾水亏乏，水不胜火，热伐其精，髓减骨枯；或肾阳不足，失却温煦，骨之生长或修复困难，亦可发生骨缺血性坏死。《灵枢·刺节真邪》记载："虚邪之入于身也深，寒与热相搏，久留而内著。寒盛其热，则骨疼肉枯；热盛其寒，则烂肉腐肌为脓，内伤骨，内伤骨为骨蚀。"

二、临床诊断

（一）辨病诊断

根据外伤史、临床症状及影像学检查进行确诊。

1. 临床表现

踝部酸胀不适，疼痛逐渐加重、跛行。关节间隙变窄可导致踝关节屈伸活动受限。

2. 相关检查

早期X线表现是距骨负重区关节面下骨质密度增高，出现囊性变，晚期可出现距骨体塌陷变形，形态变小变扁，骨质硬

化，关节间隙变窄。ECT、MRI则更能早期发现坏死的存在。

（二）辨证诊断

患者常因踝关节损伤后出现疼痛、活动受限，又不能完全休息，坚持活动，劳累后出现距骨逐渐坏死，或外伤距骨骨折后出现，常常辨证为气滞血瘀、肾元亏虚、湿热浸淫等证。

1. 气滞血瘀证

（1）临床证候　足踝部疼痛、跛行，痛有定处，固定不移，刺痛或胀痛，关节活动受限，舌紫暗或有瘀点，苔薄，脉弦涩。

（2）辨证要点　足踝部刺痛或胀痛，痛有定处，舌紫暗或有瘀点，脉弦涩。

2. 肾元亏虚证

（1）临床证候　足踝部绵绵作痛，伴有腰膝部酸软无力，疼痛隐隐，遇劳痛甚，休息后减轻，关节拘紧，舌质淡，苔薄白，脉沉细无力。

（2）辨证要点　足踝部绵绵作痛，疼痛隐隐，舌质淡，苔薄白，脉沉细无力。

3. 湿热浸淫证

（1）临床证候　足踝部灼热重痛，身热不扬，关节活动不利，口苦口黏，舌苔黄腻，脉滑数。

（2）辨证要点　足踝部灼热重痛，身热不扬，舌苔黄腻，脉滑数。

三、鉴别诊断

（一）西医学鉴别诊断

与距骨骨折、脱位相鉴别。距骨骨折与脱位是足部常见的损伤，根据病史及影像学检查可资鉴别。

（二）中医学鉴别诊断

与脚气病相鉴别。脚气病以足胫软弱、

麻木，或肿或不肿，行动不便为特征。其足部麻木肿痛与本病相似。脚气为双足对称性发病，两足软弱无力、缓纵不收，甚者出现心胸筑筑悸动、浮肿、喘促等一系列全身症状。与本病常为单足发病，两足并不缓纵，甚或僵硬，病变始终以足部为主者不难鉴别。

四、临床治疗

（一）提高临床疗效的要素

（1）明确诊断，确定距骨坏死位置。

（2）根据距骨局部坏死程度及位置选择针对性的治疗手段。

（3）确定手术截骨位置及截骨精确度。

（二）辨病治疗

1. 非手术治疗

有学者认为小面积距骨坏死最终多可恢复，很少发生塌陷，主张保守治疗，如限制负重、支具、药物、石膏、冲击波等措施。

2. 手术治疗

距骨体发生缺血性坏死以后，可继发踝关节或距下关节骨性关节炎，多主张手术治疗。具体术式如下：

（1）髓芯减压术　适用于坏死早期、负重时严重踝关节疼痛及不同程度的静息痛，尚未发展至骨性关节炎者。手术前要至少保守治疗3个月以上。

（2）距跟关节融合术　适用于胫距和跟距已发生缺血性坏死，距骨体粉碎性骨折、关节面破坏形成骨性关节炎者。

（3）距骨体切除及胫骨与距骨颈融合术　适用于距骨体粉碎性骨折、距骨颈骨折合并距骨体向后脱位已发生缺血性坏死者。

（4）距骨周围融合术　适用于距骨陈旧性骨折缺血性坏死、距骨周围创伤性关节炎；因肌肉瘫痪引起的足下垂、足部完全松弛以及所有的仰趾足。

（5）距骨切除胫跟关节融合术　适用于开放性距骨粉碎性骨折有感染、距骨体严重粉碎性骨折无法重建者、距骨缺血性坏死后塌陷严重者。

（6）改良胫跟关节融合术　适用于距骨体粉碎性骨折、距骨体骨折移位、已发生缺血性坏死，踝关节及距跟关节均破坏者。

此外，若距骨体外形完好、关节面塌陷不明显者，尚可结合显微外科技术进行重建，如内踝前动静脉束植入术、带血管蒂内侧楔骨骨瓣转位术、带血管蒂骰骨骨瓣转位术、带血管蒂跟骨骨瓣转位术、带血管蒂足舟骨骨瓣转位术等。

（三）辨证治疗

1. 气滞血瘀证

治则：行气活血，破积散瘀。

方药：桃红四物汤加减。熟地黄15g、当归15g、白芍10g、川芎8g、桃仁9g、红花6g。疼痛严重者可加香附12g、延胡索10g；兼有气虚者，加党参18g、黄芪18g。

2. 肾元亏虚证

治则：补肾填髓，强壮筋骨，佐以活血化瘀。

方药：偏阳虚者右归丸，乏力者加黄芪；偏阴虚者六味地黄丸，火盛加知母、黄柏。

3. 湿热浸淫证

治则：清热利湿，舒筋活络。

方药：四妙丸合宣痹汤加减。苍术12g、牛膝15g、薏苡仁25g、黄柏12g、防己15g、杏仁15g、滑石15g、连翘9g、栀子8g、醋半夏10g、晚蚕沙10g、赤小豆皮20g。湿盛肿胀者加土茯苓；热重者加忍冬藤；关节僵硬变形者加僵蚕、蜈蚣。

五、预后转归

距骨坏死的概率与损伤的严重程度平行，早期恰当的复位和坚强的内固定能减少距骨发生坏死的概率和严重程度，患者应该在明确的坏死愈合的证据时再进行负重，以减少后期坏死风险。

六、预防调护

1. 预防

（1）避免过度运动和过度负重，特别是在关节处的重量和压力。减少易引起踝关节损伤的运动。

（2）注意日常生活安全，避免撞击受伤。出行遵守交通规则，进行跑步、轮滑等运动时做好防护措施。

（3）避免长期使用激素、酒精和吸烟等有害物质，这些会增加距骨坏死的风险。使用激素类药物治疗其他疾病时，要严格遵嘱服用，特别注意踝关节是否有不适，一旦有不适要立即就医。

（4）在医生的指导下正确治疗、控制疾病，如糖尿病、类风湿关节炎等。

（5）在手术和治疗方案中，选择合适的方法，减少术后的并发症和恢复期风险。

（6）合理饮食和营养补充，增强身体抵抗力，减少骨质疏松的风险。

2. 调护

（1）该病的日常生活管理重在及早诊断、及时治疗、严格限制负重。

（2）对于距骨坏死患者，要严格遵医嘱限制负重，绝对戒酒，定期复诊随访。家属需要给予患者关心和信心，注意患者情绪变化。

（3）饮食方面，疾病早期最好清淡饮食，进食易消化、高蛋白、高热量、富含钙质及维生素的食物。忌油腻、生冷、酸辣等刺激性饮食。总之，要规律饮食，多吃瓜果、蔬菜，同时注意荤素搭配。

（4）功能锻炼需根据患者恢复情况具体制定，需咨询专业人士意见，忌过度运动。

（5）定期复诊，一般建议患者每月复诊一次，行影像学检查，评估恢复情况及预防病情恶化。患者一旦出现已缓解的疼痛、肿胀再次加重，患者活动度较前减弱等症状，应立即就医复查。

七、评述

不管哪种手术，为了最大限度地避免距骨进一步坏死，必须恰当选择手术入路和手术时机。距骨体位置隐蔽，邻近的关节囊及韧带组织是距骨体血运的重要通路，故手术入路选择的正确与否直接影响疗效。王岩等总结以下要点：①术前对距骨体进行平行于距下关节面及垂直于距下关节面的 CT 扫描，明确主要骨折块的位置及粉碎程度，选择直接有效的切口。②切口应尽量减少损伤周围韧带及关节囊，特别要避免一切经三角韧带后方的切口，以保护血运。③掌握距骨"不规则"骨的解剖学特点。

伴有踝关节脱位手法复位失败而全身情况允许或开放性骨折者，应急诊手术。Fulkerson 等研究表明，对距骨颈骨折进行早期闭合复位术并没有降低坏死发生率，对于已经发生坏死的患者，建议行带血管蒂的骨瓣移植术或骨软骨移植术。对于无法立即行移植术的患者，延迟重建和关节融合术也是不错的选择。

尸体解剖研究表明胫骨远端的血管结构较为固定，环踝或环关节囊动脉弓恒定存在，可利用胫骨动脉弓的分支血管进行血管蒂骨移植治疗距骨坏死。经皮钻孔减压一定程度上能缓解疼痛程度，提高患者的活动能力，并且不会影响再次手术效果。

第六节　骨梗死

骨梗死又称骨髓梗死、骨脂肪梗死，指发生于干骺端和骨干的骨细胞及骨髓细胞因缺血而引起的骨组织坏死，多发生于股骨下端、胫骨上端和肱骨上端，呈多发性和对称性改变，但以一侧较重而另一侧相对较轻。因最常见于潜水作业人员，故以往称为潜水减压病。其他较常见的因素有大量应用激素和免疫抑制剂、酗酒、胰腺炎、脂肪代谢紊乱和接触一些特殊化学物质（溴）等。

一、病因病机

（一）西医学认识

四肢长管状骨骨髓腔内的营养血管细小，分支稀少，同时骨皮质坚硬，血管栓塞和血管外受压均缺乏缓冲余地，容易导致局部骨髓组织血供障碍；骨髓腔内的脂肪细胞耐受缺血的能力较骨细胞强，发生坏死相对较晚，且坏死后需较长时间才能崩解，并发生胶样化和液化。

1. 发病机制

（1）血栓形成和栓塞。

（2）创伤性血管中断。

（3）糖皮质激素大量应用。

（4）血管损伤或者受压。

（5）静脉闭塞（静脉闭塞使静脉压大于动脉压，血供减少）。

（6）氧自由基代谢紊乱。

（7）其他自身免疫性疾病，机制不明。

2. 病理过程

病理过程分为细胞坏死阶段和骨修复阶段：细胞性坏死为骨组织血供中断，骨髓造血组织对缺氧非常敏感，骨髓细胞成分最先死亡（6~12 小时），以后是骨细胞、破骨细胞及骨母细胞（12~48 小时），最后是骨髓脂肪细胞坏死（2~5 天），骨髓脂肪细胞坏死为骨梗死末期的改变。骨梗死发生后则进入骨修复阶段，包括血管再生、肉芽组织生成、死骨吸收、新生骨形成。血管再生是骨修复的开始，死骨吸收、形成纤维结缔组织和致密新生骨则是骨梗死的晚期阶段。骨梗死在演变的过程中有 3 个基本病理改变：死骨块、吸收带（充血、水肿带）、新生骨带，是骨梗死 X 线、CT、MRI 等影像学诊断的基础。

（二）中医学认识

骨梗死是现代基于磁共振影像做出的诊断，中医学典籍没有此疾病的记载。

二、临床诊断

（一）辨病诊断

诊断需要结合病史和临床资料，多数患者有激素或免疫抑制剂使用史，但也可无任何病史，称为特发性骨梗死。早期 X 线、CT 可无明显改变，MRI 是早期诊断的最佳方法。

1. 临床表现

任何年龄均可发病，以 20~60 岁多见，平均年龄在 40 岁左右，男女发病率无明显差别。病程几天到几年不等。主要表现为患部疼痛。

2. 相关检查

（1）X 线检查　早期 X 线上无明显异常，有时可见片状低密度影，边界模糊不清；病变区钙化或骨化较明显时，骨髓腔内不均匀性骨化，圆形、椭圆形或不规则骨化自干骺端向骨干延伸。

（2）CT 检查　早期 CT 上可无异常表现；此后骨质稀疏逐渐明显，骨髓腔内见片状异常低密度，边界模糊不清，死骨密度逐渐增高，可见地图样改变；晚期出现坏死囊变、硬化和骨质稀疏共存，表现为多个圆形或椭圆形低密度影，边缘可见斑点状、条状或环形异常高密度、边界清楚、中央呈软组织样等密度。

（3）MRI检查　骨梗死的MRI影像很独特，呈地图样改变或斑马图样改变。T1WI为不规整的低信号带，T2WI显示为双线征。晚期病灶范围缩小，双线征消失，病灶区呈低信号带。

（二）辨证诊断

1.气滞血瘀证

（1）临床证候　肢体局部疼痛，痛有定处，固定不移，刺痛或胀痛，肢体关节活动不利，舌紫暗或有瘀点，苔薄，脉弦涩。

（2）辨证要点　肢体局部刺痛或胀痛，痛有定处，固定不移，舌紫暗或有瘀点，脉弦涩。

2.风寒湿痹证

（1）临床证候　肢体疼痛、酸胀沉重，或有肿胀，疼痛固定，痛如刀割，屈伸不利，昼轻夜重，阴雨天易加重。舌质淡红，苔薄白或白腻，脉象弦紧。

（2）辨证要点　以肢体疼痛、酸胀沉重、怕风冷、阴雨天易加重。

3.痰瘀痹阻证

（1）临床证候　局部肿胀刺痛，痛处不移，关节变形，屈伸不利，肌肤紫暗，肿处按之稍硬、有硬结或瘀斑，肢体顽麻，面色暗黧，眼睑浮肿，舌质紫暗、有瘀斑瘀点，苔白腻，脉弦涩。

（2）辨证要点　肢体肌肉肿胀刺痛，痛处不移，肢体顽麻，肌肤紫暗。

4.湿热蕴结证

（1）临床证候　肢体红肿，灼热焮痛，或肿胀，或肢节屈伸不利，身热不扬，汗出心烦，口苦黏腻，食欲不振，小便黄赤。舌红，苔黄腻，脉象滑数。

（2）辨证要点　肢体红肿，灼热焮痛，小便黄赤舌红，苔黄腻，脉象滑数。

5.肝肾亏虚证

（1）临床证候　全身酸困疼痛，腰膝酸软，肢体局部剧烈疼痛，酸困无力，活动不利，或有骨蒸潮热、自汗盗汗，舌尖红，苔白少津，脉象沉细或细数。

（2）辨证要点　酸困疼痛，腰膝酸软，局部酸困无力。

三、鉴别诊断

（一）西医学鉴别诊断

1.骨纤维异常增殖症

骨梗死无弓状弯曲及异常膨大，骨皮质很少受累变薄，钙化常位于髓腔。

2.骨结核

骨结核表现为骨质疏松死骨的钙化，呈斑点状和沙粒状。

3.急性骨髓炎

二者在临床上均可表现为发热、骨痛和局部红斑，早期骨梗死的临床症状相对较轻。MRI，急性骨髓炎主要表现为骨髓腔局限性的长T1、长T2信号灶，骨皮质很少受累，周围软组织肿胀明显；早期骨梗死周围软组织肿胀不明显，呈典型的地图板块样改变。

4.慢性骨髓炎

在X线片和CT上慢性骨髓炎可出现窦道、瘘管、死骨和包壳形成，骨梗死不会出现。

5.恶性骨肿瘤

骨梗死伴发骨肉瘤、纤维肉瘤、血管肉瘤、恶性纤维组织细胞瘤等恶性肿瘤时，早期较难鉴别，局部出现软组织包块或其他恶性征象时，则易区分。

（二）中医学鉴别诊断

1.肌痹

本病与肌痹虽均可出现肢体疼痛、酸

困乏力、患肢活动困难，但本病的病位主要在肢体，疼痛剧烈。肌痹的病位主要在肌肤，疼痛不重，肌力则明显减退，只有肌肉萎缩。

2. 脉痹

脉痹的病位主要在血脉，病理特点是血脉瘀阻，临床证候以脉搏微弱或无脉、患处皮色改变为主要特征。

3. 骨痿

虽然两者都与肾有密切的联系，而且都有乏力、活动障碍等共同症状，但本病主要是肿胀疼痛，肌肉萎缩并不明显；骨痿则无关节肿痛，而骨重不举、痿弱不用、肌肉萎缩明显突出。

四、临床治疗

（一）提高临床疗效的要素

（1）明确诊断骨梗死的部位及程度、骨梗死的分期。

（2）根据骨梗死面积及程度选择不同的治疗手段。

（3）根据患者的年龄，对体力劳动、工作的要求，再参考全身情况及基础疾病选择针对性的治疗方法。

（二）辨病治疗

1. 非手术治疗

定期复查。休息、暂缓负重、口服非甾体类消炎止痛药等对症处理。定期随诊复查，若病情无进展，不需要积极干预。

2. 手术治疗

保守治疗无效或病变进展时，可行手术治疗，包括钻孔减压术、病灶刮除植骨术等。

（三）辨证治疗

1. 气滞血瘀证

治则：行气活血，破积散瘀。

方药：桃红四物汤加减。红花10g，桃仁10g，归尾10g，熟地黄10g，赤芍10g，白芍10g，川芎6g。疼痛严重者可加香附12g、延胡索10g；兼有气虚者，加党参18g、黄芪18g。

2. 风寒湿痹证

治则：散寒除湿，祛风通络。

方药：薏苡仁汤加减。薏苡仁30g，当归15g，白芍15g，官桂3g，炙甘草6g。如肿胀严重者，可加茯苓15g、泽泻12g；如服药后有咽干、咽痛等症出现，可酌加麦冬15g、生地黄12g、玄参9g。

3. 痰瘀痹阻证

治则：活血行瘀，化痰通络。

方药：身痛逐瘀汤合二陈汤加减。桃仁9g，红花9g，没药6g，当归9g，牛膝9g，地龙6g，川芎6g，甘草6g，炒紫苏子10g，炒莱菔子10g，陈皮10g，半夏10g，茯苓12g，甘草5g。痰留皮下结节，加制南星10g、白芥子10g；如痰瘀不散，疼痛不已，加白花蛇1条、蜈蚣2条、地鳖虫10g；若神疲乏力、面色不华，可加党参18g、黄芪24g；肢凉畏风冷者，加桂枝10g、制附子10g、细辛3g、防风10g。

4. 湿热蕴结证

治则：清热解毒，祛风利湿。

方药：除湿解毒汤合羌活胜湿汤加减。薏苡仁12g，土茯苓15g，栀子6g，牡丹皮9g，金银花15g，连翘12g，紫花地丁9g，羌活6g，独活6g，生甘草6g。如发热、红肿明显者加黄柏9g、板蓝根15g；关节僵硬、疼痛剧烈者加全蝎6g、白花蛇1条。

5. 肝肾亏虚证

治则：补益肝肾，活血通络。

方药：大补元煎合身痛逐瘀汤加减。党参15g，山药10g，熟地黄15g，杜仲6g，当归12g，桃仁9g，红花9g，没药6g，牛膝9g，地龙6g，川芎6g，甘草6g。如有骨蒸潮热、自汗盗汗、腰髋灼痛者，加牡丹皮15g、知母12g，熟地黄改用生地黄；如恶寒肢冷、得热痛减，加桂枝 6g、川椒 6g、熟附子 3g。

五、预后转归

多数骨梗死不需要治疗，1~2 年后梗死病灶会钙化、缩小、修复。出现并发症如骨髓炎、恶性变者应按并发症处理。绝大多数骨梗死仅累及骨髓组织，极少累及骨皮质，因此不影响骨的强度，鲜有发生病理性骨折者。

六、预防调护

（1）增强体质，预防感冒，合理饮食，按时作息。

（2）急性发作期密切观察患者神志情况，监测生命体征变化。

（3）卧床休息，患肢抬高制动。

（4）遵医嘱合理应用中西药物。

（5）做好饮食调护，以清淡易消化为宜，忌食海腥发物及辛辣刺激食品。

七、评述

目前对酒精、激素滥用引发的骨梗死，器官移植后、胰腺炎、痛风、自发性骨梗死以及小儿疾病等导致骨梗死的机制还不甚清楚。但近些年研究表明，本病发生的病机可能与机械性血管中断、血栓形成和栓塞、血管壁的损伤或受压、静脉闭塞有很大关系。尽管许多原因均可引起骨梗死，但骨梗死的病理改变和早期的临床过程是相对固定的。骨松质在髓腔内坏死时，骨梗死将导致细胞的坏死和随后组织的酸化及溶菌酶的释放。解离的钙和死亡的髓腔脂肪释放游离脂肪酸，形成不溶的"肥皂泡"。在没有周围存活组织的新生血管和肉芽组织伸入死骨区前，骨的结构保持原有的骨架，骨内没有破骨细胞吸收，也没新生骨生长，称为细胞性骨坏死；当骨梗死区有肉芽组织伸入吸收死骨时，即在死骨

的边缘出现破骨吸收带或囊变，肉芽组织对死骨进行吸收的同时，也会产生新生骨带或新生骨环绕在吸收带的周围。病灶可呈单发或多发，形态不规则，并有融合趋势，呈典型的"地图板块"样。骨梗死的治疗以保守为主。疼痛严重，口服药物止痛效果不理想且停药后易复发以及病灶范围广的骨梗死患者，可行冲击波治疗或手术治疗。极少数骨梗死还会发生恶变或者与恶性肿瘤的发生有相关性，应及早进行手术治疗。

参考文献

[1] 孙伟. 骨坏死 [M]. 北京：人民军医出版社，2015：95-208.

[2] 赵德伟. 骨坏死 [M]. 2 版. 北京：人民卫生出版社，2020：78-115.

[3] 李子祺，何伟，张庆文，等. 儿童及青少年股骨颈骨折后股骨头坏死影像学特征与疾病进展的关系 [J]. 中华关节外科杂志（电子版），2017，11（4）：369-374.

[4] 孙伟，李子荣. 股骨头坏死的分期与分型 [J]. 中国骨与关节杂志，2017，6（6）：465-468.

[5] Chen X, Tan X, Gao S, et al. Sartorius muscle-pedicle bone graft for osteonecrosis of the femoral head [J]. Int Orthop, 2016, 40（7）：1417-25.

[6] 何伟. 如何把握股骨头坏死患者的保髋治疗时机 [J]. 中国骨与关节杂志，2016，5（2）：82-86.

[7] 徐鑫，孙伟，吴鑫杰，等. 打压植骨与髓芯减压治疗 ARCO Ⅱ 期非创伤性股骨头坏死的疗效对比 [J]. 中华骨与关节外科杂志，2022，15（6）：404-410.

[8] Chen XT, Zhu YJ, Liu YW, et al. Metal trabecular bone reconstruction system better improves clinical efficacy and biomechanical repair of osteonecrosis of the femoral head than free vascularized fibular graft: A case-control

study［J］. J Cell Physiol. 2019，234（11）：20957-20968.

［9］何晓铭，魏秋实，何伟，等. 非创伤性股骨头坏死患者的中医证候及疼痛特点［J］. 中华中医药杂志，2020，35（7）：3656-3659.

［10］孙伟，李子荣. 体外震波治疗股骨头坏死：误区与挑战［J］. 中国修复重建外科杂志，2019，33（6）：659-661.

［11］Zhang L，Cui Y，Liang D，et al. High-energy focused extracorporeal shock wave therapy for bone marrow edema syndrome of the hip：A retrospective study［J］. Medicine（Baltimore），2020，99（16）：e19747.

［12］乌日莎娜，沈莹姗，袁颖嘉，等. 基于"瘀去、新生、骨合"理论从细胞层面探讨祛瘀、活血及补肾中药治疗股骨头坏死的作用机制［J］. 中医正骨，2022，34（4）：61-63，69.

［13］徐鑫，时利军，高福强. 股骨头坏死临床诊疗技术专家共识（2022年）［J］. 中国修复重建外科杂志，2022：1-8.

［14］陈卫衡，何伟，童培建. 股骨头坏死中医辨证标准（2019年版）［J］. 中医正骨，2019，31（6）：1-2.

［15］许育健，徐永清，罗浩天，等. 基于数字化技术的豌豆骨血供及带蒂移位治疗月骨缺血性坏死可行性的解剖研究［J］. 中国修复重建外科杂志，2020，34（5）：596-601.

第二十章　非化脓性关节炎

第一节　肥大性脊椎炎

肥大性脊椎炎是指脊柱退行性改变或以退行性改变为主，引起脊柱骨与关节广泛性增生病变，并继发一系列临床症状者。亦称为增生性脊椎炎、老年性脊椎炎、骨关节病或骨质增生症等。属中医学"痹证""腰痛"范畴。其基本的病理特点为关节突关节软骨损伤、关节边缘和软骨下骨反应性增生。

一、病因病机

（一）西医学认识

脊柱的退行性改变从"三关节复合体"开始，即从椎间盘和（或）椎间关节开始。Kirkaldy-wills 将脊柱退变分为 3 个阶段，即退变早期、脊柱不稳定期、畸形固定期。第一阶段受累椎体小关节囊韧带稍松弛，小关节轻度纤维化，椎体刚度下降。退变进一步发展进入失稳阶段。这时受累平面的小关节囊明显松弛，关节软骨严重退变，关节突关节周围骨质增生硬化。最后进入再稳定阶段，此时小关节盘周围有明显骨质增生，畸形固定，运动节段重新获得稳定。动力 X 线片显示受累节段运动范围减小，体外力学测试发现腰椎刚度增大。

（二）中医学认识

中医学根据肥大性脊柱炎的临床表现将其归于"骨痹""腰痛"的范畴。中医学认为骨痹的发病与体质因素、天气条件、工作环境、生活习惯及饮食偏嗜等有着紧密关系。《素问·痹论》曰："风寒湿三气杂至，合而为痹也。"《丹溪心法·腰痛》曰："腰痛主湿热、肾虚、瘀血、挫闪、有痰积。"因此中医学将其病机归纳为：脏腑亏虚，筋骨失于濡养；复因摄生不慎，风寒湿邪乘虚客于筋脉，留于筋骨，若遇跌仆闪挫、积久劳损，损伤腰部脉络，更致气血运行不畅，经络痹阻不畅，病及督脉、足太阳经脉，出现腰部僵痛、酸冷板滞、转侧不利。正如《类证治裁·痹证》中记载："诸痹，良有营卫先虚，腠理不密，风寒湿乘虚内袭，正气为邪气所阻，不能宣行，因而留滞，气血凝涩，久而成痹。"综上所述本病乃本虚标实之证。

二、临床诊断

（一）辨病诊断

1. 临床表现

（1）症状　晨起腰痛，活动后减轻；活动或负重后痛，休息后减轻；腰部僵硬及酸胀感明显。

（2）体征　多无明确压痛点。几乎90% 以上病例无明确的固定压痛点，均匀性腰部活动受限，即腰部活动范围诸方向均受限。叩之舒适感。检查者叩击下腰部时，患者多报之以满意的舒适感，并希望您再多叩几下。多不伴有坐骨神经放射痛。

2. 相关检查

无论是 X 线平片、断层摄影或核磁共振均显示典型的退行性变征象。并依据其退变所处的阶段不同，而呈现出相应的改变。

（1）X 线检查　①椎节不稳：病变早期，在动力性摄片时（侧位）可显示出患节呈现松动与不稳征。一般是上一椎体的下缘在下一椎体上缘前后滑动，并出现梯形变。侧向松动与不稳较少见。②椎间隙狭窄：由于椎间盘退变，早期即可显示患节间隙变窄，并随着脱水加剧，以及软骨面受累而使椎间隙的垂直高度明显降低，甚至仅为正常椎节椎间隙的 1/3 或 1/4。③骨痂增生：于椎体边缘可显示出大小不一、形态各异的骨质增生。骨赘的实际大小较 X 线片所见略大，除椎体边缘骨刺外，小关节骨增生亦较多见。因该处骨组织重叠密集而难以判定，因此当怀疑该处骨质增生且伴有根性受压症状需定位选择术式时，则需行体层摄片或 CT 检查。

除骨赘外，X 线片上尚可发现邻近椎节松动与不稳征，此乃由于相邻椎节活动量增加之故。并注意 L₅ 椎弓根有无退变性断裂，其可伴发，同时酌情测量椎管和（或）根管的矢状径以判定有无继发性椎管狭窄症。

（2）CT 平扫　CT 检查能更加准确地诊断与评价该病，较之 X 线有着明显的优势。①骨赘形成；②关节间隙狭窄不平（关节软骨变薄），小关节间隙 <2mm，可存在关节内不平，双者可有关节间隙消失；③关节突增生肥大，骨髓腔和皮质骨同比例增大，表现为小关节整体或局部增生肥大；④关节"真空"现象，关节间隙内存在 CT 值 <100HU 的圆或椭圆形结构；⑤关节囊钙化，表现为关节囊附着处弧形密度增高；⑥小关节半脱位，上下关节面失去正常咬合关系，关节面错开半个关节面以上；⑦小关节面方向向矢状位偏移；⑧关节面软骨下骨骨质疏松或硬化。

（3）MRI 检查　MRI 对诊断小关节骨关节炎具有较高价值，可准确判断小关节的形态改变，并能反映小关节骨关节炎的病理变化。有学者利用 MRI 成像对该病的严重程度进行分级。依据小关节在水平切层 T2 加权像上关节面软骨破坏、软骨下骨改变及骨赘形成 3 个基本病理变化进行分级，共分四级。Ⅰ级：正常小关节形态：关节面软骨完全覆盖，软骨下骨板均匀一致，无骨赘形成。Ⅱ级：软骨基本覆盖关节面，部分区域出现磨损，软骨下骨局部增厚，可能有小的骨赘形成。Ⅲ级：软骨不能完全覆盖关节面，软骨下骨部分裸露、软骨下骨增厚不超过关节面面积的 1/2，明确的骨赘形成。Ⅳ级：软骨大部缺损，仅可见少量软骨残留的痕迹，软骨下骨呈象牙样改变，大于 1/2 关节面面积，较大的骨赘形成。

（二）辨证诊断

1. 寒湿侵袭证

（1）临床证候　腰背酸重、疼痛，转侧不利，天变则剧，畏寒恶风，得温则舒。舌淡，苔薄白腻，脉弦紧。

（2）辨证要点　患者痛部较甚，局部活动受限，遇寒、风、湿则腰部症状加重。

2. 肝肾亏虚证

（1）临床证候　腰痛隐隐，腰膝酸软，喜揉喜按，遇劳加重，面色㿠白，手足不温，少腹拘急，尿有余沥。舌淡，苔薄，脉沉细。

（2）辨证要点　患者腰部隐痛，遇劳加重，面色㿠白，手足不温，舌脉均表现为肾虚之征象。

3. 久积劳损证

（1）临床证候　腰部酸楚疼痛，遇劳则发，休息缓解，肢倦乏力，短气懒言，或面黄唇白，心悸，头晕，自汗。舌淡，苔薄白，脉细缓。

（2）辨证要点　腰背部筋肉长期牵掣，久而久之则易出现筋伤血滞，导致筋骨失养。长时间劳作、久坐，可加重负荷，导致肌肉痉挛，出现不适症状。

三、鉴别诊断

（一）西医学鉴别诊断

1. 急、慢性腰部扭伤

扭伤是腰痛最常见的病因。在日常生活中。抬物不当、摔倒或体育运动等都可能扭伤腰部；特别是人到中年后，休重增加、运动减少，所以扭伤很常见。

2. 腰肌劳损

腰肌劳损患者常无外伤史，一般认为是经常发生的轻微性损伤逐渐积累所致，也有少数患者是起源于急性腰扭伤。

3. 棘上韧带和棘间韧带损伤

棘上韧带是指附着在胸、腰、骶椎棘突上的韧带。在脊柱屈曲时，棘上韧带处于最外层，最容易被暴力所伤，使部分韧带纤维撕裂或自棘突上被轻微掀起，久之即发生剥离及断裂。局部产生创伤性炎症反应，后期可见小血管壁增厚、神经纤维变性甚至钙盐沉着。棘上韧带损伤好发于胸$_{5\sim8}$及腰$_{2\sim4}$等。

4. 压缩性骨折

此种骨折通常是由坠落摔伤所致，常发生在胸腰段的椎体，X线片上可见楔形变。

5. 强直性脊柱炎

本病发病年龄以青壮年多见，50岁以上者少见。多以骶髂关节开始发病，颈、胸、腰、骨盆均同时受累，血沉增快，HLA-27检查为阳性。X线平片早期为骨质疏松、脱钙，进而关节突、胸肋关节及肋横突关节形态模糊不清，最后是韧带钙化呈竹节样改变。

6. 类风湿关节炎

本病发病年龄较轻，以四肢小关节多见。类风湿因子多为阳性，X线片无明显退行性改变。

7. 骶髂关节病变

骶髂关节病变以女性多见，尤以产后多发，痛及压痛点多局限于单侧或双侧骶髂关节部。骶髂关节各种检查多为阳性。X线片显示骶髂关节可有致密性改变、松动、增宽或破坏性改变。因病因不同可有不同症状。

（二）中医学鉴别诊断

1. 痿证

虽同是肢体疾患，但痿证以手足软弱无力，甚则肌肉枯萎瘦削为主要临床表现，关键在于肌肉"痿弱不用"，关节相对"变大"，但无疼痛及活动受限。

2. 肾劳

肾劳属五劳之一。主要由性欲过度损伤肾气出现腰痛、遗精，或月经紊乱、盗汗、骨蒸潮热、下肢软弱无力等症。

3. 肝痹

肝痹指筋痹证日久不愈，进一步发展而侵犯肝脏，兼有头痛、多梦、多尿、腹胀、腰痛、胁痛等症状的病证。

4. 挛痹

挛痹泛指痹证的筋脉拘急、肌肤麻木、疼痛和关节活动不灵的一类症状。

四、临床治疗

（一）提高临床疗效的要素

（1）治疗的主要目的是停止或减缓病变发展、缓解症状和恢复患者的生活与工作能力。

（2）强调以非手术疗法为主，一般无需手术。

（3）增强腰肌功能，并辅以药物等疗法；克服和防止悲观情绪。

（4）因椎体骨关节增生往往会出现椎间盘的退变，两者互为因果，应明确疼痛是来自于椎间盘亦或是小关节的退变。

（二）辨病治疗

1.非手术治疗

（1）药物治疗　常用非甾体抗炎药（NSAIDs）如双氯芬酸、美洛昔康、萘丁美酮、依托度酸、舒林酸和阿西美辛等，对本病有明确消炎镇痛作用，并对软骨基质蛋白聚糖的合成无不良影响，甚至有促进合成作用。而且，作为选择性环氧合酶-2（COX-2）抑制剂的美洛昔康、依托度酸和萘丁美酮等都有与特异性COX-2抑制剂相当的胃肠安全性，且对心血管和肾的不良影响少，推荐选用。

（2）物理疗法　采用超短波、磁疗、蜡疗、红外线疗法、低、中频脉冲电刺激疗法、水疗等疗法治疗，可消炎消肿止痛、缓解肌肉痉挛、降低纤维结缔组织张力、松解粘连、软化瘢痕，以起到促进神经、肌肉和关节运动功能恢复的作用。

（3）射频法脊神经后内侧支热凝术　本法可用于保守治疗、关节内注射疗法无效者。X线透视下将脊柱穿刺针刺至关节突关节外侧下1/2附近，确认位置后，取出穿刺针芯，置入电极即可进行治疗。为提高疗效针向宜自上斜向下穿刺，使电极与关节处于正切位，而与神经平行。温度宜选择90℃。这种治疗方法操作简单，创伤较小，但远期效果较差，治愈率约40%。

2.手术治疗

（1）直视下脊神经后内侧支切断术　此法用于保守治疗无效，疼痛顽固发作，影响患者工作和生活，尚无关节突骨赘形成，无影像学异常改变者。

（2）筋膜切开松解术　用于腰背部持续性疼痛无法缓解者，此多系腰背部伴有纤维织炎致使末梢神经受卡压之故。一般在局部麻醉下施术，以便于术中根据患者痛点将该处组织切开松解。

（3）脊柱融合术　对伴有椎体明显不稳，或伴有后方小关节损伤性关节炎者，可选择相应的脊柱融合术。

（4）脊柱后路小关节减压术　此法用于肥大性脊柱炎因骨赘压迫脊神经根而产生根性症状。

（三）辨证治疗

1.辨证论治

（1）寒湿侵袭证

治则：疏风散寒祛湿，蠲痹止痛。

方药：独活寄生汤或羌活胜湿汤加味。独活9g、桑寄生6g、杜仲6g、牛膝6g、细辛6g、秦艽6g、茯苓6g、桂心6g、防风6g、川芎6g、人参6g、甘草6g、当归6g、芍药6g、干地黄6g。

（2）肝肾亏虚证

治则：补肾壮阳，舒筋通络。

方药：右归饮合补肾壮筋汤加减。熟地黄15g、怀山药20g、山茱萸15g、枸杞子20g、菟丝子20g、鹿角胶20g、杜仲25g、肉桂20g、当归15g、熟附子15g、白芷12g、防风12g、香附15g。

（3）久积劳损证

治则：补益气血，化瘀通络。

方药：八珍汤加味合黄芪桂枝五物汤加减。党参10g、白术10g、茯苓10g、炙甘草5g、川芎6g、当归10g、熟地黄10g、白芍10g、生姜3片，大枣2枚。

2.外治疗法

（1）手法治疗　以舒筋活络、温通经脉为原则，可以纠正患者脊椎轻度排列紊乱，松解粘连，解除肌肉僵硬，改善局部血液循环，消除炎症，减轻症状。患者俯卧，术者双拇指压按肾俞、大肠俞、八髎、腰眼、环跳、委中、承山、昆仑、太溪诸穴，以酸胀为度。以双手掌交叠沿脊柱由上至下推压3~5遍竖棘肌。

（2）针刺疗法　可选肾俞、三焦俞、命门、环跳、委中、昆仑等穴，每次3~4

穴，留针 15 分钟，每日或隔日 1 次，10 次为 1 个疗程。

（3）中药熏蒸疗法　中药熏洗疗法采用电脑控制中药雾化熏洗床进行，熏洗床上铺一次性中单，患者平卧，颈部暴露于熏洗雾化孔，颈部前方及双侧用毛巾被掩盖，避免药汽散发，温度以个体难受为度，日 2 次，每次 30 分钟。常用药方：透骨草、伸筋草各 30g，威灵仙、五加皮、千年健、三棱、莪术各 20g，艾叶、川椒、红花各 10g。用自动煎药机煎制成袋，每日 1 剂。

（四）新疗法选粹

意大利 Siena 大学 Bocci 教授从 20 世纪 80 年代即对臭氧的作用机制进行研究，发现臭氧具有消炎、止痛等作用。臭氧不但可以消炎镇痛，对周围其他组织和结构几乎无损伤，而且还直接作用于神经末梢，刺激抑制性中间神经元释放脑啡肽等物质，从而达到镇痛作用。

（五）医家经验

1. 张超

张超等运用补肾活血汤（枸杞子 60g、熟地黄 40g、杜仲 30g、当归 30g、山茱萸 30g、菟丝子 30g、补骨脂 20g、肉苁蓉 20g、红花 20g、独活 20g、没药 20g、甘草 12g）综合治疗腰椎骨性关节炎，口服补肾活血汤治疗组总有效率为 88.3%，口服补肾活血汤结合补肾活血汤中药离子导入治疗组总有效率为 98.3%，证明补肾活血汤可以缓解患者腰部疼痛，对腰椎骨性关节炎疗效确切。

2. 佟德民

佟德民等将 80 例中重度腰椎增生性脊椎炎的患者随机分为对照组和治疗组，每组 40 例。对照组口服尼美舒利分散片，治疗组在对照组的基础上加服身痛逐瘀汤（处方如下：牛膝 15g，香附、地龙、羌活、秦艽、当归、川芎、五灵脂各 10g，桃仁 9g，没药、红花、甘草各 6g）。观察两组患者治疗后疼痛视觉模拟评分（VAS 评分）及 Oswestry 功能障碍指数评分（ODI 评分）情况。结果治疗后两组 VAS 和 ODI 评分均明显改善，但呈逐渐增高趋势，3 个月随访时治疗组与本组治疗前比较差异具有统计学意义（$P<0.05$），而对照组则无统计学意义（$P>0.05$）。说明身痛逐瘀汤对中重度腰椎增生性脊椎炎患者腰痛程度及肢体功能障碍改善显著，且疗效满意。

五、预后转归

无症状者可不用治疗，平时应注意避免过度劳累，休息充分，保持正确的工作姿势、体位，增强腰背肌的锻炼，天气变化时宜保暖，避风寒。急性期应卧硬板床休息，腰围局部固定，但腰围不可用太长时间，以免导致腰背部肌肉萎缩无力。服用解热镇痛类药物时，应注意其不良反应。

六、预防调护

（一）预防

（1）注意良好的睡眠体位和工作体位　工作中，应避免同一体位持续太久，注意改进工作条件，坚持劳逸结合，坚持做工间操，必要时则应更换工种。

（2）预防外伤　乘车、乘飞机时使用安全带可减小创伤程度。

（3）及时治疗急性损伤　在急性损伤期，应保持卧床休息，用支具固定制动保护，必要时还应口服布洛芬等药物以消炎止痛，尽量使受伤小关节的创伤反应减小至最小程度。

（二）调护

（1）帮助患者树立起战胜疾病的信心。本病的一个重要的临床特征是慢性疼痛，而疼痛是一种主观症状，受患者心理影响较大。因此调整患者心理状态对于治疗和康复都极为重要。

（2）支具的使用可将脊柱维持在合适的体位，红外线、热敷等对改善症状有积极作用。

（3）教会患者自我康复的方法，适量进行治疗性体育锻炼对患者功能恢复更有益处。

七、专方选要

1. 身痛逐瘀汤（《医林改错》）

丁宁等以活血祛瘀、蠲痹止痛法借鉴代医家王清任《医林改错》中的身痛逐瘀汤（牛膝、红花、桃仁、当归各15g，香附、秦艽、羌活各5g，炒五灵脂、地龙、没药、甘草、川芎各10g），加以化裁，并联合脊柱脉冲治疗腰椎小关节，骨性关节炎疗效显著。

2. 独活寄生汤（《备急千金要方》）

张磊等以独活寄生汤加减治疗腰椎骨性关节炎（肝肾不足、筋脉瘀滞证），结果表明，独活寄生汤能显著降低腰椎骨性关节炎患者的炎症反应，调节细胞外基质平衡，促进软骨组织的修复，对改善预后具有积极意义。

八、评述

肥大性脊柱炎是一种不明原因的慢性疾病，目前国内外治疗肥大性脊柱炎的方法多种多样，但尚未有重大突破。近年来中医药治疗肥大性脊柱炎已被社会所重视。中医学以"肾藏精，主骨，生髓"的理论为基础，通过补肝肾、蠲痹痛，达到强筋壮骨的目的。目前在临床中运用补肾法为主治疗各类的肥大性脊柱炎，已证实疗效满意。

第二节　类风湿关节炎

类风湿关节炎（RA）是一种病因尚未明了的慢性全身性炎症性疾病，以慢性、对称性、多滑膜关节炎和关节外病变为主要临床表现，属于自身免疫炎性疾病。该病好发于手、腕、足等小关节，反复发作，呈对称分布。

一、病因病机

（一）西医学认识

目前，对于RA的研究已经深入到免疫学、分子生物学、基因工程方面，但病因学及发病机制仍未完全阐明。总的来说RA涉及病因众多，由遗传因素和环境因素等共同作用诱发。一般认为，个体对于类风湿关节炎易感性不同，在微生物及其抗原等诱导下，发生自身免疫反应导致关节等组织损伤。

（二）中医学认识

类风湿关节炎属于中医学"痹证""历节病""尪痹"的范畴。《素问·痹论》曰："风寒湿三气杂至合而为痹也。"《素问·痹论》："所谓痹者，各以其时，重感于风寒湿之气也。"提出风寒湿外邪为痹证之病因。类风湿关节炎病变在关节滑膜，与中医学所言"筋骨"类似，《内经》曰："肾者，封藏之本，精之处也，其充在骨，阴中之少阳""肝者，罢极之本，其充在筋，以生血气"，故可以判断本病与肝肾密不可分。早在《金匮要略·中风历节病脉证并治》提出："寸口脉沉而弱，沉即主湣，弱即主筋，沉即为肾，弱即为汗，故曰历节"，并且《金匮要略》继承发扬了《素问》之学术思想，说明历节病的病机乃肝肾先虚为病之本，寒湿外侵为病之标，虽留注于筋骨，实与其所合之脏关系甚大，不可舍本求末，首次提出了内因——肝肾、气血不足在历节病中的重要性。综上，本病应为本虚标实之病，肝肾亏虚、气血不足为本虚，风寒湿阻、气滞血瘀为标实。

二、临床诊断

（一）辨病诊断

1. 临床表现

RA 是以慢性关节炎症为主要表现的自身免疫性疾病，进程缓慢。美国风湿病学会 1987 年修订的 RA 诊断标准如下，≥4 条可以确诊 RA。①晨僵至少 1 小时（≥6 周）；②3 个或 3 个以上的关节受累（≥6 周）；③手关节（腕、MCP 或 PIP 关节）受累（≥6 周）；④对称性关节炎（≥6 周）；⑤有类风湿皮下结节；⑥X 线片改变；⑦血清类风湿因子阳性（滴度 >1∶32）。

2. 相关检查

（1）实验室检查

①类风湿因子（RF）：RF 是临床应用最多的诊断 RA 的血清学指标。虽然其检测简便、快速，但 RF 除在 RA、系统性红斑狼疮（SLE）患者检测时表现一定阳性外，在其他自身免疫性疾病中的阳性率也较高，如干燥综合征、SLE 等结缔组织病，肝炎、结核及细菌性心内膜炎等感染性疾病。因此 RF 阳性与否不能作为诊断 RA 的唯一依据。

②抗角蛋白抗体（AKA）：AKA 是用免疫荧光法检测到的 RA 患者血清中一种能与鼠食管角质层反应的抗体。AKA 与 RA 的病情严重程度和疾病的活动度相关，其出现提示预后不良，这对早期 RA 的诊断提供一定的临床价值。AKA 可以作为确诊 RA 的方法之一，可联合其他自身抗体同时检测。

③抗核周因子（APF）：APF、AKA、RF 检测可提高对 RA 诊断特异性及诊断率。该 3 种抗体检测者中，两种以上抗体阳性的 RA 患者，骨破坏更严重；3 种抗体均阳性较抗体均阴性 RA 患者，关节外表现更多炎症反应。

④抗 RA33 抗体：抗 RA33 抗体被认为是类风湿关节炎患者早期出现的一种特异性自身抗体，对 RA 诊断具有极高的特异性。抗 RA33 抗体可出现在不典型的早期 RA 患者中。

⑤抗 Sa 抗体：Sa 抗原存在于 RA 患者关节滑膜组织中，在 RA 发病和疾病进展过程中发挥了一定的作用，抗 Sa 抗体在 RA 检测中敏感度为 44.8%，特异度为 95.8%。抗 Sa 抗体的检测有助于 RA 的诊断。

⑥抗 p68 抗体：抗 p68 抗体对 RA 的敏感度和特异度分别为 67.8% 和 91.3%。阳性预测值为 87.9%，阴性预测值为 75.1%，在 RA 的早期诊断中有一定的意义。

（2）MRI 能显示滑膜的炎症、渗出、增厚、血管翳等现象，可为类风湿关节炎的早期诊断提供客观的依据。临床上多关节痛患者，MRI 显示有对称性滑膜强化或增厚，高度提示为早期 RA，当关节积液、肌腱炎、骨侵蚀、骨髓水肿中有至少 1~2 项并存时，可确诊为 RA。

（3）超声 超声不但安全无创，无辐射，且在关节积液、滑膜增厚、滑膜血管过度增生等检查中具有优势，有利于小关节滑膜炎病变的检出及 RA 的早期诊断。

（二）辨证诊断

本病可以按照急性期及缓解期进行分型辨证论治。

1. 急性期

（1）寒湿痹阻证

临床证候：关节肿胀疼痛、痛有定处，晨僵屈伸不利，遇寒则痛剧，局部畏寒怕冷，舌质淡，苔薄白，脉沉紧或浮紧。

辨证要点：关节遇寒而痛，与湿热相反，口淡而不渴，舌质淡而苔白，脉弦紧。

（2）湿热痹阻证

临床证候：关节红肿疼痛，晨僵，肢体酸楚沉重，关节屈伸不利，兼有恶风发热、有汗不解、心烦口渴，便干尿赤，舌质红，苔黄或燥，脉弦或弦数。

辨证要点：关节肿痛、发热、畸形，并口渴、小便黄、大便干，舌质红，苔黄且腻，脉滑。

（3）寒热错杂证

临床证候：寒热证均不明显，肢体关节疼痛或肿胀，活动受限，或见恶寒恶风，舌质淡或淡红，舌苔黄白相兼，脉紧而数。

辨证要点：不寒不热，关节疼痛或肿胀，屈伸不利，恶风恶寒，舌质淡或淡红，苔黄白，脉紧而数。

2. 缓解期

（1）痰瘀阻络证

临床证候：周身关节疼痛剧烈，部位固定不移，关节屈伸不利，周围可见硬结，肌肤甲错，肢体瘀斑，口渴不欲饮，或见午后或夜间发热，舌质紫暗或有瘀点、瘀斑，脉细涩。

辨证要点：关节疼痛剧烈、固定不移、活动受限，且可见硬结，肌肤甲错、瘀斑，或午后或夜间发热，舌质紫暗或有瘀斑、脉细涩。

（2）肝肾不足证

临床证候：关节疼痛日久，腰膝酸冷，关节屈伸不利，或手足拘急，或见关节畸形或强直，头晕耳鸣，心悸不宁，肌肉瘦削，舌质红少苔，脉沉细弱。

辨证要点：关节疼痛、腰膝酸冷、关节屈伸不利，或手足拘急，或关节畸形或强直，舌质红少苔，脉沉细弱。

（3）气血亏虚证

临床证候：肢体关节酸痛，肌肤麻木不仁，入夜尤甚，活动后疼痛减轻。伴有神疲乏力、面色少华、头晕耳鸣、心悸气短、自汗，舌质淡，苔薄白，脉沉细弱。

辨证要点：肢体关节酸痛，肌肤麻木不仁，夜间加重，伴有神疲乏力、头晕耳鸣，舌质淡，苔薄白，脉沉细弱。

三、鉴别诊断

（一）西医学鉴别诊断

1. 骨关节炎

骨关节炎多见于中、老年人，起病过程大多缓慢。手、膝、髋及脊柱关节易受累，而掌指、腕及其他关节较少受累。病情通常随活动而加重或因休息而减轻。晨僵时间多小于半小时。双手受累时查体可见 Heberden 和 Bouchard 结节，膝关节可触及摩擦感。不伴有皮下结节及血管炎等关节外表现。类风湿因子多为阴性，少数老年患者可有低滴度阳性。

2. 强直性脊柱炎

本病以青年男性多发，以中轴关节如骶髂及脊柱关节受累为主，虽有外周关节病变，但多表现为下肢大关节，为非对称性的肿胀和疼痛，并常伴有棘突、大转子、跟腱、脊肋关节等肌腱和韧带附着点疼痛。关节外表现多为虹膜睫状体炎、心脏传导阻滞障碍及主动脉闭锁不全等。X 线片可见骶髂关节侵袭、破坏或融合，患者类风湿因子阴性，并且多为 HLA-B27 抗原阳性。本病有更为明显的家族发病倾向。

3. 肿瘤骨转移

恶性肿瘤骨转移的常见部位以脊椎骨、颅骨、骨盆及肋骨等躯干骨多见，但也要注意发生广泛性骨转移的患者，这种神经性疼痛持续时间久，程度严重，一般不能被普通药物缓解。

4. 系统性红斑狼疮

本病患者在病程早期可出现双手或腕关节的关节炎表现，但患者常伴有发热、疲乏、口腔溃疡、皮疹、血细胞减少、蛋白尿或抗核抗体阳性等狼疮特异性、多系统表现，而关节炎较类风湿关节炎患者程度轻，不出现关节畸形。实验室检查可发现多种自身抗体。

5. 银屑病关节炎

银屑病关节炎的多关节炎型和类风湿关节炎很相似。但本病患者有特征性银屑疹或指甲病变，或伴有银屑病家族史。常累及远端指间关节，早期多为非对称性分布，血清类风湿因子等抗体为阴性。

（二）中医学鉴别诊断

本病应与骨痿相鉴别。骨痿，亦称肾痿。由于肾热内盛，或邪热伤肾，阴精耗损，骨枯髓虚所致。症见腰脊酸软、不能伸举、下肢痿弱、不能行动、面色暗黑、牙齿干枯等。《素问·痿论》："肾气热，则腰脊不举，骨枯而髓减，发为骨痿""有所远行劳倦，逢大热而渴，渴则阳气内伐，内伐则热舍于肾。肾者水脏也，今水不胜火，则骨枯而髓虚，故足不任身，发为骨痿"。

四、临床治疗

（一）提高临床疗效的要素

（1）明确诊断，确定符合本病诊断的指标。

（2）根据类风湿关节炎中医辨证分型及分期选择不同的治疗手段。

（3）根据患者全身情况及基础疾病选择不同的方法。

（4）确定症状的轻重程度、受累关节是否严重畸形。

（二）辨病治疗

1. 非手术治疗

（1）一般性治疗　急性期应适当休息，尤其是有发热及内脏累及的患者，应减少活动，卧床休息。慢性恢复期应适当地进行关节功能的锻炼，可进行理疗，防止肌肉的萎缩，尽可能保持关节的功能。此外，应加强对患者的健康宣教，让患者了解本病有关的基本知识，使其很好地配合医生的治疗，并增强战胜疾病的信心。

（2）药物治疗　根据药物的作用特点，WHO将抗类风湿关节炎的药物分为改善症状的抗风湿药物和控制疾病发展的抗风湿药。前一类药物包括非甾体抗炎药、慢作用抗风湿药、糖皮质激素；后一类目前尚在探索和实验阶段。

①非甾体抗炎药：此类药物品种很多，它们的结构也不相同，仅用作对症治疗，不能阻止病情的发展。此类药物毒性及不良反应主要有胃肠道反应、肾损害、肝功能异常、皮疹、哮喘等。

②慢作用抗风湿药：由于本类药物起效时间较慢，并认为可能有控制病情发展的作用，故称为慢作用抗风湿药，又曾命名为改变病情药。主要包括甲氨蝶呤、抗疟药、柳氮磺胺吡啶、青霉胺、环孢霉素A、金制剂、来氟米特等。这类药物部分阻止病情的进展，是目前控制RA的主要药物。临床诊断明确的RA患者应尽早采用，以减缓关节的侵蚀、破坏。

③糖皮质激素：糖皮质激素有明显的抗炎作用。临床上它能迅速减轻晨僵、关节肿痛、发热、疲乏、食欲不振等症状，血沉、C-反应蛋白也可改善。糖皮质激素主要适用于有关节外症状的患者，或关节炎明显而非甾体抗炎药不能很好地控制，或慢作用抗风湿药尚未起效的患者。

2. 手术治疗

手术治疗包括关节置换和滑膜切除手术。关节置换适用于晚期有关节畸形并失去功能障碍的关节。滑膜切除手术虽然可使滑膜炎症得到一定的缓解，但当滑膜再次增生时病情又趋复发。

（三）辨证治疗

1. 急性期

（1）寒湿痹阻证

治则：祛风散寒，除湿通络。

方药：乌头汤加减。制乌头 12g、白芍 15g、黄芪 15g、防风 15g、炙甘草 6g、桂枝 15g、羌活 12g、独活 15g、海风藤 30g。若风盛关节游走性疼痛、恶风者，加白芷 12g、桑枝 30g、白花蛇 1 条以祛风止痛；寒盛关节疼痛剧烈、得温则舒者，加制附子 12g、细辛 6g 以温阳散寒止痛；湿盛关节肿胀重着、肌肤麻木不仁者加萆薢 30g、泽泻 15g、茯苓皮 30g 以利湿消肿。

（2）湿热痹阻证

治则：清热解毒，利湿祛风，活血通络。

方药：四妙丸加减。黄柏 15g、苍术 15g、薏苡仁 30g、川牛膝 15g、姜黄 15g、泽兰 12g、萆薢 30g、忍冬藤 30g、防风 15g、羌活 12g、独活 12g。关节肿甚者，加泽泻 15g、猪苓 15g、防己 12g 以利水消肿；热甚发热者，加柴胡 15g、水牛角 50g、白花蛇舌草 30g 以清热解毒；中焦湿盛，纳呆便溏、苔厚腻者，加绵茵陈 20g、砂仁 10g（后下）、土茯苓 30g 行气化湿；关节疼痛剧烈者，加三七片 12g 以活血止痛。

（3）寒热错杂证

治则：祛风散寒，除湿清热。

方药：桂枝芍药加知母汤加减。桂枝 15g、赤白芍各 15g、知母 12g、防风 15g、白术 15g、炙甘草 6g、姜黄 15g、泽兰 12g、丹参 15g、蜈蚣 2 条。若上肢关节病重者，加桑枝 18g、羌活 12g、威灵仙 12g 以祛风通络止痛；下肢关节病重者，加独活 12g、牛膝 15g、防己 12g、萆薢 30g 通经活络、祛湿止痛。

2. 缓解期

（1）痰瘀阻络证

治则：活血化瘀，祛风胜湿。

方药：活血祛瘀汤加减。桂枝 15g、茯苓 20g、牡丹皮 12g、赤芍 15g、桃仁 12g、当归 12g、川芎 12g、威灵仙 15g、续断 15g、牛膝 15g。瘀血凝滞较甚者，加地龙 12g、全蝎 6g 以加强活血通络之功。

（2）肝肾不足证

治则：补益肝肾，祛风通络。

方药：独活寄生汤加减。独活 12g、桑寄生 30g、茯苓 20g、桂枝 15g、白芍 15g、熟地黄 15g、当归 12g、白术 15g、防风 15g、细辛 6g、牛膝 15g、杜仲 15g、续断 15g、秦艽 12g、党参 20g。若舌质暗红或有瘀点瘀斑者，加桃仁 10g、红花 10g 以活血化瘀；手足筋脉拘急者，加木瓜 12g、伸筋草 15g 以舒筋活络。

（3）气血亏虚证

治则：益气补血，活血通络。

方药：黄芪桂枝五物汤加减。黄芪 30g、桂枝 12g、白芍 15g、熟地黄 15g、生姜 3 片、大枣 10 枚、当归 12g、牛膝 15g、鸡血藤 30g、党参 20g、白术 15g、茯苓 20g、炙甘草 6g。血虚明显，面色萎黄、唇甲淡白者，加阿胶 15g（烊服）、紫河车 15g 以补益精血；痹久肢体麻木不仁者，加乌梢蛇 12g、地龙 12g 以疏风通络。

（四）新疗法选粹

1. 生物制剂

随着 RA 免疫病理过程阐明及生物工程技术的发展，针对免疫发病的关键环节，生物学疗法已用于 RA 的治疗。

（1）针对细胞因子治疗　用生物制剂阻断前炎症性细胞因子。①TNF-a 抑制剂：因福利美可阻断 TNF-a 的作用，已用于临床治疗，是治疗 RA 较为有效的生物制剂；依那西普是重组人型肿瘤坏死因子受体 - 抗体融合蛋白，可特异性结合肿瘤坏死因子，阻断其与细胞表面肿瘤坏死因子受体结合，发挥治疗作用。②IL-1 抑制剂：目前有两种 IL-1R 抑制剂，IL-1R 拮抗剂（IL-1Ra）和可溶性 IL-1R（sIL-1R）。IL-1Ra 的作用在于阻断 IL-1 与其表面受体的结合。

（2）其他生物制剂　抗 T 细胞抗体以及针对黏附分子等的生物制剂，可抑制 T 细胞的激活和细胞因子的释放，可能成为 RA 治疗药物，目前正在研究之中。

2. 造血干细胞移植与基因治疗

从干细胞水平和基因水平研究 RA 患者的免疫功能，以期对 RA 发病机制的探索开辟新的途径并从根本上治愈 RA，可能有很好的前景，不过目前正在探索之中。

（五）医家经验

张鸣鹤

张鸣鹤教授对类风湿关节炎的临床经验有热痹为多、辨证治疗、药物运用以及关节变形防治等 4 个方面。其中辨证临床以热痹为多，前期应注重风湿热邪的轻重比较，佐以活血化瘀、滋阴清热；后期以扶正为主，补益肝肾、清解余毒。张鸣鹤教授在药物运用中注重其归经和特殊作用，对类风湿关节炎临床药物选用有其独到的见解。植物类药物运用较为频繁，强调不同的药物可用于相对应的症状及发病部位。虫类药物使用较少，但在通络治疗上有点睛作用。同时提出，类风湿关节炎应防治结合、规范用药；对关节变形但骨质尚未融合的患者提出牵拉矫形的治疗方法，显著提升患者的生存质量。张老以清热解毒为 RA 治疗的基本原则，在此基础上佐以祛风除湿、活血通络。活动期患者出现关节肿胀热痛、疼痛剧烈、关节局部皮色发红、压痛明显，小便黄，舌红苔黄，脉弦滑或数；或关节肿胀酸痛、局部色暗，肢体沉重，压痛较轻，伴有关节积液，舌淡苔白，

辨证均属于风湿热痹证。临床上根据患者湿热之邪的轻重对比，前者予以清热解毒，佐以祛风除湿；临床药物常用金银花、连翘、红藤、板蓝根、虎杖、蒲公英等，也可以选择中成药"痹肿消"、"热痹康胶囊"和"湿热痹片"进行治疗。张教授临床上常在大量的寒凉药物之后稍佐温热药物，如干姜、附子、肉桂、桂枝、荜澄茄等，用以顾护脾胃、加强祛风除湿药物的疗效。

五、预后转归

类风湿关节炎病程多变化，约 10% 的患者能自然缓解，症状自行消退；10% 的患者病程呈进行性；大多数患者的病情波动、不稳定，呈波浪型、时起时伏、反复发作，经及时治疗，其临床症状能逐渐减轻，关节功能得到改善。病情持续 2 年以上者，多难自行缓解。病情持续活动者，预后不佳，可于数年内出现关节畸形、强直。病情反复者，病程渐进、最终易出现关节畸形及功能受损。晚期很多患者可并发干燥综合征，部分病例并发心脏病和肾淀粉样变，尤其广泛累及重要器官（心、肾、肺）者，预后不良。

六、预防调护

1. 生活起居

居住环境宜通风、干燥、温暖，防范风寒侵袭。生活起居要有一定的规律，不要劳逸太过。积极预防和治疗各类早期感染，以免诱发病情加重。保持精神愉快和情绪乐观，对本病治疗有着积极的影响。坚持锻炼，提高抗病能力。每日至少 1 次医疗体操和关节操，增加四肢各关节活动度为主，每个关节应做到极限，强迫关节做全范围运动，急性及亚急性病例亦不例外，但不应引起疼痛加剧。一般以每隔 1~2 小时进行短时间的练习（5 分钟或更少）为宜。

2. 饮食调节

饮食应富含营养，以高蛋白、高热量、高纤维素及易于消化的食物为宜。同时可根据患者不同体质及病邪偏盛选择不同的食物。一般来说，形瘦有热者，宜食清凉之品，如莲子心、百合等泻火益阴之品；形胖气虚多痰者，宜食薏苡仁、山药、扁豆等健脾化湿之品；风邪偏盛者宜豆豉、荠菜；寒邪偏盛者宜茴香、桂枝、花椒佐菜；湿邪偏盛者，可以薏苡仁、赤小豆、扁豆佐汤料；热邪偏盛者宜马蓝头、通心草煨鸭、青菜、水果等；肾虚腰痛者宜胡桃肉、猪腰；气血虚弱者，黄芪、大枣炖母鸡、甲鱼、黑鱼等皆宜进食。

七、专方选要

1. 桂枝芍药知母汤

刘晓丽用桂枝芍药知母汤（桂枝、苍术、麻黄、防风、没药、秦艽、雷公藤、青风藤各9g，白芍、知母各12g，蜈蚣10g，炙甘草5g）加减治疗类风湿关节炎。对于热重者加石膏9 g，寒重者加川乌9g，附子6g，关节肿大者加白芥子、胆南星各10 g，瘀血者加桃仁、红花各8g。取得了良好的临床疗效。

2. 乌威蠲痹汤

董松林用乌威蠲痹汤〔制川乌、制草乌各3g（先煎），威灵仙20g，生麻黄4g，炒白芍15g，炙黄芪30g，炒白术15g，乌梢蛇9g，炙甘草6g〕治疗类风湿关节炎（风寒夹湿证）。游走性疼痛、怕风者，加全蝎、独活；痛重、关节僵硬者，加附子、干姜；局部肿胀、酸痛者，加薏苡仁、僵蚕；年老体弱、病久缠绵者，加大炙黄芪用量，并加茯苓、当归；红肿痛者，加黄柏、苍术。临床随证灵活加减，取得了不错的疗效，值得参考。

第三节　强直性脊柱炎

强直性脊柱炎（AS）是一种主要累及中轴骨骼的慢性炎症性疾病，其特征是从骶髂关节开始，逐步上行性蔓延至脊柱关节，造成骨性强直。本病以往认为是类风湿关节炎中的特殊类型。但与类风湿关节炎相比，本病从发病年龄、性别、患病部位和对治疗的反应等各项指标来分析，都不相同。随着类风湿因子和组织相容抗原HLA-B27的发现，进一步证明类风湿关节炎和强直性脊柱炎是两个完全不同的疾病。目前公认该病属结缔组织血清阴性疾病，而不再是类风湿关节炎的一种类型。本病发病率约占全人口的0.1%，多见于男性青年，男女之比约为10∶1，好发于16~25岁。除心脏并发症及肾淀粉样变性和颈椎骨折脱位外，本病对患者的寿命并无明显影响。

一、病因病机

（一）西医学认识

该病病因至今未明，强直性脊柱炎很可能是由于基因因素和环境因素的综合作用所引起的疾病。能够解释本病的家族倾向的学说是多因素遗传，本病与生殖泌尿感染和肠道疾病有一定的关系。可引作参考的有以下几个方面的内容。

1. 基因因素

强直性脊柱炎比类风湿关节炎有更强的家属遗传倾向，不少作者在临床上都看到过兄弟或父子同时患病的情况。尽管基因因素的重要性已被公认，但其遗传方式仍不清楚。有人认为本病是由一个常染色体显性因素所产生的，也有人认为本病乃由多因素遗传。

2. 感染因素

Romanus 在 1953 年强调生殖泌尿感染

是引起本病的重要因素。他在114例男性强直性脊柱炎患者中，发现102例（89%）有此感染。他假定盆腔感染可通过淋巴途径或Batsom静脉丛先到骶髂关节，然后再到脊柱，感染可从前列腺或精囊扩散到大循环，因而产生全身症状、周身关节、肌腱附着点和眼色素膜的病变。但不幸的是他未曾估计到正常对照人群中，生殖泌尿系感染的发生率都达35%~50%之多。

3. 其他因素

包括外伤、甲状旁腺疾病、肺结核、铅中毒、上呼吸道感染、淋病、局部化脓性感染、内分泌及代谢缺陷、过敏等，都曾被人提及，但都缺乏有力的根据。

（二）中医学认识

强直性脊柱炎是西医学中的病名，古代医籍中并没有此病名，但根据其临床表现及后期脊柱"竹节样"改变，可以在古籍中找到相应的病名，如"腰痛""足跟痛""骨痹""肾痹""大偻""脊强""竹节风""龟背风""痹证""历节风"等。

《素问·脉要精微论》中说："腰者肾之府，转摇不能，肾将惫矣。"说明腰部丧失活动功能是肾严重虚损的外在表现。张介宾在《景岳全书》中引徐东皋所言"腰者，肾之外候，一身所恃以转移阖辟者也。盖诸脉皆贯于肾而络于腰脊，肾气一虚，腰必痛矣。除坠伤之外，不涉于虚。其于风寒湿热，虽有外邪，多有乘虚相犯，而驱邪之中，又当有以究其本也"。《医学心悟》："腰痛，有风，有寒，有湿，有热，有瘀血，有气滞，有痰饮，皆标也。肾虚，其本也。"《七松岩集》中有说到"然痛有虚实之分，所谓肾虚者，皆两肾之精神气血虚也，凡言肾虚者，是两肾自病耳。所谓实者，非肾家自实，是两腰经络血脉之中，为风寒湿所侵，闪腰锉气之所碍，腰内空腔之中，为湿痰瘀血凝滞不通而为痛"。上述论述均明确指出腰痛、腰部活动不利的根本原因是肾虚，而又有风、寒、湿、热、瘀血、痰饮、气滞等的标实表现。

二、临床诊断

（一）辨病诊断

1. 临床表现

AS好发于16~25岁青年人。起病隐袭，进展缓慢。早期症状常为下腰痛和僵硬，可伴乏力、食欲减退、消瘦和低热等。起初疼痛为间歇性，后变为持续性。后期炎性疼痛消失，脊柱大部强直，可发展至严重畸形。女性患者局围关节侵犯较常见，进展较慢，脊椎畸形较轻。

（1）骶髂关节　最早为骶髂关节炎，后发展至腰骶部、胸椎及颈椎。下腰痛和僵硬常累及臀部、大腿，但有神经系体征。AS下腰痛可从一侧转至另一侧。直抬腿试验阴性，直接按压骶髂关节或将其伸展，可引起疼痛。有时只有骶髂关节炎的X线征而无症状和体征。

（2）腰椎　下腰痛和活动受限多是腰椎受累和骶髂关节炎所致。早期为弥漫性肌肉疼痛，以后集中于腰骶椎部，腰部前屈、后伸、侧弯和旋转均受限，腰椎棘突压痛，腰背椎旁肌肉痉挛。后期有腰背肌萎缩。

（3）胸廓、胸椎　腰椎受累后波及胸椎。可有胸背痛、前胸和侧胸痛。胸部扩张受限，胸痛为吸气性，可因咳嗽、喷嚏加重。主要由于肋椎关节、肋骨肋软骨连接处、胸骨柄关节和胸锁关节受累。胸廓扩张度较正常人降低59%以上。

（4）颈椎　早期可为颈椎炎。由腰胸椎病变上行而来。可发生颈-胸椎后凸畸形，头常固定于前屈位，颈后伸、侧凸、旋转可受限。可有颈椎部疼痛，沿颈部向头部放射。神经根痛可放射至头和臂。有颈部肌肉痉挛，最后肌肉萎缩。

（5）后期脊柱改变　颈部固定于前屈位，胸椎后凸畸形，胸廓固定，腰椎后凸畸形，髋和膝关节屈曲挛缩是 AS 后期特征性姿势。此期炎症疼痛消失，但可发生骨折，一般为多发性。

（6）周围关节　周围关节受累率为肩和髋 40%，膝 15%，踝 10%，腕和足各 5%。极少累及手。肩和髋关节活动受限较疼痛突出，早期滑膜炎期，即活动受限，随着病变进展，软骨退变，关节周围结构纤维化，关节强直。

（7）关节外病变　AS 可影响多系统，伴发各种疾病。①心脏病变；②眼部病变；③肺部病变；④慢性前列腺炎；⑤淀粉样变；⑥肾脏病变；⑦神经系统病变。AS 后期可发生马尾神经受侵犯。表现为隐袭起病的下肢或臀部疼痛。伴感觉和运动功能障碍，出现膀胱和直肠症状。其他有颈椎脱位和骨折引起的脊髓压迫症状，以及椎间盘炎引起的剧烈疼痛。

2. 相关检查

（1）实验室检查　AS 没有诊断性的或特异性的检查。50%~75% 的患者出现轻度血沉增快，轻至中度 IgA 升高亦常可见到，它与类风湿因子和抗核抗体无任何相关性。与其他炎性关节病相比，其关节液亦无特别之处。15% 的患者可有轻度贫血。

HLA–B27 检测对 AS 的诊断有帮助，该检测对某种族来说对诊断有很高的敏感性，但对有腰痛的 AS 患者来说，它并不作为常规来检查，也不作为诊断和排除诊断的筛选试验。其临床用途很大程度上取决于检测的背景。

（2）放射学检查　AS 的特征性放射学改变，要经历很多年后才出现。骶髂关节炎是最早和最持久的 X 线征象。后前位 X 线片表现为双侧对称性软骨下骨板模糊，接着是类似邮票的锯齿样破坏和邻近骨的

硬化。病变最初在髂骨面更清楚。随着软骨下骨破坏的发展会形成骶髂关节间隙增宽的假象。继骨间桥和钙化出现后关节间隙逐渐变狭窄，数年后出现骶髂关节骨性强直，邻近骨硬化消失。

对于病变处于早期的患者，行 CT 检查以利于早期诊断。磁共振成像（MRI）虽可提供更完美的图像，而且无辐射之弊，但价格昂贵，目前建议用于观察早期炎症性病变。另外有 20% 的 AS 患者和一些早期严重的病例，可以很快地从 X 线片显示骶髂关节基本正常发展到关节间隙几乎消失，应用 MRI 使得发现这样的早期病例成为可能。而放射线核素扫描特异性太差不能用以判定早期骶髂关节炎。

（二）辨证诊断

1. 湿热壅滞督脉证

（1）临床证候　腰部疼痛剧烈、拒按、僵硬、屈伸不利、夜间尤甚、活动后减轻，甚则不能活动，或伴下肢关节肿痛、灼热、身重、发热、口干口苦、纳差、小便黄赤、大便干结、舌红或暗红、苔黄腻或黄燥、脉弦数、滑数或濡数。

（2）辨证要点　多见于强直性脊柱炎早、中期的急性活动期。阳盛邪实，邪正斗争激烈，气血壅滞。

2. 寒湿留着督脉证

（1）临床证候　腰骶部冷痛或重着，骨节酸痛，得温则舒，身重转侧不利，晨起尤甚，活动后减轻，阴雨天加剧，口淡不渴，舌淡红，苔白，脉濡缓或弦紧。

（2）辨证要点　多见于强直性脊柱炎早、中期，病情呈慢性活动性。素体阳虚，风寒湿邪内侵，邪留督脉。

3. 肝肾阴亏、邪留督脉证

（1）临床证候　腰背强直，屈伸不利，腰酸腿软，肌肉萎缩，伴烦热盗汗、失眠易怒、目睛干涩、咽干、大便干少、小便

黄，舌质偏红，苔薄或少苔，脉细弦或弦细数。

（2）辨证要点　多见于强直性脊柱炎中、晚期，呈慢性活动性。邪去阴伤或余热未清。

4.脾肾阳虚、寒留督脉证

（1）临床证候　腰背强直，屈伸不利，腰酸腿软，肌肉萎缩，伴形寒肢冷、面色无华、气短神疲、自汗懒言、形体瘦弱、胃纳少、大便溏泄、夜尿频，舌淡或淡暗、舌体胖、边有齿印，苔薄白，脉沉细。

（2）辨证要点　多见于强直性脊柱炎中、晚期。病久阴损及阳，或久服苦寒攻伐之剂损伤阳气。

5.肝肾精亏、督脉失养证

（1）临床证候　腰背强直，屈伸不利，晨僵，腰酸腿软，肌肉萎缩，精神萎靡，头晕健忘，耳鸣耳聋，夜梦多，男子阳痿早泄，妇女月经量少，舌淡苔白，脉沉细弱。

（2）辨证要点　多见于强直性脊柱炎中、晚期。风寒湿由经络附着于筋骨，正气日耗，由气血而及于肝肾，肝肾精血亏虚，筋骨失养，风寒湿痰瘀胶着难去而筋挛骨损。

三、鉴别诊断

（一）西医学鉴别诊断

1.腰痛病

AS的病因不明，早期诊断非常困难，因此患者的病史、体征和X线检查结果就相当重要。下腰痛和僵硬感是最常见的临床表现，但很多其他表现可先于此发生。不过在人群中腰痛是极其常见的症状，且引起腰痛最常见的原因并非炎症性的，而是机械性的。机械性疼痛一般在活动时加重、休息时减轻，不伴扩胸度和脊柱侧弯活动受限，血沉常不快，X线检查无骶髂关节炎（表20-3-1）。

表20-3-1　炎性下腰痛与机械性下腰痛的鉴别

项目	炎性下腰痛	机械性下腰痛
发病年龄	<40岁	任何年龄
起病	慢	急
症状持续时间	>3个月	<4周
晨僵	>1小时	<30分钟
夜间痛	常常	无
活动后	改善	加剧
骶髂关节压痛	多有	无
背部活动	各方向受限	仅屈曲受限
扩胸度	常减少	正常
神经系统查体异常	少见	多见
血沉增快	常有	多无
骶髂关节X线异常	常有	常无

2. 髂骨致密性骨炎

髂骨致密性骨炎最常见于青年女性，出现局限于髂骨面的骨硬化，在 X 线上呈特征性扇形分布的高密度区。弥漫性特发性骨肥厚最常见于老年人，以前纵韧带和肌腱、韧带骨附着处的层状骨肥厚为特征。在 X 线上很容易和晚期 AS 相混淆。

3. 其他

无论是老年人还是年轻人，在进行腰痛的鉴别诊断时都要考虑到恶性肿瘤。其他可引起腰痛的疾病还包括盆腔炎性疾病、化脓性椎间盘炎、化脓性骶髂关节炎、Paget 骨病、Schcuemlann 病、骨氟中毒、结核性脊柱炎、慢性布氏杆菌病、二氢焦磷酸钙沉着症、褐黄病、中轴骨软化、先天性脊柱后侧突和甲状旁腺功能减退症等。原发性和继发性甲状旁腺功能亢进可引起骶髂关节面不规则，尤以髂骨侧为甚，可引起软骨下骨吸收和邻近骨硬化，但不发生关节间隙狭窄和强直。偏瘫和四肢瘫患者的骶髂关节也可出现类似炎症性改变，甚至可以完全融合。

（二）中医学鉴别诊断

本病应与骨痿相鉴别。两者皆为骨骼疾病，后者多为肝肾亏虚、肾阳虚不能滋养筋骨出现骨骼痿软无力。而前者多为寒湿、风湿、湿热等邪气侵袭，导致形体变形，症状多以剧烈疼痛为主。后者多以酸困疼痛为主。

四、临床治疗

（一）提高临床疗效的要素

（1）早诊断、早治疗，对于强直性脊柱炎来说非常重要。

（2）根据患者的年龄、全身情况、基础疾病及病情严重程度选择治疗方法。

（3）病情缓解药的早期应用、单选应用及联合应用，止痛药物的长期应用非常关键。

（二）辨病治疗

目前虽无治愈 AS 的有效办法，但大多数患者的病情可以得到较好控制。患者及时就医、早期诊断、正确的处理措施对结局影响很大。近年来，本病的预后已明显改善。

1. 非手术治疗

（1）非药物治疗　患者必须尽量直立行走，尽可能伸直脊柱并定期做背部的伸展运动。劝告患者戒烟，每日做深呼吸运动 1~2 次以维持正常的扩胸度，吸烟不但影响肺功能，还会增加药物的不良反应。睡较硬的床垫，枕头越薄越好，最好是仰卧或伸背俯卧，避免蜷曲侧卧。

（2）药物治疗

1）非甾体抗炎药（NSAIDs）　目前治疗 AS 的主要药物仍是 NSAIDs。无论是急性发病还是在慢性病程中，都可用 NSAIDs 来改善脊柱或是外周关节疾病的症状。所有 NSAIDs 均可减缓疼痛和僵硬感。NSAIDs 的不良反应中较多的是胃肠不适，少数可引起溃疡；其他较少见的有肝、肾损伤、血细胞减少、水钠潴留、高血压及过敏反应等。医师应针对每例患者的具体情况选用一种抗炎药物。抗炎药物通常需要 3 个月左右，待症状完全控制后减少剂量以最小有效量巩固一段时间，再考虑停药，过快停药容易引起症状反复。如一种药物治疗 2~4 周疗效不明显，应改用其他不同类别的抗炎药。在用药过程中应始终注意监测药物不良反应并及时调整。

2）糖皮质激素　不推荐长期口服糖皮质激素，因其不良反应大，且不能阻止 AS 的病程。顽固性肌腱端炎和持续性滑膜炎可能对局部糖皮质激素治疗反应好。对难治性虹膜炎可能需要全身用激素或免疫抑制剂治疗。对外周关节炎可行关节腔内注射糖皮质激素治疗。

3）缓解病情药物（DMARDs） 当NSAIDs治疗不能满意地控制病情、患者对NSAIDs耐受性较差，或者当患者出现了较多的关节外症状等情况时，应考虑使用缓解病情药。

①柳氮磺吡啶（SSZ）：1984年以来，SSZ在全世界广泛用于治疗AS。到目前为止，只有SSZ被证实治疗AS有效，且该药主要对患者的外周关节有效，但对脊柱和肌腱端炎无效或效果不佳。为了弥补SSZ起效较慢及抗感染作用较弱的缺点，通常选用一种起效快的抗菌药物与其并用。本品的不良反应包括消化系症状、皮疹、血细胞减少、头痛、头晕以及男性精子减少及形态异常（停药可恢复）。

②甲氨蝶呤（MTX）：一种叶酸拮抗剂，广泛用于治疗类风湿关节炎。临床研究表明MTX对于临床症状有改善，特别是外周关节炎症状明显改善，但脊柱症状没有变化，同时减少了NSAIDs剂量、降低ESR。

③TNF-α抑制剂：TNF-α在免疫反应中具有介导炎症和免疫调节作用，其效应包括：激活淋巴细胞、释放其他细胞因子（IL-1、IL-6）、前列腺素和金属蛋白酶，也可以促进血管形成和调节黏附分子作用。

④沙利度胺：沙利度胺有特异性免疫调节作用。它能抑制单核细胞产生TNF-α，也能协同刺激T淋巴细胞、辅助T细胞应答，还可抑制血管形成和黏附分子活性。

⑤帕米膦酸盐：帕米膦酸盐是一种二膦酸盐类药物，有抑制骨再吸收作用，常用来治疗代谢性骨病及多发性骨髓瘤。

⑥阿米替林：阿米替林是一种三环类抗抑郁药物，主要有镇静、止痛和催眠作用。研究证明，小剂量的阿米替林可用于治疗纤维肌痛、疲劳感。药物本身并无抗炎作用，但却是小剂量NSAIDs治疗的最好辅助治疗方式。因此，阿米替林用于治疗时的最大优势在于它可促进睡眠的完整性，由此减轻了疲劳感。

2. 手术治疗

一些部位如果出现严重的运动功能受限，可以进行外科手术干预，如颈椎、腰椎驼背、髋关节等。

（三）辨证治疗

1. 湿热壅滞督脉证

治则：清热解毒，化湿通络，活血止痛。

方药：四妙丸加味。黄柏、苍术、姜黄各15g，薏苡仁、宽筋藤、萆薢各30g，怀牛膝18g、泽兰12g、生甘草10g。湿重关节肿胀、苔厚腻者，加茵陈、威灵仙各15g，野木瓜、泽泻各12g以除湿消肿；热盛关节灼热或有发热者，加忍冬藤、白花蛇舌草各30g，赤芍、生地黄各15g，柴胡、黄芩各12g以清热凉血解毒；风盛血瘀，症见多关节肿痛、游走痛、恶风者，加防风15g，羌活、川芎各12g，鸡血藤30g以活血祛风；疼痛剧烈、瘀阻明显者，加三七（先煎）、蜂房各10g，丹参20g以活血通络止痛。

2. 寒湿留着督脉证

治则：散寒除湿，通督止痛。

方药：麻黄附子细辛汤合泽泻汤加味。麻黄、桂枝、制附子（先煎）、泽泻、泽兰、当归、川芎、独活各12g，炙甘草、细辛各6g，白术、白芍各15g，桑寄生30g。寒邪束表，头痛恶寒者，加羌活12g、防风15g以疏风散寒解表；湿重，苔腻、脘闷者，加砂仁（后下）10g，苍术、厚朴各15g以燥湿健脾；瘀血阻滞，痛有定处、反复发作者，三七（先煎）、桃仁（打碎）各12g，制乳香、制没药各6g以逐瘀止痛。

3. 肝肾阴亏、邪留督脉证

治则：滋养肝肾，祛湿止痛。

方药：六味地黄汤加减。生地黄、熟地黄、牡丹皮、姜黄各15g，山茱萸、泽泻、泽兰各12g，茯苓、山药各20g，生甘草6g。若阴虚内热、咽干口燥、舌偏红、苔根腻者，加知母12g、黄柏15g以滋阴清热燥湿；咽痛不适者加岗梅根30g、桔梗12g、土牛膝15g以利咽止痛；阴盛盗汗、筋脉拘急者加女贞子、墨旱莲各15g，玉竹30g以养肝肾、滋养筋脉。

4. 脾肾阳虚、寒留督脉证

治则：温补脾肾，散寒通督。

方药：金匮肾气丸加减。熟地黄、山药、桂枝、续断、狗脊、杜仲、怀牛膝各15g、山茱萸、牡丹皮、泽泻、制附子、独活各12g、茯苓、伸筋草各20g、炙甘草6g。脾胃不和、胃脘不适者加砂仁（后下）、陈皮各10g，法半夏、鸡内金各12g，海螵蛸20g，麦芽、谷芽各30g以行气开胃消滞；肝肾不足而见腰腿酸软，加续断、生地黄、女贞子各15g，桑寄生30g以滋补肝肾；夜尿频者加益智仁20g、淫羊藿15g以补肾固涩。

5. 肝肾精亏、督脉失养证

治则：补益肝肾，强筋养督。

方药：独活寄生汤加减。独活、桂枝、当归各12g，桑寄生30g，茯苓20g，熟地黄、白芍、怀牛膝、杜仲、续断各15g，炙甘草6g。兼血瘀或疼痛较甚，加三七（先煎）、泽兰各12g，姜黄、丹参各15g以活血止痛；梦遗、滑精者，加金樱子15g、桑螵蛸20g以补肾固涩；女子月经不调者加益母草、鸡血藤各30g，菟丝子20g以补肾调经活血。

（四）新疗法选粹

生物制剂疗法：生物制剂是一种新型的控制AS药物，具有良好的抗炎和阻止疾病进展的作用。经研究证实能有效治疗AS的生物制剂只有TNF-a抑制剂。TNF-a抑制剂主要包括依那西普、英夫利西单抗及阿达木单抗等，治疗AS的总有效率达50%~75%。TNF-a抑制剂的特点是起效快，抑制骨破坏的作用明显，对中轴及外周症状均有显著疗效，患者总体耐受性好。TNF-d抑制剂治疗12周有效者建议继续使用，一种TNF-Ot抑制剂疗效不满意或不能耐受的患者可选择另一种制剂。生物制剂有可能发生注射部位反应或输液反应，有增加结核感染、肝炎病毒激活和肿瘤的风险。用药前应进行结核、肝炎筛查，除外活动性感染和肿瘤，用药期间定期复查血常规及肝肾功能。

（五）医家经验

1. 焦树德

焦树德教授提出，肾督阳虚是本病的内因，寒湿深浸是外因，内外合邪，阳气不化，寒邪内盛，筋骨失于荣养而发本病。焦老以补肾强督为大法，在桂枝芍药知母汤的基础上，结合自己多年的临床经验，筛选药物，组方补肾强督治尪汤治疗强直性脊柱炎，疗效卓著。

2. 镇万雄

镇万雄先生将AS患者分为活动期、缓解期和晚期。

活动期治疗宜清热除湿、消肿止痛、补肾强督。治疗方剂为"四妙散合宣痹汤加减"：防己、白术、川牛膝各15g，薏苡仁、桑枝、忍冬藤、赤小豆各30g，蚕沙、黄柏、法半夏、苍术、连翘、滑石各10g。若湿盛关节肿胀明显者加泽兰、泽泻、茯苓、防己；若见关节剧痛，伴局部灼热感，或有周身发热，甚至高热者，乃湿热郁久化毒，可用白虎桂枝汤合五味消毒饮以清热解毒、消肿止痛，常用药为石膏、防己、薏苡仁、金银花、蚕沙、秦艽、连翘、栀子、滑石、黄柏、知母、忍冬藤等。

缓解期治疗宜补肾强督、活血通络、蠲痹止痛。治疗方剂为"补肾强督治痹汤加减"：续断、狗脊、骨碎补、枸杞子各20g，熟地黄、川杜仲、当归、白术各15g，独活、红花、三七、威灵仙各10g，羌活6g。若寒盛者加桂枝、细辛、制川乌、制草乌等，镇老认为川乌、草乌均为有毒之品，用量宜由小渐大，并须先煎、久煎，且与甘草配伍使用；偏阳虚，舌淡苔白、脉沉细无力者，加淫羊藿、肉苁蓉、制附子等；偏阴虚伴头晕、耳鸣、形体消瘦、五心烦热、舌红少苔、脉细数者，去羌活、独活、威灵仙，加知母、制鳖甲、黄柏、生地黄等。

晚期治疗宜补肾强督、化痰祛瘀、通络止痛。治疗方剂为"补肾强督治痹汤合桃红四物汤加减"：续断、骨碎补、狗脊、枸杞子、鸡血藤各20g，川杜仲、当归、白术、熟地黄各15g，三七、红花、白芍、僵蚕各10g。若疼痛剧烈如针刺、夜间为甚者，加制乳香、制没药、延胡索、地鳖虫；若背驼畸形明显、全身肌肉萎缩、舌苔淡白、脉沉细涩者，加党参、白术、茯苓、甘草等四君子之药益气健脾以固后天之本；若体型肥胖、苔白厚腻，加法半夏、茯苓、陈皮、山楂、莱菔子等药健脾化湿、消食导滞。

五、预后转归

AS的病程各种各样，以自发缓解和加重为其特征，但通常为良性过程。大部分的患者功能状态和工作能力都很好，甚至在病情持续发展的患者也是如此。尽管对某个患者来说预测预后存在困难，但可以肯定那些有骶髂关节受累或颈椎完全强直且有驼背的患者更容易出现残疾。幸运的是，近年施行全髋置换术已能部分或完全阻止残疾的发生。有些研究提示AS的患者

寿命会轻度缩短。但这些研究选择的对象是病情较重的患者，而病情相对轻的患者与正常人相比寿命无差别。

六、预防调护

患者的宣教对成功的治疗疾病至关重要，应该让患者相信，AS是一种可治的疾病，并不是所有的患者都会进展到脊柱强直。AS的发展呈慢性过程，尽管疼痛和僵硬感通过适当的非甾体抗炎药治疗会得到很好控制，但定期进行治疗性体育锻炼是减少或防止畸形和残疾最重要的方法。

1. 患者教育

对患者及其家属进行定期的疾病知识宣教，使其建立对疾病的充分认知。长期治疗计划还应包括患者的社会心理和康复辅导。

2. 姿势与体位

日常活动中保持最大功能位姿势，以防出现脊柱和关节畸形。包括站立时挺胸收腹和双眼平视前方，坐位时胸部直立；睡硬板床，多取仰卧位，避免促进屈曲畸形的体位；睡矮枕，出现上胸椎或颈椎受累时停用枕头；四肢大关节应保持功能位，避免非功能位强直。活动期间注意休息。

3. 饮食调节

摄入富含钙、维生素及营养的膳食，多吃水果；需戒烟、戒酒。对疼痛、炎性关节或软组织给予必要的物理治疗。

4. 功能锻炼

规律的体育锻炼是AS治疗成功的基础，每周至少5天，每天至少锻炼30分钟。深呼吸及用力咳嗽可增加胸廓扩张度，增强椎旁肌肉和增加肺活量，保持关节活动度，预防或减轻残疾。游泳是AS患者最好的运动方式，戴上潜水镜和通气管能使颈部明显屈曲畸形的患者做自由泳运动。

七、专方选要

（一）河南省洛阳正骨医院风湿科专方

1. 顽痹通丸

组成：桂枝、独活、羌活、防风、白术、青风藤、海风藤、苍术、细辛等中药。

功效：祛风散寒，除湿通络。

主治：用于风寒湿闭阻经络所致的风湿性关节炎、类风湿关节炎、强直性脊柱炎、骨性关节炎、幼年慢性关节炎、纤维肌痛综合征等，表现为关节、肌肉疼痛，得温则减，遇冷加重，或伴见肿胀、僵硬、重着、麻木、屈伸不利者。

用法：口服，1日2~3次，1次1袋，温开水送服或遵医嘱。

2. 顽痹清丸

组成：忍冬藤、络石藤、桑枝、薏苡仁、黄芩、益母草、乳香、紫草、川牛膝等。

功效：清热除湿，祛风通络。

主治：用于风湿热闭阻经络所致的风湿性关节炎、类风湿关节炎、强直性脊柱炎、骨性关节炎、牛皮癣性关节炎、痛风性关节炎及幼年慢性关节炎等症。症见关节、肌肉灼热，红肿、痛不可触，屈伸不利或关节肿大、僵硬变形，伴有口渴、心烦、皮肤斑疹者。

用法：口服，1日2~3次，1次1袋，温开水送服或遵医嘱。

3. 顽痹乐丸

组成：补骨脂、续断、熟地黄、淫羊藿、鹿角霜、骨碎补、桑寄生、杜仲、牛膝等。

功效：补肾祛寒，活血通络。

主治：用于命门不足、精髓亏虚，风寒湿邪入中或痹证日久，肾阳不足所致的类风湿关节炎及幼年性慢性关节炎，强直性脊柱炎，骨性关节炎，牛皮癣性关节炎等症。症见关节、肌肉疼痛、肿胀、僵硬、麻木或关节变形，肌肉消瘦，屈伸不利，伴见形寒怕冷、腰膝酸软、精神不振、面色苍白者。

用法：口服，1日2~3次，1次1袋，温开水送服或遵医嘱。

4. 顽痹康丸

组成：熟地黄、白芍、牛膝、桑寄生、鹿角胶、知母、杜仲、续断、骨碎补、威灵仙等。

功效：滋补肝肾，祛风除湿，清退虚热。

主治：用于阴精亏虚，风湿之邪入侵的类风湿关节炎、强直性脊柱炎、骨性关节炎、幼年慢性关节炎，或上述疾病日久伤及肝肾之阴。表现关节、肌肉疼痛、肿胀、僵硬，麻木或关节变形，肌肉消瘦，屈伸不利，兼心烦热、低热、盗汗、腰膝酸软等症。

用法：口服，1日2~3次，1次1袋，温开水送服或遵医嘱。

（二）温肾健脾定脊汤

组成：鹿角15g、巴戟天15g、桂枝10g、独活12g、羌活12g、桑寄生15g、威灵仙12g、防风12g、白术10g、白芍12g、鸡血藤6g、蜈蚣6g、僵蚕20g。

功效：通络健脾，化湿止痛。

主治：强直性脊柱炎。

用法：400ml水煎服，分早晚2次服用，治疗3个月。

八、评述

AS是一种主要侵犯中轴脊柱关节的慢性自身免疫病，病理特征主要表现为骶髂关节炎、附着点炎、脂肪沉积和新骨形成等。具体发病机制目前尚未明确，但与人类白细胞抗原B27（HLA-B27）高度相关。然而HLA-B27在AS发病机制中并非特异性，IL-23/IL-17 轴在 AS 的发生、发展中也具有重要地位。IL-23 可作用于 Th17 细胞，促进其分泌 IL-17，IL-17 直接作用于成骨细胞，促使核转录因子 -κB 受体活化因子配体（RANKL）表达，促进破骨细胞的稳健和生成，同时，IL-17 对间充质干细胞（MSCs）也有影响，可以诱导 MSCs 增殖并促进其向成骨细胞分化，可能与 AS 疾病进展中的新骨形成有关。IL-1 的这种双向作用，可能与该细胞因子暴露的起始时间和持续时间、暴露的细胞类型以及该细胞的分化有关。并且，大量临床随机对照试验和真实世界研究表明，司库奇尤单抗在 AS 的治疗和安全性方面均展现出了喜人的效果，可显著改善 AS 患者的临床症状和体征，改善生活质量，抑制影像学进展和新骨形成，2020 年在国内获批用于 AS 的治疗。目前，其他 IL-17 抑制剂如尼塔奇单抗和比美吉珠单抗在脊柱关节炎的治疗中已初获成功。比美吉珠单抗的Ⅲ期临床试验正在进行中。未来开发 IL-17 及其亚群疾病诊断试剂以及用药后判断疾病活动度的标准或成为深入研究的创新点，IL-17 抑制剂相关药物的上市和适应证的扩大也为医生提供了又一大利器。

第四节　膝关节骨性关节炎

膝关节骨性关节炎（KOA），亦称退行性膝骨关节病，是以膝关节软骨退行性改变为核心，累及骨质并包括滑膜、关节囊及关节其他结构的一种无菌性、慢性、进行性的疾病。流行病学调查表明，本病在老年人群中发病率极高，随着人类平均寿命的延长，骨关节炎的发病率愈来愈高，它严重妨碍工作，成为 50 岁以后丧失劳动力的第二个常见原因，仅次于心脏病。

一、病因病机

（一）西医学认识

本病分为继发性和原发性两种。原发性骨性关节炎最常见，又称特发性骨性关节炎，是一种慢性炎症性疾病，也有人提出骨性关节炎是滑膜关节对各种刺激（包括衰老）所进行的修复过程。继发性骨性关节炎也很常见，常继发于关节畸形、关节损伤、关节炎症或其他伤病，又称创伤性关节炎。

尽管对原发性骨性关节炎的病因目前尚未完全明了，但已明确以下许多因素可以造成关节软骨破坏。

（1）年龄因素　随着年龄增长，关节多年积累性劳损是重要因素。同时老年人软骨基质中的黏多糖含量减少，基质丧失硫酸软骨素，纤维成分增加，软骨的韧性减低，因而容易遭受力学伤害而产生退行性改变。

（2）性别因素　本病男女均可受累，但以女性多见，尤其是闭经前后的妇女，说明本病可能与体内激素变化有关。

（3）遗传因素　相关研究表明本病与遗传因素有关。

（4）体重因素　肥胖和粗壮体型的人中发病率较高。体重超重，势必增加关节负担，促使本病发生。

（5）饮食因素　关节软骨内没有血管，其营养依靠从关节液中吸取。营养不良可导致或加重本病的进展。

（6）免疫学异常　关节软骨原是一个无血管的封闭的屏障，软骨组织大多处于机体自身免疫监视系统相隔离的状态。考虑骨关节炎可能是一种依赖 T 细胞的局部炎症反应过程。

（7）气候因素　常居潮湿、寒冷环境的人发病率高。

（8）生物力学因素　穿高跟鞋行走时髋、膝、踝关节的的功能由于扭力作用发生很大改变，由髋、膝关节代偿以保持稳定步态，从而导致关节软骨受损。

（9）医源性因素　研究者通过动物实验证实长期使用皮质醇类药物，尤其在疼痛早期治疗时，使用皮质醇类药物进行痛点注射或关节腔内注射，可造成严重的骨关节继发性损害。

（二）中医学认识

本病可归于中医学"痹证"范畴。

《内经》曰："病在阳曰风，病在阴曰痹。故痹也，风寒湿杂至，犯其经络之阴，合而为痹。痹者闭也，三气杂至，壅闭经络，血气不行，故名为痹。"痹之形成，多由正虚于内，营卫虚于经络，风借寒之肃杀之力，寒借风之疏泄之能，湿得风寒之助，掺糅其中，得以侵犯机体。初犯经络，继入筋骨，波及血脉，流注关节。经气不畅，络血不行，阳气不达，则邪气肆虐，而生疼痛。

痹证初期多为风寒湿之邪乘虚入侵人体，气血为病邪闭阻，以邪实为主；如反复发作，或渐进发展，脉络瘀阻，痰瘀互结，则多为正虚邪实；病邪入深，气血亏耗，肝肾虚损，筋骨失养，遂为正虚邪恋之证，以正虚为主。若患者先天不足，素体亏虚，阴精暗耗，则不仅发病为正虚，且缠绵日久，不易治愈，且容易感染。

痹证之病变部位在筋骨关节，筋骨有赖于肝肾中精血的充养，又赖于督肾中阳气之温煦，肾虚则先天之本不固，百病滋生。肾中元阳乃人身诸阳之本，风寒湿痹多表现为疼痛、酸楚、重着，得阳气之振奋时能化解。肾中元阴为人身诸阴之本，风湿热痹多化热伤阴，得阴精滋润、濡养始能缓解。故本病与肝肾亏虚、筋骨失养、风寒湿邪侵袭、痰瘀凝滞等因素有关，属本虚标实之证。

二、临床诊断

（一）辨病诊断

骨性关节炎的病变主要靶器官是软骨，而对软骨的早期病变缺乏特异性和敏感性的诊察方法。因此主要依据病史、症状、体征等临床感观结合X线所见为关节间隙变窄、软骨下骨硬化、骨赘形成等诊断。

1. 临床表现

（1）疼痛　疼痛多与气温气压环境情绪有关，秋冬加重，天气变换时加重，故有"老寒腿""气象台"之称。

（2）肿胀　肿胀既可以因关节积液所致，也可以因软组织变性增生所致。

（3）畸形　以膝内翻畸形最为常见。这与股骨内髁圆而凸起、胫骨内侧平台又较凹陷，而且骨质相对疏松又兼内侧半月板较薄弱有关。甚者伴有小腿内旋畸形。另一个常见畸形是髌骨力线不正，或髌骨增大。这是由于股内侧肌萎缩，使髌骨内外侧牵拉力量不均衡，受外侧强韧的支持带牵拉髌骨外移所致。

（4）功能障碍　膝关节是下肢运动的中枢，其功能在于活动和支撑负重。绝大多数膝关节骨性关节炎患者只是功能受限，很少见到关节功能永久性完全丧失者。但有个别病例关节交锁，关节活动可能完全受限，不能支撑负重，但当关节交锁解除后，症状都能有所缓解。

（5）压痛点　膝关节周围可以触到敏感的痛点，并有条索状筋结。

（6）浮髌试验　判断膝关节腔内有无积液以及液体的多少。

（7）研磨试验　判断髌股关节的病变及有无关节内疼痛。

2. 相关检查

（1）X线检查　站立正位、侧位、髌

骨 45° 像。关节间隙狭窄、软骨下骨板硬化和骨赘形成是骨性关节炎的基本 X 线特征。骨性关节炎早期仅有软骨退行性改变时，X 线片可无异常表现。随着关节软骨变薄，关节间隙逐渐变窄，间隙狭窄可呈不匀称改变。根据 X 线检查可将骨性关节炎的严重程度分为四度：

Ⅰ度：可疑的关节间隙狭窄和可能的唇状增生。

Ⅱ度：肯定的骨刺和可能的关节间隙狭窄。

Ⅲ度：多个中度骨刺和肯定的关节间隙狭窄，有些硬化及可能的骨端畸形。

Ⅳ度：大骨刺，明显的关节间隙狭窄，严重硬化，肯定的骨端畸形。

（2）MRI 检查　使用肢体表面线圈，分别做横切位、矢状位和冠状位平面检查。可显示骨皮质、髓组织、关节软骨、两侧半月板、交叉韧带、脂肪垫、肌腱、肌肉、皮肤、脂肪组织、血管、神经束等。

（3）实验室检查　血常规、蛋白电泳、免疫复合物及血清补体等指征一般在正常范围。伴有滑膜炎者可见 C- 反应蛋白（CRP）及血沉（ESR）轻度升高，类风湿因子及抗核抗体阴性。

（4）关节镜检查　关节镜检查可充分观察到关节内部情况，在直视下取病理检查，进一步明确诊断，可同时进行关节清理及游离体取出术。

（5）病理检查

①软骨改变：早期关节软骨变软，表面干燥，失去光泽和平滑，变得粗糙，呈黄色，弹性降低，表面出现如天鹅绒样改变。软骨逐渐变薄碎裂，脱落于关节腔内，或在原处浮起，软骨剥脱后暴露出软骨下基质。随着软骨的衰变与破坏，软骨下骨质裸露，骨面下骨髓腔内血管和纤维组织增生，不断地产生新骨，沉积在裸露骨面下变厚变硬，形成硬化层，其表面如象牙

样，故称为牙质变。

②骨质增生：关节软骨破坏区的周围出现骨赘增生，是由于软骨边缘软骨膜过度增殖而产生新的软骨，形成软骨性骨赘。在肌腱关节囊和韧带附着处，属于末端结构，也可以随着关节退行性改变而发生增殖钙化现象，最后骨化而形成骨赘。

③滑膜炎症：在早期，滑膜并没有明显改变，关节滑膜和关节囊受脱落的软骨碎片的刺激而充血、水肿、增生肥厚、滑液增多，产生继发性滑膜炎。

（二）辨证诊断

1. 风寒湿痹证

（1）临床证候　肢体关节酸楚疼痛、痛处固定，有明显重着感或患处肿胀，关节活动欠灵活，畏风寒，得热则舒。舌质淡，苔白腻，脉紧或濡。

（2）辨证要点　膝关节酸痛，屈伸不利，皮色正常，得热痛减，遇寒增剧，舌苔薄白，脉弦紧或涩。

2. 血瘀阻痹证

（1）临床证候　患处刺痛、掣痛，疼痛较剧，痛有定处或痛且麻木，不可屈伸，反复发作，骨关节僵硬变形，关节及周围呈暗瘀色，舌体暗紫或有瘀点、瘀斑，脉细涩。

（2）辨证要点　肢体关节刺痛，痛处固定，局部有僵硬感，或麻木不仁，舌质紫暗，苔白而干涩。

3. 肝肾亏虚证

（1）临床证候　关节疼痛日久不愈，时轻时重，或筋脉拘急牵引，屈伸运动而加剧，或关节变形，筋肉萎缩，腰膝酸软，形寒肢冷，尿多便溏，心悸气短，食少乏力，面色萎黄，或头晕耳鸣、烦热盗汗，舌淡白或舌红少津，脉沉细或沉细而数。

（2）辨证要点　膝关节隐隐作痛，腰膝酸软无力，酸困疼痛，遇劳更甚，舌质

红、少苔，脉沉细无力。

4. 湿热痹阻证

（1）临床证候　关节肿胀、积液，以下肢膝、踝关节为重，伴疼痛、灼热，甚至痛不可触，得冷则舒。周身困乏无力，下肢沉重酸胀（胶着感），舌体胖，边有齿印，舌质红，苔黄腻，脉滑数。

（2）辨证要点　起病较急，病变关节红肿、灼热、疼痛，甚至痛不可触，得冷则舒。可伴有全身发热，或皮肤红斑、硬结。舌质红，苔黄，脉滑数。

三、鉴别诊断

（一）西医学鉴别诊断

1. 类风湿关节炎

本病30~50岁为发病高峰，四肢小关节受累，多发性对称性，常有皮下结节，类风湿因子阳性；骨关节病随年龄增长而发病增加，X线为关节间隙不对称性变窄。

2. 膝关节结核

膝关节结核除关节局部症状外，多伴有低热、盗汗、体重减轻等全身症状，X线表现以骨质破坏为主，关节积液，甚至有软组织寒性脓肿。

3. 膝关节半月板损伤

本病有外伤史，伤后关节疼痛、肿胀，有弹响和交锁现象，膝内外间隙压痛。慢性期股四头肌萎缩，以股四头肌内侧尤明显。麦氏征和研磨试验阳性。

（二）中医学鉴别诊断

应与痿证相鉴别。虽同是肢体疾患，但痿证以手足软弱无力，甚则肌肉枯萎瘦削为主要临床表现，关键在于肌肉"痿弱不用"，关节相对"变大"，但无疼痛及活动受限。

四、临床治疗

（一）提高临床疗效的要素

（1）根据患者的年龄明确诊断。

（2）根据膝关节骨性关节炎中医辨证分型及分期选择不同的治疗手段。

（3）明确病情的轻重程度、对恢复程度的要求。

（二）辨病治疗

目前膝关节骨性关节炎治疗的目的在于缓解疼痛，减轻炎症，延缓软骨退化，改善功能，避免或减少畸形。在药物治疗方面最近几年进展较快，也取得了较好的成效。另外关节腔内外科治疗也显示了良好前景。

1. 非手术疗法

（1）理疗　理疗形式多样，包括热敷、电疗、磁疗、红外线、水疗及离子渗入法等，主要适用于KOA的慢性期，对于解除亚急性期的疼痛也具有较好的疗效。理疗可有效地改善局部微循环，减轻继发炎症反应，阻止软骨内胶原纤维原转型，使软骨得到充分的营养，延缓软骨的退变。可解除疼痛和肌肉痉挛，减轻肿胀。透热或超声疗法可用于解除亚急性期疼痛，感应电可用于肌肉萎缩。超短波、微波、离子透入均有消炎止痛的良效。有条件做温热矿泉浴、旋涡浴则效果更好。

（2）药物治疗　西药治疗可分为解热镇痛药和非甾体抗炎药。美国风湿协会用药指导推荐乙酰氨基酚为治疗骨性关节炎的一线药物。而非甾体抗炎药的抗炎作用更强，故其效果要更好，传统的非甾体类药引发的不良反应涉及面比较广，其中以胃肠道反应居首位。环氧化酶（COX）的诱导酶（COX-2）选择性抑制剂和特异性抑制剂可显著地减少胃肠道不良反应，越来越多的老年患者直接首选 COX-2 抑制剂治疗。盐酸氨基葡萄糖是软骨营养类药物，可减轻关节疼痛症状，延缓和改变 KOA 的病理过程。

（3）关节腔内用药　常用的有糖皮质激素和透明质酸。对膝 OA 急性炎症积液者，关节内注射长效激素有效；无积液者也有效，但维持时间不长，不宜反复使用，因其抑制软骨细胞合成蛋白多糖，加速关节软骨退变，并有引起晶体性关节炎的可能。透明质酸关节内注射具有恢复滑液和关节组织基质流变学内环境稳定、增加关节润滑、减轻滑膜炎症和增强自身透明质酸分泌能力的作用，从而减轻关节软骨的破坏，减轻临床症状和改善功能。

2. 手术治疗

（1）关节镜手术

关节镜手术要点：①关节软骨刨削成形和钻孔减压；②关节清理术。

影响镜下膝关节清理术疗效的因素：①严格掌握手术适应证是提高疗效的重要因素。②加强股四头肌的功能锻炼是提高疗效的重要因素。③术后锻炼应在无痛下进行，锻炼的强度应根据患者的具体情况决定，避免因过度、过强、过早的锻炼，使关节内滑膜充血水肿，从而影响关节功能的恢复。

（2）关节周围截骨术　近年来由于人工全膝关节置换术以及单髁置换术的出现及普及，采用截骨术治疗膝关节骨性关节炎的临床病例逐渐减少。膝关节截骨术适用于与病变侧的关节腔隙相应侧的关节腔隙基本正常，膝关节必须是稳定的，并有接近正常的关节活动范围。

①胫骨高位截骨术：其方法很多，常用的有胫骨外侧闭合楔形截骨术和胫骨内侧张开楔形截骨术。

②股骨髁上截骨术：手术适应证：年龄相对较轻，胫股关节的外翻角度不应超过 15°，骨关节炎为早期，内侧胫股关节和髌股关节较少受到影响；接受治疗的膝关节必须是稳定的，屈曲角度大于 90°；屈曲挛缩畸形不超过 10°，胫骨内侧平台无明显塌陷。禁忌证：全膝骨关节炎；严重的髌股关节病；严重的膝关节活动功能障碍（伸膝受限大于 15°，屈膝小于 90°）；关节不稳或关节感染。

（3）人工关节置换术　人工膝关节置换术主要适用于骨关节炎晚期、疼痛和功能障碍严重的老年患者。

①单髁膝关节置换术（UKA）：在治疗膝关节骨关节炎方面是一种颇具吸引力的手术方法。原因是它只置换病损间室，保留了前后交叉韧带和骨量，创伤小、并发症少，术后恢复快。

②髌股关节置换术髌股关节置换术（PFA）：是治疗晚期膝关节髌股关节骨关节炎的一种有效治疗方法，与全膝关节置换术不同，该手术仅置换局限于髌股关节的磨损破坏的关节软骨面。

③全膝关节置换术（TKA）：全膝关节置换发展十分迅速。随着手术技术的日臻成熟和膝关节假体设计、材料和相关器械的不断完善、改进，临床效果也不断提高。目前人工全膝关节置换术后 10~15 年假体生存率在 95% 以上，平均生存期在 20 年左右。

（三）辨证治疗

1. 风寒湿痹证

治则：祛风、散寒、逐湿，补肝肾，活血通络止痛。

方药：三痹汤、蠲痹汤或防己汤加减。独活 12g，防己 12g，秦艽 10g，当归 15g，白芍 10g，川芎 9g，生黄芪 30g，桂枝 10g，苍、白术各 12g，茯苓 15g，细辛 9g，威灵仙 30g，蜈蚣 2 条，炙甘草 6g。上肢痹，羌活、桂枝可加至 15~30g；下肢痹，防己、牛膝各用至 15g；寒湿甚，加制川乌（或制草乌）15~20g；湿热甚，加黄柏、制南星、土茯苓各 15~30g。

2. 血瘀阻痹证

治则：活血化瘀，通络止痛。

方药：身痛逐瘀汤加减。桃仁 12g，红花 12g，当归 12g，五灵脂 9g，地龙 15g，川芎 9g，没药 9g，香附 9g，羌活 9g，秦艽 12g，牛膝 15g，甘草 6g。痛在腰腿者，加乌梢蛇 15~20g、去羌活，加独活；痛在腰以上者，去牛膝加姜黄。

3. 肝肾亏虚证

治则：滋肝补肾，舒筋活络。

方药：六味地黄丸加味。熟地黄 12g，茯苓 15g，山药 15g，山茱萸 12g，牡丹皮 9g，泽泻 9g，当归 12g，白芍 12g，桑寄生 12g，杜仲 12g，补骨脂 15g，鸡血藤 15g。关节肿甚者，加胆南星 15g、蜈蚣 3 条、全蝎 6g；关节沉重感、肌肤麻木者，加苍术、土茯苓各 30g；关节急性发作时自觉热感、得凉稍舒者，加羚羊角粉 10~15g；关节肌肉萎缩者，重用生黄芪 30~45g、蜂房 10~15g、靳蛇 15g；偏于气虚可加人参。

4. 湿热痹阻证

治则：清热化湿，宣通经络。

方药：四妙散加减。苍术 15g，黄柏 15g，牛膝 15g，薏苡仁 15g，红花 10g，川芎 15g，土茯苓 30g。偏于湿甚者，可加车前子 9g、茯苓 15g；疼痛较重者可加延胡索 9g；偏于热者可加蒲公英 12g、大黄 12g。

（四）新疗法选粹

新的治疗方法如软骨移植及自体软骨细胞体外培养后移植等有可能用于骨性关节炎的治疗，但尚需进一步临床研究。目前间充质干细胞（MSCs）进行 KOA 软骨缺损的基因治疗是一种新的治疗手段，即利用 MSCs 的可分化性及可转染目的基因特性对 KOA 软骨缺损进行基因治疗。

（五）医家经验

1. 程红亮

程红亮主任医师采用温针灸结合中药外敷治疗老年膝骨关节炎（KOA）急性发作的临床经验。程师认为，老年 KOA 急性发作以肝肾亏虚为本，寒为诱因，瘀血阻滞为标，并总结出"虚受寒，寒生瘀"的致病理论，遵循"远近配穴、标本同治、气血筋骨肉并调"的治疗原则，在"膝五针"（内膝眼、外膝眼、阴陵泉、阳陵泉、足三里）的基础上配以肝、肾经的原穴和背俞穴。同时重视"证""症"兼顾，在辨证论治的基础上，灵活进行随症配比，运用温针灸结合中药外敷的治法，取得了良好的临床疗效。

2. 严隽陶

严隽陶教授认为经筋失衡是膝骨关节炎出现的关键因素，治疗时需重视对经筋的调整，由此提出"筋骨同调，以筋为先"的膝骨关节炎治疗思路。临床治疗膝骨关节炎时常先"摸筋辨证"，遵循"点、线、面"相结合的推拿治疗理念，对筋骨尤其是经筋的失调进行调整。严教授所选之"点"实为经络、经筋循行所过穴位，所选穴位多为病变部位或阿是穴，并遵循王纪松先生"要穴首取"原则，选取一个对整个治疗起主导作用的穴位或经络，首先并着重对其进行治疗。严教授在治疗膝骨关节炎时以阿是穴作为首取穴位，并在此基础上选择犊鼻、膝眼、鹤顶、阴陵泉、阳陵泉、血海、委中、足三里等足阳明、足太阳经脉、经筋所过之腧穴。而在施术时，严教授则多以一指禅推法进行操作，并要求"刚柔相济，以柔为贵""取穴准确，力透豀谷"，功可舒筋通络、行气活血；对于经筋、皮部以及经络循行所过之"线"与"面"，严教授多选用股四头肌、腘绳肌等处进行操作，施以擦法、揉法等作用面积较大、发力均匀的手法，以改善经筋的拘挛或弛纵，而获舒筋通经、筋骨调衡之功。在调治经筋时，严教授提出了"柔疏筋，刚致强"的治疗原则。柔和手法可使人体"真气贯通，筋无弛缓之患，和气条达，筋又无挛急之虞"。故严教授在治疗膝骨关节炎时多采用相对柔和的手法诸如擦法、揉法、摩法等，同时保持手法节律稳定、轻而不浮，以奏舒缓肌肉挛急、促进局部血液循、滑利关节之效。与此同时，柔和的手法还会使患者感到舒适，配合度也会相应提高，利于施治继而促进疾病的恢复。

3. 蔡建平

蔡建平教授以通络治痹方（红花 10g，地鳖虫 10g，地龙 10g，独活 10g，川芎 10g，白芥子 10g，牛膝 10g，徐长卿 10g，五加皮 10g，鸡血藤 30g）治疗膝骨关节炎（痰瘀互结证）。伴腰膝酸软、肾虚髓亏者，加熟地黄、枸杞子、桑寄生等以滋补肝肾、填精益髓；关节冷痛、遇寒加重、阳虚寒凝者，加肉桂、杜仲、淫羊藿等以补肾温阳；痰瘀化热，局部灼热红肿者，加黄芩、黄柏、牡丹皮；年老体弱、脾虚之体、服药日久者，加法半夏、陈皮之类以健脾和胃。取得了良好的临床疗效。

4. 张洪美

张洪美教授用补肾除湿方（熟地黄 15g，山茱萸 12g，延胡索 10g，茯苓 15g，麸炒白术 9g，泽泻 9g，千年健 9g，威灵仙 9g，川牛膝 9g，炙甘草 6g）治疗膝骨关节炎（肾阴虚兼寒湿瘀滞之证）。对于早期 KOA 患者伴有膝关节局部肌肉萎缩、瘦削，并伴有腰膝酸软、乏力、健忘、耳鸣等症状多选用补肾健脾、温阳益髓药物，如熟地黄、山茱萸、烫狗脊、枸杞子、杜仲、鹿角胶、龟甲胶、桑寄生、菟丝子、女贞子、墨旱莲、黄精、山药、党参等；形有余的患者临床多见其关节肿胀、疼痛明显，X 线检查提示有骨刺形成，治疗多选用祛

湿消肿化瘀等药物，如茯苓、白术、千年健、独活、威灵仙、泽泻、鸡血藤、路路通、伸筋草、石上柏、木瓜、当归等；气有余的患者容易化火，临床表现以膝关节局部胀痛、窜痛、局部皮温高为主，治疗当行气活血、清热解毒，多选用乳香、没药、姜黄、延胡索、三棱、莪术、地龙、地鳖虫、败酱草、虎杖、寒水石等药物；气不足的患者伴有乏力、下肢无力、气短、纳呆等不适，治疗当以补气健脾固表为主，多选用黄芪、党参、太子参、人参、砂仁、防风等药物；狭义的"神有余"则出现焦躁不安、情绪激动、失眠等症状，治疗当以平肝潜阳、安神降火为主，多选用龙骨、牡蛎、磁石、牡丹皮、栀子、茯神、远志、首乌藤、郁金等药物；狭义的"神不足"则患者不思饮食、默默不语、精神萎靡，治疗当以疏肝解郁为主，多选用郁金、神曲、香附、青皮、香橼、佛手、甘松等药物。

五、预后转归

早中期的膝关节骨性关节炎一般通过非手术治疗的方法都能缓解疼痛和改善关节功能，晚期疼痛较重、继发关节严重畸形和功能障碍的患者，膝关节置换效果肯定。长期疼痛会引起患者肌肉废用性萎缩及对侧肢体过度负载而出现的不适，严重膝关节畸形的患者下肢力线的改变会引起整个肢体应力平衡，继发髋部、腰部及颈胸椎体的改变。患者可因长期疼痛减少活动而出现骨质疏松改变。

六、预防调护

1. 思想指导

骨性关节炎患者由于病程较长，且症状影响工作、生活，因此往往思想负担重，对治疗效果期望值高。因此，在非药物治疗中很重要的一个内容是对患者进行心理治疗。要让患者能够很好地认识疾病的性

质和预后，与主管医生达成共识：①骨性关节炎的治疗目的是缓解疼痛，延缓病变发展；②目前没有任何治疗方式可以使骨性关节炎的病程逆转和停止；③早期正确的治疗可以明显消除症状，改善关节功能，使疾病不影响患者的生活质量；④骨性关节炎的治疗必须强调早期、规范、疗程足；⑤晚期骨关节炎患者，应积极采取手术治疗，以避免关节严重畸形的发生。

2. 减少负重

生物力学的研究结果显示，在负重状态下关节面所承受的负荷约是体重的4倍。因此，对于膝OA患者步行时使用手杖、拐杖、助行器等不仅能增加支撑力，减少受累关节负重，还能提高患者的平衡力。减负的措施有：①注意休息，避免长时间跑、跳、蹲，避免长时间或频繁爬楼梯、爬山；②通过控制饮食和有氧锻炼如游泳、自行车、平地散步等减轻体重。

3. 应用矫形支具

根据骨性关节炎所伴有的内翻或外翻畸形，采用相应矫形支具，以平衡各关节面的负荷。对于早期病例，能明显减少受累间室过多的负荷，有效减轻症状，延缓病情发展。对于晚期不能耐受手术的患者，也可以缓解患肢疼痛，有效改善步行能力。

4. 卧床休息

骨性关节炎患者急性发作时，最主要的治疗是休息，特别强调给予受累关节充分休息。关节承受压力或过度活动，往往可加重关节软骨的磨损。适当限制患病关节的活动，不但可以减轻疼痛，并可防止疾病加重，但不宜卧床休息。负重关节如膝、腰或髋关节疼痛时，最好避免长时间站立持重。肥胖者应减轻体重。也可借用绷带、拐杖辅助支撑负重关节。

5. 功能锻炼

合理的功能锻炼是指非负重的功能训练以保持关节最大活动度，增强关节周围肌肉力量，增加关节稳定性。尤其对老年人，股四头肌锻炼对膝关节骨性关节炎的治疗非常重要。一旦关节炎症状消除，应尽快恢复受累关节的锻炼。长时间制动可加重骨钙丢失、肌肉萎缩，促使骨质增生加重。故平时要适当活动锻炼，但不宜过度劳累。

6. 饮食调节

由于骨关节炎与肥胖、脱钙、维生素A和维生素D缺乏有关，因此，在饮食上要注意以下几点：

（1）进食高钙食品，以确保老年人骨质代谢的正常需要。老年人钙的摄取量应较一般成年人增加50%左右，即每日成分钙不少于1200mg，故宜多食牛奶、蛋类、豆制品、蔬菜和水果，必要时要补充钙剂。

（2）超体重者宜控制饮食，增加活动，减轻体重，以利于减轻关节负重。

（3）蛋白质的摄入要有限度，食物中过高的蛋白质会促进钙从体内排出。

（4）要增加多种维生素的摄入，如维生素A、B_1、B_6、B_{12}、C和D等。

七、专方选要

1. 陈氏苏红汤

陈兆军教授认为膝骨关节炎是肾虚、寒湿、瘀血3个因素夹杂而发病，肾虚则关节失养，随之寒湿内生或外袭，使气血运行不畅形成瘀血，瘀血阻滞经络，又使肾虚和寒湿进一步加重，故以补肾、散寒湿、活血三法并用为治疗原则。陈教授重视外治法的应用，认为中药外洗兼具药效和理疗的双重作用，可直击病处，起效迅捷。临床以陈氏苏红汤（苏木、红花、伸筋草、透骨草、大黄各30g，乳香、没药、川乌、草乌各10g，自然铜、五加皮、黄柏各15g）外洗治疗本病，诸药合用，共奏补肾健骨、散寒除湿、活血止痛之功，疗效可靠。陈教授临床使用陈氏苏红汤多年，疗效肯定，且无明显不良反应。

2. 温脾养肝汤

邓素玲教授临床常用温脾养肝汤（又名骨痹汤），治以滋筋润骨、扶正祛邪。"肝主筋，脾主肉，肾主骨"，膝骨关节炎因脏腑亏虚，复感外邪，致筋脉阻滞，关节失养。此方由当归、黄芪、独活、川牛膝、桑寄生、黑附子、干姜、桂枝、薏苡仁、骨碎补、丹参、降香、远志、白芍、炙甘草15味中药组成。

八、评述

1. 关节镜下清理术

虽然有学者认为关节镜手术是一种姑息性手术，不能从根本上改变KOA的病理进程，但是多数学者仍认为关节清理可明显改善膝关节功能，减轻负重时的疼痛。陈为坚等联合应用关节镜下清理术和钻孔减压术取得了明显的治疗效果，但在长期随访中显示此两种手术并不能完全阻止KOA的进展。

2. 胫骨高位截骨术

相关研究提示胫骨高位截骨术后，患者的膝功能指数得到显著提高，且在10年内膝关节无显著退变。随着关节置换技术的成熟与普及，此类手术临床应用逐渐减少。

3. 软骨移植术

软骨组织和软骨细胞移植是近年来新兴的治疗KOA的非常有前景的方法。软骨组织移植可分为自体骨软骨移植和异体骨软骨移植。软骨细胞具有定向成软骨、成骨潜能，分化能力好。软骨细胞移植可使关节炎症状改善，关节活动能力重新恢复，该方法在国外已初步应用于临床。

4. 靶点治疗

CRScanzello等发现IL-15在KOA炎症反应的早期有明显的升高，可以考虑将此作为治疗靶点。目前间充质干细胞（MSCs）进行KOA软骨缺损的基因治疗是一种新的治疗手段，即利用MSCs的可分化性及可转染目的基因特性对KOA软骨缺损进行基因治疗。

第五节　失神经营养性关节炎

失神经营养性关节炎是由不同类型的神经系统病变而引起的关节病损，又称为夏科关节病或夏科病，亦有称为神经性病理性关节炎者。

本病首先由Charcot于1868年描述，故又称为Charcot关节病，这是继发于中枢神经或周围神经深感觉神经损害而引起的关节病变。由于神经营养性障碍，使关节出现慢性进行性无痛性破坏。

一、病因病机

（一）西医学认识

由于失神经支配，关节囊和韧带松弛，关节活动度加大。由于关节的痛觉和深部感觉丧失，已破坏的关节软骨在尚未修复的基础上继续遭到损伤，可使软骨剥离，继发关节变形、脱位或半脱位，并加重关节的损伤性病变。

临床上，常见的导致本病的疾病有：脊髓痨、脊髓空洞症、脑脊膜膨出、脊髓炎、脊髓损伤后遗症、麻风、糖尿病、周围神经损伤及神经炎等，也有人报道反复多次关节内注射氢化可的松，有可能发生夏科关节病。其中以梅毒病所引起的脊髓痨最具代表意义，且近年有死灰复燃之势。

（二）中医学认识

本病症状虽轻，但后果严重，仍将本病纳入到中医学"骨痹"的范畴内，但因其病因不同，与通常骨痹也不尽相同。究其病因多为：荣卫俱虚、脾胃气虚、肾阴虚、肾阳虚。《证治准绳·着痹》中指出："荣气虚则不仁，卫气虚则不用，荣卫俱虚则不仁且不用。"本病多发于老年人，病程较长，病久入深，营卫俱虚，经络空虚，肌肤失荣，故肢节麻木、活动受限。又因脾主四肢。脾胃之气不足则运化失健，消化迟缓，输布精微乏力，四肢关节失却濡养而发病。久病伤肾，肾阴、肾阳逐渐耗损，骨骼失养，髓减骨弱，肢节失用，关节活动受限。

二、临床诊断

（一）辨病诊断

1.临床表现

本病起病缓慢且隐匿，多有外伤为诱因，其特点是无痛或仅有轻微疼痛，显然与骨的破坏不相称。常由一个大关节或数个小关节开始，检查时可发现关节可有超越正常的活动范围，膝和肘常显示过伸状。关节肿胀、无力、畸形、动摇不定。创伤后关节内可有大量积液出现，多为血性液体，关节周围软组织呈现水肿，局部皮温略有增高。关节液呈黄色，黏稠，易凝固。于本病后期，关节肿胀逐渐消退，但易反复发作，使关节囊更加松弛，畸形加重。若病变发生于下肢和脊椎，可出现行走不稳或跛行。

不同的神经疾病可使不同的关节受累，其临床表现亦有差异。

（1）脊髓痨　患者年龄一般在40岁以上，男多于女，多为4∶1，由先天性或后天性梅毒所引起。病变可发生于身体的承重关节如髋、膝、踝。患者膝跳和跟腱反射常消失，下肢深感觉消失，可见瞳孔改变（Argyll-Robertson瞳孔）和共济失调。

（2）脊髓空洞症　约25%的患者出现关节疾患。好发于肩、肘、颈椎。患者一侧或双侧上肢有感觉分离征，即温、痛觉减退或消失，但触觉存在。有时可见肌肉萎缩和瘫痪。常合并脊柱侧弯。

（3）糖尿病性神经炎　长期患糖尿病而有足部感觉障碍的患者可继发足部多数小关节病变而呈无痛性肿胀，以后患足变小或发生畸形。早期在严格的抗糖尿病治疗下，破坏的骨与关节可以得到重新修复。

（4）脊髓膜膨出　关节症状多出现在12岁以后，常累及跖、跗间及跖趾关节。患者腰骶部常见软组织包块，该部皮肤凹陷或多毛。患侧下肢常见肌肉萎缩、跟腱反射消失、马蹄足及无痛性溃疡。

（5）先天性痛觉缺如　患者痛觉减退或消失，常合并其他神经系统的先天性缺陷和癫痫、无汗、智力低下等。受累关节常为膝、踝及跗间，有时合并无痛性溃疡。

2.相关检查

（1）实验室检查　主要是原发的神经系统疾患的实验室表现，如糖尿病性神经炎可见有尿糖阳性、空腹血糖增高、酮尿、蛋白尿、高比重尿等；脊髓梅毒实验室检查可发现梅毒特异试验阳性。脊髓痨可见有血清康-华反应阳性、脑脊液华氏反应阳性以及细胞计数或蛋白质增加等。

（2）X线检查　病变早期关节囊膨胀，关节间隙增宽，关节内可出现少量结构不清、大小不一的游离钙化碎片。当病变进展时骨皮质破坏明显，继而软骨下骨质密度增高，硬化，破碎成不规则的骨块，在骨端和附近骨干可呈磨砂玻璃样致密，并伴有巨大骨刺和反应性骨膜新骨形成。至晚期，骨端可有明显的损毁，并伴有骨质吸收、关节脱位或半脱位。

（二）辨证诊断

1.荣卫俱虚证

（1）临床证候　肢体关节酸软乏力，全身倦怠无力，自汗、时感恶寒发热，可有头晕不适，肢体关节肿大、僵硬、变形，甚则肌肉萎缩，筋脉拘紧，肘膝不得伸。舌淡，脉弱。

（2）辨证要点　关节酸软乏力，全身倦怠，头晕目眩，少气懒言，自汗，活动时诸症加剧，舌质淡，脉虚无力。

2. 脾胃气虚证

（1）临床证候　肢体倦怠无力，关节屈伸乏力，形体渐瘦，面色萎黄，食少纳呆，脘腹胀满，少气懒言。可有头晕、便溏等不适，舌淡，脉缓。

（2）辨证要点　肢体倦怠，关节乏力，形体渐瘦，面色萎黄，食少纳呆，脘腹胀满，少气懒言，舌淡苔白，脉缓弱。

3. 肾阴虚证

（1）临床证候　患者关节肿胀，肌肤干瘪，可有全身发热、烦躁、腰酸膝软、头晕眼花、耳鸣、耳聋、倦怠乏力、大便干结、小便短黄，舌质红，苔薄黄，脉沉细。

（2）辨证要点　关节肿胀，肌肤干瘪，尿频，腰酸膝软，口干舌红，脉沉细而数。

4. 肾阳虚证

（1）临床证候　关节肿痛，肌肉消瘦，面色黧黑或苍白，畏寒肢冷，面色苍白，大便溏泄，小便清长，脉沉微无力。

（2）辨证要点　关节肿痛，肌肉消瘦，面色黧黑或苍白，尿频而清长，可伴有浮肿、腹胀、阳痿、怯寒等。舌红苔白，脉沉细无力。

三、鉴别诊断

（一）西医学鉴别诊断

本病主要与增生性关节炎、创伤性关节炎等鉴别。由于神经性关节炎必须继发于神经感觉和营养障碍，又有疼痛轻、损害重的临床特点，因而鉴别并不太困难。

（二）中医学鉴别诊断

1. 腰痹

腰痹是以腰部或下腰部疼痛、重着、麻木甚则俯仰不便或连及一侧或双侧下肢为主要症状的一类病证。多因肾虚不足，外邪杂至而引起经脉气血痹阻不通所致。腰痹的基本病理特点为肾虚不足、经脉痹阻所致，肾虚是其发病的关键，而风寒湿热之邪痹阻不行和跌仆闪挫等，常常是发病之诱因。

2. 膝痹

膝痹以膝关节变形、肿大疼痛，股胫肌肉枯细，肢体形如鹤膝之状为特征。故又名膝游风、游膝风、膝眼风、鹤节、膝眼毒、膝疡等。膝痹由调摄失宜，亏损足三阴经，风寒之邪乘虚而入引起，以致肌肉日瘦、肢体挛痛，久则膝大而腿细，如鹤之膝。

3. 痿证

虽同是肢体疾患，但痿证以手足软弱无力，甚则肌肉枯萎瘦削为主要临床表现，关键在于肌肉"痿弱不用"，关节相对"变大"，但无疼痛及活动受限。

四、临床治疗

（一）提高临床疗效的要素

1. 是否神经源性关节病

根据关节病变前是否有神经系统原发病变，诊断失神经营养性关节炎并不困难。但在临床中仍有 20% 左右失神经营养性关节炎在出现关节改变时尚无原发性神经病的症状及体征。故在诊断时需要与风湿、类风湿、代谢、内分泌、血液、肿瘤及感染等有关关节病进行鉴别。这就需要调查引起关节病的病因、发病方式、好发部位和关节病变的特征。失神经营养性关节炎一般均能查到神经性原发病，关节病变与神经病变症状体征部位一致。

2. 明确何种神经源性关节病

诊断失神经营养性关节炎病后，还必须进一步明确什么性质的神经病变所致的关节病，如脊髓痨、有明确的梅毒感染史、病变主要侵犯腰骶部脊髓后根和后索、下肢闪电样疼痛和进行性感觉性共济失调、血清和脑脊液康华化反应阳性。脊髓空洞症是脊髓慢性变性、软化及空洞形成。糖尿病性神经病，除有感觉和运动神经障碍外，可有糖尿病史、血糖升高、尿糖阳性等。

（二）辨病治疗

神经性关节病的保守治疗主要以加强关节保护为主，如局部制动、支架保护等，必要时可以使用消炎镇痛类药物。但这类药物不宜长期使用，以免加速关节破坏。同时也不要经常封闭及关节腔内注射激素类药物，因为该类药物有较明显的减轻炎症作用，使症状缓解，所以患者关节活动增加，加速了关节的磨损破坏。手术治疗目前仍以关节清理术和关节融合术为主，术后特别注意放置有效的负压吸引，同时，应注意术后活动时间要晚，避免参加重体力劳动。一般认为，神经性关节病为关节置换手术的禁忌证，其原因可能是关节失去有效的神经支配，营养差、骨质结构不良，容易造成置入物松动而失败。

1. 非手术治疗

在急性期，局部制动、休息，防止反复创伤；适当使用牵引、石膏、夹板、支架固定；抽吸关节液。待急性期后，可允许适当活动。或运用物理疗法能够有效缓解肿胀。可采用直流电醋离子导入、超短波电疗等。泥疗、蜡疗及坎离砂热熨等传导热疗法亦可应用。每日1次，每次20~30分钟，20次为1个疗程。

2. 手术治疗

手术治疗应首先针对其原发疾病。目前对于单纯性脊髓空洞症可行空洞－腹腔分流术。而对于颅底凹陷所造成的脊髓空洞症合并上肢关节失神经营养性关节病变的多采用后颅窝减压及枕大池扩大重建术，术后能够很大程度的回复神经功能，对该病恢复有积极作用。

（三）辨证治疗

1. 辨证论治

中医内治法的原则为既应积极治疗原发的神经系统疾患，又要尽量减轻受累关节的负担，保护和稳定受累关节。

（1）荣卫俱虚证

治则：补益元气，固摄荣卫。

方药：四君子汤或养营丸加减。赤芍9g、当归尾9g、川芎6g、苏木6g、陈皮6g、桃仁6g、续断12g、乌药9g、乳香6g、没药6g、木通6g、甘草6g。瘀血阻滞者，加丹参、桃仁、红花；气虚者加人参；呕吐者，加半夏降逆止呕；胸膈痞满者，加枳壳、陈皮以行气宽胸；心悸失眠者，加酸枣仁以宁心安神；兼畏寒肢冷、脘腹疼痛者，加干姜、附子以温中祛寒。

（2）脾胃气虚证

治则：益气健脾，养胃渗湿。

方药：六君子汤或参苓白术散加减。熟地黄15g、山茱萸12g、山药12g、牡丹皮10g、泽泻10g、茯苓10g。气虚明显者，加黄芪益气；胃脘痛甚者，加延胡索、五灵脂；腹胀甚者，加枳壳；纳差者，加山楂、麦芽、神曲。

（3）肾阴虚证

治则：滋补肾阴，养精益髓。

方药：六味地黄汤加减。熟地黄15g、山茱萸12g、山药12g、牡丹皮10g、泽泻10g、茯苓10g，加杜仲、枸杞子、川牛膝等。伴心烦者，加栀子；有痰饮者，加桂枝、陈皮、半夏；须发早白者，加何首乌、黑豆、黑芝麻；动辄汗出者，加附子、生黄芪。

（4）肾阳虚证

治则：益肾固摄，壮阳补骨。

方药：金匮肾气丸加减。熟地黄15g、怀山药10g、山茱萸10g、枸杞子10g、菟丝子10g、杜仲10g、鹿角胶10g、当归5g、附子5g、肉桂5g。半夜小便量少者，加五味子；小便量多者，加补骨脂、巴戟天；纵欲放纵者，加人参、肉苁蓉、淫羊藿。

2. 外治疗法

（1）中药外治　可参照创伤性关节炎，用回阳玉龙膏、舒筋活络膏外敷；风伤洗剂、旧伤洗剂熏洗或风伤药水、麝香正骨水外擦。

（2）针灸治疗　以患处局部取穴为主，循经、邻经配穴。可采用体针、温针或电针，配合拔火罐治疗。

（四）新疗法选粹

Wirth、Stephan H 等研究使用 Ilizarov 环形固定器进行外部固定是否能可靠地提高行走能力。回顾性分析了 29 名接受 Ilizarov 环形固定器治疗 Charcot 关节病的患者。作者分别在常规 X 射线上评估了最终随访时的放射学融合。使用 Fisher 精确检验研究行走能力与重建时是否存在骨髓炎以及最终随访时是否存在融合之间的关联。结果发现，平均随访时间为 35 个月（范围 5.3~107 个月）；平均外固定时间为 113 天。10 例（34.5%）达到融合，19 例（65.5%）未融合。2 名患者需要膝下截肢，其余 27 名患者中有 26 名保持行走能力，其中 23 名没有辅助装置。行走能力与重建时是否存在骨髓炎和是否存在融合无关。可以得出结论，使用 Ilizarov 环形固定器进行足部重建可实现 93% 的保肢率。绝大多数（96.3%）成功保肢的患者可以走动，独立于放射学

融合，并且在重建时存在骨髓炎。这些发现鼓励对这种难以治疗的疾病进行保肢和畸形矫正，即使有潜在的骨髓炎。

（五）医家经验

1. 成明富

成明富运用 MSCT 动态观察及图像后处理技术诊断神经性关节病，对 8 例神经性关节病患者的临床与影像学资料进行回顾性分析，将患者 MSCT 容积扫描的原始数据进行图像后处理，包括 MPR、MIP、CPR 及 VR 等，并与轴位图像进行对照分析。关节组成骨远轴端骨进行性溶解破坏、吸收，关节支离破碎、脱位，关节囊肿胀而关节周围肌群萎缩等为神经性关节病的特征性 CT 表现；对一些缺少影像学特征者进行 MSCT 动态观察是必要的；联合后处理图像可以弥补单纯轴位图像对病变整体观察不足，应列为常规应用。

2. 包军

包军等治疗一名脊髓空洞伴全身肌肉跳动、双脚发凉、精细动作差的中年女性患者，该患者辨证属脾肾亏虚型，治宜健脾补肾，兼以活血通络。拟药方：茯苓30g，姜半夏9g，厚朴12g，党参10 g，白术30g，黑附子24g，赤芍30g，紫苏梗10g，患者服药 1 个月症状大为好转 2 个月后症状基本消失。

3. 陈宝贵

陈教授认为该病诸多病因皆可致肝肾亏损，然肾主骨生髓，髓海上充为脑。"肝主全身筋膜，与肢体运动有关"，肝血亏虚，肾精不足，筋失濡养，肝血不足，肌肉进而出现萎缩。陈教授治疗脊髓脑髓病，多以补肾通络为主。方中鹿角、鳖甲、枸杞子、肉苁蓉均为填精益髓之佳品；后期可加附子以温补肾阳，茯苓辅佐白术健脾利水。全方治疗思路，标本同治、上下兼顾，共济阴阳，而以治本为主、治下为重。

诸药配伍共用，补肾养心、心肾相交、开窍化痰则病患可愈。临证中心肾两虚之痿证，均可用地黄饮子加减治疗，从心肾两虚的临床表现和自述重心不稳感入手，思路清晰，药到而愈。陈宝贵教授认为，当代社会出现的疾病与古代略有不同，病情繁琐，常兼有其他病证，病机错综复杂，在众多疑难杂症中现阴阳、表里、寒热、虚实等证候通常兼并出现。故兼顾多方面多角度考虑疾病的发生发展，辨证施治，以达到"阴平阳秘、精神乃治"的状态。陈教授临证上强调整体思想，融诸法于一炉。

五、预后转归

失神经营养性关节炎因受累关节由于缺乏神经营养支配，尽量不行手术治疗，需采取相关措施减少关节面承重，如上肢避免用力工作，下肢尽量减轻负重，早期利用支架保护病变关节，很大程度能防止畸形发生。保守治疗失败时，则需考虑外科重建术。注重早期治疗及原发病变的治疗对预后有着重要的作用。

六、预防调护

（1）预防是最好的治疗，积极治疗原发疾病如脊髓痨、脊髓空洞症等。糖尿病患者应对足、踝部位倍加注意，及时处理这些部位的轻微创伤，有效控制血糖可减少糖尿病神经病变，继而减少本病发生率。

（2）保护受累关节，行走时可使用拐杖；上肢病变应尽量少用患手工作；明显不稳定的关节可用支架保护；下肢病变应尽量少站立、少行以防止畸形和骨破坏发展。

（3）关节积液过多者，可行关节穿刺，抽出积液。

七、评述

经较为深入地研究神经性关节病，认为任何引起感觉传导障碍的疾病并造成关节的痛温觉和位觉减退或消失者，均有继发本病之可能。该病在治疗上，根据病变关节部位不同其治疗原则不尽相同。对于上肢诸关节（肩、肘、腕）宜用辅助支架；脊柱无神经根压迫症状者给予卧硬板床或石膏床、腰围等；合并脊髓压迫者行椎板切除，避免过多的行走和负重；对于下肢诸关节对合并脱位者，可行股骨头粗隆下截骨术等；膝关节行关节融合术；踝关节宜切除病骨，行关节融合术；足部小关节采用辅助支架装具；病变反复发作，功能丧失或恶变时，应行截肢或关节离断。治疗中应避免反复遭受损伤；不得随意摘除辅助支架；注意防止压疮、烫伤以及冻伤。同时指出在治疗发病部位的同时，应积极治疗原发疾病，两者不能偏废。如注重于早期治疗，则预后比较满意。

参考文献

［1］孙树春，赵文海．中医骨伤科学［M］．北京：中国中医药出版社，2005．

［2］孙永强，罗晓鹏．骨伤治疗学［M］．北京：人民卫生出版社，2006．

［3］娄玉钤．风湿病诊断治疗学［M］．郑州：郑州大学出版社，2003．

［4］冯峰，李东升．中医骨病［M］．北京：人民卫生出版社，2008．

［5］Bocci V, Zanardia I, Valacchi G, et al. Validity of Oxygen-Ozone Therapy as Integrated Medication Form in Chronic Inflammatory Diseases［J］. Cardiovasc Hematol Disord Drug Targets, 2015, 15（2）: 127-138.

［6］张超，杨少锋．补肾活血汤综合治疗腰椎骨性关节炎60例疗效观察［J］．湖南中医杂志，2014，30（10）：69-70．

[7] 佟德民，孙凤杰．身痛逐瘀汤治疗中重度腰椎增生性脊椎炎的临床研究 [J]．世界中西医结合杂志，2017，12（4）：461-464．

[8] 丁宁，王涓涓，刘加宝，等．身痛逐瘀汤合脊柱脉冲治疗腰椎小关节骨性关节炎的临床观察 [J]．内蒙古中医药，2021，40（1）：1-3．

[9] 张磊，张峰，姚立帅，等．独活寄生汤加减治疗腰椎骨性关节炎（肝肾不足筋脉瘀滞证）43例 [J]．环球中医药，2018，11（8）：1222-1225．

[10] 赵杨寒，徐云生．张鸣鹤教授治疗类风湿性关节炎临证经验概要 [J]．中华全科医学，2020，18（10）：1735-1737，1745．

[11] 刘晓丽．桂枝芍药知母汤加减治疗类风湿性关节炎的效果及对相关抗体水平的影响 [J]．中国医学创新，2022，19（8）：84-87．

[12] 董松林．董松林效方治验——乌威蠲痹汤 [J]．江苏中医药，2022，54（11）：7-8．

[13] 童荣生．生物制剂治疗类风湿关节炎合理用药中国专家共识 [J]．中国新药杂志，2022，31（21）：2174-2184．

[14] 张佳琪．基于焦树德教授治疗类风湿关节炎辨证分型的用药规律探讨 [J]．风湿病与关节炎，2017，6（12）：33-37．

[15] 傅卫燕，孟庆良，靳昊，等．温肾健脾定脊汤联合针灸治疗强直性脊柱炎临床观察 [J]．光明中医，2022，37（18）：3336-3338．

[16] 镇树清，熊丽，石欣，等．名老中医镇万雄治疗强直性脊柱炎的临床经验 [J]．光明中医，2018，33（5）：621-623．

[17] 杨威，荣晓凤．白细胞介素-17在风湿病中的作用及中医药干预评述 [J]．风湿病与关节炎，2023，12（2）：75-80．

[18] 李青海，程红亮，张闻东，等．程红亮采用温针灸结合中药外敷治疗老年膝骨关节炎急性发作经验 [J]．湖南中医杂志，2022，38（11）：61-63．

[19] 张涛，闫慧新，安云，等．推拿治疗膝骨关节炎的诊疗思路与验案举隅 [J]．中华中医药杂志，2023，38（2）：649-652．

[20] 蔡建平．蔡建平效方治验——通络治痹方 [J]．江苏中医药，2022，54（12）：7-8．

[21] 韩景璐，邓品，梁欢，等．陈兆军教授应用陈氏苏红汤治疗早期膝骨关节炎的经验 [J]．中国医药导报，2023，20（4）：152-155，171．

[22] 路静静，邓素玲，郑昊，等．邓素玲教授治疗膝骨关节炎经验 [J]．中国中医骨伤科杂志，2022，30（12）：76-77．

[23] 李彦，荆琳，何名江，等．张洪美应用补肾除湿方治疗早期膝骨关节炎经验 [J]．中医药导报，2022，28（2）：188-192．

[24] Scanzello CR, Umoh E, Pessler F, et al. Local cytokine profiles in knee osteoarthritis：elevated synovial fluid interleukin-15 differentiates early from end-stage disease [J]. Osteoarthr cartilage, 2009, 17（8）：1040-1048.

[25] Wirth SH, Viehöfer AF, Tondelli T, et al. Mid-term walking ability after Charcot foot reconstruction using the Ilizarov ring fixator [J]. Arch orthop traum su, 2020, 140（12）：1909-1917.

[26] 成明富，常小娜，周飞．MSCT动态观察及图像后处理在神经性关节病中的应用 [J]．实用放射学杂志，2013，29（7）：1152-1154，1163．

[27] 包军，王佳宝，代二庆．真武汤加味治疗脊髓空洞症的病案体会 [J]．天津中医药，2017，34（9）：613-614．

[28] 王金，杨素飞，刘丹，等．陈宝贵教授治疗脊髓空洞症验案举隅 [J]．光明中医，2021，36（23）：4056-4058．

第二十一章 代谢性骨病

第一节 佝偻病

佝偻病是指发生在婴幼儿童，即长骨骨骺闭合之前的骨钙化障碍性疾病。其主要是由于维生素D或其活性代谢产物缺乏，引起钙磷代谢紊乱、骨骼钙化不良，导致骨骼变形。本病常发于冬春两季，多见于3岁以下小儿，以6个月至1岁最为多见。近年来，重度佝偻病的发病率在逐年降低，但是北方佝偻病患病率高于南方，轻、中度佝偻病发病率仍较高。

一、病因病机

（一）西医学认识

本病主要病理特征是钙化障碍，即钙不能及时地沉着于骨样组织和骨前期软骨内。按邓特的分类，可分为营养性佝偻病、肠性佝偻病、遗传性肾性佝偻病、后天性肾病性佝偻病、新生儿佝偻病等。

当机体内维生素D缺乏时，会进一步影响血清钙磷的平衡，血清钙磷低下，不能正常沉积于骨样组织和软骨基质，造成软骨和骨样组织不能正常钙化，使骨的生长停止在软骨和骨样组织阶段，成骨异常，从而引起本病。

（二）中医学认识

根据本病的临床特征，应属于中医学的"五迟""五软""背偻""鸡胸""龟背""骨痿"等范畴。

1. 胎中失养，先天不足

清代《医宗金鉴·幼科心法要诀》已认识到父母气血虚弱，先天有亏，可致小儿生下即筋骨较弱，步行艰难、齿不速长、坐不能稳。由于父母的因素可造成小儿先天肾气不足，形成佝偻病。尤其是母亲在怀孕期间，起居失常户外活动少，日光照射不足，或营养失调或患有某种疾病，这都是造成佝偻病的原因。

2. 调理不当，后天亏乏

小儿出生后，如果户外活动少、日光照射不足，或饮食失节、喂养失调，损伤脾胃，脾胃运化功能失职、营养不良等原因，也可造成后天亏乏，促成佝偻病。

二、临床诊断

（一）辨病诊断

1. 临床表现

（1）早期　骨骼变化不明显，常表现为易于激动、烦躁不安、不喜玩耍，甚则全身惊厥、手足抽搐、角弓反张或精神淡漠、多汗等。病情进一步发展，可见肌肉松弛、紧张度低下。如果腹肌松弛与肠壁肌肉无力，引起肠内积气，表现为腹部膨隆如蛙腹、肋下缘外翻。如果四肢肌力软弱、骨骼支撑力又差，表现为走路晚，且易跌倒。

（2）后期　可发生骨骼畸形改变。如患儿额颞部隆起，枕顶部扁平，呈方颅畸形，囟门延迟闭合；胸骨隆起，胸廓横径缩小，前后径增加，呈鸡胸畸形，沿横隔附着处胸廓向内凹陷，形成横沟，即哈里逊沟。另外还可见"串珠""手镯""脚镯"膝关节内外翻畸形。

2. 相关检查

（1）X线检查　主要见于干骺端。在早期可见长骨骨骺端的临时钙化带不规则、模糊、变薄，骨小梁稀疏，干骺端有一定程度的凹陷。随着病变的进展，临时钙化带消失，干骺端扩张增粗，中心部位凹陷呈杯口状，边缘模糊并有毛刷状密度增高，自干骺端向骨骺方向延伸。骨骺出现迟缓，骺线增宽且不规则。骨皮质密度减低，骨小梁粗糙，横骨小梁减少，纵骨小梁持续存在。四肢长骨发生弯曲变形，呈"O"形或"X"形畸形，弯曲凹侧的骨皮质多增厚。恢复期，干骺端边缘清楚、规则，但干骺端仍宽阔粗大，骨骺相继出现，骨骺线逐渐变窄，横骨小梁再度出现，纵骨小梁逐渐变粗，但严重畸形者多难以恢复。

（2）实验室检查 早期血清钙正常或稍偏低，血磷下降，血清 25-OH-D 明显下降。活动期血清钙、磷均下降，血清碱性磷酸酶（AKP）中度升高。

（二）辨证诊断

1. 脾胃虚弱证

（1）临床证候 形体虚胖，精神疲惫，面色苍白，多汗无力，易惊多惕，夜眠不安，肌肉松弛，头颅骨软，囟开而大，发稀色黄，便溏，舌淡，苔薄白，脉缓无力，指纹淡红。

（2）辨证要点 偏胖，面白，多汗无力，骨软，囟开而大，舌淡，苔薄白，脉缓无力。早期多见此证型。

2. 肾气亏损证

（1）临床证候 形体虚弱，面色不华，出牙、坐立、行走等发育均迟，骨骼畸形明显，其头颅方大，鸡胸，驼背，腹大如蛙及下肢弯曲，舌淡，苔少，脉迟无力，指纹淡。

（2）辨证要点 虚弱，面色不华，出牙、运动等发育均迟，骨骼畸形，舌淡，苔少，脉迟无力。后期多见此型。

三、鉴别诊断

1. 原发性甲状旁腺功能亢进

本病可发生于任何年龄，以 20~50 岁者较多，女性多于男性。如在长骨骺板闭合以前发病者，骨骺病变与佝偻病非常相似，但本病多有高钙血症，尿结石发病率高，血液生化改变与佝偻病不同，以高血钙和高尿钙为特点，血清 AKP 也显著增高，从不发生手足抽搐症状。

2. 大骨节病

本病为地方病，其主要病变在骨之两端。常见踝关节呈骨性粗大，病变发展迟缓，多个关节肿大，全身矮小，肢体呈缩短畸形。永不化脓为其特征。

四、临床治疗

（一）提高临床疗效的要素

（1）明确佝偻病诊断。

（2）根据佝偻病患者的年龄等要求选择不同的治疗方法。

（3）根据佝偻病的类型选择不同的治疗手段。

（4）根据患者全身情况及基础疾病选择不同的方法。

（二）辨病治疗

佝偻病的治疗主要取决于患者年龄、畸形程度等综合因素。佝偻病治疗的方法仍不外乎两大类：第一类是姑息性治疗，也即非手术治疗，如药物疗法、手法治疗、支具矫正法治疗等；第二类是手术治疗，包括折骨术、截骨术。佝偻病治疗原则主要是矫正畸形。

1. 非手术治疗

（1）药物治疗 主要为补充维生素 D，一般剂量为 400U/d（预防剂量）或 2000~3000U/d（治疗剂量）。可适当加服钙剂。并接受太阳紫外线照射。

（2）手法治疗 ①捏脊：适用于佝偻病兼有慢性腹泻、消化不良。②手法矫正：适用于4岁以下儿童，畸形较轻的膝内外翻者。③支具矫正法治疗：适用于4岁以下畸形较轻者，连续治疗1.5~2年。常用有夹板矫正法、布带捆绑矫正法、垫高鞋底矫正法。

2.手术治疗

（1）折骨术 适用于4岁以下儿童，主要畸形是胫骨内翻者。可将小腿外侧中央放在用棉花垫好的楔形木块上，两手握紧小腿两端，然后用力垂直向下压，先折断腓骨，后折断胫骨，造成青枝骨折，纠正小腿畸形，折骨时应保护胫骨上、下端的骨骺，避免在折骨时损伤。术后用夹板或管型石膏固定3周或更长时间。

（2）截骨术 对于4岁以上患儿，弯曲畸形明显且持续存在的或畸形最显著处位于关节附近的，可做截骨术。应在佝偻病治愈后，骨质已坚硬时进行手术。截骨时应尽量少剥离骨膜，尤应避免损伤骨骺板。术后用石膏外固定。注意术前和术后停用维生素D。

（三）辨证治疗

1.脾胃虚弱证

治则：益脾补肾。

方药：扶元散或补肾益脾散加减。人参12g，白术15g，茯苓12g，熟地黄15g，茯神12g，黄芪20g，山药20g，当归12g，白芍12g，川芎12g，石菖蒲10g，炙甘草6g。气虚严重者加黄芪60g、党参30g；脾胃消化差者加神曲15g、麦芽12g；有热象者加知母6g、黄柏6g。

2.肾气亏损证

治则：补肾壮骨。

方药：补益地黄汤或河车大造丸加减。熟干地黄60g，五味子30g，鹿角屑30g，远志30g，桂心30g，巴戟天30g，天冬45g，菟丝子30g，石龙芮30g，肉苁蓉30~60g。脾胃消化差者加神曲15g、麦芽12g；有热象者加知母6g、黄柏6g。

五、预后转归

佝偻病是儿童时期常见的骨骼生长发育异常的慢性疾病，所以在早期应明确诊断，在4岁以前积极抓紧时间治疗，尽量减少骨骼畸形的出现，以提高儿童的健康水平，一般预后较好。若治疗不及时，则会出现骨骼严重畸形，影响活动。

六、预防调护

（一）预防

（1）从孕期开始，注意晒太阳、加强营养，供给富含维生素D和钙、磷、蛋白质的食物。妊娠中期，出现手足麻木感，及时补充维生素D和钙剂。

（2）小儿出生后，最好是母乳喂养，经常进行户外活动，晒太阳，适当补充维生素D和钙剂，随着生长发育的需要，及时增加辅助食物。

（3）对于早产儿、双胞胎，人工喂养和生长迅速的婴儿更应该及时补充维生素D和钙剂。

（二）调护

患了佝偻病以后，要注意防止上呼吸道感染，应少站立、少行走，以免造成下肢骨骼的压力畸形。已经发生轻度弯曲畸形者，应于睡眠时用夹板绷带进行矫正。

七、专方选要

1.六味地黄丸

世代医家多主张用六味地黄丸以填精补肾，用补中益气汤以补脾益气。对本病的治疗，多侧重调补后天脾胃，因脾为后天之本，气血生化之源，五脏六腑皆赖以养之。故"调脾以安五脏"，脾胃健运，脏腑生化之源充盛，则诸虚弱之证得以恢复"。正如景岳所说："先天不足而培以后天，亦可致寿"。

2. 龙牡壮骨方

从西医学而论，龙牡壮骨方中既提高了吸收钙磷的能力，又提供了钙的原料，相当于维生素 D 加含钙的物质和功能，而本方之原料龙骨、牡蛎、龟甲等乃是来自生物原料之有机钙，易于吸收，又能提高骨的韧性和强度，使骨骼富于弹性。此方既补先天又养后天，治本又治标，可做治疗又能用于预防。此方对人体钙的吸收有自稳调节作用，其新型制剂龙牡壮骨颗粒使用方便价廉优质，仅此一方，足以展现中医药学治疗佝偻病的特色与中西医结合的优越。

第二节　骨软化症

骨软化症见于骨骺板已闭合的成年人，也称为成人佝偻病，是指骨组织中新生的类骨组织上的矿物盐沉着不足，使骨在质上发生的异常。本病多见于女性，多发生在居住条件差、环境阴暗和阳光较少的地区，同时饮食中又缺乏钙和维生素 D。

一、病因病机

（一）西医学认识

西医学认为骨软化症与佝偻病一样，最常见的原因是食物中维生素 D 和钙、磷等矿物质和蛋白质缺乏。此外，多产多育、肠道疾病、胃切除术后、肝脏疾病、胰腺疾病、长期服用抗惊厥药物、日照不足等都可以引起骨软化症。这些因素均使维生素 D 摄入不足或代谢发生障碍，不能产生有效的 1，25- 二羟维生素 D_3，以致肠道对钙的吸收减少和钙的骨转移减少，所产生的类骨组织不能钙化和骨化，因而骨质变软、强度降低，便形成了骨软化症。

（二）中医学认识

中医古代文献无骨软化症这个病名，一般认为"骨痹""骨痿"的症状类似于骨软化症发病过程中的两个不同发展阶段，"骨痹"与初期相似，"骨痿"与后期相似。本病初期多由于久居阴冷之地、寒滞于骨；禀赋不足或久病不已、损伤脾肾；或多产多孕、累伤肾精；精血不足、骨失濡养、经脉气血失和致骨痹，出现骨重酸痛。后期，由于寒闭日久，化热伤阴致精血亏虚，不能充养骨髓，骨枯髓减，形成骨痿，出现腰脊不举，甚而骨骼畸形。

二、临床诊断

（一）辨病诊断

1. 临床表现

一般早期较典型表现为自发性骨痛，以腰痛和下肢疼痛最显著，继而出现骨骼广泛性压痛，严重时翻身及行走困难。当病情进一步发展时，可出现驼背、侧弯、膝关节内外翻等骨骼变形和骨折。伴有明显低磷血症的患者，可出现全身肌无力、持物不能、蹲坐时起立困难等。少数患者可出现手足抽搐。

2. 相关检查

（1）X 线检查　早期 X 线可无明显改变，多数患者后期可有不同程度的骨密度降低、骨小梁稀疏、骨皮质变薄等骨质疏松表现。严重者在股骨颈、耻骨、坐骨、肋骨和肩胛骨的盂下部分常见一线状透光带横过上述骨骼，即 Looser 假骨折线。此透明亮带常为对称性，可持续存在数月至数年。线两端可见骨膜下骨质隆起。治疗生效后，此线即愈合而消失。另外由于骨质变软，在脊柱和下肢长骨可见压力畸形。如驼背和脊柱侧弯，椎体中部受压，呈双凹透镜形状，而椎间盘则相对地扩大，此类改变与鱼类的脊椎体相似，又称鱼形椎。下肢长骨的压力畸形有髋内翻、膝内外翻、骨盆变形、髋臼内陷、骨盆入口呈三角形。

（2）实验室检查 血清 Ca^{2+} 正常或偏低，血清 P 降低，血清 AKP 升高。

（二）辨证诊断

本病根据症状、体征等，可分为肾虚寒滞证和肾亏骨枯证。

1.肾虚寒滞证

（1）临床证候 患者久居阴冷寒湿，腰腿或全身骨痛、压痛，酸软无力，甚则畸形、行动困难，畏寒，手足欠温，头晕，夜尿多，阳痿，舌淡胖，苔白，脉沉迟无力。

（2）辨证要点 全身骨痛、压痛，畏寒，头晕，夜尿多，阳痿，舌淡胖，苔白，脉沉迟无力。

2.肾亏骨枯证

（1）临床证候 腰腿或全身骨骼重困无力，畸形或疼痛，举动困难，手足抽搐，肌痿形削，头晕耳鸣，五心烦热，盗汗，舌红少苔，沉细数。

（2）辨证要点 全身骨骼重困无力，手足抽搐，肌痿形削，五心烦热，盗汗，舌红少苔，沉细数。

三、鉴别诊断

（一）西医学鉴别诊断

泛发性纤维性骨炎：泛发性纤维性骨炎是指破骨细胞增多，骨组织破坏吸收，由纤维组织充填其中。因甲状腺功能亢进，甲状旁腺素分泌过多，以致骨吸收加速所致。碱性磷酸酶升高，血钙升高，血磷降低。X 线片可见骨膜下骨质吸收和牙槽硬板消失；骨中常见虫蚀样或多发囊肿样改变，中指骨桡侧的骨膜下凹迹。

（二）中医学鉴别诊断

膝痹：膝痹以膝关节变形、肿大疼痛，股胫肌肉枯细，肢体形如鹤膝之状为特征。故又名膝游风、游膝风、鹤节等。膝痹由调摄失宜，亏损足三阴经，风寒之邪乘虚而入引起，以致肌肉日瘦、肢体挛痛，久则膝大而腿细，如鹤之膝。

四、临床治疗

（一）提高临床疗效的要素

（1）明确诊断。

（2）根据患者患处畸形程度，即骨骺线情况，选择合适的治疗方法。

（3）避免久居阴冷寒湿之地。

（4）阳光照射充足，摄入足量的钙和维生素 D。

（二）辨病治疗

骨软化症的治疗主要取决于患者病情的严重程度，一般分为非手术治疗即药物保守治疗，后期出现严重畸形者，可行矫形手术治疗。

1.非手术治疗

针对病因进行治疗，如分别给予维生素 D 及衍生物、降钙素、磷酸盐等。部分患者因遗传因素所致的骨质软化症目前尚无有效的治疗手段。

对于营养性维生素 D 缺乏佝偻病和骨软化症，通常小量到中等剂量的维生素 D 治疗就可以治愈。除病因治疗外，主要是补充维生素和钙剂。

（1）维生素 D 目前常用的维生素 D 制剂有鱼肝油、浓缩鱼肝油、维生素 D_2 和 D_3 及一些维生素 D 活性代谢物和维生素 D

衍生物。一般用母体维生素 D 制剂。轻症可用鱼肝油或浓缩鱼肝油，较重患者需直接肌内注射维生素 D_2 或 D_3。除非患者有严重骨质软化症或伴有严重低血钙，用活性维生素 D 约可较母体维生素 D 提前 1 个月见效。

（2）钙剂　营养性维生素 D 缺乏的治疗除补充维生素 D 外，也应同时给予一定的钙剂治疗。一是因为很多患者同时伴有钙的吸收障碍，补充维生素 D 虽可促进肠钙吸收，但普通饮食一时难以提供足够的钙离子。二是因为维生素 D 治疗促进大量钙离子进入骨，导致血钙更低，及时补充钙剂可预防手足搐搦的发生。目前国内钙制剂很多，需强调的是，不管使用何种钙剂，均应以补充元素钙的量为准。

（3）其他　天然日光浴和人工紫外线照射（波长 240~315nm）疗法也是治疗骨质软化症简便和经济的方法。当脂肪消化不良时，应同时给予胆盐。

2. 手术治疗

严重畸形者，可采用截骨术矫正承重力线，以避免日后发生骨性关节炎。手术要在骨骺线消失和疾病治愈后进行，否则畸形可能复发。术前后停止使用维生素 D，以防止发生高血钙。

（三）辨证治疗

1. 肾虚寒滞证

治则：益肾温阳，散寒通脉。

方药：独活寄生汤加减。独活 9g，桑寄生 6g，杜仲 6g，牛膝 6g，细辛 6g，秦艽 6g，茯苓 6g，肉桂心 6g，防风 6g，川芎 6g，人参 6g，甘草 6g，当归 6g，芍药 6g，干地黄 6g。肾气不足而见腰膝酸软者，可加山茱萸、菟丝子、续断补益肾气；气虚明显者可加黄芪 15g、党参 15g。

2. 肾亏骨枯证

治则：滋肾，养阴，壮骨。

方药：左归丸加减。熟地黄 120g，山药 120g，枸杞子 120g，山茱萸 120g，川牛膝（酒洗蒸熟）90g，鹿角胶（敲碎炒珠）120g，龟甲胶（敲碎炒珠）120g，制菟丝子 120g。将上药炼蜜为丸，每次 1 丸，1 日 2 次服用。兼有寒象者可加熟附子 5g、肉桂 10g。

五、预后转归

本病应以预防为主，早期明确诊断，及时治疗，治疗越早，预后越好。部分患者因血钙降低可能伴有代偿性甲状旁腺功能增加，甚至出现明显的继发性甲旁亢。

六、预防调护

（一）预防

预防是本病最有效的治疗方法。为预防骨软化症，2008 年美国儿科学会重新修订的临床指南推荐所有的婴儿包括全母乳喂养婴儿、儿童和青少年自出生后不久起每日至少补充维生素 D400U。目前中国医学会儿科分会已参照该指南进行了修订。

加强营养，食物以动物肝脏、脂肪、蛋类、乳类、海产品为佳。多晒太阳，积极治疗腹泻。

（二）调护

已发病者避免长时间站立和行走，注意维生素 D 和钙的足量摄入，积极配合治疗。

七、评述

通过中医辨证论治，针对肾精亏虚、骨骼失充的病机，给予益肾填精壮骨，再根据先后天的关系，结合具体证候注意健脾益气、扶持后天。通过临床应用，中医药可有效改善骨痛和压痛，尤其减轻腰痛和下肢疼痛最显著，降低继发性骨关节畸形率。随着对中医药机制更深入的探索研究，中医在治疗骨软化症上必定有更广阔的发展前景。

治疗以分型定方，随证加减。第一，脾弱肝旺乃由脾虚引起，故治以培土抑木、健脾养肝方，由钱氏异功散、局方参苓白术散合方化裁以培补中宫，兼以银柴胡、杭芍、台乌、小枣以养肝柔肝，助其疏泄，其重点在脾。第二，脾肾不足型用龙牡黄芪建中补骨汤，以健脾补肾、滋养气血营卫，脾肾并治，全方脾肾兼顾而仍以脾胃为第一要义。第三，病情较重，病程较长，由脾病及肾及肝，致肝肾亏损，故采用龙牡黄芪建中汤或健脾养肝汤加杜仲、续断、怀牛膝、五加皮、补骨脂、桑螵蛸等以增强补肾壮筋骨助下元之功，脾肾并治，兼调肝气。本型虽肾虚突出，先天补肾必须在健脾和胃，补脾的基础上佐以补肾壮骨的方药，才能达到脾气健、肾气足、筋骨坚、不易病的目的。

第三节　维生素 C 缺乏病

维生素 C 缺乏病又称为坏血病，主要是因为食物中缺乏维生素 C 或维生素 C 含量不足，消化道吸收障碍或需要量增加而引起的骨骼变化和出血倾向等一系列疾病。多见于 1 岁至 2 岁小儿。现在一般少见，但在缺少青菜、水果的北方牧区或城、乡，对人工喂养儿忽视辅食补充，特别在农村边远地区，仍因喂养不当而致发病。

一、病因病机

（一）西医学认识

西医学认为在维生素 C 缺乏的情况下，患者成骨活动发生异常，使成骨细胞不能按照正常的生理形成正常骨质，正是其受到的抑制作用，骨在正常生长过程中也受

到抑制，尤其在骨骼干骺端表现最为突出。预备钙化带的骨干侧，新骨形成不足，骨小梁少而细，骨质脆弱，骨皮质变薄，海绵质疏松。在长骨两端或骨干有骨膜下出血。

（二）中医学认识

中医学认为，凡血液不循常道，或上溢于口鼻诸窍，或下泄于前后二阴，或渗出于肌肤，所形成的一类出血性疾患，统称为血证。在古代医籍中，亦称为血病或失血。多由感受外邪、情志过极、饮食不节、劳倦过度、久病或热病等多种原因所导致。而其病机可以归结为火热熏灼、迫血妄行及气虚不摄、血溢脉外两类。

二、临床诊断

（一）辨病诊断

1.临床表现

患者主要表现为烦躁、急躁不安、食欲减退，可伴有低热、倦怠、全身乏力、精神抑郁、多疑、虚弱、营养不良、面色苍白、轻度贫血、牙龈肿胀、出血，并可因牙龈及齿槽坏死而致牙齿松动、脱落，骨关节肌肉疼痛，皮肤瘀点、瘀斑，毛囊过度角化、周围出血。小儿可因骨膜下出血而致下肢假性瘫痪、肿胀、压痛明显，髋关节外展，膝关节半屈，足外旋，一般呈仰卧蛙式位。骨膜下血肿多见于股骨下端、胫骨上端和肱骨，有时发生病理性骨骺分离。胸肋软骨处出现串珠、胸骨下陷。

2.相关检查

（1）X 线检查　在膝、腕、肩、肋软骨交接部等生长活跃处改变明显，较早出现的为骨松质疏松、骨皮质变薄、骨小梁结构模糊，可见"指戒环"征、Frankel 线。偶见钙化的骨膜下血肿或骨骺分离。在暂时钙化区可见侧方骨刺形成，被掀起骨膜

下有新生骨，在密度增生区附近有密度减退区，出现坏血病线。

（2）实验室检查　需详查血浆中、白细胞中、尿中维生素C含量，必要时进行维生素C耐量试验。另外发病时血清钙、磷正常，碱性磷酸酶下降。晚期可有明显贫血。

（二）辨证诊断

患者主要因感受外邪、饮食不节等诱因，出现不同类型的证候，主要有以下3型。

1.血热妄行证

（1）临床证候　皮肤出现青紫斑点或斑块，或伴有鼻衄、齿衄，严重者出现便血、尿血，或有发热、口渴、便秘，舌质红，苔黄，脉弦数。

（2）辨证要点　鼻衄、齿衄、紫斑等，舌质红，苔黄，脉弦数。

2.阴虚火旺证

（1）临床证候　皮肤出现青紫斑点或斑块，时发时止，常伴鼻衄、齿衄或月经过多，颧红，心烦，手足心热，舌质红，苔少，脉细数。

（2）辨证要点　时发皮肤青紫斑，或鼻衄、齿衄、紫斑，颧红，心烦，舌质红，苔少，脉细数。

3.气血亏虚证

（1）临床证候　反复发生肌衄、鼻衄、齿衄，神疲乏力，面色苍白或萎黄，头晕、耳鸣、目眩，食欲不振，夜寐不宁，舌质淡，脉细弱无力。

（2）辨证要点　反复鼻衄、齿衄等，伴神疲乏力，面色苍白或萎黄，舌质淡，脉细弱无力。

三、鉴别诊断

（一）西医学鉴别诊断

1.佝偻病肋串珠

维生素C缺乏患儿的肋软骨串珠呈尖刺状，而佝偻病的肋串珠呈圆钝形。

2.其他出血性疾病

维生素C缺乏病的出血症状应与其他出血性疾病，如血小板减少性紫癜、过敏性紫癜、血友病、白血病、败血型流行性脑脊髓膜炎等鉴别。

（二）中医学鉴别诊断

1.外伤鼻衄

因碰伤、挖鼻等引起血管破裂而致鼻衄者，出血多在损伤的一侧，且经局部止血治疗不再出血，没有全身症状。

2.出疹、丹毒

疹高出于皮肤，压之褪色，摸之碍手。丹毒属外科皮肤病，以皮肤色红如红丹得名，轻者压之褪色，重者压之不褪色，但其局部皮肤灼热肿痛。

四、临床治疗

（一）提高临床疗效的要素

（1）明确诊断。

（2）根据患者全身情况及基础疾病选择不同的方法。

（二）辨病治疗

给予患者每天补充维生素C 200~300mg，重症 300~500mg，感染时剂量增加，分3次饭前或饭后服用。如患者不能口服或胃肠道吸收不良时，可予肌内或静脉注射，1次/天，一般疗程3周左右，症状明显好转时，减至 50~100mg，3次/天口服。有严重贫血者，可予输血，补给铁剂。重症病例如有骨膜下巨大血肿或有骨折，应予制动固定。

（三）辨证治疗

1. 血热妄行证

治则：清热解毒，凉血止血。

方药：十灰散加减。大蓟9g，小蓟9g，荷叶9g，侧柏叶9g，白茅根9g，茜根9g，栀子9g，大黄9g，牡丹皮9g，棕榈皮9g。若热度炽盛，出血广泛者，加生石膏、龙胆草、紫草，冲服紫雪丹；邪热阻滞经络，兼见关节肿痛者，加秦艽、木瓜、桑枝等舒筋通络。

2. 阴虚火旺证

治则：滋阴降火，宁络止血。

方药：茜根散加减。茜根30g，黄芩30g，阿胶30g，蛤粉（炒）30g，侧柏叶30g，生地黄30g，甘草（炙）15g。若肾阴亏虚而火热不甚，症见腰膝酸软、头晕乏力，可用六味地黄丸滋阴补肾，酌加茜根、大蓟、槐花、紫草等凉血止血、化瘀消斑。

3. 气血亏虚证

治则：补气摄血。

方药：归脾汤加减。白术3g，当归3g，白茯苓3g，黄芪3g，远志3g，龙眼肉3g，酸枣仁3g，人参6g，木香1.5g，甘草1g。若肾气不足而见腰膝酸软者，可加山茱萸、菟丝子、续断补益肾气。

（四）医家经验

苗振

苗振认为本病任何年龄皆可发生，多见于3~18个月的小儿，在隐性期及早期常出现一些非特异性症状，例如激动、软弱、食欲减退、体重减轻等，随后出现局部症状及出血症状。局部症状主要以下肢肿痛最常见，局部温度略增高，但不发红。出血症状最常见的有长骨骨膜下出血，皮肤出现瘀点、瘀斑以及牙龈出血等。另外当怀疑本病时尽早摄长骨X片：早期骨质疏松，骨皮质变薄，骨小梁细小，临时钙化带致密增厚；随着病情进展，可出现坏血病线，这对本病诊断极为重要。另外需仔细进行鉴别诊断，例如肋骨与肋软骨交接处尖锐地凸出，形成坏血病串珠，在凸起部分的内侧可摸到凹陷，这是肋肌与肋软骨接合处的胸骨板半脱位造成的。而佝偻病的串珠则因骨骺软骨带增宽，凸出处两侧对称，而没有这种凹陷。再加上其他辅助检查，做出正确的诊断。在基层医院由于辅助检查条件有限，当怀疑有本病时应及时补充维生素C，若患儿病情得到控制或改善也应考虑本病，有助于减少误诊。

五、预后转归

明确诊断、及时治疗，预后良好。按以上疗法处理，轻症一般在1~2天内局部疼痛和触痛减轻、食欲好转，4~5天后下肢即可活动，7~10天症状消失、体重渐增，约3周内局部压痛全消。同时毛细血管脆性也恢复正常。巨幼红细胞贫血经维生素C及叶酸治疗后网织红细胞显见增多。骨骼病变及骨膜下出血所致血肿的恢复需时较长，重者需经数月消失。即使骨骼病变很重也易恢复，不致发生畸形。但若不予治疗，坏血病儿可并发营养不良、出血或感染而死亡。

六、预防调护

（一）预防

（1）鼓励母乳喂养，改善乳母营养，保证乳液中有丰富的维生素C。及时添加含维生素C的辅助食品，特别是对人工喂养儿，应及早添加菜汤、果汁等食品。

（2）供应富含维生素C的食品，改进烹调方法，减少维生素C的损失，有感染、外伤、手术等，应增加维生素C的供给。

（3）特别要注意，补充同时缺乏的维

生素 D；合并巨幼红细胞贫血者，维生素 C 治疗量应适当加大，另给适量叶酸。

（二）调护

预防为主，已发病者及时明确诊断、及时治疗，注意摄入足量维生素 C，积极配合治疗。

第四节　骨质疏松症

骨质疏松症是一种以骨量低下、骨微结构损坏，导致骨脆性增加，易发生骨折为特征的全身性骨病。一般将其分为三大类：原发性、继发性、特发性，其中原发性骨质疏松症又包括绝经后和老年性两类。

一、病因病机

（一）西医学认识

本病病因病机较为复杂，尚未完全阐明，但是已认识到激素分泌情况、遗传因素、营养情况、某些药物、某些疾病、吸烟、饮酒等均与骨质疏松症的发生有一定的关系。其发病机制表现在肠对钙的吸收减少，或肾脏对钙的排泄增多、重吸收减少，或是引起破骨细胞数量增多且活性增强，溶骨过程占优势，或是引起成骨细胞的活性减弱，骨形成减少，总之出现骨代谢的负平衡，骨基质和骨钙均减少，从而引起本病。

（二）中医学认识

中医学理论认为骨质疏松的病因病机主要责之于脾、肾、血瘀。《素问·五脏生成》曰："肾之合，骨也。"《素问·逆调论》曰："肾不生，则髓不能满。"《素问·六节藏象论》曰："肾者，主蛰藏之本，精之处也，其华在发，其充在骨。"说明骨之强弱与肾气盛衰密切相关。脾为后天之本、气血生化之源，《素问·玄机原病式》曰："五脏之腑，四肢百骸，受气皆在于脾胃"。由于营养失调，脾胃损伤，无以化生精血以滋肾充骨，也可致本病。

1. 肾精亏虚

肾精亏虚是本病的主要病机。中医学认为"肾为先天之本，肾生骨髓，其充在骨"，如《医精经义》曰："肾藏精，精生髓，髓生骨，故骨者肾之所合也，髓者，肾精所生，精足则髓足，髓在骨内，髓足则骨强"。骨的生长、发育，强劲、衰弱与肾精盛衰关系密切，肾精充足则骨髓生化有源，骨骼得到骨髓的充分滋养而坚固有力，反之，凡可造成肾精亏虚的病因，如年迈、天癸已竭或先天禀赋不足，或他病日久累肾、房劳过度等，都可出现骨髓化源不足，不能濡养骨骼，便会出现骨骼脆弱乏力，形成骨质疏松症。

2. 脾肾气虚

肾为先天之本，脾为后天之本、气血生化之源。肾精依赖脾精的滋养才源源不断地得到补充。如果因为饮食失调，如嗜食偏食、饥饱无常、过服克伐药物；或久病卧床、四肢不动，可致脾气损伤，运化无力，水谷精微化生不足，不能滋养先天之精，无以充养骨髓，骨枯髓减，发生骨质疏松症。

3. 瘀血阻络

随着年龄的增长，肾气渐虚，肾的生理病理改变，直接影响着血液的正常运行。肾虚元气不足，无力推动血行，可致气虚血瘀；脾肾阳虚，不能温养血脉，常使血寒而凝；肝肾阴虚，虚火炼液，可致血稠而滞涩；骨质疏松症易发生骨折，而骨折的主要病机是瘀血阻滞。

二、临床诊断

（一）辨病诊断

1.临床表现

（1）腰背骨疼痛 腰背疼痛是最常见的症状，疼痛程度与骨质疏松的严重程度相平行。久立、久坐时疼痛加剧，弯腰、咳嗽、打喷嚏或大便用力时加重，严重时翻身、起坐及行走有困难。易反复发作。

（2）身长缩短 骨质疏松患者椎体内部骨小梁萎缩，数量减少，在咳嗽或打喷嚏时即可导致椎体压缩性骨折，引起身长缩短、驼背畸形。

（3）骨折 好发于脊柱、股骨颈、桡骨远端等部位。脊椎骨折多为压缩性，严重者可累及脊髓、马尾或脊神经根，引起双下肢感觉运动障碍，甚至影响膀胱、直肠功能。还可致胸部畸形，引起胸闷、呼吸困难等，甚则影响心肺功能。

2.相关检查

（1）X线检查 X线平片一般表现为骨密度减低，骨小梁减少、稀疏，沿应力线保存的椎体内骨小梁呈垂直栅栏状排列，椎体呈双凹畸形，有时可见一个或数个椎体呈楔形压缩性骨折。在管状骨处可见骨皮质变薄，骨内膜骨质吸收，髓腔扩大，周径增宽，干骺端处的纵行骨小梁细且稀，小梁间隔变宽。

（2）骨密度测定 可以测出单位面积的骨密度（BMD）或单位容积的骨矿量（BMC）的确切数据，主要包括双能X线吸收检测法（DXA）、定量计算机断层照相术（QCT）、定量超声等方法。

（3）实验室检查 血清 Ca^{2+} 正常或偏低，血清 P 降低，血清 AKP 升高。

（二）辨证诊断

1.肾精亏虚证

（1）临床证候 颈腰背酸痛无力，甚则畸形，举动艰难，头晕耳鸣，健忘，男子阳痿，夜尿频，舌淡或变红，苔少，脉沉迟。

（2）辨证要点 颈腰背酸痛无力，畸形，头晕耳鸣，男子阳痿，舌淡苔少，脉沉迟。

2.脾肾气虚证

（1）临床证候 全身倦怠嗜卧，颈腰背酸痛、痿软、伸举无力，甚或肌肉萎缩、骨骼畸形，纳谷不香，面色萎黄不华，便溏，唇、舌淡，苔薄白，脉弱。

（2）辨证要点 颈腰背酸痛、痿软、伸举无力，甚则肌肉萎缩、骨骼畸形，面色萎黄，便溏，舌淡苔薄，脉弱。

3.瘀血阻络证

（1）临床证候 颈腰背骨节疼痛，呈刺痛，痛点固定不移，或合并骨折。舌紫暗或有瘀斑，苔白，脉弦涩或弦细。

（2）辨证要点 颈腰背骨节刺痛，痛点固定不移，舌紫暗，苔白，脉弦细。

三、鉴别诊断

（一）西医学鉴别诊断

多发性骨髓瘤：本病在 X 线片上可见骨质疏松伴有弥漫性骨质破坏，亦可发生病理性骨折，免疫学及骨髓穿刺活检可明确鉴别。

（二）中医学鉴别诊断

痹证：痹证多为风寒湿邪侵犯人体，造成关节肌肉重着，产生游走不定性疼痛。痿证多为肢体无力痿软不用。痹证为实，痿证为虚，痹证日久不愈亦可发展成痿证。

四、临床治疗

（一）提高临床疗效的要素

（1）明确骨质疏松症诊断。

（2）根据骨质疏松症患者的年龄、骨质疏松症的程度及类型、患者全身情况选择不同的治疗方法。

（二）辨病治疗

骨质疏松症的治疗原则主要包括减少骨丢失率和恢复已丢失的骨量，以缓解症状、预防骨折等并发症。

1. 非手术治疗

（1）药物治疗

①基础类方药：主要包括钙制剂、维生素D。成人每日钙推荐摄入量为800mg元素钙，50岁及以上人群每日钙推荐摄入量为1000~1200mg。成人推荐维生素D摄入量为400U（10μg）/d，65岁及以上老年人推荐摄入量为600U/d，可耐受最高摄入量为2000U/d；用于骨质疏松症防治时剂量为800~1200U/d。

②促进骨形成方药：主要包括甲状旁腺激素、甲状旁腺激素相关肽、甲状旁腺激素类似物、他汀类等药物。甲状旁腺激素可明显促进骨细胞生成，使骨质疏松症病理性骨折的风险显著下降，对严重骨质疏松症具有良好的效果。

③骨吸收抑制剂：主要包括双膦酸盐类、选择性雌激素受体调节剂、降钙素、雌激素等药物。骨吸收抑制剂是现阶段临床中治疗原发性骨质疏松症应用较为广泛的一类药物。新型双膦酸盐药物目前临床中主要使用的是口服类利塞膦酸钠、阿仑膦酸钠，静脉类唑来膦酸、帕米膦酸盐等。降钙素的应用可抑制破骨细胞生成，提高骨密度，大大改善骨质疏松所致的疼痛，并且能降低椎体压缩骨折的发生。

（2）营养和体育疗法

①营养疗法：合理配膳，丰富钙、磷、维生素D及微量元素（锌、铜、锰），蛋白适量，低钠。主要是多食维生素D、钙含量丰富的食品，如鱼类、蘑菇类、蛋类等维生素D含量丰富，牛奶、奶制品、小鱼类、藻类等钙含量很高。

②体育疗法：缺乏生理活动可致失用性骨质疏松，体育锻炼可刺激骨量增加。适当运动，多晒太阳，避免外伤或跌倒。

2. 手术治疗

对于发生股骨颈骨折、转子间骨折、桡骨远端骨折、脊柱压缩骨折，必要时应给予恰当的手术治疗。经皮椎体成形术是脊柱压缩骨折时选择的一种微侵入手术，该手术创伤小、并发症少。目前在以下方面还需要进一步研究：①新型骨水泥和新材料的研制；②对骨水泥在椎体内的分布情况进行研究；③对骨水泥注入时状态以及注入量的研究；④一次进行椎体成形术的最多节段数的可行性和安全性研究；⑤术中骨水泥气化对施术者的影响。

（三）辨证治疗

1. 肾精亏虚证

治则：益肾填精，强筋壮骨。

方药：左归丸加减。熟地黄240g、山药120g、枸杞子120g、山茱萸120g、川牛膝90g、鹿角胶120g、龟甲胶120g、菟丝子120g。若阴虚火旺症状明显者，可与知柏地黄丸合用；若肾阳虚症状明显者，加杜仲、淫羊藿，或合河车大造丸。

2. 脾肾气虚证

治则：健脾益肾。

方药：参苓白术散合右归丸加减。莲子肉500g、薏苡仁500g、缩砂仁500g、桔梗500g、白扁豆750g、白茯苓1000g、人参1000g、甘草1000g、白术1000g、山药1000g、熟地黄240g、山茱萸90g、枸杞子 90g、菟丝子 120g、鹿角胶 120g、杜仲 120g、肉桂 60g、当归 90g、制附子 60g。若饮食不佳、胃脘不适者，加焦三仙等。

3.瘀血阻络证

治则：活血化瘀。

方药：身痛逐瘀汤或活络效灵丹加减。秦艽 3g、川芎 6g、桃仁 9g、红花 9g、甘草 6g、羌活 3g、没药 6g、当归 9g、五灵脂 6g、香附 3g、牛膝 9g、地龙 6g；当归 15g、丹参 15g、生乳香 15g、生没药 15g。肿胀严重者加薏苡仁 50g、泽泻 20g；瘀血阻滞疼痛甚者加延胡索 12g；如兼有面色不华、倦怠乏力者可加党参 10g、黄芪 15g、白术 15g、茯苓 15g；肢麻较重者加全蝎 5g、蜈蚣 3 条。

（四）新疗法选粹

目前出现新型制剂，如雷尼酸锶，具有既能刺激骨形成，又能减少骨吸收的双重作用。还有组织蛋白酶 K 抑制剂、Sclerostin 抗体、地诺塞麦等仍处于临床试验阶段，将会给骨质疏松症的治疗开辟更为广阔的道路。

五、预后转归

轻度或中度骨质疏松症如果注意调护，重视防治，防止发生病理性骨折，一般愈后良好。如发生骨折则会给患者造成巨大痛苦，严重者导致胸廓畸形、驼背，影响肺脏功能，甚则长期卧床不起，出现并发症，缩短寿命，预后不良。

六、预防调护

（一）预防

骨质疏松的防治措施可以概括为适当补钙、经常运动和均衡饮食。具体措施包括：

（1）均衡营养，适当补钙。

（2）提倡体育锻炼，增加成年骨的储备。

（3）积极治疗与骨质疏松症有关的疾病，如糖尿病、类风湿关节炎、脂肪泻、慢性肾炎、甲旁亢、甲亢、骨转移癌、慢性肝炎、肝硬化等。

（4）保护肝肾功能，有利于活性维生素 D_3 的形成，有利于骨骼的矿化。

（5）预防骨折。

（二）调护

1.增强肌力锻炼

可提高骨的强度，保护关节免受损伤，而过分的负荷又可通过骨周围肌群的收缩得以缓解。

2.纠正畸形的练习

做背伸肌肌力练习，增强背伸肌对脊椎的保护并分散脊椎所承受的过多应力，可以牵伸挛缩，缓解部分症状。

3.针对某些骨折的康复治疗

对于脊椎骨折的患者首先应卧床休息并给予必要的止痛药物，卧床休息两周后做翻身和背肌增强练习。在有条件时，应选择适当的手术，避免长时间卧床。

七、评述

近年来，关于中药治疗骨质疏松的实验研究很多，大部分采用补肾壮骨或补肾活血为组方原则，观察到中药能有效地提高动物的骨矿含量，增加骨皮质厚度和单位体积矿化骨内骨细胞数量，减少骨陷窝。进一步的观察还表明，中药能有效地提高成骨细胞数量和活性，抑制破骨细胞数量和活性，从而展示了中药治疗骨质疏松的前景。方取肾气丸、左归与右归、四君子汤等加减化裁。常用中药有熟地黄、怀山药、茯苓、山茱萸、牛膝、淫羊藿、菟丝子、补骨脂、续断、鹿角胶、骨碎补、知母、当归、紫河车等。也可选择中成药，如龙骨壮骨冲剂、骨疏康、仙灵骨葆、健步虎潜丸、骨松宝等。

临床论治骨质疏松，理当补虚泻实、攻补兼施。在运用补肾壮骨、健脾益气的同时，亦须佐以活血化瘀之药。古人云："流水不腐，户枢不蠹"，如此用药，概有此意也。姜锦林等根据中医学"肾主骨"的理论，选用补肾健脾、化瘀通络中药内服，结合中药熏蒸、中药离子导入、推拿、运动及饮食疗法等综合疗法治疗原发性骨质疏松症患者，有效率达95.3%。

第五节　肾性骨病

肾性骨病是由慢性衰竭（CRF）导致钙磷及维生素D代谢紊乱的一种代谢性骨病，又称肾性骨萎缩或肾性骨营养不良。此病多见于儿童患者、先天性肾畸形以及进展缓慢的肾疾病患者。幼年患病可能引起生长发育障碍。近年来，随着透析与肾脏移植技术的发展，延长了慢性肾衰竭患者的寿命，但肾性骨病的发生率随之上升。

一、病因病机

（一）西医学认识

肾性骨病发病机制与钙磷功能障碍、维生素D代谢障碍、甲状旁腺功能亢进、铝中毒等因素有关。临床上主要根据血清全段甲状旁腺激素（iPTH）浓度将肾性骨病分为高转化型肾性骨病、低转化型肾性骨病和混合型肾性骨病，其中低转化型肾性骨病又可分为骨软化症和无动力型骨病。

（二）中医学认识

中医学对肾性骨病无系统详细的记载与分类，也无肾性骨病的病名，目前学者大多认为肾性骨病是在慢性肾衰竭——"关格"的基础上演变而成，将其归于中医学的"骨痿""骨痹""虚劳"等范畴。其病因

病机主要强调肾的作用。肾性骨病由我国朱、刘二氏1943年首次提出，符合中医学《内经》中"肾主骨"的理论，再次佐证了肾与骨的关系。肾主五脏之精，为生命之根，骨为藏髓之器，受髓之充、血所养、精而生。该病病机为正虚邪实，正虚有肾虚髓亏、骨失所养、肝虚筋弱、脾虚肌肉萎弱等，邪实与浊瘀互结、风寒侵袭相关。

二、临床诊断

（一）辨病诊断

1. 临床表现

肾性骨病进行缓慢，出现症状时已经是其晚期了，临床上以骨痛、骨折、骨变形为主要特征。骨痛为突发症状之一，多见于腰背部、髋部、膝关节及踝关节等部位，运动或负重时加重。病理性骨折多发于肋骨，其他部位也能由于轻微外力而引起骨折。多见于低转运型和接受糖皮质激素治疗的肾移植患者，高转运型少见。成人易出现椎骨、胸廓和骨盆变形，重症患者引起身高缩短和换气障碍，小儿可发生成长延迟。另外，还可见骨骺脱位、肌腱断裂、无血管性坏死、骨畸形近端肌无力、关节假性痛风、钙化性关节周围炎、瘤性钙化、皮肤软组织钙化或瘙痒、钙化引起的肢指端缺血性溃疡、高血压、透析脑病（铝性痴呆）等。

2. 相关检查

（1）X线检查　主要表现为骨质疏松、骨软化以及佝偻病，若伴有继发性甲状旁腺功能亢进症，则主要表现为骨吸收，之中尤以中指指骨的骨膜下骨吸收最有诊断价值。此外，软组织的钙化亦相当多见，多发生在关节周围、血管壁皮下组织以及内脏等部位，病情较为严重者可出现骨质的硬化等表现。

（2）CT检查　多层螺旋CT冠脉成像

检查对确定有无冠脉钙化具有重要意义。面部骨骼畸形患者头颅 CT 检查可见颅骨硬化、下颌骨增大。

（3）超声检查 若发现甲状旁腺体积增大或呈结节状增生，多提示高转化型肾性骨病。

（4）骨密度测定 双能 X 线吸收法测量骨矿物质密度（BMD）可用于伴有骨折或骨质疏松患者的检查，此为判断骨量以及骨丢失率的重要指标。

（5）实验室检查 肾功能检查异常，血磷明显升高，血清碱性磷酸酶、血清镁和血尿素均升高，蛋白尿和低尿钙，血维生素 D 水平减低，甲状旁腺激素（PTH）含量升高。

（6）活组织检查 骨活检是判定肾性骨病类型的最准确的方法是金标准，其特征是骨转化增快，成骨与破骨细胞的数量活性增加，骨小梁周围纤维化。随着骨活检技术和组织学的改进和发展，骨活检在临床诊断和治疗中的应用越来越普及。当肾小球滤过率（GFR）下降至 40ml/ 分以下时，肾活检可以反映 PTH 活性增加和骨矿化障碍。另外，肾活检还是诊断铝相关性骨损害（ARBD）唯一可靠的诊断依据。同时，骨活检对服用钙三醇药物患者的监测也有一定的意义。

（二）辨证诊断

1.脾肾阳虚证

（1）临床证候 腰背疼痛，甚则畸形，举动艰难，久立、久坐时疼痛加剧，弯腰、咳嗽、打喷嚏或大便用力时加重，严重时翻身、起坐、及行走有困难。神疲倦怠，头晕耳鸣，健忘，男子阳痿，纳呆，畏寒肢冷，腰酸，尿频，少尿或无尿，便溏，舌淡红或舌淡胖，脉弱。

（2）辨证要点 腰背疼痛，纳呆，畏寒肢冷，神疲倦怠，腰酸，尿频，少尿或无尿，便溏，舌淡红或舌淡胖，脉弱。

2.肝肾阴虚证

（1）临床证候 腰背疼痛，甚则畸形，久立、久坐时疼痛麻木加剧，重时翻身、起坐、及行走有困难。神疲倦怠，头晕耳鸣，手足麻木，双目干涩，视物昏花，便干，虚烦不寐，舌红少苔，脉沉弦细。

（2）辨证要点 腰背疼痛，手足麻木，双目干涩，视物昏花，便干，虚烦不寐，舌红少苔，脉沉弦细。

3.瘀血阻滞证

（1）临床证候 腰背疼痛，甚则畸形，举动艰难，久立、久坐时疼痛加剧，弯腰、咳嗽、打喷嚏或大便用力时加重，腰部及下肢疼痛明显，呈刺痛，痛点固定不移，夜间加重，或合并骨折。舌紫暗或有瘀斑，苔白，脉弦涩或弦细。

（2）辨证要点 颈腰背骨节疼痛，下肢疼痛明显，呈刺痛，痛点固定不移，夜间加重，或合并骨折。舌紫暗或有瘀斑，苔白，脉弦涩或弦细。

4.浊毒内停证

（1）临床证候 腰背困重疼痛明显，腰背部无力，身材变矮，甚则畸形，举动艰难，久立、久坐时疼痛加剧，手足抽搐，皮肤异常感觉，瘙痒不适，神疲倦怠，纳差恶心，腹胀不适，消化不良，胸闷心慌，失眠健忘，四肢浮肿，舌苔腻，脉濡滑。

（2）辨证要点 腰背困重疼痛明显，身材变矮，举动艰难，手足抽搐，舌苔腻，脉濡滑。

三、鉴别诊断

（一）西医学鉴别诊断

多发性骨髓瘤：本病 X 线检查可见弥漫性骨破坏、骨质疏松，常合并有病理性骨折，椎体病理骨折也表现为双凹形。免疫学及骨髓穿刺可鉴别。

（二）中医学鉴别诊断

腰痹：腰痹是以腰部或下腰部疼痛，重着、麻木甚则俯仰不便或连及一侧或双侧下肢为主要症状的一类病证。多因肾虚不足、外邪杂至而引起经脉气血痹阻不通所致。腰痹的基本病理特点为肾虚不足、经脉痹阻所致，肾虚是其发病的关键，而风寒湿热之邪痹阻不行和跌仆闪挫等，常常是发病之诱因。

四、临床治疗

（一）提高临床疗效的要素

（1）明确本病诊断。

（2）根据患者全身情况及基础疾病选择不同的方法。根据甲状旁腺功能亢进和甲状旁腺增生严重程度，或合并有高钙血症或高磷血症、严重的甲状旁腺增大伴有结节性改变、合并广泛的骨外迁移钙化等全身状况，选择保守或手术治疗。

（3）控制原发疾病。

（二）辨病治疗

1. 非手术治疗

（1）尽量维持血钙磷的正常　控制高磷血症可使血钙升高、PTH分泌下降，降低钙磷乘积以减轻骨外钙化。方法有限制饮食中磷含量、口服磷酸盐结合剂和通过透析降低血磷浓度。为防止骨外钙化和软骨病，血磷浓度应控制在 1.4~2.4mmol/L。

（2）防止和纠正甲状旁腺功能亢进和甲状旁腺增生。

2. 手术治疗

部分药物治疗欠佳者需手术治疗，临床常用介入治疗和手术切除等方法。

（1）介入治疗　是在超声引导下局部治疗，包括射频消融、微波消融和无水乙醇注射等，介入治疗疗效确切、创伤小、可重复操作，并可用于手术效果欠佳患者的补充治疗。

（2）甲状旁腺切除术　是治疗继发性甲状旁腺功能亢进安全有效的治疗方法。

对于严重的甲状旁腺功能亢进，PTH超过 800pg/mL，合并有高钙血症或高磷血症；严重的甲状旁腺增大伴有结节性改变，已用 1，25-（OH）$_2$D$_3$ 冲击治疗失败者；高钙 >3mmol/L）或 Ca×P（乘积）>70；合并广泛的骨外迁移钙化（软组织、皮肤、中小血管钙化）、局部缺血、坏死、严重顽固皮肤瘙痒、骨痛者，可行手术治疗。

包括甲状旁腺次全切除、完全切除和自体移植等术式。对于三种术式的远期疗效还缺乏足够长的随访记录，但考虑到复发等问题，临床推荐完全切除的方法。

手术后的 48~72 小时内，每 4~6 小时检测 1 次血钙，血钙稳定前每日检测 2 次，如果离子钙低于 0.9mmol/L 或血总钙低于 1.8mmol/L，予葡萄糖酸钙，剂量为 2mg/（kg·h），使血离子钙维持在 1.15~1.35mmol/L；也可以口服碳酸钙 1~2g，3 次 / 日，同时钙三醇增加到 2μg/d，以保持血钙在正常水平；术前如应用磷结合剂，应停用或减量。

（三）辨证治疗

1. 脾肾阳虚证

治则：益肾健脾。

方药：加味青娥丸加减。杜仲 15g，补骨脂 15g，干地黄 12g，淫羊藿 10g，怀牛膝 15g，胡桃肉 10g。兼有气虚血瘀者可加桃仁 15g、红花 15g、葛根 15g、丹参 15g。

2. 肝肾阴虚证

治则：补肝肾强筋骨。

方药：六味地黄丸加减。熟地黄 6g，砂仁 6g，牡丹皮 10g，泽泻 10g，山药 10g，山茱萸 10g，鳖甲 10g。若兼有寒湿症状可加熟附子 5g、肉桂 10g；气虚明显者可加黄芪 15g、党参 15g。

3. 瘀血阻滞证

治则：活血补肾。

方药：益肾壮骨汤加减。制何首乌 10g，补骨脂 10g，骨碎补 10g，生薏苡仁 30g，生大黄 10g，当归 10g，生黄芪 20g。如肿胀严重者加薏苡仁 50g、泽泻 20g；瘀血阻滞疼痛甚者加乳香、没药各 9g，延胡索 12g；如兼有面色不华、倦怠乏力者可加党参 10g、黄芪 15g、白术 15g、茯苓 15g。

4. 浊毒内停证

治则：清热解毒，通腑泄浊。

方药：积雪排毒汤加减。积雪草 20g，黄芪 30g，淫羊藿 10g，生地黄 15g，茯苓 15g，金樱子 15g，大黄 10g，丹参 15g，葛根 15g，当归 15g。肢麻较重者加全蝎 5g、蜈蚣 3 条。

（四）新疗法选粹

相关研究显示血液透析与血液灌流联合应用可明显提升血钙，降低血磷和血全段甲状旁腺素。但由于特殊材料及价格的因素，血液滤过、血液灌流大范围推广仍受限。另外，目前临床中介入治疗应用广泛，但邻近组织损伤、能量范围控制等问题需要关注与改进。

（五）医家经验

沈霖

沈霖教授认为本病以"本痿标痹"为中医核心病机，"本痿"主要责之于脾肾亏虚、精血匮乏，以致髓枯骨痿；"标痹"以湿浊瘀毒痹阻关节、脉络，不通则痛为主要临床表现。在发病的早中期，病情以肾虚骨痿较为常见，治疗上以加味青娥丸益肾健脾为基本方；疾病发展至晚期，病情以实邪壅盛之骨痹为主，临证可将之分为湿浊中阻和毒瘀互结两型，治疗上前者以积雪排毒汤清热利湿、通腑泄浊为基本方

治疗慢性肾衰竭之原发病，后者则以益气活血方以益气养血、活血祛瘀为基本方治疗瘀滞不通之痛痹。在临床治疗过程中，沈霖教授常常将中医辨证与西医辨病相结合，在西医常规治疗基础上加以中药，缓解临床症状，延缓疾病进程，延长患者生存期，提高生活质量。

五、预后转归

慢性肾脏疾病患者生存期延长、心血管意外及骨折等并发症发生率增高，且此类患者由于病程长，往往合并多脏器功能受损，并发症的处理受到诸多限制。骨折患者手术率不高，长期卧床导致的坠积肺炎、压疮、深静脉血栓的发生率也随之增加。由于骨损害不可逆转，手术治疗的患者骨折预后延迟，甚至不愈合，再手术几率增加。

六、预防调护

（一）预防

积极治疗原发疾病，可使用小剂量 1，25-（OH）$_2$D$_3$ 和口服补钙，防止甲状旁腺增生及甲状旁腺功能亢进症。

（二）调护

饮食应保证高钙、低磷，口服氢氧化铝、枸橼酸铁铵等可抑制小肠对磷的吸收，亦可根据病情口服维生素 D、降钙素治疗。

七、专方选要

补肾健骨汤

肾性骨病主要的病机为脾肾亏虚，浊邪耗气伤血，气滞血瘀，筋络不通所致，故以益肾固元壮骨、健脾泄浊、活血通络为治疗原则。补肾健骨汤中淫羊藿、补骨脂、肉苁蓉益精填髓、补肾壮骨；制狗脊、续断、桑寄生补肾气、强壮筋骨、活络通

经；薏苡仁、白术健脾燥湿化浊。另外，本方还遵从《内经》"去菀陈莝"原则，选用丹参活血化瘀，取其祛瘀生新之功；配以制大黄活血化瘀泄浊。诸药合用共奏益肾壮骨、活血通络、泄浊化湿之功，综合疗效显著。

八、评述

肾性骨病是慢性肾衰竭的并发症。中医、中西医结合在治疗本病方面积累了一定经验，但由于辨证分型和疗效评价体系不规范，不利于临床推广，更无法得到国际公认，因此肾性骨病中医诊疗标准的规范化是亟待解决的问题。对于肾性骨病病机证候的认识，以往多数医家依据中医学理论"肾主骨生髓"，多以"肾虚骨痿"为主要病机。在临床上大量的实验证实，补肾活血中药可以缓解肾性骨病患者的甲状旁腺功能亢进的状态，有效改善骨代谢异常，从而延缓肾性骨病的进展。通过中医理论基础的指导以及结合临床治疗经验，形成了治疗肾性骨病的基本治疗原则，即补肾壮骨，临床常选用健步虎潜丸化裁，基本药物组成有鹿角胶、何首乌、牛膝、杜仲、锁阳、当归、熟地黄、党参、赤芍、附子、龟甲、续断及细辛等。

第六节　脑垂体功能低下型骨病

本节所论述的脑垂体功能低下型骨病，主要是由于幼年时因各种原因所致的脑垂体前叶嗜酸细胞分泌生长激素（GH）不足，致使患儿身材矮小，但智力正常的病症，即"侏儒症"。患者身高低于本民族同年龄人群的30%以下，或成人身高小于120cm。

垂体性侏儒症即为生长激素不足症，是指自婴儿期或儿童期起病的腺垂体分泌的生长激素缺乏而导致生长发育障碍。其病因可为特发性或继发性，可由于垂体病变（垂体性）或下丘脑和（或）垂体病变导致生长激素缺乏（下丘脑性），亦可为单一生长激素缺乏，也可伴腺垂体其他激素缺乏。垂体性侏儒症多见于男性。

一、病因病机

（一）西医学认识

本病分为特发性或继发性，可由于垂体病变（垂体性）或下丘脑和（或）垂体病变导致生长激素缺乏（下丘脑性），亦可为单一生长激素缺乏，也可伴腺垂体其他激素缺乏。垂体性侏儒症多见于男性。

（二）中医学认识

现多将本病归为"五迟""五软""胎弱""胎怯""虚劳"等病证范畴。其病因多由先天胎禀不足、肝肾亏损，后天失养、气血虚弱所致。《景岳全书》谓："妊娠胎气本乎血气，胎不长者，亦唯血气之不足耳。"《医宗金鉴·幼科心法》云："小儿五迟之病，多因父母气血虚弱，先天有亏，致儿生下筋骨软弱、行步艰难、齿不连生、坐不能稳，皆肾气不足之故。"中医学认为本病的发生与脾肾亏损、气血不足、水湿内聚、阴阳俱虚有关。肾为先天之本，藏精，主骨，生髓，通于脑，肾主生长、发育、生殖；肾精亏虚，则生长、发育停滞，加以先天不足，致脾胃受损、气血亏虚、肝失所养、筋骨痿软，以致身材矮小，发为侏儒。

二、临床诊断

（一）辨病诊断

1.临床表现

（1）特发性生长激素缺乏症　患儿出生时有难产史、窒息史或者胎位不正，以臀位、足位产多见。出生时身长、体重正常，数月后才开始生长发育延缓，但常不被发觉，多在2~3岁后和同龄儿童的差别愈见显著，但生长并不完全停止，只是生长速度极为缓慢，一般每年不超过 4~5cm。自幼食欲低下。典型者矮小，皮下脂肪相对较多，腹脂堆积，圆脸，前额略突出，小下颌，上下部量正常、肢体匀称，高音调声音。患者至青春期后，性器官不发育，第二性征缺如。男性生殖器小，与幼儿相似，睾丸细小，多伴有隐睾症，无胡须；女性表现为原发性闭经、乳房不发育。

（2）单一生长激素缺乏者　可出现性器官发育与第二性征，但往往明显延迟。部分患者亦有促甲状腺激素（TSH）和（或）促肾上腺皮质激素（ACTH）缺乏的表现，但多数仅在内分泌激素检查时发现。智力发育一般正常，学习成绩与同年龄者无差别，但年长后常出现因身材矮小而抑郁寡欢、不合群，有自卑感。

2. 相关检查

（1）X 线检查　常以腕骨、肘关节及长骨骨端 X 线观察骨化中心出现的情况判断骨龄，并推算骨龄落后实际年龄的程度。一般 12 岁以内拍腕骨，12~14 岁拍肘关节，14~16 岁拍肩关节，16~18 岁拍膝关节。由于垂体性侏儒的骨龄多延迟，摄 X 片部位可适当选拍晚 1 个年龄段。

（2）CT 或 MRI　主要用于发现和排除下丘脑和垂体部位的器质性病变。

（3）实验室检查

①检测血 GH、胰岛素样生长因子、促甲状腺激素、三碘甲腺原氨酸、甲状腺素、促肾上腺皮质激素、皮质醇等。

②可行生长激素激发试验，如精氨酸、胰岛素、可乐定、L- 多巴、运动、睡眠激发分泌试验。

③染色体检查查看基因情况。

（二）辨证诊断

1. 肾精亏虚证

（1）临床证候　禀赋虚弱，先天不足，身材矮小，形体消瘦，囟门迟闭，发育迟缓，筋骨痿软。舌红少苔，脉细数。

（2）辨证要点　身材矮小，囟门迟闭，发育迟缓，筋骨痿软，舌红少苔，脉细数。

2. 肾阳不振证

（1）临床证候　面色㿠白，面容呆滞，表情淡漠，身材矮小，骨骼脆弱，筋骨痿软，畏寒肢冷，面目四肢浮肿。舌胖淡，苔黄腻或白腻，脉沉细。

（2）辨证要点　面色㿠白，面容呆滞，骨骼脆弱，畏寒肢冷，四肢浮肿，舌胖淡，苔白腻，脉沉细。

3. 肺肾两虚证

（1）临床证候　形体消瘦，喘咳不休，体虚气短，汗多怕冷，身材矮小。舌淡少苔，脉沉细无力。

（2）辨证要点　形体消瘦，体虚气短，汗多怕冷，舌淡少苔，脉沉细无力。

4. 脾胃虚弱证

（1）临床证候　面色萎黄，形体消瘦，纳食不振，身材矮小，囟门迟闭，筋骨痿软，毛发稀疏。舌淡，苔腻，脉细弱。

（2）辨证要点　面色萎黄，纳食不振，身材矮小，囟门迟闭，毛发稀疏，舌淡，脉细弱。

5. 肝肾阴虚证

（1）临床证候　头晕目眩，面色不华，筋脉拘急，肢体麻木，身材矮小，女子月经不潮，或闭经不孕，男子遗精，潮热盗汗，咽燥口干。舌红少苔，脉细数。

（2）辨证要点　头晕目眩，面色不华，筋脉拘急，肢体麻木，舌红少苔，脉细数。

三、鉴别诊断

内分泌腺疾病伴侏儒体型：①地方性克汀病和散发性克汀病：大脑发育迟缓，表现痴呆或兼有聋哑，伴甲状腺功能低下表现，除四肢较短外，智力明显低下，骨骼发育迟延，血清胆固醇及蛋白结合碘增高。②性腺发育不全的 Turner 综合征：身材矮小，原发闭经，有颈蹼、肘外翻及先天性心脏病等畸形，智力低下，为染色体异常。

四、临床治疗

（一）提高临床疗效的要素

（1）明确诊断。

（2）根据侏儒症患者的类型选择不同的治疗手段。

（3）根据患者全身情况及基础疾病选择不同的方法。

（二）辨病治疗

1. 药物治疗

（1）生长激素　其应用有严格指征，生长激素的应用年龄越小越好，DNA 重组生长激素（hGH）用量每因为 0.7U/kg，1 周剂量分为每日注射效果较好，用药 2 周，停药 2 周，数月后减量，维持数年。初用阶段生长率常明显加速，身高、体重迅速增长，但骨骺及性征变化不显著。经治疗后 50% 可达正常身高，疗程中必须供给丰富的蛋白质。亦可联合应用 GHRH1-29（30~60 μg/kg）和 hGH（0.1U/kg），每晚睡前 30 分钟以微量注射泵持续腹壁皮下注射，疗程 6 个月。

（2）雄激素　可促进生长激素的分泌，加速蛋白质合成，与青春期的快速增长有关，但治疗 2~3 年后，此作用减弱，且可促进骨骺愈合，最终身高仍矮。使用时间要适当把握，过早、过迟效果均不好。现在雄激素制剂较多，一般是选择那些促进蛋白质合成的作用强，而雄激素作用较弱的制剂，使用时应注意用法与用量，并检查肝功能。

（3）甲状腺素　甲状腺素有促进细胞代谢与增长的作用，但它可促进机体成熟，促使骨骺过早愈合，最终影响身高。由于生长激素的作用要在甲状腺功能正常时才能发挥最大作用，所以用生长激素替代治疗时可加用小剂量的甲状腺素。

（4）人绒毛膜促性腺激素　主要用于经过上述治疗已不再长高者，以促进青春期发育。

（5）其他　一些微量元素如锌。

2. 手术治疗

此疗法针对继发于肿瘤、囊肿或结核的患者，应针对病因施行外科手术治疗。

侏儒症由颅内肿瘤引起者，应手术治疗，可采用经颅或经蝶窦手术，加术后放疗；肿瘤 <1cm 者可考虑直线加速器放疗或伽玛力治疗。

（三）辨证治疗

本病的发生与脾肾亏损、气血不足、水湿内聚、阴阳俱虚有关，所以应调补脾肾为本。根据中医分型，辨证论治如下：

1. 肾精亏虚证

治法：滋肾填精，养血壮骨。

方药：补肾地黄汤加减。熟地黄 30g，山药 20g，枸杞子 15g，杜仲 15g，紫河车 10g，鹿角胶 20g，山茱萸 30g，当归 15g，牛膝 15g，龟甲 20g，牡丹皮 15g，茯苓 20g，泽泻 20g，甘草 10g。有气虚血瘀者可加桃仁 15g、红花 15g、葛根 15g、丹参 15g。

2. 肾阳不振证

治法：温补肾阳，益气利水。

方药：右归饮加减。熟地黄 30g，山药 20g，枸杞子 15g，杜仲 15g，菟丝子 15g，紫河车 10g，鹿角胶 10g，附子 30g，肉桂 15g，山茱萸 15g，泽泻 20g，甘草 10g。如肿胀严重者加薏苡仁 50g；瘀血阻滞疼痛甚者加乳香、没药各 9g，延胡索 12g。

3. 肺肾两虚证

治法：益肺补肾，健脾壮骨。

方药：补肺汤合河车大造丸。孩儿参

20g，天冬 20g，麦冬 30g，黄芪 20g，枸杞子 10g，熟地黄 20g，五味子 15g，山药 20g，山茱萸 15g，杜仲 15g，紫河车 10g，白术 10g，甘草 6g，茯苓 15g，陈皮 15g。如肿胀严重者加薏苡仁 50g、泽泻 20g；瘀血阻滞疼痛甚者加乳香、没药各 9g，延胡索 12g。

4.脾胃虚弱证

治法：益气健脾，补肾壮骨。

方药：异功散合大造丸加减。党参 20g，白术 20g，茯苓 15g，山药 20g，薏苡仁 20g，陈皮 15g，甘草 10g，鸡内金 10g，龟甲 15g，牡蛎 15g，当归 10g，紫河车 20g。如肿胀严重者加泽泻 20g。

5.肝肾阴虚证

治法：柔肝滋肾，益气生津。

方药：大补阴丸加减。熟地黄 30g，枸杞子 20g，龟甲 20g，白芍 15g，知母 15g，黄柏 20g，苍术 15g，牡蛎 15g，当归 15g，黄芪 15g，紫河车 10g，甘草 10g，陈皮 15g。如腰背酸软无力，加杜仲 15g、川牛膝 10g、怀牛膝 10g 以强筋活络、兼补肝肾。

（四）医家经验

叶泉

叶泉教授认为病属中医学"五迟"等病证的范畴，属小儿发育障碍、成长不足的疾患。其病因多由先天胎禀不足、肝肾亏损，后天失养、气血虚弱所致脾气受损。脾肾亏损，肾损则肾中精气难以激发而助生长发育，脾损则水谷匮乏不能化生精微而致气血两亏。气血两亏则络道瘀阻、痰浊内生、神明被蒙，致五脏六腑、四肢百骸、五官九窍，尤其是髓海长期失于濡养而出现诸症。治疗大法，首当健脾益气，佐以化痰开窍、逐瘀通络，兼补肝肾，选八珍汤、菖蒲郁金汤合方化裁。方中以白人参、党参、白术、怀山药、百合、神曲、葛根健益脾胃之气阴；石菖蒲、郁金、炙远志、制南星、归尾、红花化痰开窍、活血化瘀；杜仲、川牛膝、怀牛膝强筋活络、兼补肝肾。待脾胃健运、痰瘀基本化除之后，再进补益脾肾为主、兼治痰瘀之丸剂，以使先天、后天皆得资助而促其互生。选河车大造丸、六味地黄丸、二仙汤合方化裁。方中以血肉有情之品之紫河车峻补肾中精气，以大补元气的人参健运脾肾而为君药；熟地黄、淫羊藿、巴戟天、菟丝子、杜仲、怀牛膝滋补肾阴肾阳，激发命门之火；白术、怀山药、茯苓、炙甘草健脾养胃，以滋养气血生化之源；枣皮、百合、柏子仁、郁金滋肝敛肝，养心化痰；归尾、红花、川牛膝养血活血、化瘀坚筋；黄豆健脾胃而补脑髓；蜂蜜补肺润肠，与甘草共同调和诸药。

五、预后转归

若该病不能及时诊断和治疗，将会导致成年后身材显著矮小、心血管疾病发生率升高，并伴有性腺发育不良、中枢性甲状腺功能低下、促肾上腺皮质激素缺乏症等。因此，不能得到医治的生长激素缺乏性侏儒症将会严重地影响以后的工作、学习、婚姻、心理和生活质量等。如能得到早期治疗，可以将身高达到正常人高度范围内。另外，对维持肌肉活力、改善心脏功能、延缓衰老、防治骨质疏松、治疗肥胖等也起着重要作用。

下丘脑－垂体部位肿瘤引起者，可出现视力减退、视野缺损，后期可出现颅内压力增高的表现，以及嗜睡、抽搐。

六、预防调护

（一）预防

预防措施应从孕前贯穿至产前，积极行婚前体检。孕妇尽可能避免危害因素，包括远离烟雾、酒精、药物、辐射、农药、噪音、挥发性有害气体、有毒有害重金属等。在妊娠期需要进行系统的出生缺陷筛查，包括定期的超声检查、血清学筛查等，必要时还要进行染色体检查。

（二）调护

积极鼓励患者保持良好的心态，保持坚强战胜疾病的信心。在饮食上，多选择营养价值高的植物或动物蛋白，如牛奶、蛋类、鱼类、瘦肉、各种豆制品等，以及各种新鲜蔬菜、瓜果等。

目前重组人生长激素已成为本病的临床首选治疗方法，疗效确切且不良反应少见。研究发现，重组人生长激素可促进患儿维生素D的分泌，加强骨代谢，但可能出现肾上腺皮质激素功能的减退。经重组人生长激素治疗后，患儿血清25-（OH）D及1，25-（OH）$_2$D$_3$水平、骨代谢相关指标（血清骨碱性磷酸酶、骨钙素、Ⅰ型胶原交联羧基末端肽）均明显升高，血清皮质醇逐渐下降。因此在治疗过程中，应注意监测患儿分泌与代谢功能的变化并及时给予相应的辅助治疗。

第七节　成骨不全症

成骨不全症（OI）是一种少见的先天性骨骼发育障碍性疾病，又称脆骨病、原发性骨脆症、骨膜发育不良、脆骨–蓝巩膜–耳聋综合征。它是一种由于间充质组织发育不全，以骨骼脆性增加及胶原代谢紊乱为特征的全身性结缔组织疾病。其病变不仅局限于骨骼，还常常累及其他结缔组织如眼、耳、皮肤、牙齿等，其特点是多发性骨折、蓝巩膜、进行性耳聋、牙齿改变、关节松弛和皮肤异常。其具有遗传性和家族性，但也有少数为单发病例。

一、病因病机

（一）西医学认识

本病病因不明，多与家族遗传有关，主要是由于骨成骨细胞生成减少或活力减低，不能产生碱性磷酸酶，致骨膜下成骨和软骨内成骨受到障碍，不能正常成骨，松质骨和皮质骨内的骨小梁变得细小，并钙化不全，其间尚可见成群的软骨细胞、软骨样组织和钙化不全的骨样组织，而骨的钙盐沉积进行正常。上述的病理变化造成骨质脆弱和骨质软化。

（二）中医学认识

本病应属于中医学的"五软""五迟""骨痿"范畴。由于先天或后天的因素，引起脾肾不足，日久不愈，影响其他脏腑。肾气不足，使骨失髓养、生长发育迟缓、骨骼软弱；脾气不足运化无力，使肌肉失养、四肢乏力、成骨迟缓。

二、临床诊断

（一）辨病诊断

1.临床表现

本病轻者可无症状，正常身高，通常寿限，仅轻度易发骨折。重者残废，甚至死亡。一般出现的症状为骨脆性增加，轻微损伤即可引起骨折，常表现为自发性骨折，或反复多发骨折。骨折大多为青枝型、移位少、疼痛轻、愈合快，依靠骨膜下成骨完成，畸形愈合多见，肢体常弯曲或成角。青春期过后，骨折次数逐渐减少，可有脊柱侧凸、骨盆扁平，或有身材矮小。蓝巩膜、巩膜变薄，透明度增加。进行性耳聋源自听骨硬化、声音传导障碍，或有人认为是听神经出颅底时被卡压所致。牙齿发育不良，灰黄，切齿变薄，切缘有缺损。关节松弛，肌腱及韧带的胶原组织发育障碍可有畸形，关节不稳定。由于胶原组织有缺陷肌肉薄弱和皮肤瘢痕加宽。智力、生殖能力无障碍。

2. 相关检查

（1）X线检查　X线基本表现为骨密度减低，骨皮质变薄，骨干细而骨端膨大或畸形，因多发性骨折的发生可见骨痂形成和骨骼变形，有时假性假关节形成。

（2）MRI和CT检查　可发现迟发性成骨不全病灶处有增生性骨痂形成，有时酷似骨肿瘤。

（3）超声检查　超声检查胎儿的骨骼系统可早期发现先天性骨发育障碍性疾病。三维超声可得到立体解剖定位，更易发现头、面部和肋骨的畸形。

（4）实验室检查　一般血钙、磷均正常，有时可以有血碱性磷酸酶的增加。极严重者有血浆钙及磷的减低，但即为少见。

（二）辨证诊断

1. 肝肾亏虚证

（1）临床证候　身材矮小，反复骨折，骨骼畸形，发育迟缓，筋骨痿软，巩膜蓝色，伴牙齿异常或听力损害，舌淡苔少，脉沉细无力，指纹淡。

（2）辨证要点　矮小，反复骨折，筋骨痿软，骨骼畸形，蓝巩膜，舌淡苔少，脉沉细无力，指纹淡。

2. 心脾两虚证

（1）临床证候　面色萎黄，发稀萎黄，反复骨折，骨骼畸形，巩膜蓝色，或伴牙齿异常或听力损害，舌淡红，脉细弱，指纹淡红。

（2）辨证要点　发稀面黄，反复骨折，骨骼畸形，蓝巩膜，舌淡红，脉细弱，指纹淡红。

三、鉴别诊断

1. 骨软化和佝偻病

骨软化和佝偻病均无骨脆易折，无蓝色巩膜。矿化前沿带模糊呈毛刷状或杯口状，骺软骨盘增宽。骨软化多见于孕妇或哺乳期妇女，有骨痛，血清钙、磷均降低。

2. 维生素C缺乏症

维生素C缺乏症患者亦有骨质疏松，但皮下、肌间、骨外膜可有出血点，可有剧痛并可出现假性瘫痪，骨折愈合后可出现钙化。

3. 骨肉瘤成骨不全

骨肉瘤成骨不全患者骨折部分可出现大量骨痂。多数为良性。仅少数有血沉和血ALP升高，必要时可行骨活检鉴别。

四、临床治疗

（一）提高临床疗效的要素

（1）明确本病诊断。

（2）患儿的护理状况　尽力保护患儿免于骨折，待婴儿长大，骨折次数自然减少。

（3）患者骨折的恢复情况　已骨折者，根据骨折的严重程度，采用外固定或内固定以复位骨折断端，尽量保护骨折部位，防止反复骨折。

（二）辨病治疗

1. 非手术治疗

（1）调整行为及生活方式　正确的站、坐和举物的方法能保护脊骨。避免震动和扭曲脊骨的运动，如跳跃和甩鞭样的动作。必要时，调整家庭和学校环境以适应患者身高较矮、力气较小的特点，并改善他们的独立功能，营造一个安全的环境。养成健康的生活、饮食及锻炼的习惯，从而在最大程度上增加骨量、增强肌肉力量以及避免肥胖。OI 的物理康复目标是做大限度地提高患者的运动和日常生活能力，定期进行正确轻度的运动对改善 OI 患者是必要的。

（2）药物治疗　本病无特殊药物，可予以双膦酸盐、雌激素、降钙素、维生素 D 等药物。文献中报道采用生长激素及双膦酸盐治疗成骨不全也取得一定疗效，前者主要是促进身高增长和胶原合成，后者则是抑制骨吸收。双膦酸盐是临床上 OI 的主要治疗药物之一，它为人工合成的焦膦酸盐类似物，与骨骼中的羟基磷灰石结合，特异性阻滞破骨细胞介导的骨质吸收，并增加骨矿物质密度，开始使用双膦酸盐前应充分补充钙和维生素 D 以增加疗效。

2. 手术治疗

发生自发性骨折，必要时行骨折固定手术；对于成年患者，若有严重畸形影响生活者可行截骨矫形术。

（三）辨病治疗

1. 肝肾亏虚证

治则：补肾填髓，养肝强筋。

方药：加味六味地黄丸加减。赤芍 9g，当归尾 9g，川芎 6g，苏木 6g，陈皮 6g，桃仁 6g，续断 12g，乌药 9g，乳香 6g，没药 6g，木通 6g，甘草 6g。若肾气不足而见腰膝酸软者，可加山茱萸 6g、菟丝子 12g、续断 12g 补益肾气。

2. 心脾两虚证

治则：益气生血，健脾养心。

方药：调元散加减。黄芪 30g，人参 15g，白术 20g，茯苓 15g，山药 15g，当归 20g，熟地黄 20g，白芍 20g。精亏神疲甚者，加鹿茸 20g、狗脊 20g；脾虚明显者，加薏苡仁 30g。

五、预后转归

畸形轻者预后较好，年龄越小，预后越差。及至成年，由于曾发生多次骨折，下地活动受限，造成严重残废。骨折经固定后有正常的愈合过程。最近还有人采用髓管内钢针固定骨折，可防止再骨折。尽力保护患儿免于骨折，待婴儿长大，骨折次数自然减少。否则，颅骨骨折对中枢神经发育以及肋骨骨折对呼吸循环功能的影响甚大，容易早年夭折。

六、预防调护

（一）预防

遵照中医学的"治未病"的一贯思想，柔韧大法将防治脆骨症分为 3 个层次：

（1）未病先防（胎儿型）　即身孕之初就喝蹄筋汤以预防胎儿患病。

（2）既病防变（婴儿型）　婴儿时发现苗头就喝蹄筋汤以防病情发展。

（3）病后康复（少年型）　患儿稍大，或经治疗，或有自动改善的趋势，应仍继续喝蹄筋汤以利康复。

（二）调护

根据脆骨症发病率低、居住分散、患儿行动不便、家庭经济困难等实际问题，构建脆骨症患儿特有治疗体系。

（1）建立家庭病床　给每个患儿建立家庭病床，明确主治大夫，详细记录病历文字数据，拍摄入院时及各个疗程后的整身相片，便于对照；将体征症状、头围、胸围、巩膜、身高、发育、体重、心肺治疗及父母职业、身体现状、病史等情况一一记录在案，以便做科学治疗及总结分析情况的依据。

（2）开展远程咨询服务。

（3）体育锻炼　对多数 OI 患者有益。治疗方案应能促进并维持患者的最佳状态，应包括早期的介入治疗、肌力恢复、有氧锻炼，以及可能条件下的防护离床活动。

患者在幼年时有许多机会来锻炼力量和避免诸如斜颈这样的畸形的最佳时期，体位对避免挛缩和畸形极为关键。最好不要让 OI 患儿长时间以固定姿势斜躺着或坐着。固定不动会降低精益肌肉质量和心血管的健康状态，使得骨密度快速下降。骨折后的治疗对减少固定不动对骨密度和力量的影响极为必要。理疗旨在增强患者的功能性、适应性和独立行动的能力。运动量的制定应该以每个孩童具体的力量和需要为基础，主要依据其身体姿势和耐力训练。娱乐活动能够让 OI 患儿开心，融入社会，同时身体也能获益。

七、评述

OI 的治疗需多项学科的优化协同，畸形严重者可采取措施矫正畸形，改善负重力线，联合药物治疗可减轻疼痛、降低骨折风险。目前双膦酸盐在 OI 药物治疗中起主导地位，甲状旁腺素氨基端片段、抗硬化蛋白抗体等药物，有望增加骨密度、改善骨骼微结构且降低骨折风险，基因治疗、干细胞移植是新型治疗手段。骨髓和骨髓间充质干细胞是将具有成骨细胞分子潜化潜能的正常间充质干细胞注入受试患者体内，在人和小鼠中均进行了间充质治疗的可能性研究，移植的细胞可以合成比内源性成骨细胞更多的正常基质，改善了骨结构和完整性。

第八节　石骨症

石骨症又称大理石骨、原发性脆性骨硬化和粉笔样骨。是一种少见的全身性骨结构发育异常的先天性疾病。本病所具特征为骨密度增加、广泛性骨质硬化，重者髓腔封闭，引起贫血。

一、病因病机

（一）西医学认识

石骨症的发病原因尚不明确，可能与骨吸收异常、遗传等因素有关。其基本病理改变为在软骨内骨质形成时，钙化的软骨性基质吸收不良并保持下来，结果使骨髓腔缩小，甚至闭塞，形成硬化和脆性的骨质，骨皮质增厚致密，松质的骨小梁也增多增厚使骨皮质与骨松质无明显分界。

石骨症是一组异质性、遗传性疾病，以破骨细胞活性异常、骨吸收缺陷及骨硬化为特征。一般分为以下四型：婴儿恶性常染色体隐性遗传型；轻型隐性遗传型；常染色体显性遗传性型；碳酸酐酶Ⅱ缺陷型。婴儿恶性常染色体隐性遗传型起病早、进展快，易发生骨折、贫血、粒细胞减少、血小板减少、神经性疾病（失明、听力丧失、脑积水），存活期一般短于 5 年。轻型隐性遗传型起病较晚，临床表现为全身性骨质硬化、身材矮小、巨颅、下颌骨骨髓炎、口腔异常及轻度贫血。常染色体显性遗传性型青年起病，多表现为多发骨折、骨痛、颅神经麻痹和下颌骨骨髓炎。碳酸酐酶Ⅱ缺陷型表现为病理性骨折、肾小管性酸中毒、大脑钙化，多数精神发育迟缓。

（二）中医学认识

中医学中并未提及石骨症一名，但根据其临床表现及特征，可将其归属于"骨痹"范畴。本病可因先天禀赋不足或后天调摄失宜等致气血不足、肝肾亏虚，气血无以运行，经络阻滞，筋骨无以充养。

二、临床诊断

（一）辨病诊断

1.临床表现

临床中可分为两型，即恶性型和良

性型。

（1）恶性型　多见于婴幼儿，主要特征为进行性贫血、血小板减少、肝脾肿大、淋巴腺病、脑积水和自发性骨折。若颅底畸形出现颅神经压迫症状，常有失明。患儿对感染的抵抗力减低，病程进展快，常因严重贫血、脑积水和反复感染等原因死亡。少数可生存至儿童期。患儿生长迟缓，智力和性发育不良，常伴发佝偻病、龋齿和骨髓炎。

（2）良性型　多见于成年人，通常无症状或症状轻微，常因自发性骨折或体格检查时被发现。主要特征有面神经麻痹、视听障碍、自发性骨折等，偶有肝脾肿大、面瘫。

2. 相关检查

（1）X线检查　可累及全身，表现为广泛性骨密度增高硬化，骨小梁变粗、模糊，髓腔狭窄甚至消失。好发于脊柱、肋骨、骨盆、肋骨、胫腓骨、掌指、跖趾关节等。椎体可见夹心蛋糕征，髂骨翼可见年轮样改变，颅底骨质增生硬化明显。

（2）实验室检查　外周血三系明显下降，有时可见幼稚红细胞、幼稚粒细胞，红细胞形态异常。

（二）辨证诊断

1. 气血亏虚证

（1）临床证候　面色萎黄或苍白，唇甲淡白，发黄稀疏，气短懒言，反复骨折，发育不良或畸形，或伴有视听觉障碍，舌淡红，脉细弱，指纹淡红。

（2）辨证要点　面色萎黄或苍白，气短懒言，反复骨折，发育不良或畸形，舌淡红，脉细弱，指纹淡红。

2. 肝肾阴虚证

（1）临床证候　面色苍白，毛发枯黄，头晕耳鸣，烦躁失眠，颧红盗汗，发育迟缓，伴自发性骨折或视听觉障碍，舌红苔少，脉弦数或细数。

（2）辨证要点　面色苍白，毛发枯黄，头晕耳鸣，烦躁失眠，颧红盗汗，舌红苔少，脉弦数或细数。

3. 脾肾阳虚证

（1）临床证候　面色㿠白，唇舌爪甲苍白，发黄稀少，精神萎靡，畏寒肢冷，纳呆便溏，发育迟缓，反复骨折，或伴有视听觉障碍，舌淡胖嫩，苔白，脉沉细无力，指纹淡。

（2）辨证要点　面色㿠白，唇舌爪甲苍白，精神萎靡，畏寒肢冷，纳呆便溏，舌淡胖嫩，苔白，脉沉细无力，指纹淡。

三、鉴别诊断

1. 致密性骨发育障碍

该病患儿矮小，颅盖骨增大，额枕骨突出，常见有缝间骨，末节指骨发育不全，长骨密度增高但骨髓腔存在，患儿无贫血。

2. 颅骨干骺发育不全

颅骨干骺发育不全见颅骨进行性增大变厚，骨质不脆，多在5岁以后才有表现。

3. 颅骨骨干发育不全

颅骨骨干发育不全主要表现为"狮面"增生，其他部位无骨破坏，骨塑形不佳，锁骨及肋骨增宽。

4. 新生儿骨硬化

新生儿骨硬化通常在1个月内消失。

5. 贫血或白血病时并发的骨髓纤维化

贫血或白血病时并发的骨髓纤维化有时很难与大理石骨症相鉴别，只有借助血液检查及骨髓穿刺检查。

6. 氟骨症

因为氟骨症累及头颅时，也可表现为颅板增厚、密度增高，特别是颅底可出现明显硬化。但是氟骨症为慢性氟中毒所致，患者有氟化物长期接触史或长期饮水含氟量超过允许量及用氟化物治疗骨髓瘤、骨质疏松症的病史。氟骨症病变以躯干为主，而向四肢递次减弱，骨纹增粗呈网眼样改变，晚期可见韧带钙化和骨间膜钙化。氟骨症尿化验氟化物高达 8mg/L 以上。

四、临床治疗

（一）提高临床疗效的要素

（1）明确本病诊断。

（2）根据石骨症的类型选择不同的治疗手段。

（3）根据患者并发症选择不同的方法。

（二）辨病治疗

1. 良性型石骨症

良性型石骨症一般给予对症治疗，如控制感染、输血、加强护理、防止外伤性骨折。给予低钙并磷酸纤维素食物，可延缓骨硬化过程。

2. 恶性型石骨症

恶性型石骨症无特效疗法，一般采取减少钙摄入无明显效果，有效的治疗途径只有造血干细胞移植。采用非同胞全合供者行异基因造血干细胞移植治疗婴儿恶性石骨症，单倍体移植患儿活率高，并造血恢复经抗 GvHD（移植物抗宿主病）治疗能得到有效控制。对于有面神经麻痹者，可行面神经减压术；有视神经萎缩或视力下降者可采取视神经减压术来挽救视力。但对于恶性石骨症患者，移植时机的选择很重要，如果移植时已出现如视神经、面神经及听神经的损伤，移植后亦很难恢复，国外一般建议在 3~6 个月未出现神经系统损伤时，即进行移植。

（三）辨证治疗

1. 气血亏虚证

治则：益气生血，健脾养心。

方药：归脾汤加减。白术 30g，当归 30g，白茯苓 30g，黄芪 30g，远志 30g，龙眼肉 30g，酸枣仁 30g，人参 20g，木香 15g，甘草 10g。若肾气不足而见腰膝酸软者，可加山茱萸、菟丝子、续断补益肾气。

2. 肝肾阴虚证

治则：滋养肝肾，益精生血。

方药：左归丸加减。熟地黄 240g，山药 120g，枸杞子 120g，山茱萸 120g，川牛膝 90g，鹿角胶 120g，龟甲胶 120g，菟丝子 120g。若肾阴亏虚而火热不甚，症见腰膝酸软、头晕乏力，可用六味地黄丸滋阴补肾。

3. 脾肾阳虚证

治则：温补脾肾，益阴养血。

方药：右归丸加减。熟地黄 240g，山茱萸 90g，枸杞子 90g，菟丝子 120g，鹿角胶 120g，杜仲 120g，肉桂 60g，当归 90g，制附子 60g。脾虚明显者，加黄芪、薏苡仁或归脾丸。

五、预后转归

恶性型石骨症如不治疗，1 岁以内死亡率高达 80%，会出现面瘫、贫血、发育迟缓致使盲、聋，无法抬头、站立、走路或讲话，如果未获得适当治疗，基本上无法活过童年。移植成功患者虽然骨质硬化可以恢复正常，但原有的视力、听力、肾小酸中毒等很少能完全恢复。对于无移植条件或因基质细胞缺陷发生的石骨症及时治疗后，部分患者可以获得暂时或部分缓解。

六、预防调护

（一）预防

青年男女在婚前应该了解双方的家族病史，实行优生优育。

（二）调护

（1）针对患者紧张、焦虑、悲观、痛苦等多种情绪反应，有的放矢地进行心理疏导。介绍同种疾病经治疗有痊愈出院的病例，使患者树立治愈的信心，处于接受治疗护理的最佳心理状态。

（2）每日为患儿做肢体被动运动，增强肌力，各项操作轻柔，防止骨折。因患儿脑积水张力高有头皮静脉怒张，颈静脉取血及头皮静脉穿刺后应较长时间压迫穿刺点，防止出血及皮下血肿形成。静脉输液选用静脉留置针以免反复穿刺造成局部感染。

（3）患儿出院时对其家长进行了如下指导：①居室每日开窗通风，外出时远离人群，餐饮具每日消毒。②加强营养，注意饮食的合理搭配，按时进行必要的预防接种。③注意抱患儿的姿势及力量不宜过强，练习行走时更要小心，以免发生骨折。④注意观察患儿视物及辨别声音的能力，及时发现有无视力及听力下降。⑤为家长提供国外有用 γ- 干扰素治疗缓解症状、骨髓移植可使患儿有长时间存活希望的信息。

七、评述

对于新生儿石骨症目前还无特效疗法，主要是对症治疗、控制感染、输血、加强护理、防止外伤性骨折等。唯一有效的治疗是骨髓移植，其近期疗效满意，但是远期效果还需要进一步观察。对于新生儿石骨症患者要在准确诊断的基础上进行对症治疗，以不断提升患儿的治疗效果。

北京儿童医院于 2006 年已成功完成了我国第一例恶性石骨症的造血干细胞移植，并且现在国内已有多例患者先后进行了不同供者来源的造血干细胞移植。据报道，该病救治的成功率很高，大约在 70% 以上，除了有可能会发生造血干细胞移植之后出现的排异现象外，造血干细胞移植后还是有很高的成活率。

第九节　软骨发育不全

软骨发育不全（ACH）又叫胎儿型软骨营养障碍、软骨营养障碍性侏儒，是一种由于软骨内骨化缺陷导致的先天性发育异常性疾病。一般多见于新生儿，主要影响长骨。

一、病因病机

（一）西医学认识

软骨发育不全病因不明，与遗传相关，为常染色体显性遗传，有家族遗传倾向，也可散在发生。主要为软骨内成骨过程发生障碍，影响软骨细胞增殖和成熟，妨碍管状骨纵向生长。

（二）中医学认识

中医学中并未提及软骨发育不全病名，根据其临床表现及特征，可归属于中医学的"五迟""五软""骨痿"范畴。多与胎中失养、先天不足有关，父母精血虚损或孕期调摄失宜，致先天精气未充、脏器虚弱、筋骨肌肉失养，亦与后天分娩产伤或哺养失调有关，致使脾胃亏损、气血虚弱、精髓不充。

二、临床诊断

（一）辨病诊断

1. 临床表现

本病主要表现为患儿的躯干与四肢不成比例、前额突出、面中部发育不全、鼻梁下陷、四肢短小、三叉戟手、肌张力减退。大多有复发性耳部感染病史，伴腰腿痛及跛行，不影响智力及体质。

2. 相关检查

（1）X 线检查

①脊柱和骨盆：表现为椎体小且伴有

椎弓根短及腰椎椎弓根间距窄。腰椎管横径（椎弓根间距）从 L_1 到 L_5 逐渐变小，椎弓根间距 $L_5 : L_1 < 1$，而正常情况是逐渐增大。骨盆扁平，髋臼缘不规则，髋臼平。

②颅面骨和管状骨：颅面骨发育异常，面骨发育小，颅面比例加大，前额突出，下颌前突。管状骨明显短缩，直径正常，骨干短粗，以股骨远端、胫骨近端手指呈三叉戟状。

（2）磁共振检查 对于判断脊髓受压程度有较明确的价值。

（3）超声检查 产前监测骨骼发育有一定意义。

（二）辨证诊断

1. 肝肾不足证

（1）临床证候 形体虚弱，面色不华，前额突出，面中部发育不全，鼻梁下陷，四肢短小，骨骼畸形明显，舌淡，苔少，脉沉细无力，指纹淡。

（2）辨证要点 形体虚弱，前额突出，鼻梁下陷，四肢短小，舌淡，苔少，脉沉细无力，指纹淡。

2. 痰瘀阻滞证

（1）临床证候 头大，前额突出，面部宽，鼻梁扁平，下颌骨突出，四肢短小，骨骼畸形，喉间痰鸣，舌体胖有瘀斑瘀点，苔腻，脉沉涩或滑，指纹暗滞。

（2）辨证要点 头大面宽，鼻梁扁平，下颌骨突出，四肢短小，喉间痰鸣，舌体胖有瘀斑，苔腻，指纹暗滞。

三、鉴别诊断

1. 佝偻病及克汀病

佝偻病有典型的临床及 X 线表现，容易区别。克汀病常伴有智力发育不良，躯干与四肢比例正常。而本病患者的躯干与四肢不成比例，不影响智力。

2. 维生素 D 缺乏病

维生素 D 缺乏病患者躯干与四肢比例正常，骨骺表现为轮廓模糊和骨化迟缓。抗佝偻病治疗有明显效果。

四、临床治疗

（一）提高临床疗效的要素

（1）明确软骨发育不全诊断。

（2）根据软骨发育不全患者年龄、病变类型、全身情况及基础疾病选择不同的治疗手段。

（3）制定合适的后期康复训练方案。

（二）辨病治疗

1. 非手术治疗

生长激素类可用来缓解患儿的部分临床症状，但可能存在个体差异。亦有研究表明钠尿肽治疗能够改善软骨不全的临床特点。另外对于畸形患者，可给予支具纠正，适当加强肌肉锻炼。

2. 手术治疗

如果头部开始变得过大，医生应该检查患儿是否有脑积水，必要时可予以大脑植入分流管分流过量的脑积液以减轻对大脑的压力。对于脊柱后凸畸形严重不能控制者可行脊柱后路融合术。成年后有脊髓或马尾神经受压者可行椎板切除术减压或椎管扩大术。下肢畸形严重影响功能者可行截骨矫正术。

（三）辨证治疗

1. 肝肾不足证

治则：补肾填髓，养肝强筋。

方药：加味六味地黄丸加减。赤芍9g，当归尾9g，川芎6g，苏木6g，陈皮6g，桃仁6g，续断12g，乌药9g，乳香6g，没药6g，木通6g，甘草6g。若肾气不足而见腰膝酸软者，可加山茱萸6g、菟丝子12g、续断 12g 补益肾气。

2. 痰瘀阻滞证

治则：涤痰开窍，活血通络。

方药：通窍活血汤合二陈汤加减。半夏 30g、陈皮 20g、茯苓 20g、远志 20g、桃仁 30g、红花 30g 等。如肿胀严重者加薏苡仁 50g、泽泻 20g；瘀血阻滞疼痛甚者加乳香、没药各 9g，延胡索 12g；如兼有面色不华、倦怠乏力者可加党参 10g、黄芪 15g、白术 15g、茯苓 15g。

（四）新疗法选粹

随着对 ACH 发病机制的深入研究，一些具有针对性的潜在分子治疗药物亦在开发，其中 CNP 类似物是目前最有前景的治疗药物之一。它属于利钠肽家族，该家族还包括 A 型利钠肽和 B 型利钠肽，后两者以高亲和力与鸟苷酸环化酶 A 受体结合，在维持心血管稳态方面具有重要作用。

（五）医家经验

王芷庵

太和堂的太和通调源于清宫廷御医王芷庵，通过秘传推拿手法，刺激体表特定部位、穴位、经络进行调理，调理小儿软骨发育不全。主要步骤：①捏脊：患儿前半身伏卧，双腿下垂，施术者紧靠患肢站于后。两手半握拳，以左右手两食指紧挨并抵脊柱皮肤，拳眼向前方。自尾骨端长强穴起，沿督脉向上推捏至风府穴，重复操作 2~3 次，每次提拿 1~2 次，最后以拇指按摩两侧肾俞（第 2、3 腰椎间两侧）2~3 下即可。②点穴：肾俞、三焦俞、脾俞、胃俞。以右手食指、中指指端点按以上穴位，顺时针滑动 7 圈，每穴如此。

五、预后转归

婴儿如未夭折，成年后可以胜任各种工作，预后良好。少数患者，由于枕大孔变小而发生脑积水。椎管狭窄的发生率可达 40%，大部分在腰椎。偶有在颈椎或胸椎，造成对神经根或脊髓产生压迫作用，需做椎板切除术减压，或做椎间孔扩大术。偶有因下肢畸形而作截骨者。对病因无特殊疗法。

六、预防调护

（一）预防

对于本病，目前尚无有效的防治措施。因为大多数病例是由未患病父母发生了完全不能预测的基因突变所引起的。遗传咨询可以帮助患病成人进行选择性生育，另外早诊断、早治疗，是本病的防治关键。

（二）调护

1. 穴位按摩

具体方法可见于"医家经验"。

2. 中药调理

临床上一般可对症治疗，但以补肝肾、强筋骨为主要原则。

3. 适量摄入富含维生素 D 的食品

维生素 D 可促进机体对钙和磷的吸收。

4. 加强体育锻炼

适当的体育锻炼可增强骨与软骨的生长发育。

七、评述

ACH 的基因诊断已有突破性的进展。通过连锁分析，将 ACH 的致病基因定位于 4 号染色体短臂 1 区 6 带 3 亚带（4p1613）。近年研究发现 FGFR3 也恰在此范围内。对鼠的研究发现，FGFR3 在软骨表达，介导着碱性成纤维细胞生长因子（bFGF）对软骨细胞的促分裂作用，对终末软骨细胞的分化和软骨基质钙化的抑制作用。就其定位和功能而言，FGFR3 是 ACH 重要的候选基因。

目前，克隆到的 FGFR3 补偿脱氧核糖核酸（cDNA）长度 215kb，由 19 个外显子构成，跨膜区由外显子 10 编码。最近的研究已证实跨膜区不仅仅是锚的作用，而且在信号传导方面发挥重要的作用。不正确的信号传导与 ACH 患者显性表型的发病机制尚需对 ACH 动物模型及转基因动物的研究得到进一步的阐述。

参考文献

[1] 王国海，梁亚丽，杜全宇. 儿童佝偻病的防治评述［J］. 现代临床医学，2010，36（1）：3-4.

[2] 徐进明. 维生素 D 依赖性佝偻病的进展［J］. 儿科药学杂志，2021，27（8）：62-65.

[3] 中华医学会内分泌学会，中华医学会骨质疏松和骨矿盐疾病分会. 中国低血磷佝偻病/骨软化症诊疗指南［J］. 中华骨质疏松和骨矿盐疾病杂志，2022，15（2）：103-125.

[4] 唐春霞. 人工喂养致婴幼儿维生素 C 缺乏治疗体会［J］. 中国民族民间医药，2012，（21）：100.

[5] 中华医学会骨质疏松和骨矿盐疾病分会. 原发性骨质疏松症指南（2022）［J］. 中国全科医学，2023，26（14）：1671-1691.

[6] 马中兴，高文杰，魏小堂，等. 中医学对骨质疏松症病因病机的认识［J］. 中医研究，2012，25（1）：14-16.

[7] 冯红红，高飞. 新型炎症因子与原发性骨质疏松症的评述［J］. 中国骨质疏松杂志，2022，28（1）：152-156.

[8] Dong L J, He W, Huo S C, et al. The failure experience of complex total hip arthroplastyin osteopetrosis：case report and literature review［J］. International journal of cliical and experimental medicine, 2015, 8（9）：14727-14731.

[9] 田红，成晓梅，李冰洋，等. 基于"肾主骨"理论探讨肾性骨病中西医诊疗进展［J］. 陕西中医，2022，43（5）：670-676.

[10] Rhee H, Song SH, Kwak IS. Persistently low intact parathyroid hormone levels predict a progression of aortic arch calcification in incident patients［J］. Clinical and Experimental Nephrology, 2012（1）：56-61.

[11] 王晨曲，邵迎盈，蔡嘉缘，等. 中医药治疗慢性肾脏病矿物质和骨异常评述［J］. 浙江中西医结合杂志，2021，31（5）：491-494.

[12] 庞悦，刘继强，黄美娜. 成骨不全的分子遗传学机制及治疗现状分析［J］. 继续医学教育，2021（3）：72-73.

[13] 邢川，李春竹. 成骨不全症诊断与治疗的评述［J］. 继续医学教育疑难病杂志，2020，2（19）：212-215.

[14] 田园，季卫锋，朱周玮，等. 石骨症发病机制及相关基因评述. 中国中医骨伤科杂志［J］，2021，29（6）：85-88.

[15] 施玉婷，巩纯秀. 软骨发育不全的诊治评述［J］. 世界临床药物，2020，41（9）：733-741.

第二十二章 骨与软组织肿瘤

第一节 总论

骨与软组织肿瘤是严重危害人类健康及生命的疾病，近年来发病率逐渐上升。原发恶性骨肿瘤多见于青少年和中年人，常见的是骨肉瘤、尤文肉瘤、软骨肉瘤、恶性纤维组织细胞瘤、脊索瘤等。常见的软组织恶性肿瘤是滑膜肉瘤、纤维肉瘤、脂肪肉瘤、横纹肌肉瘤等。骨转移癌多见于中老年人，常见的原发肿瘤是肺癌、乳腺癌、肾癌、前列腺癌及甲状腺癌等。早期发现、正确诊断、及时治疗对预后有重要的影响。

一、骨与软组织肿瘤的病理分类

骨肿瘤病理是病理学的一个分支，骨肿瘤的分类以病理形态为基础，并由不断的临床实践和实验研究所得的结果加以完善。最早于 1865 年由 Virchow 根据光镜下病理所见将骨肿瘤分为圆形细胞肉瘤、梭形细胞肉瘤和巨细胞肉瘤。1934 年 Ewing 随着病例数目的增加和免疫组织化学方法的应用将骨肿瘤分类作了改进，分为骨源性肿瘤类、软骨瘤类、巨细胞瘤类、血管瘤类、骨髓瘤类、网织细胞淋巴肉瘤及脂肪肉瘤等七类，每一类又分为良性及恶性。1972 年 WHO 第 1 版骨肿瘤分类法，分为成骨性肿瘤、成软骨性肿瘤、巨细胞瘤、骨髓瘤、脉管肿瘤、结缔组织肿瘤、其他肿瘤、未分化肿瘤及瘤样病变等九大类，每类也分良性和恶性。1983 年长春骨肿瘤专题研讨会制定出适合于我国的骨肿瘤分类法，分为骨源性肿瘤、软骨源性肿瘤、纤维组织源性肿瘤、组织细胞源性肿瘤、脉管源性肿瘤、神经源性肿瘤、脂肪源性肿瘤、骨髓源性肿瘤、脊索源性肿瘤、上皮包涵性来源肿瘤、间充质来源肿瘤、未定类肿瘤及其他来源肿瘤等十三类，除良、恶性外，还出现一些中间型性质的肿瘤，如恶性成骨细胞瘤、透明细胞软骨肉瘤、韧带性纤维瘤、血管内皮细胞瘤、侵袭性血管外皮细胞瘤、骨巨细胞瘤等，将它们看作低度恶性的肿瘤。1994 年 WHO 第 2 版骨肿瘤分类法，在以前分类的基础上，出现的一些肿瘤新的分型有很重要的临床意义。综上所述各种分类法，可以看出，骨肿瘤的分类主要依据瘤细胞的形态以及瘤细胞所产生的特殊基质，并参考瘤组织的超微结构及免疫组织化学染色特性。所列各大类中再分为良、恶性以及其间的有局部侵润特性的中间型。

二、骨与软组织肿瘤的分期

骨肿瘤的分期基于 3 个方面：①组织学分级；②病灶范围；③有无转移。组织学分级可以对发生肿瘤转移的风险提供最好的评估。组织学分级 0 级或者良性的肿瘤，几乎不会发生转移；组织学分级为 I 级的其发生转移的概率比较低，<15%；组织学分级为 II 级的，其发生转移的概率较高，>15%。此种分析结果主要是基于肿瘤细胞的细胞学特征（核异形性和核分裂情况）和肿瘤的类型。骨肿瘤类型和组织学分级详见表 22-1-1。

巨细胞瘤和成软骨细胞瘤在考虑其组织学分级的时候要引起特别的关注。这两种肿瘤通常被认为是良性肿瘤（组织学类型为 0 级），然而，这两种肿瘤都有可能发生转移（可能 >5%），因此，如果被划为组

表 22-1-1　骨肿瘤类型和组织学分级

组织来源	0 级（良性，没有发现转移）	I 级（＜ 15% 的转移机会）	II 级（＞ 15% 的转移机会）
骨组织	骨样骨瘤	低度恶性的中心型和骨旁	高度恶性骨肉瘤
	成骨细胞瘤	骨肉瘤	
	骨软骨瘤	骨膜的骨肉瘤	
软骨组织	内生软骨瘤	低度恶性软骨肉瘤	高度恶性软骨肉瘤
	骨膜软骨瘤		
	成软骨细胞瘤 **		
	软骨肌瘤样纤维瘤		
	滑液软骨瘤病		
纤维组织	纤维结构不良	低度恶性纤维瘤和纤维肉瘤	高度恶性纤维瘤和纤维肉瘤
	骨纤维结构不良		
	纤维皮质缺损		
	非骨化性纤维瘤		
血管组织	血管瘤	血管外皮细胞瘤	血管肉瘤
混杂组织	嗜酸细胞肉芽肿	釉质细胞瘤	尤文肉瘤
	单房性骨囊肿	脊索瘤	淋巴瘤
	骨巨细胞瘤		PNET
	动脉瘤性骨囊肿		

** 虽然被认为是良性的，但是这些肿瘤有较小的转移危险

引自 Menendez LR. Orthopaedic Knowledge Update：Musculoskeletal Tumors

织学 I 级更为合适。

　　肿瘤的病灶范围要求描述的是肿瘤是否突破了原始的间室。大多数骨的肿瘤原发于骨骼，随着肿瘤的进展，能够穿透骨皮质，此时发生转移的可能性大大增加。当肿瘤局限于骨膜内，此时被认为是肿瘤在间室内（A 期）。当肿瘤扩展到骨膜外，此时被认为是在间室外（B 期）。而那些源于骨表面的肿瘤，例如骨旁的骨肉瘤，当它们侵入骨质中，此时则考虑已经是在间室外了。局部肿瘤的范围也可以用病灶的大小来描述。肿瘤体积大是发生肿瘤转移的一个高危的因素，但具体分析时仍应与骨肉瘤的分期结合进行综合考虑。

　　所有有潜在恶性的骨肿瘤患者应该依据其全身骨扫描和胸部 CT 检查的结果作一个全身性系统性的分期。大多数转移发生在肺部，原发的骨肿瘤较少转移到淋巴结和内脏器官。尤因肉瘤和骨原发淋巴瘤的患者需要进行骨髓穿刺活检以完成其分期。发生跳跃性及全身性转移的骨肉瘤患者预后都不好。跳跃式转移灶可以和原发肿瘤

一样发生于同一骨头内或者跨过关节发生在邻近的骨头内。因此，进行原发性的骨肉瘤的分期评估时范围应该包括受累骨的全部和邻近骨以及关节部分以发现跳跃性转移病灶。

Enneking 的肌肉骨骼肿瘤的分期系统是将组织学分级、侵犯间室的情况和有无转移病灶 3 个因素综合考虑而制定。良性肿瘤为 0 期；低度恶性肿瘤为ⅠA 或者ⅠB 期；高度恶性肿瘤为Ⅱ期，其中局限在间室内的肿瘤为ⅡA 期，侵犯间室外的为ⅡB 期。

随着 Enneking 分期的增加，肿瘤发生转移的风险也增加了。发生肿瘤转移的患者其分期为Ⅲ期，此时不管肿瘤是何种组织类型，也不管间室受累情况。分期系统对于描述疾病的范围、指导治疗是很有用的。举个例子，对 0 期的肿瘤，通常只要进行简单的肿瘤刮除和术后的局部重建。对Ⅰ期的肿瘤，应该予以完全的切除以避免局部复发和迟发性转移。对Ⅱ期的肿瘤，通常予以手术和化疗，以减少肿瘤转移的风险。对Ⅲ期肿瘤，通常需要将原发灶和转移灶切除以及进行化学治疗，虽然给予了更加具有侵袭性的治疗，但是其预后一般非常差。

目前还没有一个有效的分期评估系统可以对进行常规治疗后的原发性的骨肉瘤患者的局部肿瘤复发的风险做出一个评价。然而，我们知道不完全的外科手术切缘，比如说灶内或者边缘性切除；术前接受化疗治疗的高度恶性肿瘤，其对化疗的组织学反应较差（低于 90% 的肿瘤细胞坏死）；等等，都是局部复发的危险因素。一旦发生局部的复发，其继发转移的风险将大大提高。

三、中医学对骨肿瘤的认识

中医学对骨肿瘤的认识，也是逐步加深而日趋完善的，尚缺乏统一的、专门的骨肿瘤病名。殷墟甲骨文就有"瘤"的病名，中医古籍涉及"瘤"的记载，包括诸如"痈疽""癥瘕""积聚""失荣""石瘕""肉瘤""石瘤""岩""骨疽""石疽""骨石痈"等。中医学将骨肿瘤发生的原因概括为内、外因两种，外因指大自然中的一切致病因素，内因则主要指机体本身所具有的致病因素，"正虚邪入，搏结伤骨成瘤"，即素体禀赋不足或后天失养、内伤七情等导致正气虚弱，而风、寒、暑、湿、燥、火、痰、瘀、毒等淫邪入侵，蕴积搏结于骨而发生骨肿瘤。《内经》"脾为后天之本，肾为先天之本""肾主骨生髓……其充在骨"的理论为骨肿瘤发生与"脾肾"密切相关的基础。历代医家在不断的临床实践和探索中，认为骨肿瘤的病因病机与"瘀、毒、热、痰（湿）、虚"等因素密切相关，属本虚标实之证，以正气亏损为本虚，以痰瘀邪毒内蕴为标实。

（一）良性骨肿瘤的中医辨证治疗

一般骨的良性肿瘤和瘤样改变，只要切除彻底，均能根治。中医的主要病机是寒凝、气滞、血瘀，津液凝涩，凝聚不得散，日久成积。证型及治疗方法如下：

1. 气滞血瘀证

临床证候：局部或可扪及肿块，质硬拒按，局部疼痛位置固定，呈刺痛，或肿瘤的发生与外伤有关，舌质紫暗或有瘀点，脉弦涩。

辨证要点：局部质硬拒按，舌质紫暗或有瘀点，脉弦涩。

治则：行气活血，化瘀消结。

方药：血府逐瘀汤加减，加水蛭、虻虫、乳香、没药等药物。

2. 痰瘀互结证

临床证候：胸闷气憋，神疲乏力，大便溏泄，小便不爽，局部肿块酸痛、重着，痛有定处，活动不利，不痒不热，肢体麻木，肿块坚实，舌质紫暗，舌苔腻，脉滑或弦涩。

辨证要点：局部肿块酸痛重着，痛有定处，舌质紫暗，舌苔腻，脉弦涩或滑。

治则：理气活血，化痰散结。

方药：五积散合桃红四物汤加减，以胆南星、生半夏、木馒头、海藻、昆布、浙贝母之类药物治之。如肿块坚硬，加用软坚散结法，如皂角刺、夏枯草、山慈菇之类药物。

3. 脾肾阳虚证

临床证候：面色苍白，神疲乏力，少气懒言，形寒肢冷，大便溏泄或黎明即泻，局部喜温，舌苔淡白，脉沉迟而细。

辨证要点：大便溏泄或黎明即泻，局部喜温，舌苔淡白，脉沉迟而细。

治则：温补脾肾。

方药：大补元煎加减，加干姜、巴戟天、补骨脂、淫羊藿、仙茅、杜仲、狗脊等药物。

4. 肝郁血瘀证

临床证候：或情志抑郁善叹息，或胁肋疼痛痛，涉腰背肩胛等处，入夜更甚，局部或可扪及肿块，质硬拒按，面色萎黄而暗，脘腹胀满，舌质紫暗或有瘀点，脉弦细涩。

辨证要点：情志抑郁，胁肋疼痛，肿瘤局部质硬拒按，舌质紫暗或有瘀点，脉弦细涩。

治则：疏肝健脾，化瘀消结。

方药：柴胡疏肝散、桃红四物汤加减，加用皂角刺、夏枯草、山慈菇之类软坚散结的药物。

（二）恶性骨肿瘤的中医辨证治疗

恶性骨肿瘤是全身性疾病，治疗应全面分析患者自身体质、生活环境、饮食条件等相关因素，辨证施治。其整体病机为"局部为实，整体为虚""本虚标实"，治疗

上应以"扶正祛邪、标本兼治"为准则。主要证型及治疗方法如下：

1. 脾肾阳虚证

临床证候：进行性消瘦，甚者形销骨立，厌食，短气乏力，腰膝酸软，畏寒肢冷，腹胀便溏，小便清长，或腹胀如鼓，肢体浮肿，按之凹陷，舌质淡胖，苔白或白滑，脉沉细无力，甚或脉微欲绝。

辨证要点：短气乏力，腰膝酸软，畏寒肢冷，腹胀便溏，小便清长，局部喜温，舌苔淡白，脉沉细无力，甚或脉微欲绝。

治则：温补脾肾，强筋壮骨。

方药：以四神散合补中益气汤为基础方，加入巴戟天、淫羊藿、远志、山楂、神曲等药物。

2. 肝肾阴虚证

临床证候：面颊潮红，腰膝酸软，头晕眼花，五心烦热，口燥咽干，盗汗，遗精，月经不调，形瘦纳差，舌红少苔，脉弦细数。

辨证要点：五心烦热，盗汗，舌红少苔，脉弦细数。

治则：滋肾养肝。

方药：左归饮加减，加入黄芪、党参、伸筋草、续断等补气、强骨药物。

3. 气血亏虚证

临床证候：面色苍白或萎黄无华，短气懒言，四肢倦怠，纳差，舌淡胖或有齿印，苔薄白，脉细弱。

辨证要点：短气懒言，四肢倦怠，纳差，舌淡胖或有齿印，苔薄白，脉细弱。

治则：益气补血。

方药：以八珍汤为主加减，加用黄精、天花粉、二冬、二参等药物。

4. 湿热毒蕴证

临床证候：口干或有发热，心烦易怒，大便干稀不调，或里急后重、肛门燥热，小便黄赤，局部皮温增高，或可扪及包块搏动，舌质红，苔黄腻，脉弦滑或滑数。

辨证要点：局部皮温增高，或可扪及包块搏动，舌质红，苔黄腻，脉弦滑或滑数。

治则：清热利湿，化瘀解毒。

方药：仙方活命饮，加用五灵脂、王不留行、昆布、海藻、斑蝥、蜂房、全蝎、水蛭等攻毒药。

5. 痰瘀互结证

临床证候：胸闷气憋，神疲乏力，纳呆食少，大便溏泄，小便不爽，局部疼痛明显，活动不利，痛有定处，舌质紫暗，舌苔腻，脉滑或弦。

辨证要点：局部疼痛明显，痛有定处，舌质紫暗，脉弦涩。

治则：健脾燥湿，散瘀通络。

方药：二陈汤合桃红四物汤加减，加用海风藤、络石藤、川楝子、延胡索等通络、活血、行气的药物。

6. 肝郁血瘀证

临床证候：或情志抑郁善叹息，或胁肋疼痛，痛涉腰背肩胛等处，入夜更甚，局部或可扪及肿块，质硬拒按，面色萎黄而暗，脘腹胀满，舌质紫暗或有瘀点，脉弦细涩。

辨证要点：情志抑郁，局部质硬拒按，舌质紫暗或有瘀点，脉弦细涩。

治则：疏肝健脾，化瘀消结。

方药：柴胡疏肝散、桃红四物汤加减，加用三棱、莪术、赤芍、乳香、没药等。

7. 邪毒郁结证

临床证候：局部肿胀明显，青筋暴露，疼痛难忍，夜不能寝，肢体不能活动，身热口干，消瘦乏力，舌质紫暗，苔腻，脉沉弦。

辨证要点：局部肿胀明显，青筋暴露，疼痛难忍，舌质紫暗，脉沉弦。

治则：攻毒散结。

方药：解毒饮加减，以斑蝥、蜂房、全蝎、水蛭等攻毒药物为基础，加入三棱、

莪术、郁金、薏苡仁等药物以扶正祛邪。

四、实体瘤疗效标准（WHO 疗效标准）

1. 可测量的病变

（1）完全缓解（CR）　可见的肿瘤病变完全消失，维持 4 周以上。

（2）部分缓解（PR）　肿块缩小 50% 以上，时间不小于 4 周，测量可采用双径测量或单径测量。

双径测量单个病变时，肿瘤面积（肿块最大垂直直径的乘积）缩小 ≥ 50%；多个肿块时，选最大肿瘤的两个最大垂直直径的乘积之和减少 50% 以上。

单径测量线状肿块测得数值减少 50% 以上。

（3）稳定（NC）　肿块病灶的两径乘积缩小不及 50% 或增大不超过 25%，无新病灶出现，持续 4 周以上。

（4）进展（PD）　一个或多个病变增大 25% 以上或出现新病变。

2. 不可测量的病变

（1）CR　所有症状、体征完全消失至少 4 周。

（2）PR　肿瘤大小估计减少 50% 以上至少 4 周。

（3）NC　病情无明显变化至少 4 周，肿瘤大小估计增大不到 25%，减少不足 50%。

（4）PD　有新病灶，或原有病灶估计增大不到 25% 或超过 25%。

3. 骨转移

骨端偏心位溶骨性破坏而无骨膜反应，病灶皮质膨胀变薄，呈皂泡样改变。

（1）CR　X 线及骨扫描等检查，原有病变消失，至少 4 周。

（2）PR　溶骨性病灶部分缩小、钙化或成骨病变密度减低至少 4 周。

（3）NC　病变无明显变化。由于骨病往往变化缓慢，判定 NC 至少应该在开始治

疗的第 8 周后。

（4）PD　原有病灶扩大或新病灶出现。

骨折、压缩骨折及愈合情况，不作为评价骨转移疗效的单一指标。

4. 其他疗效判定指标

（1）生存时间　指治疗至死亡或末次随访的时间，临床上常用中位生存期（MST）表示。

（2）生存率　以 1 年、2 年、3 年或 5 年，甚至更长的时间生存率表示疗效。

（3）无病生存期（DFS）　CR 患者从开始治疗到开始复发或死亡的时间。

（4）疾病的进展时间　从开始治疗到疾病进展或死亡的时间。

（5）无进展生存期　从开始治疗到疾病无进展的时间。

（6）缓解期　指出现疗效至复发的这一段时间，常用中位数表示。

（7）体力状况的变化　常以 KPS、ECOG 评分为指标，在治疗前后均打分，评价治疗前后的变化。

（8）各项病理、生化指标及症状体征。

五、实体瘤的中医肿瘤疗效评定

中医治疗恶性肿瘤（实体瘤）的疗效评价一直采用 WHO 的实体瘤疗效评价标准，或以《新药（中药）临床研究指导原则》而定。但中医药治疗恶性肿瘤的对象多数为中晚期患者，其治疗特点是辨病与辨证结合，重视患者的主观感受和临床受益，包括"带瘤生存"。因此，上述标准难以反映中医药的疗效。建立恰如其分反映中医肿瘤疗效的评价标准势在必行。本草案的提出是以 1999 年中华中医药学会肿瘤分会贵州会议的"中医药治疗常见恶性肿瘤临床诊断与疗效标准（第一部分·讨论篇）"为基础，集合近年来的相关进展，并广泛听取各方意见，经反复修改拟定而成。基于实用性及可操作性考虑，其疗效的评

定标准如下：

（一）Ⅰ~Ⅱ期（早、中期）疗效评定标准

总疗效评定标准（100%）＝瘤体变化（40%）＋临床症状（15%）＋体力状况（15%）＋生存期（30%）

显效：75~100 分；有效：50~74 分；稳定：25~49 分；无效：< 25 分。

1. 瘤体变化（40%）

按 WHO 通用标准。占 40 分，以实际所得分数乘以 0.40。

CR：完全溶解（100%）。

PR：部分溶解（80%）。

MR：微效（50%）。

NC：稳定（30%）。

PD：进展（0%）。

实体瘤疗效评价达 CR 者乘以系数 1.2（CR 者本项实得分数为 120 分）

2. 临床症状（15%）

症状疗效评分标准。占 15 分，以实际所得分乘以 0.15。

根据主要症状表现，疗效比治疗前下降两个级别者，为显效（100 分）；下降一个级别者，为有效（50 分；，无变化者，为稳定（25 分）；症状进一步发展，为无效（0 分）。

症状疗效评分法：1~5 度评分法（由医护人员评分）。以 5 分计量。

Ⅰ度：无任何明显症状。

Ⅱ度：有轻度症状，能耐受，无需处理。

Ⅲ度：症状较重，常难以耐受，须作适当处理。

Ⅳ度：症状严重，不能耐受，须对症治疗。

Ⅴ度：症状极严重，危及生命，须作特定治疗。

3. 体力状况（15%）

按 Karnofsky 分级标准。占 15 分，以

实际所得分数乘以 0.15。

显效：体力状况较用药前提高 20 分者（100 分）。

有效：体力状况较用药前提高 10 分者（50 分）。

稳定：体力状况较用药前无明显疗效者（25 分）。

无效：体力状况较用药前下降者（0 分）。

4.生存期（30%）

生存期 ≥ 60 个月（5 年以上），得 30 分，依实际所得分数乘以 0.3。从开始治疗日计算，每生存 2 个月得 1 分，余下类推。

（二）Ⅲ~Ⅳ期（晚期）疗效评定标准

总疗效评定标准（100%）= 瘤体变化（30%）+ 临床症状（15%）+ 体力状况（15%）+ 生存期（40%）

显效：75~100 分，有效 50~74 分，稳定 25~49 分，无效 < 25 分。

瘤体变化、临床症状、体力状况的评分计算方法同Ⅰ~Ⅱ期（早、中期）疗效评定标准。

另生存期 ≥ 12 个月（1 年以上）得 40 分。以实际所得分数乘以 0.4。从开始疗效日计算，每生存 1 个月得 10/3 分，余下类推。最后总得分以四舍五入计算。

第二节　骨巨细胞瘤

骨巨细胞瘤是骨的交界性肿瘤，具有局部侵袭性，含新生的卵圆形细胞和一致的大的破骨细胞样巨细胞。占骨原发肿瘤的 4%~5%，占骨原发良性肿瘤的 20%。大多数患者的年龄在 20~45 岁，10%~15% 的病例发生于 10~20 岁，骨骼发育不成熟的个体少见，10 岁以下的儿童罕见，约 10% 的病例发生在 65 岁以上的患者中。女性患者多见，尤其是产妇。骨巨细胞瘤是独特

的，因为其常常出现在长管状骨的骨骺端，最常见的发生部位是膝关节周围，股骨远端比胫骨近端多见，骶骨的发生率仅次于膝部，桡骨远端的发生率排在第 4 位。脊柱的骨巨细胞瘤少见，一般发生在椎体上。尽管在手和足上并不多见，但多灶性骨巨细胞瘤常出现在手部和足部。

一、病因病机

（一）西医学认识

骨巨细胞瘤为常见骨肿瘤。对于本病的真正发病原因尚不清楚。肿瘤组织主要由多核巨细胞和基质细胞组成，一般认为多核巨细胞不具备肿瘤特点，基质细胞是骨巨细胞瘤的主要肿瘤细胞成分。手术切除后的局部复发率高，并有肺转移的恶性行为，属低度恶性或潜在恶性肿瘤，国内报道本病局部刮除术后复发率在 18%~26%，恶变或转移占 9%~13%，国外有报道复发率为 35%，恶变率占 30%。亦有文献提出局部广泛切除术疗效甚佳，预后良好。

（二）中医学认识

中医学认为，本病患者为先天禀赋不足、肾气虚衰，复感六淫寒热之邪，蕴于骨骼；或暴力损伤骨骼，气血凝滞，耗精伤液，脾肾两虚所致。本病发病机制乃由于肾精亏虚，外邪乘虚深入骨络，气滞血瘀，日久不化，蕴结成毒，腐骨蚀络，聚结成瘤。故此，此病乃先有内虚而后毒邪乘虚侵入，蕴于骨络，伏骨而生，属本虚标实之病。临证诊治，宜滋补肝肾、解毒散结。

二、临床诊断

（一）辨病诊断

1.临床表现

骨巨细胞瘤初起时表现为关节隐痛不

适，劳累后加剧，休息则缓解，未引起注意，随着病情的发展，可有以下几方面的临床表现。

（1）症状及体征

①局部疼痛：最初多是局部麻木、酸胀或间歇性隐痛，劳累后加重，休息则缓解，随病变发展疼痛加剧，且由间歇性发展为持续性，夜间尤甚。

②肿胀或肿块：一般在疼痛发生了一定的时间后才会出现，可触及骨骼膨胀变形。局部皮肤潮红，血管显露丰富，生长迅速的有囊性感或搏动。

③功能障碍：骨巨细胞瘤后期，因疼痛肿胀而患部功能障碍，可伴有相应部位肌肉萎缩，与筋脉失养相关。

④四肢畸形：因肿瘤影响肢体骨骼的发育及受力作用而合并畸形，以下肢为明显，如髋内翻、膝外翻及膝内翻。

⑤全身症状：早期一般无明显的全身症状，后期由于饮食减少，体质的消耗，肿瘤继发伤害和疼痛的折磨，因而可出现一系列的全身症状，如精神不振、面色苍白、进行性消瘦、贫血、恶病质等脾肾两虚症状。

（2）并发症

①病理性骨折：由于肿瘤浸润，骨质破坏，肿瘤部位只要有轻微外力就易引起骨折，骨折部位肿胀疼痛剧烈，脊柱病理性骨折常合并截瘫。

②溃疡或出血：由于肿瘤占位和异常代谢，局部肿物供血不足，可以出现坏死溃疡。如合并感染，可伴有发热、疼痛、流血流脓。

③胸痛、咳嗽、痰中带血、气促：是由于肿瘤肺转移所致。需排除肺部感染所致咳嗽。

2. 相关检查

（1）X线检查　常表现为在长骨骨骺端的一个偏心性的溶骨性病变，病灶常是纯粹的溶骨性改变，没有基质钙化的表现，并且穿透周围的骨皮质。

（2）CT扫描　提供比X线平片更加精确的骨皮质变薄和渗透情况。

（3）MRI扫描　对确定肿瘤的骨外扩张、软组织和关节累及的范围非常有用，典型的MRI扫描在T1加权像显示低至中信号、T2加权像显示中至高信号，瘤体内大量含铁血黄素在T1和T2加权像均显示低信号。

3. 组织学分级

骨巨细胞瘤按照细胞分化程度，可分为三级，分级标准如下：

Ⅰ级：基质细胞形状规则，排列不很致密，多为棱形，次为卵圆形、多角形。核多为卵圆或圆形、均匀一致。巨细胞的数量多，细胞大，核多。

Ⅱ级：基质细胞量多而致密，或呈漩涡状排列，细胞为棱形，常有较大的卵圆形细胞核。多核巨细胞的数量相对减少，体积较小，核也比较少。

Ⅲ级：基质细胞量多而致密，排列成束或呈漩涡状，常见不规则形细胞、核大小形态不一致，常见核分裂，呈肉瘤样。巨细胞数量少，体积小，核小，形态亦不规则。有时多核巨细胞体积很大，核多，但形态极不规则。Ⅲ级骨巨细胞瘤可与纤维肉瘤存在于同一肿瘤之中。

（二）辨证诊断

1. 阴寒凝滞证

（1）临床证候　患肢包块酸楚疼痛，局部肿块，痛有定处，得热痛减，遇寒痛增，行走不便，局部皮色不红，触之不热，舌质淡，苔薄白，脉弦紧。

（2）辨证要点　包块酸楚疼痛，痛有定处，舌质淡，脉弦紧。

2. 热毒蕴结证

（1）临床证候　患肢瘤体迅速增大，

疼痛加重，灼热剧痛，皮色紫暗，肢体活动障碍，有时伴有局部肿物溃疡、流脓黄稠腥臭，发热，口渴，烦闷不安，大便干结，舌质红，苔黄，脉弦细。

（2）辨证要点　瘤体迅速增大，疼痛加重，有时伴有局部肿物溃疡、流脓黄稠腥臭，舌质红，苔黄，脉弦细。

3. 肾虚火郁证

（1）临床证候　患肢包块肿胀疼痛，皮色暗红，疼痛难忍，朝轻暮重，眩晕耳鸣，少寐多梦，腰膝酸软，五心烦热，可伴有肢体畸形，活动障碍，局部肿物溃疡，流脓清稀，久不收敛，舌红，苔少，脉细数。

（2）辨证要点　患肢包块肿胀疼痛，皮色暗红，疼痛难忍，朝轻暮重，腰膝酸软，五心烦热，舌红，苔少，脉细数。

三、鉴别诊断

（一）西医学鉴别诊断

1. 骨纤维肉瘤

骨纤维肉瘤多见于中年人，病灶多见于长骨的干骺端，尤以股骨下端和胫骨上端发病率较高，起病缓慢，症状轻微，呈间歇性疼痛。X 线摄片上筛孔样和斑块状阴影，广泛骨质破坏，而骨膜反应很少。

2. 尤文肉瘤

尤文肉瘤即骨未分化网状细胞肉瘤，发病年龄 10~25 岁，男性较多，好发于上、下肢的长骨，有时亦可发生于扁平骨或脊柱。临床表现为局部疼痛和肿胀，伴发热、贫血、血沉加快、白细胞增多。X 线片上主要显示骨质破坏与溶解，骨髓腔扩大，骨皮质有虫蚀现象。病理检查瘤细胞呈假菊样排列。

3. 骨肉瘤

骨肉瘤临床表现发热较轻微，主要为疼痛、夜间重，肿瘤穿破皮质骨进入软组织形成的肿块多偏于骨的一旁，内有骨化影，骨膜反应可呈 Codman 三角或是日光放射状骨针，早期发生远处转移，单纯手术的 5 年生存率只有 5%~20%。

（二）中医学鉴别诊断

1. 痿证

痿证以手足软弱无力，甚则肌肉枯萎瘦削为主要临床表现，关键在于肌肉"痿弱不用"，关节相对"变大"，但无疼痛及活动受限。

2. 痹证

痹证主要表现为四肢关节痛，或关节有明显的红肿热痛，也有表现为全身性、广泛的肌肉疼痛，有时出现腰背疼痛。

3. 流痰

流痰患处隐隐酸痛，虽然起病慢，化脓亦迟，溃后亦不易收敛，但关节骨性变形较少。在损伤筋骨时轻者致残，重者可危及生命。

四、临床治疗

（一）提高临床疗效的要素

（1）骨巨细胞瘤的明确诊断非常重要，确定肿瘤的分级是治疗的基础及关键。

（2）骨巨细胞瘤的疗效与手术切除的彻底程度有直接关系。

（3）避免发生病理性骨折。

（4）增强体质、加强锻炼、促进恢复对提高临床疗效有很大帮助。

（二）辨病治疗

1. 手术治疗

骨巨细胞瘤主要治疗方法是手术治疗。

（1）刮除术　刮除、瘤壁灭活和植骨或骨水泥填充术。

（2）冷冻治疗　使用液氮在病灶完全刮除和用高速磨钻后进行辅助治疗，液氮可以通过漏斗直接注入瘤腔内，以降低局部复发率。

（3）瘤段切除　瘤段切除以及功能重建，恢复患肢功能，必要时瘤段切刮加化疗药物。

（4）截肢治疗　对骨巨细胞瘤有广泛组织浸润扩散而不能彻底切除肿瘤，或反复发作有恶变倾向者，常采取截肢治疗。

2. 放射治疗

对于解剖结构关系复杂的骨盆、脊柱等部位的骨巨细胞瘤，难以实施彻底的刮除和灭活或足够广泛的切除时，使用高剂量的放疗是一个有效的辅助治疗手段，但常规不提倡使用外照射作为骨巨细胞瘤的辅助治疗方法。较为严重的恶性巨细胞肿瘤要施行广泛性手术，并辅助以放化疗进行治疗。

（三）辨证治疗

1. 阴寒凝滞证

治则：温阳散寒，通络止痛。

方药：金匮肾气丸加减。熟地黄24g、山药12g、山茱萸12g、泽泻9g、茯苓9g、牡丹皮9g、桂枝9g、附子9g等。小便数多、体质羸弱者，宜加补骨脂12g、鹿茸9g加强温阳之力。

2. 热毒蕴结证

治则：清热解毒，化瘀散结。

方药：清瘟败毒饮加减。生石膏30g、水牛角24g、生地黄24g、知母12g、甘草6g、黄连12g、黄芩12g、栀子9g、赤芍12g、牡丹皮9g、连翘12g、玄参12g、桔梗10g、竹叶12g等。大便干结者，加大黄9g、芒硝9g以通便泄热。

3. 肾虚火郁证

治则：滋肾填髓，降火解毒。

方药：左归丸加减。熟地黄24g、山药12g、枸杞子12g、山茱萸12g、川牛膝9g、菟丝子12g、鹿胶12g、龟胶12g等。食少、脘闷者可加陈皮9g、砂仁9g以理气醒脾。

（四）新疗法选粹

靶向治疗：地诺单抗是一种特异性针对靶向RANK的抑制性药物，对肿瘤分期高、难切除的骨巨细胞瘤具有明显的疗效，研究已经证实能够在术前降低肿瘤分期，使病灶内刮除或切除容易进行，并能够尽量保留术后肢体功能，尤其对于关节周围病变，在保留功能的同时能够控制肿瘤进展。但是最近有许多研究表明地诺单抗应用后有很多问题：首先，行局部病灶刮除术前使用地诺单抗降低肿瘤分期会使肿瘤与正常骨边界不容易区分，因此我们建议如果单纯行局部病灶刮除术可以彻底清除肿瘤时就尽量避免使用地诺单抗。其次，地诺单抗对骨巨细胞瘤具有抑制作用而非杀灭作用，在停药后肿瘤基质细胞会持续过度增殖，即使继续使用地诺单抗也不能有效控制，甚至最后失去行手术治疗的机会，因此我们建议使用地诺单抗的患者最好终身使用地诺单抗。最后，地诺单抗治疗后有恶变转化为肉瘤的可能，但是目前机制尚不明确，需要更加深入的研究来确定地诺单抗的用药适应证及使用时间（用药维持时间以及术前/术后使用）等，在尽量最大限度保留肢体功能的同时避免肿瘤术后复发或恶变。

五、预后转归

骨巨细胞瘤有局部的侵袭性并且偶尔会发生远处的转移。在对病灶进行刮除后，再予以骨移植、骨水泥治疗、冷冻疗法、苯酚灌注等，局部的复发率在25%左右，常在2年后可以看到肿瘤的复发。在小的骨骼上进行肿瘤的大块切除可以大大降低术后的肿瘤复发率。在2%的巨细胞瘤患者中，可以发现肺部的转移灶，一般在原发病灶诊断后3~4年出现。转移灶可以是单发的也可以是多发的，很少一部分会有侵袭性并致患者的死亡。

六、预防调护

规律作息，加强锻炼，增强体质，避免接触射线及化学毒物，对于本病的发生具有一定的意义。本病的调护方面，要注意避免剧烈活动，防止发生病理性骨折。加强心理护理，缓和患者精神压力，帮助患者正视现实，摆脱恐惧，平稳情绪。

七、专方选要

补骨护骨方

郑玉玲临证运用自拟补肾护骨方补肾填精、护骨解毒，并根据病证特点加以化裁，疗效确切。方由菟丝子、熟地黄、杜仲、续断、肉苁蓉、骨碎补、白芥子、独活组成。方中菟丝子甘、温，归肝、肾、脾经，补肾益精，为平补阴阳之品，为君药。杜仲归肝、肾经，既补肾阳，又益肾阴、润肝燥、强筋骨，为平补肝肾治疗腰膝酸痛、筋骨痿软之要药；续断亦归肝、肾经，既能补肝肾、强筋骨，又续筋接骨、疗伤止痛，为骨科要药；杜仲长于补养、补而不走，续断偏于活血、补而善走；肉苁蓉甘、咸、温，温而不热、补而不腻，味咸入肾，为补肾阳、益精血之良药；熟地黄归肝、肾经，善滋肝肾之阴，为治肝肾阴虚之要药；补阳之肉苁蓉配伍滋阴之熟地黄，则阳得阴助而生化无穷，尽显"阴中求阳"之效，四者共为臣药。骨碎补归肝、肾经，温补肾阳、强筋续骨、疗伤止痛，为伤科要药；白芥子辛、温，豁痰散结、通络止痛，增强通络止痛之力，又可防滋腻太过，两者共为佐药。独活辛、苦、温，归肾经，祛风湿、止痹痛，为治风湿痹痛之要药，引诸药护骨止痛之力由里及表、通达全身，为使药。全方配伍严谨，共奏补肾填精、护骨解毒之效。

第三节　骨样骨瘤

骨样骨瘤为良性成骨性肿瘤，由成骨细胞及其产生的骨样组织构成。约占全部骨肿瘤的1%，占良性骨肿瘤的10%。病灶为一小的瘤巢，周围有许多成熟的反应骨。常见于30岁以下的青少年，好发年龄为8~18岁。好发于男性，男、女之比为2∶1。最常见部位为股骨小粗隆、肱骨近端内侧皮质、胫骨远端1/3，也可见于脊柱的附件，发病率依次为腰椎、颈椎、胸椎。以胫、股骨最多见，合计约占50%，很少见于扁平骨、髓腔内和松质骨，可发生于骨皮质和骨松质。

一、病因病机

（一）西医学认识

骨样骨瘤病因未完全肯定。Jaffe认为是原发性良性肿瘤，依据是：①生长缓慢；②骨样组织代替了正常组织；③周围的骨组织毫无例外地呈现结构均匀的硬化；④大小固定。上述论据被较广泛地公认。另有学者认为是可能与病毒感染有关的炎症，还有的认为是血管来源或与动静脉发育异常有关，或为代偿过程。

（二）中医学认识

中医学认为，外受六淫或山岚水气之邪，内因忧虑怒气七情所伤，而致气血瘀滞、痰瘀互结于骨而成肿物。如《医宗金鉴·外科心法要诀·瘿瘤》曰："瘤者，随气留住，故有是名也。多外因之邪，荣卫气血凝郁；内因七情，忧恚怒气，湿痰瘀滞，山岚水气而成，皆不痛痒……形色紫黑，坚硬如石，疙瘩叠起，推之不移，昂昂坚贴于骨者，名骨瘤。"可见，本病或因外伤致气血运行不畅、或肝气不舒、肝木乘脾土，气机不畅，津液运行紊乱，痰浊内生，痰瘀互结。

二、临床诊断

（一）辨病诊断

1. 临床表现

早期轻微，间歇性疼痛，夜间加重，日后发展至重度疼痛，影响睡眠。在一段时期内口服水杨酸盐和非类固醇消炎药可完全缓解疼痛几个小时。

体格检查可以发现敏感区域、与病变相关的很局限的压痛，还可以有局部红肿。当病变发生在长骨的最末端，会引起相邻关节肿胀、积液；当病变发生于脊柱时，它常累及神经根，由于脊柱肌肉痉挛，可以出现疼痛性脊柱侧弯；当病变发生于指、趾部时，可出现持续性软组织肿胀和局部骨膜反应，导致功能丧失；当病变邻近或发生于关节内，可以引起反应性和炎症性关节炎，这些会继发骨性关节炎，导致异位骨化。

2. 相关检查

（1）X线检查　本病X线片表现是致密的皮质硬化，包绕着穿透射线的巢。皮质硬化可以非常明显，以至于致密骨掩盖了病灶的显示。当病变在X线平片上表现为致密性皮质硬化，特点是呈偏心性梭形时，应考虑到骨样骨瘤。

（2）CT检查　一些在X线平片不能发现的肿瘤，CT是检查骨样骨瘤最有效的影像学手段。

（二）辨证诊断

根据其发生机制，常见两种证型。

1. 气血凝滞证

（1）临床证候　骨骼肿块，或脏腑癥瘕、积聚，肿块坚硬，痛有定处，或肿瘤的发生与外伤有关。舌质紫暗或有瘀斑，

脉弦涩。

（2）辨证要点　局部质硬拒按，舌质紫暗或有瘀斑，脉弦涩。

2. 痰浊凝聚证

（1）临床证候　骨骼肿块，不痛不痒不热，肢体麻木，肿块坚实，舌苔白腻，脉滑。

（2）辨证要点　局部肿块坚实，疼痛不明显，舌苔白腻、脉滑。

三、鉴别诊断

1. 痹证

痹证主要表现为四肢关节痛，或关节有明显的红肿热痛，也有表现为全身性、广泛的肌肉疼痛，有时出现腰背疼痛。

2. 流痰

流痰患处隐隐酸痛，虽然起病慢，化脓亦迟，溃后亦不易收敛，但关节骨性变形较少。在损伤筋骨时轻者致残，重者可危及生命。

四、临床治疗

（一）提高临床疗效的要素

（1）明确诊断骨样骨瘤非常重要，是治疗的基础及关键。

（2）手术切除的彻底程度对疗效有直接关系。

（3）增强机体抵抗力是提高临床疗效的重要环节。

（二）辨病治疗

骨样骨瘤手术治疗是关键，通过手术完全破坏瘤巢，周围骨质硬化区可以保留而不会导致肿瘤复发。对于需手术治疗的病变，推荐刮除或磨钻清除，慢慢刮除或磨除瘤巢。因为硬化骨有足够的强度，只要避免激烈的体育活动直至骨重新塑形至足够强度，就可以不用进行额外的植骨或

限制活动。开放手术的优点是可以获取病理组织并且可取得几乎 0% 的复发率。

经皮 CT 引导下射频消融术治疗骨样骨瘤已经成为国际共识，且治疗效果优于传统手术方式。此外，冷冻消融治疗骨样骨瘤的技术也已发展完备。射频消融技术治疗后的局部复发率为 10%~15%。由于射频消融技术有较高的局部复发率和损伤周围组织的危险，手术切除在这些方面优于射频消融技术，而且还需要长期的随访来证实射频消融技术的远期安全性。

（三）辨证治疗

1.气血凝滞证

治则：活血化瘀，行气散结。

方药：血府逐瘀汤。桃仁 12g、红花 12g、当归 9g、川芎 12g、赤芍 12g、牛膝 9g、桔梗 9g、柴胡 9g、枳壳 9g、甘草 6g。气滞疼痛甚者加香附 9g、延胡索 12g。

2.痰浊凝聚证

治则：祛湿化痰，温经通络。

方药：二陈汤合桃红四物汤。半夏 12g、陈皮 12g、茯苓 12g、桃仁 12g、红花 12g、当归 9g、川芎 12g、赤芍 12g、香附 9g、延胡索 9g、甘草 6g。如兼有面色不华、倦怠乏力者可加党参 10g、黄芪 15g、白术 15g、茯苓 15g。

（四）新疗法选粹

MRI 引导下聚焦超声术（MRgFUS）是近几年兴起的一种新技术，为转移性骨肿瘤、骨样骨瘤等提供可选择的、无侵入性的、不受辐射伤害的治疗方法，尤其是对儿童等正在生长发育的患者有明显优势。MRgFUS 的设计，是由许多声音器件在一个球形传感器里组成一个矩阵，以此控制超声波聚集在一个小的椭圆体内。将超声波聚集到一根针上，可以在目标区域周围提供足够大的热量来消融病变组织。MRI

可以精确定位病变部位及其临近部位，并且能精确控制周围软组织的实时热量分布，这样能使消融的程度和范围更加能被合理控制，保证周围组织的安全。MRgFUS 的临床成功率可以达到 90% 左右，即 90% 参与临床试验的患者疼痛明显缓解。与经皮 CT 引导下射频消融术相比，MRgFUS 更容易到达消融温度（>65 ℃），且周围区域也达到了相应温度。MRI 不仅可以实时控制热量分布，而且可以实时监测病变部位的大小，能够在术中直接确认瘤巢被全部消融。对于行 MRgFUS 的患者，仍需要继续跟进术后复发率和并发症。

五、预后转归

手术彻底切除瘤巢，肿瘤不会复发，但瘤巢切除不彻底可能复发。骨样骨瘤预后良好，复发少见，偶尔见未经治疗而病灶消失的病例报道。

六、预防调护

（1）避免剧烈活动，防止发生病理性骨折。

（2）忌烟、酒及辛辣刺激性食物，忌肥腻食物及发物。

（3）中医食疗　根据中医食疗保健建议，骨样骨瘤的食疗可取得相应的治疗和防护效果。此类患者宜多吃具有抗骨肿瘤作用的食物，如山羊血、蟹、海参、牡蛎、鳖、龟、大叶菜、麦片、小苋菜、油菜籽、沙枣、香芋、栗、野葡萄，也宜吃具有止痛消肿作用的食物，如芦笋、藕、慈姑、山楂、蟹等。

第四节　骨母细胞瘤

骨母细胞瘤是一种特殊类型的肿瘤，以往由于各家的观点和出发点不同，对该肿瘤的命名也就较混乱，如良性成骨细胞瘤、巨大骨样骨瘤、良性骨母细胞瘤等。现在统一采用骨母细胞瘤之命名。其归入原发性有恶性倾向的肿瘤之列。

一、病因病机

（一）西医学认识

病因至今尚未能明确。有学者认为该肿瘤是对非化脓性感染的反应，也有认为它决不是一般的感染，而可能与病毒感染有关。最近有些学者通过血管造影发现有血管发育异常，故认为其发生与血管异常有关。

（二）中医学认识

本病属于中医学"骨疽""骨瘤""骨痨""石疽"等范畴。"正气存内，邪不可干"。中医学认为，本病证系外受寒湿之邪，深中于骨，与正气相搏，气滞血瘀，伤骨耗髓，渐成肿物。如《灵枢·刺节真邪》曰："有所结，深中骨，气因于骨，骨与气并，日以益大，则为骨疽。"久则热毒蕴结，结聚增大，疼痛加重，灼热剧痛，肿物溃疡，流脓黄稠腥臭，正虚而邪不去，久不收敛。

二、临床诊断

（一）辨病诊断

1.临床表现

早期为局部疼痛及根性放射痛，夜间疼痛多不加剧，根据受累的脊柱平面出现相应的神经症状。

2.相关检查

（1）X线检查　骨母细胞瘤一般是圆形或椭圆形溶骨缺损，边界清楚，几乎总是有反应骨的骨壳。在脊柱，这种X线表现与动脉瘤样骨囊肿非常相似。四肢的骨母细胞瘤表现为局部骨缺损，周围有薄层反应骨。病变较大时，也有动脉瘤样骨囊肿

一样的改变。有的病变发生于骨膜下，但边界仍有一薄层反应骨壳。大部分骨母细胞瘤是完全溶骨样破坏，<30%的病例局部可出现骨化，提示瘤骨钙化。骨母细胞瘤的体积变化范围从2~3 cm至15 cm或更大。大多数在3~10 cm。继发动脉瘤样骨囊肿（ABC）的病变一般大。X线表现为溶骨和成骨反应并存，或以溶骨为主，取决于钙化程度。

（2）CT检查　CT能清楚显示肿瘤内部的钙化，能更准确可靠显示病灶范围。

（3）MRI检查　周围组织水肿和硬化所致的"闪耀"现象会干扰诊断，特别是在MRI上，这些反应提示恶性行为，病灶的大小也被夸大。

（4）病理检查　瘤组织中有大量的骨母细胞、骨样组织和血管纤维组织。

（二）辨证诊断

本病多以包块肿胀为主，辨证分寒、热、虚三种，结合疼痛特点，以及伴发症状，共分以下证型。

1.阴寒凝滞证

（1）临床证候　患肢包块酸楚疼痛，局部肿块，痛有定处，得热痛减，遇寒痛增，行走不便，局部皮色不红，触之不热，舌质淡，苔薄白，脉弦紧。

（2）辨证要点　痛有定处，得热痛减，遇寒痛增，行走不便，舌质淡，苔薄白，脉弦紧。

2.热毒蕴结证

（1）临床证候　患肢瘤体迅速增大，疼痛加重，灼热剧痛，皮色紫暗，肢体活动障碍，有时伴有局部肿物溃疡、流脓黄稠腥臭，发热，口渴，烦闷不安，大便干结，舌质红，苔黄，脉弦细。

（2）辨证要点　灼热剧痛，皮色紫暗，肢体活动障碍，伴局部肿物溃疡，舌质红，苔黄，脉弦细。

3. 肾虚火郁证

（1）临床证候　患肢包块肿胀疼痛，皮色暗红，疼痛难忍，朝轻暮重，眩晕耳鸣，少寐多梦，腰膝酸软，五心烦热，可伴有肢体畸形，活动障碍，局部肿物溃疡，流脓清稀，久不收敛，舌红，苔少，脉细数。

（2）辨证要点　皮色暗红，朝轻暮重，局部肿物溃疡，流脓清稀，久不收敛，舌红，苔少，脉细数。

三、鉴别诊断

（一）西医学鉴别诊断

1. 骨肉瘤

骨肉瘤为恶性，发展快，症状重。瘤细胞多形，有肿瘤性骨组织形成。有骨膜反应，破坏性大，有溶骨或成骨等型。

2. 骨巨细胞瘤

较成熟的骨母细胞瘤含大量骨化组织及散化多核巨细胞，此类巨细胞仅是血管附近的巨噬，而骨巨细胞瘤为肿瘤细胞，但无骨组织形成。

3. 动脉瘤样骨囊肿

发生在脊椎的囊性骨母细胞瘤及骨膜下型骨母细胞瘤不易与动脉瘤样骨囊肿鉴别。

4. 血管性疾病

骨母细胞瘤含大量骨化组织及多数扩张的毛细血管，与血管性病变亦难鉴别。

（二）中医鉴别诊断

1. 痹证

痹证主要表现为四肢关节痛，或关节有明显的红肿热痛，也有表现为全身性、广泛的肌肉疼痛，有时出现腰背疼痛。

2. 流痰

流痰患处隐隐酸痛，虽然起病慢，化脓亦迟，溃后亦不易收敛，但关节骨性变形较少。在损伤筋骨时轻者致残，重者可危及生命。

四、临床治疗

（一）提高临床疗效的要素

（1）明确诊断骨母细胞瘤是治疗的基础及关键。

（2）手术切除的彻底程度直接决定临床疗效。

（3）避免发生病理性骨折是提高患者生活质量的重要因素。

（4）增强机体抵抗力、减轻放疗毒性及不良反应也是提高临床疗效的重要环节。

（二）辨病治疗

本病一般不采用保守治疗，以手术治疗为主。因解剖部位复杂不能彻底切除者，可以做放射治疗。

（三）辨证治疗

1. 阴寒凝滞证

治则：温阳散寒，通络止痛。

方药：当归四逆汤。当归12g、桂枝9g、赤芍9g、细辛5g、通草9g、炙甘草6g。阴寒较甚者，可加麻黄9g、桂枝9g。

2. 热毒蕴结证

治则：清热解毒，化瘀散结。

方药：仙方活命饮。白芷12g、贝母9g、赤芍9g、当归9g、皂角12g、天花粉9g、乳香9g、没药9g、金银花12g、陈皮9g、甘草6g。红肿痛者，加蒲公英12g、连翘12g、牡丹皮9g。

3. 肾虚火郁证

治则：滋肾填髓，降火解毒。

方药：六味地黄汤。熟地黄15g、山药12g、茯苓12g、泽泻9g、牡丹皮12g、山茱萸12g、炙甘草6g。兼有心悸盗汗者可加五味子10g、麦冬15g；兼有气虚血瘀者可加黄芪 15g、桃仁 12g、红花 19g。

五、预后转归

骨母细胞瘤在组织学上类似于骨样骨瘤，骨母细胞瘤一般不会自愈，过去认为其属于良性肿瘤，治疗中如能彻底将病变刮除并植骨，则病变很少复发。但是在肿瘤切除不彻底时有 10% 的复发率。该肿瘤常有侵袭性，甚至会出现肺转移或恶变。

六、预防调护

骨母细胞瘤是一种少见的特殊类型的肿瘤。无特殊有效预防措施，可在饮食方面做些调整。如：维持理想的体重；摄入多种食物；每天饮食中包括多种蔬菜和水果；摄取更多的高纤维食物（全谷麦片、豆类、蔬菜、水果）。此类患者限制酒精类饮料的摄取，更限制腌制、熏制及含亚硝酸盐类食品的摄入。

第五节　骨肉瘤

经典性骨肉瘤是一种原发的髓内的高度恶性肿瘤，其特征是肿瘤细胞直接产生骨样组织，是骨的最常见的非造血性的原发恶性肿瘤。发病率为 4~5 人 /100 万人，好发于青少年，大多数发生在 10~20 岁。40 岁以上的发患者群，大多为 Paget 病和放疗后的继发骨肉瘤。骨肉瘤在男性中的发病率高于女性，约为 3：2，这种性别差异在 20 岁之前更加突出。常见于四肢长骨，特别是股骨远端、胫骨近端和肱骨近端。主要发生在干骺端（91%）或者骨干（<9%），发生于骺端罕见，发生在腕和踝等肢体远端骨关节少见。颌骨、骨盆、脊柱和颅骨等非长骨发生骨肉瘤的概率随着年龄的增加而增加。

一、病因病机

（一）西医学认识

西医学对本病的病因病机尚未完全弄清，有人指出放射性同位素镭和创伤刺激为诱发因素。发生于长骨的病变，多位于干骺部，少数于骨干中部，肿瘤迅速沿髓腔发展，一方面向骨骺端蔓延，另一方面，肿瘤偶尔也向骨干蔓延。此外，肿瘤亦迅速向外发展，侵入骨皮质内的哈氏系统引起血管营养障碍，骨皮质随即破坏，肿瘤很快达到骨膜下，并向外侵入邻近肌肉组织。另外与遗传、接触放射性物质、病毒感染等有一定关系。也可继发于畸形性骨炎、骨纤维异样增殖症，另有部分病例为其他良性肿瘤恶变而成。

（二）中医学认识

中医学认为，骨由肾主，而肾为先天之本，《素问·评热病论》有云："邪之所凑，其气必虚。"故骨肉瘤的发生当首先责之先天禀赋不足，肾气亏虚，肾精空弱，养骨无力，邪毒乘虚内侵，著而不去。后天因素如劳动过甚、房事不节，导致的肾虚不固也是发病的重要因素。气血不和、痰浊内生，入体化毒而致病。若阴邪为甚，则毒从寒化；热邪为甚，则毒从热化。在疾病初期，痰、瘀、邪方始胶结，瘤毒尚未形成，气滞血瘀，脉道不通，药不达所，恶邪郁闭，蕴久成毒。故当以本虚标实为基础，辨脾肾之盈虚、瘤毒之寒热、痰湿血瘀之有无。

二、临床诊断

（一）辨病诊断

1.临床表现

疼痛和肿胀是骨肉瘤患者常见的临床症状，常从几周至几月。早期的症状可能很重或者很轻，很难解释。表现为深部的钻孔样疼痛。骨肉瘤确诊时，症状常已经持续数月（一般 3~4 个月，也常有超过 6 个月的病例）。体格检查关节活动范围减少、功能受限、水肿、局部的静脉曲张和听诊杂音。5%~10% 的患者存在病理性骨折，一般好发于长骨的干骺部，膝关节是最常受累及的部位，约占所有部位的 50％，约半数的骨肉瘤发生于股骨，其他部位依次为胫骨、肱骨、骨盆、颌骨、腓骨和肋骨。15%~20% 的患者就诊时即有 X 线片可见的转移灶。

2. 相关检查

（1）X 线检查　对大多数患者，X 线平片基本可以做出诊断，其基本 X 线征象如下：

1）瘤骨　瘤骨是 X 线诊断骨肉瘤最重要的本质性依据，有 3 种主要形态：①象牙质样瘤骨，密度最高，边界较清楚，多见于髓腔内或肿瘤的中心，为分化较成熟的瘤骨；②棉絮状瘤骨，密度略低，边界模糊，如棉絮样，是分化较差的瘤骨；③针状瘤骨，自基底向外，垂直于骨皮质生长，可呈针状、放射状、毛刺状、胡须状或曲卷交叉状。

2）局限性溶骨性破坏　早期表现为干骺端松质骨的虫蚀样破坏区，病变可沿哈氏管蔓延形成 1~2cm 长的纵行透亮区并逐渐融合扩大形成大块骨质缺损，广泛性的溶骨性破坏极易造成病理性骨折。

3）骨膜反应　肿瘤刺激骨膜增生，可表现为日光放射状、花边状或混合存在，肿瘤侵入周围软组织中可形成软组织肿块，此时肿瘤上下边界附近的残留骨膜反应呈三角形，称为 Codman 三角，Codman 三角虽是骨肉瘤的常见而重要的征象之一，但亦可见于其他肿瘤（骨纤维肉瘤、尤文肉瘤）或病变（骨髓炎、佝偻病等），故并非骨肉瘤的特征性表现。

4）侵犯骨骺和关节　骨肉瘤一般不侵犯关节，在骨骺板未愈合前骨肉瘤为软骨所阻，不侵犯骨骺，但也有作者认为骨骺并不能作为防止肿瘤扩展的屏障，通过核磁共振的检查可以准确的判断肿瘤侵犯骨骺的情况。

（2）CT 检查　CT 所显示的征象与 X 线平片大致相同，但 CT 可发现部分平片不能发现的征象：①肿瘤的边界：肿瘤边缘可光整或不规则，与髓腔的界限清楚，增强扫描可以见与软组织的清晰界面，在判断髓腔浸润方面，CT 优于 X 线平片，常表现为髓腔内低密度脂肪组织为软组织代替；②肿瘤组织密度结构：坏死表现为软组织肿块内的不规则低密度区，出血表现为肿块内片状高密度影，部分病例可以出现液 - 液平面；③肿瘤侵犯邻近血管：表现为肿块紧贴或包绕血管，增强扫描血管明显强化，故较平扫易于辨认；④肿瘤侵犯关节：表现为骨性关节面破坏，边缘不规则，关节间隙增宽及软组织肿块充填等征象。此外，CT 更易于发现跳跃性病灶，常表现为患骨或邻近关节对侧骨端髓腔内的圆形、类圆形略低密度病灶。CT 的缺点在于评价软组织或骨髓受侵情况不如 MRI；不能摄肢体纵轴像，所以在全面评估骨肉瘤的范围方面也不如 MRI。

（3）MRI 检查　骨肉瘤的 MRI 诊断应用较为广泛，多数骨肉瘤在 T1 加权像上呈不均匀低信号或混杂信号，T2 加权像上呈不均匀高信号，边缘清楚，外形不规则。肿瘤骨在 T1 及 T2 加权像上都表现为低信号，出血则表现为圆形或斑片状短 T1 及略长 T2 信号。液化坏死区显示为长 T1 长 T2 信号，可形成液 - 液平面。MRI 不受肿瘤成骨的影响，能准确地判断肿瘤的范围，应用纵向 T1 加权像所确定的肿瘤范围大小，与术后病理标本大小间有较高的相关性；其次，MRI 能准确地判断肿瘤与邻近骨骺、关节、肌肉以及神经血管之间的关系，这对于是否采取保肢手术以及术后生存率的提高有非常重要的意义。

（二）辨证诊断

1. 肝气郁结证

（1）临床证候　骨骼肿块，伴胸胁作痛、郁闷不舒，或月经不调，肿瘤的发生、发展与情绪有关，舌苔薄白，脉弦。

（2）辨证要点　骨痛伴郁闷不舒，肿瘤的发生、发展与情绪有关，舌苔薄白，脉弦。

2. 热毒炽盛证

（1）临床证候　骨骼肿块，或皮肤破溃，灼热疼痛，脓血腥臭，发热，口渴，尿赤便秘，心烦，舌红苔黄，脉数。

（2）辨证要点　灼热疼痛，脓血腥臭，发热，口渴，尿赤便秘，心烦，舌红苔黄，脉数。

3. 痰湿痹阻证

（1）临床证候　骨骼肿块、不痛不痒不热，肢体麻木，肿块坚实，舌苔白腻，脉滑。

（2）辨证要点　肢体麻木，肿块坚实，舌苔白腻，脉滑。

4. 正气虚弱证

（1）临床证候　骨骼肿块迅速增大，坚硬高突，面色苍白，动则气短，身体瘦弱，头晕目眩，舌淡，脉沉细无力；或腰脊酸软，肢软无力，步履艰难，舌红少苔，脉细数。

（2）辨证要点　骨骼肿块迅速增大，坚硬高突，面色苍白，脉沉细无力。

三、鉴别诊断

（一）西医学鉴别诊断

1. 慢性化脓性骨髓炎

慢性化脓性骨髓炎的髓腔弥漫性密度增高，皮质增厚，但无骨质大块破坏或肿瘤骨形成，软组织肿胀亦不明显。若见死骨存在，骨髓炎的诊断更明确。

2. 尤文肉瘤

尤文肉瘤表现为髓腔内斑点状、鼠咬状溶骨破坏，范围较长，多见葱皮样骨膜反应。

3. 转移性肿瘤

转移性肿瘤较少侵犯膝关节附近的骨骼，好发于骨盆及脊柱等，骨质改变多为溶骨性，大多无骨膜反应和软组织肿块。

4. 其他

Brodie 脓肿、骨髓炎、骨结核，甚至骨痂，有时也会被误诊为骨肉瘤。术前结合临床表现与影像检查和穿刺活检是必要的鉴别诊断手段。

（二）中医学鉴别诊断

1. 流痰

流痰患处隐隐酸痛，虽然起病慢，化脓亦迟，溃后亦不易收敛，但关节骨性变形较少。在损伤筋骨时轻者致残，重者可危及生命。

2. 痹证

痹证主要表现为四肢关节痛，或关节有明显的红肿热痛，也有表现为全身性、广泛的肌肉疼痛，有时出现腰背疼痛。

四、临床治疗

（一）提高临床疗效的要素

（1）明确诊断骨肉瘤并确定其分期及是否合并转移情况是决定治疗的基础及关键。

（2）骨肉瘤的治疗疗效与手术切除的彻底程度密切相关。

（3）增强机体的免疫力或减轻放化疗毒性及不良反应也有利于提高临床疗效。

（4）避免发生病理性骨折是提高患者

生活质量的保证因素。

（5）根据患者年龄、全身基础疾病状况及对体力劳动需求等因素，选择个性化的治疗方案。

（二）辨病治疗

骨肉瘤的治疗，是以手术为主的综合治疗。治疗骨肉瘤应行根治手术。有条件的病例可作局部广泛切除而保留肢体。此外，截肢前要做活体组织检查，以进一步证实临床和影像学诊断。

1. 保肢手术治疗

保肢是目前肢体骨肉瘤外科治疗的主流。保肢治疗的原则是保肢治疗与截肢在生存率上基本相同，广泛外科边界完整切除是控制局部复发的关键。保肢手术最基础的要求是肿瘤大块切除，原则上是在肿瘤所有方向上都保留一层正常组织，这种切除一般属于广泛切除，有时也可边缘性切除，特别是在肿瘤与神经、血管之间。为避免肿瘤组织遗留和术中扩散，原则上切除的组织应包括肿瘤和周围正常软组织，以及活检切口周围的软组织，即在正常组织内手术，避免手术器械直接接触肿瘤。骨的截除水平应距骨肉瘤两端3~5 cm，此水平可根据X线平片、CT、MRI确定。

肿瘤切除后将形成较大的骨与软组织缺损，目前常用的重建方法有瘤段骨灭活再植、异体骨移植、自体骨移植、人工假体置换等。

2. Ⅲ期骨肉瘤的治疗

（1）Ⅲ期骨肉瘤的化疗　Ⅲ期骨肉瘤的转移有别于Ⅱ期骨肉瘤患者化疗后出现的远处转移，Ⅲ期骨肉瘤的转移除X线或CT扫描可见的转移病灶外，一般存在较多的微小病灶。通过新辅助化疗，可以扑灭微小转移灶，并使原发病灶和X线或CT扫描可见的转移病灶的肿瘤细胞坏死，使肿瘤缩小，肿瘤反应带内微小卫星灶的死亡，

有助于肿瘤广泛切除和保肢手术。Ⅲ期骨肉瘤的化疗应遵循骨肉瘤化疗的基本原则。多药联合化疗，以多柔比星、顺铂、甲氨蝶呤为一线药物，异环磷酰胺和依托泊苷（VP－16）为二线药物。应用患者可耐受的最大剂量强度的化疗以保证化疗效果。采取各种方法缓解化疗药物的毒性及不良反应。根据肿瘤细胞的坏死率调整化疗药物。

（2）转移瘤的手术治疗　在考虑患者的适应证时，应注意到转移瘤的部位、数目、大小与预后相关。一般认为同时存在2个器官以上的转移是肿瘤广泛转移的表现。推荐在保肢手术的一期行转移瘤的切除手术，以免两次手术的间期形成新的肿瘤播散，但同时手术的风险较大。

（三）辨证治疗

1. 辨证论治

（1）肝气郁结证

治则：疏肝理气，散结止痛。

方药：柴胡疏肝散加减。柴胡12g、陈皮9g、川芎9g、枳壳9g、香附9g、芍药9g、炙甘草6g。若兼胸胁疼痛者，加郁金9g、乌药9g；若肝郁化火者，加栀子9g、黄芩9g。

（2）热毒炽盛证

治则：清热解毒，祛腐生新。

方药：茵陈蒿汤合仙方活命饮加减。茵陈蒿15g、栀子12g、生大黄9g、白芷12g、贝母9g、赤芍9g、当归9g、皂角12g、天花粉9g、乳香9g、没药9g、金银花12g、陈皮9g、甘草6g。若兼有湿者，可加茯苓9g、泽泻9g。

（3）痰湿痹阻证

治则：除湿化痰，温经通络。

方药：二陈汤加减。半夏12g、陈皮12g、茯苓9g、苍术9g、厚朴9g、炙甘草6g。兼有气虚血瘀者可加黄芪12g、党参12g、桃仁9g、红花9g。

（4）正气虚弱证

治则：补气养血，温经通络。

方药：十全大补汤加减。党参 15g、肉桂 12g、川芎 12g、熟地黄 12g、茯苓 9g、白术 9g、白芍 9g、当归 9g、炙甘草 6g。兼有自汗盗汗者可加五味子 10g、麦冬 15g。

2. 外治疗法

贴敷疗法：三棱 9g、莪术 9g、麝香 0.3g、生半夏 9g、地鳖虫 9g、生川乌 9g、商陆 9g、桃仁 9g、红花 9g、木鳖子 0.9g、雄黄 3g、斑蝥 0.9g、乳香 9g、没药 9g。各药共研细末，制成外用散剂。外用，撒敷于肿处，或用蜜糖调和后涂敷，隔日 1 次。

3. 成药应用

（1）加味西黄丸　每日 3 次，每次服 4~6 粒胶囊。

（2）小金丹　口服，每次 1~2 粒，每日 2~3 次。用黄酒或温开水送下。

4. 单方验方

（1）白芥子方　①白芥子 10~15g；②白芥子 10g、天南星 15g；③白芥子 10g、苦参 30g；④白芥子 10g、葵树子 30g。四方交替使用，日服 1 剂，分 2 次煎服。

（2）山豆根 30g，山慈菇 12g、菊花 9g、三棱 9g、莪术 9g、制马钱子 6g、皂角刺 9g、海藻 15g。每日 1 剂，分 2 次煎服。每周服 5 日。

（四）新疗法选粹

1. 氩氦超导手术治疗系统

氩氦超导手术治疗系统是一种超低温冷冻消融微创治疗技术，手术适应证广泛，可精确冷冻切除多种肿瘤。临床中发现，氩氦超导手术治疗系统在治疗骨肉瘤、非小细胞肺癌、肝门胆管癌等实体性肿瘤时效果显著。

2. 热消融

热消融是一种通过化学因子或者局部积聚某种形式的能量局部控制骨肉瘤的方法，适用于不适合行手术治疗的骨肉瘤患者，包括微波消融、射频消融等技术。对于晚期骨肉瘤患者，先利用射频消融治疗，广泛灭活肿瘤细胞，再结合化疗治疗转移的骨肉瘤细胞，在肿瘤局部得到控制的情况下，可进一步提高患者生存率。射频消融通过交替的高频电流使射频区域加热并且产生凝固性坏死达到杀灭肿瘤的目的，多应用于骨肉瘤的肺转移灶。

3. 高强度聚焦超声

高强度聚焦超声是一种将低能量超声转换后作用于肿瘤组织，瞬间产生高温消融无创性治疗肿瘤的技术。高强度聚焦超声治疗骨肉瘤患者后，患者血清碱性磷酸酶水平明显降低，骨肉瘤组织血供受阻，瘤体缩小，肿瘤细胞广泛坏死。

4. 精确靶向外放射治疗技术

精确靶向外放射治疗技术包括调强放射治疗、立体定向放射治疗、三维适形放射治疗等技术。立体定向放射治疗技术是一种特殊的剂量聚焦方式，通过获得高度集中的 X 线剂量分布，对实质器官局限性小肿瘤放射损伤较低、局控率较高，但在剂量验证及疗效评估方面需进一步提升。影像引导放射治疗技术属 4D 放射治疗，以赛博刀为代表，是一种在新型影像引导下肿瘤精确放射治疗技术，由影像引导系统、高准确性机器人跟踪瞄准系统、射线释放照射系统组成，能够完成任何部位病变的治疗，尤其广泛应用于颅内、脊柱等部位骨肉瘤的治疗。

5. 螺旋断层放射治疗

虽然手术治疗骨肉瘤是临床中常用的方式，但在手术不可切除或接近边缘的病例中，螺旋断层放射治疗在辅助治疗中起着重要作用，它能清晰地明确肿瘤与其周围神经、血管等重要脏器的距离，使图像引导调节放射治疗成为非常有效和可靠的治疗方式。

6. 放射性粒子置入间质内照射治疗

临床应用的放射性粒子包括 ^{125}I 及 ^{103}Pd 通过持续发射低能量射线作用于骨肉瘤组织的 DNA 成分，从而抑制骨肉瘤细胞的生长繁殖，起到治疗作用。这种技术可以确保在一定范围内长时间杀伤肿瘤细胞，对周围正常组织无明显损伤，具有创伤微小、靶区剂量分布均匀、安全有效等优点，可以明显改善晚期骨肉瘤患者的生活质量。

7. 血管内介入治疗和局部药物注射治疗技术

肿瘤的血管内介入治疗是通过影像辅助，将栓塞剂、抗肿瘤药物等经过导管注入骨肉瘤动脉中实现对肿瘤病灶的治疗。选择性动脉栓塞术通常使用弹簧圈或者明胶微球形成栓子，阻断供应骨肉瘤的血流，使肿瘤细胞缺血坏死，适用于晚期骨肉瘤广泛骨转移或者伴肺转移难以手术治疗的患者，能够有效缓解患者临床症状。近年来经皮或者导管穿刺瘤内注射基因治疗成为骨肉瘤治疗研究的热点，重组人 p53 腺病毒基因药物经皮瘤内注射治疗骨肉瘤已经进入临床阶段。

8. 光动力靶向疗法

光动力靶向疗法是一种微创治疗方法，它能诱发抗血管作用，刺激免疫系统的肿瘤细胞靶向机制，是治疗骨肉瘤的新疗法选粹。光敏剂在光的作用下，将光能转化为分子并传递给氧，然后产生多种活性氧物质，破坏细胞结构，使细胞发生变化，可导致细胞损伤、坏死。光动力靶向疗法具有创伤小、毒性低微、选择性适用性好等优点，尤其对骨肉瘤切除术后消灭残留在正常组织中的肿瘤细胞效果良好。

（五）医家经验

因清热解毒、活血化瘀及扶正祛邪相关的中成药制剂对化疗药有协同作用，而被广泛应用于骨肉瘤的临床治疗及基础研究中。古建立等通过临床疗效观察发现化岩胶囊（由黄芪、白术、补骨脂、淫羊藿、当归、白芍、大黄、南星、莪术、郁金组成）用于脾肾气虚、寒痰瘀骨型的骨肉瘤患者，能提高患者的生活质量和生存率，但对骨肉瘤体积和缓解疼痛无显著性效果。

五、预后转归

骨肉瘤通常是致死性的，肿瘤会转移到许多部位，肺部是转移的常见靶器官。手术须行大块根治性切除，特别要强调器官切除的概念，以避免因管道或腔隙传播而导致局部复发。但是只要及早诊断、术前仔细分型、细心手术加上术前和术后的化疗，则预后大为改观。近年来，5 年治愈率有明显提高。

六、预防调护

（一）预防

规律作息，适度锻炼，增强体质，避免接触射线及化学毒物，对于本病的发生具有一定的意义。

（二）调护

注意避免剧烈活动，防止发生病理性骨折。注意进食高蛋白、高营养、易消化食物。加强心理护理，缓和患者精神压力，帮助患者正视现实、摆脱恐惧、平稳情绪。

七、评述

免疫治疗作为一种新兴的全面抗肿瘤模式，其最终以更细微的方式利用免疫系统，提高人体耐受性和治疗效率。骨微环境为免疫系统的独特部分，其中细胞间串扰的免疫细胞因子与骨发育和骨动态平衡息息相关。尽管目前免疫疗法正处于初级阶段，相信免疫疗法将会与手术、化疗联合，为晚期和转移性骨肉瘤患者带来更好的治疗效果。

第六节　软骨瘤

软骨瘤起源于软骨内骨化骨瘤。依肿瘤所在部位不同，有内生软骨瘤，肿瘤位于骨髓腔内，分为中心型和偏心型；有来自骨膜向外生长的骨膜软骨瘤。又根据病变分为单发性、多发性，多发性合并畸形者称为 Ollier 病，若合并皮肤血管瘤者称为 Maffucci 综合征。

一、病因病机

（一）西医学认识

该肿瘤的病因至今未明，有学者认为可能与骨损伤、慢性感染、放射性刺激、遗传及骨发育过程方向转位等因素有关。多发内生软骨瘤病是骨骼发育过程中，由部分异位的骨骺板衍变而成。

（二）中医学认识

本病属中医学"石痈""石疽""骨瘤"范畴。中医学认为，肢节痛，即因风湿、痰饮、瘀血流滞经络，或血虚不能养筋所致。《张氏医通·身体痛》："肢节肿痛，痛属火，肿属湿，盖为风寒所郁，而发动于经络之中，湿热流注于肢节之间而无已也。"

本病是由寒湿之邪外受，深中于骨，气滞血瘀，凝结而成；或因肾气不足，或恣欲伤肾，肾火郁遏，骨髓空虚，骨失荣养而成瘤。本病的局部特点是疙瘩叠起，坚硬如石，紧贴于骨，推之不移。

二、临床诊断

（一）辨病诊断

1. 内生软骨瘤（孤立性软骨瘤）

内生软骨瘤为良性骨内肿瘤，约半数位于指（趾）骨、掌（跖）骨，其次为长骨干骺端、骨干交界处，如肱骨、胫骨以及髂骨。发病率高，仅次于组织细胞纤维瘤和外生骨疣。男性多于女性，临床上可见于任何年龄组，以 10~30 岁多见。可长期无症状，若有症状，主要是因为部位表浅，如手部的管状骨内生软骨瘤常因骨膨胀刺激引起局部肿痛，或因病理骨折引起疼痛。在四肢长骨的内生软骨瘤，大部分无症状，常因其他疾病或病理性骨折在摄 X 线片时被发现。对四肢长骨或躯干骨的内生软骨瘤，若出现疼痛而无病理骨折，应高度怀疑恶变。

孤立性内生软骨瘤的 X 线表现是在骨干内有一个椭圆形骨疏松阴影，很少波及骨骺。主要发生于指骨，病损处于骨干中央时，骨皮质膨胀不明显。若处于一侧，则可使皮质变薄而明显膨胀。骨疏松区呈云雾状，其间可出现间隔或点状密度增深。这种钙化和骨化病灶更进一步说明是内生软骨瘤。CT 用于肿瘤内部无明显钙化、骨皮质的完整性不明确或不规则的进一步估价。MRI 的作用是显示肿瘤内部的非钙化软骨、病灶范围、骨皮质有无穿破和肿瘤对软组织的侵犯。可依据手术病理检查进一步明确诊断。

2. 骨膜软骨瘤

骨膜软骨瘤亦称骨皮质软骨瘤，1952 年由 Lichtenstein 和 Hall 首先报道，位于皮质骨上，是骨膜或骨膜下结缔组织的一种良性软骨瘤。好发于长管状骨干骺端，如肱骨近端，股骨近、远端，约占病例总数的 70%，手、足部骨骼次之，常位于肌腱、韧带的附着点处。发病率男性多于女性，其比例约为 2∶1。多数发生在 30 岁以下的青年或成年人，但各年龄组均有报道。临床表现为较长时间的肢体局部肿胀，伴有轻度至中度的间歇性疼痛。体检可在肢体上发现不规则的肿块。X 线检查可见靠近皮质表面有明显的软组织肿块阴影，界限较清楚，邻近的骨皮质可受压呈现一表浅缺损，骨表面粗糙不平，有骨膜反应，骨髓腔内有硬化现象。约50%的病例病变内可见钙化点。CT和MRI能明确软组织肿块的范围及髓腔侵犯情况。可依据手术病理检查进一步明确诊断。

3. 多发性内生软骨瘤

多发性内生软骨瘤（Ollier病），1899年由Ollier首先描述，故称为Ollier病。本病偶有遗传倾向，病变同单发内生软骨瘤类似，但呈多发性、不对称性分布，多发生于一侧肢体（上肢或下肢）。男性多于女性，常见于10岁以内的儿童，30岁以下的病例约占90%，50岁以后少见。临床症状出现较早，在手部，病变呈球形或结节样肿胀，病变严重时，手指短缩、偏离轴心。病变在肢体的干骺端仅轻微膨胀，随着骨骼的发育，出现肢体短缩畸形，肢体短缩畸形好发于一个肢体或身体的半侧。在上肢，桡骨外侧皮质病变致前臂畸形、手尺偏。在下肢，可出现严重的膝外翻畸形，肢体短缩甚至在婴儿期即较明显，下肢不等长，可继发脊柱侧弯、骨盆倾斜。X线检查示长骨干骺部增粗、膨大，可见溶骨性破坏，呈偏心性，像一大的垂直的水滴状，自骨骺向骨干发展是典型征象。溶骨性破坏的边界清晰，可见一硬化缘。位于手足掌趾的病变与单发的内生软骨瘤相似。多发性内生软骨瘤病常致患侧肢体短缩和弯曲畸形，通过影像学检查亦可见到相应的征象。

4. Maffucci 综合征

Maffucci 综合征是一种以多发性内生软骨瘤合并软组织血管瘤为特点的、少见的先天性、非遗传性中胚层发育不良。发病率男、女相同，发病年龄、部位、分布特点与Ollier病相同。除了有Ollier病所具有的临床表现外，还有软组织多发血管瘤的

相应体征。患者身材矮小而严重残废。X线的典型表现是干骺端中心或偏心的放射性透光区，其中有不等量的钙化灶，软组织中可见到静脉石。X线片还可见两侧肢体不等长、不对称，尺骨短缩，下桡尺关节半脱位等。40岁以上患者或是病变广泛者，X线表现皮质骨侵蚀破坏，或在软骨瘤内钙化影消失，病理性骨折，以及出现软组织包块增大等应考虑有恶性变可能。

5. 钙化性和骨化性软骨瘤

少数长骨干骺端内生性软骨瘤在X线片上显示致密钙化和骨化阴影，光镜下为成熟透明软骨，有高度钙化和和软骨内骨化，称为钙化性和骨化性软骨瘤。本瘤好发于股骨下端和肱骨上端，其性质可能为软骨瘤性错构瘤而不是真性肿瘤。行刮除术可完全治愈。

（二）辨证诊断

1. 寒痰注骨证

（1）临床证候　患肢疼痛不剧，痛有定处，时轻时重，得热痛减，遇寒痛增，关节周围酸胀重着。行走不便，局部皮色不红，触之不热，舌质淡，苔薄白，脉沉细或弦。

（2）辨证要点　痛有定处，时轻时重，得热痛减，遇寒痛增，关节周围酸胀重着。

2. 气滞血瘀证

（1）临床证候　肢体痛剧，痛有定处，关节膨胀，转侧困难，局部皮肤颜色紫暗，压之疼痛加剧，推之不移，触之不热，舌质暗，苔薄白，脉弦紧。

（2）辨证要点　痛有定处，关节膨胀，转侧困难，压之痛剧，推之不移。

3. 瘀毒内结证

（1）临床证候　局部肿胀明显，青筋暴露，疼痛难忍，夜不能寝，肢体不能活动，身热口干，消瘦乏力，舌质紫暗，苔腻，脉沉弦。

（2）辨证要点　青筋暴露，疼痛难忍，夜不能寝，肢体不能活动。

4. 脾肾两虚证

（1）临床证候　肢体疼痛不甚，病程迁延已久，周身倦怠乏力，骨骼发育异常，半身肢体外翻畸形，甚则肢体短缩，身躯侧弯，骨软无力，纳差，舌质淡白，苔少，脉沉细。

（2）辨证要点　病程迁延已久，周身倦怠乏力，骨骼发育异常。

三、鉴别诊断

（一）西医学鉴别诊断

1. 皮样囊肿

骨的皮样囊肿与无钙化的软骨瘤表现相似，但前者更多见于远节指骨，后者好发于近节指骨，发病部位不同是主要的鉴别点。

2. 骨巨细胞瘤

长骨端的内生软骨瘤有时会被误认为骨的巨细胞瘤，尤其是没有钙化或骨化的病例。内生软骨瘤一般很少有极度膨胀，同时病损比较局限。在诊断困难时，须依靠组织检查才能做出鉴别。

3. 骨梗死

高度钙化的内生软骨瘤有时会误认为骨梗死，后者的 X 线阻射是由于坏死骨髓的钙化以及骨组织在分解坏死后的钙化，故钙化阴影的界限不是很清楚，而有许多弯曲的钙化条纹自中央区域伸出。MRI T1 加权像上含有高信号的脂肪，在 T2 加权像上缺少高信号的软骨。切片显示骨坏死，隐窝内无骨细胞。

4. 骨软骨瘤

若内生软骨瘤波及骨皮质的一侧，可类似骨软骨瘤，但影像学表现可将这两种情况鉴别出来。

（二）中医学鉴别诊断

1. 痿证

痿证见手足软弱无力，甚则肌肉枯萎瘦削，关键在于肌肉"痿弱不用"，关节相对"变大"，但无疼痛及活动受限。

2. 痹证

痹证主要表现为四肢关节痛，或关节有明显的红肿热痛，也有表现为全身性、广泛的肌肉疼痛，有时出现腰背疼痛。

3. 流痰

流痰患处隐隐酸痛，虽然起病慢，化脓亦迟，溃后亦不易收敛，但关节骨性变形较少。在损伤筋骨时轻者致残，重者可危及生命。

四、临床治疗

（一）提高临床疗效的要素

（1）明确诊断软骨瘤非常重要，确定肿瘤类型是治疗的基础及关键。

（2）手术切除的彻底程度与临床疗效有直接关系。

（3）避免发生病理性骨折是提高患者生活质量的条件。

（4）增强机体抵抗力是提高临床疗效的关键要素。

（二）辨病治疗

早期诊断，早期精准治疗，积极手术切除病灶。软骨瘤的治疗原则：手指、掌及足部短状骨的软骨瘤，应彻底刮除后植骨；长管状骨的软骨瘤刮除植骨后易复发，应行肿瘤段切除和大块骨移植；恶变为软骨肉瘤时，应行截肢术或关节离断术。

位于长骨、无症状又已钙化的内生软骨瘤无需治疗；对那些有症状呈溶骨性改变，则需外科处理，即使临床、X 线等检查无恶性征，术前仍需活检明确诊断，术后还需将整个标本送病理检查，并密切随访观察。对于复发的病例，需行广泛的切除。躯干骨的内生软骨瘤，往往生长比较活跃，术后容易复发，术前需要活检评估，以制订适当的外科治疗计划。

（三）辨证治疗

1. 寒痰注骨证

治则：温阳化痰，散寒通滞。

方药：阳和汤加减。熟地黄15g、肉桂12g、麻黄9g、鹿角胶9g（烊化）、白芥子9g、姜炭6g、生甘草6g。若气血不足者，加党参12g、黄芪12g；若阴寒重者，加附子9g，或将肉桂改为桂枝9g。

2. 气滞血瘀证

治则：活血化瘀，行气止痛。

方药：血府逐瘀汤加减。桃仁12g、红花12g、当归9g、川芎12g、赤芍12g、牛膝9g、桔梗9g、柴胡9g、枳壳9g、甘草6g。气滞疼痛甚者加香附9g、延胡索12g。

3. 瘀毒内结证

治则：化瘀解毒，活血止痛。

方药：身痛逐瘀汤加减。川芎12g、桃仁9g、红花9g、当归9g、牛膝9g、香附9g、地龙6g、羌活9g、秦艽9g、炙甘草6g。若兼有气血不足者，加黄芪15g、丹参9g；若疼痛甚者加乳香9g、没药9g、延胡索12g。

4. 脾肾两虚证

治则：健脾益肾，化痰通络。

方药：参苓白术散加减。党参12g、白扁豆12g、白术9g、茯苓9g、炙甘草6g、桔梗9g、莲子6g、砂仁9g、山药9g、薏苡仁9g。气虚者加人参；血虚者加黄芪、当归等。

（四）新疗法选粹

应用内窥镜技术用于治疗内生软骨瘤的也见于文献报道，该手术的优势在于可直接检查骨髓腔，在充分清除病灶的同时可以避免过度刮除组织。因此内窥镜辅助治疗具有治愈率高、术后复发率低的优势。内窥镜技术有望成为极具前景的内生软骨瘤治疗方法。

五、预后转归

单发内生软骨瘤恶变为软骨肉瘤的几率低于1%，在骨骼成熟前恶变率更低，Ollier综合征的恶变率则为25%~30%，Maffucci综合征则为56%，此外Maffucci综合征还可能发展为急性淋巴细胞白血病、星形细胞瘤、胃肠道和卵巢恶性肿瘤，从某种程度上说，随着随访时间的延长，必然会发现Maffucci综合征发展为骨性或非骨性的恶性肿瘤。

六、预防调护

避免有害物质侵袭，避免或尽可能少地接触有害物质。戒烟限酒，忌食辛辣厚腻之品。

合理饮食、有规律锻炼和减少体重。保持良好的情绪状态和适宜的体育锻炼可以使身体的免疫系统处于最佳状态，对预防肿瘤和预防其他疾病的发生同样有好处。

七、评述

多发内生软骨瘤病是一种常见于儿童的罕见病，多表现为管状骨内生软骨瘤引发的畸形。多发内生软骨瘤病常在儿童时期发病，随肿瘤进展可出现肢体畸形、病理骨折及恶性变等并发症。影像是其诊断的金标准，X线表现为管状骨的干骺端呈囊状或膨胀性骨质破坏，伴有不同程度的钙化。多发内生软骨瘤病依赖外科手术治疗，在繁多的术式中，皮质骨成形术展示出较高的有效率，目前手术指征和术后监测尚无定论。IDH1/2等基因已被发现与多发内生软骨瘤病发病相关，其下游蛋白可能是未来靶向治疗的突破点。

第七节　骨软骨瘤

骨软骨瘤是儿童期常见的良性骨肿瘤，占良性骨肿瘤的 20%~50%，占整个骨肿瘤的 10 %~15%。本病好发于男性，男与女的发生比例为 1.52 ：1。通常位于干骺端的一侧骨皮质，向骨表面生长，又称外生骨疣。本病可分为单发性和多发性，后者有遗传倾向，并影响骨骺发育或产生肢体畸形，称为多发性遗传性骨软骨瘤病。病变位于干骺端，以股骨远端、胫骨近端和肱骨近端最为多见。临床上骨软骨瘤无疼痛或压痛，压迫神经时产生相应症状。

一、病因病机

（一）西医学认识

骨软骨瘤不属于严格意义上的肿瘤，是生长方面的异常或称错构瘤。瘤体有软骨帽和一个从骨侧面突出的骨组织。本症又称骨疣，成因可能是从靠近骨膜的小软骨岛长出，或来自骺板软骨。凡软骨化骨的部位均可发生，下肢长管状骨占 1/2，股骨下端和胫骨上端最多。其次为肱骨上端，桡骨和胫骨下端以及腓骨的两端。病变位于干骺端。随生长发育逐渐远离骺板。骨疣内的骨髓中脂肪组织丰富。骨疣的增长是靠软骨帽深层的软骨化骨作用。患儿发育成熟后，骨疣即停止生长。成年后软骨帽逐渐退化以至消失，偶持久存在并可继发为软骨肉瘤。

（二）中医学认识

本病属中医学"骨瘤"范畴。中医学认为，肾气不足、阴阳失调、脏腑功能紊乱，以致寒湿毒邪乘虚而入，气滞血瘀，蕴于骨而成石。《医宗金鉴·外科心法要诀》云："形色紫黑，坚硬如石，疙瘩叠起，推之不移，昂昂坚贴于骨者，名骨瘤。"

二、临床诊断

（一）辨病诊断

1. 临床表现

大多数孤立性骨软骨瘤没有明显的症状，仅仅在检查时偶尔发现。有症状的孤立性骨软骨瘤，主要发生在比较年轻的患者，大多数表现为无压痛、无痛感、缓慢生长的肿块。当肿瘤生长较大，或位于特殊的解剖部位，可以产生明显的症状和体征，如孤立性骨软骨瘤蒂部骨折，产生局部的疼痛，刺激周围的神经和血管产生相应的周围神经的症状和体征，压迫脊髓出现相应节段的症状和体征。

多发性骨软骨瘤常常在儿童时发现，首发症状往往是发现肢体或躯干部质硬的肿块，继而在其他部位发现肿块。随着年龄的增加，部分患者可以出现肢体短缩畸形。没有出现肢体畸形者，肿瘤可以生长得很大，严重者，可以导致外观的畸形和关节功能的影响。常见有膝、肘关节的外翻和内翻畸形。尺、桡骨生长的不均衡，可以导致桡骨小头和下尺、桡关节的脱位。

2. 相关检查

（1）X 线检查　特点是在长管状骨的表面有一骨性突起，由骨皮质及骨松质所组成，与干骺相连。肿瘤基底部形状不同，可分为有蒂及无蒂两种。常发生在干骺端肌腱与韧带附着处。其生长沿肌腱及韧带所产生的力的方向生长。肿瘤的顶端有厚薄不一的软骨覆盖，称为软骨帽盖。薄的仅呈线状透明区，不易看到；厚者呈菜花样致密阴影。若帽盖小，分界清楚，带有规则点状钙化，表现为良性生长；如帽盖大且厚，边界不清楚，含有不规则或不完全的钙化，应注意其恶性变的可能。骨软骨瘤在髂骨部位时，可形成大的软组织包块，将周围结构推移变位，其钙化类型是多样的、不规则的。这时较难鉴别肿瘤为良性或是恶性。骨软骨瘤在手、足小骨上的 X 线表现类似于在长管状骨的表现，在指、指末节可有小的骨软骨瘤存在，称为甲下骨疣。

（2）CT 检查　可提供肿瘤与患骨之间的关系，病变基质类型、钙化情况以及软骨帽的厚度，这有利于鉴别诊断骨软骨瘤和骨膜软骨肉瘤。

（3）MRI 检查　可以检测出骨软骨瘤皮质骨和髓质骨与宿主骨的相延续部分，可以用来测量骨软骨瘤上的软骨帽厚度，从而有助于骨软骨瘤的诊断。一般认为，软骨帽厚度 >10 mm，应考虑骨软骨瘤有恶变的可能。因此，MRI 可以提供有关肿瘤恶变的信息，并且有助于手术方案的制订。

（4）病理检查

①肉眼所见：骨软骨瘤顶部被覆一软骨帽，随年龄而改变。在幼儿的单发骨软骨瘤中，骨软骨瘤主要由软骨构成，其初始骨化与干骺端新生骨小梁的边缘融合。在儿童期，软骨帽仍覆盖整个骨软骨瘤顶部，是一种类似正常婴儿软骨的白到亮蓝色的透明软骨，其厚度从几毫米到 1cm 或更多。随年龄增长，软骨帽厚度降低，在许多部位消失。在成人期，原来的软骨帽部位常留下少量凹凸不平的残留物，其厚度不超过几毫米。单发骨软骨瘤是否发生了恶性变，其软骨帽的厚度和外形很重要。

②镜下所见：在单发骨软骨瘤的生长期，其软骨帽外观与正常生长软骨相同，但较不规则，从表面开始，可见增生、柱状、肥大和钙化层。然后为软骨内化骨所形成的骨小梁，其分布、方向和外形很不规则，偶尔含有软骨岛。在成人，不连续且薄的软骨帽，类似关节软骨。

（二）辨证诊断

1. 正虚邪侵证

（1）临床证候　早期症状，偶见肢体酸痛，时轻时重，活动后加重，休息后缓解，局部皮色不红，触之不热，可触及皮下硬结，舌质淡，苔薄白，脉沉细或弦。

（2）辨证要点　偶见肢体酸痛，时轻时重，活动后加重，休息后缓解，舌质淡，苔薄白，脉沉细弦。

2. 气滞血瘀证

（1）临床证候　肢体痛剧，痛有定处，关节膨胀，转侧困难，局部皮肤颜色紫暗，压之疼痛加剧，推之不移，触之不热，舌质暗，苔薄白，脉弦紧。

（2）辨证要点　肢体痛剧，痛有定处，关节膨胀，皮肤颜色紫暗，压之痛剧，舌质暗，苔薄白，脉弦紧。

3. 痰湿凝聚证

（1）临床证候　局部肿胀明显，皮下触及肿块，疼痛难忍，夜不能寝，肢体不能活动，舌胖大，苔腻，脉弦滑。

（2）辨证要点　肿胀明显，皮下触及肿块，舌胖大，苔腻，脉弦滑。

4. 肾虚不荣证

（1）临床证候　肢体乏力，关节活动不利，面色白，形寒肢冷，腰膝酸软，头晕耳鸣，神疲乏力，自汗，舌质淡，苔白，脉沉迟而尺弱。

（2）辨证要点　肢体乏力，关节活动不利，舌质淡，脉沉迟而尺弱。

三、鉴别诊断

（一）西医学鉴别诊断

1. 骨旁骨瘤

骨旁骨瘤起自一系列皮质骨，同时向骨内生长，产生骨化团块影像，表面呈不规则分叶状，临床上较易鉴别。

2. 外周软骨肉瘤

骨软骨瘤诊断的主要困难在于如何鉴别良性的骨软骨瘤和外周的软骨肉瘤。当骨软骨瘤生长在不典型的部位，并且体积巨大，而当软骨肉瘤很小，发生在骨软骨瘤的基础上，鉴别诊断就更加困难。

（二）中医学鉴别诊断

1. 痿证

痿证见手足软弱无力，甚则肌肉枯萎瘦削，关键在于肌肉"痿弱不用"，关节相对"变大"，但无疼痛及活动受限。

2. 痹证

痹证主要表现为四肢关节痛，或关节有明显的红肿热痛，也有表现为全身性、广泛的肌肉疼痛，有时出现腰背疼痛。

3. 流痰

流痰多发于脊椎、环跳、肩、肘、腕，其次下肢，一般为单发，但脓肿形成后常可走窜，患处隐隐酸痛。虽然起病慢，化脓亦迟，溃后亦不易收敛，但关节骨性变形较少。在损伤筋骨时轻者致残，重者可危及生命。

四、临床治疗

（一）提高临床疗效的要素

（1）明确诊断骨软骨瘤是治疗的基础及关键。

（2）手术切除的彻底程度直接关系着治疗效果。

（3）避免发生骨软骨瘤的术后复发是关键。

（4）增强机体抵抗力、避免癌变是提高临床疗效的重要环节。

（二）辨病治疗

对于大部分儿童患者，尽量不要进行手术治疗，可以长时间进行观察。如果出现如下情况可以考虑手术：生长于躯干部单发性骨软骨瘤，由于存在恶变的可能，即使没有症状也应该早期切除；位于关节附近，影响关节功能，或因为肿瘤骨折、血管和神经的损伤和肢体的畸形，可以考虑手术治疗；短期内快速增大，有存在恶变的可能，需要手术治疗；出于美容整形的需要。

手术切除肿瘤，应该防止肿瘤的复发。在儿童患者，应该进行囊外切除，包括最外层纤维软骨膜一直延续到骨干上的骨膜，连同软骨帽一同完整切除。如为宽基部的肿瘤，尚应切除延续部分正常的骨组织，减少肿瘤的复发。成人可以适当多保留正常的骨组织，以防止因骨组织切除过多导致病理骨折。如果临床和影像学检查提示肿瘤有恶变的可能，必须进行广泛的切除，在切除过程中，避免软骨帽外露和细胞的脱落或者使病变组织碎屑残留组织中，防止复发。

（三）辨证治疗

1. 正虚邪侵证

治则：固本补气，扶正攻邪。

方药：八珍汤加减。党参 15g、黄芪 12g、当归 9g、紫河车 9g、白术 12g、茯苓 12g、熟地黄 6g、川芎 9g、木香 6g、甘草 6g。若纳呆、脘腹痞闷者，酌加陈皮 9g、法半夏 9、怀山药 12g；便溏者，去当归、熟地黄。

2. 气滞血瘀证

治则：活血化瘀，行气止痛。

方药：血府逐瘀汤加减。当归 15g、川芎 12g、赤芍 12g、桃仁 9g、红花 12g、牛膝 12g、柴胡 9g、桔梗 6g、枳壳 6g、甘草 6g。痛甚者加延胡索 9g、救必应 9g、重楼 9g 以活血止痛；有骨折者加自然铜 9g、续断 12g 以补肾接骨。

3.痰湿凝聚证

治则：化瘀利湿，软坚散结。

方药：参苓白术散加化坚丸。党参15g、白术9g、茯苓15g、陈皮9g、半夏9g、胆南星9g、白芥子9g、薏苡仁15g、乳香9g、没药9g、忍冬藤15g、补骨脂9g、黄花地丁30g。气虚水湿者可加黄芪15g、泽泻12g、猪苓12g。

4.肾虚不荣证

治则：温阳补肾，强筋壮骨。

方药：金匮肾气丸加减。熟地黄24g、山药12g、枸杞子12g、山茱萸12g、川牛膝9g、泽泻9g、茯苓12g、牡丹皮9g、菟丝子9g、桂枝6g、制附子12g。食少、脘闷者可加陈皮9g，砂仁9g以理气醒脾。

（四）新疗法选粹

应用计算机导航辅助技术在骨软骨瘤切除术中的效果良好，不仅可以弥补单一手术入路病变显露中的不足，又能够确保在充分切除肿瘤的同时尽可能完整地保留正常骨性结构。

五、预后转归

骨软骨瘤恶变的发生率是1%~25%，预后主要看患者发生的肿瘤是单发，还是多发。多发性骨软骨瘤的患者，恶变机会比较多。虽然有报道认为，骨软骨瘤可以转化为去分化的软骨肉瘤、恶性纤维组织细胞瘤和骨肉瘤，但是一般总是转化为软骨肉瘤。单发性骨软骨瘤恶变的风险，可以准确地估计是1%或者更低，因为对很多无临床症状的骨软骨瘤没有进一步的调查。多发性骨软骨瘤极易肉瘤变。如果成人患者，肿瘤短期内增大，就有恶变倾向，特别是那些生长在躯干部位的肿瘤，弥漫性生长者，更易恶变。

六、预防调护

增强体质，积极治疗慢性疾患，避免射线及化学毒物的接触，对于疾病的防治具有意义。

疏导患者说出自己的忧虑，加倍地给予关爱和照顾，尽力缓和患者的精神压力，帮助患者摆脱恐惧、平稳情绪，通过患者心理调节有助于疾病恢复。

第八节　软骨母细胞瘤

软骨母细胞瘤又称成软骨细胞瘤，是一种好发于骨骺的软骨来源的交界性肿瘤。由圆形或多角形的软骨母细胞瘤样细胞构成，同时可见多核巨细胞。占良性骨肿瘤的3%~5%，主要位于长骨末端的骨骺。

软骨母细胞瘤是在1923年首先被Ewing确认，他命名为钙化巨细胞瘤。1923年Codman报道一组病例，称为骨骺软骨性巨细胞瘤。1927年Kolodny认为这种肿瘤是含软骨巨细胞瘤。1942年Jaffe和Lichtenstein命名这种肿瘤为良性软骨母细胞瘤，以强调它与巨细胞瘤不同，这一命名已为国内外学者广泛接受。

此病绝大多数发生在骨骺闭合前的青少年，统计显示，发生在20岁以前的软骨母细胞瘤约占50%~70%。男性稍多于女性，好发于长骨的二次骨化中心，股骨最多，下端多于上端，胫骨上端和肱骨上端数量相近。下肢发病较上肢多。其他长管状骨，例如尺、桡骨、腓骨发病者较少见。在手足骨上发病的软骨母细胞瘤约占10%，特别是距骨和跟骨。其余部位少见。

一、病因病机

（一）西医学认识

软骨母细胞瘤的病因还不很清楚，其

病因有多种学说，多数学者认为由骺板或残余骺板引起，源自软骨系统。少数学者认为该肿瘤由网状内皮细胞突变而来，有学者认为软骨母细胞瘤源于胚胎性软骨，可能是软骨母细胞的一种间变。

（二）中医学认识

中医学认为身体发肤受之父母，皆秉受父母的先天之精气，若先天禀赋不足，则后天发育受之影响而会出现偏差。人过半百而精气衰，脏腑功能减退，机体得到的濡养、温煦减弱，内在七情和外在六淫单独或合而伤人，则水湿内聚、痰饮留伏，变生他病。

"肝喜条达恶抑郁""脾为后天之本""肾为先天之本""肾主骨生髓……其充在骨"的理论为骨肿瘤发生与肝、脾、肾密切相关的基础。

二、临床诊断

（一）辨病诊断

1.临床表现

本病临床症状主要为局部轻度疼痛、肿胀或肿块，个别患者可有剧烈疼痛，部分病例可有邻近关节活动受限、肢体麻木、肌肉萎缩，病程在数月至数年。

2.相关检查

（1）X线检查　X线检查的典型特征：①部位：肿瘤局限在起源的骨骺处，多为偏心性局限性生长，呈卵圆或圆形囊状透亮区，直径通常为2~4cm。②边界：肿瘤边缘清晰锐利，多有硬化带，与邻近正常骨界限明显。少数偏心病灶可能膨胀骨皮质，导致皮质变薄甚至断裂。③钙化：肿瘤内部透亮，呈单房或有骨小梁间隔，一般早期无钙化；中期有的可见小点状、沙砾状钙化；晚期钙化明显并呈模糊疏松状不规则分布，如多腔絮状形态。④骨膜反

应：软骨母细胞瘤多发生在骨骺，且被硬化骨壳所局限，故无骨膜反应。⑤坏死和囊性变。⑥软组织出现包块及并发病理性骨折者少见。

（2）CT检查　CT表现多为圆形或类圆形低密度影，亦可为高密度影，与肿瘤内钙化量的多少有关。病灶多呈轻中度膨胀，亦可高度膨胀，病灶与正常骨质间多有清晰的1~2 mm的硬化带。

（3）MRI检查　MRI对软骨性肿瘤有较为特征性的信号变化，一般T1WI1为低信号，或略高于肌肉信号，T2W1为显著高信号，周围有低信号的硬化带包绕。相应钙化区域T1W1、T2W1均为低信号，病灶伴黏液纤维变性时，T1W1呈低信号，T2W1呈显著高信号的多房性改变。肿瘤常可破入软组织并出现软组织块。

（4）病理检查

①肉眼所见：肉眼见肿瘤组织呈灰白色或粉白色，质软松脆，并不能直接看出来源于软骨组织。比较容易从骨壳上剥离，肿瘤中可见出血、坏死和囊变。

②镜下所见：镜下具有以下特点：a. 软骨母细胞瘤由软骨母细胞与破骨细胞样巨细胞两种基本细胞组成。软骨母细胞中等大小，圆形或卵圆形，胞浆丰富淡红色，核大深染，位于细胞中央，多呈圆形，核仁不明显，偶见核分裂。b.有原始的软骨岛：大多为透明软骨，偶见纤维软骨，软骨岛边界清楚，易于辨认，呈淡红色，与成熟的软骨基质不同。c.肿瘤内钙化：特征性钙盐沉着于软骨母细胞周围，形成所谓的"窗格样钙化"，几乎为软骨母细胞瘤所特有。

（二）辨证诊断

1.气滞血瘀证

（1）临床证候　局部或可扪及肿块，质硬拒按，局部疼痛位置固定，呈刺痛，

或肿瘤的发生与外伤有关，舌质紫暗或有瘀点，脉弦涩。

（2）辨证要点　局部肿块质硬拒按，舌质紫暗或有瘀点，脉弦涩。

2.痰瘀互结证

（1）临床证候　胸闷气憋，神疲乏力，大便溏泄，小便不爽，局部肿块酸痛、重着，痛有定处，活动不利，不痒不热，肢体麻木，肿块坚实，舌质紫暗，舌苔腻，脉滑或弦涩。

（2）辨证要点　局部肿块酸痛、重着，痛有定处，舌质紫暗，舌苔腻，脉弦涩或滑。

3.肝郁血瘀证

（1）临床证候　或情志抑郁善叹息，或胁肋疼痛，痛涉腰背肩胛等处，入夜更甚，局部或可扪及肿块，质硬拒按，面色萎黄而暗，脘腹胀满，舌质紫暗或有瘀点，脉弦细涩。

（2）辨证要点　情志抑郁，胁肋疼痛，肿瘤局部质硬拒按，舌质紫暗或有瘀点，脉弦细涩。

4.脾肾阳虚证

（1）临床证候　面色苍白，神疲乏力，少气懒言，形寒肢冷，大便溏泄或黎明即泻，局部喜温，舌苔淡白，脉沉迟而细。

（2）辨证要点　大便溏泄或黎明即泻，局部喜温，舌苔淡白，脉沉迟而细。

三、鉴别诊断

（一）西医学鉴别诊断

1.骨巨细胞瘤

骨巨细胞瘤好发于骺板愈合后20~50岁成年人，没有硬化边，内部一般无钙化，侵犯范围大。二者易于鉴别。

2.骨内腱鞘囊肿

骨内腱鞘囊肿常靠近关节面软骨下，常见于年龄较大者。MRI T2W1上呈高信号，可与之鉴别。

3.透明细胞型软骨肉瘤

透明细胞型软骨肉瘤常见于30~50岁，也好发于长骨关节端，X线片以溶骨性改变，亦可见硬化边，与本病鉴别有一定困难。但二者MRI表现有所不同，前者在T1WI上中等信号，T2WI呈高信号，而后者在T1WI和T2WI上常呈低信号。

4.青少年骨骺干骺端结核

青少年骨骺干骺端结核常易与本病混淆，前者常早期可见明显骨质疏松，周围广泛软组织肿胀，病变易侵犯关节引起关节结核。而本病周围骨质无疏松，MRI可见高信号水肿，病变一般不累及关节。

5.大骨节病

本病为地方病，其主要病变在骨之两端。常见关节呈骨性粗大，病变发展迟缓，多个关节肿大，全身矮小，肢体呈缩短畸形。永不化脓为其特征。

（二）中医学鉴别诊断

1.痿证

痿证见手足软弱无力，甚则肌肉枯萎瘦削，关键在于肌肉"痿弱不用"，关节相对"变大"，但无疼痛及活动受限。

2.膝痹

膝痹以膝关节变形、肿大疼痛，肌肉枯细，肢体形如鹤膝之状为特征。故又名膝游风、游膝风、膝眼风、鹤节、膝眼毒、膝疡等。

3.流痰

流痰多发于脊椎、环跳、肩、肘、腕，其次下肢，一般为单发，但脓肿形成后常可走窜，患处隐隐酸痛。虽然起病慢，化脓亦迟，溃后亦不易收敛，但关节骨性变形较少。在损伤筋骨时轻者致残，重者可危及生命。

四、临床治疗

（一）提高临床疗效的要素

（1）明确诊断软骨母细胞瘤是治疗的基础。

（2）手术切除的彻底程度直接关系着软骨母细胞瘤的治疗效果。

（3）增强体质是提高临床疗效的关键。

（二）辨病治疗

软骨母细胞瘤禁忌放疗，因为放疗促进恶变。因此本病多采用手术治疗。大多数软骨母细胞瘤为良性肿瘤，手术分为单纯病灶内刮除术、刮除植骨或填充骨水泥。在膨胀严重或有广泛的局部复发的罕见的病例中，需行边缘性或广泛性切除，切除部分或全部关节骨段，用异体或自体移植骨进行功能重建，恢复关节功能或行关节融合。

良性软骨母细胞瘤偶有侵入关节间隙或软组织者，应考虑是否有恶变可能。据报道，软骨母细胞瘤在骨骼病灶清除后，可以出现肺部转移，切除患者肺部病变后患者尚可长期存活。肺部转移病变组织病理学检查与软骨母细胞瘤相同，也有肺部转移病变在原位不再继续长大，因而即使认为有肺部转移，也不认为肿瘤是恶性的。

（三）辨证治疗

1. 气滞血瘀证

治则：行气活血，化瘀消结。

方药：血府逐瘀汤。桃仁 12g、红花 12g、当归 9g、川芎 12g、赤芍 12g、牛膝 9g、桔梗 9g、柴胡 9g、枳壳 9g、甘草 6g。气滞疼痛甚者加香附 9g、延胡索 12g、水蛭 9g、乳香 9g、没药 9g。

2. 痰瘀互结证

治则：理气活血，化痰散结。

方药：五积散合桃红四物汤加减。半夏 12g、陈皮 12g、茯苓 12g、桔梗 9g、枳壳 9g、桃仁 12g、红花 12g、当归 9g、川芎 12g、赤芍 12g、香附 9g、延胡索 9g、甘草 6g。如兼有面色不华、倦怠乏力者可加党参 10g、黄芪 15g、白术 15g；如肿块坚硬，加用软坚散结法，如皂角刺 9g、夏枯草 12g、山慈菇 12g。

3. 肝郁血瘀证

治则：疏肝健脾，化瘀消结。

方药：柴胡疏肝散、桃红四物汤加减。柴胡 12g、陈皮 9g、川芎 9g、枳壳 9g、香附 9g、芍药 9g、桃仁 9g、红花 9g、炙甘草 6g。若兼胸胁疼痛者，加郁金 9g、乌药 9g；若肝郁化火者，加栀子 9g、黄芩 9g。

4. 脾肾阳虚证

治则：温补脾肾。

方药：大补元煎加减。党参 15g、山药 9g、熟地黄 12g、杜仲 12g、当归 9g、山茱萸 9g、枸杞子 9g、炙甘草 6g。若患者腰膝酸软者巴戟天 12g、补骨脂 9g、淫羊藿 12g。

五、预后转归

软骨母细胞瘤术后复发率达 10%~30%。全身转移率为 1~6%，以肺部转移最为常见。对于局部复发的患者，更加容易发生远处转移，应注意定期的复查胸片或胸部 CT。发现远处转移至初步诊断的时间间隔为 5 个月至 33 年（平均 8 年）。对于转移病灶经手术切除后，大部分患者通常能取得良好的预后。

六、预防调护

（一）预防

增强患者的体质，积极治疗慢性疾患，避免射线及化学毒物的接触，对于疾病的防治具有意义。

（二）调护

（1）生活护理　避免剧烈活动，防止发生病理骨折。

（2）饮食护理　宜多吃具有抗骨肿瘤作用的食物：大叶菜、麦片、小苋菜、油菜籽、沙枣、香芋、栗、野葡萄等。宜吃具有止痛消肿作用的食物：芦笋、藕、慈菇、山楂、蟹、鳖等。忌烟、酒，忌嗜食辛辣刺激性食物，忌肥腻食物及发物。

（3）心理护理　缓和患者精神压力，帮助患者正视现实、摆脱恐惧、平稳情绪。

七、评述

目前也有将射频消融应用于软骨母细胞瘤的治疗，射频消融术是在 CT 引导下利用射频电流达到清除病灶的一项技术。但采用射频消融术治疗软骨母细胞瘤的指征并没有统一的意见，一般来说，病灶大小是最需要考虑的内容之一，射频消融仅能用于较小范围病灶的治疗。另一方面，射频消融只能单纯灭活病灶内肿瘤组织，若病灶面积较大，也没有相应的植入物支撑，就很可能造成囊腔的机械性塌陷，后果严重。部分学者对射频消融术治疗软骨母细胞瘤进行了初步的研究。认为应用射频消除术的适应证是病灶大小小于 4cm，病变为外科手术较难入路的部位，比如股骨头。

第九节　骨纤维肉瘤

骨纤维肉瘤是起源于非成骨性纤维结缔组织的一种少见恶性骨肉瘤，也是纤维源性恶性肿瘤。本病好发于青壮年，多发病于 30~60 岁的成年人，男多于女，多见于四肢长骨的干骺端或骨干，以股骨及胫骨最为常见。

一、病因病机

（一）西医学认识

本病病因尚不明确。按照病变的好发部位，可分为中央型和周围型（骨膜型）。原发于骨髓腔内结缔组织者，称为中央型骨纤维肉瘤，较多见。原发于骨膜的纤维组织者，称为周围型骨纤维肉瘤，较少见。按发病类型还有继发性骨纤维肉瘤，常继发于原有骨病，如畸形性骨炎、骨纤维异样增殖症、动脉瘤样骨囊肿、慢性骨髓炎、复发的骨巨细胞瘤等。

（二）中医学认识

中医学认为身体发肤受之父母，皆秉受父母的先天之精气，若先天禀赋不足，则后天发育受之影响而会出现偏差。人过半百而精气衰，脏腑功能减退，机体得到的濡养、温煦减弱，内在七情和外在六淫则单独或合而伤人，则水湿内聚、痰饮留伏，变生他病。历代医家在不断的临床实践和探索中，认为本病病因病机与"瘀、毒、热、痰（湿）、虚"等因素密切相关，属本虚标实之证，以正气亏损为本，以痰瘀邪毒内蕴为标。

二、临床诊断

（一）辨病诊断

1. 临床表现

主要症状为疼痛、肿胀、关节活动受限等，多数并发病理性骨折。

2. 相关检查

（1）X 线检查

①中央型纤维肉瘤：X 线表现主要为囊状溶骨性骨破坏或斑片状溶骨性骨破坏，虫蚀状或筛孔样变，边缘不清，大小不等。破坏区内可见残留骨，较少有软组织包块，无骨膜反应，这也是纤维肉瘤与其他恶性

骨肿瘤的不同表现之一。极少数病例可在瘤体内出现瘤骨或瘤软骨，可侵袭骨端，破坏关节。表现为骨端关节软骨破坏和关节间隙增宽。

②周围型纤维肉瘤：X线表现主要为骨皮质的受压、侵蚀、破坏或骨旁软组织肿块。分化较好的纤维肉瘤表现为肿块呈球状或分叶球状，境界清晰，可借助于肌间脂肪层的推移而划出其轮廓。分化差的纤维肉瘤，肿瘤向软组织内浸润生长，境界不清晰。骨膜反应轻，少见且范围小，密度低，可呈层状，葱皮状，也可出现骨膜三角。偶见有瘤骨或软骨钙化。

（2）CT检查

①中央型纤维肉瘤：肿瘤位于髓腔内，密度偏低欠均匀，边缘不规则，无明显膨胀扩张现象。皮质断裂处偶可见轻微骨膜反应，相应软组织肿块一般较小，较大者少见。溶骨区内虽可有点状钙化，但不如软骨性肿瘤明显。

②周围型纤维肉瘤：周围型肿瘤以皮质外的软组织肿块、局限性骨质疏松和皮质骨的凹陷缺损为特点，软组织肿块内常有不规则钙化斑。

（3）MRI检查 中央型肿瘤呈等略长T1混杂、长T2信号影，周围型软组织肿块呈等TI等T2信号影，病灶信号不均匀。对于平片甚至CT都无异常发现的早期病变，MRI可清晰显示肿瘤在髓内的浸润。

（4）病理检查 确诊需要做病理检查。周围型者起源于骨外膜的原始成纤维组织，形成卵圆形瘤块，分解一般清楚，位于骨皮质外，骨皮质局部浸润破坏。中央型者起始于股内膜或骨髓腔，在骨髓腔内形成瘤块。镜下见骨纤维肉瘤与其他部位的纤维肉瘤的构造相似，是由肉瘤性成纤维细胞和胶原纤维构成，成纤维细胞为长核形，包膜界限模糊不清，核呈梭形或卵圆形，细胞间为胶原纤维，排列交互编织、束状

或旋涡状。分化良好的纤维肉瘤为灰白色，质坚韧，其切面可见束状或旋涡状排列的纤维组织，并见出血、坏死及黏液变性，镜下见细胞呈梭形，呈旋涡状排列，核形状大小比较一致，核分裂少，间质胶原纤维数量相对较多。分化不良者可见广泛坏死，有多数较大的血窦形成，肿瘤组织脆弱如肉芽样。质软呈粉红色或鱼肉样，有较多出血、坏死区。镜下呈高度间变，细胞呈圆形、椭圆形，胞胶少，核深染，细胞与核的形状大小极不一致，常见多极核分裂及瘤巨细胞，细胞排列密集，间质胶原纤维相对减少。肿瘤中常见黏液变性或透明变性，并可见含铁血黄素，吞噬细胞及多核巨细胞。

（二）辨证诊断

整体病机为"局部为实，整体为虚"，主要证型如下。

1.痰瘀互结证

（1）临床证候 胸闷气憋，神疲乏力，纳呆食少，大便溏泄，小便不爽，局部疼痛明显，活动不利，痛有定处，舌质紫暗，舌苔腻，脉滑或弦。

（2）辨证要点 局部疼痛明显，痛有定处，舌质紫暗，脉弦涩。

2.湿热毒聚证

（1）临床证候 口干或有发热，心烦易怒，大便干稀不调，或里急后重、肛门燥热，小便黄赤，局部皮温增高，或可扪及包块搏动，舌质红，苔黄腻，脉弦滑或滑数。

（2）辨证要点 局部皮温增高，或可扪及包块搏动，舌质红，苔黄腻，脉弦滑或滑数。

3.邪毒郁结证

（1）临床证候 局部肿胀明显，青筋暴露，疼痛难忍，夜不能寝，肢体不能活动，身热口干，消瘦乏力，舌质紫暗，苔

腻，脉沉弦。

（2）辨证要点　局部肿胀明显，青筋暴露，疼痛难忍，舌质紫暗，脉沉弦。

4. 脾肾阳虚证

（1）临床证候　进行性消瘦，甚者形销骨立，厌食，短气乏力，腰膝酸软，畏寒肢冷，腹胀便溏，小便清长，或腹胀如鼓、肢体浮肿、按之凹陷，舌质淡胖，苔白或白滑，脉沉细无力，甚或脉微欲绝。

（2）辨证要点　短气乏力，腰膝酸软，畏寒肢冷，腹胀便溏，小便清长，局部喜温，舌苔淡白，脉沉细无力，甚或脉微欲绝。

5. 肝肾阴虚证

（1）临床证候　面颊潮红，腰膝酸软，头晕眼花，五心烦热，口燥咽干，盗汗，遗精，月经不调，形瘦纳差，舌红少苔，脉弦细数。

（2）辨证要点　五心烦热，盗汗，舌红少苔，脉弦细数。

6. 气血亏虚证

（1）临床证候　面色苍白或萎黄无华，短气懒言，四肢倦怠，纳差，舌淡胖或有齿印，苔薄白，脉细弱。

（2）辨证要点　短气懒言，四肢倦怠，纳差，舌淡胖或有齿印，苔薄白，脉细弱。

三、鉴别诊断

（一）西医学鉴别诊断

1. 溶骨型骨肉瘤

主要与中央型骨纤维肉瘤相鉴别。溶骨型骨肉瘤以溶骨破坏为主，无钙化点，一般伴有巨大软组织肿块。而纤维肉瘤属低恶肿瘤，髓腔内囊状透亮区偶见小钙化点；骨皮质局限性变薄，且常易突破，并引起相应的软组织侵犯，骨膜反应轻。发病年龄后者较前者大。

2. 软组织纤维肉瘤

主要与周围型骨纤维肉瘤相鉴别。软组织纤维肉瘤进一步扩展而累及邻近骨骼时，同样可导致边界锐利、较浅的皮质受压性侵蚀，即使病理有时也难判断其起源。

3. 骨恶性纤维组织细胞瘤

二者易于相混淆，病理检查是确诊的主要手段，骨恶性纤维组织细胞瘤的基本细胞为组织细胞和成纤维细胞。但发生于成人膝关节附近及其他长管状骨干骺端的骨质破坏，无膨胀、无钙化、无明显骨膜反应及软组织肿块者，在原发肿瘤中应首先考虑骨纤维肉瘤的可能。

4. 溶骨性转移瘤

溶骨性转移瘤常为多发，经详细检查可能发现原发灶。

5. 动脉瘤样骨囊肿

因动脉瘤样骨囊肿瘤腔内充满血液的血池，故在 MRI 像上能见到含铁血黄素之 T2WI 低信号影。

6. 大骨结节病

本病为地方病，其主要病变在骨之两端。常见踝关节呈骨性粗大，病变发展迟缓，以多个关节肿大、全身矮小、肢体呈缩短畸形、永不化脓为其特征。

（二）中医学鉴别诊断

1. 痿证

痿证以手足软弱无力，甚则肌肉枯萎瘦削为主要临床表现，关键在于肌肉"痿弱不用"，关节相对"变大"，但无疼痛及活动受限。

2. 膝痹

膝痹以膝关节变形、肿大疼痛，肌肉枯细，肢体形如鹤膝之状为特征。故又名膝游风、游膝风、膝眼风、鹤节、膝眼毒、膝疡等。

3. 流痰

流痰多发于脊椎、环跳、肩、肘、腕，

其次下肢，一般为单发，但脓肿形成后常可走窜，患处隐隐酸痛。虽然起病慢，化脓亦迟，溃后亦不易收敛，但关节骨性变形较少。在损伤筋骨时轻者致残，重者可危及生命。

四、临床治疗

（一）提高临床疗效的要素

（1）明确诊断骨纤维肉瘤并确定其分型及其转移情况是治疗的基础。

（2）手术切除的彻底程度与临床预后有直接关系。

（3）避免发生病理性骨折是提高患者生活质量的重要条件。

（4）增强机体抵抗力、减轻放化疗毒性及不良反应也有利于提高临床疗效。

（二）辨病治疗

治疗上以手术切除为首选，放化疗为辅。一般对肿瘤比较局限、侵犯软组织较少、分化较好的纤维肉瘤，可行截除术；对分化不良的肿瘤采用截肢术。

（三）辨证治疗

1. 痰瘀互结证

治则：健脾燥湿，散瘀通络。

方药：二陈汤合桃红四物汤加减。半夏 12g、陈皮 12g、茯苓 12g、桃仁 12g、红花 12g、当归 9g、川芎 12g、赤芍 12g、香附 9g、延胡索 9g、甘草 6g。如兼有胁肋疼痛者，加香附 9g、乌药 9g；若痰湿较重者，加胆南星 9g、竹茹 9g、白术 9g、茯苓 9g。

2. 湿热毒聚证

治则：清热利湿，化瘀解毒。

方药：仙方活命饮加减。白芷 12g、贝母 9g、赤芍 9g、当归 9g、皂角 12g、天花粉 9g、乳香 9g、没药 9g、金银花 12g、陈皮 9g、甘草 6g。红肿痛甚者，加蒲公英

12g、连翘 12g、牡丹皮 9g。

3. 邪毒郁结证

治则：攻毒散结。

方药：解毒饮加减。斑蝥 12g、蜂房12g、全蝎 9g、水蛭 9g、当归 9g、皂角 9g等攻毒药物为基础，加入党参 15g、白术10g、炙甘草 6g、薏苡仁 9g 等药物以扶正祛邪。

4. 脾肾阳虚证

治则：温补脾肾，强筋壮骨。

方药：四神散合补中益气汤。补骨脂12g、吴茱萸 12g、肉豆蔻 12g、黄芪 15g、党参 12g、白术 12g、当归 9g、升麻 9g、陈皮 9g、柴胡 9g、五味子 9g、大枣 6g。胃纳不佳者，加山楂 9g、神曲 9g、炒麦芽 9g；畏寒肢冷严重者，加附子 9g、干姜 9g。

5. 肝肾阴虚证

治则：滋肾养肝。

方药：左归饮加减。熟地黄 15g、山药12g、枸杞子 9g、山茱萸 12g、茯苓 9g、炙甘草 6g。盗汗遗精严重者，加五味子 10g、麦冬 12g、黄精 12g、芡实 12g。

6. 气血亏虚证

治则：益气补血。

方药：八珍汤加减。党参 15g、白术12g、茯苓 12g、当归 9g、川芎 12g、白芍12g、熟地黄 12g、炙甘草 6g。气虚明显者可加黄芪 15g；血虚心悸者加酸枣仁 12g、龙眼肉 12g、山药 12g。

五、预后转归

手术后可复发，复发率在 10%~80%。10%~60% 患者会发生转移，好发生肺转移。除此之外，也可转移到其他内脏和淋巴结。其 5 年生存率为 40%~50%。

六、预防调护

（一）预防

增强患者的体质，避免射线及化学毒物的接触，对于疾病的防治具有重要的意义。

（二）调护

（1）生活护理　避免剧烈活动，防止发生病理性骨折。

（2）饮食护理　宜多吃具有抗骨肿瘤作用的食物：大叶菜、麦片、小苋菜、油菜籽、沙枣、香芋、栗。宜吃具有止痛消肿作用的食物：芦笋、藕、慈菇、山楂。宜吃预防放化疗不良反应的食物：蜂乳、核桃、猕猴桃、银耳、大头菜、花粉。忌烟、酒。忌辛辣刺激性食物，如葱、蒜、姜、花椒、辣椒、桂皮等。忌肥腻食物及发物。

（3）心理护理　缓和患者精神压力，帮助患者正视现实、摆脱恐惧、平稳情绪。

七、评述

中医药通过辨证施治可以有效改善患者的免疫功能，提高抗病能力，并可减少放化疗的不良反应，起到减毒增效的作用。徐荣禧报道运用中药竹叶石膏汤随证加减，配合西医化疗治疗多种恶性骨肿瘤，结果显示该方能有效降低化疗毒性及不良反应，保证化疗如期进行。

中药丹参中分离出的二萜醌类化合物——隐丹参酮，近年来的研究显示，隐丹参酮除了具有抗炎、抗菌、抗动脉粥样硬化和抗阿尔茨海默病等药理作用外，其也具有较好的抗肿瘤活性，可抑制肿瘤血管生成，促进肿瘤细胞凋亡，抑制肿瘤细胞增殖，阻碍肿瘤细胞侵袭和转移。陈伟达等研究发现隐丹参酮可阻滞纤维肉瘤

HT-1080 细胞于 G0/G1 期并诱导其凋亡，从而抑制 HT-1080 细胞增殖，从而为隐丹参酮治疗纤维肉瘤提供了一定的证据支持。

第十节　骨囊肿

单纯性骨囊肿，又称为单房性骨囊肿，或孤立性骨囊肿，是好发于生长发育期儿童干骺端内含清亮液体的囊性病变。常见于青少年及儿童，男性发病率高于女性，约为 2∶1，多见于四肢的长管状骨，而在短管状骨很少见到，扁平骨更少。发病部位常位于长管状骨的干骺端或靠近生长板处，并逐渐向骨干移行，最好发的部位位于肱骨和股骨近端。

一、病因病机

（一）西医学认识

骨囊肿的病因尚不清楚。Jaffe 和 Lichtenstein 等在 1942 年认为，骨骺板创伤后的血肿内软骨化骨缺陷是囊肿形成的原因。1960 年 Cohen 等提出了静脉梗阻导致骨内压力增高的假说，即局部静脉梗阻导致骨内压力增高，继而造成反应性的骨吸收。

Jaffe 和 Lichtenstein 等将骨囊肿分为两期：①潜伏期：囊肿离开骺板，移向骨干，说明病变稳定，有重建机制；②活动期：囊肿紧邻骺板，说明病变有活动性，具潜在生长能力。骨囊肿的特点是年龄越小，囊肿越贴近骺板，随年龄增长，囊肿渐渐移向骨干。病变的活跃程度随年龄增大而趋于静止。约至 15 岁后，病变多趋向静止。囊肿由骨骺板向骨干移动的程度取决于正常骨的生长能力，病变在肱骨近端的移动大于肱骨远端，相反，在股骨近端的则小于股骨远端。

（二）中医学认识

"正气存内，邪不可干"。体质强者，脏腑坚实，腠理固密，精神振奋，人体各器官功能活动正常，气血调和，则不易罹病；体质弱者，脏腑脆弱，腠理疏松，精神萎靡，人体各器官功能活动失常，气虚血少，气血不和，则导致气滞血瘀，结聚成瘤。说明机体健康，正气旺盛，则正盛邪衰，可免于发病。反之，正气亏损，邪气乘虚而入，留滞机体，造成阴阳失调、气血运行受阻、痰湿积聚。因此，骨囊肿主要是由于脏腑气血虚弱、痰湿郁结积聚所致。

二、临床诊断

（一）辨病诊断

1. 临床表现

患者很少有症状，病变处通常也无痛，常因其他原因行X线检查时才偶然发现。30%~40%的骨囊肿病例是因病理性骨折后出现疼痛、肿胀、功能障碍而就诊，X线摄片才发现此病。

2. 相关检查

（1）X线检查 X线表现单纯的溶骨性病变，皮质变薄，膨胀，周围没有任何骨膜反应，偶可观察到的骨膜反应是应力骨折造成的，最重要的特点是病变从不穿透骨皮质，也不进入软组织中。典型的活动性骨囊肿具有下列X线征：①囊肿为邻近骨骺板的干骺部中心性病变，但不超越骨骺板；②其长轴与骨干方向一致；③其横径往往不大于骺板。但发生在骨盆、肋骨等非好发部位的骨囊肿，不具有一般长管状骨的骨囊肿大小、位置、形状的特点，故X线诊断比较困难。一般表现为具有圆形的边缘硬化的透亮区。

（2）CT检查 CT可显示透亮空腔内的

细小、斑驳的皮质骨壳、病变与生长板间的关系。囊内液体的密度与肌肉相仿，高于脂肪。在未经过治疗、未发生骨折的单纯性骨囊肿中很少见到液平面。但在近期发生骨折的单纯性骨囊肿，因其出血造成暂时的血红蛋白沉淀从而产生液平。

（3）MRI检查 在MRI方面，骨囊肿表现为T1WI为低信号，T2WI为高信号。

（4）病理检查 疏松网状及细纤维状结缔组织构成囊状部分并合并成一个大的囊腔。囊腔壁被单层间皮细胞所覆盖着。囊腔中充有澄清或半透明的黄色略带血红的液体，但当合并有病理性骨折时，囊内的液体则为血性。显微镜下，壁的骨质为正常骨结构，囊肿的覆盖膜为疏松结缔组织，或为成纤维细胞及多核巨细胞组成的粗厚而富于血管的结缔组织。在覆盖膜上，有时可看到散在的骨样组织或成熟骨。

（二）辨证诊断

1. 气滞血瘀证

（1）临床证候 局部或可扪及肿块，质硬拒按，局部疼痛位置固定，呈刺痛，或肿瘤的发生与外伤有关，舌质紫暗或有瘀点，脉弦涩。

（2）辨证要点 局部质硬拒按，舌质紫暗或有瘀点，脉弦涩。

2. 痰瘀互结证

（1）临床证候 胸闷气憋，神疲乏力，大便溏泄，小便不爽，局部肿块酸痛、重着，痛有定处，活动不利，不痒不热，肢体麻木，肿块坚实，舌质紫暗，舌苔腻，脉滑或弦涩。

（2）辨证要点 局部肿块酸痛、重着，痛有定处，舌质紫暗，舌苔腻，脉弦涩或滑。

3. 脾肾阳虚证

（1）临床证候 面色苍白，神疲乏力，

少气懒言，形寒肢冷，大便溏泄或黎明即泻，局部喜温，舌苔淡白，脉沉迟而细。

（2）辨证要点　大便溏泄，局部喜温，舌苔淡白，脉沉迟而细。

三、鉴别诊断

1. 动脉瘤样骨囊肿

动脉瘤样骨囊肿多为偏心性，具有中等强度侵蚀性，且常可穿破骨皮质包壳，其边缘轮廓模糊不清，呈虫蚀状，其骨皮质常膨胀呈气球状，可穿刺出新鲜血液，穿刺时可有血管搏动感。而骨囊肿穿刺则为黄色或褐色液体。

2. 骨巨细胞瘤

骨巨细胞瘤多见于20岁以上的成年患者，好发于股骨的远端及胫骨的近端，病变呈多房状或泡沫状，具有高度偏心性和膨胀性，有一定的侵蚀性，可穿透骨皮质累及骨骺等特点。

3. 单发的骨纤维异常增殖症

两者有时在临床及X线表现上极其相似，特别当骨纤维异常增殖症无磨玻璃样或丝瓜瓢状改变而仅呈囊状膨胀改变时，很难鉴别。只是骨纤维异常增殖症病变范围较广泛，不一定呈中心性生长，除骨端外，常侵及干骺端及骨干。

4. 孤立性骨嗜酸性肉芽肿

该病病损范围常较小，可发生于骨的任何部位，但以骨干部为多，常伴明显的疼痛，白细胞计数和嗜酸性粒细胞计数均可增高，X线影像其病损边缘不如骨囊肿清晰，且多有骨膜反应。

四、临床治疗

（一）提高临床疗效的要素

（1）明确诊断骨囊肿及其潜伏期或活跃期是治疗的基础。

（2）手术清除病灶是否彻底直接关系着是否复发。

（3）避免发生病理性骨折是提高生活质量的重要因素。

（4）增强机体抵抗力有利于提高临床治疗效果。

（二）辨病治疗

治疗骨囊肿的目的是彻底清除病灶、消灭囊腔、防止病理性骨折及畸形的发生、恢复骨的坚固性，所以多采用手术治疗，仅在有手术禁忌证者方实行保守治疗，部分病例经保守治疗后仍需手术治疗，应采取积极手术治疗。

1. 非手术治疗

骨囊肿有自愈性。即使发生病理性骨折，经行骨折牵引、固定等措施仍可自愈。特别是对低龄儿童，病变贴近骺板，手术易损伤骺板，因此许多学者主张非手术治疗。有学者采用皮质激素囊肿注射法，对骨囊肿可达满意的治疗效果。也分别有学者采用BMP复合牛胶原液囊肿注射及自体骨髓注射治疗，取得了满意的效果。

2. 手术治疗

（1）手术疗法的指征　①骨折风险大或已反复骨折；②对不典型病例明确诊断；③矫正骨折后遗留的畸形。

（2）手术治疗方法有以下几种　①开窗病灶刮除植骨术。②截骨清除病灶加植骨内固定术。③关节镜下病灶清除骨缺损修复术。

（三）辨证治疗

1. 气滞血瘀证

治则：行气活血，化瘀消结。

方药：血府逐瘀汤加减。桃仁12g、红花12g、当归9g、川芎12g、赤芍12g、牛膝9g、桔梗9g、柴胡9g、枳壳9g、甘草6g。气滞疼痛甚者加香附9g、延胡索12g。

2. 痰瘀互结证

治则：理气活血，化痰散结。

方药：五积散合桃红四物汤加减。半夏 12g、陈皮 12g、茯苓 12g、桔梗 9g、枳壳 9g、桃仁 12g、红花 12g、当归 9g、川芎 12g、赤芍 12g、香附 9g、延胡索 9g、甘草 6g。如兼有面色不华、倦怠乏力者可加党参 10g、黄芪 15g、白术 15g；如肿块坚硬，加用软坚散结法，皂角刺 9g、夏枯草 12g、山慈菇 12g。

3. 脾肾阳虚证

治则：温补脾肾。

方药：大补元煎加减。党参 15g、山药 9g、熟地黄 12g、杜仲 12g、当归 9g、山茱萸 9g、枸杞子 9g、炙甘草 6g。腰膝酸软者，加巴戟天 12g、补骨脂 9g、淫羊藿 12g。

（四）新疗法选粹

近年来，一些研究将富血小板血浆应用于骨缺损的修复，显示了富血小板血浆在骨缺损修复领域良好的应用前景。富血小板血浆是自体血小板的浓缩体，含有大量对骨生成有促进作用的生长因子，被视为较理想的符合临床应用需要的生长因子来源。临床证实富血小板血浆可显著促进软组织和骨组织的修复。其之所以促进骨的持续性修复，可能由于血小板源性生长因子持续性的后继反应。在血小板源性生长因子的作用下，成骨细胞合成增多，成骨细胞含有并能分泌多种生长因子，其分泌的生长因子又能促使骨髓基质细胞转化为更多的成骨细胞。这样就构成了一个促进成骨的良性循环。何建明等探讨富血小板血浆应用于颌骨囊肿术后骨腔修复的临床效果，显示富血小板血浆的局部应用有利于颌骨囊肿术后骨腔修复。

五、预后转归

骨囊肿手术预后较好，很少复发。其复发的主要原因除了个别部位易复发外，主要是由于显露不充分，病灶清除不彻底，特别是骨窗周边清除不彻底，植骨不充分及残留死腔所致。当在 X 线上表现透亮区阴影逐渐扩大，骨皮质趋向于扩张菲薄及出现不完全或完全自发骨折时，才是真正的复发，需要再手术治疗。

六、预防调护

增强患者的体质，积极治疗慢性疾患，避免剧烈活动，防治发生病理骨折，避免射线及化学毒物的接触。缓和患者精神压力，帮助患者正视现实，对于疾病的防治有非常重要的作用。

七、评述

单纯性骨囊肿的传统治疗方法主要是对病灶行刮除植骨手术，但由于病灶刮除过程中可能造成骨骺损伤，是否影响青少年生长发育仍存争议。近年来国际上更倾向于采用微创方法，经皮穿刺注入激素、降钙素或者硬化剂治疗。自体骨是最标准的骨移植物，但因患儿髂骨并未完全发育，自体骨来源受限，且术中容易引起不同程度并发症，而同种异体骨存在传播疾病和引起免疫排斥反应等危险。自固化磷酸钙人工骨是非陶瓷型羟基磷灰石类人工骨材料，具有良好的生物相容性、可降解性、骨传导性和高诱导成骨活性、无排斥反应、不传播病原以及使用过程中可根据骨缺损的腔隙形状任意塑形等优点，具有广阔的发展前景和临床应用价值。

第十一节　动脉瘤样骨囊肿

动脉瘤样骨囊肿是一种良性单发骨肿瘤，特点是瘤内有均匀泡沫状透亮区。可发生于任何骨组织，常见部位为长骨干骺端和骨干或脊柱的后部。发病年龄多为

4~20岁的儿童和青少年，女性发病多于男性。一般无明显症状，多数因病理性骨折出现局部疼痛肿胀和患处功能障碍。位于脊椎时可产生脊髓压迫症状，局部穿刺吸出血样液体且压力很高。

一、病因病机

（一）西医学认识

本病病因尚未明确，目前大多数学者认为，可能是骨内血管静脉回流障碍造成血管扩张和充血，即骨内血管的静脉段突然受阻、动静脉异常通路或骨内血管畸形，导致静脉压持续增高，静脉窦的腔隙扩大，受累处骨质被吸收，形成一膨胀性骨缺损。也有学者认为外伤也是动脉瘤样骨囊肿形成的一个重要因素，骨膜下血肿，可以逐渐形成动脉瘤样骨囊肿；也有学者认为本病可能与遗传变异有关，有学者报道了动脉瘤样骨囊肿患者其染色体的7q及16p出现改变。按照是否有明确前期病灶将动脉瘤样骨囊肿分为原发性和继发性，继发性者约1/3病例能找到前期病变，以骨巨细胞瘤最常见。

（二）中医学认识

本病属"瘭证"范畴，中医学认为，本病主要为由于过度劳累、久病或先天禀赋不足所致。"正气存内，邪不可干"。体质强者，脏腑坚实，腠理固密，精神振奋，人体各器官功能活动正常，气血调和，则不易患病；正气亏损，邪气乘虚而入，留滞机体，造成阴阳失调，气血运行受阻，痰湿积聚。因此，本病主要是由于脏腑气血虚弱，痰湿郁结积聚所致。治疗以理气活血，化痰散结，疏肝健脾，温补脾肾等为主。

二、临床诊断

（一）辨病诊断

1.临床表现

临床表现一般为进行性局部疼痛、肿胀为主，长管状骨的病变邻近关节时，可造成运动障碍。若发生病理性骨折，患处出现功能障碍。若病骨表浅可摸到肿物，局温增高，偶有搏动，有压痛。大的动脉瘤样骨囊肿可闻及杂音。局部穿刺可吸出血样液体且压力很高。脊柱病变能可引起腰背疼痛和局部肌肉痉挛。瘤体持续长大或椎体塌陷会出现脊髓和神经根的压迫症状，甚者可出现截瘫。

2.相关检查

（1）X线检查　典型X线表现是边缘清晰的溶骨性破坏及膨胀性改变。当骨质破坏进行性扩大时，出现骨膜下囊性膨胀，病灶中可出现粗细不等的骨峪影。

（2）CT检查　CT主要表现为边界清楚的囊状溶骨性骨破坏，伴有不同程度的膨胀性改变，骨壳内缘呈大小不等的弧形压迹，壳内为不均匀密度区域，可见薄层骨质硬化边。

（3）MRI检查　TlWI序列呈不均匀低或中高信号，T2WI呈液-液平面或多个高信号小囊。增强后囊间隔为低信号，外周骨壳亦为低信号。

（4）病理检查　镜下见囊壁呈宽带状，表面细胞丰富，含较多破骨细胞型巨细胞和组织细胞，后者常吞噬含铁血黄素，其下为细胞较少的纤维组织和骨样组织或骨小梁，囊壁间常充满红细胞，有时可由上述各成分组成之实区。

一般说来，具备下列特点可诊断动脉瘤样骨囊肿：①发病年龄较小（一般不超过20岁）；②病情进展较快；③病灶内有分房性液-液平面；④病灶内可见骨峪或MRI

可看到其内的低信号间隔；⑤病灶在CT上与周围正常骨质有明显分界，有明确的硬化边；⑥病灶向骨突方向发展，易跨关节生长，特别是继发性病变，更容易出现这一特点。

（二）辨证诊断

1. 痰瘀互结证

（1）临床证候　胸闷气憋，神疲乏力，大便溏泄，小便不爽，局部肿块酸痛、重着，痛有定处，活动不利，不痒不热、肢体麻木、肿块坚实、舌质紫暗，舌苔腻，脉滑或弦涩。

（2）辨证要点　局部肿块酸痛重着，痛有定处，舌质紫暗，苔腻，脉弦涩或滑。

2. 肝郁血瘀证

（1）临床证候　或情志抑郁善叹息，或胁肋疼痛，痛涉腰背肩胛等处，入夜更甚，局部或可扪及肿块，质硬拒按，面色萎黄而暗，脘腹胀满，舌质紫暗或有瘀点，脉弦细涩。

（2）辨证要点　情志抑郁，胁肋疼痛，肿瘤局部质硬拒按，舌质紫暗或有瘀点，脉弦细涩。

3. 脾肾阳虚证

（1）临床证候　面色苍白，神疲乏力，少气懒言，形寒肢冷，大便溏泄或黎明即泻，局部喜温，舌苔淡白，脉沉迟而细。

（2）辨证要点　大便溏泄或黎明即泻，局部喜温，舌苔淡白，脉沉迟而细。

三、鉴别诊断

动脉瘤样骨囊肿根据其发生部位和特点不同需与以下病变相鉴别。

1. 骨巨细胞瘤

骨巨细胞瘤好发于30岁以上成年人，好发于骨端，横向生长，呈溶骨性膨胀改变，病灶呈皂泡状，边界清晰，易发生病理骨折，一般不出现液-液平面。

2. 软骨黏液样纤维瘤

软骨黏液样纤维瘤多发生于30岁以下，下肢长骨多见，起于干骺端，病变绝大多数开始于骨髓腔，骨皮质多无变薄，病变呈蜂窝状，蜂房间隔硬化致密，骨膜下多无新骨，肿瘤外周轮廓多呈不规则波浪状，附近无软组织内肿块。

3. 骨囊肿

骨囊肿好发于长管骨干骺端松质骨或骨干的髓腔内，一般不超越骺板软骨而侵及骨骺，骨骺愈合后偶尔达到骨骺但不侵及关节面，一般边界特别清楚锐利，呈圆形或卵圆形，长轴与骨的长轴一致，多位于骨的中心。相邻骨皮质多膨胀变薄，但一般不超过干骺端宽度。

4. 毛细血管扩张性骨肉瘤

毛细血管扩张性骨肉瘤病灶内部常含有出血、坏死囊腔，囊腔周围或囊腔之间可见厚层（>2nm）或结节样肉瘤组织，增强后强化明显，且呈浸润性生长，无包膜。

5. 单骨型骨纤维异样增殖症

本病X线表现为骨质破坏边缘硬化，外缘光整，内缘呈波浪状或稍粗糙，囊内常见条状骨纹和斑点状致密影。常见于管状骨及肋骨，发生于长骨者主要位于骨干。

四、临床治疗

（一）提高临床疗效的要素

（1）明确诊断动脉瘤样骨囊肿是治疗的基础。

（2）手术切除的彻底程度直接关系着病变的复发以及预后。

（3）增强体质，补充营养，适当理疗，有利于提高临床疗效。

（二）辨病治疗

本病多采用手术治疗，具体的手术方

式及手术指征如下：

1. 单纯病灶清除骨填充术

手术指征：非负重区单纯动脉瘤样骨囊肿或继发性动脉瘤样骨囊肿合并良性病变。

2. 病灶清除骨水泥填充术

手术指征：继发性动脉瘤样骨囊肿合并骨巨细胞瘤。

3. 瘤段切除术

手术指征：非负重区域，切除后不影响功能，如腓骨小头。

4. 瘤体段切除人工假体置换术

手术指征：继发性动脉瘤样骨囊肿合并骨巨细胞瘤、有恶变倾向，并且年龄偏大的患者。

（三）辨证治疗

1. 痰瘀互结证

治则：理气活血，化痰散结。

方药：五积散合桃红四物汤加减。半夏 12g、陈皮 12g、茯苓 12g、桔梗 9g、枳壳 9g、桃仁 12g、红花 12g、当归 9g、川芎 12g、赤芍 12g、香附 9g、延胡索 9g、甘草 6g。如兼有面色不华、倦怠乏力者可加党参 10g、黄芪 15g、白术 15g；如肿块坚硬，加用软坚散结法，如皂角刺 9g、夏枯草 12g、山慈菇 12g。

2. 肝郁血瘀证

治则：疏肝健脾，化瘀消结。

方药：柴胡疏肝散、桃红四物汤加减。柴胡 12g、陈皮 9g、川芎 9g、枳壳 9g、香附 9g、芍药 9g、桃仁 9g、红花 9g、炙甘草 6g。若兼胸胁疼痛者，加郁金 9g、乌药 9g；若肝郁化火者，加栀子 9g、黄芩 9g。

3. 脾肾阳虚证

治则：温补脾肾。

方药：大补元煎加减。党参 15g、山药 9g、熟地黄 12g、杜仲 12g、当归 9g、山茱萸 9g、枸杞子 9g、炙甘草 6g。若腰膝酸软者，加巴戟天 12g、补骨脂 9g、淫羊藿 12g。

（四）新疗法选粹

介入治疗被引入外科手术治疗相对困难部位的动脉瘤样骨囊肿（椎体、骨盆等），通过选择性的栓塞囊肿的营养血管，可促其成熟及骨化。这种方法既可以与外科方法联合使用，也可以作为一种单独的治疗方法。

五、预后转归

早期动脉瘤样骨囊肿治疗后复发率较高，主要原因是手术刮除不彻底。后来随着手术技术的改进，复发率逐渐下降。降低复发率与下列因素有关：刮除彻底；术中使用磨钻长时间的打磨，避免留下死角；应用石炭酸、酒精、过氧化氢或液氮等辅助治疗方法以尽量减少残余病变部位；电刀高温电凝烧灼杀伤残余病灶之瘤样病变，使其降低复发性；使用骨水泥填充病灶。

六、评述

动脉瘤样骨囊肿手术治疗重点主要集中在局部病灶及骨缺损的处理。对于特定部位骨组织的生成需要有成骨细胞存在、较好的骨传导基质、有利的生物力学环境、移植物的进行性血管化，而最重要的是需要骨诱导刺激物。病灶刮除联合异体骨移植虽然使得病灶局部有了较好的骨传导基质，但局部仍缺乏足够具有成骨活性的成骨细胞及成骨刺激因子。骨形态发生蛋白（BMP）是成骨细胞分泌的一种细胞因子，其为骨生长的启动因子，是强有力的骨诱导剂，能诱导未分化的间充质细胞分化为成软骨细胞和成骨细胞，促进新骨形成。在 BMP 家族的 40 多个成员中，BMP-2 的成骨和诱导活性最强，是促进骨形成和诱导成骨细胞分化最重要的细胞外信号分子之一，已经用于体内诱导骨形成，具有很好的临床应用前景。但单纯应用 rhBMP-2 容易出现降解扩散，无法有效维持局部 rhBMP-2 的浓度，最终对局部成骨效果产生一定的影响，因此需要利用一定的载体来维持 rhBMP-2 的作用浓度和时间，以保证其良好的成骨能力。

虽然同种异体骨移植存在细菌和病毒感染、骨折不愈合、骨折延迟愈合等风险，但其在修复骨缺损时结构类似于自体骨，排斥反应较异种骨轻，同时也不存在自体骨移植引起的供区损伤、延长手术时间等问题，仍可作为修复骨缺损的常用材料。异体骨可以作为 rhBMP-2 的载体，维持植入病灶局部的浓度，异体骨较低的抗原性及良好的组织相容性并不影响其成骨作用，二者联合能促进局部新生骨的形成，同时可 g 服局部不利的力学因素干扰，能较好地促进移植骨与宿主骨之间的融合。研究表明 rhBMP-2 联合同种异体骨移植可以作为治疗动脉瘤样骨囊肿的一种有效方法，尤其是治疗儿童动脉瘤样骨囊肿切实可行。

第十二节　骨纤维异常增殖症

骨纤维异常增殖症是正常骨组织被均质梭形细胞的纤维组织和发育不良的网状骨小梁所替代的一种骨性病损。常见于儿童和青少年。病程发展缓慢，早期无任何症状，往往因局部肿胀、疼痛、畸形及病理骨折等症状而就诊。全身骨骼均可发病，以四肢、骨盆、头颅多见。本病单发或多发，多发者可为一侧或双侧。有些病例病变除局限在骨骼外，尚有皮肤色素沉着。少数病例合并内分泌改变如性早熟、皮肤色素沉着，又称为 Albright 综合征。因此，按其病变的范围及有无合并内分泌障碍可分为单骨型、多骨型及 Albright 综合征三种。

一、病因病机

（一）西医学认识

骨纤维异常增殖症的病因不明。现代主要从以下几个方面来认识。

1. 细胞水平

有研究提示骨纤维异常增殖症的发病机制可能与成骨过程障碍有关，即骨祖细胞向成骨细胞转化受阻。也有学者认为骨纤维异常增殖症是由于 IL-6 升高抑制骨形成，并刺激破骨细胞的活性。

2. 分子水平

研究显示 Gsα 基因第 8 外显子发生错位突变，提高腺苷酸环化酶活性，促进骨纤维异常增殖症和内分泌障碍以及皮肤色素斑的形成。

（二）中医学认识

中医学认为身体发肤皆秉受父母的先天之精气，若先天禀赋不足，则后天发育受之影响而会出现偏差。体质强者，脏腑坚实，腠理固密，精神振奋，人体各器官功能活动正常，气血调和，则不易罹病；体质弱者，脏腑脆弱，腠理疏松，精神萎靡，人体各器官功能活动失常，气虚血少，气血不和，则导致气滞血瘀，结聚成瘤。精神状态对骨肿瘤的发生、发展也有很大影响，如情志波动激烈或持续时间长，则会引起阴阳失调、脏腑功能紊乱、气血不随、经络受阻，即《内经》中所谓的"有所结，深中骨，气因于骨，骨与气并，日益增大，则为骨疽"。人过半百而精气衰，脏腑功能减退，机体得到的濡养、温煦减弱，内在七情和外在六淫单独或合而伤人，则水湿内聚、痰饮留伏，变生他病。

二、临床诊断

（一）辨病诊断

本病除单骨型早期不易发现外，一般结合病史、部位、体征及影像学检查，多勿需组织学证据即可确诊。

1. 临床表现

（1）畸形　畸形是本病的主要体征。四肢骨受累，多表现为骨干膨胀弯曲，尤以下肢为甚。颅面骨受累，可出现面额部不对称；肋骨和脊柱受累，可出现胸廓不对称，脊柱侧凸畸形，乃至脊髓受压；由于弯曲畸形和骨骺早期闭合，患肢常表现为缩短，若多发者则表现为身材矮小。

（2）皮肤色素沉着　皮肤色素沉着呈深黄色或黄褐色，是少数病例呈现出骨病损以外的最常见症状，一般伴有性早熟等内分泌紊乱改变。

（3）并发症　病理性骨折为最常见的并发症，部分病例可骨折多次，稍有移位，可加重畸形，一般骨折后多能自愈。

2. 相关检查

（1）X线检查　骨纤维异常增殖症根据其形态及骨质改变可分为5种类型。5种类型可混合存在，或以其中一种为主。

① 毛玻璃样改变：表现为病灶正常骨纹消失、髓腔闭塞，代之以均匀一致的、密度介于骨皮质和髓腔松质骨之间的毛玻璃样病灶，并有骨质膨胀变形、骨皮质变薄。此征象多见于管状骨和肋骨。

② 囊状骨破坏：表现为囊状膨胀性透亮区，边缘清晰、硬化，骨皮质变薄。外缘光滑，内缘毛糙呈波浪状；病变可呈单囊和多囊状，囊内外常常散在条索状骨纹和斑点状致密影。

③ 丝瓜瓤样改变：表现为骨干膨胀变粗、变形，内有粗大纵行走向的骨纹，是骨质修复的硬化性骨纹。常见于股骨、肱骨等四肢长管状骨。

④ 虫蚀样骨破坏：类似于溶骨性转移的骨破坏，边缘锐利。

⑤ 硬化型：X线表现为骨密度增高，范围较大。

（2）CT检查　CT可准确判断病变范围以及与周围结构的关系，清晰地显示病变邻近组织是否受累等情况，也能较好地显示邻近的腔、道、管、孔等是否受到侵犯，为临床确定手术方案提供依据。

（3）病理检查

①肉眼所见：患骨一般呈膨胀状，外形也可以无变化，但髓腔内有局灶性病损。骨外膜完整，有时略增厚。骨皮质常因纤维组织的侵蚀而变薄，在内侧面则出现嵴状突起，但骨表面仍光滑。病损为灰白色质地坚硬组织，有沙砾感。

②镜下所见：纤维组织代替了正常骨组织，成纤维细胞分化较好，细胞呈梭形，大小一致，胶原纤维排列疏松或呈旋涡状，骨小梁形态不一，粗细不等，大多数细长、弯曲，排列紊乱无定向，呈"C"形、"O"形或"V"形，骨小梁周围缺乏成骨细胞，可见纤维组织直接化骨。增生的纤维组织中富于血管，有时可见骨样组织、新生的骨小梁、软骨岛及破骨细胞。新生的骨小梁为纤维性骨，不形成板状骨。

（二）辨证诊断

1. 气滞血瘀证

（1）临床证候　局部或可扪及肿块，质硬拒按，局部疼痛位置固定，呈刺痛，或肿瘤的发生与外伤有关，舌质紫暗或有瘀点，脉弦涩。

（2）辨证要点　局部质硬拒按，舌质紫暗或有瘀点，脉弦涩。

2. 痰瘀互结证

（1）临床证候　胸闷气憋，神疲乏力，大便溏泄，小便不爽，局部肿块酸痛、重着，痛有定处，活动不利，不痒不热，肢体麻木，肿块坚实，舌质紫暗，舌苔腻，脉滑或弦涩。

（2）辨证要点　局部肿块酸痛、重着，痛有定处，舌质紫暗，舌苔腻，脉弦涩或滑。

3.肝肾阴虚证

（1）临床证候　面颊潮红，腰膝酸软，头晕眼花，五心烦热，口燥咽干，盗汗，遗精，月经不调，形瘦纳差，舌红少苔，脉弦细数。

（2）辨证要点　五心烦热，盗汗，舌红少苔，脉弦细数。

4.气血亏虚证

（1）临床证候　面色苍白或萎黄无华，短气懒言，四肢倦怠，纳差，舌淡胖或有齿印，苔薄白，脉细弱。

（2）辨证要点　短气懒言，四肢倦怠，纳差，舌淡胖或有齿印，苔薄白，脉细弱。

三、鉴别诊断

（一）西医学鉴别诊断

1.骨囊肿

主要是单骨型骨纤维异常增殖症与骨囊肿相鉴别。骨囊肿病灶为邻近骨骺板的干骺端中心性病变，但不跨越骨骺板，骨囊肿大多为卵圆形，囊内密度均匀，其长轴与骨干方向一致，合并病理性骨折呈"碎片陷落征"。骨纤维异常增殖症累及骨骺部的病变常跨越骺板，其邻近干骺部都有骨纤维异常增殖症的影像表现，病灶可沿骨纵轴呈膨胀性生长，合并病理性骨折时骨碎片移位不明显，其中可夹杂丝瓜络样分层，周缘见硬化缘，骨皮质变薄。

2.动脉瘤样骨囊肿

动脉瘤样骨囊肿多为偏心性，具有中等强度侵蚀性，且常可穿破骨皮质包壳，其边缘轮廓模糊不清，呈虫蚀状，其骨皮质常膨胀呈气球状，可穿刺出新鲜血液，穿刺时可有血管搏动感。

3.骨巨细胞瘤

骨巨细胞瘤多见于20岁以上的成年患者，好发于股骨的远端及胫骨的近端，病变呈多房状或泡沫状，具有高度偏心性和膨胀性，有一定的侵蚀性，可穿透骨皮质累及骨骺等特点。

4.孤立性骨嗜酸性肉芽肿

该病病损范围常较小，可发生于骨的任何部位，但以骨干部为多，常伴明显的疼痛，白细胞计数和嗜酸性粒细胞计数均可增高，X线影像其病损边缘不如骨囊肿清晰，且多有骨膜反应。

5.骨化纤维瘤

骨化纤维瘤临床呈缓慢生长，为孤立的损害，侵犯下颌骨多于上颌骨，偶见于额骨和筛骨。X线呈轮廓清晰而膨大透明的外观，其中心部呈斑点状或不透明。镜下，以纤维骨的纤维成分为主，不规则的骨小梁杂乱地分布于纤维基质中，并构成网状骨的中心，但在板状骨的外围与咬合缘有成骨细胞。

6.Gardner综合征

此综合征为侵犯上下颌骨、颅骨和偶见于长骨的多发性骨瘤，伴有肠息肉、皮样囊肿、纤维瘤和长骨局灶性波纹状骨皮质增厚。

7.大骨节病

本病为地方病，其主要病变在骨之两端。常见踝关节呈骨性粗大，病变发展迟缓，多个关节肿大，全身矮小，肢体呈缩短畸形。永不化脓为其特征。

（二）中医学鉴别诊断

痹证：痹证主要表现为四肢关节痛，或关节有明显的红肿热痛，也有表现为全身性、广泛的肌肉疼痛，有时出现腰背疼痛。

四、临床治疗

（一）提高临床疗效的要素

（1）明确诊断骨纤维异常增殖症是治疗的基础。

（2）手术切除的彻底程度直接关系着临床预后。

（3）避免病理性骨折的发生。

（二）辨病治疗

本病主要以手术切除为主。根治性切除虽为最佳治疗方法，但可导致功能障碍或美容缺陷。

1. 非手术治疗

双膦酸盐类药物可以减轻骨痛、增强骨强度，它可以抑制骨吸收，并对骨更新具有持续作用。放射治疗应避免，因为放射治疗后恶变风险增加，而且放射治疗无确切疗效。

2. 手术治疗

根据临床表现、X线及病理表现不同，对好发的长管状骨单发病损可采用以下手术方法：开窗病灶刮除植骨术、病灶清除加植骨内固定术、整段病骨切除带血管游离骨移植术。

（三）辨证治疗

1. 气滞血瘀证

治则：行气活血，化瘀消结。

方药：血府逐瘀汤加减。桃仁 12g、红花 12g、当归 9g、川芎 12g、赤芍 12g、牛膝 9g、桔梗 9g、柴胡 9g、枳壳 9g、甘草 6g。气滞疼痛甚者加香附 9g、延胡索 12g、乳香 9g、没药 9g。

2. 痰瘀互结证

治则：理气活血，化痰散结。

方药：五积散合桃红四物汤加减。半夏 12g，陈皮 12g，茯苓 12g，桔梗 9g，枳壳 9g，桃仁 12g，红花 12g，当归 9g，川芎 12g，赤芍 12g，香附 9g，延胡索 9g，甘草 6g。如兼有面色不华、倦怠乏力者可加党参 10g、黄芪 15g、白术 15g。如肿块坚硬，加用软坚散结法，如穿山甲 9g、皂角刺 9g、夏枯草 12g、山慈菇 12g。

3. 肝肾阴虚证

治则：滋肾养肝。

方药：左归饮加减。熟地黄 15g、山药 12g、枸杞子 9g、山茱萸 12g、茯苓 9g、炙甘草 6g。盗汗遗精严重者，加五味子 10g、麦冬 12g、黄精 12g、芡实 12g。

4. 气血亏虚证

治则：益气补血。

方药：八珍汤加减。党参 15g、白术 12g、茯苓 12g、当归 9g、川芎 12g、白芍 12g、熟地黄 12g、炙甘草 6g。气虚明显者可加黄芪 15g；血虚心悸者加酸枣仁 12g、龙眼肉 12g、山药 12g。

五、预后转归

保守的部分切除易于复发，其中单骨型为 21%，多骨型可高达 36%。手术方法和入路选择应根据原发部位、侵犯范围和功能损害程度灵活掌握，原则上是尽可能彻底清除病变组织，又能最大限度地保留器官生理功能和美容效果。

六、预防调护

（一）预防

预防本病发生，应增强患者的体质，积极治疗慢性疾患，缓和患者精神压力，帮助患者正视现实。

（二）调护

对于本病一定要避免剧烈活动，防止发生病理性骨折。忌辛辣刺激性食物，如葱、蒜、姜、花椒、辣椒、桂皮等。忌肥腻食物及发物。可以吃一些止痛消肿作用的食物，如芦笋、藕、慈菇、山楂。

七、评述

骨纤维异常增殖症患者的正常骨组织被异常纤维组织取代，导致骨的生物力学强度降低，易发生疼痛、跛行、畸形和病理性骨折，需要积极手术治疗。但关于手术中植入物的使用一直存在较大争议。反对者认为，自体骨移植和同种异体骨移植治疗骨纤维异常增殖症的价值有限，随着时间推移，移植部位的骨会慢慢再表现出骨纤维异常增殖症的病理学特征，这将大大提高移植骨被吸收的概率。若彻底切除病变组织及相应骨膜可能避免病变复发，但会增加骨不连发生风险，而术中彻底清除病变细胞及组织基本无法实现。因此有学者认为，刮除病灶及植骨治疗的作用值得怀疑。支持者认为，对于单灶性病变的患者，早期刮除病灶并植骨具有积极意义。而无论单灶性病变还是多灶性病变的患者，行大面积填塞同种异体骨移植联合内固定有助于促进异体骨与宿主骨的结合，防止病变复发和畸形进展。

第十三节　滑膜软骨瘤病

滑膜软骨瘤病，或称滑膜骨软骨瘤病，为关节、滑膜或腱鞘膜内发生的良性结节性软骨化生。其特点是在滑膜或滑囊、腱鞘结缔组织化生转化致滑膜增厚形成结节，结节不断生长或脱落于关节腔内逐渐长大，形成关节悬垂体及游离体。临床表现以关节活动后疼痛、异物感多见，受累关节轻度肿胀，触诊时有捻发音，部分患者可有关节交锁症状。本病于 1558 年由 Ambrose Pare 首次报道，常累及膝、髋、肘等全身大关节。也有累计小关节（掌指、指间、颞颌关节）的病例报道。本病男多于女，

30~60 岁多见，单侧关节发病最常见，以膝关节发病率最高，占 68.9%，其次是髋关节、肘关节、肩关节、踝关节等。

一、病因病机

本病病因和发病机制目前尚不明确。主要学说有创伤、感染、迷走的组织胚胎、肿瘤、化生学说。多数学者认为与创伤、感染、肿瘤等因素相关。但滑膜化生是本病的病理基础，即滑膜本身具有潜在的造骨功能，当其受到各种刺激后可以化生为软骨或骨组织。滑膜软骨瘤病好发于下肢关节。当下肢关节长期负重活动、受压，滑膜反复受轻度损伤所致或是轻微创伤致关节软骨发生摩擦或撞击，使无数的软骨或细胞脱落到关节腔内，并且在滑膜中增殖，或者由于关节的退行性变等因素的存在，可能为滑膜细胞化生为软骨细胞提供有利条件。本病的特点是滑膜或滑膜囊、腱鞘结缔组织化生导致滑膜增厚形成结节。结节不断生长或脱落于关节腔内逐渐长大，亦可发生钙化或骨化，形成关节游离体或悬垂体。

二、临床诊断

（一）辨病诊断

单纯依靠临床症状体征及影像学检查，不能对该病做出诊断，特别是对临床上仅表现为关节紊乱的症状和体征而影像学无阳性特异发现的患者，诊断更加困难。滑膜软骨瘤病必须结合临床、影像学及病理检查才能做出最后诊断。

1. 临床表现

滑膜软骨瘤病发病无特异性临床表现，主要是关节紊乱的症状。大多患者表现为关节异物感、间歇性疼痛、肿胀、活动时的弹响、关节交锁。部分患者有关节活动的乏力和不同程度的活动受限。偶有患者

可以触及活动性的游离体。

2. 相关检查

（1）X 线检查　X 线片能观察较大钙化的游离体与悬垂体，但对于小的游离体与悬垂体、滑膜增厚显示不清。

（2）CT 检查　CT 检查不仅能清楚观察钙化或骨化的游离体与悬垂体的位置大小、形态及内部结构，而且能直接观察显示增厚的滑膜和关节内的积液情况及早期的骨关节病改变。

（3）MRI 检查　MRI 是滑膜软骨瘤病最好的检查方法，能更好地显示关节腔内积液、滑膜局部改变、游离体与悬垂体的组织成分及早期骨关节的改变。有学者认为，滑膜软骨瘤病在 T2WI 形成典型的"铺路石征"，成为与其他滑膜病变相鉴别的特征之一。

（4）病理检查　滑膜软骨瘤病主要的病理特点是滑膜的增生和结缔组织细胞化生形成软骨小体。国内学者将滑膜软骨瘤病的病理过程分为也分为 3 期：第 1 期为滑膜下组织内出现多中心软骨性化生；第 2 期为逐渐长大的软骨结节突向关节腔内以蒂与滑膜相连（悬垂体），并最终游离到关节腔内（游离体），而其他的仍然埋在滑膜下；第 3 期为滑膜通过吸收残余的软骨化生灶又恢复其正常形态，而游离体进一步钙化及骨化。软骨化生结节游离入关节腔前后均可发生钙化或骨化，结节可以是游离体或悬垂体，亦可以被包埋在滑膜内。

（二）辨证诊断

1. 气滞血瘀证

（1）临床证候　局部或可扪及肿块，质硬拒按，局部疼痛位置固定，呈刺痛，或肿瘤的发生与外伤有关，舌质紫暗或有瘀点，脉弦涩。

（2）辨证要点　局部质硬拒按，舌质紫暗或有瘀点，脉弦涩。

2. 痰瘀互结证

（1）临床证候　胸闷气憋，神疲乏力，大便溏泄，小便不爽，局部肿块酸痛、重着，痛有定处，活动不利，不痒不热，肢体麻木，肿块坚实，舌质紫暗，舌苔腻，脉滑或弦涩。

（2）辨证要点　局部肿块酸痛、重着，痛有定处，舌质紫暗，舌苔腻，脉弦涩或滑。

3. 脾肾阳虚证

（1）临床证候　面色苍白，神疲乏力，少气懒言，形寒肢冷，大便溏泄或黎明即泻，局部喜温，舌苔淡白，脉沉迟而细。

（2）辨证要点　大便溏泄或黎明即泻，局部喜温，舌苔淡白，脉沉迟而细。

三、鉴别诊断

（一）西医学鉴别诊断

具有典型影像学表现为关节囊、滑膜、腱鞘内可见大小不一、形态不规则数目较多的游离体与悬垂体，滑膜增厚并呈局限性绒毛状或结节状突起，关节腔内积液及骨关节改变。不典型者须与下列疾病鉴别：

1. 剥脱性骨软骨炎

剥脱性骨软骨炎多为单个游离体，并伴有关节面负重部位软骨下骨质缺损，主要表现为股骨髁或肱骨小关节面的软骨下缺血性坏死，最终剥脱落入关节形成游离体。主要不同点是原发部位可发现骨缺损窝，游离体与缺损窝大小相同，且游离体数量不多。

2. 骨性关节炎

骨性关节炎关节退变后，如增生骨赘折断或软骨钙化脱落，均可形成显影的游离体。鉴别要点是：骨性关节炎多发于老年人，病变部位多为对称性、多发性，软骨下骨质增生硬化，边缘常有大小不同的骨赘形成，关节游离体较小，且无典型的环形钙化影。

3. 神经营养性骨关节病

神经营养性骨关节病以关节疼痛性肿大、关节结构严重破坏紊乱、半脱位及临近散在不规则形碎骨片的特征。

4. 大骨节病

大骨节病为地方病，可见关节变性增粗、肿胀及短缩畸形，关节面凹凸不平，软骨下骨板致密、硬化，并有囊肿阴影，关节缘骨刺增生，游离体少，1~3 个不等。

5. 色素沉着绒毛结节性滑膜炎

色素沉着绒毛结节性滑膜炎主要以滑膜增生为主，表现为滑膜不规则结节状增生或弥漫性增生，增生的滑膜和结节内沉着含铁血黄素。MRI 上 T1WI、T2WI 呈双低信号，此病极少有钙化。

（二）中医学鉴别诊断

1. 痿证

痿证见手足软弱无力，甚则肌肉枯萎瘦削，关键在于肌肉"痿弱不用"，关节相对"变大"，但无疼痛及活动受限。

2. 膝痹

膝痹以膝关节变形、肿大疼痛，肌肉枯细，肢体形如鹤膝之状为特征。故又名膝游风、游膝风、膝眼风、鹤节、膝眼毒、膝疡等。膝痹由调摄失宜，亏损足三阴经，风寒之邪乘虚而入引起，以致肌肉日瘦、肢体挛痛，久则膝大而腿细，如鹤之膝。

3. 流痰

流痰多发于脊椎、环跳、肩、肘、腕，其次下肢，一般为单发，但脓肿形成后常可走窜，患处隐隐酸痛。虽然起病慢，化脓亦迟，溃后亦不易收敛，但关节骨性变形较少。在损伤筋骨时轻者致残，重者可危及生命。

四、临床治疗

（一）提高临床疗效的要素

（1）明确滑膜软骨瘤病诊断并确定其分期是治疗的基础。

（2）膝关节关节镜清理手术是否彻底关系着临床预后

（3）术后合适的康复治疗加功能锻炼对提高治疗效果非常重要。

（二）辨病治疗

手术治疗是主要的治疗方法。治疗原则为手术摘除关节腔内游离体，并行病变滑膜切除术。对晚期合并严重骨关节病者，主张行人工关节置换术。

目前关节镜手术已成为治疗该病的首选。对伴有骨性关节炎的患者行关节清理术；对伴有半月板损伤的患者，行半月板修整成形术。术中操作要注意无创技术，避免对正常滑膜和软骨的损伤，要仔细操作，手术结束前要仔细做镜检避免遗漏。

开放手术常用于治疗巨大、多发的滑膜软骨瘤病，有利于快速和彻底清除滑膜软骨瘤和滑膜，但创伤大，术后易发生关节粘连。由于早期滑膜软骨瘤散在分布在关节内滑膜上，普通肉眼难于观察，而关节镜通过放大光镜的倍数，容易发现细小的病变，且关节镜手术创伤小、术后肿胀较轻且消退快。等离子刀烧灼创面时不仅起切割与清除组织的作用，同时在烧灼创面时可初步对组织进行灭活，避免了只切除表面增生滑膜而残留深部病损，易再次复发的缺点。因为使用刨刀刨除病变滑膜时容易造成碎屑状的病变滑膜残留，从而导致复发。在完成滑膜切除、等离子刀烧灼灭活后，再向关节腔内注射 2% 碘酒进行灭活 5 分钟，而碘酒一般用于骨肿瘤手术的辅助灭活，通过化学作用，杀死瘤细胞，且碘酒为液体，可以流到关节腔内任何地方，能起到杀死关节内碎屑状的病变滑膜，减少复发。正常的韧带表面一般有薄层滑膜覆盖，半月板、软骨的表面连接紧密，并有黏多糖、胶原纤维覆盖，这些都可起到保护关节内软骨、韧带、半月板的作用，避免受到碘酒的化学损伤。在关节腔内灌注碘酒的时候，需小心操作，一定要确保碘酒直接进入关节腔内，避免操作失误注射到皮下或肌肉组织内部造成损伤，灌注灭活 5 分钟后需要用关节镜彻底冲洗膝关节腔，最后用关节镜再次探查一遍膝关节，确保腔内彻底冲洗干净、无碘酒和滑膜碎屑的残留。因此关节镜清理、等离子刀、碘酒双重灭活是治疗早期膝关节滑膜软骨瘤病的安全有效的方法。

（三）辨证治疗

1. 气滞血瘀证

治则：行气活血，化瘀消结。

方药：血府逐瘀汤加减。桃仁 12g、红花 12g、川芎 12g、赤芍 12g、当归 9g、牛膝 9g、枳壳 9g、桔梗 9g、柴胡 9g、甘草 6g。气滞明显者加香附 9g、水蛭 9g、厚朴 15g；疼痛甚者加延胡索 12g、乳香 9g、没药 9g。

2. 痰瘀互结证

治则：理气活血，化痰散结。

方药：五积散合桃红四物汤加减。半夏 12g、陈皮 12g、茯苓 12g、桔梗 9g、枳壳 9g、桃仁 12g、红花 12g、当归 9g、川芎 12g、赤芍 12g、香附 9g、延胡索 9g、甘草 6g。如兼有面色不华、倦怠乏力者可加党参 10g、黄芪 15g、白术 15g；如肿块坚硬，加用软坚散结法，如皂角刺 9g、夏枯草 12g、山慈菇 12g。

3. 脾肾阳虚证

治则：温补脾肾。

方药：大补元煎加减。党参 15g、山药 9g、熟地黄 12g、杜仲 12g、当归 9g、山茱萸 9g、枸杞 9g、炙甘草 6g。患者腰膝酸软者，加巴戟天 12g、补骨脂 9g、淫羊藿 12g。

五、预后转归

关节腔内游离体或滑膜切除手术不彻底时容易复发，且患者关节功能难以恢复正常。对晚期合并严重骨关节病者，主张行人工关节置换术。

六、预防调护

（1）增强患者的体质，积极康复功能锻炼，可以避免本病的发生。正常人避免射线及化学毒物的接触，对于本病的预防有意义。

（2）生活中避免剧烈活动，防止发生关节软骨面进一步磨损。

（3）帮助患者摆脱恐惧、平稳情绪，改善心理情绪可以减少本病的发生或者复发率。

第十四节　骨嗜酸性肉芽肿

骨嗜酸性肉芽肿是一种孤立性的组织细胞的非肿瘤性质的异常分化，是以骨组织病变为主的一种组织细胞增生症，仅限于骨组织的骨破坏、骨组织细胞增生和嗜酸性粒细胞浸润，为良性病变。全身骨组织均可以发生，以单发病变为主，亦全身多发。可发生于任何年龄，但以青少年多发。本病为非脂质沉积症的一种，与脂质沉积症均属于网状内皮增生病。由 Finzi 于 1929 年首次报道，后由 Jaffe 命名为嗜酸性肉芽肿。

一、病因病机

嗜酸性肉芽肿产生的原因多认为与免疫系统异常有关，常认为是感染性和免疫源性。多发生于 5~10 岁的儿童，侵犯部位为骨骼和肺，可见于颅骨、下颌骨、脊柱和长管骨。男女发生率比 2 : 1。这占朗格汉斯细胞增多症病例的 60%~80%。

二、临床诊断

（一）辨病诊断

1. 临床表现

本病 5~10 岁为发病高峰，临床表现为：局部疼痛、肿胀，血沉升高。最常累及的是颅骨，其次是长管状骨（股骨、胫骨）骨干、扁骨（肩胛骨、肋骨、下颌骨）以及脊柱，手足等短管状骨少见。病变部位与发病年龄有关，20 岁以上多见扁平骨受累，20 岁以下多见长管状骨侵犯。发生在脊柱时最多见于颈椎，其次为胸椎及腰椎。由于椎体的溶骨性破坏，造成病理骨折，压迫脊髓导致继发截瘫。承重骨由于强度下降导致病理骨折，骨折可自行愈合。累及颞骨的病变可出现与中耳炎、乳突炎相似的症状。累及颌骨的病变可导致牙齿松动或脱落。

2. 相关检查

（1）X 线检查　一般表现为单纯的溶骨性改变，境界清楚，常伴有增厚的骨膜新生骨形成。在颅骨上表现为多形状骨破坏，称为地图颅。由于病变的两层骨板累积程度不同，可有"孔中孔"现象，为典型影像特征。骨盆的缺损边界多模糊。发生在长骨，则多位于股干、干骺端的髓腔中段。病损可以造成骨内、骨膜反应。扁骨病变无骨膜反应，在脊柱常表现为明显的扁平椎，早期仅见溶骨性表现但常迅速出现全椎体完全塌陷，呈明显压缩骨折，因椎弓根多正常，故椎体向后方突出者较少见。

（2）CT 及 MRI 检查　CT 扫描及 MRI 扫描对于明确病变髓腔内的范围及对皮质

骨的破坏程度有价值。

（3）病理检查　常见的病理学特征为间质细胞增生及白细胞浸润，而白细胞则以嗜酸性细胞为主。经病理检查发现病灶内有组织细胞浸润即可确诊。

（二）辨证诊断

1. 气滞血瘀证

（1）临床证候　局部或可扪及肿块，质硬拒按，局部疼痛位置固定，呈刺痛，或肿瘤的发生与外伤有关，舌质紫暗或有瘀点，脉弦涩。

（2）辨证要点　局部质硬拒按，舌质紫暗或有瘀点，脉弦涩。

2. 痰瘀互结证

（1）临床证候　胸闷气憋，神疲乏力，大便溏泄，小便不爽，局部肿块酸痛、重着，痛有定处，活动不利，不痒不热，肢体麻木，肿块坚实，舌质紫暗，舌苔腻，脉滑或弦涩。

（2）辨证要点　局部肿块酸痛、重着，痛有定处，舌质紫暗，舌苔腻，脉弦涩或滑。

3. 脾肾阳虚证

（1）临床证候　面色苍白，神疲乏力，少气懒言，形寒肢冷，大便溏泄或黎明即泻，局部喜温，舌苔淡白，脉沉迟而细。

（2）辨证要点　大便溏泄或黎明即泻，局部喜温，舌苔淡白，脉沉迟而细。

三、鉴别诊断

（一）西医学鉴别诊断

影像学诊断单发患者需要与慢性骨髓炎、结核、骨恶性肿瘤鉴别；多发需与尤文肉瘤、骨髓瘤、转移瘤鉴别。很多情况需要活检才能明确诊断。

1. 慢性骨髓炎

多数慢性骨髓炎是由于急性骨髓炎治

疗不当或不及时而发展的结果。但若急性骨髓炎致病菌毒力低，或患者抵抗力较强，也可能从一开始即为亚急性或慢性骨髓炎。

2. 急性骨髓炎

急性骨髓炎 X 线亦可表现为骨干骺端的溶骨性改变，有层状骨膜反应。与骨的嗜酸性肉芽肿鉴别点是：急性骨髓炎临床多有局部红、肿、热、痛和功能障碍，化验检查表现为白细胞增高及中性粒细胞增高，病理学检查也以中性粒细胞浸润为主。

3. 骨结核

骨结核大多是由肺结核继发的，但也有患者没有肺结核病史，属于结核菌的隐匿性感染。

4. 尤文肉瘤

龙文肉瘤通常为Ⅱb 期肿瘤，区域淋巴结转移很少见，但可侵及骨骼的其他部位。如果不治疗，90% 的患者在一年内出现致命的肺转移而死亡。

（二）中医学鉴别诊断

1. 附骨疽

附骨疽多为化脓性骨髓炎，虽多发与长骨，但起病较快，开始就有高热，局部压痛明显，后期可以化脓。

2. 流痰

流痰多发于脊椎、环跳、肩、肘、腕，其次下肢，一般为单发，但脓肿形成后常可走窜，患处隐隐酸痛。虽然起病慢，化脓亦迟，溃后亦不易收敛，但关节骨性变形较少。在损伤筋骨时轻者致残，重者可危及生命。

四、临床治疗

（一）提高临床疗效的要素

（1）早期发现并明确诊断骨嗜酸性肉芽肿是治疗的基础。

（2）避免发生脊髓神经压迫症状。

（3）增强机体抵抗力、减轻放疗的毒性及不良反应有利于提高临床疗效。

（二）辨病治疗

本病单发病灶侵犯椎体及骨干时有自愈倾向。明显的压缩骨折可愈合在原位，甚至高度可得以部分恢复。故多以非手术治疗为主。

1. 非手术治疗

（1）泼尼松注射疗法 骨嗜酸性肉芽肿的理想治疗是在病灶内注射缓慢吸收的泼尼松制剂。对局部复发或继发病灶，在病变部位便于施行注射疗法时，也适宜这种治疗方法。通常只需注射 2~3 次，即可达到治疗目的，而且在 6~12 个月内病变可首先停止发展，然后完成病灶修复。

（2）放射治疗 对放射治疗较敏感，一般给予 500~1500rad 放射治疗即可，对于无法手术的病灶，如椎体及颅骨部位手术不易彻底者，或因其他原因不能手术者，可考虑放射治疗，或术后辅助放射治疗，可以杀灭微小病灶，使病灶得以长期控制。

（3）化学治疗 对于多发病变不宜手术或放射治疗者可应用肾上腺皮质激素或抗肿瘤化疗药物，如氮芥、甲氨蝶呤、长春新碱等。泼尼松龙＋长春新碱为传统一线用药，结合足叶乙苷应用有明显疗效，足叶乙苷已经成为多发嗜伊红肉芽肿患者一线化疗用药。也有应用双膦酸盐，如帕米双膦酸二钠治疗以缓解骨痛及抑制骨溶解成功的报道。

2. 手术治疗

（1）刮除植骨术 适用于单发或多发的便于手术刮除的病变。理想的手术是彻底清除肿瘤组织，肿瘤刮除后的内壁应彻底灭活，可应用95% 乙醇、石炭酸、液氮、大功率激光气化、氩气刀炭化、微波热疗等，灭活后应用自体骨、异体骨或人工骨移植填充瘤腔。

（2）瘤段切除术　手术适应证是肿瘤已广泛破坏病变骨，有病理骨折发生，或位于非重要骨。瘤段切除应广泛，包括反应骨壳周围组织。肿瘤切除后可应用自体骨重建。在某些部位，如肋骨和腓骨，可行边缘性瘤段切除术。

由于该病好发于颅骨、脊柱、肩胛骨、骨盆等，手术不易彻底，可供灭活方法较少，可考虑放射治疗，或术后辅助放射治疗。化疗临床不多用。

（三）辨证治疗

1. 气滞血瘀证

治则：行气活血，化瘀消结。

方药：血府逐瘀汤加减。桃仁12g、红花12g、当归9g、川芎12g、赤芍12g、牛膝9g、桔梗9g、柴胡9g、枳壳9g、甘草6g。气滞严重者加香附9g、枳实12g、木香12g；疼痛甚者乳香9g、没药9g、延胡索12g。

2. 痰瘀互结证

治则：理气活血，化痰散结。

方药：五积散合桃红四物汤加减。半夏12g、陈皮12g、茯苓12g、桔梗9g、枳壳9g、桃仁12g、红花12g、当归9g、川芎12g、赤芍12g、香附9g、延胡索9g、甘草6g。如兼有面色不华、倦怠乏力者，可加党参10g、黄芪15g、白术15g；胸闷痰多者，加胆南星12g、贝母9g、竹茹9g；如肿块坚硬，加皂角刺9g、夏枯草12g、山慈菇12g。

3. 脾肾阳虚证

治则：温补脾肾。

方药：大补元煎加减。党参15g、山药9g、熟地黄12g、杜仲12g、当归9g、山茱萸9g、枸杞子9g、炙甘草6g。若腰膝酸软者，加巴戟天12g、补骨脂9g、淫羊藿12g。

五、预后转归

骨嗜酸性肉芽肿的预后一般良好。少数情况下，当病变处于进展阶段时，施行病灶内切除术可能局部复发。对于多发性病变的病例，只要没有骨外病灶者预后也同样好。

六、预防调护

本病暂无有效预防措施，早发现、早诊断、早治疗是本病防治的关键。

饮食宜清淡，多吃新鲜水果和蔬菜。禁忌烟酒、辛辣厚味之物。

参考文献

［1］徐万鹏. 中国肿瘤医师临床实践指南丛书·骨与软组织肿瘤［M］. 北京：北京大学医学出版社，2011.

［2］郭卫. 中华骨科学·骨肿瘤卷［M］. 北京：人民卫生出版社，2010.

［3］周岱翰，林丽珠. 中医肿瘤食疗学［M］. 贵阳：贵州科技出版社，2012.

［4］姚振均，王毅超. 骨与软组织肿瘤诊断治疗学.［M］. 北京：人民军医出版社，2011.

［5］胥少汀，葛宝丰，徐印坎. 实用骨科学［M］. 4版. 北京：人民军医出版社，2015.

［6］田齐，田征，陈江涛. 地诺单抗在骨巨细胞瘤中的应用评述［J］. 陕西医学杂志，2021，50（6）：763-765.

［7］金渊涵，周光新. 骨样骨瘤临床诊疗进展［J］. 东南大学学报（医学版），2019，38（1）：199-201.

［8］古建立，李东升，杜志谦，等. 化岩胶囊治疗骨肉瘤27例［J］. 陕西中医，2002，23（12）：1081-1082.

［9］李胜，王威，李建军. 骨肉瘤靶向治疗评述［J］. 山东医药，2019，59（22）：99-102.

［10］曹莉莉，朱岩，樊根涛，等. 骨肉瘤的治

疗进展［J］. 中国骨与关节杂志，2020，9（10）：771-778.

［11］丁少华，秦刚，易生辉. 中西医治疗骨肉瘤评述［J］. 湖南中医杂志，2017，33（9）：175-178.

［12］张钊，常文凯. 手部内生软骨瘤治疗进展［J］. 国际骨科学杂志，2021，42（1）：26-29.

［13］赵宗璇，孙丽颖，熊革，等. 多发内生软骨瘤病临床及遗传学评述［J］. 中华手外科杂志，2022，38（3）：249-253.

［14］孙扬，李远，王涛，等. 计算机导航辅助切除股骨近端骨软骨瘤［J］. 骨科临床与研究杂志，2018，3（6）：358-362.

［15］周震涛，邵增务，毛唯. 软骨母细胞瘤评述［J］. 国际骨科学杂志，2007，28（1）：7-10.

［16］周海振，同志超，杜娟娟，等. 四肢软骨母细胞瘤外科治疗近期疗效观察［J］. 中国骨与关节杂志，2019，8（5）：344-349.

［17］陈伟达，罗成华，苗成利. 隐丹参酮对人纤维肉瘤 HT-1080 细胞增殖和凋亡影响［J］. 中华肿瘤防治杂志，2019，26（7）：457-462.

［18］张科. 单纯性骨囊肿的评述［J］. 现代医药卫生，2019，35（21）：3326-3329.

［19］劳永锵，潘海文，胡永波，等. 微创激素注入结合自固化磷酸钙人工骨修复骨囊肿患儿骨缺损的疗效［J］. 江苏医药，2019，45（11）：1136-1140.

［20］董盼锋，何欣雨，胡庆磊，等. rhBMP-2 联合同种异体骨植骨手术治疗动脉瘤样骨囊肿［J］. 中国骨与关节损伤杂志，2018，33（9）：994-996.

［21］唐海军，刘云，肖增明，等. 四肢原发性动脉瘤样骨囊肿刮除术后复发因素分析［J］. 南昌大学学报（医学版），2019，59（2）：41-44.

［22］刘江锋. 纳米羟基磷灰石／聚酰胺 66 复合材料联合锁定钢板治疗股骨骨纤维异常增殖症［J］. 中国组织工程研究，2021，25（4）：542-547.

［23］李绍平，周建伟，潘奕欣，等. 骨纤维异常增殖症手术治疗植入物的应用［J］. 国际骨科学杂志，2021，42（3）：135-139.

［24］赵振江，崔建岭，孙英彩，等. 大关节局限型良性滑膜瘤 10 例影像特征并文献复习［J］. 中国 CT 和 MRI 杂志，2019，17（4）：140-143.

［25］李中华，张涛，焦明海. 滑膜软骨瘤病 18 例诊治体会［J］. 中国医药指南，2018，16（26）：179-180.

［26］施权峰，杨伟毅，潘建科，等. 关节镜配合离子刀、碘酒双重灭活治疗早期膝关节滑膜软骨瘤病 16 例［J］. 现代医院，2017，17（12）：1818-1820，1823.

［27］黄爱兵，赵春明，卢婷，等. 成人颈椎嗜酸性肉芽肿 1 例［J］. 中国骨与关节损伤杂志，2019，34（7）：774-775.

附 录

临床常用检查参考值

一、血液学检查

指标			标本类型	参考区间
红细胞（RBC）	男			$(4.0\sim5.5)\times10^{12}/L$
	女			$(3.5\sim5.0)\times10^{12}/L$
血红蛋白（Hb）	新生儿			170~200g/L
	成人	男		120~160g/L
		女		110~150g/L
平均红细胞血红蛋白（MCV）				80~100fl
平均红细胞血红蛋白（MCH）				27~34pg
平均红细胞血红蛋白浓度（MCHC）				320~360g/L
红细胞比容（Hct）（温氏法）	男			0.40~0.50L/L
	女			0.37~0.48L/L
红细胞沉降率（ESR）（Westergren 法）	男		全血	0~15mm/h
	女			0~20mm/h
网织红细胞百分数（Ret%)	新生儿			3%~6%
	儿童及成人			0.5%~1.5%
白细胞（WBC）	新生儿			$(15.0\sim20.0)\times10^{9}/L$
	6个月至2岁时			$(11.0\sim12.0)\times10^{9}/L$
	成人			$(4.0\sim10.0)\times10^{9}/L$
白细胞分类计数百分率	嗜中性粒细胞			50%~70%
	嗜酸性粒细胞（EOS%）			0.5%~5%
	嗜碱性粒细胞（BASO%）			0~1%
	淋巴细胞（LYMPH%）			20%~40%
	单核细胞（MONO%）			3%~8%
血小板计数（PLT）				$(100\sim300)\times10^{9}/L$

二、电解质

指标		标本类型	参考区间
二氧化碳结合力（CO_2-CP）	成人	血清	22~31mmol/L
钾（K）			3.5~5.5mmol/L
钠（Na）			135~145mmol/L
氯（Cl）			95~105mmol/L
钙（Ca）			2.25~2.58mmol/L
无机磷（P）			0.97~1.61mmol/L

三、血脂血糖

指标		标本类型	参考区间
血清总胆固醇（TC）	成人	血清	2.9~6.0mmol/L
低密度脂蛋白胆固醇（LDL-C）（沉淀法）			2.07~3.12mmol/L
血清三酰甘油（TG）			0.56~1.70mmol/L
高密度脂蛋白胆固醇（HDL-C）（沉淀法）			0.94~2.0mmol/L
血清磷脂			1.4~2.7mmol/L
α- 脂蛋白			男性（517±106）mg/L
			女性（547±125）mg/L
血清总脂			4~7g/L
血糖（空腹）（葡萄糖氧化酶法）			3.9~6.1mmol/L
口服葡萄糖耐量试验服糖后 2 小时血糖			< 7.8mmol/L

四、肝功能检查

指标		标本类型	参考区间
总脂酸		血清	1.9~4.2g/L
胆碱酯酶测定（ChE）（比色法）	乙酰胆碱酯酶（AChE）		80000~120000U/L
	假性胆碱酯酶（PChE）		30000~80000U/L
铜蓝蛋白（成人）			0.2~0.6g/L
丙酮酸（成人）			0.06~0.1mmol/L
酸性磷酸酶（ACP）			0.9~1.90U/L
γ- 谷氨酰转移酶（γ-GGT）	男		11~50U/L
	女		7~32U/L

指标			标本类型	参考区间
蛋白质类	蛋白组分	清蛋白（A）	血清	40~55g/L
		球蛋白（G）		20~30g/L
		清蛋白/球蛋白比值		（1.5~2.5）：1
	总蛋白（TP）	新生儿		46.0~70.0g/L
		＞3岁		62.0~76.0g/L
		成人		60.0~80.0g/L
	蛋白电泳（醋酸纤维膜法）	α_1球蛋白		3%~4%
		α_2球蛋白		6%~10%
		β球蛋白		7%~11%
		γ球蛋白		9%~18%
乳酸脱氢酶同工酶（LDiso）（圆盘电泳法）		LD_1		（32.7±4.60）%
		LD_2		（45.1±3.53）%
		LD_3		（18.5±2.96）%
		LD_4		（2.90±0.89）%
		LD_5		（0.85±0.55）%
肌酸激酶（CK）（速率法）		男		50~310U/L
		女		40~200U/L
肌酸激酶同工酶		CK-BB		阴性或微量
		CK-MB		＜0.05（5%）
		CK-MM		0.94~0.96（94%~96%）
		CK-MT		阴性或微量

五、血清学检查

指标	标本类型	参考区间
甲胎蛋白（AFP，αFP）	血清	＜25ng/ml（25μg/L）
小儿（3周~6个月）		＜39ng/ml（39μg/L）
包囊虫病补体结合试验		阴性
嗜异性凝集反应		（0~1）：7
布鲁斯凝集试验		（0~1）：40
冷凝集素试验		（0~1）：10
梅毒补体结合反应		阴性

指标		标本类型	参考区间
补体	总补体活性（CH50）（试管法）	血浆	50~100kU/L
补体经典途径成分	C1q（ELISA 法）	血清	0.18~0.19g/L
	C3（成人）		0.8~1.5g/L
	C4（成人）		0.2~0.6g/L
免疫球蛋白	成人		700~3500mg/L
IgD（ELISA 法）	成人		0.6~1.2mg/L
IgE（ELISA 法）			0.1~0.9mg/L
IgG	成人		7~16.6g/L
IgG/ 白蛋白比值			0.3~0.7
IgG/ 合成率			−9.9~3.3mg/24h
IgM	成人		500~2600mg/L
E– 玫瑰花环形成率		淋巴细胞	0.40~0.70
EAC– 玫瑰花环形成率			0.15~0.30
红斑狼疮细胞（LEC）		全血	阴性
类风湿因子（RF）（乳胶凝集法或浊度分析法）		血清	< 20U/ml
外斐反应	OX19		低于 1∶160
Widal 反应（直接凝集法）	O		低于 1∶80
	H		低于 1∶160
	A		低于 1∶80
	B		低于 1∶80
	C		低于 1∶80
结核抗体（TB–G）			阴性
抗酸性核蛋白抗体和抗核糖核蛋白抗体			阴性
抗干燥综合征 A 抗体和抗干燥综合征 B 抗体			阴性
甲状腺胶体和微粒体胶原自身抗体			阴性
骨骼肌自身抗体（ASA）			阴性
乙型肝炎病毒表面抗原（HBsAg）			阴性
乙型肝炎病毒表面抗体（HBsAb）			阴性
乙型肝炎病毒核心抗原（HBcAg）			阴性

指标	标本类型	参考区间
乙型肝炎病毒 e 抗原（HBeAg）		阴性
乙型肝炎病毒 e 抗体（HBeAb）		阴性
免疫扩散法	血清	阴性
植物血凝素皮内试验（PHA）		阴性
平滑肌自身抗体（SMA）		阴性
结核菌素皮内试验（PPD）		阴性

六、骨髓细胞的正常值

指标		标本类型	参考区间
增生程度			增生活跃（即成熟红细胞与有核细胞之比约为 20∶1）
粒系细胞分类	原始粒细胞		0~1.8%
	早幼粒细胞		0.4%~3.9%
	中性中幼粒细胞		2.2%~12.2%
	中性晚幼粒细胞		3.5%~13.2%
	中性杆状核粒细胞		16.4%~32.1%
	中性分叶核粒细胞		4.2%~21.2%
	嗜酸性中幼粒细胞		0~1.4%
	嗜酸性晚幼粒细胞	骨髓	0~1.8%
	嗜酸性杆状核粒细胞		0.2%~3.9%
	嗜酸性分叶核粒细胞		0~4.2%
	嗜碱性中幼粒细胞		0~0.2%
	嗜碱性晚幼粒细胞		0~0.3%
	嗜碱性杆状核粒细胞		0~0.4%
	嗜碱性分叶核粒细胞		0~0.2%
红细胞分类	原始红细胞		0~1.9%
	早幼红细胞		0.2%~2.6%
	中幼红细胞		2.6%~10.7%
	晚幼红细胞		5.2%~17.5%

指标		标本类型	参考区间
淋巴细胞分类	原始淋巴细胞	骨髓	0~0.4%
	幼稚淋巴细胞		0~2.1%
	淋巴细胞		10.7%~43.1%
单核细胞分类	原始单核细胞		0~0.3%
	幼稚单核细胞		0~0.6%
	单核细胞		0~6.2%
浆细胞分类	原始浆细胞		0~0.1%
	幼稚浆细胞		0~0.7%
	浆细胞		0~2.1%
其他细胞	巨核细胞		0~0.3%
	网状细胞		0~1.0%
	内皮细胞		0~0.4%
	吞噬细胞		0~0.4%
	组织嗜碱细胞		0~0.5%
	组织嗜酸细胞		0~0.2%
	脂肪细胞		0~0.1%
分类不明细胞			0~0.1%

七、血小板功能检查

指标		标本类型	参考区间
血小板聚集试验（PAgT）	连续稀释法	血浆	第五管及以上凝聚
	简易法		10~15s 内出现大聚集颗粒
血小板黏附试验（PAdT）	转动法	全血	58%~75%
	玻璃珠法		53.9%~71.1%
血小板第 3 因子		血浆	33~57s

八、凝血机制检查

指标		标本类型	参考区间
凝血活酶生成试验		全血	9~14s
简易凝血活酶生成试验（STGT）			10~14s
凝血酶时间延长的纠正试验		血浆	加甲苯胺蓝后，延长的凝血时间恢复正常或缩短 5s 以上
凝血酶原时间（PT）		全血	30~42s
凝血酶原消耗时间（PCT）	儿童		> 35s
	成人		> 20s
出血时间（BT）		刺皮血	（6.9±2.1）min，超过 9min 为异常
凝血时间（CT）	毛细管法（室温）	全血	3~7min
	玻璃试管法（室温）		4~12min
	塑料管法		10~19min
	硅试管法（37℃）		15~32min
纤维蛋白原（FIB）		血浆	2~4g/L
纤维蛋白原降解产物（PDP）（乳胶凝聚法）			0~5mg/L
活化部分凝血活酶时间（APTT）			30~42s

九、溶血性贫血的检查

指标		标本类型	参考区间
酸化溶血试验（Ham 试验）		全血	阴性
蔗糖水试验			阴性
抗人球蛋白试验（Coombs 试验）	直接法	血清	阴性
	间接法		阴性
游离血红蛋白			< 0.05g/L
红细胞脆性试验	开始溶血	全血	4.2~4.6g/L NaCl 溶液
	完全溶血		2.8~3.4g/L NaCl 溶液
热变性试验（HIT）		Hb 液	< 0.005
异丙醇沉淀试验		全血	30min 内不沉淀
自身溶血试验			阴性
高铁血红蛋白（MetHb）			0.3~1.3g/L
血红蛋白溶解度试验			0.88~1.02

十、其他检查

指标		标本类型	参考区间
溶菌酶（lysozyme）		血清	0~2mg/L
铁（Fe）	男（成人）	血清	10.6~36.7μmol/L
	女（成人）		7.8~32.2μmol/L
铁蛋白（FER）	男（成人）		15~200μg/L
	女（成人）		12~150μg/L
淀粉酶（AMY）（麦芽七糖法）			35~135U/L
		尿	80~300U/L
尿卟啉		24h 尿	0~36nmol/24h
维生素 B$_{12}$（VitB$_{12}$）		血清	180~914pmol/L
叶酸（FOL）			5.21~20ng/ml

十一、尿液检查

指标			标本类型	参考区间
比重（SG）			尿	1.015~1.025
蛋白定性	磺基水杨酸			阴性
	加热乙酸法			阴性
蛋白定量（PRO）	儿童		24h 尿	< 40mg/24h
	成人			0~80mg/24h
尿沉渣检查	白细胞（LEU）		尿	< 5 个 /HP
	红细胞（RBC）			0~3 个 /HP
	扁平或大圆上皮细胞（EC）			少量 /HP
	透明管型（CAST）			偶见 /HP
尿沉渣 3h 计数	白细胞（WBC）	男	3h 尿	< 7 万 /h
		女		< 14 万 /h
	红细胞（RBC）	男		< 3 万 /h
		女		< 4 万 /h
	管型			0/h

指标			标本类型	参考区间
尿沉渣 12h 计数	白细胞及上皮细胞		12h 尿	< 100 万
	红细胞（RBC）			< 50 万
	透明管型（CAST）			< 5 千
	酸度（pH）			4.5~8.0
中段尿细菌培养计数			尿	< 10^6 菌落 /L
尿胆红素定性				阴性
尿胆素定性				阴性
尿胆原定性（UBG）				阴性或弱阳性
尿胆原定量			24h 尿	0.84~4.2μmol/（L·24h）
肌酐（CREA）	成人	男		7~18mmol/24h
		女		5.3~16mmol/24h
肌酸（creatine）	成人	男		0~304μmol/24h
		女		0~456μmol/24h
尿素氮（BUN）				357~535mmol/24h
尿酸（UA）				2.4~5.9 mmol/24h
氯化物（Cl）	成人	以 Cl⁻ 计		170~255mmol/24h
		以 NaCl 计		170~255mmol/24h
钾（K）	成人			51~102mmol/24h
钠（Na）	成人			130~260mmol/24h
钙（Ca）	成人			2.5~7.5mmol/24h
磷（P）	成人			22~48mmol/24h
氨氮				20~70mmol/24h
淀粉酶（Somogyi 法）			尿	< 1000U/L

十二、肾功能检查

指标			标本类型	参考区间
尿素（UREA）			血清	1.7~8.3mmol/L
尿酸（UA）（成人酶法）	成人	男		150~416μmol/L
		女		89~357μmol/L

指标			标本类型	参考区间
肌酐（CREA）	成人	男	血清	53~106µmol/L
		女		44~97µmol/L
浓缩试验	成人		尿	禁止饮水 12h 内每次尿量 20~25ml，尿比重迅速增至 1.026~1.035
	儿童			至少有一次比重在 1.018 或以上
稀释试验				4h 排出所饮水量的 0.8~1.0，而尿的比重降至 1.003 或以下
尿比重 3 小时试验			尿	最高尿比重应达 1.025 或以上，最低比重达 1.003，白天尿量占 24 小时总尿量的 2/3~3/4
昼夜尿比重试验				最高比重＞ 1.018，最高与最低比重差≥ 0.009，夜尿量＜ 750ml，日尿量与夜尿量之比为（3~4）：1
酚磺肽（酚红）试验（FH 试验）	静脉滴注法			15min 排出量＞ 0.25
				120min 排出量＞ 0.55
	肌内注射法			15min 排出量＞ 0.25
				120min 排出量＞ 0.05
内生肌酐清除率（Ccr）	成人		24h 尿	80~120ml/min
	新生儿			40~65ml/min

十三、妇产科妊娠检查

指标			标本类型	参考区间
绒毛膜促性腺激素（hCG）			尿或血清	阴性
绒毛膜促性腺激素（HCG STAT）（快速法）	男（成人）		血清，血浆	无发现
	女（成人）	妊娠 3 周		5.4~7.2IU/L
		妊娠 4 周		10.2~708IU/L
		妊娠 7 周		4059~153767IU/L
		妊娠 10 周		44186~170409IU/L
		妊娠 12 周		27107~201615IU/L
		妊娠 14 月		24302~93646IU/L
		妊娠 15 周		12540~69747IU/L
		妊娠 16 周		8904~55332IU/L
		妊娠 17 周		8240~51793IU/L
		妊娠 18 周		9649~55271IU/L

十四、粪便检查

指标	标本类型	参考区间
胆红素（IBL）	粪便	阴性
氮总量		< 1.7g/24h
蛋白质定量（PRO）		极少
粪胆素		阴性
粪胆原定量	粪便	68~473μmol/24h
粪重量		100~300g/24h
细胞		上皮细胞或白细胞偶见 /HP
潜血		阴性

十五、胃液分析

指标		标本类型	参考区间
胃液分泌总量（空腹）		胃液	1.5~2.5L/24h
胃液酸度（pH）			0.9~1.8
五肽胃泌素胃液分析	空腹胃液量		0.01~0.10L
	空腹排酸量		0~5mmol/h
	最大排酸量		3~23mmol/L
细胞			白细胞和上皮细胞少量
细菌			阴性
性状			清晰无色，有轻度酸味含少量黏液
潜血			阴性
乳酸（LACT）			阴性

十六、脑脊液检查

指标		标本类型	参考区间
压力（卧位）	成人	脑脊液	80~180mmH$_2$O
	儿童		40~100mmH$_2$O
性状			无色或淡黄色
细胞计数			（0~8）× 10^6/L（成人）
葡萄糖（GLU）			2.5~4.4mmol/L
蛋白定性（PRO）			阴性

指标			标本类型	参考区间
蛋白定量（腰椎穿刺）				0.2~0.4g/L
氯化物（以氯化钠计）	成人		脑脊液	120~130mmol/L
	儿童			111~123mmol/L
细菌				阴性

十七、内分泌腺体功能检查

指标			标本类型	参考区间
血促甲状腺激素（TSH）（放免法）			血清	2~10mU/L
促甲状腺激素释放激素（TRH）				14~168pmol/L
促卵泡成熟激素（FSH）	男		24h 尿	3~25mU/L
	女	卵泡期		5~20IU/24h
		排卵期		15~16IU/24h
		黄体期		5~15IU/24h
		月经期		50~100IU/24h
促卵泡成熟激素（FSH）	男		血清	1.27~19.26IU/L
	女	卵泡期		3.85~8.78IU/L
		排卵期		4.54~22.51IU/L
		黄体期		1.79~5.12IU/L
		绝经期		16.74~113.59IU/L
促肾上腺皮质激素（ACTH）	上午 8:00		血浆	25~100ng/L
	下午 18:00			10~80ng/L
催乳激素（PRL）	男		血清	2.64~13.13μg/L
	女	绝经前（<50岁）		3.34~26.72μg/L
		黄体期（>50岁）		2.74~19.64μg/L
黄体生成素（LH）	男			1.24~8.62IU/L
	女	卵泡期		2.12~10.89IU/L
		排卵期		19.18~103.03IU/L
		黄体期		1.2~12.86IU/L
		绝经期		10.87~58.64IU/L

指标			标本类型	参考区间
抗利尿激素（ADH）（放免）			血浆	1.4~5.6pmol/L
生长激素（GH）（放免法）	成人	男	血清	< 2.0μg/L
		女		< 10.0μg/L
	儿童			< 20.0μg/L
反三碘甲腺原氨酸（rT₃）（放免法）				0.2~0.8nmol/L
基础代谢率（BMR）			—	−0.10~+0.10（−10%~+10%）
甲状旁腺激素（PTH）（免疫化学发光法）			血浆	12~88ng/L
甲状腺 ¹³¹I 吸收率	3h ¹³¹I 吸收率		—	5.7%~24.5%
	24h ¹³¹I 吸收率		—	15.1%~47.1%
总三碘甲腺原氨酸（TT₃）			血清	1.6~3.0nmol/L
血游离三碘甲腺原氨酸（FT₃）				6.0~11.4pmol/L
总甲状腺素（TT₄）				65~155nmol/L
游离甲状腺素（FT₄）（放免法）				10.3~25.7pmol/L
儿茶酚胺总量			24h 尿	71.0~229.5nmol/24h
香草扁桃酸	成人			5~45μmol/24h
游离儿茶酚胺	多巴胺		血浆	血浆中很少被检测到
	去甲肾上腺素（NE）			0.177~2.36pmol/L
	肾上腺素（AD）			0.164~0.546pmol/L
血皮质醇总量	上午 8:00			140~630nmol/L
	下午 16:00			80~410nmol/L
5- 羟吲哚乙酸（5-HIAA）	定性		新鲜尿	阴性
	定量		24h 尿	10.5~42μmol/24h
尿醛固酮（ALD）				普通饮食：9.4~35.2nmol/24h
血醛固酮（ALD）	普通饮食（早 6 时）	卧位	血浆	（238.6 ± 104.0）pmol/L
		立位		（418.9 ± 245.0）pmol/L
	低钠饮食	卧位		（646.6 ± 333.4）pmol/L
		立位		（945.6 ± 491.0）pmol/L
肾小管磷重吸收率			血清 / 尿	0.84~0.96
肾素	普通饮食	立位	血浆	0.30~1.90ng/（ml·h）
		卧位		0.05~0.79ng/（ml·h）
	低钠饮食	卧位		1.14~6.13ng/（ml·h）

指标			标本类型	参考区间
17- 生酮类固醇	成人	男	24h 尿	34.7~69.4μmol/24h
		女		17.5~52.5μmol/24h
17- 酮类固醇总量（17-KS）	成人	男		34.7~69.4μmol/24h
		女		17.5~52.5μmol/24h
血管紧张素Ⅱ（AT-Ⅱ）		立位	血浆	10~99ng/L
		卧位		9~39ng/L
血清素（5- 羟色胺）（5-HT）			血清	0.22~2.06μmol/L
游离皮质醇			尿	36~137μg/24h
（肠）促胰液素			血清、血浆	（4.4±0.38）mg/L
胰高血糖素	空腹		血浆	空腹：17.2~31.6pmol/L
葡萄糖耐量试验（OGTT）	口服法	空腹	血清	3.9~6.1mmol/L
		60min		7.8~9.0mmol/L
		120min		< 7.8mmol/L
		180min		3.9~6.1mmol/L
C 肽（C-P）	空腹			1.1~5.0ng/ml
胃泌素			血浆空腹	15~105ng/L

十八、肺功能

指标		参考区间
潮气量（TC）	成人	500ml
深吸气量（IC）	男性	2600ml
	女性	1900ml
补呼气容积（ERV）	男性	910ml
	女性	560ml
肺活量（VC）	男性	3470ml
	女性	2440ml
功能残气量（FRC）	男性	（2270±809）ml
	女性	（1858±552）ml
残气容积（RV）	男性	（1380±631）ml
	女性	（1301±486）ml

指标		参考区间
静息通气量（VE）	男性	（6663±200）ml/min
	女性	（4217±160）ml/min
最大通气量（MVV）	男性	（104±2.71）L/min
	女性	（82.5±2.17）L/min
肺泡通气量（VA）		4L/min
肺血流量		5L/min
通气/血流（V/Q）比值		0.8
无效腔气/潮气容积（VD/VT）		0.3~0.4
弥散功能（CO吸入法）		198.5~276.9ml/（kPa·min）
气道阻力		1~3cmH$_2$O/（L·s）

十九、前列腺液及前列腺素

指标			标本类型	参考区间
性状			前列腺液	淡乳白色，半透明，稀薄液状
细胞	白细胞（WBC）			<10个/HP
	红细胞（RBC）			<5个/HP
	上皮细胞			少量
淀粉样小体				老年人易见到，约为白细胞的10倍
卵磷脂小体				多量，或可布满视野
量				数滴至1ml
前列腺素（PG）（放射免疫法）	PGA	男	血清	13.3±2.8nmol/L
		女		11.5±2.1nmol/L
	PGE	男		4.0±0.77nmol/L
		女		3.3±0.38nmol/L
	PGF	男		0.8±0.16nmol/L
		女		1.6±0.36nmol/L

二十、精液

指标	标本类型	参考区间
白细胞		< 5 个 /HP
活动精子百分率		射精后 30~60min 内精子活动率为 80%~90%，至少＞ 60%
精子数		39×10^6/ 次
正常形态精子	精液	＞ 4%
量		每次 1.5~6.0ml
黏稠度		呈胶冻状，30min 后完全液化呈半透明状
色		灰白色或乳白色，久未排精液者可为淡黄色
酸碱度（pH）		7.2~8.0

《当代中医专科专病诊疗大系》
参 编 单 位

总主编单位

开封市中医院 　　　　　　　　　广州中医药大学第一附属医院
海南省中医院 　　　　　　　　　广东省中医院
河南中医药大学 　　　　　　　　四川省第二中医医院

执行总主编单位

首都医科大学附属北京中医医院 　　北京中医药大学深圳医院（龙岗）
中国中医科学院广安门医院 　　　　北京中医药大学
安阳职业技术学院 　　　　　　　　云南省中医医院

常务副总主编单位

中国中医科学院西苑医院 　　　　　沈阳药科大学
吉林省辽源市中医院 　　　　　　　中国中医科学院望京医院
江苏省中西医结合医院 　　　　　　河南中医药大学第一附属医院
中国中医科学院眼科医院 　　　　　山东中医药大学第二附属医院
北京中医药大学东方医院 　　　　　四川省中医药科学院中医研究所
山西省中医院 　　　　　　　　　　北京中医药大学厦门医院

副总主编单位

辽宁中医药大学附属第二医院 　　　包头市蒙医中医医院
河南大学中医院 　　　　　　　　　重庆中医药学院
浙江中医药大学附属第三医院 　　　天水市中医医院
新疆哈密市中医院（维吾尔医医院）　中国中医科学院西苑医院济宁医院
河南省中医糖尿病医院 　　　　　　黄冈市中医医院

618

贵州中医药大学

广西中医药大学第一附属医院

辽宁中医药大学第一附属医院

南京中医药大学

三亚市中医院

辽宁中医药大学

辽宁省中医药科学院

青海大学

黑龙江省中医药科学院

湖北中医药大学附属医院

湖北省中医院

安徽中医药大学第一附属医院

汝州市中西医结合医院

湖南中医药大学附属醴陵医院

湖南医药学院

湖南中医药大学

咸宁市中医医院

中国中医科学院

南阳理工学院张仲景国医国药学院

长垣中西医结合医院

成都中医药大学附属医院

成都中医药大学第二附属医院

兰州市中医医院

扬州市中医院

高安市中医医院

馆陶县中医医院

江西中医药大学

辽宁中医药大学附属第三医院

盐城市中医院

河南省人民医院

云南中医药大学

常务编委单位
（按首字拼音排序）

安钢职工总医院

安徽中医药大学第二附属医院

安阳市中西医结合医院

安阳市中医院

安阳市肿瘤医院

百色市中医医院

北海市中医医院

北京市昌平区中西医结合医院

北京市平谷区中医医院

北京中医药大学第三附属医院

澄迈县中医院

赤水市中医医院

重庆市北碚区中医院

重庆市中医院

重庆医科大学中医药学院

重庆医药高等专科学校

重庆中医药学院第一临床学院

德江县民族中医医院

防城港市中医医院

福建中医药大学附属康复医院

广西中医药大学

广西中医药大学第一附属医院（仙葫院区）

广元市中医医院

桂林市中医医院

海口市中医医院

河南省骨科医院

河南省洛阳正骨医院

河南省中西医结合儿童医院

河南省中医药研究院

河南省中医院

河南中医药大学第二附属医院

河南中医药大学第三附属医院

南昌市洪都中医院

南京市中医院

黑龙江省中医医院

湖北省妇幼保健院

湖北省中医院

湖南中医药大学第一附属医院

黄河科技学院附属医院

江苏省中西医结合医院

焦作市中医院

开封市第二中医院

开封市儿童医院

开封市光明医院

开封市中心医院

来宾市中医医院

兰州市西固区中医院

梨树县中医院

辽宁省肛肠医院

聊城市中医医院

洛阳市中医院

南京市溧水区中医院

南京中医药大学苏州附属医院

南阳市骨科医院

南阳张仲景健康养生研究院

南阳仲景书院

内蒙古医科大学

宁波市中医院

宁夏回族自治区中医医院暨中医研究院

宁夏医科大学附属银川市中医医院

平顶山市第二人民医院

平顶山市中医医院

钦州市中医医院

青海大学医学院

山西中医药大学

陕西省中医药研究院

陕西省中医医院

陕西中医药大学第二附属医院

上海市浦东新区光明中医医院

上海中医药大学附属岳阳中西医结合医院

上海中医药大学附属上海市中西医结合医院

上海中医药大学针灸推拿学院

深圳市中医院

沈阳市第二中医医院

苏州市中西医结合医院

天津市中医药研究院附属医院

天津武清泉达医院

天津医科大学总医院

田东县中医医院

温州市中西医结合医院

梧州市中医医院

武穴市中医医院

徐州市中医院

义乌市中医医院

银川市中医医院

英山县人民医院

张家港市中医医院

长春中医药大学附属医院
浙江省中医药研究院基础研究所
镇江市中医院
郑州大学第二附属医院
郑州大学第三附属医院

郑州大学第一附属医院
郑州市中医院
中国疾病预防控制中心传染病预防控制所
中国中医科学院针灸研究所

编委单位
（按首字拼音排序）

安阳市人民医院
鞍山市中医院
白城中医院
北海市人民医院
北京市海淀区医疗资源统筹服务中心
重庆两江新区中医院
重庆市江津区中医院
东港市中医院
福建省立医院
福建中医药大学附属第三人民医院
福建中医药大学附属人民医院
福建中医药大学国医堂
福建中医药大学中医学院
广西中医药大学第一附属医院仁爱分院
广西中医药大学附属国际壮医医院
贵州省第二人民医院
合浦县中医医院
河南科技大学第一附属医院
河南省立眼科医院
河南省眼科研究所
河南省职业病医院
河南医药健康技师学院
鹤壁职业技术学院医学院
滑县中医院

滑县第三人民医院
焦作市儿童医院
焦作市妇女儿童医院
焦作市妇幼保健院
开封市妇幼保健院
开封市苹果园卫生服务中心
开封市中医肛肠病医院
林州市中医院
灵山县中医医院
隆安县中医医院
那坡县中医医院
南乐县中医院
南乐益民医院
南乐中医肛肠医院
南宁市武鸣区中医医院
南阳名仁中医院
南阳市中医院
宁夏回族自治区中医医院
平顶山市第一人民医院
平南县中医医院
濮阳市第五人民医院
濮阳市中医院
日照市中医医院
融安县中医医院

三门峡市中医院
厦门市中医院
陕西省中医药研究院
商水县中医院
上海仁爱医院
石家庄市中医院
天门市中医医院
尉氏县中医院
温县中医院
温州市中医院
湘潭市中医医院
新乡市中医院
新乡医学院第三附属医院

邢台市中医院
兴安界首骨伤医院
兴化市人民医院
沂源县中医医院
长治市上党区中医院
昭通市中医医院
郑州大学第五附属医院
郑州市金水区总医院
郑州澍青医学高等专科学校
中国人民解放军陆军第83集团军医院
中国中医科学院中医临床基础医学研究所
珠海市中西医结合医院